MANUEL

DE

PATHOLOGIE INTERNE

II

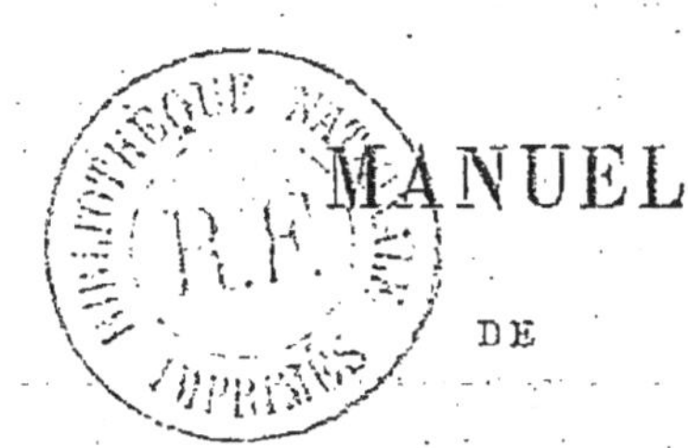

MANUEL

DE

PATHOLOGIE INTERNE

PAR LE PROFESSEUR

GEORGES DIEULAFOY

SEIZIÈME ÉDITION

ENTIÈREMENT REFONDUE

TOME DEUXIÈME

MALADIES DE L'APPAREIL DIGESTIF, DU PÉRITOINE
DU FOIE ET DU PANCRÉAS

PARIS

MASSON ET Cie, ÉDITEURS

LIBRAIRES DE L'ACADÉMIE DE MÉDECINE

120, BOULEVARD SAINT-GERMAIN

1911

MANUEL

DE

PATHOLOGIE INTERNE

MALADIES DE L'APPAREIL DIGESTIF

CHAPITRE I

MALADIES DE LA BOUCHE

§ 1. STOMATITE ÉRYTHÉMATEUSE

Description. — Les inflammations de la bouche se nomment *stomatites* (στόμα, bouche). La *stomatite érythémateuse* (catarrhe buccal) est la plus simple et la plus fréquente des stomatites ; elle est de tous les âges : ses *causes* habituelles sont la dentition, l'évolution de la dent de sagesse, la carie dentaire, les dents artificielles, l'abus du tabac et des mets épicés, l'ingestion de liquides bouillants, l'accumulation du tartre, la malpropreté de la bouche. Les nombreux micro-organismes, d'espèces diverses, qui habitent la bouche, jouent un rôle considérable dans la pathogénie des stomatites. Parfois la stomatite érythémateuse est également associée à des troubles *digestifs* (dyspepsie, constipation), elle accompagne souvent le catarrhe de l'estomac.

Les brightiques ont parfois une stomatite qui a quelque tendance à devenir ulcéreuse ; est-elle due à l'élimination de principes toxiques ou à l'adjonction des microbes de la bouche (?), la question n'est pas résolue [1].

La stomatite s'annonce par une douleur qu'exaspère le chaud, le froid, le contact des aliments et les mouvements de mastication. La bouche est chaude, sèche et pâteuse, l'haleine est mauvaise, fétide, le goût est émoussé.

Souvent l'inflammation de la muqueuse se limite à une région déterminée, aux joues, à la langue (*glossite*), au voile du palais (*palatite*), aux gencives (*gingivite*). La muqueuse enflammée est rouge, sèche et luisante ; elle est hérissée, suivant la région, de papilles ou de glandes tuméfiées. Sur le bord gingival sont accumulées des plaques épithéliales opalescentes ; partout où la muqueuse est doublée d'un tissu conjonctif lâche, aux joues, aux lèvres, il y a du gonflement et de l'œdème ; par places, l'épithélium desquamé laisse à nu des érosions et des ulcérations superficielles très douloureuses. Le retentissement sur les ganglions sous-maxillaires est peu accusé.

La marche et la *durée* de la stomatite dépendent de ses causes ; il y a des stomatites qui sont entretenues ou ravivées par la présence d'une carie dentaire, par l'évolution lente de la dent de sagesse, par l'accumulation du tartre. La gingivite *chronique* associée ou non à de la période alvéolaire est fréquente chez les *diabétiques* ; la chute des dents en est souvent la conséquence. La stomatite érythémateuse est facilement combattue par des gargarismes émollients, par des collutoires au borate de soude, par des pastilles et des potions au chlorate de potasse. On prescrira des lavages fréquents de la bouche avec des solutions antiseptiques : le thymol à 1 pour 100, l'hydrate de chloral à 1 pour 100. La cause de la stomatite (lésions dentaires) doit être surveillée avec soin [2].

---

1. Barié. Stomatite urémique. *Arch. de méd.*, 1889.
2. David. *Les microbes de a bouche.* Paris, 1890.

§ 2. STOMATITE MERCURIELLE

Étiologie. — Quel que soit le moae d'introduction du mercure dans l'organisme, que ce soit par la peau (frictions), par l'appareil respiratoire (vapeurs mercurielles), par les muqueuses (cautérisation au nitrate acide de mercure), par les voies digestives (calomel, proto-iodure, mercure métallique), une fois absorbé, le mercure est en partie éliminé par les glandes salivaires et son action sur la muqueuse buccale provoque l'inflammation à laquelle on a donné le nom de *stomatite mercurielle*.

Certains ouvriers sont plus spécialement exposés aux accidents hydrargyriques; ce sont les doreurs et les ajusteurs au feu, les étameurs de glace, les mineurs qui vivent au milieu de vapeurs métalliques, les chapeliers qui manient le nitrate acide de mercure. Les préparations mercurielles employées contre la syphilis, les frictions à l'onguent napolitain, les injections sous-cutanées, les fumigations, le calomel à doses fractionnées, le proto-iodure d'hydrargyre, peuvent provoquer la stomatite avec une intensité qui varie suivant la susceptibilité de chaque individu; ainsi tel malade supporte sans inconvénient des frictions mercurielles répétées, tandis que tel autre est pris de stomatite pour une seule friction faite avec quelques grammes d'onguent napolitain. La stomatite mercurielle est presque inconnue avec les injections hypodermiques de bi-iodure, les mieux tolérées de toutes les préparations mercurielles. J'ai fait pratiquer depuis quelques années plus de dix mille injections de bi-iodure d'hydrargyre et je n'ai jamais constaté le moindre accident.

Pathogénie. — La nature de la stomatite mercurielle est fort discutée. D'abord considérée comme purement toxique, la stomatite mercurielle est actuellement regardée comme septique (Galippe). Il me paraît difficile de ne pas admettre qu'il s'agit le plus souvent d'une stomatite toxi-infectieuse, le mercure préparant d'autant plus rapidement la voie à la pullulation microbienne de la muqueuse buccale (Bockart) qu'il existe de la gingivite ou des altérations dentaires antérieures.

Description. — La stomatite mercurielle est *aiguë* ou *chronique*. L'inflammation débute presque toujours derrière la dernière dent molaire et du côté où dort le malade (Ricord). Il est à remarquer que les symptômes sont plus accusés à la mâchoire inférieure et au niveau des dents cariées. Dès le début de la stomatite, le malade se plaint d'un goût métallique, d'une sensation d'agacement, de chaleur et de douleur à l'angle des mâchoires. L'haleine est mauvaise et devient rapidement fétide, la mastication est douloureuse, les gencives sont molles, gonflées, excoriées, facilement saignantes (*gingivite*); la bouche, d'abord sèche, est bientôt envahie par une abondante *salivation*. Ce sont les stomatites initiales, les *stomatites d'alarme* (Fournier)[1].

Bornée aux symptômes que je viens d'énumérer, la stomatite mercurielle est une affection bénigne qui cède à quelques jours de traitement; mais il est des formes graves et même terribles qui n'étaient pas rares à une époque où l'on croyait utile de provoquer et d'entretenir la salivation dans le traitement de la syphilis[2], pratique fort heureusement délaissée aujourd'hui. Dans ces formes graves, heureusement *historiques* (Fournier), l'inflammation gagne le périoste alvéolo-dentaire; les dents sont déchaussées, ébranlées, la face interne des joues se tuméfie et porte l'empreinte des dents, la *langue* acquiert un volume considérable (*glossite*). Toutes les parties envahies par l'inflammation sont rougeâtres et présentent des *ulcérations* qui se recouvrent d'un enduit grisâtre pultacé. La *salivation* est continuelle; la salive s'écoule nuit et jour hors de la bouche; et en telle abondance que le malade en rend jusqu'à trois et quatre litres en vingt-quatre heures (*salivation mercurielle*). Cette salive contient du mercure en petite quantité, elle blan-

---

1. A. Fournier. La stomatite mercurielle. *Union médicale*, 1890 et 1891.
2. Hallopeau. *Du mercure*, etc. Th. d'agrég. Paris, 1878.

chit l'or. Au milieu de ces symptômes, la déglutition devient fort difficile, l'haleine est horriblement fétide, la fièvre est ardente, la diarrhée survient et le malade tombe dans une anémie profonde.

Il y a des formes encore plus terribles, où l'œdème inflammatoire s'étend rapidement au pharynx, aux régions suslaryngées, et gagne extérieurement la région sous-maxillaire. Cet empâtement généralisé et le volume énorme que prend la langue rendent la déglutition impossible et deviennent une menace d'asphyxie. La salivation, la fièvre, l'insomnie épuisent le malade et amènent parfois une terminaison fatale.

Quand la stomatite mercurielle passe à l'état *chronique*, les symptômes de la phase aiguë disparaissent; mais le gonflement de la muqueuse et les ulcérations persistent, les dents tombent graduellement et les os maxillaires peuvent se nécroser. Dans quelques cas la stomatite mercurielle est *chronique d'emblée*, les symptômes aigus font totalement défaut, le ptyalisme est insignifiant, les ulcérations gingivales sont peu accusées, mais le périoste alvéolo-dentaire est attaqué et les dents déchaussées et ébranlées finissent par tomber. Cette forme exceptionnelle a été observée chez les mineurs d'Almaden (Roussel).

Anatomie pathologique. — Les lésions de la muqueuse buccale, considérées jusqu'ici comme des altérations de stomatite banale, auraient un certain caractère spécifique. Sur plusieurs malades, Delbanco a noté l'hypertrophie des glandes sébacées de la cavité buccale, sous forme de grains miliaires jaunâtres, de la dimension d'une tête d'épingle. L'examen histologique permit de constater qu'il s'agissait de glandes acineuses hyperplasiques, identiques aux glandes sébacées de la peau.

Diagnostic. — Le diagnostic repose sur la notion étiologique qui permet de différencier la stomatite mercurielle des autres stomatites avec ptyalisme intense, comme la stomatite urémique.

Traitement. — Le *traitement* de la stomatite mercurielle peut se résumer en quelques mots : combattre l'inflamma-

tion au moyen de topiques émollients; donner tous les jours
6 ou 8 grammes de chlorate de potasse dans une potion de
150 grammes et, s'il existe des ulcérations, les toucher au
nitrate d'argent, à la teinture d'iode, au perchlorure de fer,
ou à l'acide chlorhydrique. Le chlorate de potasse a ce
grand avantage, qu'étant en partie éliminé par les glandes
salivaires, il constitue une sorte de collutoire permanent
dont l'action est incessante : on peut même le donner
comme *moyen préservatif* dès le début d'un traitement mercuriel ; d'ailleurs, on ne devra jamais prescrire les préparations hydrargyriques sans un examen minutieux des dents et
des gencives du malade. Dans les cas graves où la nutrition
est entravée par une déglutition difficile, on introduit des
aliments liquides avec la sonde œsophagienne. L'iodure de
potassium, qui paraît faciliter l'élimination du mercure, a
été conseillé par quelques auteurs. Les solutions antiseptiques peuvent rendre quelques services quand l'élément
infectieux est dominant.

§ 3. STOMATITE ULCÉRO-MEMBRANEUSE

Historique. — La maladie qu'on décrit aujourd'hui sous
le nom de *stomatite ulcéro-membraneuse* a longtemps été
confondue avec d'autres affections de la bouche sous les
dénominations confuses de stomacale (στόμα, bouche, κακός
mauvais), chancre aquatique, scorbut buccal, stomatite
couenneuse, etc. En 1818, lorsque la légion de Vendée vint
tenir garnison à Tours, Bretonneau, tout entier à ses travaux sur la diphthérie, décrivit, sous le nom de *diphthérie
buccale*, des ulcérations membraneuses de la bouche que
présentaient plusieurs soldats de la légion, et il s'y crut
d'autant plus autorisé, que certains malades étaient pris er
même temps de diphthérie du pharynx et du larynx[1]. La

1. Trousseau. *Clin. méd.*, t. I, p. 400.

doctrine de Bretonneau fut combattue. En 1855, Rilliet et Barthez rejetèrent l'idée de diphthérie buccale, qu'ils remplacèrent par la dénomination de stomatite ulcéro-membraneuse, maladie qui n'a rien de commun avec la diphthérie, et en 1859, M. J. Bergeron, observant une épidémie de cette même maladie chez des soldats de l'hôpital Saint-Martin, lui donna le nom de *stomatite ulcéreuse spécifique*[1]. Cette divergence d'opinion ne condamne pas la doctrine de Bretonneau; elle semble prouver que les malades observés par Bretonneau étaient soumis à une double épidémie, de stomatite ulcéro-membraneuse et de diphthérie. Bretonneau a méconnu la première, mais il avait eu raison de créer la *diphthérie buccale*[2], et ce serait une grave erreur de rejeter cette manifestation de la diphthérie confirmée par les recherches récentes bactériologiques.

Description. — La *stomatite ulcéro-membraneuse* débute comme toute stomatite; après trois ou quatre jours de malaise ou de fièvre, parfois même sans prodromes, apparaissent les symptômes d'une inflammation buccale : sensations de brûlure et de sécheresse, aspect rougeâtre et tuméfié de la muqueuse. Mais ce qui donne à la maladie son cachet spécifique, ce sont les *ulcérations*.

Ces *ulcérations* n'occupent souvent qu'*un seul côté de la bouche*, et c'est de préférence le côté gauche. La première ulcération qui paraît occupe habituellement la muqueuse buccale au niveau des dernières molaires; on trouve les ulcérations, par ordre de fréquence, aux gencives, dans le repli gingivo-buccal, aux joues, aux lèvres, surtout à la lèvre supérieure, plus rarement à la langue, au voile du palais, aux amygdales. Les ulcérations des gencives sont souvent verticales et peuvent occuper tout le bord gingival, les ulcérations des joues et des lèvres sont plus habituellement ovalaires. Voici comment évolue l'ulcération : au début, c'est une plaque saillante et violacée; cette plaque, de

---

1. J. Bergeron. De la stomatite ulcéreuse des soldats, etc. *Arch. de méd.* Paris, 1859.

2. Mahnan. *Diphthérie bucco-labiale*. Th. de Paris, 1880.

forme irrégulière, ne tarde pas à se ramollir; sa surface est pulpeuse, jaunâtre ou grisâtre; c'est un véritable tissu de *sphacèle*[1] constitué par les éléments de la muqueuse. La pellicule sphacélée est un peu adhérente, elle se détache et laisse à sa place une ulcération facilement saignante, à fond grisâtre, à bords irréguliers et décollés. L'ulcération s'agrandit par l'élimination progressive du détritus fétide qui tapisse sa cavité, et de larges ulcérations résultent quelquefois de la confluence d'ulcérations plus petites. Les parties qui environnent les ulcérations sont plus ou moins œdématiées. Du septième au quinzième jour environ, commence le travail de réparation; le fond de l'ulcération se déterge; les membranes grisâtres se détachent, laissent à leur place une surface rosée, bourgeonnante, et la *cicatrisation* se fait.

En somme, la stomatite ulcéro-membraneuse est une *gangrène* spécifique, curable, et plus ou moins superficielle de la muqueuse buccale.

Toutefois, les ulcérations ne résument pas en elles toute la lésion. On constate également un état de ramollissement et de tuméfaction de la muqueuse gingivale, qui devient *grisâtre* et *saignante*; aussi quelques auteurs avaient-ils confondu cette stomatite avec le scorbut. Il n'est pas rare d'observer également des symptômes et des lésions d'angine, et même des ulcérations peuvent se développer à l'arrière-gorge, créant une *amygdalite* ulcéro-membraneuse qui sera décrite au chapitre suivant. On voit que cette maladie n'est pas seulement une stomatite, elle est une inflammation ulcéro-gangréneuse de toute la cavité *bucco-pharyngée*.

Dès la première période ulcéreuse de la stomatite, les *symptômes locaux* deviennent intenses : douleurs très vives, mastication impossible, déglutition difficile, haleine horriblement fétide, salivation abondante et teintée de sang,

1. Laboulbène. *Traité d'anat. patholog.*, p. 11. Dans un cas, l'examen histologique d'un lambeau de la muqueuse buccale a fait voir les différents éléments de cette muqueuse, y compris les glandules muqueuses avec leurs canaux excréteurs.

beaucoup moins abondante toutefois que dans la stomatite mercurielle. Les ganglions sous-maxillaires et rétro-maxillaires sont souvent engorgés et restent engorgés jusqu'à la cicatrisation des ulcérations; ces adénites ne suppurent pas, mais elles peuvent persister indéfiniment chez les sujets scrofuleux. Les symptômes généraux, la fièvre, les troubles gastro-intestinaux et nerveux sont plus forts chez l'enfant que chez l'adulte.

La *marche* de la stomatite ulcéro-membraneuse n'est nullement influencée par les maladies intercurrentes (Bergeron). Sa *durée* est variable; bien traitée, elle guérit en huit ou dix jours; mal soignée, elle peut se prolonger des semaines et des mois. La guérison complète est la règle; toutefois, dans les cas graves, on voit le bord alvéolaire du maxillaire se nécroser, et les dents se déchausser et tomber sans présenter aucune trace de carie.

Diagnostic. — Étiologie. — Le siège, l'évolution et les caractères des plaques ulcéro-membraneuses ne permettent pas de confondre la stomatite ulcéro-membraneuse avec les autres stomatites. Ainsi, dans la *diphthérie buccale*, la douleur et la salivation sont presque nulles; il y a de véritables fausses membranes qui occupent principalement les gencives, la lèvre inférieure et les commissures labiales; ces membranes sont d'abord blanchâtres, puis foncées, et quand on les arrache, on trouve la muqueuse intacte ou seulement exulcérée, ce qui contraste singulièrement avec les ulcérations que je viens de décrire. Mais l'examen clinique est généralement insuffisant, il faut avoir recours à l'examen bactériologique, qui décèle parfois la diphthérie alors qu'on n'y croyait pas. Nous avons observé un cas de ce genre avec mon ancien interne, M. Caussade.

Les plaques muqueuses *syphilitiques* et les ulcérations *tuberculeuses* de la bouche ont des caractères si nettement tranchés, que l'erreur de diagnostic n'est pas possible.

La stomatite ulcéro-membraneuse revêt souvent le caractère *épidémique*; elle est contagieuse, elle ne paraît pas inoculable[1], il y a pourtant des faits positifs d'inoculation. Elle atteint les enfants de 4 à 10 ans, et surtout les adultes, quand elle trouve des conditions favorables de développement, conditions qui lui sont offertes par une mauvaise hygiène, par l'encombrement, par une nourriture insuffisante, etc. Ainsi s'expliquent les épidémies observées chez les soldats; chez les marins[2], dans les hospices, dans les prisons. Les recherches *bactériologiques* concernant la pathogénie de cette stomatite et de l'amygdalite ulcéreuse qui souvent l'accompagne, ont toujours décelé la présence de deux micro-organismes, un spirille et un bacille fusiforme (Vincent)[3]. On n'a pu jusqu'ici ni cultiver ces bacilles, ni reproduire expérimentalement la lésion: on ne peut donc, pour le moment, leur assigner un rôle vraiment spécifique; cependant « leur présence constante en culture presque pure dans l'exsudat est une présomption suffisante pour les considérer comme cause de la maladie[4] ».

Le *traitement* préventif doit soustraire les individus à toute cause de contagion et les éloigner du milieu épidémique. Le traitement curatif a pour agent essentiel le chlorate de potasse. On administre tous les jours (pour un adulte) 4 à 6 grammes de chlorate de potasse dans une potion de 120 grammes, et, s'il y a lieu, on touche les ulcérations au nitrate d'argent, et mieux encore, avec de petits tampons d'ouate hydrophile très légèrement imbibés d'une solution de sublimé à 1 pour 1000.

§ 4. LE MUGUET

Le *muguet* est encore nommé *blanchet* ou *stomatite crémeuse*. On l'a nommé muguet parce qu'il rappelle par son aspect la petite fleur blanche, le *convallaria maialis*. Il res-

1. Catelan. Stomat. ulcér. épidém. *Arch. de méd. nav.*, 1877.
2. Maget. *Stomat. ulcér. des soldats et marins*. Th. de Paris, 1879.
3. Vincent. Recherches bactériologiques sur l'angine à bacilles fusiformes. *Annales de l'Institut Pasteur*, août 1899.
4. Lesueur. *Stomatite ulcéro-membraneuse*. Th. de Paris, 1900

semble à première vue à un enduit blanchâtre et crémeux
qui recouvre en divers points la muqueuse buccale. Cet
enduit est formé par la réunion de plaques, qui ont l'aspect
de lait caillé, et qui sont elles-mêmes formées par un semis
de grains saillants et blanchâtres.

Mais la description du muguet serait fort incomplète si
elle restait limitée au muguet buccal. La bouche est, il est
vrai, le lieu d'élection du muguet, néanmoins les travaux
de ces dernières années ont montré quelle est sa fréquence dans d'autres régions. Aussi, bien que cet article
ait sa place au chapitre des maladies de la bouche, il doit
comprendre nécessairement la description du muguet
tout entière. Je commencerai donc par retracer *l'histoire
naturelle* du muguet, et j'étudierai ensuite les modifications
qu'il présente suivant les régions où il se développe.

Histoire naturelle. — Anatomie pathologique.— Si l'on
examine au microscope une parcelle du muguet buccal, on
voit deux éléments distincts : l'un qui sert pour ainsi dire
de trame, et dans lequel on ne trouve ni pus ni fibrine, est
formé par des cellules pavimenteuses de tout âge, la plupart dégénérées et granuleuses ; l'autre, l'élément spécifique, est formé de filaments entrecroisés et de corpuscules
arrondis. Ces filaments avaient été considérés autrefois
comme un mycélium de champignon (μύκης, champignon),
et les corpuscules arrondis étaient regardés comme les
graines de ce champignon (σπορά, graine). A cette époque
le muguet fut décrit comme un végétal de la famille des
champignons, un cryptogame du genre *oïdium*, l'aphthophyta
(Gruby) ; l'*oïdium albicans* (Robin) [1], le *syringospora* (Quinquaud) [2]. Après les travaux de M. Audry on a admis que le
muguet est une levure [3]. M. Audry range le muguet parmi
les saccharomycètes ; il décrit sa forme levure, il fait connaître les résultats qu'il a obtenus par des cultures sur des
milieux solides (pommes de terre) et dans les milieux liqui-

1. A. Robin. *Hist. nat. des végétaux parasites*. Paris, 1853.
2. Quinquaud. *Arch. de physiol.*, 1865, mars, p. 290.
3. Évolution du champignon du muguet. *Rev. de méd.*, juillet 1887.

des (bouillons de Koch) .et il propose de nommer le parasite *Saccharomyces albicans.*

Mais de nouvelles recherches tendent à démontrer que le muguet n'est pas un vrai saccharomycès[1]. On a cependant publié une observation du muguet du pharynx provoqué par une vraie levure, une levure banale, comparable aux levures industrielles, ce qui prouve une fois de plus « qu'un micro-organisme naturellement inoffensif peut, en s'ensemençant sur un milieu préparé, devenir pathogène et donner lieu à une affection morbide caractérisée[2] ».

Voici ce que nous apprennent les cultures du muguet : Sur la carotte cuite stérilisée. les cultures donnent en quarante-huit heures des colonies d'un blanc de neige. L'examen microscopique y décèle le saccharomycès sous forme de cellules arrondies, groupées ou accolées et revêtues d'une enveloppe qui ne se laisse pas colorer. Cultivé dans un bouillon, le microphyte se développe et se présente après quelques jours sous forme de longs filaments et de cellules ovalaires. Mais, reportée sur un milieu solide, la culture ne donne plus de filaments, elle ne donne que les corpuscules arrondis. Les vraies spores n'apparaissent même que dans un liquide minéral sucré.

On rencontre souvent comme élément accessoire une algue en forme de petites baguettes, et sans trace d'articulation; c'est le leptothrix (λεπτός, menu, θρίξ, cheveu), qui n'a rien de commun avec le muguet et qui existe dans un grand nombre d'états pathologiques de la cavité buccale.

Inoculé dans les veines de l'animal, le champignon du muguet crée des lésions mycosiques très intéressantes, tout comme les aspergillus (Klemperer, Linossier et Roux, Grasset). L'infection oïdienne expérimentale (Roger, Noisette) atteint surtout les reins, qui sont criblés de petites granulations blanches tenant le milieu entre le tubercule

---

1. Roux et Linossier. *Arch. de méd. expérim.* Décembre 1890.
2. Troisier et Achalme. *Arch. de méd. expér.* 1ᵉʳ janvier 1893.

et l'abcès miliaire (Roger). Le sérum des animaux vaccinés contre le saccharomycès albicans, agglutine ce parasite, qui se recouvre d'une épaisse cuticule (Roger), se comportant comme le bacille typhique, avec cette différence que, chez le bacille typhique, la réaction agglutinante est une réaction d'infection (Widal).

Maintenant que nous connaissons les éléments du muguet, étudions sa distribution, sa *topographie*, et voyons comment il se comporte suivant l'organe qu'il envahit :

La *bouche* est le lieu d'élection du muguet; son apparition y est *annoncée* par un état particulier de la muqueuse, que nous allons décrire dans un instant. Les rapports du muguet avec la muqueuse sont variables suivant que le muguet est épithélial ou dermique (Parrot). Dans le muguet *épithélial*, les filaments plongent dans la couche épithéliale, les cellules pavimenteuses stratifiées sont séparées par des amas de cellules et le muguet s'élève par places sous forme de houppes. Dans le muguet *dermique*, les filaments plongent jusque dans le derme de la muqueuse, les papilles sont le siège de prolifération nucléaire.

Au *voile du palais* et à la voûte palatine on ne trouve que la variété épithéliale du muguet.

Au *pharynx* le muguet peut être primitif[1] et précéder le muguet buccal, mais c'est un fait extrêmement rare.

A l'*œsophage*, le muguet est très fréquent; il se présente sous forme de plaques jaunâtres ou brunâtres, et les éléments plongent profondément à travers la tunique muqueuse jusqu'à la musculeuse. Sur tous les points envahis par le muguet, le tissu conjonctif prolifère abondamment.

A l'*estomac*, le muguet, revêtu par une épaisse couche de mucus, apparaît sous forme de mamelons grisâtres; il adhère fortement à la paroi, qu'il pénètre profondément; les glandes de l'estomac sont détruites dans leur partie superficielle, mais leur cul-de-sac est considérablement dilaté

---

1. Damaschino. *Soc. méd. des hôpit.* Juillet 1880.

et ressemble à des *calebasses* pleines de spores (Parrot). Les vaisseaux sont le siège de thromboses, peut-être dues à la pénétration des filaments.

Le *cæcum*, dont la réaction est acide, offre des conditions favorables au développement du muguet.

Les *cordes vocales inférieures* présentent un terrain convenable à l'éclosion du muguet, parce qu'elles sont munies d'épithélium pavimenteux, tandis que le muguet ne se développe pas sur les muqueuses à épithélium cylindrique, sans doute parce que les cils vibratiles empêchent le parasite de se fixer. M. Parrot a constaté des noyaux de muguet dans les *infundibula* du *poumon*[1].

Le muguet de la *vulve*, du vagin, de l'anus, du prépuce et du mamelon chez les nourrices n'est pas exceptionnel.

Le muguet est aussi un *agent pyogène*; H. Grasset[2] a constaté sa présence dans un abcès gingival, et Charrin dans un abcès lymphatique de la région sous-maxillaire. Il est enfin, chez l'homme, comme chez l'animal, capable de produire une *infection mycotique généralisée* avec foyers dans les poumons, dans la rate, dans les reins et dans le cerveau (Schmorl, Zenken, Ribbert, Pineau[3]).

Étiologie. Pathogénie. — Chez le nouveau-né, le muguet apparaît souvent dès les deux premières semaines de la vie, il peut se développer à titre d'affection purement locale, favorisée par le mauvais entretien des biberons et par l'acidité du lait, et sous cette forme il ne présente pas de gravité, mais à part ces quelques cas exceptionnels, le muguet est une affection secondaire, qui apparaît comme l'expression d'un mauvais état général. Le muguet est plus fréquent aux âges extrêmes de la vie, et toutes les causes de déchéance organique et de débilité favorisent son développement. Chez le nouveau-né, il est associé aux troubles digestifs, à l'entérite (Seux), aux mauvaises conditions hygiéniques, à l'alimentation défectueuse (lait insuffisant

1. Parrot. *L'athrepsie*, p. 258.
2. H. Grasset. *Étude sur le muguet*. Th. de Paris, 1894.
3. J. Pineau. *Le muguet infectieux*. Th. de Paris, 1898.

ou de mauvaise qualité), à l'état de dénutrition que Parrot a décrit sous le nom d'*athrepsie*. Chez l'adulte et chez le vieillard, il accompagne les cachexies, les maladies débilitantes, phthisie pulmonaire, cancer, diarrhée chronique, suppuration prolongée, etc.; il s'associe également aux maladies aiguës (pneumonie, pyélo-néphrite, cystite, fièvre typhoïde, état puerpéral). Le muguet est *contagieux*, mais encore faut-il qu'il rencontre un terrain favorable à son développement; il était très fréquent dans les hôpitaux d'enfants, surtout dans les asiles d'enfants trouvés; il l'est beaucoup moins aujourd'hui que la prophylaxie et l'antisepsie sont rigoureusement observées.

Gubler avait attribué avec raison une grande importance à l'*acidité* du milieu; cette assertion reste vraie, néanmoins on sait aujourd'hui que le muguet se cultive dans un milieu alcalin. Le muguet ne peut pas être cultivé dans la salive (Roux et Linossier); par conséquent, la sécheresse de la bouche, l'absence de salive, favorisent son développement; c'est justement ce qu'on observe dans les cachexies, dans les fièvres infectieuses, dans la fièvre hectique, etc.

Description. — La *bouche* est le lieu d'élection du muguet. Les plaques de muguet se développent sur la langue, à la face interne des joues et sur les autres points de la muqueuse buccale; il est facile de les détacher par un frottement un peu rude. L'apparition du muguet à la bouche est précédée d'un état particulier de la muqueuse buccale; la muqueuse est sèche, luisante et douloureuse, elle rougit, se desquame, devient lisse, tandis que les papilles de la langue font saillie, et alors apparaissent de petits îlots blanchâtres dont la réunion forme les plaques du muguet précédemment décrites. Souvent le muguet est discret et localisé à la langue, qui paraît recouverte de plaques plus ou moins irrégulières d'un blanc crémeux; dans d'autres cas le muguet est confluent, il se généralise à la face interne des joues, au voile du palais, aux amygdales, au pharynx, et il peut prendre une teinte jaunâtre ou grisâtre, qui au premier aspect n'est pas sans analogie avec les concrétions diphthéritiques. La réaction de la salive est acide; mis sur la langue, le papier bleu de tournesol devient rouge.

Chez l'adulte, la mastication et la déglutition deviennent difficiles et douloureuses; le nouveau-né crie, gémit, prend difficilement le mamelon et finalement refuse le sein. Le développement du muguet coïncide chez les jeunes enfants avec des troubles des voies digestives, vomissements et diarrhée, qui dans les cas graves sont accompagnés de refroidissement, d'érythème des fesses, d'ulcérations cutanées. Tantôt l'*entérite* précède le muguet, tantôt leur développement est simultané. Du reste, la gravité du muguet est subordonnée à l'état général du malade; si le muguet survient comme accident purement local, le pronostic est bénin et la guérison ne se fait pas attendre; il y a même des cas où, tout secondaire qu'il est, le muguet ne comporte pas un pronostic trop défavorable; mais chez un enfant en état d'athrepsie, ou chez un individu déjà cachectisé, l'apparition du muguet est d'un triste augure, et bien qu'on puisse guérir la manifestation locale de l'affection, il n'en est pas moins vrai que son apparition dans le cours d'un état cachectique est presque toujours l'indice d'une catastrophe prochaine[1].

En résumé, comme évolution et comme pronostic, le muguet du jeune enfant et le muguet de l'adulte offrent certaines différences. Chez l'adulte et à plus forte raison chez le vieillard, le muguet apparaît presque toujours comme un témoin funeste, comme un épiphénomène, qui par sa simple apparition annonce la gravité de la situation; chez le jeune enfant, l'apparition du muguet a souvent la même signification grave, mais dans quelques cas cependant il est primitif, il paraît résumer en lui toute la maladie, il n'est qu'un *trouble local*, une variété de stomatite facilement curable.

_____

1. Trousseau. *Clin. méd.*, t. I, p. 483.

Diagnostic. — Traitement. — Le diagnostic du muguet est facile. Sans compter l'examen au microscope qui dissiperait immédiatement tous les doutes, on ne confondra pas le muguet avec les enduits de lait caillé qui s'enlèvent au moindre frottement, laissant au-dessous d'eux la muqueuse absolument saine. On ne confondra pas le muguet avec la stomatite diphthérique dont l'exsudat se fait non pas par grains isolés et saillants, mais par plaques d'un blanc grisâtre, adhérentes et consistantes. On peut utiliser pour le diagnostic du muguet la coagulation et la cofixation sporotrichosiques (Widal).

Les alcalins forment la base du *traitement*, le muguet se développant moins bien dans un milieu acide. Après avoir détaché les plaques de muguet avec un linge un peu rude, on imbibe plusieurs fois par jour les parties malades avec un collutoire au borate de soude. On prescrit des lavages de la bouche, avec la décoction de mauve, avec l'eau de Vichy, avec l'eau oxygénée. S'il s'agit d'un tout jeune enfant, on lui donnera une bonne nourrice, ou du lait de bonne qualité, et si des troubles dyspeptiques ou intestinaux sont associés au muguet, on prescrira tous les jours deux ou trois cuillerées à café d'eau de chaux dans du lait, ou une goutte de laudanum de Sydenham dans un peu d'eau sucrée. On recommandera tous les *soins de propreté* concernant le biberon, le sein de la nourrice ou la bouche de l'enfant.

§ 5. LES APHTHES

Description. — On décrit quelquefois les *aphthes* (ἄφθαι) sous le nom de *stomatite aphtheuse*, désignation qui n'est pas rigoureusement exacte, car la stomatite n'est ici qu'un élément secondaire. La dénomination de *fièvre aphtheuse* serait peut-être mieux appropriée à cette maladie. Dans les cas bénins, qui sont, de beaucoup, les plus nombreux, les prodromes font défaut ; sur la muqueuse des lèvres, à la pointe et aux bords de la langue, sur la muqueuse des joues et du palais, apparaissent des taches rouges sur lesquelles se développent des vésicules analogues aux vésicules d'herpès : ces vésicules se remplissent d'un liquide lactescent, elles s'entourent d'une auréole formée par la muqueuse tuméfiée, puis elles se rompent, et dès le deuxième ou troisième jour l'ulcération est constituée.

Les ulcérations aphtheuses sont circulaires : leur dimension varie du volume d'une tête d'épingle à celui d'une lentille : certaines sont même plus étendues ; le fond de l'ulcération est grisâtre, formé par un amas de cellules épithéliales dégénérées ; ses bords sont irréguliers, non décollés, taillés à pic. L'*ulcération* persiste quelques jours, rarement plus d'une semaine, et se cicatrise sans laisser de traces[1].

Dès sa formation, l'aphthe détermine une sensation de brûlure, et la douleur devient très aiguë au moment de l'ulcération. L'haleine est fétide, la salivation est assez abondante, la mastication et la succion sont si pénibles que l'enfant repousse le sein, et l'adulte doit se contenter d'aliments liquides sous peine des plus vives souffrances. Les ganglions sous-maxillaires sont rarement engorgés.

Les symptômes généraux n'ont aucune importance dans les formes légères, quand les aphthes sont *discrets* ; ils consistent en quelques troubles digestifs parfois accompagnés ou précédés d'un léger mouvement fébrile. Mais ces symptômes généraux acquièrent une certaine intensité quand les aphthes sont *confluents*, et la dénomination de *fièvre aphtheuse* serait en pareil cas bien appliquée. Dans

---

1. Plusieurs auteurs ont placé le siège anatomique de l'aphthe dans les glandes mucipares de la muqueuse buccale. M. Damaschino a constaté que les follicules sont étrangers au développement des aphthes : « Le processus histologique se borne à une série de modification subies par les cellules du corps muqueux de Malpighi, les papilles dermiques prennent part aussi au travail morbide ». (*Maladies des voies digestives*, p. 112.

cette forme confluente, très rare en France, et sévissant parfois d'une façon épidémique, la fièvre et les symptômes généraux *précèdent* habituellement l'éruption. Les ulcérations aphtheuses envahissent la voûte palatine, le voile du palais, les amygdales et le pharynx; les ulcérations par leur jonction forment de vastes places ulcérées. Dans quelques cas les ulcérations s'observent aux membres, surtout aux mains. La fièvre est vive, les troubles digestifs (vomissements, diarrhée) sont intenses, et la maladie, principalement chez les enfants et chez les vieillards, revêt une forme adynamique qui peut se terminer par la mort.

Étiologie. — Traitement. — Les *causes* de l'aphthe sont mal connues; on l'observe à tous les âges, parfois sous forme épidémique. Chez certains individus il est sujet à répétition. On a signalé la coïncidence des aphthes et des manifestations cutanées telles que l'herpès, l'impétigo, l'eczéma, ce qui avait fait admettre une origine diathésique des aphthes. Aujourd'hui, on envisage autrement cette question. Déjà, des médecins du xviie siècle avaient parlé de contagion, et des recherches récentes tendent en effet à faire admettre que la fièvre aphtheuse, habituellement très légère, parfois violente, est une maladie *infectieuse, contagieuse*, d'origine microbienne. Au point de vue clinique, il y a des analogies[1] frappantes entre la fièvre aphtheuse de l'homme et la fièvre aphtheuse de l'espèce bovine ou ovine. Des observations déjà nombreuses tendent à prouver que cette maladie est transmissible des animaux à l'homme, et le lait (le lait non bouilli) serait le mode le plus habituel de contagion[2]. Il est un fait certain, c'est que, chez les enfants élevés au biberon, l'éruption aphtheuse atteint assez souvent d'une façon symétrique es côtés du raphé médian du palais.

1. David. La stomatite aphtheuse et son origine. *Arch. de méd.*, sept. et oct. 1887.
2. Delest. *Transmission de la fièvre aphtheuse à l'homme par l'espèce bovine.* Thèse de Paris, 1881.

Le *traitemeut*, quand la maladie est légère, consiste à lotionner la bouche avec des liquides émollients ou avec une solution à 5 pour 100 de salicylate de soude (Hirtz). On prescrira le chlorate de potasse en potion ; on pourra hâter la cicatrisation des ulcérations par de légers attouchements au nitrate d'argent. Les purgatifs sont généralement indiqués. J'ai obtenu à l'hôpital un excellent résultat par le régime lacté chez un garçon qui avait des aphtes en permanence depuis plusieurs années.

§ 6. GANGRÈNE DE LA BOUCHE. — NOMA

Sous le nom de *gangrène de la bouche* (γάγγραινα, de γάρω, je consume), ou *noma* (νομή, de νέμειν, ronger), il est d'usage de décrire, non pas les accidents gangréneux qui surviennent à titre d'épiphénomène ou de complication dans le cours de certaines stomatites, mais une gangrène à marche spéciale, d'origine microbienne, qui se développe surtout chez les enfants de trois à cinq ans, et qui, par ses allures, forme une entité morbide bien définie.

Description. — Cette terrible maladie débute sournoisement et sans douleur, par la muqueuse de la joue et plus spécialement par la joue gauche. La muqueuse prend une teinte violacée ; une phlyctène se forme ; cette phlyctène se remplit d'une sérosité roussâtre, se rompt, et laisse à sa place une ulcération grisâtre, qui, à cette période, est encore sans odeur. Rapidement l'ulcération gagne en profondeur et en surface ; elle prend une teinte grisâtre, noirâtre, et l'haleine devient extrêmement fétide. Dans les cas heureux, mais rares, l'ulcération gangréneuse borne là ses progrès ; le fond de l'ulcère se déterge, bourgeonne, et la cicatrisation se fait. Mais quand la maladie suit son cours, l'ulcération gagne en étendue ; elle devient putrilagineuse, noirâtre, ell

s'entoure d'une zone inflammatoire, et du troisième au septième jour il se forme dans la profondeur de la joue un
noyau induré dont la présence indique le siège de la gangrène
et la région qu'elle va envahir. La lèvre et la joue sont *œdématiées*, la peau de la joue devient luisante, violacée, et la
salive qui s'écoule abondamment de la bouche est sanguinolente, sanieuse, d'odeur fétide.

À un moment donné, l'eschare cutanée se forme, cette
eschare (εσχάρα, croûte) est sèche et paraît déprimée;
la gangrène frappe la joue dans toute son épaisseur, et
le sphacèle dans sa marche envahissante peut atteindre
les lèvres, le nez et la paupière. Puis les tissus escharifiés
tombent en lambeaux et laissent à leur place une excavation qui communique avec la cavité buccale et donne
passage à un liquide fétide, aux boissons, aux gargarismes.
Le squelette de la face n'est pas toujours respecté; la
nécrose atteint les os des régions voisines (maxillaire, voûte
palatine). Dans certains cas, la gangrène ne se limite pas
à la face, elle se développe simultanément au poumon, à
la vulve, au pharynx, à l'œsophage, aux extrémités des
membres.

Les *symptômes généraux*, peu accusés au début, deviennent extrêmement graves lorsque la peau est envahie par
la gangrène. A cette période, la fièvre est parfois intense ;
à l'excitation fébrile succèdent la prostration et l'adynamie; la diarrhée devient incessante, l'amaigrissement est
considérable : c'est une véritable cachexie aiguë. Dans le
noma, les ganglions lymphatiques du cou sont à peine
engorgés. La mort survient généralement du cinquième
au quinzième jour, et dans le cas de guérison, ce qui n'a
lieu qu'une fois sur cinq, le malade conserve à la face
des cicatrices, des trajets fistuleux et parfois de hideuses
difformités.

Étiologie. — Le noma se voit à tous les âges, mais il
frappe de préférence les enfants de deux à cinq ans. C'est
une maladie qui est toujours *secondaire*, et, chose remarquable, les lésions locales de la bouche, les stomatites, même

les stomatites violentes (ulcéro-membraneuse, mercurielle) sont presque sans influence sur son développement, tandis que les maladies générales, les fièvres éruptives, la rougeole en premier lieu, la scarlatine, la fièvre typhoïde, la diphthérie, le scorbut, sont favorables à son éclosion. Du reste le noma est devenu infiniment plus rare qu'autrefois (ainsi que nous le verrons à l'article *Rougeole*) depuis les soins antiseptiques antérieurement inconnus. Les études *bactériologiques* n'ont pas encore donné de résultat concluant [1].

Le *traitement* consiste à faire des lavages de la bouche avec une solution d'acide borique (4 pour 100) et à pratiquer tous les jours des cautérisations au thermo-cautère, en ayant soin de soutenir les forces du malade par une médication tonique et stimulante.

§ 7. SYPHILIS DES LÈVRES

Chancre. — *Le chancre des lèvres* est si fréquent, que dans la statistique de Nivet[2] concernant 358 chancres syphilitiques de la bouche et de la gorge, le chancre des lèvres entre pour la proportion de 260. Il n'est pas d'année que nous n'en ayons quatre ou cinq cas dans mon service. Pour ce chancre comme pour ceux de la cavité buccale, la contagion se fait directement ou indirectement, par l'intermédiaire de divers ustensiles, tels que cuiller, verre, gobelet de fontaine Wallace, pipe, etc. Le chancre des lèvres s'observe également chez le nouveau-né quand le mamelon de la nourrice est le siège de lésions syphilitiques. Ici comme

1. Babes et Zambilovici ont décrit et cultivé un bacille très fin dont l'inoculation sous la joue des lapins produit la gangrène. *Roumanie médicale*, 1894.

2. Chancres syphilitiques extra-génitaux. Thèse de Paris, 1887.

ailleurs, le chancre syphilitique est habituellement solitaire, néanmoins les chancres multiples ne sont pas rares.

Le chancre des lèvres débute par une lésion en apparence insignifiante : les malades se croient atteints d'une simple *gerçure*, d'une simple *crevasse*, d'un simple *bouton*. La comparaison avec la gerçure et la crevasse est surtout applicable aux chancres des commissures et de la partie médiane des lèvres. En quelques jours le chancre acquiert son complet développement et il revêt alors différentes formes. Tel chancre a un aspect papilliforme, on dirait une petite tumeur légèrement ulcérée, à fond rougeâtre, à base indurée et facilement saignante. Tel autre chancre, surtout aux commissures des lèvres, a l'aspect d'une ulcération plate, superficielle, lisse, vernissée, couleur de chair musculaire, recouverte parfois d'un enduit diphthéroïde ; l'angle des deux lèvres y participe ; les mouvements et les frottements le font saigner : à première vue on dirait une plaque d'eczéma. Souvent le chancre des lèvres est saillant, papuleux, hypertrophique ; il forme une véritable tumeur indolente et indurée à sa base ; il est habituellement à cheval sur la muqueuse et sur la peau ; il est recouvert d'une croûte, surtout dans son segment cutané ; cette croûte, commune à tous les chancres de la peau, est brunâtre, elle s'enlève après ramollissement préalable et laisse à découvert une surface érosive, de teinte rouge, saignant au frottement. Au premier abord, ces chancres ressemblent à un furoncle ou à un épithéliome.

Tous ces chancres ont pour caractères communs d'être indolores, indurés à leur base et accompagnés d'une adénopathie à ganglions indolents parfois volumineux. Cette adénopathie est unilatérale pour les chancres latéraux et bilatérale pour les chancres médians ; elle est sous-mentonnière pour les chancres de la lèvre inférieure, et elle se rapproche de l'angle de la mâchoire pour les chancres de la lèvre supérieure, des gencives, de la langue et de la joue. La durée du chancre labial est de quatre à six semaines : il disparaît sans cicatrice, mais il laisse une induration qui disparaît à son tour. Le *diagnostic* du chancre des lèvres doit être fait avec l'herpès labial, avec l'eczéma, le furoncle, l'épithéliome. L'indolence et l'induration parcheminée de la base du chancre, la précocité et l'indolence des adénites, sont des éléments suffisants de diagnostic.

Accidents secondaires. — Les syphilides des lèvres ont l'aspect de petites érosions de teinte opaline (variété érosive), et si la syphilide envahit la peau, comme aux commissures, elle se couvre à ce niveau de petites croûtes. Ces syphilides sont très fréquentes chez l'enfant atteint de syphilis héréditaire. Les syphilides sont très contagieuses.

Accidents tertiaires — La gomme, rare aux lèvres, a toutefois une prédilection pour la lèvre supérieure. Superficielle, ou profonde, et intra-musculaire, elle atteint le volume d'une lentille, d'une cerise. La lèvre est d'autant plus déformée que les gommes sont plus nombreuses. La gomme poursuit souvent son évolution jusqu'à l'ulcération gommeuse, à bords saillants et croûteux, à fond grisâtre et bourbillonneux.

On observe aux lèvres le syphilome *scléreux*; j'en ai eu dans mon service un cas bien remarquable. Le syphilome scléreux ou *labialite tertiaire scléreuse* a une prédilection pour la lèvre inférieure, néanmoins les deux lèvres sont habituellement envahies. A sa première période il détermine une hypertrophie en masse, parfois considérable, de la lèvre, qui prend un peu l'aspect d'une lèvre strumeuse[1]. On l'a comparée à une trompe, à une lèvre de tapir. L'induration des tissus est uniforme, quelquefois mamelonnée; elle n'aboutit pas, comme la gomme, au ramollissement et à l'ulcération; elle se termine, si le traitement n'intervient pas, par une période *atrophique* : la lèvre s'amincit et l'orifice buccal se rétrécit. Les *labialites* tertiaires évoluent

---

1. Tuffier. Labialites tertiaires. *Revue de chirurgie*, 10 octobre 1886, et *Annal. de syphil. et de dermat.*, 1887, p. 222.

sans douleur, sans retentissement ganglionnaire ; les lèvres, rigides et déformées, perdent en partie leurs fonctions (articulation des sons, mastication, déglutition). (Voir le Traitement au chapitre suivant.)

§ 8. SYPHILIS DE LA LANGUE

Chancre. — Le chancre est rare à la langue ; il en occupe la pointe plus souvent que les autres parties. Tantôt c'est une ulcération saignante, à fond rouge ou grisâtre, tantôt c'est une tumeur ulcérée, comme enchâssée dans la langue. La base du chancre est toujours indurée et l'adénopathie sous-maxillaire est unilatérale ou bilatérale, suivant que le chancre occupe un des côtés de la langue ou la partie médiane. Les chancres de la langue ne sont pas indolents comme les chancres d'autres régions ; ils sont même parfois fort douloureux, à cause des mouvements de mastication et à cause de leur contact incessant avec la salive, le tabac, les boissons et les aliments.

Accidents secondaires. — Les plaques muqueuses de la *langue* se présentent sous forme d'érosions (syphilides *érosives*), d'ulcérations (syphilides *ulcéreuses*), de mamelons (syphilides hypertrophiques) et de *plaques lisses*. Au bord de la langue les syphilides s'ulcèrent facilement ; celles qui occupent le dos de l'organe, quand elles sont mal soignées, s'ulcèrent, se fendillent, forment des fissures, des *crevasses*, des sillons à bords durs et tuméfiés. Parfois les syphilides linguales sont papuleuses, surtout au dos de la langue où elles forment des bosselures, des mamelons (dos de crapaud) ; certaines sont même végétantes, hypertrophiques-mamelonnées, déforment la langue et simulent un cancroïde.

On observe encore à la langue une autre variété de syphilide : ce sont des *plaques lisses*, comme polies et vernissées; elles ne sont pas érosives, mais on dirait qu'au niveau de la plaque la muqueuse, est rasée, dépapillée (Fournier), fauchée en prairie (Cornil). Ces plaques, assez régulières de contour, occupent exclusivement le dos de la langue et tranchent sur les régions voisines, qui, elles, ont conservé leur apparence villeuse. Cette variété de syphilide linguale présente les plus grandes analogies avec l'eczéma lingual; il faut donc en faire le diagnostic[1]. L'eczéma de la langue a reçu les dénominations les plus diverses : pityriasis lingual (Rayer), langue géographique (Bergeron), glossite exfoliatrice marginée (Fournier), eczéma en aires, ou marginé desquamatif (Besnier), psoriasis lingual.

L'eczéma débute habituellement par le bord de la langue : c'est d'abord un petit cercle, ou plusieurs petits cercles à desquamation très fine et à contours festonnés ou polycycliques. A l'état de complet développement, l'eczéma est caractérisé par une plaque en aire, à fond rouge ou rose. La plaque ou les plaques sont entourées d'un liséré ou de rubans jaunâtres, grisâtres, qui sont les vestiges de la muqueuse linguale qui n'a pas encore été envahie par l'eczéma. Tantôt l'eczéma reste marginal, tantôt il gagne presque toute la langue, mais à des degrés inégaux. Quand l'eczéma est généralisé, la face dorsale de la langue est rouge, lisse, desquamée, avec quelques îlots grisâtres, en forme d'arabesques, vestiges de la muqueuse épargnée par l'eczéma (eczéma festonné, circiné, marginé). Cet eczéma a une marche aiguë, sa durée varie de quelques jours à quelques semaines; il reste toujours localisé à la langue, il n'envahit pas le voile du palais, le plancher de la bouche, les joues, comme les leucoplasies; les ganglions sous-maxillaires ne sont jamais engorgés. Tantôt l'eczéma est accompagné de quelques symptômes, prurit, brûlure, dou-

---

1. De Mollènes. *Arch. de laryngologie*, 1884, p. 326.

leurs, tantôt ces symptômes sont insignifiants. Tel est l'eczéma lingual des arthritiques, des goutteux, des dyspeptiques. Mais il est certain que cet eczéma apparaît souvent, et avec récidives, sur la langue des syphilitiques récents ou anciens; Parrot et Kaposi en font un symptôme de syphilis héréditaire; la syphilis en est un facteur important, on pourrait en faire une manifestation *parasyphilitique* secondaire.

Accidents tertiaires. — a. — Les *gommes* de la langue sont superficielles, enchâssées dans le derme, ou profondes, enchâssées dans les muscles; les gommes intra-musculaires ne sont nulle part aussi fréquentes qu'à la langue. Les gommes occupent la face supérieure de la langue, jamais sa face inférieure; elles ont les dimensions d'un pois, d'une cerise, d'une noix. Quand les gommes sont multiples, la langue est marronnée, mamelonnée, comme bourrée de noisettes (Fournier); elle déborde les dents; la bouche peut à peine la contenir; elle devient éléphantiasique; elle gêne la prononciation, la mastication, la déglutition, la respiration.

Parfois, il n'y a qu'une seule gomme et la langue est à peu près indemne dans le reste de son étendue. J'ai eu, à l'Hôtel-Dieu, un malade dont la gomme linguale solitaire[1], formait une tumeur de la dimension d'une petite noix à la partie antérieure et droite de la langue; la parole était bredouillante, la mastication et la déglutition étaient extrêmement pénibles. Cet homme ne pouvait fermer la bouche, et la salive s'écoulait en bavant. J'ai soumis le malade aux injections huileuses de biiodure d'hydrargyre; les symptômes se sont rapidement amendés et la guérison s'est faite en huit semaines. Pareille gomme simule toutes les autres tumeurs de langue, l'abcès froid tuberculeux, le sarcome interstitiel, le lipome lingual, le kyste hydatique; nous en reparlerons dans un instant au sujet du diagnostic. La

---

1. Dieulafoy. Clinique médicale de l'Hôtel-Dieu, 1903. *La grosse gomme solitaire*. IX⁰ Leçon.

photographie ci-jointe repésente la tumeur gommeuse linguale de notre malade.

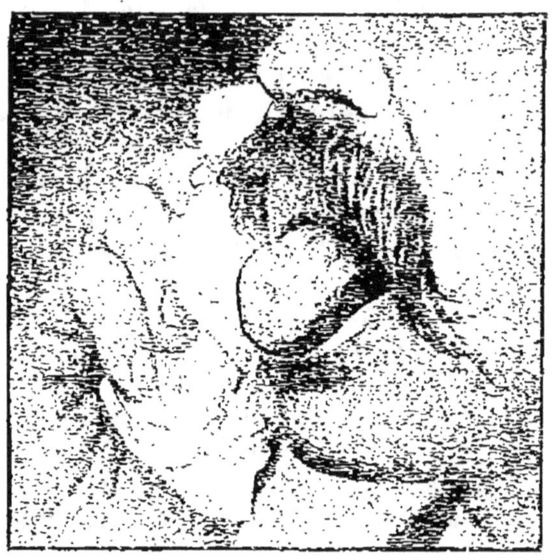

b. — Les *ulcérations gommeuses* de la langue succèdent à la gomme, que celle-ci soit circonscrite ou diffuse ; parfois même il semble que l'ulcération tertiaire apparaisse sans avoir été précédée de la saillie qui décèle la tuméfaction gommeuse. Les ulcérations gommeuses sont creuses, profondes, à bords non déchiquetés, taillés à pic, à fond bourbillonneux, grisâtre, jaunâtre, verdâtre, sanieux, parfois encombre de fongosités qui lui donnent quelque ressemblance avec le cancroïde. Ces ulcérations ne sont ni saignantes comme l'épithéliome, ni purulentes comme le tuberculome. Elles sont très douloureuses. La mastication, la déglutition, sont fort pénibles, presque impossibles. On a pu voir dans mon service une malade atteinte d'ulcération syphilitique linguale qui avait ravagé la partie antérieure de la langue et menaçait de la fendre en deux parties. La plaie était si douloureuse que la malade évitait tout mouvement de la langue ; c'est à grand'peine qu'elle parvenait à boire quelques tasses de lait ; elle bredouillait au lieu de parler, elle perdait sa salive en bavant, elle ne pouvait ni se rincer la bouche ni nettoyer ses dents; le contact de l'air froid lui était pénible ; l'insomnie et la privation d'aliments lui avaient fait perdre 10 kilos en quelques semaines. Ceci prouve, une fois de plus, que la douleur n'est pas l'apanage des ulcérations tuberculeuses, car les ulcérations syphilitiques de la langue et de la gorge sont parfois extrêmement douloureuses. Cette vaste ulcération linguale, reproduite sur la photographie ci-dessous, fut traitée et guérie par les injections de biiodure d'hydrargyre.

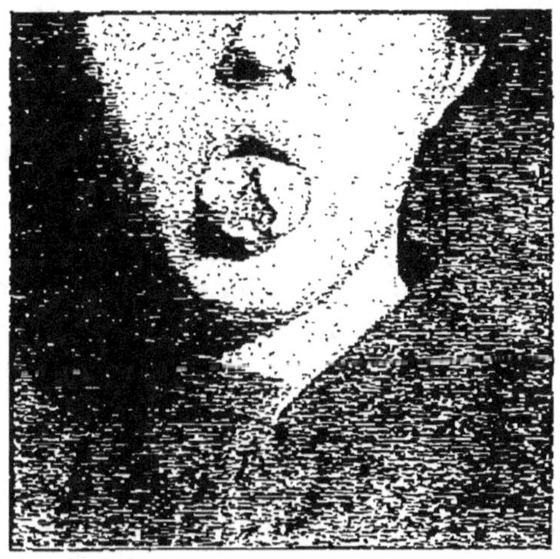

Après un temps variable, le syphilome lingual bien soigné finit par se cicatriser, mais la langue reste souvent ravinée, déformée.

Dans quelques cas, l'ulcération gommeuse, non traitée ou mal traitée, peut s'immobiliser, et durer des mois et des années, sans s'étendre au delà de ses premières limites. Fournier en a vu qui dataient d'un an et de deux ans; il cite même « un fait très curieux relatif à une ulcération linguale tertiaire qui ne remontait pas à moins de vingt années, pendant lesquelles le malade ne s'était soumis à aucun traitement. Et notez ceci, comme démonstration de ce que peut la médication spécifique en pareille occurrence : cette ulcération persistait depuis vingt ans en l'absence de tout traitement ; on administre le mercure, et dès le quatrième jour l'ulcération commence à se réparer ; le vingt-huitième jour, elle était guérie. »

Les ulcérations linguales syphilitiques peuvent par exception devenir phagédéniques, serpigineuses ou térébrantes.

Dans un cas cité par Fournier, il s'agissait d'une femme dont l'arrière-gorge avait déjà subi trois poussées d'ulcération tertiaire ; à la quatrième poussée, la langue fut envahie à la base par deux larges ulcérations profondément excavées.

Un autre cas concerne un malade atteint d'ulcérations tertiaires de la moitié droite de la langue ; à peine constituée, l'ulcération se creusa, s'élargit, prit l'aspect gangréneux et ne fut enrayée qu'au bout de trois mois ; une nouvelle ulcération reparut trois mois plus tard ; la caverne gommeuse prit l'aspect gangréneux ; on en détachait des lambeaux putrilagineux, fétides ; « la langue s'en allait en une sorte de déliquescence » ; la guérison ne put être obtenue qu'après plusieurs mois.

c. — Le *syphilome scléreux* a une prédilection bien marquée pour la langue ; il est superficiel ou profond. La glossite scléreuse superficielle atteint la muqueuse (glossite corticale) ; les parties altérées sont comme rasées, vernies, *dépapillées* (Fournier[1]), et tranchent sur la muqueuse normale, couverte de ses papilles. La muqueuse malade est tantôt d'un rouge vif, tantôt blanchâtre. En prenant la muqueuse entre les doigts, on la dirait doublée d'une lame cartilagineuse. La sensibilité de la muqueuse est amoindrie et parfois abolie sous toutes ses formes. Dans la glossite scléreuse *profonde*, la langue est augmentée de volume ; sa

---

1. Fournier. *Glossites tertiaires, scléreuses, gommeuses.* Paris, 1877.

surface dorsale est parcourue de sillons plus ou moins profonds, de directions différentes, qui la divisent en lobes et en lobules. La langue est comme ravinée, parquetée (Fournier), et dans quelques cas le sillon médian normal peut acquérir 1 centimètre de profondeur. On ne constate pas d'ulcérations, à moins que l'ulcération ne soit provoquée par des causes extérieures (alcool, tabac, frottements dentaires). Ces glossites scléreuses évoluent très lentement, sans douleur et sans engorgement ganglionnaire quand il n'y a pas d'ulcération. La langue, rigide comme du carton ou comme du bois, perd peu à peu ses fonctions ; l'articulation des mots, la mastication et la déglutition se font mal. Les formes gommeuse et scléreuse sont souvent associées ; la glossite évolue alors à l'état de glossite *scléro-gommeuse*.

Les glossites syphilitiques présentent parfois des plaques blanches, nacrées, lamelleuses, sous forme lisse ou sous forme mamelonnée. Ce sont des plaques *leucoplasiques*. D'une façon générale, que faut-il entendre par *leucoplasie* buccale, dénomination créée par Vidal (λευκός, blanc, πλασσεῖν, former) et qui a remplacé avec avantage la dénomination défectueuse de psoriasis ? La dénomination de leucoplasie buccale, plaques blanches, plaques opalines, plaques des fumeurs, s'applique aux plaques, aux îlots nacrés, argentés, lamelleux, indurés, qu'on trouve chez les fumeurs, chez les goutteux, chez les arthritiques, chez les syphilitiques. La leucoplasie buccale ne siège pas seulement à la langue, comme l'eczéma lingual, elle peut atteindre la muqueuse buccale en tous ses points, lèvres, joues, voile du palais[1].

Les plaques leucoplasiques sont formées de squames épithéliales blanches, épaisses, avec induration superficielle de la muqueuse. Ces plaques, qui mettent des années à se développer, peuvent se fendiller, se fissurer et devenir douloureuses. La leucoplasie buccale peut guérir, elle peut se prolonger indéfiniment, elle peut enfin, dans quelques cas,

---

1. Hammonic. *Annales médico-chirurgicales*, 1888.

aboutir à l'épithéliome ; Debove l'avait annoncé[1] et le fait est généralement admis (Vidal). En pareil cas la plaque leucoplasique prend un aspect papillomateux, ou bien elle se double profondément d'une induration douloureuse, la lésion retentit sur les ganglions et l'épithéliome buccal est constitué. Eh bien, quelle différence y a-t-il entre la leucoplasie buccale des gens qui sont ou qui ne sont pas atteints de syphilis ? Il n'y a pas de différence. Kaposi admet une leucoplasie de nature syphilitique. Besnier considère la syphilis comme une cause prédisposante ; il est vraisemblable qu'il s'agit encore ici d'une de ces lésions dans lesquelles la syphilis apporte un appoint important (lésions *para-syphilitiques* de Fournier). J'ai eu, à l'Hôtel-Dieu, un malade atteint de syphilome lingual scléreux avec leucoplasie. Sous l'influence des injections de biiodure, il a guéri de son syphilome et de sa leucoplasie.

Diagnostic. — Le *diagnostic* doit être fait pour le syphilome lingual à l'état de tumeur non ulcérée, à l'état d'ulcération et à l'état de glossite scléreuse. J'ai dit plus haut que la gomme linguale fait parfois une saillie volumineuse, vraie tumeur, ferme ou molle, dont le diagnostic ne s'impose pas toujours du premier coup. Cette variété de syphilome lingual a de grandes analogies avec le tuberculome lingual, *abcès froid tuberculeux intra-musculaire*[2], encore nommé gomme tuberculeuse : même localisation, mêmes dimensions, même aspect à la vue et au toucher ; l'existence d'une tuberculose pulmonaire concomitante est un indice de probabilité mais non de certitude ; la ponction de la tumeur et l'examen du liquide sont parfois nécessaires au diagnostic. Le *sarcome* interstitiel de la langue

---

1. Debove. *Psoriasis buccal*. Thèse de Paris, 1873.

2. Barth. Gommes tuberculeuses de la langue. *Soc. méd. des hôpitaux.* Séance du 25 novembre 1887.

Dardignac. Abcès froid tuberculeux de la langue. *Gaz. hebdom.*, 25 août 1894.

Chauffard. Tuberculose gommeuse profonde de la langue. *Soc. méd. des hôpitaux*, 24 février 1895.

présente avec les gommes syphilitiques de telles analogies
que dans quelques cas on a dû recourir au traitement spécifique pour trancher le diagnostic (Marion[1]). Le *lipome*
lingual a, lui aussi, quelque analogie avec la gomme linguale sous-muqueuse. Le diagnostic en est discuté par
P. Vergely[2] : « Si le traitement antisyphilitique est prescrit,
la modification rapide que présente la gomme fixe le diagnostic ».

Passons au diagnostic du syphilome lingual *ulcéré*. L'ulcération tertiaire ne doit pas être confondue avec les ulcérations *dentaires*. L'ulcération dentaire occupe le bord de la
langue, elle est habituellement allongée, et elle disparaît si
l'on a soin de limer ou d'enlever la dent qui a provoqué
l'ulcération. L'ulcération *tuberculeuse* de la langue diffère
de l'ulcération tertiaire syphilitique; ses bords sont plus
déchiquetés, moins taillés à pic, elle est moins cratériforme, moins excavée, elle suppure, la muqueuse avoisi-
nante est fréquemment parsemée de grains jaunes tuberculeux; au raclage de l'ulcération on constate souvent la présence de bacilles de Koch.

L'*épithéliome* de la langue et la syphilis tertiaire ont
des caractères communs qui rendent parfois le diagnostic
difficile; cependant, dit Fournier, la lésion syphilitique
débute par induration intérieure et l'épithéliome par tumeur extérieure, la syphilis s'ulcère en caverne et l'épithéliome s'ulcère en surface; la syphilis crée des lésions
multiples, l'épithéliome est unique; la lésion syphilitique
saigne rarement et sécrète peu, l'épithéliome saigne facilement et sécrète beaucoup; les douleurs de l'ulcération
syphilitique sont moins spontanées et moins irradiées; le
syphilome ulcéreux n'est pas accompagné d'adénopathie (à
moins d'infection secondaire); l'épithéliome détermine une
adénopathie volumineuse; le traitement, si bienfaisant au
cas de syphilis, est sans effet au cas d'épithéliome; l'exa-

1. Sarcome de la langue. *Revue de chirurgie*, 10 mars 1897.
2. Vergely. *Archives cliniques de Bordeaux*, février 1895.

men histologique peut mettre en évidence les éléments de l'épithéliome.

N'oublions pas que l'épithéliome peut se greffer sur une ulcération syphilitique de la langue, comme il se greffe sur l'ulcère de l'estomac. J'ai eu l'an dernier à l'Hôtel-Dieu un cas de ce genre; un malade est venu dans le service avec une ulcération gommeuse de la langue; l'amélioration s'est faite rapidement sous l'influence du traitement mercuriel et la transformation épithéliomateuse s'est effectuée au moment de la cicatrisation.

Les glossites scléreuses syphilitiques ne doivent pas être confondues avec la glossite des fumeurs : la langue du fumeur peut être bosselée, inégale, avec îlots grisâtres, nacrés, surtout à la pointe : autant de caractères qui rappellent la syphilis linguale; c'est dire que le diagnostic est parfois difficile [1].

La syphilis de la bouche et de la langue doit être traitée par les injections de biiodure d'hydrargyre, à la dose journalière de un ou deux centigrammes, ou au delà. L'avenir nous dira si l'on peut substituer au mercure le médicament 606 d'Ehrlich.

§ 9. PERFORATION SYPHILITIQUE DE LA VOUTE PALATINE

La perforation de la voûte palatine n'est pas un accident rare de la syphilis tertiaire si j'en juge d'après le nombre de gens qui viennent à l'hôpital, *avec un trou dans la bouche*, nous demander conseil. J'ai consacré à cette question une leçon clinique [2] où je vais puiser les documents qui me serviront à écrire ce chapitre. Voici d'abord quelques observa-

1. Bénard. *Des stomatites et glossites leucoplasiques.* (*Cure de Saint-Cristau.*)

2. Clinique médicale de l'Hôtel-Dieu. *Perforation syphilitique de la voûte palatine. Syphilis naso-buccale.* 1899. IV° Leçon.

tions de perforation de la voûte (je ne parle pas du voile).

Faits cliniques. — Un malade vient à l'Hôtel-Dieu parce qu'il a dans sa bouche « un mal qui le ronge ». Il a eu la syphilis il y a vingt ans. Dix ans plus tard est apparue une rhinite syphilitique suivie de dacryocystite. Cet homme mouchait un liquide sanieux et des croûtes épaisses. L'haleine était fétide. C'est dans le cours de cette syphilis nasale chronique, indolente, que survint insidieusement l'épisode buccal. Le malade s'aperçut un jour qu'il n'aspirait qu'incomplètement la fumée de sa cigarette; dès qu'il en tirait une bouffée, la fumée repassait en partie par le nez C'était la première ébauche de la perforation palatine. Un peu plus tard, les symptômes de perforation s'accentuèrent, la voix devint nasonnée; les liquides et des parcelles d'aliments refluaient dans le nez, la perforation s'était agrandie et le malade constata « un petit trou » au milieu de sa voûte palatine. Il dut user dès lors de précautions et de subterfuges pour boucher le trou; on appliqua un morceau de gutta-percha grossièrement façonné en obturateur. Le mal faisant des progrès, cet homme entra dans mon service. A ce moment, l'haleine était fétide, la prononciation était tellement dénaturée par la perforation, que bien des mots étaient inintelligibles. La rhinite n'était pas guérie, la sécrétion nasale était abondante et muco-purulente, la déglutition était fort difficile, la salive s'écoulait hors de la bouche, des parcelles alimentaires retenues dans la cavité nasale par la gutta-percha s'y putréfiaient.

Ce ne fut pas chose facile que d'enlever le bloc de gutta-percha qu'on avait introduit dans la cavité en guise d'obturateur et qui s'y était enchâssé depuis quatre ans. Ce fut à ce moment une horrible puanteur et la muqueuse nasale saigna abondamment. Après l'extraction de ce corps étranger, on put examiner la perforation et l'excavation. Du côté de la bouche est un trou arrondi qui a presque la dimension d'un pièce de 5 francs. Ce trou occupe le milieu de la voûte palatine, il donne accès à une excavation en ogive dont le fond est formé par la voûte des fosses nasales.

Les bords de la perforation n'ont pas l'aspect du tissu cicatriciel; on y reconnaît le processus actif de destruction qui
accomplit lentement son œuvre depuis sept ans. La photographie ci-jointe reproduit cette vaste perforation palatine.

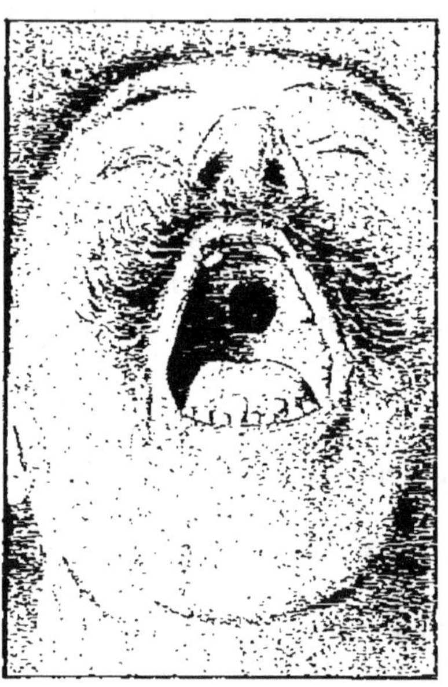

L'examen des fosses nasales, pratiqué par mon assistant,
M. Bonnier, montre l'intensité des lésions : le vomer est
presque complètement détruit ; la lame perpendiculaire de
l'ethmoïde est mise à nu ; le septum cartilagineux est à peu
près intact, mais très refoulé sur la droite. La muqueuse
du nez est épaissie, turgescente, suppurante.

Dès l'arrivée du malade à l'hôpital, j'ai prescrit le traitement mercuriel, (injections huileuses de biiodure d'hydrargyre). Dès la sixième injection, la rhinite était améliorée ;
après quinze injections, la syphilis nasale était enrayée et
l'ozène avait disparu. On a supprimé les injections pendant
une douzaine de jours, puis on les a reprises. M. Collin a
confectionné un obturateur, aussi simple que léger, si bien
que le malade peut causer, chanter, boire et manger, comme
s'il n'avait jamais eu la moindre perforation palatine.

Chez un autre malade, j'ai pu assister au mécanisme de la perforation palatine. Voici le cas : une femme de mon service nous raconte qu'elle a été prise, il y a un an environ, de ce qu'elle appelle « un violent rhume de cerveau », ce que nous appelons, nous, une *rhinite syphilitique*. Elle ne pouvait respirer que la bouche largement ouverte, tant le nez était bouché : elle perdit l'odorat et l'haleine devint fétide. Cette rhinite syphilitique dura huit ou neuf mois sans autre incident, lorsqu'il y a trois mois l'attention de la malade fut attirée vers la voûte palatine, elle y portait continuellement la pointe de la langue et y sentait comme un abcès en formation. Plus tard, elle constata, au même point, un petit os dur et écailleux ; c'était un séquestre. A plusieurs reprises, au moment de la déglutition, les boissons repassèrent par le nez, et, bien que la perforation ne fût pas encore au complet, puisque le séquestre nécrosé était toujours en place, une fissure faisait communiquer le nez et la bouche.

L'examen de la voûte palatine permet de saisir le processus ulcéro-nécrosant qui est en pleine évolution. Sur la ligne médiane de la voûte, au milieu d'une ulcération rougeâtre et bourgeonnante, fait saillie un séquestre, formé par un fragment du maxillaire, auquel est soudée une partie du vomer. Il n'y a donc entre la bouche et le nez qu'une simple fissure, en partie comblée par le séquestre et le bourgeonnement des parties voisines ; aussi les symptômes sont-ils presque nuls, mais, le jour où la communication bucco-nasale sera nettement établie, les symptômes éclateront au complet : voix nasonnée, prononciation défectueuse, reflux des boissons et des aliments par le nez, etc. L'examen des fosses nasales, pratiqué par M. Bonnier, a permis de préciser les lésions de la rhinite syphilitique. Le septum cartilagineux est presque totalement éliminé et l'effondrement nasal est proche si le traitement n'intervient pas efficacement.

J'ai eu à l'Hôtel-Dieu un malade qu'on avait surnommé « le joueur de cornet à piston ». Cet homme avait été atteint, deux ans avant, de rhinite syphilitique. C'est dans le cours de cette syphilis nasale qu'était survenu l'incident suivant : Depuis quelques semaines, ce garçon sentait, en appliquant la langue contre le palais, une petite saillie indolente qui ne le gênait nullement, quand un soir, dans un bal, où il faisait à l'orchestre sa partie de cornet à piston, brusquement, à sa grande surprise, tous les symptômes de perforation apparurent à la fois. C'est en vain qu'il souffle dans son instrument, les sons ne sortent plus et l'air repasse par le nez; il veut parler, sa voix nasonnée fait rire ses camarades; il avale un verre de bière, mais la déglutition se fait mal et le liquide reflue dans le nez; il allume une cigarette, mais il ne peut la fumer tant l'aspiration est incomplète.

Le lendemain, il vient nous voir et il nous raconte l'incident de la veille. Nous constatons, à la partie moyenne de la voûte palatine, une perforation circulaire de la dimension d'une petite lentille. Je fais parler le malade, sa voix est nasonnée, sa prononciation est défectueuse, je lui fais avaler du vin qui repasse en partie par le nez; j'envoie chercher son cornet à piston, mais il n'en peut tirer un son, l'air expiré fuyant par le trou palatin. Grâce à un subterfuge des plus simples, au moyen d'un obturateur en gutta-percha, nous oblitérons provisoirement la perforation; aussitôt tous les symptômes disparaissent; notre homme parle distinctement et la voix n'est plus nasonnée, il boit sans difficulté et les liquides ne repassent pas par le nez, il se remet à jouer du cornet à piston et pas une note ne fait défaut. Dans ce cas, encore, comme chez nos précédents malades, la perforation était survenue insidieusement et brusquement, dans le cours d'une rhinite syphilitique.

L'observation suivante offre, elle aussi, bien des côtés intéressants. Il y a deux ans, je fus consulté par un homme avec qui je suis lié depuis un grand nombre d'années. « Voilà dix-sept ans, me dit-il, que j'ai un trou dans la bouche, j'ai fabriqué moi-même, tant bien que mal, des obturateurs en caoutchouc et en gutta-percha; ce qui est fort incommode, car plusieurs fois par jour je dois déplacer et replacer l'obturateur qui me protège mal, et je me décide enfin à recourir à vos bons soins; que pouvez-vous faire pour moi? » En même temps, il enlève un corps informe qu'il appelle son obturateur. A ce moment la parole est transformée en une sorte de grognement inintelligible.

J'examine alors la bouche et je constate, à la voûte palatine, un énorme trou assez grand pour loger une petite noix. La perforation avait débuté dix-sept ans avant, par un petit pertuis, dans le cours d'une rhinite syphilitique peu intense. Durant dix-sept ans, le processus syphilitique ulcéreux avait progressivement détruit une partie de la voûte palatine, sans que pendant cette longue période la santé générale eût été éprouvée, et sans que la syphilis se fût manifestée ailleurs. Le processus ulcéro-nécrosant fut enrayé au moyen d'injections huileuses de biiodure d'hydrargyre. M. Berger fit confectionner un obturateur, et, depuis lors, la phonation, la mastication et la déglutition s'accomplissent à merveille.

En 1885, mon ami Visca, de Montevideo, m'adressa un de ses malades atteint de syphilis. Depuis plusieurs mois ce jeune homme avait une rhinite syphilitique qu'il traitait par le dédain. Pendant la traversée, il fut fort surpris du timbre nasonné de sa voix, les liquides repassaient par le nez, et en se regardant dans une glace, la bouche ouverte, il put constater une perforation de la voûte palatine. Il remédia à ces inconvénients en obturant plusieurs fois par jour cette petite perforation au moyen de boulettes de papier à cigarettes. Dès son arrivée à Paris, il vint me voir, je constatai sa rhinite syphilitique et la perforation palatine qui en avait été la conséquence. Cette perforation avait la dimension d'une tête d'épingle, elle était donc facilement curable. Je demandai M. Fournier en consultation et nous prescrivîmes un traitement qui ne fut pas suivi.

Description. — Les observations précédentes vont faciliter notre description. Un premier point à préciser, c'est la pathogénie de ces perforations de la voûte palatine. La perforation est-elle la conséquence d'une lésion tertiaire ayant débuté par la voûte ; en un mot,est-ce du côté de la bouche que débute la lésion qui doit aboutir à la perforation? Non, le processus nécrosant débute par le plancher des fosses nasales. Règle générale, la *rhinite syphilitique précède presque toujours la perforation de la voûte* (je parle de la voûte et non du voile du palais). On a cru pendant longtemps que les perforations de la voûte se faisaient de la bouche vers le nez, c'est une erreur; c'est du nez vers la bouche que se fait la perforation; l'étape nasale précède l'étape buccale. Cette opinion a été émise par Fournier, par Duplay, et je suis absolument d'accord avec eux.

Du reste, si nous considérons dans son ensemble la syphilis des fosses nasales, nous voyons que cette syphilis nasale est un centre d'où émergent les lésions syphilitiques du voisinage. Chez l'un, la rhinite syphilitique aboutit à la nécrose des os du nez; la charpente osseuse s'effondre. Chez l'autre, la syphilis nasale atteint l'os unguis et l'apophyse montante du maxillaire supérieur; il en résulte une dacryocystite, avec ou sans abcès. Dans quelques cas, heureusement rares, la syphilis nasale attaque des régions autrement redoutables, la paroi supérieure des fosses nasales, la lame criblée de l'ethmoïde et le sphénoïde. L'ostéo-périostite syphilitique se propage facilement à la cavité crânienne et y détermine des lésions multiples : méningo-encéphalite, abcès du cerveau, phlébite des sinus, syphilis « naso-crânienne », ainsi que l'appelle M. Fournier[1].

Eh bien, la perforation de la voûte palatine est, elle aussi, consécutive à la syphilis nasale. « Consécutivement à des syphilides tuberculo-ulcéreuses ou à des périostoses gommeuses du plancher des fosses nasales, dit M. Fournier, un segment plus ou moins large du maxillaire supérieur est dénudé et se nécrose. Survient une phlegmasie éliminatrice périphérique, et un abcès se constitue sous la muqueuse

---

1. Fournier. *Annales des maladies du nez et du larynx.* Paris, 1882.

qui tapisse la face inférieure de l'os malade. Cet abcès s'accuse dans la bouche sous forme d'une petite tumeur hémisphérique. A un moment donné, il s'ouvre spontanément ou est ouvert par la main du chirurgien. Bientôt, son orifice s'élargit, et alors apparaît à nu, sur la voûte palatine, une partie du segment nécrosé. Finalement, le segment nécrosé se sépare, tombe, et en un instant se trouve constituée, à la grande stupéfaction du malade, une perforation palatine plus ou moins étendue, avec les deux troubles majeurs qui en sont la conséquence nécessaire : altération de la voix, et reflux nasal des aliments ou des liquides introduits dans la bouche[1]. »

Il y a donc dans l'évolution de ce processus syphilitique *naso-buccal* deux phases distinctes. Pendant la première phase, souvent lente et insidieuse, le processus est nasal; la lésion se traduit par les symptômes d'un coryza chronique avec ozène, croûtes, sécrétion muco-purulente et formation de séquestres, facilement appréciables par l'exploration au stylet. A cette phase nasale, fait suite la phase buccale et la perforation. Cette perforation occupe habituellement la ligne médiane de la voûte palatine, un peu en avant des os palatins; elle succède « à la nécrose partielle soit d'un maxillaire, soit des deux maxillaires et du vomer à leur point de convergence ». La perforation est arrondie ou ovalaire; au début, elle a les dimensions d'une tête d'épingle, d'une lentille; plus tard, elle est grande comme une pièce de 50 centimes, et bien au delà, car elle peut envahir une partie de la voûte palatine.

Du côté de la bouche, la lésion palatine qui prépare la perforation est, elle aussi, fort indolente. Ainsi notre malade de la salle Saint-Christophe ne s'était aperçu de rien, jusqu'au jour où la fumée de sa cigarette, repassant par le nez, fut l'indice de la perforation. Ce fut un incident de même nature qui apprit au malade venant de Montevidéo que sa voûte palatine venait de se perforer. Le joueur de

1. Fournier. *La syphilis héréditaire tardive*. Paris, 1886, p. 371.

cornet à piston n'avait éprouvé aucune douleur dans la bouche, lorsque la perforation survint soudain au milieu d'un bal où il faisait sa partie comme musicien.

Au moment de sa formation, la perforation palatine n'a pas toujours l'apparence d'un trou ; elle peut n'être qu'une simple fissure ; c'était le cas chez la malade de notre seconde observation. « Le trou » n'existe vraiment que lorsque le séquestre a été éliminé. Cette élimination peut être lente, le fragment nécrosé étant progressivement émietté ; elle peut être brusque, le fragment étant évincé en bloc, comme chez le joueur de cornet à piston. Lente ou brusque, l'élimination du séquestre ne laisse habituellement à sa place qu'une perforation de petite dimension. A ce moment, la petite perforation palatine est parfaitement curable, soit spontanément, soit par le traitement spécifique.

Généralement, la perforation palatine syphilitique abandonnée à elle-même tend à s'accroître. Le processus syphilitique ulcéro-nécrosant, qui rappelle à la fois l'ostéite raréfiante et le phagédénisme, poursuit lentement ses progrès ; la perforation acquiert en deux ou trois ans la dimension d'une pièce de cinquante centimes ; en quatre ou cinq ans, elle a la dimension d'une pièce de deux francs ; en dix ans, comme chez l'un de nos malades, elle atteint le volume d'une petite noix, et au delà, comme chez le malade que j'adressai à M. Berger. C'est même une chose assez surprenante de voir la syphilis s'acharner ainsi sur une région, et poursuivre lentement ses ravages pendant dix ou quinze ans, tout en laissant indemne le reste de l'organisme. Le même processus s'observe en d'autres régions. On n'est pas assez familiarisé avec ces localisations électives de la syphilis, on les méconnaît trop souvent parce qu'on croit la syphilis incapable de s'éterniser sur un point de l'économie tout en respectant le reste de l'économie.

Les symptômes varient suivant les dimensions de la perforation. Si la perforation est réduite à une simple fissure ou à une ouverture insignifiante, le reflux de quelques gouttes de boisson par le nez et le timbre légèrement nasonné de la voix en sont les seuls symptômes; mais si la perforation est plus grande, le nasonnement de la voix, la défectuosité de la prononciation, le reflux des boissons et des aliments par le nez en sont la conséquence. Ces symptômes rappellent la paralysie du voile du palais; de part et d'autre, mêmes troubles de déglutition et de prononciation.

Outre le retentissement nasal qui dénature la voix, certains mots, certaines lettres ne peuvent être prononcés. Ainsi, le *b* et le *p* sont articulés comme *m*, pour les raisons que voici : à l'état normal, les lettres *b* et *p* sont formées par la colonne d'air expiré, qui écarte brusquement les lèvres et les met en vibration ; mais, quand la voûte palatine est perforée, la colonne d'air expiré perd sa force en se séparant en deux parties : l'une qui écarte mollement les lèvres et n'arrive qu'à produire *m*, et l'autre qui passe dans les fosses nasales, où elle retentit sous forme de *voix nasonnée*. Le malade peut remédier en partie à cet inconvénient en se pinçant le nez. La déglutition est rendue fort difficile par la perforation de la voûte, parce qu'au moment où les aliments solides et liquides cheminent, pressés d'avant en arrière, entre la langue et le palais, ils rencontrent un trou, ils s'y engagent et repassent par le nez. Aussi, malgré tous les subterfuges employés par le sujet, le plus léger repas devient-il pénible et laborieux. La perforation de la voûte palatine se traduit encore par d'autres symptômes, tels que l'impossibilité ou la difficulté de sucer, de siffler, de souffler, d'aspirer la fumée d'une cigarette.

Diagnostic pathogénique. — Existe-t-il des maladies, autres que la syphilis, capables de perforer la voûte palatine? Oui, ce sont la tuberculose et le mal perforant, qui, du reste, sont d'une extrême rareté. Sur vingt perforations palatines, dit M. Fournier, on peut en donner dix-neuf à la syphilis; je vais plus loin et je crois que, sur quarante perforations de la voûte palatine, la syphilis en réclame trente-neuf pour sa part. Malgré cette disproportion considérable, le diagnostic doit être fait.

Les perforations tuberculeuses du voile du palais[1] sont moins rares que celles de la voûte; ces dernières seules nous occupent ici; en voici deux cas. Dans une observation de M. Quénu[2], un phthisique se plaint du passage des boissons par le nez. A l'examen de la bouche, on constate sur la ligne médiane de la voûte palatine, derrière les incisives, une ulcération antéro-postérieure. La surface est tapissée d'un détritus gris jaunâtre, au centre existe une petite perforation. A la partie postérieure de la voûte palatine, la muqueuse tuméfiée est recouverte de granulations tuberculeuses, d'un blanc grisâtre, du volume d'un grain de millet. Le malade ayant succombé, on enlève la voûte palatine et le voile du palais, on trouve la muqueuse détruite; l'os forme le fond de l'ulcération. La perforation de la voûte est due à la destruction du tissu fibro-muqueux qui obture le conduit palatin antérieur. Cette perforation, comme le canal osseux, simple du côté de la bouche, se bifurque en deux conduits qui viennent s'ouvrir de chaque côté de la cloison des fosses nasales. Du côté de la pituitaire, les perforations sont arrondies.

M. Caussade m'a communiqué l'observation suivante : il reçoit dans son service un tuberculeux qui se plaint de cuisson à la voûte palatine et de douleurs vives au contact des aliments. A l'examen de la cavité buccale, on constate d'abord une pâleur générale du palais, cette pâleur si fréquente au cas de tuberculose. Sur la voûte palatine, à gauche de la ligne médiane, et comme greffée sur la cicatrice d'un ancien lupus palatin, existe une ulcération irrégulière de la dimension d'une pièce de deux francs. Autour de cette ulcération, à fond sanieux, à bords décollés, sont quelques granulations jaunâtres. En explorant au stylet le fond de

---

1. Du Castel. Ulcération tuberculeuse du voile du palais. *Soc. méd. des hôp.*, Séance du 21 octobre 1898.

Barbier. Perforations tuberculeuses du voile du palais. *Soc. méd. des hôp.*, Séance du 22 janvier 1899.

2. Thèse de M. Hermantier, sur la *Tuberculose de la voûte palatine*. Paris, 1886, p. 17.

cette ulcération, on pénètre facilement dans les fosses nasales, ce qui dénote l'existence d'une petite perforation. A l'examen du liquide purulent qui baigne l'ulcération, on trouve des bacilles tuberculeux; on en constate également dans les grains jaunes.

En résumé, les bords déchiquetés et décollés de l'ulcération, le fond sanieux, les grains jaunes périphériques, la présence de bacilles dans le pus qui baigne les parties ulcérées, distinguent l'ulcération perforante tuberculeuse de l'ulcération perforante syphilitique.

Il y a un mal perforant buccal qui doit être distingué des perforations syphilitiques. Que faut-il entendre par *mal perforant buccal*? M. Fournier désigne ainsi le trouble trophique ulcéro-perforant qu'on observe surtout chez les tabétiques; il est comparable au mal perforant plantaire. M. Baudet en a réuni sept observations[1]. Voici quelle est l'évolution de ce trouble trophique qui ne provoque généralement aucune douleur : sous l'influence de la résorption progressive des arcades alvéolaires, les dents tombent spontanément, le malade « cueille ses dents », qui sont habituellement saines. La chute des dents est suivie de la résorption du rebord alvéolaire. Le mal perforant succède à cette résorption osseuse; il commence par l'ulcération de la muqueuse et creuse les tissus jusqu'à la perforation de l'os. Cette perforation n'atteint que le maxillaire supérieur (bien que les troubles trophiques existent aux deux maxillaires); elle est unilatérale ou bilatérale; elle n'occupe jamais le centre de la voûte palatine, mais sa périphérie, surtout au niveau des premières molaires disparues. La perforation est allongée dans le sens antéro-postérieur et peut atteindre des dimensions à laisser passer le doigt; elle fait communiquer la bouche avec les fosses nasales ou avec le sinus maxillaire.

Ce mal perforant diffère des perforations palatines syphilitiques par les troubles trophiques qui le précèdent, chute

----

1. Baudet. *Mal perforant buccal*. Thèse de Paris, 1898.

des dents et résorption des bords alvéolaires des deux maxillaires; ainsi que je viens de le dire, il n'occupe jamais le centre, mais la périphérie de la voûte palatine, ses bords sont habituellement insensibles, c'est un trouble trophique presque toujours accompagné des symptômes avérés ou de symptômes frustes du tabes.

Traitement. — Il y a un traitement en quelque sorte prophylactique. La perforation de la voûte étant précédée d'une rhinite syphilitique, il faut reconnaître la rhinite et la traiter énergiquement par les injections de biiodure d'hydrargire. Chez un syphilitique, tout coryza chronique est suspect. Un individu entaché de syphilis, pris « d'un rhume de cerveau qui n'en finit pas », avec mucosités purulentes et croûtes, est à surveiller de près, car, faute de traitement spécifique, sa rhinite pourra bien aboutir à l'ozène, à la destruction des cartilages et des os et à la perforation palatine. A plus forte raison, faut-il instituer le traitement sans tarder, chez un syphilitique qui, dans le cours de son coryza chronique, sent une tuméfaction se former à la voûte palatine; cette tuméfaction, habituellement indolore, est le prélude du travail qui aboutira à la perforation; peut-être, prise à temps, la lésion pourra-t-elle être enrayée par les injections de biiodure d'hydrargyre. L'avenir nous dira si les préparations mercurielles peuvent être remplacées par le médicament 606 d'Ehrlich.

Une fois la voûte perforée, quel doit être le traitement? La perforation à ses débuts est toujours de faible dimension, elle a le volume d'une tête d'épingle; à ce moment, elle est parfois curable par le traitement mercuriel avec ou sans association du traitement ioduré. Quand la perforation palatine atteint de fortes dimensions, il n'y a que deux moyens d'y remédier, ou l'intervention chirurgicale ou une obturation bien faite. Mais dans les deux cas, qu'on se décide pour l'obturateur ou pour l'opération, il faut d'abord soumettre le malade à un traitement spécifique, afin d'enrayer le processus ulcéro-nécrosant, s'il est encore en activité. Ce traitement consiste à pratiquer tous les jours des injections de biiodure d'hydrargyre.

§ 10. TUBERCULOSE DE LA BOUCHE

La *tuberculose* des voies digestives n'était pour ainsi dire pas connue il y a quelques années; les lésions tuberculeuses et les ulcérations de l'intestin étaient les seules bien décrites, les autres parties du tube digestif n'avaient pas été explorées. Bayle[1] avait entrevu les ulcérations tuberculeuses de la bouche, sans leur donner leur véritable signification. La question, d'abord étudiée par M. Ricord, fut abordée sous son inspiration par M. Buzenet, nettement posée par M. Julliard[2], et, depuis ces premières recherches d'origine française, un grand nombre de travaux, entrepris chez nous et à l'étranger, ont rendu classique la question de la tuberculose bucco-pharyngée.

Les ulcérations de la bouche et de la gorge qu'on rencontre quelquefois chez les sujets tuberculeux ne sont pas des ulcérations de nature cachectique, comme on l'avait cru d'abord; ce sont bien des *ulcérations tuberculeuses*, résultant d'une tuberculose sur place (Trélat)[3]. Elles ont pour siège de prédilection la langue, le pharynx, l'isthme du gosier; elles sont solitaires ou multiples, et se présentent sous des formes les plus variées. Je vais les étudier séparément à la bouche et à la gorge; cette distinction est du reste nécessaire, car les ulcérations de ces diverses régions évoluent un peu différemment.

Langue. — La tuberculose de la langue revêt deux formes principales : la tumeur et l'ulcération. La tumeur, encore nommée gomme tuberculeuse[4], tuberculome lin-

---

1. *Recherches sur la phthisie pulmonaire.* Paris, 1810, p. 60.
2. *Ulcérations de la bouche et du pharynx dans la phthisie pulmonaire.* Thèse de Paris, 1865.
3. *Archives de médecine*, 1870.
4. J'en ai donné la bibliographie à propos du diagnostic différentiel avec le syphilome lingual.

gual, abcès froid tuberculeux intra-musculaire, est une tumeur molle, non douloureuse, faisant saillie à la surface de la langue et pouvant atteindre le volume d'un noyau de cerise ou d'une noisette. Il en a été question au sujet du diagnostic du syphilome lingual, je n'y reviens pas.

Les ulcérations tuberculeuses de la langue sont des plus fréquentes; elles occupent, par ordre de fréquence, la pointe, les faces supérieure et inférieure de l'organe. Voici comment elles se développent : on aperçoit sur la muqueuse une tache jaunâtre, arrondie, de 5 ou 4 millimètres de diamètre; l'épithélium tombe, et il en résulte une ulcération qui gagne en surface et en profondeur. Parfois l'ulcération débute sous forme de fissure, et détermine une véritable hypertrophie des papilles.

Quand l'ulcération est constituée, ses bords sont festonnés et taillés à pic, le fond est enduit d'une couche de mucus et de salive qui, une fois enlevée, laisse à nu une surface inégale d'un gris jaunâtre. Autour de l'ulcération on observe fréquemment un semis de *points jaunâtres* qu'on avait pris à tort pour des orifices folliculaires; ce sont de petits abcès miliaires sous-épithéliaux, des amas de follicules tuberculeux, ayant la constitution du tissu tuberculeux, s'ulcérant à leur tour et se confondant avec l'ulcération capitale.

L'examen histologique des ulcérations tuberculeuses révèle les caractères suivants : quand on fait une section passant à travers une ulcération de la langue, on voit que les parties bourgeonnantes de l'ulcère sont formées par du tissu embryonnaire, du tissu de bourgeons charnus. La surface de la partie ulcérée est également infiltrée de tissu embryonnaire, et, plus profondément, on voit des faisceaux de fibres musculaires entre lesquels et autour desquels le tissu conjonctif embryonnaire montre de distance en distance des îlots de *granulations tuberculeuses* plus ou moins développées[1]. Ces granulations, ou mieux ces follicules

____

[1]. Spillmann. *Tuberculose du tube digestif.* Paris, 1868, p. 37.

tuberculeux (cellules géantes, cellules embryonnaires, bacilles), invisibles à l'œil nu, siègent très profondément dans le tissu musculaire de la langue; on les trouve jusqu'à 1 centimètre et au delà de la surface ulcérée[1].

L'ulcération tuberculeuse de la langue est presque toujours unique au début, contrairement aux ulcérations du pharynx, de l'isthme et de la voûte, qui sont souvent multiples. En vieillissant, elle devient profonde, anfractueuse et très excavée, contrairement aux ulcérations du pharynx, qui sont habituellement superficielles. A la langue, les ulcérations ont une marche très lente, elles coïncident d'habitude avec les formes chroniques de la phthisie pulmonaire, tandis que les ulcérations tuberculeuses du pharynx coïncident plutôt avec les formes rapides et généralisées de la tuberculose. Les ulcérations tuberculeuses buccales ont paru, dans quelques cas, devancer les lésions du poumon; elles peuvent guérir et se cicatriser[2]. Les ulcérations de la langue sont très *douloureuses* au contact des liquides et des aliments, aussi les malades éprouvent-ils une gêne très pénible dans les actes de la mastication et de la déglutition; toutefois ces douleurs sont bien loin d'avoir l'acuité que provoquent les ulcérations du pharynx. A l'encontre de ce qu'on pourrait supposer, les ulcérations tuberculeuses linguales sont rarement suivies d'adénopathie.

L'ulcération tuberculeuse de la langue ne sera pas confondue avec le *chancre syphilitique*. Le chancre n'a pas une surface grisâtre et grenue, il n'est pas entouré d'un semis de points jaunâtres, son fond est plus en relief, la pression n'en est pas douloureuse, sa base est beaucoup plus indurée, l'adénite qu'il provoque est indolente. L'ulcération tuberculeuse de la langue se distingue du *cancroïde* par les signes suivants : la surface du cancroïde est beaucoup plus végétante, le cancroïde *saigne* facilement, il donne lieu à un suintement d'odeur fade ou fétide, ses bords sont fortement relevés et comme renversés en dehors, il est sou-

---

1. Jolly. *Soc. anatomique*, 23 décembre 1898.
2. Ducrot. *Tuberculose de la bouche*. Thèse de Paris, 1879, n° 355.

vent le siège de douleurs lancinantes spontanées, il provoque une adénite assez considérable, douloureuse et tardive.

Aux *lèvres* et aux *gencives* les ulcérations tuberculeuses sont très rares[1] ; elles sont parfois consécutives à des ulcérations tuberculeuses de la muqueuse des joues. Dans une observation de Reclus, les ulcérations bucco-gingivales avaient provoqué la chute des dents[2]. Dans un cas de Giraudeau, il y avait ostéo-périostite, chute des dents et nécrose du maxillaire[3].

Voûte palatine. — Les ulcérations tuberculeuses de la *voûte palatine* sont plus fréquentes qu'on ne l'avait d'abord supposé ; Hermandier en a réuni huit observations. On peut trouver une ou plusieurs ulcérations ; elles siègent indistinctement sur toutes les parties de la voûte et il est habituel que le voile, les piliers ou les lèvres présentent en même temps des ulcérations de même nature. Ici comme ailleurs, quand l'ulcération est isolée, ses contours sont nets, mais quand plusieurs ulcérations se réunissent, ce qui est fréquent, la surface ulcérée présente des contours *sinueux* et peut atteindre plusieurs centimètres d'étendue. Les bords de l'ulcération sont rougeâtres, boursouflés, taillés à pic ; ils sont rarement indurés. L'ulcération tuberculeuse de la voûte comme celle de la langue est fréquemment entourée de points jaunâtres et saillants, véritables nodules tuberculeux.

La formation des ulcérations est accompagnée de cuisson, de douleurs, surtout au contact des aliments. Dans quelques cas (Quénu, Caussade)[4] l'ulcération aboutit à la perforation de la voûte palatine. La guérison de l'ulcération est assez rare. Des attouchements avec une solution d'acide lactique au dixième donnent de bons résultats.

1. Ferréol. *Soc. méd. des hôp.*, 12 juin 1874.
2. Thèse de M. Bruneau. *Ulcère tuberculeux de la bouche.* Paris, 1887, p. 50.
3. *Soc. méd. des hôp.*, 8 juin 1894.
4. Cette question a été traitée au chapitre de la Perforation de la voûte palatine, à propos du diagnostic différentiel.

CHAPITRE II

MALADIES DE LA GORGE ET DU PHARYNX

En étudiant les maladies de la gorge et du pharynx, nous allons retrouver, à chaque instant, le mot *angine*. Ce mot *angine* (de ἄγχω, j'étrangle) servait autrefois à désigner toute maladie qui était accompagnée de troubles de déglutition et de respiration, et dont le siège était placé au-dessus du poumon et de l'estomac. Bien que le mot « angine » ne réponde plus aujourd'hui aux idées qui l'ont créé, on l'a néanmoins conservé, et l'on a cherché à rendre cette dénomination compréhensible en lui associant des épithètes qui en font dès espèces et des variétés.

Nous allons étudier successivement ces espèces et ces variétés.

§ 1. ANGINE CATARRHALE AIGUË — ANGINE ÉRYTHÉMATEUSE AIGUË

Sous la dénomination d'*angine érythémateuse* et d'*angine catarrhale aiguë*, on décrit l'inflammation de la muqueuse de l'arrière-bouche et du pharynx, inflammation, qui est superficielle, parfois limitée à une rougeur diffuse, comme l'indique la désignation d'érythémateuse, et parfois accompagnée d'enduits *pultacés* (*puls*, *pultis*, bouillie). La localisation de l'angine est quelque peu variable : tantôt elle est diffuse et occupe à la fois le pharynx et l'arrière-bouche, c'est-à-dire tout le territoire des angines, tantôt elle prédomine en certains points, à l'isthme du gosier (*angine gutturale*), aux amygdales (*angine tonsillaire* ou *amygdalite*), au pharynx (*pharyngite*). Ces variétés de siège, qui ne constituent, en somme, que des nuances, ne s'opposent nullement à une description générale de la maladie ; je consacrerai toutefois un chapitre spécial à l'étude des amygdalites.

Description. — L'*angine catarrhale aiguë* s'annonce par quelques symptômes généraux, frissons, fièvre, courbature, céphalalgie, inappétence, symptômes insignifiants chez certains sujets, mais qui, chez d'autres, chez les enfants surtout, acquièrent une telle intensité (fièvre violente, délire), qu'on serait tenté de croire à l'invasion d'une maladie autrement grave.

Ces troubles généraux, accompagnés ou non d'*embarras gastrique*, devancent plus ou moins, d'une journée, et plus longtemps encore, l'éclosion de l'angine ; parfois ils éclatent simultanément. L'angine s'annonce par une sensation de sécheresse et de cuisson à la gorge, la déglutition est pénible et difficile, la muqueuse bucco-pharyngée est *rouge*, sèche, luisante, hérissée de saillies dues à la tuméfaction des glandes mucipares, et l'infiltration séreuse du tissu sous-muqueux produit un *gonflement* qui est surtout accusé dans les parties riches en tissu cellulaire lâche, à la luette, à l'isthme du gosier.

L'angine peut rester simplement érythémateuse, mais parfois, dès le deuxième ou troisième jour, l'hypersécrétion de la muqueuse s'accuse sous forme de mucosités au pharynx, de concrétions caséeuses ou d'enduits pultacés aux amygdales. Ces produits, dont l'adhérence est nulle, ne ressemblent en rien aux productions couenneuses de la diphthérie et, cependant, elles peuvent être associées, la bactériologie nous l'a démontré, au bacille diphthérique.

Le plus souvent, l'angine aiguë est accompagnée d'un *état gastrique* ou d'un *état bilieux*. La langue est pâteuse, blanchâtre, jaunâtre, l'anorexie est complète, les nausées sont fréquentes, la constipation est la règle. La fièvre tombe du deuxième au cinquième jour. Les ganglions sous-maxillaires sont peu engorgés. L'angine catarrhale aiguë ne dure pas au delà d'un septénaire, elle se termine généralement par résolution, mais les *rechutes*, les *récidives* et le passage à l'état *chronique* sont autant de mauvaises chances pour les sujets prédisposés par un état diathésique (herpétisme, lymphatisme). Dans quelques cas, qui ne sont plus admis aujourd'hui, on avait décrit, à la suite des angines simples, des paralysies du voile du palais, et même des paralysies musculaires généralisées (Gubler[1]). Évidemment, il s'agit là de diphthérie.

L'étiologie, le *diagnostic* et le *traitement* seront étudiés au chapitre suivant, avec l'amygdalite simple aiguë qui est la localisation la plus importante des angines catarrhales. Pour le moment, qu'il me suffise de dire que les micro-organismes jouent, ici comme ailleurs, un rôle d'autant plus important, que le terrain est mieux préparé.

Les lavages de la gorge, les gargarismes antiseptiques sont indiqués. Nous conseillons principalement les solutions d'acide borique à dose très faible (6 pour 100).

§ 2. AMYGDALITE AIGUË. — SIMPLE. — SUPPURÉE. ULCÉRO-MEMBRANEUSE. — ANGINE DE VINCENT

L'inflammation des amygdales, l'amygdalite (ἀμυγδάλη, amande), est encore nommée *angine tonsillaire* (tonsillæ). Pour la facilité de la description, nous en décrirons trois variétés : l'amygdalite simple, l'amygdalite suppurée et l'amygdalite infectieuse, mais ces trois variétés, artificiellement séparées pour les besoins d'une description, ont des caractères *communs souvent confondus* en clinique.

---

1. Bailly. Thèse de Paris, 1873.

A. AMYGDALITE SIMPLE AIGUË

Description. — Cette amygdalite simple, aiguë, constitue une variété importante ; elle est même la forme la plus habituelle des angines catarrhales. Quand l'amygdalite est légère, sa description se confond en partie avec les symptômes énumérés au chapitre précédent ; quand elle est intense, elle peut s'annoncer par un gros frisson, la température, surtout chez les enfants, monte jusqu'à 40 degrés, le visage prend un aspect rouge et fébrile. Bientôt la déglutition devient très douloureuse, chaque mouvement de déglutition est accompagné de contorsions et de grimaces, les boissons repassent souvent par le nez, et le patient se garde bien d'avaler la salive, abondamment sécrétée.

La voix est nasonnée, *amygdalienne*, l'ouverture de la bouche et les mouvements de la mâchoire sont très pénibles. Les régions extérieures et latérales du cou sont douloureuses et empâtées, et les amygdales prennent un volume si considérable que la respiration peut en être gênée. Les douleurs d'oreille et les troubles de l'audition ne se produisent que si l'inflammation gagne la trompe d'Eustache (région pharyngée supérieure).

L'examen de la gorge n'est pas toujours facile à cause de la douleur qu'éprouve le malade à ouvrir la bouche, douleur qui provoque la contracture des masséters. La langue est épaisse et saburrale. Les amygdales rouges et volumineuses, mais *inégalement* frappées par l'inflammation, présentent des concrétions blanchâtres, *pultacées*, accumulées dans les cryptes folliculaires, concrétions qu'on nomme dans les familles « des points blancs » et dont la localisation a valu à cette variété d'amygdalite la dénomination de cryptique ou folliculaire. Ces concrétions sont d'un blanc jaunâtre, molles, caséeuses, se laissent facilement détacher et ont peu de tendance à se reproduire ; parfois elles paraissent *enchatonnées*.

Malgré l'acuité des symptômes, la maladie se termine en

quelques jours par la résolution, tandis qu'elle aboutit à la suppuration dans la forme que je décrirai dans un instant.

L'angine catarrhale aiguë atteint tous les âges, et principalement l'adolescence ; primitive, elle a pour cause habituelle le froid et le refroidissement sous toutes ses formes ; secondaire, elle est associée à d'autres affections, telles que le coryza, la grippe. Certains individus y sont prédisposés et chez eux les récidives sont fréquentes. Le printemps et l'automne, les époques menstruelles sont autant de conditions favorables à son éclosion. Les angines et les amygdalites sont souvent *contagieuses* et épidémiques ; ces conditions vont être étudiées plus loin au sujet de la bactériologie des angines.

B. AMYGDALITE SUPPURÉE. — ANGINE PHLEGMONEUSE

Nous venons d'étudier l'amygdalite simple, catarrhale, qui se termine par résolution ; je vais m'occuper actuellement de l'amygdalite parenchymateuse qui se termine par *suppuration* avec ou sans phlegmon péri-amygdalien.

Description. — La dénomination d'*amygdalite phlegmoneuse* ferait supposer à tort que c'est l'amygdale qui est elle-même siège de la suppuration : il y a des cas, assurément, où l'amygdale suppure (*phlegmon parenchymateux*), et l'on voit alors à sa surface de petits abcès qui occupent les cryptes folliculaires, mais c'est là une exception. Habituellement, l'abcès se forme autour de l'amygdale, dans la loge péri-amygdalienne, à sa partie supérieure et externe ; de sorte que l'amygdalite devient une *péri-amygdalite*, ce qui n'exclut pas le phlegmon péri-amygdalien d'emblée.

Parfois l'amygdalite phlegmoneuse éclate violemment ; plus souvent elle débute comme une simple angine catarrhale, et c'est dans le cours de cette angine que surviennent les symptômes qui annoncent la formation du phlegmon. Ces symptômes sont un frisson violent, une élévation de température qui peut dépasser 40 degrés, une douleur intense au niveau de l'amygdale envahie, une extrême difficulté des mouvements de la mâchoire. Les jours suivants, la fièvre est vive, la douleur augmente et envahit le cou, les mâchoires, les oreilles. L'inappétence est complète, les mouvements de déglutition sont extrêmement pénibles ou impossibles ; la respiration est gênée, la voix est nasonnée, la salive s'écoule continuellement, le patient ne peut ni entr'ouvrir la bouche, ni remuer la langue, à peine peut-il parler ; le cou est fléchi, immobile, empâté et douloureux, la tête est renversée en arrière et du côté sain ; ses mouvements ne sont presque plus possibles.

L'examen de la gorge est fort difficile, parce que le malade a la plus grande peine à abaisser la mâchoire. Quant on peut arriver à voir la gorge, on trouve les amygdales souvent recouvertes d'exsudations blanchâtres, et au niveau de l'abcès en formation on aperçoit quelquefois une coloration rougeâtre et violacée. L'haleine est fétide, la langue est tapissée d'un épais enduit saburral, le voile du palais est abaissé et refoulé, l'isthme du gosier est rétréci par la tuméfaction *œdémateuse* de la muqueuse et par la saillie de l'amygdale intéressée, aussi le malade éprouvè-t-il une suffocation qui avait valu autrefois à la maladie le nom d'*esquinancie* (ὕσν et ἄγχειν, serrer). Deux ou trois jours plus tard, la douleur devient pulsatile, et, si l'on peut porter le doigt sur la région envahie, on sent parfois une tumeur molle, indice de la collection purulente. L'ouverture artificielle ou spontanée de l'abcès est suivie d'un soulagement considérable, la rupture spontanée survient habituellement du sixième au huitième jour ; elle se fait au-dessus de l'amygdale, à l'intersection des piliers, et le malade rend en crachant un pus sanguinolent d'une grande fétidité.

L'amygdalite phlegmoneuse est le plus habituellement sans gravité ; elle guérit après une huitaine de jours ; néanmoins, on a signalé quelques complications possibles telles que la gangrène [1], l'œdème laryngé, la phlébite de la

____

1. Petrowski. *Gaz. des hôp.*, 1875.

veine jugulaire avec suppuration et infection purulente[1],
l'ouverture du plegmon dans le tissu cellulaire du cou, la
thrombose des veines jugulaires, l'ulcération d'artères suivie
d'une hémorrhagie mortelle. Malgré leur excessive rareté,
quelques-uns de ces accidents méritent d'être bien connus.
Dans son mémoire, M. Vergely[2] a réuni seize observations
concernant l'ulcération de la carotide interne ou des
branches qui vont des artères pharyngienne inférieure et
palatine aux amygdales. Dans quelques cas, l'hémorrhagie
est foudroyante et la catastrophe survient sans qu'aucun
symptôme spécial l'ait annoncée ; parfois l'hémorrhagie se
fait en plusieurs fois, ce qui donne le temps d'intervenir et
de faire la ligature de la carotide ; dans un cas[3], une
hémorrhagie terrible s'arrêta spontanément et ne fut pas
suivie de mort.

L'*étiologie* de l'angine phlegmoneuse se confond en partie
avec celle de l'amygdalite simple ; elle est également sujette
aux *récidives*, elle vient souvent se greffer sur une angine
catarrhale chronique ou subaiguë qui lui a pour ainsi dire
servi de porte d'entrée.

<h3 style="text-align:center">C. AMYGDALITES INFECTIEUSES</h3>

Description. — Depuis quelques années on fait rentrer,
avec raison, bon nombre d'amygdalites dans le cadre des
maladies *infectieuses* (Bouchard). L'amygdalite aiguë, érythémateuse, catarrhale ou suppurée, ne serait pas seulement
l'inflammation des amygdales, elle pourrait être une des
nombreuses localisations de la « fièvre amygdalienne[4] », les
autres localisations de cette maladie infectieuse pouvant se
faire sur le testicule, sur l'ovaire, sur les reins, et ressem-

1. Breton. *De quelques complications rares de l'amygdalite phlegmoneuse.* Thèse de Paris, 1885.
2. Vergely. Perforation de la carotide interne dans l'angine phlegmoneuse. *Mémoires de la Soc. de méd. de Bordeaux*, 1886.
3. Moizard. *Journ. de méd. et de chir. pratiques*, 1886. Article 15300.
4. Landouzy. *Progrès médical*, 1883.

blant en cela aux localisations analogues provoquées par d'autres maladies infectieuses, telles que les oreillons. La fièvre amygdalienne serait une maladie infectieuse, au même titre que la pneumonie qui choisit le poumon comme lieu d'élection, mais qui porte également son action sur la plèvre, sur l'endocarde, sur les méninges, sur les reins, etc.

L'attention étant appelée sur ce point, il est certain que les amygdalites présentent parfois les allures des maladies infectieuses. Dans quelques cas, la localisation angineuse est légère, ce qui n'empêche pas que les symptômes généraux, frissons, fièvre, lassitude, courbature, inappétence, revêtent une *intensité* et une *durée* qui sont bien plus en rapport avec l'hypothèse d'une infection générale qu'avec une simple phlegmasie de l'amygdale.

L'*orchite*[1] est une des manifestations de la fièvre amygdalienne, et elle n'est pas sans analogie avec l'orchite de la fièvre typhoïde et de la fièvre ourlienne. L'orchite amygdalienne survient aussi bien dans les formes légères que dans les formes violentes de l'angine. Elle apparaît surtout au moment de la décroissance de l'amygdalite, elle est unilatérale, douloureuse et caractérisée par une fluxion testiculaire et par un épanchement dans la tunique vaginale. Sa durée est de huit à vingt jours; elle se termine par résolution, très rarement par suppuration, mais elle peut laisser après elle une légère atrophie testiculaire. L'*ovarite* a été également observée.

La *néphrite*, qui apparaît dans le cours de la fièvre amygdalienne, est caractérisée par l'albuminurie, et, dans quelques cas, par des douleurs lombaires, par des œdèmes[2], et par des symptômes urémiques. Bien que la néphrite amygdalienne soit habituellement fugace et superficielle, elle peut, dans quelques cas, fournir un appoint au développement d'un mal de Bright ultérieur.

Douleurs articulaires, pseudo-rhumatisme, éruptions cu-

1. Joal. Orchite et ovarite amygdaliennes. *Arch. de méd.*, mai et juin 1886.

2. Dubousquet. Laborderie. *Gaz. des hôp.*, 1887, p. 883.

tanées, érythème polymorphe, purpura, endocardite ulcéreuse à streptocoque, péricardite purulente à streptocoque,
pleurésie purulente, péritonite, méningite, broncho-pneumonie, phlébite, otite suppurée, néphrite, orchite, ovarite,
telles sont les complications multiples qui peuvent survenir
dans le cours ou dans le décours des amygdalites[1]. Telles
de ces complications sont plus volontiers associées à des
amygdalites suppurées, telles autres sont plutôt l'apanage
des amygdalites érythémateuses, catarrhales, pultacées,
lacunaires, folliculaires. Quelques-unes de ces complications
sont l'indice d'un pronostic fort grave; elles peuvent apparaître dans le cours d'une amygdalite aiguë qui s'était
annoncée avec des symptômes d'une franche bénignité[2].

De l'ensemble de ces faits il résulte que bon nombre
d'amygdalites sont ordinairement des maladies infectieuses.
Nous allons voir ce que nous apprennent à ce sujet les
recherches bactériologiques; pour le moment, ce qui importe, c'est de savoir qu'il y a, cliniquement, des angines
amygdaliennes, qui sont variables comme intensité et
comme allures; les unes se comportent comme une simple
phlegmasie locale, et semblent résumer en elles toute la
maladie; les autres sont accompagnées de manifestations
multiples comme les maladies infectieuses.

Bactériologie. — Que nous ont appris les recherches
bactériologiques relativement à la pathogénie des amygdalites et des angines? Elles nous ont appris que dans toute
angine, simple, catarrhale, phlegmoneuse, dans les exsudats pultacés, dans les petites masses caséeuses contenues
dans les cryptes des amygdales, on trouve un grand nombre
de microbes, qu'on peut également rencontrer dans la
bouche des sujets sains.

Microcoques, diplocoques, streptocoques, staphylocoques,
pneumocoques, pneumo-bacille, coli-bacille, bacille pseudo-
diphthérique, tétragène, sans compter tous les saprophytes

---

1. Sallard. *Les amygdalites aiguës*. Thèse de Paris, 1892.
2. Janselme. *Gaz. des hôp.*, 25 janvier 1880.

de la cavité buccale, tels sont les microbes qu'on peut trou
ver dans les différentes variétés d'angines que nous venons
d'étudier. Toutefois le rôle principal, prépondérant, est dû
au streptocoque dans les proportions suivantes :

Sur 22 angines et amygdalites observées par M. Veillon[1],
les microbes pathogènes étaient répartis de la façon suivante : Le streptocoque existait 22 fois, le pneumocoque
lui était associé 16 fois, et le staphylocoque lui était associé
2 fois. Mais aucun de ces micro-organismes n'est spécifique. Quel est leur rôle au cas d'angine et d'amygdalite ?
pourquoi et comment deviennent-ils virulents et pathogènes ?

Parfois il y a contagion, et l'individu sain reçoit d'emblée
l'agent pathogène. Dans d'autres cas il faut revenir aux
anciennes idées de la « spontanéité morbide » ; nous disons
aujourd'hui « auto-infection ». Sous l'influence de conditions qui concernent à la fois la graine et le terrain, conditions dont les unes nous sont connues (froid, surmenage,
associations microbiennes) et dont les autres nous échappent, le microbe ou les microbes exaltent leur virulence et
l'acte morbide se déclare. La muqueuse pharyngée est riche
en tissu lymphoïde, en phagocytes, macrophages et micro-
phages qui sont en état continuel de défense. La défense
vient-elle à faiblir, la *phagocytose* est elle-même en défaut
(Metchnikoff), l'individu est « en état de réceptivité morbide ».

Dans quelques circonstances les agents pathogènes n'enva-
hiraient pas les amygdales par leur surface, ils pourraient
les pénétrer par leur profondeur ; en pareil cas, l'angine est
secondaire ; le malade était atteint d'une maladie infectieuse,
et les amygdales « retenant et détruisant les microbes, il
n'est pas étonnant qu'elles en souffrent de temps en
temps »[2].

Quoi qu'il en soit, les agents pathogènes et notamment le

---

1. *Arch. de médecine expérimentale*, mars 1894.
2. Bouchard. *Thérapeutique des maladies infectieuses*, 1889, p. 256.

streptocoque agissent suivant leurs aptitudes virulentes et suivant le terrain qu'ils rencontrent. Les accidents et les complications que nous avons énumérés peuvent être dus, soit à la toxine streptococcique, soit au passage du streptocoque dans le sang et dans les organes. Peut-être les injections de sérum anti-streptococcique, si efficaces au cas d'érysipèle, pourront-elles être utilisées au cas d'angines infectieuses streptococciques.

Diagnostic. — Étudions maintenant le *diagnostic* des angines et des amygdalites. En principe, *on ne doit jamais négliger d'examiner la gorge* d'un malade atteint d'angine même la plus simple. L'examen de la gorge est douloureux et parfois difficile; les enfants s'y prêtent de mauvaise grâce; mais il faut insister sous peine de commettre une erreur de diagnostic. Au moyen d'un gargarisme, ou d'une irrigation, on débarrasse d'abord la gorge des mucosités qui l'encombrent, puis on l'éclaire, soit au moyen d'une petite lampe fabriquée à cet usage, soit au moyen d'une grande cuiller qui, placée derrière une bougie, projette la lumière à la façon d'un réflecteur.

Nous ferons, à l'un des chapitres suivants, le diagnostic des amydalites avec l'angine *diphthérique*, diagnostic qui dans bien des cas ne peut être établi que par l'examen bactériologique. Pour le moment, passons en revue le diagnostic avec les autres angines aiguës. L'angine *rhumatismale* peut précéder ou accompagner les manifestations articulaires du rhumatisme aigu; elle provoque une dysphagie *des plus vives*, lorsque les muscles du pharynx sousjacents à la muqueuse sont atteints par le rhumatisme (Chomel).

L'angine *scarlatineuse*, j'entends l'angine initiale de la scarlatine, précède l'éruption cutanée et peut même exister en l'absence de toute éruption de la peau (scarlatine fruste). Cette angine est caractérisée par l'intensité de la fièvre, par la coloration pourprée de la muqueuse, coloration due à l'éruption scarlatineuse, qui occupe non seulement l'isthme du gosier, mais encore la cavité de la bouche et la face interne des joues. L'angine scarlatineuse est parfois d'une indolence remarquable[1] ; elle est souvent accompagnée d'un exsudat pultacé, exsudat formé de plaques blanchâtres, de consistance molle, se détachant facilement et laissant la muqueuse sous-jacente complètement intacte. Ces enduits *pultacés* (de *puls, pultis*, bouillie), qu'on retrouve également dans les angines de la fièvre typhoïde, sont formés par l'accumulation de cellules épithéliales dégénérées.

L'énanthème de la *rougeole* est caractérisé par un pointillé rouge et par des taches saillantes qui occupent la voûte palatine et plus tard le plancher du pharynx et les piliers palatins postérieurs (Lasègue). Cet énanthème bucco-pharyngé est précédé ou accompagné des catarrhes oculaire, nasal, et laryngo-bronchique qui annoncent l'invasion de la rougeole.

L'angine *érysipélateuse*, ou érysipèle du pharynx, est consécutive à l'érysipèle de la face, ou débute d'emblée par le pharynx (ulcérations, lésions du pharynx). L'érysipèle pharyngé est annoncé par un frisson autrement violent que celui de l'angine catarrhale ; la dysphagie est très vive, et, sur la muqueuse, dont la coloration est vineuse, on découvre parfois des phlyctènes (Cornil[2]) : les ganglions sous-maxillaires sont très engorgés.

L'angine qui accompagne parfois l'*urticaire* (urticaire du pharynx) est facile à reconnaître à cause des autres manifestations de l'urticaire au visage et sur le corps.

La *syphilis* pharyngée ne doit pas être confondue avec les angines non syphilitiques. Je ne parle pas des cas dans lesquels on trouve à la gorge des plaques muqueuses plus ou moins abondantes, en pareille circonstance le diagnostic s'impose, mais je fais allusion à ces angines *érythémateuses* syphilitiques, caractérisées par un érythème diffus ou circonscrit du voile du palais, des piliers, des amygdales, du pharynx, érythème qui a souvent une nuance d'un *rouge*

1. Lasègue. *Traité des angines*, p. 11.
2. *Arch. de méd.*, 1861. — Morienvalle. Th. de Paris, 1879.

vermillon et qui coïncide assez fréquemment avec l'érythème syphilitique du larynx.

Dans l'un des chapitres suivants, j'étudierai en détail la *tuberculose de l'amygdale*. Pour le moment, je me contente de signaler une forme de tuberculose aiguë amygdalienne qui prend les allures et les apparences de l'amygdalite folliculaire, lacunaire : le diagnostic n'est vraiment possible que par l'examen bactériologique.

Il y a une amygdalite *ulcéro-membraneuse* tout à fait comparable à la stomatite ulcéro-membraneuse à laquelle, du reste, elle est assez souvent associée. Cette amygdalite ulcéro-membraneuse à *bacilles fusiformes* et à *spirilles*, bien décrite par Vincent[1], évolue de la façon suivante : Un individu, adulte ou enfant, est pris de douleurs de gorge, la muqueuse est rouge, comme œdématiée ; deux ou trois jours plus tard apparaît sur une amygdale (plus rarement sur les deux) une membrane grisâtre qu'on peut enlever par le raclage et qui laisse à nu une surface ulcérée et saignante. La fausse membrane est d'odeur nauséabonde, elle peut s'étendre à la luette, aux piliers. « Le grand nombre de bacilles fusiformes et de spirilles dans la fausse membrane, la reproduction de la fausse membrane tout le temps que végètent abondamment ces microbes, la détersion de la muqueuse dès que la flore bacillo-spirillaire commence à décroître, sont autant d'arguments propres à faire admettre le rôle de ces microbes dans la genèse de l'amygdalite ulcéro-membraneuse, comme dans la genèse de la stomatite ulcéro-membraneuse[2] ». La chute de la fausse membrane laisse à nu une *ulcération* profonde, anfractueuse, à bords saillants. L'haleine est fétide, les ganglions sont engorgés, la maladie guérit après une durée de 8 à 20 jours. Cette amygdalite ulcéro-membraneuse ne doit être confondue, ni avec la diphthérie, ni avec le chancre de l'amygdale. La recherche

---

1. Vincent. Angine diphthéroïde à bacilles fusiformes et spirilles. *Soc. méd. des hôpitaux*, 11 mars 1898 et 13 janvier 1899.

2. Athanarice. *Angine ulcéro-membraneuse aiguë*. Thèse de Paris, 1900.

des bacilles fusiformes et des spirilles peut seule confirmer le diagnostic.

Les différentes *ulcérations* de l'amygdale[1] seront étudiées au cours des chapitres suivants.

Traitement. — Le *traitement* de l'angine et de l'amygdalite catarrhale est au début un traitement émollient, gargarismes tièdes à la décoction de guimauve qu'on alterne avec le gargarisme suivant :

Eau.	1 litre
Acide borique.	10 grammes
Essence de menthe.	2 gouttes.

Les douleurs de gorge sont bien calmées par le collutoire suivant :

Glycérine.	20 grammes
Borate de soude.	2 —
Chlorhydrate de cocaïne.	0 gr. 50.

Au moyen d'un tampon d'ouate imbibé de ce collutoire, on touche, toutes les heures, les parties enflammées.

Les compresses d'eau froide, placées au-devant du cou, et entourées de taffetas gommé, donnent de bons résultats. Les purgatifs salins et les vomitifs seront réservés pour les cas où l'angine est associée à un état gastrique ou bilieux. Dans l'angine phlegmoneuse, le mieux est encore de faire usage des moyens précédemment énumérés. Quant à l'ouverture de l'abcès au moyen du bistouri, il sera bon de ne pas oublier la possibilité des hémorrhagies parfois terribles qui peuvent survenir au cours du phlegmon péri-amygdalien.

§ 3. ABCÈS RÉTRO-PHARYNGIEN. — PHLEGMON PÉRI-PHARYNGIEN

Les abcès rétro-pharyngiens, et je ne m'occupe ici que des abcès aigus, sont fréquents chez les très jeunes enfants :

1. Brindel et Raoult. Des ulcérations de l'amygdale. *Bulletin de la Société d'otologie, de laryngologie et de rhinologie.* Paris, 1900.

l'abcès est quelquefois chez eux le résultat d'une adénite post-pharyngienne (Verneuil). Habituellement, ces abcès ont au début les allures d'une simple angine pharyngée, puis l'intensité de la fièvre et de la douleur révèle la formation purulente. A ce moment, les symptômes locaux sont très variables, suivant que l'abcès occupe la région supérieure ou la région inférieure du pharynx.

Dans le premier cas (*abcès rétro-pharyngien supérieur*), la déglutition est pénible, douloureuse, et la paroi postérieure du pharynx forme une saillie que le doigt peut atteindre, ce qui permet de constater une certaine mollesse et même de la fluctuation.

Dans le second cas (*abcès rétro-pharyngien inférieur* et *phlegmon péri-pharyngien*), il est difficile d'apercevoir la tumeur, parce que le malade se prête difficilement à cette manœuvre. La compression du larynx par l'abcès détermine des troubles respiratoires qui, souvent, ont fait croire, bien à tort, au croup, au faux croup, à l'œdème de la glotte, à un corps étranger du larynx. Pour éviter l'erreur, il faut tenir compte du début et de l'évolution de la raideur du cou, de l'intensité et de la précocité de la dysphagie. La fièvre est extrêmement élevée, le délire est fréquent et le malade succombe dans le coma, dans le collapsus, dans une syncope (mort subite). « En face du pronostic tout à fait alarmant de l'abcès rétro-pharyngien laissé à lui-même, une obligation s'impose au médecin : intervenir dans tous les cas qui se présenteront à lui. La crainte d'une mort subite, toujours possible, doit rendre cette intervention aussi hâtive que possible, dès que le diagnostic a été établi [1] ».

A l'autopsie on trouve une infiltration purulente généralisée à toutes les parois du pharynx. L'infiltration purulente peut gagner le médiastin, fuser le long de l'œsophage [2], le long de la colonne vertébrale et disséquer les muscles du cou.

---

1. Thoyer-Rozat. *Abcès rétro-pharyngiens, terminaison par mort subite.* Thèse de Paris, 1896.

2. Sauvineau. *Soc. anat. de Paris*, 1891.

§ 4. ANGINE CATARRHALE CHRONIQUE. — ANGINE GRANULEUSE. — AMYGDALITE CHRONIQUE

Description. — Je réunis dans une même description l'*angine catarrhale chronique* et l'*angine granuleuse*, parce que ces deux variétés, fréquemment réunies chez le même sujet, ne me paraissent pas suffisamment distinctes pour mériter une description spéciale.

Les symptômes de l'*angine chronique* s'établissent lentement et sans douleur; le malade éprouve à la gorge et aux fosses nasales une sensation de sécheresse, de chatouillement, de picotement, qui est plus accusée le matin, au réveil. Sur le pharynx sont étalées quelques mucosités épaisses, visqueuses, parfois desséchées, qui provoquent une sorte de graillonnement, et dont le sujet ne se débarrasse qu'après plusieurs tentatives d'expectoration.

La gorge est sèche, la déglutition est quelquefois gênée, et il existe un peu de surdité si l'inflammation gagne la trompe d'Eustache.

Le voile du palais et la paroi du larynx sont rouges, luisants, granuleux, parfois tuméfiés et sillonnés de vaisseaux variqueux, la luette est œdématiée, longue et traînante. Les *granulations* sont formées par l'hypertrophie des follicules glanduleux; discrètes ou confluentes, ces granulations occupent la paroi postérieure du pharynx, les piliers antérieurs du voile du palais, la luette; leur teinte est rouge, leur volume dépasse rarement celui d'un grain de chènevis. Les grosses granulations pharyngées sont dues à l'hypertrophie des îlots de tissu adénoïde si abondant en cette région. La présence de petites pustules caractérise l'*angine acnéique* (Lasègue).

Les fosses nasales et le larynx participent souvent à l'inflammation pharyngée; il en résulte un coryza chronique et une *laryngite chronique* que j'ai décrits ailleurs, et dont les symptômes s'ajoutent à ceux de la pharyngite. Par la rhinoscopie postérieure on constate que la région de l'amygdale pharyngée est rouge, framboisée, recouverte de sécrétions muco-purulentes qui s'écoulent le long du pharynx. L'extrémité postérieure des cornets est souvent hypertrophiée (rhinite postérieure).

On constate assez souvent, dans le cours des pharyngites chroniques, des céphalées et des névralgies atteignant surtout le nerf occipital, ainsi que l'a si bien indiqué M. Vergely.

L'angine granuleuse est essentiellement *chronique*; elle est sujette aux poussées subaiguës et aux récidives: elle est provoquée par toutes les causes qui déterminent sur la muqueuse du pharynx une irritation sans cesse renouvelée (tabac, boissons alcooliques, contact de l'air chez les chanteurs); elle est surtout fréquente chez les diathésiques (goutteux, rhumatisants, herpétiques). Le *traitement* local consiste en cautérisations, badigeonnages et gargarismes; les eaux sulfureuses, alcalines, arsenicales, trouvent leur indication dans l'état diathésique du sujet.

Amygdalite chronique. — *L'amygdalite chronique* a pour l'enfance une prédilection bien marquée : fréquente jusqu'à l'âge de la puberté, elle est très rare chez l'adulte, à moins qu'elle ne soit chez lui comme un reliquat des premières années. On la rencontre surtout chez les sujets lymphatiques et scrofuleux. Tantôt elle fait suite à des amygdalites aiguës, plus souvent elle procède par recrudescence, « car, chez les sujets très prédisposés, on peut dire que la maladie ne cesse jamais complètement. Chaque crise est marquée par les mêmes symptômes à des degrés différents, suivant le plus ou moins d'acuité[1]. »

La phlegmasie chronique entraîne souvent une *hypertrophie* des amygdales; toutes les parties de l'amygdale prennent part à l'hypertrophie : le tissu lymphoïde aggloméré en follicules, le tissu conjonctif qui réunit ces follicules et la muqueuse qui recouvre la tonsille en pénétrant dans les cryptes dont elle est creusée. L'amygdale hyper-

____
1. Lasègue. *Traité des angines*, p. 346.

trophiée pèse de 3 à 7 grammes (Chassaignac), elle est molle si l'hyperplasie du tissu lymphoïde est dominante, elle est indurée si l'hyperplasie porte sur le tissu conjonctif. C'est une inflammation scléreuse chronique[1].

Les amygdales hypertrophiées font une saillie plus ou moins considérable et viennent parfois au contact de la luette; elles offrent toutes les nuances, depuis le rose jusqu'au rouge foncé; à leur surface apparaissent des anfractuosités dans lesquelles se logent des produits pultacés de sécrétion riches en microbes. L'hypertrophie des amygdales est accompagnée d'adénite chronique sous-maxillaire qui suppure dans quelques cas; chez les sujets lymphatiques et scrofuleux on observe également des coryzas et des blépharites chroniques. Quand l'hypertrophie est considérable, la respiration est gênée, surtout pendant le sommeil; cette gêne respiratoire provoque des contractions énergiques du diaphragme qui, à leur tour, dépriment les côtes inférieures et contribuent à la *déformation du thorax* (Dupuytren, Lambron).

A cette question de l'hypertrophie amygdalienne se rattache l'hypertrophie de l'amygdale pharyngée et du tissu adénoïde du pharynx. M. Ruault a fort bien exposé ces formes infantiles. Certains enfants, à peine sont-ils sevrés, ont déjà une tendance à respirer et à dormir la bouche ouverte, avec le raclement et le ronflement caractéristiques; ils ont un début d'hypertrophie de l'amygdale pharyngée qui pourra devenir plus tard la *végétation adénoïde*. Chez d'autres enfants l'hypertrophie adénoïde se diffuse, c'est comme « une pharyngite hypertrophique généralisée à tout le tissu adénoïde de l'arrière-bouche ».

Le *diagnostic* des hypertrophies amygdaliennes chez l'enfant et chez l'adolescent présente parfois beaucoup de difficultés. Trop souvent on prend pour une hypertrophie simple des trois amygdales ce qui est en réalité une tuberculose amygdalienne plus ou moins latente, plus ou moins

1. Cornil. *Soc. méd. des hôp.*, 22 juillet 1881.

larvée. Je traiterai ce sujet en détail à l'un des chapitres suivants, au sujet de la tuberculose larvée des trois amygdales.

Le *traitement* médical de l'amygdalite chronique consiste à toucher fréquemment les amygdales avec l'alun, le nitrate d'argent, la teinture d'iode. Le traitement chirurgical est seul efficace dans le cas d'hypertrophie; on fait l'ablation de l'amygdale (amygdalotomie) ou bien on pratique des cautérisations, au moyen du thermocautère de Paquelin ou du galvanocautère (Krishaber). Cette méthode thérapeutique, dont j'ai plusieurs fois constaté l'efficacité, donne les meilleurs résultats : l'amygdale est détruite après un petit nombre de séances.

§ 5. DE LA DIPHTHÉRIE

Avant de décrire l'*angine diphthérique*, qui est une des manifestations les plus fréquentes de la diphthérie, commençons par envisager la diphthérie dans son ensemble.

Historique. — La maladie qu'on décrit sous le nom de diphthérie existait, et avait été observée dès la plus haute antiquité, mais ses diverses manifestations avaient été regardées comme autant de maladies distinctes, n'ayant entre elles aucun rapport; souvent même la nature de la maladie avait été méconnue. Ainsi les épidémies de diphthérie, sévissant sous forme d'angine, avaient donné naissance aux dénominations d'*ulcère égyptiaque*, d'*ulcère syriaque*, d'*ulcera pestifera* (Arétée), les observateurs prenant pour des ulcérations les localisations diphthériques de la gorge qui, parfois, revêtent en effet l'apparence ulcéreuse. Les épidémies de diphthérie sévissant sous forme de laryngite (*croup*) avaient suscité les dénominations de *garrotillo* (épidémies de la fin du xvi° siècle en Espagne)[1], de *morbus strangulatorius* (épidémies du commencement du

1. Barbosa. *Etudios sobre garrotilho e crup*. Lisboa, 1861.

xviiᵉ siècle en Italie), d'*angine suffocante*, dénominations qui prouvent bien la localisation laryngée de la maladie ; mais *aucun rapport* n'avait été établi par les observateurs entre les localisations laryngées et pharyngées de la maladie, c'était pour eux autant de maladies distinctes.

Fothergill, pendant les épidémies d'Angleterre (1774), et Huxham, pendant les épidémies de Plymouth (1751), tombent dans une égale confusion et ne voient du reste partout que des maux de gorge *gangreneux*. Home (1765), médecin écossais, crée le nom de *croup* ; il a le mérite de séparer nettement les affections strangulatoires du larynx des maladies pelliculaires du pharynx, mais il a le tort de méconnaître l'identité de nature de l'angine et du croup, et sur ce point la confusion continue.

Avec Samuel Bard (1771), cette question commença à sortir du chaos, car le médecin américain formula nettement *l'identité* des différentes localisations diphthériques ; mais les travaux de Bard restèrent à l'état d'ébauche et n'eurent pas d'écho. Il était réservé à l'illustre Bretonneau d'établir par des faits cliniques et anatomo-pathologiques que ces différents états morbides, membranes des muqueuses et membranes de la peau, angine couenneuse et croup, ont une *origine commune* et ne sont qu'une seule et même maladie *spécifique*, qu'il désigna du nom de *diphthérite*[1], de διφθέρα, membrane. Bretonneau fit voir également que les angines qu'on regardait comme gangreneuses ne sont pour la plupart que des angines couenneuses, et il compléta son œuvre en créant la *laryngite striduleuse* (faux croup), maladie qui simule le croup, mais qui n'a rien de commun avec lui.

Bretonneau eut dans Trousseau un puissant vulgarisateur. Trousseau adopta la doctrine de son maître, tout en la modifiant légèrement ; au mot de *diphthérite*, qui dans l'idée de Bretonneau assignait une sorte de prépondé-

---

1. Bretonneau. *Des inflammations spécifiques du tissu muqueux*, etc. Paris, 1826.

rance à l'élément phlegmasique, Trousseau, tenant moins compte de l'élément inflammatoire, substitua le mot de *diphthérie* ; il décrivit la diphthérie *maligne* qui n'était pas classée avant lui, il vulgarisa et créa pour ainsi dire l'opération de la trachéotomie, il devina l'origine toxique des paralysies diphthériques, il étudia la maladie dans son ensemble, et il en traça, de main de maître, une merveilleuse description.

Les idées de Bretonneau et de Trousseau, admises partout, trouvèrent en Allemagne des contradicteurs. Virchow et Rokitansky voulurent renverser les notions d'identité posées par Bretonneau : ils invoquèrent l'anatomie pathologique et ils n'arrivèrent en somme qu'à rétablir la confusion. Ils admirent des inflammations croupales et des inflammations diphthériques : *croupales* quand il s'agit d'exsudations fibrineuses superficielles, développées sur un épithélium simple comme celui des voies respiratoires ; *diphthériques* quand il s'agit d'infiltration fibrineuse profonde, développée sur les épithéliums épais et stratifiés, et pouvant aboutir à la nécrobiose du tissu. L'école allemande se trompait et les notions concernant l'unité et la spécificité de la diphthérie, si bien posées par nos grands maîtres français, devaient recevoir une éclatante confirmation par la découverte du microbe pathogène de la diphthérie, de même que l'unité et la spécificité des différentes formes de la tuberculose (produits tuberculeux et caséeux), œuvre de Laënnec, attaquée par l'école allemande, devaient être sanctionnées par la découverte du bacille tuberculeux.

En 1883, Klebs découvre le bacille de la diphthérie ; en 1884 et en 1887, Lœffler isole ce bacille, le cultive et reconnaît son aptitude à faire des membranes, mais il ne peut donner la preuve de sa spécificité. La démonstration irréfutable de la spécificité du bacille diphthérique est due à Roux et Yersin, qui dans trois mémoires successifs[1] nous ont fait connaître les résultats de leurs admirables travaux.

---

1. Roux et Yersin. *Annales de l'Institut Pasteur*, 1888, 1889 et 1890.

Ces résultats, les voici formulés en quelques propositions concises :

Le bacille de la diphthérie est l'agent pathogène des membranes fibrineuses diphthériques, mais il n'est pas le seul agent capable de créer des fausses membranes fibrineuses ; d'autres micro-organismes, le streptocoque, le pneumocoque, le staphylocoque, et surtout un petit coccus qui se présente souvent sous forme de diplocoque, sont aptes à créer des fausses membranes.

Ce n'est donc pas dans la fausse membrane qu'il faut chercher la spécificité du bacille diphthérique ; sa spécificité réside dans la toxine qu'il élabore, dans le poison qui, entre autres accidents, détermine les paralysies diphthériques. Il y a même des cas où le bacille de la diphthérie peut déterminer des symptômes toxiques et des paralysies sans avoir préalablement produit des fausses membranes (angine diphthérique fruste).

La diphthérie est une maladie éminemment *toxique* ; elle devient facilement *infectieuse* par l'adjonction de micro-organismes qui accroissent la virulence du bacille diphthérique ou qui apportent eux-mêmes leur part de virulence et d'infectiosité ; le streptocoque est le plus actif de ces agents pathogènes, et un grand nombre des accidents qui surviennent dans le cours de la diphthérie pharyngée ou laryngée sont dus à ces agents et aux infections secondaires qu'ils déterminent.

Toutes ces notions, que je me contente de signaler ici brièvement, sont développées, avec les détails qu'elles comportent, dans les chapitres suivants, concernant les angines diphthériques, les angines membraneuses pseudo-diphthériques, et dans le chapitre qui est consacré à l'étude du *croup*.

Bacille de la diphthérie. — Sur la gorge d'un enfant atteint de diphthérie, on prélève, à l'aide d'un fil de platine préalablement flambé, une parcelle de fausse membrane ; cette fausse membrane est étalée par frottement entre deux lames de verre ; on obtient ainsi des lamelles qu'on sèche en les passant à la flamme et qu'on colore avec le bleu de Roux ou avec le violet de gentiane. La préparation est lavée à l'eau et placée sous le microscope. Alors, au milieu de micro-organismes nombreux (coccus, strepto-coques, bactéries), on voit le bacille de Klebs-Lœffler. Ce bacille, droit ou légèrement incurvé, a la longueur du bacille de la tuberculose, mais il est plus épais, et ses extrémités arrondies se colorent plus fortement que sa partie moyenne. « Dans le cas de diphthérie à marche rapide, après coloration des coupes au bleu de méthylène, on voit que les parties superficielles de la fausse membrane sont formées par une couche de petits bacilles presque à l'état de pureté. Ce sont les bacilles de la diphthérie. Ils sont séparés de la muqueuse, dépouillée de son épithélium, par une couche de fibrine granuleuse et par un réseau fibrineux adhérent au tissu muqueux. Souvent aussi la zone la plus superficielle de la fausse membrane contient des microbes divers, bâtonnets, microcoques en chaînettes, mélangés aux amas de bacilles diphthériques, qui sont au contraire prédominants immédiatement au-dessous. » (Roux et Yersin.)

Le bacille diphthérique se cultive facilement dans des tubes de sérum gélatinisé. Au moyen d'un fil de platine aplati, on prélève une parcelle de mucus ou de fausse membrane dans la gorge d'un sujet atteint d'angine diphthérique, puis on fait avec ce fil quelques stries à la surface du sérum coagulé. On fera même bien d'ense-mencer deux ou trois tubes sans prélever une nouvelle semence; on obtient ainsi dans le deuxième ou le troisième tube des colonies plus espacées, plus discrètes, plus carac-téristiques. Le tube est fermé au moyen d'un tampon d'ouate et mis à l'étuve à une température de 55 à 57 degrés. Au bout de dix-huit heures, même plus tôt, apparaissent des colonies qui, lorsqu'elles sont bien déve-loppées et suffisamment isolées, sont caractérisées par des taches arrondies, espacées ou confluentes, d'un blanc grisâtre et plus opaques au centre qu'à la circonférence

Ces taches, ces colonies, je les nomme *papuleuses*, parce que, quand elles sont bien développées, elles font saillie à la surface du sérum. Nous verrons, aux chapitres suivants, que le diagnostic des angines diphthériques et pseudo diphthériques ne peut être fait que par les cultures et par l'examen bactériologique, je n'insiste donc pas pour le moment sur les signes distinctifs de leurs microbes.

Les colonies diphthériques étant obtenues par la culture, il suffit de prélever une parcelle de la colonie, de la colorer avec le bleu composé ou bleu de Roux. Quand la préparation est terminée, on l'examine avec un objectif à immersion et on aperçoit alors le bacille de la diphthérie, qui est toujours immobile.

Les bacilles diphthériques sont souvent disposés par groupes de 3 ou 4. On les trouve rangés parallèlement, ou bien ils représentent les lettres V, X, L; ils simulent l'accent aigu, l'accent circonflexe; jamais ils ne sont placés bout à bout. On dirait parfois des aiguilles courtes et trapues qu'on aurait laissé tomber sur une table par petits tas. (Martin.)

« Le bacille diphthérique se conserve très longtemps vivant dans les cultures. Les bacilles contenus dans des tubes clos, sans air, et à l'abri de la lumière, depuis 15 mois, ont donné des cultures actives. » (Roux et Yersin.)

Dans les diphthéries virulentes, les bacilles sont généralement longs, nombreux et parfois enchevêtrés, ils forment de nombreuses colonies. Quand la diphthérie est peu virulente, les colonies sont moins nombreuses et les bacilles sont moins longs et moins enchevêtrés.

Il y a même un bacille, tout à fait *court*, bien étudié par Escherich, et nommé bacille pseudo-diphthérique. Les avis sont fort partagés pour savoir si ce bacille est un bacille diphthérique atténué et dénué de virulence, ou s'il représente une espèce différente n'ayant rien de commun avec le bacille de la diphthérie. Ce bacille existe dans la bouche des sujets sains, il existe dans les angines de la scarlatine et de la rougeole ; je l'ai constaté dans une angine herpétique membraneuse et contagieuse, l'enfant ayant contagionné sa mère. Mais les cultures de ce bacille inoculées aux cobayes ne produisent jamais la mort de l'animal ; c'est là le principal caractère invoqué pour différencier les pseudo-diphthériques. Toutefois des expériences de L. Martin [1], il résulte que des bacilles non virulents pour le cobaye tuent les petits oiseaux et qu'une injection préventive de sérum antidiphthérique préserve ces animaux. — L. Martin [2] a de plus démontré que des bacilles non virulents peuvent, dans des milieux appropriés, sécréter de la toxine diphthérique. Enfin plusieurs expérimentateurs ont pu par des procédés divers remonter la virulence de ces microbes d'abord inoffensifs.

De tous ces faits, il résulte que, avant de créer un groupe de bacilles pseudo-diphthériques, il reste à trouver des caractères bien tranchés permettant de les différencier nettement des bacilles diphthériques.

Le bacille diphtérique n'a pas de tendance à pénétrer dans les organes ; cependant Barbier et Tollemer [3] disent avoir constaté le bacille dans les ganglions cervicaux et bronchiques, dans la rate et dans le centre bulbo-protubérantiel (recherches d'autopsie).

Expériences. — Le bacille diphthérique se cultive très bien dans le bouillon de veau alcalinisé. Un demi-centimètre cube de culture injecté dans le tissu cellulaire d'un pigeon le tue en moins de 60 heures. Un lapin meurt en quelques jours avec une injection de 2 à 4 centimètres cubes de culture. Le cobaye est l'animal de choix comme réactif, il meurt en moins de 36 heures avec une injection très minime.

Au point d'inoculation se développe, en quelques heures, un œdème local, gélatineux, avec un piqueté hémorrha-

1. Martin. *Annales de l'Institut Pasteur*, 1898, p. 45.
2. Martin. *Annales de l'Institut Pasteur*, 1898, p. 41.
3. *Soc. méd. des hôp*. Séance du 29 octobre 1897.

gique. Les bacilles restent confinés au territoire œdématié, ils ne pénètrent ni dans les vaisseaux sanguins, ni dans les lymphatiques, ni dans les organes, et, malgré leur diminution rapide dans le territoire inoculé, la maladie continue son cours, grâce à la toxine qui a été élaborée sur place.

Après leur mort, les animaux inoculés présentent des lésions identiques : dilatation générale des petits vaisseaux, congestion des capsules surrénales et des reins, gonflement des ganglions, pleurésie chez le cobaye, dégénérescence du foie chez le lapin.

On peut, au moyen de cultures pures, reproduire la membrane diphthérique à la trachée, à la conjonctive, au pharynx des pigeons et des poules, à la vulve de la femelle des cobayes; il suffit de badigeonner la muqueuse, préalablement excoriée. On peut provoquer à la trachée du lapin des lésions et des symptômes qui rappellent le croup. On peut également reproduire chez les animaux la diphthérie de la peau, pourvu qu'on ait préalablement dépouillé la peau de son épiderme.

Membranes diphthériques. — A l'*état pathologique*, les membranes diphthériques envahissent les muqueuses et la peau, à la condition toutefois que la peau soit dénudée de son épiderme et la muqueuse privée de son épithélium. Ces membranes fibrineuses, dont nous étudierons plus loin la structure, naissent, s'étendent et se reproduisent avec une extrême facilité. Les membranes diphthériques de la *peau*, beaucoup plus rares que celles des muqueuses, se développent à la surface des vésicatoires, sur les piqûres de sangsues, sur les vésicules d'herpès, sur les gerçures du sein, partout, en un mot, où le tégument externe est privé de son épiderme. La diphthérie *cutanée* (prenons pour exemple la diphthérie qui se développe après un vésicatoire) se présente avec les caractères suivants : la partie envahie devient douloureuse, rouge, parfois saignante, et se recouvre d'une *couenne* grisâtre, consistante, difficile à détacher ; puis les bords de la plaie se gonflent, prennent une teinte érysipélateuse, des phlyctènes se forment, l'épiderme tombe, et la peau, mise à nu, est à son tour envahie par la diphthérie. Les fausses membranes, après des alternatives de chute et de récidive, finissent par disparaître ; mais la surface cutanée a une faible tendance à la cicatrisation et peut rester, pendant longtemps, rouge, saignante et sensible. La diphthérie cutanée est habituellement fort grave ; elle l'est, parce qu'elle est souvent associée à des infections secondaires (streptocoques), parce qu'elle est parfois suivie de gangrène, elle l'est surtout, parce qu'elle devient facilement le point de départ d'une intoxication · générale et de diphthérie maligne (Trousseau [1]).

Les membranes diphthériques des *muqueuses* envahissent le pharynx, les fosses nasales, le larynx, les bronches, la conjonctive, les paupières [2], la cornée, la vulve, le prépuce, l'anus, les gencives, la bouche, la trompe d'Eustache, l'œsophage. Toutefois, ces localisations diverses de la diphthérie ne sont pas également fréquentes, il s'en faut ; les plus communes sont celles des fosses nasales (coryza diphthérique), celles de l'arrière-bouche et du pharynx, que nous allons étudier sous le nom d'*angine diphthérique*, et celles du larynx que nous avons décrites ailleurs sous le nom de *croup*. Les fausses membranes ne constituent, je viens de le dire, que des manifestations locales de la diphthérie ; elles en sont, il est vrai, la manifestation la plus fréquente, et l'une des plus redoutables, car c'est par les membranes du larynx et des voies respiratoires que peuvent mourir asphyxiés les jeunes sujets qui ne sont pas traités à temps ; mais la diphthérie se traduit également par des manifestations toxiques qui sont dues à un poison que nous allons maintenant étudier.

Toxine diphthérique. — Le microbe pathogène, si abondant dans les membranes diphthériques, ne pénètre, nous

---

1. *Clin. médicale*, t. I, p. 405.
2. Peter. *Rech. sur la diphth. et le croup.* Paris, 1859.

l'avons déjà dit, ni dans le sang ni dans les organes des malades qui ont succombé à la diphthérie[1]. Comment expliquer alors que des colonies de bacilles, localisées à telle ou telle région des muqueuses ou de la peau, suffisent à déterminer des lésions organiques (rein, foie, nerfs), des accidents d'empoisonnement et des paralysies qui sont la conséquence si fréquente de la diphthérie ? « Dans la diphthérie, contrairement à ce qui se passe pour beaucoup d'autres maladies infectieuses, l'infection n'est pas produite par un microbe envahissant les tissus, mais par la diffusion dans l'organisme d'une substance toxique préparée à la surface d'une muqueuse, pour ainsi dire en dehors du corps[2]. »

Cette substance toxique, ce poison, découvert et étudié par Roux et Yersin, « a été de la part de ces savants le sujet d'une série de travaux qui sont considérés, aujourd'hui encore, et à juste titre, comme le mémoire le plus complet qui ait paru en bactériologie ». En parlant ainsi, Funck[3] s'est fait l'écho de l'opinion générale. En découvrant la toxine diphthérique, Roux préparait la découverte de l'antitoxine.

La toxine diphthérique[4] s'obtient en cultivant le bacille diphthérique virulent dans du bouillon, au contact de l'air. Il est nécessaire, pour préparer une toxine active, de faire usage d'une culture très virulente de diphthérie. Il est également nécessaire d'obtenir l'alcalinisation exacte des bouillons; pour cela, le bouillon peptonisé dont on fait usage doit être alcalinisé jusqu'à ce qu'il ne rougisse plus le papier bleu de tournesol.

Le bouillon de culture est placé dans des vases de Fernbach, vases à fond plat, afin que la couche du liquide ait peu d'épaisseur. Après stérilisation à l'autoclave, on sème

1. Quelques cas contradictoires ont été publiés par Barbier et Tollemer. *Soc. méd. des hôpitaux.* Séance du 29 octobre 1897.

2. Roux et Yersin. *Ann. de l'Institut Pasteur*, 1888, p. 288. — Martin. *Production de la toxine diphthérique.* Thèse de Paris, 1897.

3. Funck. *Manuel de sérothérapie antidiphthérique*, 1895.

4. Roux et Martin. *Institut Pasteur*, 1894, p. 611.

dans le bouillon du bacille diphthérique récent, très virulent, et on porte à l'étuve à 37 degrés. Ayant constaté que le poison diphthérique se produit plus rapidement et en plus grande abondance lorsque les cultures sont faites au contact de l'air, Roux a imaginé un ingénieux système pour faire passer dans la culture un courant d'air humide. Il a utilisé à cet effet la tubulure latérale des vases de Fernbach, qu'il met en communication avec une trompe à faire le vide. On arrive ainsi en trois ou quatre semaines à obtenir une culture riche en toxine très virulente. Sur le fond des vases, on voit se déposer une couche de sédiment blanchâtre, comparable à une croûte de verre dépoli ; c'est un dépôt de corps bactériens, et à la surface du bouillon de culture, se forme un voile d'apparence blanchâtre et écailleuse, formé de bacilles plus jeunes. Le liquide qui est intermédiaire à ces deux couches, louche au début de la culture, devient de plus en plus clair.

Les cultures achevées sont filtrées sur une bougie Chamberland et le liquide clair est gardé dans des vases bien remplis, bouchés et tenus à l'abri de la lumière à la température ordinaire. Ainsi préparée, la toxine tue d'ordinaire un cobaye de 500 grammes en quarante-huit heures, à la dose de 1/10ᵉ de centimètre cube.

L'inoculation de la toxine à certains animaux, tels que le cobaye, le lapin, etc., produit des symptômes et des lésions qui rappellent les symptômes et les lésions observés chez les malades qui succombent à la diphthérie toxique. L'injection sous-cutanée chez ces animaux détermine au point d'inoculation un œdème fibrineux, sanguinolent, suivi de tuméfaction des ganglions, de diarrhée, de respiration anxieuse, haletante, de faiblesse excessive, symptômes qui s'accentuent jusqu'à la mort. A l'autopsie de l'animal, on constate les lésions suivantes : congestion de l'intestin et liquide intestinal sanguinolent; congestion hémorrhagique des capsules surrénales et des reins; état jaune et dégénérescence graisseuse du foie; liquide pleural: dilatation très marquée des vaisseaux; myocardite; sang mal coagulé.

Les injections de toxines ne déterminent pas seulement es accidents d'intoxication aiguë que je viens d'énumérer, elles déterminent, et c'est là un des côtés les plus intéressants du travail de Roux et Yersin, des *paralysies* ayant les plus grandes analogies avec les paralysies diphthériques que nous étudierons à l'un des chapitres suivants.

La toxine diphthérique a la plus grande analogie avec les diastases et avec les venins.

Associations microbiennes. — Nous venons d'étudier les produits du bacille diphthérique, les membranes fibrineuses et la toxine, mais les infections secondaires jouent un grand rôle dans les symptômes de la diphthérie. En premier lieu le streptocoque, puis le staphylocoque, différents coccus, le pneumocoque, les bactéries de la putréfaction prêtent leur concours au processus morbide. A eux, et notamment au streptocoque, sont dues les adénites suppurées, les complications broncho-pulmonaires, les otites, les gangrènes [1], etc.

Ainsi se trouvent expliqués actuellement les symptômes locaux et les symptômes généraux de la diphthérie.

Que nous enseignait la clinique? Elle nous enseignait qu'il est des cas où les membranes jouent dans la diphthérie un rôle tout à fait secondaire; la maladie prend d'emblée les allures des maladies les plus septiques et les plus infectieuses, elle est accompagnée d'albuminurie et d'hémorrhagies, elle envahit l'économie tout entière, elle plonge le malade dans le collapsus et dans l'adynamie, elle le tue souvent par syncope, et l'extrême gravité de cette forme lui avait valu de Trousseau le nom de diphthérie *toxique* ou *maligne*. Les études bactériologiques ont confirmé de tous points l'enseignement clinique, elles nous ont donné les raisons et nous ont fait connaître les causes des différentes modalités de la diphthérie. La formation des membranes est due à la présence du bacille, les symptômes d'intoxication sont dus au poison élaboré par le bacille,

1. Girode. Diphthérie et gangrène. *Revue de méd.*, 1891.

les symptômes d'infection sont dus principalement aux adjonctions microbiennes. Nous étudierons plus loin l'association du bacille de la diphthérie et du streptocoque, association qui exalte réciproquement la virulence des agents pathogènes et fait éclore les diphthéries malignes infectieuses et mortelles.

Ces notions générales étant posées, abordons l'étude de l'angine diphthérique.

§ 6. ANGINE DIPHTHÉRIQUE

L'angine diphthérique, autrefois nommée angine couenneuse, parce que la fausse membrane a parfois les apparences grossières d'une couenne, ne revêt pas toujours les mêmes allures, et ne se présente pas toujours, il s'en faut, sous le même aspect. Dans sa forme la plus habituelle, qui est la moins redoutable et qu'on décrit depuis Trousseau sous la dénomination d'angine diphthérique franche, *normale*, l'intoxication et l'infection n'ont heureusement qu'une importance très secondaire ; la diphthérie envahit la gorge dans une étendue plus ou moins considérable ; elle gagne trop souvent le larynx, surtout chez les enfants (croup), elle engendre des paralysies parfois redoutables, surtout chez les adultes ; tout cela prouve que la maladie n'est pas sans danger, mais enfin, dans cette forme d'angine diphthérique dite normale, la marche et la nature des accidents permettent, grâce au sérum, de lutter, presque toujours, pour ne pas dire toujours avec succès, et l'on n'a pas habituellement à redouter les accidents rapides et mortels qui sont si fréquents dans la forme maligne de l'angine diphthérique.

Dans cette dernière forme, qu'on a l'habitude d'appeler, à juste titre, angine diphthérique toxique, infectieuse, et que je continuerai d'appeler *maligne*, dénomination qui lui avait été donnée par Trousseau, dans cette dernière forme, dis-je, les symptômes généraux ont beaucoup plus d'importance que les symptômes locaux. D'emblée, la maladie prend les allures des maladies septiques et infectieuses les plus graves ; en quelques heures, en quelques jours, l'économie est envahie ; ce qui est à redouter, ce n'est pas la fausse membrane, ce n'est pas la mort par le croup, mais c'est l'empoisonnement, c'est l'infection générale rapide, c'est le collapsus, l'adynamie, la syncope, accidents auxquels succombent souvent les malades.

Quelques auteurs ont voulu édifier une classification des angines diphthériques d'après l'examen bactériologique : ainsi, l'angine diphthérique franche, vulgaire, normale, serait une angine diphthérique monomicrobienne, dans laquelle le bacille diphthérique existerait à l'état pur, sans aucune association microbienne. Au contraire, les angines diphthériques hypertoxiques, infectieuses (angines malignes de Trousseau), seraient des angines polymicrobiennes, dans lesquelles le bacille diphthérique serait associé à d'autres microbes et notamment au streptocoque. Il y a du vrai dans ces assertions, et ces diverses formes d'angines diphthériques, monomicrobiennes et polymicrobiennes, seront décrites dans ce chapitre, avec tous les détails que comporte une aussi vaste question ; mais je m'empresse de dire *qu'une classification bactériologique aussi radicale serait erronée.* L'angine diphthérique normale est souvent monomicrobienne, d'accord ; mais, dans bien des cas, elle peut être associée à d'autres microbes, coccus, diplocoques, staphylocoques et même streptocoques (ainsi que je l'ai constaté), sans que pour cela cette angine perde ses caractères d'angine franche et normale. D'autre part, il n'y a pas que les angines polymicrobiennes qui puissent être malignes, toxiques, hypertoxiques ; je citerai dans le courant de cette étude des angines diphthériques terribles, mortelles, qui n'étaient point polymicrobiennes, et dans lesquelles le bacille diphthérique existait à l'état de pureté (Roux, Martin).

Le mieux est donc de s'en tenir à la classification clinique : il y a des angines diphthériques franches, normales, peu toxiques, peu infectieuses, et il y a des angines diphthériques malignes qui, elles, peuvent se subdiviser, bactériologiquement, en angines diphthériques à prédominance toxique et à prédominance infectieuse. Et encore même, ces deux formes cliniques, l'angine diphthérique normale et l'angine diphthérique maligne, *ne sont-elles pas toujours aussi nettement tranchées*, il y a des cas mixtes et intermédiaires ; parfois même la maladie débute avec des apparences de bénignité relative, et revêt après quelques jours les allures des formes les plus toxiques. Ici, comme dans toutes les maladies toxiques et infectieuses, le poison et les agents infectieux ont des degrés et nous réservent des surprises. Toutefois, sans altérer la vérité de la description, on peut, en se conformant à l'usage établi par Trousseau, décrire séparément, comme je vais le faire, les deux variétés dont je viens d'esquisser le tableau. Commençons par l'angine diphthérique normale.

A. ANGINE DIPHTHÉRIQUE NORMALE

Description. — L'*angine diphthérique*, franche, vulgaire, celle que je continuerai à nommer avec Trousseau angine diphthérique *normale*, n'épargne aucun âge de la vie ; néanmoins, elle est beaucoup plus fréquente dans le jeune âge entre trois et sept ans. Ses *débuts* sont habituellement insidieux et moins bruyants que ceux d'une amygdalite aiguë ; elle *s'installe sournoisement*, la fièvre est modérée et peut tomber après trois ou quatre jours, le mal de gorge est peu intense, et c'est à peine si le sujet éprouve quelque douleur à la déglutition.

Tout cela est généralement vrai, mais que d'exceptions depuis que la bactériologie nous a appris à ne plus nous méprendre sur les allures multiples des angines diphthériques[1] !

Cette angine diphthérique, normale, dont j'emprunte la description à mon illustre maître Trousseau[1], *débute* par

1. Trousseau. *Clin. méd.*, t. I, p. 562.

une rougeur plus ou moins vive du pharynx, par un gonflement des amygdales, mais plus souvent d'une seule; on voit bientôt apparaître, sur l'organe affecté, une tache blanchâtre très nettement circonscrite, formée d'abord par une couche ressemblant à du mucus coagulé, demi-transparent, qui se concrète, s'épaissit et prend très rapidement une consistance membraniforme. Cette exsudation, dans les premiers moments de sa formation, se détache assez facilement de la surface, à laquelle elle n'adhère que par des filaments qui pénètrent dans les follicules de l'amygdale.

La muqueuse sous-jacente est saine, à cela près de la destruction de l'épithélium; si elle paraît quelquefois creusée, c'est qu'autour de l'exsudation la muqueuse est tuméfiée et forme une sorte de bourrelet. L'ulcération est un fait exceptionnel. Après quelques heures, la pseudo-membrane est plus saillante, elle s'est agrandie, elle recouvre en grande partie l'amygdale; de plus en plus adhérente sur les points primitivement envahis, elle a pris une teinte d'un blanc jaunâtre, grisâtre. Ordinairement alors, le voile du palais commence à s'enflammer, la luette se tuméfie, après quelques heures encore, après une journée, la luette est envahie, le lendemain elle est parfois enveloppée par sa membrane comme par un doigt de gant. En même temps la diphthérie apparaît sur l'autre amygdale et sur le fond du pharynx.

Tout cela est encore vrai, mais que d'exceptions depuis que la bactériologie nous a appris à ne pas nous méprendre sur le polymorphisme des angines diphthériques! Que de fois l'angine diphthérique se présente à nous, non pas sous l'aspect de membranes, mais avec le masque de l'angine érythémateuse, de l'angine pultacée, de l'angine lacunaire, de l'angine herpétique! Mais revenons à la description classique :

Dès le début, ou peu de temps après, les *ganglions lymphatiques* de l'angle de la mâchoire, ceux par conséquent qui correspondent à l'amygdale, la première malade, sont engorgés. Cette *adénite* a une grande importance, car elle manque rarement. Les ganglions sont durs, mobiles, sans engorgement périganglionnaire. L'adénopathie est due à la toxine diphthérique, nous verrons qu'elle change de caractère dans les formes infectieuses streptococciques.

Dès le deuxième ou troisième jour de la maladie, les symptômes d'angine sont plus accusés; la dysphagie est plus intense, mais la fièvre est légère, elle peut même disparaître à cette période. L'enfant a souvent un teint pâle et anémié qui tient à la diminution de l'hémoglobine, ainsi que Quinquaud l'avait si bien vu.

En examinant la gorge, on voit, dans quelques cas, la luette, les piliers du voile du palais, les deux amygdales et le fond du pharynx tapissés de fausses membranes qui ont parfois un aspect lardacé et couenneux. Les membranes diphthériques se produisent avec une telle facilité qu'elles reparaissent en quelques heures sur une région qu'on avait complètement détergée. Ce développement rapide s'observe souvent chez les jeunes sujets; en trente-six heures le fond de la gorge peut être complètement tapissé de fausses membranes chez un enfant de trois ans, tandis qu'il faut plusieurs jours chez un adulte. Les plaques diphthériques s'épaississent par l'addition de couches nouvelles qui se forment au-dessous des premières; aussi les plus superficielles se laissent détacher facilement, mais les profondes, adhérentes à la muqueuse, ne peuvent pas toujours être enlevées sans provoquer un léger suintement de sang. Certaines plaques sont comme *enchâssées* par la muqueuse environnante qui fait saillie, ce qui leur donne la fausse apparence d'une ulcération.

Les membranes ne conservent pas longtemps l'aspect blanchâtre ou jaunâtre, leur coloration est altérée par les boissons, par les matières vomies, par les médicaments, par du sang venu des fosses nasales; elles prennent alors une teinte grisâtre, noirâtre, qui, jointe à la fétidité qu'elles exhalent, fait supposer souvent bien à tort qu'il s'agit là d'une véritable gangrène. Cette *apparence de gangrène*, fréquente chez l'adulte et exceptionnelle chez l'enfant, explique, sans la motiver, la dénomination de *mal de gorge gangreneux*, assignée par plusieurs auteurs à l'angine diphthérique. La gangrène survenant dans le cours de l'angine couenneuse est un fait exceptionnel; Bretonneau ne l'admettait guère; on la retrouve néanmoins dans les formes graves et dans certaines épidémies.

L'angine diphthérique normale est souvent accompagnée d'*albuminurie*; ce symptôme n'est pas une grave complication.

Dans les cas heureux, l'angine diphthérique normale n'a pas une longue durée. Après six, huit, dix jours, l'engorgement ganglionnaire diminue, les membranes ne se reproduisent plus, la muqueuse se déterge, la dysphagie disparaît, mais s'il n'a pas été traité *à temps* par le sérum, le malade reste sous le coup d'une convalescence qui peut être longue et compliquée d'accidents redoutables.

Chez l'adulte, l'extension de l'angine diphthérique au *larynx* est rare, mais chez le jeune enfant, s'il n'est pas traité par le sérum, le croup consécutif à l'angine est très fréquent. Cette terrible complication survient alors que l'angine est à peine terminée ; souvent même, le *croup* éclate pendant que les membranes de la gorge existent encore ; il s'annonce par des modifications du timbre vocal, et par une toux sèche et sourde qui revient par petites quintes, à intervalles très rapprochés. Tous ces symptômes sont étudiés à l'article *Croup*.

La fréquence du croup chez le jeune enfant fait que l'angine diphthérique est bien plus redoutable chez lui que chez l'adulte. Toutefois, quand le croup se déclare chez l'adulte, il y a plus de danger pour lui que pour l'enfant. La terminaison de la maladie par adynamie, par syncope, si fréquente dans les formes malignes de la diphthérie, est bien plus rare dans l'angine diphthérique normale.

L'angine n'est pas toujours la manifestation initiale de la diphthérie ; elle succède assez souvent à une diphthérie des *fosses nasales* qui évoluait depuis quelques jours et qui était pour ainsi dire passée inaperçue. Elle peut encore, mais plus rarement, succéder à une diphthérie de la bouche, du larynx, de la peau.

Pronostic. — L'angine diphthérique normale est généralement bénigne ; on peut même dire qu'abstraction faite de ses complications, croup et broncho-pneumonie, beaucoup plus fréquentes chez l'enfant que chez l'adulte, la diphthérie normale est à peu près exempte de dangers. Il est donc important de savoir la distinguer de la diphthérie toxique et infectieuse, qui, elle, est si grave : quand une angine diphthérique est normale, la fièvre est peu intense et décroît en peu de jours ; les adénopathies sous-maxillaires sont modérées et rarement précoces ; le teint n'est pas d'emblée pâle et plombé ; l'albuminurie est légère, passagère ou nulle ; le pouls reste de bonne qualité ; l'examen bactériologique ne décèle pas d'habitude les bacilles longs et enchevêtrés, et quand au bacille diphthérique s'associent d'autres microbes, ces microbes sont insignifiants (coccus Brisou) ou en très petite quantité (staphylocoques, streptocoques).

Néanmoins, si l'on peut dire que l'angine diphthérique dite normale exclut jusqu'à un certain point l'idée de toxicité, il n'en est pas moins vrai que dans toute angine diphthérique, même la plus normale en apparence, les symptômes toxiques existent, ne serait-ce qu'à l'état d'ébauche : la tuméfaction ganglionnaire, l'albuminurie, la décoloration des tissus, sont les témoins de l'empoisonnement par la toxine diphthérique.

Ces symptômes toxiques, légers j'en conviens, je les appellerai *primitifs*, parce qu'ils sont contemporains de l'angine. Mais toute angine diphthérique même d'apparence bénigne et normale peut susciter des symptômes toxiques *secondaires* ; le poison s'accumule insidieusement dans l'économie et provoque des paralysies diphthériques que nous étudierons à l'un des chapitres suivants.

Enfin, dans quelques cas, fort rares heureusement, une angine diphthérique qui se présentait avec toutes les allures d'une angine normale, très peu toxique, cette angine, quand elle n'est pas traitée à temps par le sérum, peut être fort grave et même mortelle, témoin les observations citées par Roux et Yersin[1], par Chaillou et Martin[2].

On voit donc que, pour des motifs différents, l'angine diphthérique, même quand elle est normale et peu toxique en apparence, n'est pas exempte de dangers. Raison de plus pour la diagnostiquer et pour la traiter *sans retard*.

Quand nous allons nous occuper du traitement, c'est un point sur lequel j'insisterai tout spécialement : il ne suffit pas de traiter la diphthérie par les injections de sérum; plus le traitement est précoce et mieux il réussit.

B. ANGINE DIPHTHÉRIQUE TOXIQUE, INFECTIEUSE
DIPHTHÉRIE MALIGNE DE TROUSSEAU

En décrivant dans le précédent chapitre l'angine diphthérique dite normale, peu toxique, j'ai surtout étudié les méfaits du bacille comme agent formateur de fausses membranes, membranes inoffensives à la gorge, mais fort redoutables dans les voies respiratoires, où elles peuvent produire le croup et l'asphyxie. Cette angine diphthérique, normale, est la forme la plus ordinaire de l'angine, c'est la forme qu'elle prend habituellement à l'état sporadique, celle qu'elle peut revêtir dans certaines épidémies, alors même que règne la diphthérie maligne. En effet, dit Trousseau, dans une famille, dans un milieu où quatre, cinq, six individus seront atteints de la maladie, l'angine diphthérique normale, avec ou sans croup, sera la règle générale; la forme maligne, celle qui emporte les malades en les empoisonnant à la façon des maladies septiques, sera le fait exceptionnel.

En principe, ainsi que je le disais plus haut, toute angine diphthérique, même la plus normale en apparence, est

1. *Institut Pasteur*, 1888, p. 651.
2. *Institut Pasteur*, 1894, p. 459.

toujours accompagnée de quelques symptômes de toxicité. Ainsi la pâleur du visage, l'élévation de la température, la tuméfaction des ganglions cervicaux, l'albuminurie, sont autant de symptômes dus à l'absorption du poison diphthérique. Ces symptômes n'ont rien de redoutable quand ils sont modérés, ils font plus ou moins partie de la description banale d'une foule d'angines diphthériques dites normales, ils n'en assombrissent pas le pronostic.

Mais il est des cas où les symptômes toxiques et infectieux acquièrent une telle intensité, dominent à tel point la situation, que le malade meurt littéralement empoisonné et infecté; il meurt de la diphthérie que Trousseau nommait *maligne*, excellente dénomination que je lui conserverai et qui résume en elle les diphthéries dites toxiques, hypertoxiques, infectieuses que nous allons maintenant étudier. Les exemples suivants montreront quelle peut être l'évolution rapide et même foudroyante de cette diphthérie maligne.

Description. — Un de nos très regrettables confrères des hôpitaux, dit Trousseau, Walleix, donnait ses soins à une enfant atteinte d'angine diphthérique qui n'avait rien de très grave et qui guérit. En examinant, un jour, la gorge de l'enfant, Walleix reçut dans la bouche un peu de salive lancée dans un effort de toux. Il gagna la maladie. Le lendemain, sur l'une de ses amygdales il constatait l'existence d'une petite concrétion pelliculaire : la fièvre survint. Au bout de quelques heures, les deux amygdales, la luette, étaient couvertes de fausses membranes. Bientôt une sécrétion abondante, d'un liquide séreux, s'écoulait du nez; les ganglions du cou, le tissu cellulaire de cette région et de la partie inférieure de la mâchoire, se tuméfiaient considérablement; il y eut du délire, et en quarante-huit heures Walleix mourait sans avoir présenté le moindre accident du côté du larynx.

Un autre de nos confrères des départements voit un enfant malade de diphthérie et de croup, il est obligé de recourir à la trachéotomie. Pendant l'opération, le sang qui s'engage dans la trachée fait craindre la suffocation ; notre imprudent confrère, effrayé, applique sa bouche sur la plaie du cou pour aspirer le liquide qui s'épanche dans la trachée ; il s'inocule la maladie ; quarante-huit heures après, comme Walleix, il mourait d'angine diphthérique maligne.

Que de lamentables histoires à ajouter à celles-ci : Henri Blache est placé auprès d'un enfant auquel on venait de faire la trachéotomie. A la fin de la troisième nuit, il éprouve un léger mal de gorge et revient chez son père, auquel il se plaint. On constate alors une fièvre très vive et des fausses membranes sur les amygdales. En quelques heures le gonflement du cou devient énorme, un écoulement nasal s'établit et est incessant ; à la fin du premier jour le délire s'allume, soixante-douze heures après l'infortuné malade succombe à cette diphthérie maligne, sans avoir présenté le moindre symptôme du côté des voies respiratoires.

Il y a quelques années, M. Potain m'avait prié de partir pour Amiens, auprès d'une famille où régnait la diphthérie. Quand j'arrivai, on me raconta que les deux enfants, un petit garçon et une petite fille, venaient de succomber l'avant-veille et trois jours avant à l'angine diphthérique. La mère de ces deux enfants avait été prise la veille au matin de mal de gorge, d'abattement et d'une véritable prostration. Quand je l'examinai, j'eus d'emblée la plus mauvaise impression. Le teint était d'une pâleur cadavérique, les lèvres étaient bleutées, le pouls était déplorable, les ganglions cervicaux et le tissu cellulaire formaient un empâtement cervical généralisé ; les urines étaient très albumineuses ; la gorge était tapissée de membranes diffluentes et fétides ; par le nez s'écoulait un liquide sanieux. Cette pauvre malade avait conservé toute sa lucidité, mais, sentant ses forces défaillir, elle ne se faisait aucune illusion sur sa situation. « Quoi que vous fassiez, me dit-elle, je vais succomber à la maladie qui vient de tuer mes deux enfants. » Elle ne disait que trop vrai ; elle mourut le len-

demain dans la matinée, ses voies respiratoires n'ayant
même pas été effleurées par la diphthérie.

Cette diphthérie maligne, à forme foudroyante, est heureusement fort rare ; dans d'autres cas, la marche en est
plus lente, la maladie met huit, dix jours à parcourir son
évolution. En voici un exemple que j'emprunte à la Clinique
de Trousseau : c'était une enfant de douze ans ; elle avait
été prise trois jours auparavant d'une angine peu intense.
On conduisit l'enfant à l'hôpital. Dès le premier examen,
on était frappé de l'horrible fétidité de l'haleine. On constatait, sur le voile du palais, une couenne diphthérique
d'aspect putrilagineux qui occupait le fond de la gorge. La
tuméfaction des ganglions cervicaux et maxillaires était
considérable du côté droit. Cet engorgement ganglionnaire
qui avait fait, dès le début, porter un pronostic grave,
était encore plus considérable les jours suivants et comprenait le tissu cellulaire des régions cervicale et sous-
maxillaire. De plus, il était survenu un phénomène plus
alarmant encore : c'était une *rougeur érysipélateuse* de la
peau, comme s'il eût existé un phlegmon profond dans ces
parties. Dès le troisième jour, on avait constaté un coryza
diphthérique de mauvais augure avec épistaxis très abondantes.

En présence de ces symptômes redoutables, et bien que
la respiration restât parfaitement pure, on porta le plus
sombre pronostic. L'événement ne justifia que trop les
prévisions. La petite malade se refroidit, comme se refroidissent les cholériques. Elle avait de la tendance aux lipothymies, son pouls était d'une excessive faiblesse et d'une
extrême lenteur. Sa respiration restait libre et les voies
respiratoires ne furent en rien atteintes par la diphthérie.
On lutta en vain, pour lui faire avaler quoi que ce fût et
pour vaincre son dégoût insurmontable. Quoique l'engorgement ganglionnaire fût notablement diminué ; quoique la
diphthérie nasale elle-même eût en partie cédé, quoique,
enfin, la rougeur érysipélateuse eût elle-même disparu,
quoique, eu égard aux manifestations locales, il y eût une

amélioration trompeuse, l'enfant mourait, vers le dixième jour de sa maladie, « empoisonnée par le venin diphthérique qui l'avait infectée ». Elle mourait dans une syncope, en se retournant et refusant à la religieuse la boisson qu'on lui présentait. Elle mourait comme meurent souvent les malades atteints de la diphthérie maligne.

Dans d'autres circonstances, le tableau de la diphthérie maligne n'est pas aussi complet que chez cette dernière malade : ainsi on peut n'observer ni l'horrible fétidité de l'haleine, ni l'empâtement du tissu cellulaire du cou, ni la teinte érysipélateuse sur laquelle Trousseau, après Borsieri, a si justement insisté ; et malgré l'absence de ces symptômes, il suffit de constater l'excessive pâleur du teint, la mauvaise qualité du pouls, le refus obstiné des malades aux aliments et aux boissons, la diarrhée, l'albuminurie intense et précoce, l'affaiblissement rapide, la tendance à la défaillance, il suffit, dis-je, de constater ces symptômes, pour reconnaître la diphthérie maligne et pour porter le plus grave pronostic, bien que les voies respiratoires soient absolument libres.

C'est le moment de se demander comment les recherches bactériologiques expliquent ces diphthéries malignes que la clinique avait si bien étudiées.

I. — *Diphthérie maligne purement toxique.* — Dans quelques circonstances, les accidents, graves ou mortels, ne sont imputables qu'à la toxine de la diphthérie sans adjonction d'aucun autre microbe : Roux et Yersin, dans leur Mémoire de 1888, en rapportent une demi-douzaine de cas. Les observations I, III, V, VI, VII, X, concernent des petits malades qui ont presque tous succombé à des angines toxiques, ne présentant à l'examen bactériologique que des cultures pures de bacilles diphthériques, monomicrobiennes, sans adjonction d'autres microbes.

Martin, dans son travail de 1892, a réuni 28 cas d'angine diphthérique toxique, mortelle, dans lesquels l'examen bactériologique n'a démontré que l'existence de colonies diphthériques pures, nombreuses, à bacilles longs et en-

chevêtrés, sans aucune association microbienne. Chaillou et
Martin, dans leur Mémoire de juillet 1894, ont recueilli 10
observations d'angines diphthériques toxiques comprenant
10 cas de mort, et, ici encore, on ne trouvait que des cultures pures de bacilles diphthériques sans aucune association
microbienne. Le plus souvent, on constatait en abondance
le bacille long et enchevêtré.

Dans tous les cas que je viens de signaler, l'observation
clinique ayant toujours été sévèrement contrôlée par
l'examen bactériologique, il nous est possible actuellement
de retracer le tableau clinique le plus habituel de cette
angine toxique *pure* qui constitue l'une des variétés de
l'angine maligne :

Dès le début, la température est plus élevée que dans
l'angine diphthérique normale ; elle oscille entre 39 et 40°.
Elle s'y maintient pendant quelques jours. C'est même un
mauvais signe quand, après le quatrième et le cinquième
jour de l'angine, la température ne s'abaisse pas (Martin).
Les modifications du pouls suivent les oscillations de la
température. Les fausses membranes sont épaisses, adhérentes, d'un blanc grisâtre ; elles tapissent généralement,
sans intervalle de muqueuse saine, les amygdales, la luette,
les piliers, l'arrière-gorge. Parfois cependant les fausses
membranes sont discrètes.

La tuméfaction des ganglions cervicaux est plus rapide,
plus accentuée, dans la diphthérie toxique que dans la
diphthérie normale ; néanmoins il est rare que la tuméfaction ganglionnaire et cervicale atteigne les proportions que
nous allons signaler plus loin dans l'angine diphthérique
streptococcique.

L'albuminurie est plus constante dans la diphthérie toxique que dans la diphthérie normale, toutefois il est rare
qu'elle apparaisse avant le troisième jour et elle ne disparaît pas quand la maladie doit se terminer par la mort.

Le teint est plus pâle, plus plombé dans la diphthérie
toxique. Les lèvres sont parfois violacées, alors même qu'il
n'y a aucune menace d'asphyxie. La diarrhée est fréquente.

Le dégoût des aliments et des boissons est le fait habituel. Mais ce qui domine la situation, c'est le mauvais état du sujet, la faiblesse rapidement croissante, la petitesse du pouls, la tendance à la prostration, aux défaillances et à la syncope, symptômes qui n'existent pas ou qui sont à peine ébauchés dans la diphthérie normale.

L'examen bactériologique, sans avoir, bien entendu, rien d'absolu, démontre néanmoins qu'aux diphthéries toxiques appartiennent les colonies nombreuses et les longs bacilles enchevêtrés. Les bouillons de culture mis en expérience donnent également un renseignement précieux sur le degré de toxicité de la diphthérie. Un enfant atteint de diphthérie toxique ayant succombé au collapsus et à la paralysie cardiaque, Brieger et Wassermann purent extraire, du sang de cet enfant mort, une quantité de toxine diphthérique dont l'action spécifique fut démontrée par inoculation à des cobayes. Sidney Martin a obtenu les mêmes résultats.

Comparons maintenant les lésions expérimentales, dues à des injections de toxine diphthérique, aux lésions qu'on retrouve chez l'individu qui a succombé à la diphthérie toxique; elles sont en tout semblables : cœur flasque et jaune; myocardite parenchymateuse et interstitielle[1]; péricardite ecchymotique, foie congestionné, dilatation des capillaires et infiltration graisseuse des cellules hépatiques[2]; infiltration des tubuli contorti du rein et dilatation des vaisseaux glomérulaires; rate volumineuse et hypertrophie des glomérules de Malpighi; tuméfaction des plaques de Peyer et des follicules; infiltration de la muqueuse intestinale.

En résumé, symptômes et lésions expliquent le rôle de la toxine, au cas de diphthérie toxique. Voyons maintenant comment se comportent les diphthéries malignes avec associations microbiennes.

---

1. Rabot et Lyon. *Arch. de méd. expérimentale*, 1891.
2. Morel. Thèse de Paris, 1894. *Bactériologie et anatomie pathol. de la diphthérie.*

II. — *Diphthéries malignes avec associations microbiennes.*
— Dans bien des cas, je dirai même dans le plus grand
nombre des cas, les formes malignes de la diphthérie sont
à la fois toxiques et infectieuses, elles sont dues à l'exaltation réciproque du bacille de la diphthérie et des
microbes qui lui sont associés. Dans ces associations
microbiennes, le streptocoque joue le principal rôle, ainsi
qu'on va en juger par les expériences suivantes dues à
Roux et à Yersin[1].

On prépare une culture de bacilles diphthériques tellement faible que c'est à peine si l'inoculation au cobaye
produit un léger œdème local sans autres accidents. On
prépare d'autre part une culture de streptocoque très
virulent, pouvant, à la dose d'un centimètre cube, tuer
un lapin en vingt-six heures. On fait également un bouillon
de culture contenant à la fois le bacille diphthérique à
virulence atténuée et le streptocoque à virulence exaltée.

On inocule alors à deux cobayes un demi-centimètre cube
de la culture du bacille diphthérique atténué, à deux autres
cobayes un demi-centimètre cube de la culture du streptocoque
et à deux autres cobayes 1 centimètre cube du mélange à
parties égales de la culture mixte de diphthérie et de
streptocoque. Les jours suivants, les cobayes qui ont reçu
l'inoculation diphthérique atténuée n'ont que de l'œdème
avec une petite eschare au point inoculé, sans autres accidents. Les cobayes qui ont reçu l'inoculation streptococcique ont un abcès au point d'inoculation, sans autres
accidents. Mais les cobayes qui ont reçu l'inoculation du
mélange succombent le surlendemain. Au point d'inoculation, apparaissent une fausse membrane et un œdème
qui contiennent des bacilles diphthériques et des streptocoques. Les lésions trouvées à l'autopsie, dilatation
des vaisseaux, congestion des capsules surrénales, épanchement dans les plèvres, sont les lésions diphthériques ordinaires. Des tubes de sérum sont ensemencés avec

1. *Annales de l'Institut Pasteur*, 1890, p. 425.

l'œdème; dès le lendemain, on constate des colonies diphthériques bien développées, tandis que le streptocoque a poussé très maigrement. La séparation est donc facile à faire entre les deux microbes. On peut voir maintenant combien le bacille diphthérique, primitivement inoffensif, a été renforcé au contact du streptocoque. Pour cela, on fait des cultures, d'une part, avec le bacille diphthérique inoffensif et, d'autre part, avec le bacille renforcé. Après quinze jours d'étuve à 35 degrés dans un courant d'air, ces cultures sont filtrées sur porcelaine et injectées dans les veines de quatre lapins : deux lapins reçoivent chacun 10 centimètres cubes de la culture du bacille renforcé et ils succombent en trente heures tant la culture était virulente; les deux autres lapins reçoivent chacun une dose deux fois plus forte de la culture du bacille peu virulent, ils vivent deux mois; ce n'est qu'à la longue qu'ils maigrissent et succombent paralysés.

Donc « *séparés*, le streptococcus et le microbe diphthérique atténué étaient incapables de donner la mort aux cobayes; *associés*, ils les tuent rapidement avec les lésions de la diphthérie ».

Comparons maintenant les faits cliniques aux faits expérimentaux (Roux, Yersin, Barbier, Martin, Chaillou), et nous trouvons de part et d'autre des résultats identiques : dans les angines à la fois diphthériques et streptococciques, chacun des deux microbes, isolé et cultivé à part, ne possède que rarement une forte virulence, l'inoculation aux animaux le prouve; mais par leur association ces microbes, bacille et streptocoque, exaltent réciproquement leurs propriétés toxiques et virulentes, de là vient la gravité trop souvent exceptionnelle de ces angines diphthéro-streptococciques qui forment le principal contingent des angines dites malignes.

Les chiffres suivants indiquent assez la gravité de ces angines diphthéro-streptococciques : dans la statistique de Martin, 8 morts sur 10 cas. Dans la statistique de Chaillou et Martin, 15 morts sur 14 cas. Dans la statistique de Tézenas, 5 morts sur 5 cas.

C'est à cette variété d'angine maligne que répondent presque tous les cas foudroyants et rapides que je citais au début de cet article. Leurs symptômes avaient été admirablement décrits par nos devanciers et les études bactériologiques viennent d'en expliquer en partie la pathogénie. Dès le début de ces angines malignes, le visage est pâle, plombé, bouffi, les lèvres sont violacées, bien qu'il n'y ait aucune menace d'asphyxie ; le cou est énorme, « proconsulaire » (de Saint-Germain), ce qui tient à la tuméfaction des ganglions et à l'infiltration œdémateuse du tissu cellulaire ; la peau de la face et du cou est souvent luisante et d'apparence érysipélateuse (Borsieri, Trousseau); l'haleine est extrêmement fétide, surtout quand les exsudats sont-envahis par les bactéries de la putréfaction; la déglutition est fort douloureuse ; les fausses membranes de la gorge ont souvent un aspect putrilagineux et sanguinolent; la température est habituellement élevée, le pouls est rapide, fuyant, filiforme, irrégulier ; l'albuminurie est précoce et persistante; la diarrhée est fréquente, les hémorrhagies ne sont pas rares (épistaxis, gencives saignantes, purpura). En pareil cas, les fosses nasales étant souvent envahies par l'association diphthéro-streptococcique, on constate un jetage abondant, purulent, sanguinolent avec rejet de fausses membranes.

Que l'angine diphthéro-streptococcique ait une marche rapide ou lente, la gravité, je le répète, en est considérable ; une extrême agitation avec ou sans délire, un abattement, une prostration voisine du coma, le collapsus ou la syncope terminent la scène. Parfois cependant la mort survient par le fait de quelques complications : croup infectieux, bronchite purulente, broncho-pneumonie à prédominance streptococcique. Quand la guérison survient, la convalescence est longue et, parfois, accompagnée d'ulcérations gutturales, buccales, nasales, d'adéno-phlegmons suppurés.

Cette description diffère, on le voit, de la description de l'angine purement toxique. Dans cette dernière, c'est le poison diphthérique qui domine la situation, dans l'angine diphthéro-streptococcique, l'infection par le streptocoque réclame une large part. Pour s'en convaincre, il suffit de lire le mémoire de Barbier[1]; nous y voyons la pénétration du streptocoque dans le sang; il gagne le sang des veines pulmonaires, les poumons, les bronches, la valvule mitrale, les articulations, la plèvre (pleurésie purulente), l'oreille moyenne (otite purulente), les parois du cou (adéno-phlegmon), les parois du pharynx (abcès rétro-pharyngien), la rate, etc.

Ce que je viens de dire du streptocoque est en partie applicable au staphylocoque. Bien qu'elles n'aient pas la gravité des angines diphthéro-streptococciques, les angines *diphthéro-staphylococciques* réclament une certaine part dans le groupe des angines malignes. On n'a pour s'en convaincre qu'à consulter les statistiques publiées à ce sujet.

Conclusions. — Nous voilà donc assez édifiés maintenant sur la pathogénie des angines diphthériques, pour qu'il nous soit possible de formuler les conclusions suivantes :

1° L'angine diphthérique est dite *normale* ou bénigne, quand elle n'est ni toxique, ni infectieuse. Cette bénignité vient de la faible virulence des bacilles diphthériques ou de la faible receptivité morbide du terrain où ils se développent. Elle vient encore de l'absence d'associations microbiennes ou du faible pouvoir que les microbes associés ont d'exalter la virulence. Néanmoins l'angine diphthérique normale, malgré ses apparences bénignes, n'est pas toujours exempte de dangers; elle peut être accompagnée d'accidents asphyxiques, surtout chez les enfants (croup); elle peut être suivie de paralysies.

2° L'angine diphthérique est dite *maligne* (dénomination que je lui conserve), quand elle est toxique et infectieuse. Elle est plus toxique qu'infectieuse lorsque les accidents

____
1. Barbier. *Arch. de méd. expérimentale*, 1891.

prédominants sont imputables à la virulence de la toxine diphthérique. Elle est plus infectieuse que toxique lorsque les accidents prédominants sont dus aux associations microbiennes, surtout au streptocoque. N'oublions en aucun cas le rôle considérable du terrain, qui se prête plus ou moins bien au développement du poison et de l'infection.

5° Les variétés d'angine que je viens de décrire, diphthérie franche, diphthérie toxique, diphthérie infectieuse, évoluent assez souvent avec leurs caractères distinctifs, *suivant que le bacille limite son action à la formation de membranes, ou suivant qu'il élabore le poison à tous ses degrés de toxicité, avec ou sans infections secondaires.* Mais, je le répète, il y a des cas mixtes où ces variétés se trouvent *associées*, et il ne peut en être autrement, car c'est toujours la même maladie, pouvant présenter des aspects divers, mais ne formant, en somme, qu'une seule espèce. C'est ainsi que telle angine diphthérique, ayant, au-début, les allures d'une diphthérie relativement bénigne, prend les caractères de l'angine toxique, infectieuse, et enlève le malade.

POLYMORPHISME DE L'ANGINE DIPHTHÉRIQUE, FORMES HERPÉTIQUE, LACUNAIRE, PULTACÉE

L'angine diphthérique ne revêt pas toujours, il s'en faut, les apparences d'une angine à fausses membranes. Pendant longtemps et jusqu'au moment où les examens bactériologiques ont été pratiqués, on admettait difficilement qu'une angine diphthérique ne fût pas membraneuse ou couenneuse. On connaissait bien des angines membraneuses non diphthériques, mais on avait peine à croire qu'une angine diphthérique n'eût pas toujours l'aspect membraneux.

Depuis quelques années, les études bactériologiques ont fait la lumière dans le chaos des angines. Certes, les membranes fibrineuses, épaisses et adhérentes resteront la *caractéristique clinique la plus habituelle* de l'angine diphthérique, mais dans bon nombre de cas, *plus fréquents qu'on ne pense*, l'angine diphthérique n'est pas membraneuse, elle ressemble à une angine catarrhale, érythémateuse, pultacée, lacunaire, folliculaire. Dans d'autres cas, l'angine diphthérique revêt le masque de l'angine herpétique. Ces formes herpétique, érythémateuse, pultacée, lacunaire, sont plus fréquentes chez l'adulte que chez l'enfant. Sur 137 cas d'angine diphthérique observés chez l'adulte, M. Roché n'a constaté que dans un tiers des cas la forme franchement membraneuse de l'angine[1]. Je vais donc passer en revue ces différentes modalités de l'angine diphthérique, qui, on va le voir, est essentiellement *polymorphe*, et je commence par la description de l'angine diphthérique à forme herpétique, telle que je l'ai présentée, dans mes leçons à la Faculté de médecine, en décembre 1894.

A. ANGINE DIPHTHÉRIQUE A FORME HERPÉTIQUE

Je rappelle d'abord en quelques mots la description classique de l'angine dite herpétique simple : qu'on la désigne sous le nom d'angine herpétique, avec Gubler ; qu'on l'appelle angine couenneuse commune, avec Bretonneau et Trousseau ; qu'on lui réserve la dénomination d'herpès du pharynx avec d'autres auteurs, il n'en est pas moins acquis que la caractéristique de l'angine herpétique, sa signature anatomique et clinique, c'est la présence de vésicules d'herpès sur la muqueuse de la gorge.

Un malade, enfant ou adulte, est pris de symptômes fébriles parfois violents. Les frissons et la fièvre sont accompagnés de courbature et de céphalalgie. La dysphagie se déclare. A l'examen de la gorge on constate une rougeur diffuse ; les amygdales sont volumineuses, et bientôt quelques petites saillies qu'on a comparées à des sudamina appa-

---

1. Roché. *Diphthérie de l'adulte*. Thèse de Paris, 1895.

raissent en différents points de l'isthme ou du pharynx. L'angine herpétique est constituée.

Dans quelques cas, l'angine herpétique a les apparences d'une angine érythémateuse et l'exsudat est insignifiant. Dans d'autres circonstances, aux vésicules développées sur la muqueuse de la gorge s'associe un exsudat blanchâtre, *pultacé*; parfois enfin, il ne s'agit plus seulement d'un enduit pultacé, mais il s'agit de véritables membranes fibrineuses, épaisses, étalées, et simulant si bien la diphthérie, la couenne diphthérique, que Trousseau, dans un de ses plus remarquables chapitres, avait décrit cette forme d'angine herpétique sous le nom d'angine couenneuse commune, l'épithète de *commune* éloignant ici toute idée de diphthérie.

Il n'est pas de médecin qui n'ait eu l'occasion d'observer plus ou moins souvent ces angines herpétiques à formes érythémateuse, pultacée ou membraneuse. Quand on a la chance de saisir sur le fait l'évolution parfois si fugace des vésicules herpétiques de la gorge, la constatation de ces vésicules supprime toute hésitation et on porte le diagnostic d'angine herpétique. Souvent même le diagnostic reçoit un appoint considérable, lorsque l'herpès, au lieu de rester limité à la gorge, envahit d'autres régions telles que la commissure labiale, les lèvres, l'orifice nasal, le menton, les joues, la conjonctive, etc.

Il est certain qu'en pareille circonstance, et en face d'un malade qui présente une angine aiguë véhémente, fébrile, douloureuse, accompagnée de fausses membranes, alors même que ces membranes simuleraient la diphthérie, il est certain, dis-je, que si le malade en question présente en même temps des poussées d'herpès aux amygdales, au voile du palais, au pharynx, au visage, on se croit suffisamment renseigné sur la nature du mal, on fait le diagnostic d'angine herpétique, ou d'angine couenneuse commune, et on éloigne toute idée de diphthérie. Telles sont, du moins, les notions généralement admises, celles que l'expérience semblait avoir consacrées.

Eh bien! l'étude des angines avec herpès est à refaire et doit subir le sort de toutes les angines. Les travaux bactériologiques de ces dernières années nous ont démontré, et nous démontrent tous les jours, que la nature d'une angine, fût-elle érythémateuse, pultacée ou couenneuse, *ne peut être diagnostiquée d'une façon certaine, indiscutable, que par l'examen bactériologique.*

Or l'angine herpétique, pas plus que les autres angines, ne peut échapper au contrôle bactériologique.

Les études que j'ai entreprises à ce sujet, et dont j'ai communiqué les résultats à l'Académie de médecine[1], m'ont permis de placer la question sur son véritable terrain. J'ai pu démontrer que l'angine dite herpétique est assez fréquemment de nature diphthérique; il m'a été facile de vérifier l'inconstance et l'insuffisance des symptômes qui nous sont fournis par la clinique, et je ne saurais trop faire remarquer que l'éruption de l'herpès, qui semblait autrefois devoir être un gage d'angine non diphthérique, cette éruption ne sert qu'à nous donner le change, elle nous inspire une *sécurité trompeuse.* Les observations suivantes permettront de vérifier la vérité de ces assertions :

Observations. — *Obs. I.* — Le 3 avril 1895, entrait dans mon service un homme de cinquante-deux ans, atteint d'une violente angine herpétique. L'angine a débuté brusquement le 30 mars au matin, avec frissons, fièvre, dysphagie, céphalalgie violente, courbature, coryza et légère épistaxis. La température axillaire atteint 39°,4. A l'inspection de la gorge, on constate une rougeur diffuse, et une tuméfaction notable des amygdales. De plus, on remarque sur le voile du palais quelques vésicules d'herpès très nettes, et irrégulièrement disposées. Un semis de vésicules d'herpès existe également sur les lèvres et sur la commissure labiale du côté droit. Les ganglions maxillaires sont modérément engorgés. On porte, tout naturellement, le diagnostic *d'angine herpétique.*

1. Dieulafoy. *Angine diphthérique à forme herpétique.* Académie de médecine, séances des 11 juin, 2 et 30 juillet 1895.

Le lendemain, un dépôt pultacé apparaît sur l'amygdale
droite. Ce dépôt, ensemencé sur sérum et sur gélose,
permet de reconnaître des staphylocoques, au milieu desquels apparaissent des bacilles *diphthériques*. Cette constatation bactériologique renverse le diagnostic préalablement
porté, et la diphthérie nasale, cliniquement ébauchée quelques jours avant, par une légère épistaxis et par du coryza,
cette diphthérie nasale entre franchement en scène : le
malade est pris de jetage, d'épistaxis, et il rend par le nez
quelques fausses membranes. De plus, les piliers du voile
du palais et la luette se recouvrent de quelques plaques
membraneuses diphthériques. Malgré les injections de
sérum, faites trop tardivement, l'angine et le coryza diphthériques aboutissent quelques jours plus tard à une violente paralysie du voile du palais. La paralysie diphthérique
envahit progressivement les membres inférieurs, les membres supérieurs et la vessie.

Voilà donc une angine qui présentait, cliniquement, au
début, tous les attributs de l'angine herpétique, et ce n'est
que l'examen bactériologique qui a pu déceler la diphthérie,
confirmée du reste quelques jours plus tard par une paralysie tenace et généralisée.

Obs. II. — Une jeune fille de dix-huit ans entre dans le
service de Gouguenheim pour un mal de gorge violent avec
céphalalgie, courbature et fièvre à 40 degrés. On constate une rougeur généralisée au pharynx et aux amygdales. Sur les deux amygdales existent quelques groupes
de vésicules herpétiques avec fausses membranes blanchâtres peu adhérentes. On aperçoit également sur les
lèvres et aux commissures plusieurs vésicules d'herpès.
Aucun engorgement ganglionnaire. Au premier aspect et
au point de vue purement clinique, le diagnostic d'*angine
herpétique* s'imposait. Un tube de sérum est ensemencé
avec des parcelles prises sur les fausses membranes amygdaliennes, et mis à l'étuve le soir même de l'entrée de la
malade. Le lendemain, on constatait une culture pure de
bacilles diphthériques, sans association microbienne. On

fait aussitôt une injection de 10 centimètres cubes de sérum.

Obs. III. — En 1892, la surveillante de ma salle d'hommes, à l'hôpital Necker, eut son petit garçon atteint d'angine. L'examen de cet enfant révéla une telle rougeur de la gorge, que mes internes Charrier et Rénon songèrent à un début de scarlatine. Le lendemain, l'apparition de vésicules d'herpès sur les amygdales permettait de porter le diagnostic d'angine *herpétique*. Mais, au bout de deux ou trois jours, l'enfant étant toujours très souffrant, on conduisit le petit malade à l'hôpital et l'existence de la diphthérie à forme herpétique fut reconnue. En outre, je constatai l'existence d'un coryza diphthérique. Ce coryza avait débuté par des épistaxis. Une paralysie très grave comme intensité, comme durée et comme généralisation, frappa cet enfant. Le voile du palais fut pris tout d'abord, puis les muscles de la tête et du cou, puis les membres inférieurs, et enfin les membres supérieurs furent atteints à leur tour par cette paralysie diphthérique. L'enfant ne fut guéri que deux mois plus tard.

Obs. IV. — Kelsch m'a fait part d'une observation analogue aux précédentes. Appelé à pratiquer l'examen bactériologique d'une angine qui avait présenté tous les caractères cliniques d'une angine *herpétique*, la culture révéla la présence du bacille diphthérique auquel le pneumocoque était associé.

Obs. V. — Huchard m'a rapporté le fait suivant : ayant à se prononcer sur la nature d'une angine qui venait d'aparaître chez une jeune enfant, Huchard se basa sur l'intensité de la fièvre, sur la soudaineté de l'angine et sur l'apparition simultanée d'herpès, pour porter le diagnostic d'angine *herpétique*, diagnostic confirmé par Brocq. Mais, malheureusement, il fallut bientôt se rendre à l'évidence, et cette angine qui avait toutes les apparences de l'angine herpétique n'était, en somme, qu'une angine diphthérique qui, en quelques jours, enleva l'enfant.

Obs. VI. — Chantemesse, étant interne dans le service de

Fernet, reçut à l'hôpital une malade atteinte d'angine *herpétique*, dont les symptômes et les signes paraissaient tellement classiques à Fernet et à Chantemesse, que ni l'un ni l'autre ne songèrent même à un autre diagnostic. L'examen bactériologique ne se faisait pas alors, et l'erreur de diagnostic fut confirmée par l'évolution rapidement mortelle d'une diphthérie terrible qui emporta la malade.

Obs. VII et VIII. — Les deux observations suivantes font partie du dossier où ont été puisés les documents du Mémoire[1] de Roux, Martin et Chaillou, mais elles ne figurent pas dans ce Mémoire :

Dans la première de ces observations, il est question d'un enfant de cinq ans, pris subitement de fièvre et de mal de gorge et entré à l'hôpital des Enfants avec des fausses membranes épaisses, blanc grisâtre, recouvrant les deux amygdales. Les ganglions étaient légèrement engorgés, les lèvres de l'enfant présentaient des vésicules d'herpès. C'était le tableau clinique de l'angine *herpétique*, mais la bactériologie démontra qu'il s'agissait là d'une angine diphthérique, avec nombreuses colonies du bacille diphthérique moyen.

L'autre observation, tirée du même dossier, est certainement la plus intéressante qu'on puisse rencontrer : une enfant de six ans entre à l'hôpital des Enfants-Malades le 21 juillet 1894. Cette enfant a été prise brusquement, la veille au matin, de fièvre et d'angine. A son entrée à l'hôpital, on constate une fièvre violente. L'enfant a du délire. A l'examen de la gorge, on trouve les amygdales volumineuses, rouges et recouvertes d'un enduit pultacé. Au coin des lèvres, on aperçoit un *début d'herpès*. Cet ensemble de symptômes, il faut le dire, imposait de tous points le diagnostic d'angine herpétique; il l'imposait si bien, que Roux et Martin, en voyant cette malade, firent la réflexion suivante : « Voilà une angine herpétique tellement classique

1. *Ann. de l'Institut Pasteur*, 25 septembre 1894.

que l'examen bactériologique ne serait guère nécessaire. » Mais, bien que tous les symptômes de cette angine éloignassent l'idée de la diphthérie, on fit par principe un ensemencement et l'on pratiqua une injection de 20 centimètres cubes de sérum. Or, l'examen bactériologique démontra que cette angine, qui avait cliniquement toutes les apparences de l'angine herpétique, était une angine diphthérique; on y trouva le bacille diphthérique long associé au streptocoque. Dès le lendemain, et sous l'influence du sérum, l'enfant était beaucoup mieux, pendant que, autour des lèvres, se développaient d'une façon confluente des vésicules d'herpès constatées la veille dès leur éclosion. La petite sœur de lait de cette enfant, contagionnée par elle, entrait à son tour, deux jours plus tard, à l'hôpital, avec une angine diphthérique absolument classique.

Obs. IX. — Le 18 mai dernier, dit Le Gendre[1], j'étais appelé par mon confrère, le Dr Weill, auprès d'un petit malade de trois ans, chez lequel, deux jours avant, il avait constaté l'apparition d'une angine *herpétique* typique, mais qui, malgré la nature de cette angine, offrait un état général inquiétant. Le Gendre fait un ensemencement, et Villepeau, chargé de l'examen, trouve des bacilles de Lœffler de dimension moyenne; le lendemain, on injecte 10 centimètres cubes de sérum. L'amélioration ne paraissant pas suffisante, on pratique une deuxième injection quatre jours après la première. Dès lors, l'amélioration s'accuse, et l'enfant était considéré comme hors de danger. Malheureusement, une paralysie du voile du palais se déclare. Cette paralysie (forme bulbaire) se généralise très vite, envahit les muscles de la nuque et du tronc, le pouls devient irrégulier, un état syncopal se déclare, et l'enfant meurt dans une syncope malgré la respiration artificielle, les tractions rythmées de la langue, etc.

Obs. X. — Une malade entre dans mon service le 10 juillet

1. *Soc. méd. des hôpitaux*, 5 juillet 1895.

pour une angine *herpétique* : fièvre intense, céphalalgie, courbature, dysphagie très prononcée, groupes d'herpès à la lèvre supérieure, rien n'y manque. Une culture aussitôt pratiquée par mon interne Kahn décèle la présence du bacille diphthérique court.

Description. — Aux observations que je viens de citer, j'en pourrais ajouter d'autres, qui, au cours de la discussion que j'avais soulevée à l'Académie, ont été rapportées par Cadet de Gassicourt, Robin, Landouzy. Nous sommes donc en possession d'un nombre imposant de faits, qui prouvent que les formes herpétiques de l'angine diphthérique sont loin d'être rares.

Que devient dès lors la description classique et le diagnostic clinique de l'ancienne angine herpétique? La brusquerie du début, l'intensité de la fièvre, la violence des symptômes généraux, la douleur vive de la gorge, l'apparition de vésicules d'herpès aux amygdales, au voile du palais, aux lèvres, tout cela formait un faisceau de symptômes sur lesquels on croyait pouvoir baser, d'une façon certaine, le diagnostic de l'angine herpétique. Et, dans le diagnostic différentiel avec l'angine diphthérique, on avait bien soin d'accentuer la différence qui existe entre la violence inflammatoire de l'angine herpétique et l'apparition plus timide, plus insidieuse, moins phlegmasique, moins douloureuse, de l'angine diphthérique.

Eh bien, encore une illusion qu'il faut abandonner : il suffit de se reporter aux observations que j'ai groupées dans ce travail pour voir que l'angine diphthérique à forme herpétique peut revêtir des allures aussi brusques, aussi inflammatoires, aussi violentes que l'angine dite herpétique la plus classique. Voyez la petite malade de Huchard : son angine éclate au milieu des symptômes fébriles les plus intenses, les amygdales sont rouges et tuméfiées, l'herpès apparaît, mais tout cet appareil fébrile n'en cache pas moins une diphthérie des plus toxiques, à laquelle succombe l'enfant. Voyez le petit garçon de ma surveillante de l'hôpital Necker : cet enfant est pris, lui aussi, de symptômes fébriles brusques et violents, d'un mal de gorge intense ; l'herpès apparaît ; mais, ici encore, tout cet appareil fébrile et trompeur cache une diphthérie à laquelle fait suite une longue et terrible phase paralytique. Voyez l'enfant qui a été examinée par Roux et Martin : elle est prise brutalement d'une fièvre violente, 40 degrés de température, 160 pulsations, avec délire ; le mal de gorge est intense, les amygdales sont volumineuses, rouges, pultacées, et l'herpès apparaît aux lèvres. N'est-ce pas là le tableau le plus classique de l'angine herpétique ? tableau insidieux et trompeur, puisqu'il s'applique également à l'angine diphthérique avec herpès.

Je propose donc de démembrer l'angine dite herpétique, telle que nous l'avaient léguée nos prédécesseurs : cette angine ne doit plus conserver, dans le cadre nosologique, la place quasi intangible qu'elle y occupait. Il faut qu'elle subisse à son tour le sort de toutes les angines. A supposer qu'on veuille conserver encore une angine herpétique dans le sens ancien du mot, il faut bien savoir actuellement qu'il y a moins une angine herpétique que des angines avec herpès.

Il y a des angines streptococciques avec herpès, staphylococciques avec herpès, pneumococciques avec herpès, et, ce qui nous intéresse le plus, il y a, je crois l'avoir nettement démontré, un groupe d'angines diphthériques avec herpès[1].

Néanmoins, et c'est ici que la question redouble d'intérêt, il va nous être facile de relier l'état actuel de la science aux traditions que nous avait léguées un de nos plus grands cliniciens. Il me suffira, pour cela, de citer quelques passages du lumineux rapport de mon maître Trousseau, rapport qui fut présenté par lui à l'Académie, au nom de

---

1. Jès (de Krakau) a constaté le bacille diphthérique dans le liquide des vésicules d'herpès labial chez un malade atteint d'une angine diphthérique, 1896.

la Commission des épidémies, le 22 novembre 1859 [1]. — Les opinions qui furent émises par Trousseau dans ce rapport, nous les trouvons consignées quelques années plus tard dans ses *Leçons cliniques de l'Hôtel-Dieu* : « Ce qui caractérisait, dit Trousseau, les épidémies de l'année 1858, c'était la concomitance des affections couenneuses communes (herpès du pharynx) et des angines diphthériques. Les premières, quoique réduites aux proportions du simple herpès du pharynx, n'avaient pas toujours les allures régulières qu'elles affectent habituellement. Quelques-unes se prolongeaient au delà de leur temps accoutumé. D'autres fois, l'affection couenneuse dégénérait sur place : le médecin devait se demander avec inquiétude s'il était autorisé à maintenir un pronostic favorable. Non seulement on voyait les deux affections (angine herpétique et angine diphthérique) régner l'une après l'autre, mais dans chaque épidémie partielle on reconnaissait la présence des deux formes pathologiques associées plus ou moins étroitement. »

Je pourrais multiplier ces citations qui prouvent, on l'avait trop oublié, à quel point Trousseau avait vu et décrit dans tous leurs détails les relations qui peuvent exister entre l'angine diphthérique et l'angine dite herpétique. Les recherches bactériologiques dont je viens de faire mention dans le cours de cette étude sont une éclatante confirmation des idées du plus grand clinicien de notre école française.

Non seulement Trousseau avait dépisté la diphthérie à forme herpétique, mais il l'avait nettement jugée au point de vue de la gravité du pronostic. On se tromperait en effet si l'on supposait que la diphthérie herpétique est toujours une diphthérie bénigne. Il suffit, pour s'en convaincre, de jeter un coup d'œil sur les observations que je viens de rapporter : l'un de mes malades, l'enfant de ma surveillante à Necker, a été pris d'une paralysie diphthérique terrible et généralisée qui a mis ses jours en danger.

1. Trousseau. *Mémoires de l'Académie impériale de médecine*, t. XXIV, p. 51 ; Rapport sur les épidémies de 1858.

Un autre de mes malades, celui qui est encore dans mon service, a été atteint d'une paralysie tellement intense, qu'à l'heure actuelle, et depuis quatre mois que dure cette paralysie diphthérique, elle n'est pas encore guérie. La petite malade de Huchard meurt en quelques jours. La malade de Chantemesse succombe, elle aussi, très rapidement. Dans le cas de Le Gendre, la mort survient à la suite de la paralysie diphthérique. Trousseau avait donc singulièrement bien jugé la question quand il écrivait : « La diphthérie mortelle débute souvent sous la forme d'une éruption herpétique ».

Conclusions : L'angine diphthérique peut revêtir les allures trompeuses de l'angine herpétique. Il est impossible, cliniquement, d'affirmer qu'une angine, dite herpétique, est ou n'est pas de nature diphthérique. L'examen bactériologique peut *seul* nous permettre d'affirmer la nature de l'angine.

B. ANGINE DIPHTHÉRIQUE D'APPARENCE FOLLICULAIRE

Après avoir étudié l'angine diphthérique à forme herpétique, étudions les angines diphthériques qui simulent l'amygdalite dite lacunaire ou folliculaire. Ici encore le tableau de la maladie est trompeur; cliniquement on croit avoir affaire à une amygdalite vulgaire et la bactériologie vient redresser l'erreur ; en voici les preuves :

Dès 1891, Jacobi démontrait, bactériologiquement, que l'amygdalite lacunaire, surtout chez les adultes, est souvent diphthérique. Lors d'une épidémie de diphthérie qui sévissait sur un pensionnat de jeunes filles, Mouillot, sur 18 malades qui furent atteintes, constata huit fois l'angine diphthérique membraneuse et dix fois l'amygdalite diphthérique à forme lacunaire ; une de ces dernières fut suivie de paralysie diphthérique. Escherich a constaté le bacille de la diphthérie dans bon nombre d'amygdalites dites folliculaires. Koplick, en 1892, a rapporté dans son Mémoire de nombreuses observations de cette angine diphthérique lacunaire.

Chaillou et Martin[1] ont cité 8 cas d'angine diphtherique se présentant sous forme de points blancs qui rappelaient l'amygdalite folliculaire. Gouguenheim[2] nous dit que sur 85 malades adultes atteints d'angine diphthérique et observés par lui dans son service à l'hôpital Lariboisière, il a constaté quarante fois la diphthérie amygdalienne, à forme folliculaire ou lacunaire.

L'angine diphthérique revêt donc fort souvent, surtout chez l'adulte, le masque de l'amygdalite folliculaire et l'examen bactériologique permet seul d'établir le diagnostic. Quoique généralement *bénignes*, ces angines diphthériques discrètes, lacunaires, « à points blancs », peuvent être par exception très toxiques et fort graves, témoin les observations de Chaillou et Martin[3] et l'observation CXII du Mémoire de Martin[4].

C. ANGINE DIPHTHÉRIQUE A FORME PULTACÉE

Cette forme est de toutes la plus rare et la plus bénigne. Le malade présente une angine ayant toutes les apparences d'une angine catarrhale, érythémateuse, pultacée, et la bactériologie fait découvrir le bacille diphthérique.

Feer[5] en rapporte 3 cas; un des trois petits malades présenta d'abord une rougeur modérée de la gorge avec une température de 38°,8, le lendemain le thermomètre atteignit 40°,8. Les amygdales étaient grosses, rouges, avec un léger dépôt pultacé, il y avait de plus un engorgement ganglionnaire d'un côté. L'enfant guérit en quelques jours. La culture décela la présence de bacilles diphthériques et de streptocoques. L'inoculation faite avec des cultures pures de diphthérie tua le cobaye en dix heures.

Concetti, en 1894, rapporte 2 cas d'angine diphthérique

1. *Annales de l'Institut Pasteur*, juillet 1894.
2. *Annales des maladies de l'oreille, du larynx*, juillet 1895.
3. Page 459.
4. Page 534.
5. Thèse de Mme Bonnier, p. 70.

pultacée, provenant, par contagion, d'enfants atteints de diphthérie mortelle pharyngée et nasale très grave. Les amygdales étaient augmentées de volume et recouvertes d'un enduit ne ressemblant nullement à la diphthérie mais ayant les apparences grossières de l'enduit pultacé. Or il s'agissait de diphthérie.

DIAGNOSTIC. — ÉTIOLOGIE. — TRAITEMENT DE L'ANGINE
DIPHTHÉRIQUE

Après avoir étudié les formes et les variétés de l'angine diphthérique, abordons la question du *diagnostic*.

Diagnostic clinique. — Étant donnée une angine aiguë, on peut commettre deux espèces d'erreur. Une première erreur consiste à prendre pour une angine diphthérique une angine qui ne l'est pas. L'erreur réciproque consiste à prendre pour une angine non diphthérique une angine qui l'est en réalité. Dans ce dernier cas, on méconnaît une diphthérie qui existe ; la conséquence de cette erreur, c'est qu'on n'isole pas le malade qui sème la diphthérie dans son entourage, famille ou pensionnat ; de plus, tel malade qui n'a pas été traité par le sérum, dès le début de son angine, parce qu'on a méconnu son mal, sera plus exposé aux conséquences immédiates ou éloignées de la diphthérie, au croup, à l'empoisonnement précoce ou tardif, aux paralysies.

Les faits de ce genre, et ils sont nombreux, *trop nombreux*, prouvent qu'il est absolument nécessaire de faire dès le début, et d'une façon irréfutable, le diagnostic de l'angine diphthérique sous peine de s'exposer aux plus graves mécomptes. Mais pour faire ce diagnostic, les ressources de la clinique sont bien souvent insuffisantes : quels signes en effet, quels symptômes invoquer ; peut-on se baser sur le mode de début de l'angine ? On dit bien, et avec raison, que l'angine diphthérique, à ses débuts, est plus insidieuse, moins bruyante, moins fébrile que d'autres angines plus franchement inflammatoires ; mais qu'on se reporte aux nombreux cas que je signalais au chapitre précédent et on verra que la diphthérie herpétique débute souvent avec les allures les plus brusques et au milieu du cortège ébrile le plus accentué.

Peut-on se baser sur l'intensité de la dysphagie ? On a dit, et on répète, non sans quelque raison, que la déglutition est relativement peu douloureuse au cas de diphthérie, tandis qu'elle est généralement très douloureuse au cas d'angine non diphthérique. Cela est souvent vrai, mais que d'exceptions nous pourrions enregistrer ! Les observations de diphthérie herpétique que j'énumérais plus haut révèlent une dysphagie des plus précoces et des plus intenses.

Peut-on se baser sur les caractères et sur l'évolution des fausses membranes ? Non. Ici encore les caractères cliniques de la membrane diphthérique qui avaient été donnés comme classiques avant les examens bactériologiques, coloration, épaisseur, adhérence, dissociation, élasticité, réaction des agents chimiques, tous ces caractères existent indifféremment sur les membranes diphthériques et sur celles qui ne le sont pas. La reproduction facile et rapide des fausses membranes n'est-elle pas du moins un caractère inhérent à la diphthérie? Non. On le croyait autrefois, mais on sait depuis les recherches bactériologiques que les membranes pseudo-diphthériques dues au coccus Brisou, au streptocoque, au staphylocoque, au pneumocoque, peuvent se reproduire avec la même facilité que la membrane diphthérique.

La tendance qu'ont les fausses membranes à gagner les cavités nasales et le larynx n'est-elle pas du moins en faveur de la diphthérie ? Non. Dans un des prochains chapitres sur les angines pseudo-diphthériques, nous verrons que bon nombre de membranes pseudo-diphthériques, à streptocoques, et à coccus Brisou, peuvent également envahir les cavités nasales et le larynx.

L'engorgement ganglionnaire, ce signe réputé si précieux,

peut-il du moins nous être de quelque secours ? Non. D'une part en effet, l'engorgement ganglionnaire sous-maxillaire peut exister à peine, au cas de diphthérie pure, tandis que ce même engorgement ganglionnaire peut être très intense dans des angines pseudo-diphthériques. Baginski a constaté cinq fois l'adénopathie sous-maxillaire dans 6 cas d'angine à streptocoques. Tézenas a constaté quatre fois ce même engorgement sur quatre observations d'angines à streptocoques et à staphylocoques. Jaccoud a observé l'adénopathie au cas d'angines à pneumocoques. Martin a plusieurs fois signalé des adénopathies très prononcées dans des angines membraneuses à coccus Brisou. J'ai souvent fait les mêmes remarques. L'adénopathie sous-maxillaire est donc un signe qui ne peut nous fournir aucun élément sérieux de diagnostic.

Que penser de l'albuminurie ; est-elle, comme on l'avait supposé, un signe d'angine diphthérique? Non. Bon nombre d'angines pseudo-diphthériques à microbes divers, notamment les angines pseudo-diphthériques streptococciques, sont assez fréquemment accompagnées d'albuminurie.

Cette étude critique des signes et des symptômes de l'angine diphthérique nous prouve que la clinique, à elle seule, est insuffisante pour arriver au diagnostic. Bon nombre d'angines, considérées par le meilleur clinicien comme étant diphthériques, sont démontrées par la bactériologie comme ne l'étant pas; témoin les angines pseudo-diphthériques, dues au streptocoque, au coccus Brisou, au pneumocoque, au staphylocoque, que nous étudierons au chapitre suivant. Par contre, bon nombre d'angines, considérées par le meilleur clinicien comme n'étant pas diphthériques, sont démontrées diphthériques par la bactériologie ; témoin ces nombreuses observations concernant les diphthéries *polymorphes*, à formes herpétique, lacunaire, pultacée auxquelles je viens de consacrer un chapitre.

Je sais bien qu'il ne manque pas de médecins, même à l'heure actuelle, qui espèrent pouvoir arriver au diagnostic des angines par le secours seul de la clinique et qui voudraient réserver l'examen bactériologique aux cas réputés indécis et douteux. L'examen bactériologique *systémati-quement* pratiqué leur paraît exagéré. Ils le rejettent. Cela leur paraît excessif. J'ai moi-même été pris à partie, très courtoisement, après ma communication à l'Académie de médecine, dans le Premier-Paris de l'un de nos journaux médicaux où je lis la phrase suivante : « Il ne serait plus permis, d'après M. Dieulafoy et tous les bactériologistes, de poser un diagnostic d'angine sans l'examen bactériologique. N'y a-t-il pas un peu d'exagération dans cette propo-sition?... » Voilà bien le mot; *on nous taxe d'exagération*, on laisse entendre, on publie que l'examen bactériologique n'a d'utilité que dans le cas où l'examen clinique pourrait être en défaut. Contre ces assertions je ne saurais trop réagir.

On nous dit que les grands cliniciens qui nous ont pré-cédés n'avaient pas attendu le secours de la bactériologie pour faire le diagnostic des angines. Eh bien, j'en demande pardon à ceux qui parlent ainsi, mais il est nécessaire de rétablir les faits dans toute leur vérité. Nul n'a plus que moi le respect de la tradition, et, certes, je place bien haut les études cliniques : ma vie médicale est là pour l'attester; mais il faut se rendre à l'évidence. Je demanderai donc à nos contradicteurs ce qu'ils pensent du diagnostic que porta sur lui-même l'infortuné Gillette, médecin de l'hô-pital des Enfants, et des plus habitués au diagnostic de la diphthérie : Gillette se croyait atteint d'angine herpétique, il se félicitait de l'intensité des symptômes inflammatoires, de la blancheur des membranes, de la rougeur éclatante de sa gorge, de la douleur qu'il éprouvait, et le malheureux Gillette était atteint d'angine diphthérique, à laquelle il succombait en quelques jours. Je leur demanderai ce qu'ils pensent du diagnostic de Gubler, si versé, lui aussi, dans l'étude des angines : Gubler enseignant et écrivant que l'angine herpétique engendre des paralysies généralisées à l'égal de la diphthérie, erreur que Gubler n'eût pas com-mise si la bactériologie était venue éclairer son diagnostic.

Je leur demanderai ce qu'ils pensent des classifications de Lasègue qui, ne sachant plus exactement où commençait et où finissait le groupe des angines diphthériques, avait créé le mot d'angine *diphthéroïde*, dénomination qui créa une si regrettable confusion, que seule la bactériologie a pu dissiper.

Il faut donc en prendre son parti. Il est des sacrifices qu'il faut savoir faire; la clinique, dans le cas actuel, doit céder le pas à la bactériologie. Je sais bien que ce n'est pas sans quelque mélancolie qu'on abandonne des notions laborieusement acquises, mais, encore une fois, on doit se rendre à l'évidence. Il suffit d'être au courant des travaux bactériologiques pour voir le nombre incalculable d'erreurs qui a dû être commis alors que le diagnostic des angines n'avait que la clinique pour critérium. C'est pour porter la conviction dans les esprits hésitants ou récalcitrants, qu'il me paraît utile de mettre en saillie les erreurs relevées par la bactériologie.

Dans leur troisième mémoire de l'Institut Pasteur, Roux et Yersin[1] constatent que, sur 52 angines membraneuses d'apparence diphthérique, 19 ne l'étaient pas. Dans sa thèse sur la diphthérie, Morel[2] constate que, sur 86 angines membraneuses simulant la diphthérie, 20 de ces angines n'étaient pas diphthériques.

Le mémoire le plus important fait en France sur cette question est celui de Martin[5]. Dans ce très remarquable travail, Martin nous dit que sur 112 petits malades envoyés à l'hôpital des Enfants-Malades, comme étant atteints d'angine diphthérique et entrés comme tels au pavillon de la diphthérie, 56 de ces petits malades *n'avaient point* la diphthérie. Et Martin a soin d'ajouter : « La clinique ne donnait aucun renseignement sur la nature des 56 cas d'angine; des médecins exercés les avaient prises pour des angines diphthériques, et cependant l'examen bactério-

1. *Annales de l'Institut Pasteur*, 1890.
2. Morel. *Étude sur la diphthérie*. Thèse, Paris, 1891.
5. *Annales de l'Institut Pasteur*, 25 mai 1892.

logique a démontré qu'aucune d'elles n'était due au bacille spécifique. Elles ont donc donné lieu à 56 erreurs de diagnostic impossibles à éviter cliniquement, erreurs qui ont eu pour conséquence d'exposer à la contagion 56 enfants en état de réceptivité. »

Des erreurs analogues ont été commises à l'étranger; elles sont consignées dans l'excellente thèse de mon élève Mme Bonnier[1].

Baginsky, en 1891, a publié une série d'observations concernant 95 cas d'angines membraneuses, d'apparence diphthérique, et l'examen bactériologique démontra que 25 de ces angines étaient indemnes de diphthérie. En 1892, Baginsky publiait un deuxième mémoire avec une série de 154 observations d'angines d'apparence diphthérique, où la bactériologie relevait 56 erreurs de diagnostic.

Sur 159 cas d'angines membraneuses d'apparence diphthérique, 89 cas, c'est-à-dire plus de la moitié, nous dit William Hallock Park, n'étaient pas diphthériques.

En 1892, Koplick a relaté 55 cas d'angines membraneuses d'apparence diphthérique parmi lesquels, dans 16 cas, on ne put jamais constater le bacille de Lœffler.

Toutes ces erreurs se multiplient encore quand il s'agit d'angines secondaires survenant dans le cours des maladies infectieuses, éruptives, et notamment dans la scarlatine.

Voilà donc une première série de faits où des centaines d'erreurs ont été commises parce qu'un certain nombre de microbes, petit coccus Brisou, streptocoque, staphylocoque, etc., *donnaient à ces angines toute l'apparence clinique de la diphthérie.*

Une autre série d'erreurs, avons-nous dit, consiste à méconnaître une angine diphthérique et à la prendre pour une angine simple, lacunaire, pultacée, herpétique. Cette

---

1. Paris, 1894. *Nécessité de l'examen bactériologique dans le diagnostic de l'angine diphthérique.*

question ayant été traitée en détail dans le chapitre précédent, au sujet du polymorphisme de la diphthérie, je n'y reviens pas. C'est ce *polymorphisme* qui est une cause si fréquente d'erreur, quand la bactériologie n'est pas là pour rétablir les faits. On s'était trop habitué à l'idée d'une diphthérie « couenneuse ou membraneuse »; nous savons actuellement qu'il y a une diphthérie à formes herpétique, lacunaire, pultacée. Il faut donc en finir une bonne fois avec les demi-mesures et avec les diagnostics par à peu près. En fait d'angines, on ne peut arriver à un diagnostic absolu et certain que par l'examen bactériologique. Dès 1891, Jaccoud émettait la même opinion et Landouzy a fait sur le même sujet une importante communication à l'Académie de médecine[1].

La discussion que je viens d'entreprendre s'adresse également aux angines syphilitiques[2]. Le *chancre syphilitique* de *l'amygdale*, recouvert de fausses membranes grisâtres, accompagné de dysphagie et d'engorgement ganglionnaire, n'est pas sans analogie avec la diphthérie, mais au cas de chancre tonsillaire, la lésion est *unilatérale*, l'amygdale est *indurée*, la maladie a mis un certain temps à évoluer, la surface ulcérée se déterge facilement, et les détritus ont bien plutôt un aspect pultacé que membraneux. Les *plaques muqueuses* de la gorge et des amygdales se recouvrent parfois de fausses membranes qui *simulent* la syphilis. Ces membranes sont blanchâtres, grisâtres, d'apparence gangréneuse, adhérentes à la muqueuse et accompagnées d'adénite sous-maxillaire. De telles angines *syphilitiques* présentent avec la diphthérie les plus grandes analogies. Ces deux lésions peuvent même évoluer simultanément, si bien que dans quelques circonstances, ce n'est que par l'examen bactériologique qu'on peut arriver au diagnostic.

J'en dirai autant de l'angine *ulcéro-membraneuse* décrite au chapitre concernant les amygdalites. Cette angine ulcéro-

---

1. Académie de médecine, juillet 1895.
2. Bourges. Angines diphthéroïdes de la syphilis. *Gaz. hebdomad.*, 1892

membraneuse, avec sa membrane diphthéroïde, peut simuler la diphthérie. C'est l'absence de bacilles diphthériques et la présence de *bacilles fusiformes* et de *spirilles* (Vincent) qui permet d'affirmer le diagnostic.

L'*amygdalite phlegmoneuse* elle-même peut présenter de réelles difficultés dans son diagnostic avec certaines formes de l'angine diphthérique. Dans les deux cas, la douleur peut être vive, la déglutition difficile, la tuméfaction du cou peut être considérable, et l'enduit pulpeux, sanieux, diffluent, qui caractérise parfois l'angine maligne, ressemble assez à l'enduit diphthéro-streptococcique, qui tapisse la gorge, au cas d'amygdalite phlegmoneuse. L'albuminurie peut exister de part et d'autre. Alors sur quoi baser le diagnostic clinique? Dans le cas d'amygdalite phlegmoneuse, la douleur est plus violente et plus généralisée, la dysphagie est excessive, le malade peut difficilement tourner la tête, immobilisée qu'elle est par les muscles du cou contracturés; il ne peut entr'ouvrir la bouche sous peine des douleurs les plus vives, il peut à peine remuer la langue; ces symptômes n'acquièrent pas ce degré d'intensité dans la diphthérie. Dans les deux cas, le cou est empâté et tuméfié, mais la tuméfaction est plus *précoce* et beaucoup plus *ganglionnaire* dans la diphthérie. Dans les deux cas, la respiration peut être gênée à cause du rétrécissement de l'isthme du gosier, mais ce symptôme est bien plus accusé dans l'amygdalite phlegmoneuse, ce qui lui avait valu le nom d'*esquinancie*. Dans les deux cas, l'examen de la gorge peut être difficile, mais le malade atteint de diphthérie s'y prête mieux et plus volontiers *parce qu'il souffre moins*: chose essentielle, on ne trouve pas chez lui, comme dans l'amygdalite phlegmoneuse, l'amygdale et le voile du palais refoulés et abaissés par le phlegmon péri-amygdalien. Tout cela est vrai, et cependant certaines amygdalites suppurées peuvent être associées au bacille diphthérique, jointes à d'autres microbes; j'en ai vu un cas cette année, l'angine diphthéro-streptococcique revêt le masque de l'amygdalite suppurée; l'examen bactériologique devient alors indispensable. Arrivons donc à ce diagnostic bactériologique, le *seul* qui puisse nous donner la certitude :

Diagnostic bactériologique. — Voici un malade atteint d'angine, comment procéder à l'examen bactériologique? On peut préparer, colorer et examiner au microscope un lambeau de membrane, mais c'est là un procédé souvent insuffisant ou infidèle et je lui préfère beaucoup la méthode des cultures. Une parcelle de la membrane est donc mise en culture dans un tube de sérum gélatinisé, suivant les préceptes qui ont été exposés au chapitre précédent, et nous allons passer en revue les différents cas qui peuvent se présenter :

Angine diphthérique. — Au cas de diphthérie, pure ou associée à d'autres microbes, on peut déjà, après dix-huit heures d'étuve, et même plus tôt, apercevoir dans le tube des colonies de diphthérie qui sont d'autant plus caracté-ristiques qu'elles sont plus espacées. Cette rapidité avec laquelle apparaissent les premières colonies est presque un signe de diphthérie; les cultures d'angine membraneuse à petit coccus donnent seul des résultats aussi rapides. Les colonies de bacille diphthérique, quand elles sont bien for-mées sont arrondies, blanchâtres, plus opaques au centre qu'à la périphérie, ce qu'on voit facilement par transpa-rence. Elles forment comme une *légère saillie* à la surface du sérum ; aussi, les ai-je nommées *papuleuses.* Une parcelle de la colonie colorée au bleu de Roux et vue au microscope décèle les bacilles de Klebs-Lœffler dont j'ai donné la description au chapitre précédent.

Angine membraneuse à petit coccus. — Voici un autre malade ayant, lui aussi, une angine membraneuse qu'on regarderait volontiers comme diphthérique; elle a tous les caractères de l'angine diphthérique normale; j'en ai observé à l'hôpital Necker, et vraiment la ressemblance est telle avec la diphthérie, que la bactériologie *seule* est capable de trancher le diagnostic. Faisons une culture : au bout de dix-huit heures apparaissent dans le sérum gélatinisé des co-lonies qui ont de grandes analogies avec les colonies de la diphthérie; d'abord, elles sont précoces comme elles, puis elles sont également arrondies et blanchâtres, mais leur centre n'est pas opaque, elles sont transparentes dans toute leur étendue, elles ont une apparence humide, elles sont *plates*, sans relief; aussi je les nomme *maculeuses* pour les distinguer des colonies diphthériques qui sont plutôt *papuleuses*. En prélevant une parcelle de la culture et en la portant sous le microscope après l'avoir colorée, on ne découvre pas un seul bacille de la diphthérie, mais on trouve un petit coccus dont les éléments s'accouplent souvent deux à deux, sous forme de *diplocoque*. Dès lors on est immédiatement renseigné sur la nature de cette angine, qui au premier abord *simule* si bien la diphthérie; on sait qu'elle n'est pas toxique, qu'elle n'est pas infectieuse, qu'elle ne sera pas suivie de paralysie, et que si elle est accompagnée de croup, ce qui est rare, ce croup guérira sans trachéotomie. Voilà, je crois, des caractères différentiels importants.

Angine membraneuse à streptocoques. — Ces angines simulent si bien la diphthérie que dans le mémoire de Martin nous trouvons huit petits malades qui avaient été envoyés *au pavillon de la diphthérie*, alors qu'ils avaient des angines à streptocoques. Ces angines vont être étudiées dans le chapitre suivant; je me contente pour le moment de donner leurs signes distinctifs bactériologiques. Une parcelle de la membrane pharyngée étant mise en culture, les colonies de streptocoques poussent un peu plus *tardivement* que les colonies de la diphthérie; elles se présentent sous forme de petites colonies nombreuses, *punctiformes*, que je nomme *poussiéreuses*, qui n'ont qu'une faible tendance à grandir, et sous le microscope le streptocoque apparaît avec ses caractères distinctifs, chaînettes droites ou flexueuses à 3, 4, 5 et 6 grains. Ces angines à streptocoques, primitives ou secondaires, sont fréquentes dans les premières phases de la scarlatine, tandis que les angines du décours de la scarlatine sont parfois diphthériques.

Angine membraneuse à staphylocoques. — Ici encore des

méprises ont été commises et des angines membraneuses à staphylocoques ont été prises pour des angines diphthériques. Les cultures (staphylococcus albus et aureus) se développent surtout après vingt-quatre heures et l'examen bactériologique est tellement caractéristique que l'erreur n'est pas possible.

Angine membraneuse à pneumocoques. — Cette angine, dont il sera question au chapitre suivant, a été bien étudiée par Jaccoud. Sans l'examen bactériologique, le diagnostic avec l'angine diphthérique est véritablement impossible. Cette angine à pneumocoques n'est point toxique, elle ne se propage pas au larynx.

Pronostic. — Le pronostic des angines diphthériques ressort de l'examen clinique et de l'examen bactériologique. Cliniquement, il faut se méfier des angines diphthériques précédées ou accompagnées de *diphthérie nasale*. Les cavités nasales sont un excellent terrain de culture pour le bacille diphthérique; il s'y développe et il y fabrique sa toxine dans les meilleures conditions; rien ne lui manque : température égale et apport incessant de l'air par la respiration nasale, tout cela ressemble au procédé imaginé par Roux pour la fabrication de la toxine. S'il s'agit d'une diphthérie peu toxique, les accidents précoces et graves ne sont pas à redouter, néanmoins le poison est fabriqué sur une telle surface qu'il en pénètre assez pour provoquer souvent des paralysies diphthériques. Il y a longtemps que mon attention est appelée sur ce point, la participation de la diphthérie nasale me paraît être un appoint considérable au développement de la paralysie diphthérique. Quand il s'agit d'angine diphthérique maligne, toxique, infectieuse, l'adjonction de la diphthérie nasale est d'un pronostic extrèmement grave, sur lequel Trousseau a tout particulièrement insisté[1].

La pâleur précoce du teint, l'aspect plombé et bouffi du visage, l'albuminurie rapide et abondante, la tendance à la

1. Trousseau. *Clinique de l'Hôtel-Dieu*, t. I, p. 586.

prostration sont de mauvais symptômes. Quand l'adénopathie sous-maxillaire prend de fortes proportions dès le début de l'angine diphthérique, c'est généralement un mauvais signe. Dans quelques cas, ces adénites se comportent comme de véritables *bubons* : « elles sentent la peste »; elles se terminent par suppuration, elles s'abcèdent. Si la suppuration ganglionnaire passe souvent inaperçue, c'est que le malade succombe avant que l'abcès soit formé. La suppuration *précoce* est un signe fatal, il n'en est pas de même de la suppuration tardive; l'adénite qui se met à suppurer, alors que l'angine diphthérique est terminée, est parfaitement compatible avec la guérison[1]. Ces adénites sont dues à l'association du streptocoque et de la diphthérie.

L'*examen bactériologique* fournit des renseignements précieux sur la gravité du pronostic : Une culture qui donne des colonies discrètes à bacilles moyens indique une diphthérie beaucoup moins grave que si la culture donnait des colonies confluentes à bacilles longs et enchevêtrés.

Au point de vue du *pronostic*, je l'ai déjà dit dans le courant de ce chapitre, il est fort important de savoir si le bacille de la diphthéric est associé ou non à d'autres microbes. L'examen bactériologique est, on va le voir, *un élément indispensable de pronostic*. L'angine diphthérique, qui n'est due qu'au bacille de la diphthérie, sans adjonction d'autres microbes, est une angine généralement franche, normale, à membranes fibrineuses solides et élastiques. Cette angine peut être suivie de croup, surtout chez les enfants, elle peut être suivie de paralysies, mais elle revêt assez rarement les allures de l'angine maligne. L'angine diphthérique, qui est associée au petit coccus ou diplocoque, est une angine généralement bénigne. L'angine diphthérique à laquelle s'associe le staphylococcus est une angine notablement plus grave que les précédentes.

1. *Bubon suppuré dans l'angine diphthérique.* Gaudrez. Th. de Paris, 1880.

La forme la plus grave, la vraie forme infectieuse, maligne, que j'ai longuement étudiée plus haut, est l'angine diphthérique à laquelle s'associe le *streptocoque*. C'est en pareil cas que les membranes de la gorge ont parfois un aspect putrilagineux, une odeur fétide, et que les ganglions cervicaux très engorgés donnent à la région cervicale empâtée une forme et un développement qui rappellent « le cou proconsulaire ». Ces angines malignes se rencontrent assez fréquemment à titre d'angines secondaires au déclin de la scarlatine, dans le cours de la rougeole, de la coqueluche.

Étiologie. — L'angine diphthérique est surtout fréquente chez les jeunes sujets, elle est *endémique* dans certaines contrées, et, quand elle sévit sous forme *épidémique*, l'épidémie porte souvent avec elle des conditions de bénignité relative, ou de malignité qui se localisent à une famille, à une ville, à une région. Dans les pays qui sont visités pour la première fois par la diphthérie, l'angine et les autres manifestations de la diphthérie sont habituellement terribles. Ainsi en Bessarabie, où le fléau fit son apparition pour la première fois en 1872, on calcule qu'en huit ans il a fait plus de douze mille victimes. « En 1875, il apparaît dans le gouvernement de Kerson, où la mortalité parmi les personnes atteintes a varié de 27 pour 100 à 62 pour 100[1]. »

La diphthérie est *contagieuse* et la contagion est directe ou indirecte. L'inoculation de la diphthérie, tentée sur eux-mêmes par Trousseau et Peter, n'a pas réussi ; heureux insuccès qui prouve seulement que les sujets n'étaient pas en état de réceptivité ; mais la contagion directe n'est que trop prouvée par les nombreux exemples de parents et de médecins contractant la diphthérie auprès d'un malade. Je n'aurais qu'à citer Valleix, atteint à la bouche par un peu de salive lancé dans un effort de toux de son malade et

1. La diphthérie dans les provinces méridionales de Russie. *Union médicale*, 15 novembre 1880.

mourant deux jours après ; Herpin, recevant sur la narine gauche un fragment de membrane et pris consécutivement de coryza, d'angine et de paralysie ; Blache, Clozel de Boyer, Armango, et tant d'autres, dont nous conservons les noms avec respect !

On peut être contagionné par des sujets qui ont guéri de leur diphthérie, mais qui conservent encore pendant des semaines le bacille virulent dans leurs cavités buccale ou nasale. Après la disparition des membranes, le bacille diphthérique peut persister avec toute sa virulence, pendant assez longtemps, alors même que la muqueuse paraît absolument saine (Roux). Tézenas, étudiant la durée de la période contagieuse chez les convalescents de diphthérie, nous fournit les renseignements suivants[1] : Sur 60 malades atteints de diphthérie il a fait systématiquement des cultures tous les jours après disparition des membranes de la gorge. Cinq fois les bacilles ont persisté avec un temps variable. Mais dans onze cas, c'est dans les cavités nasales que le bacille a persisté, alors que la cavité bucco-pharyngée n'en contenait plus. Cette persistance du bacille dans les cavités nasales a duré jusqu'à 55 jours, et tant que le bacille persiste, il traduit sa présence par un écoulement nasal, transparent, habituellement unilatéral. On conçoit qu'il en puisse résulter des foyers de contagion.

Dans d'autres circonstances, la contagion est indirecte ; elle se fait par l'intermédiaire de membranes ou de crachats desséchés en poussières et tombés sur des objets de literie, sur des vêtements, sur des jouets, sur des objets de toilette. Ainsi s'expliquent les cas de diphthérie survenant après six mois ou un an, dans un milieu antérieurement infecté. Ces faits cliniques sont en rapport avec le fait expérimental, Roux ayant vu qu'un lambeau de membrane diphthérique enveloppé dans un linge et placé dans une armoire peut conserver pendant cinq mois et au delà toute sa virulence.

Il est enfin des cas où le bacille de la diphthérie existe

____

1. Tézenas. Thèse de Lyon, 1894.

dans la cavité naso-pharyngee sans créer le moindre accident (Lœffler) ; mais, que sous l'influence de causes connues ou inconnues le bacille vienne à exalter sa virulence, la diphthérie est constituée avec des apparences de spontanéité.

Une première atteinte de diphthérie ne confère pas l'immunité, l'angine diphthérique peut récidiver.

Dans quelques cas, l'angine diphthérique est *secondaire*, c'est-à-dire qu'elle survient dans le cours d'autres maladies (scarlatine, rougeole, fièvre typhoïde) ; ces angines secondaires seront étudiées avec chacune de ces maladies.

Les gallinacés ont-ils la diphthérie et peuvent-ils la transmettre à l'espèce humaine ? M. Saint-Yves Ménard[1] repousse avec raison toute identité entre la diphthérie humaine et la diphthérie des oiseaux. La diphthérie des oiseaux diffère de la diphthérie humaine ; c'est une pseudo-diphthérie qui n'est pas transmissible à l'homme.

Anatomie pathologique. — En décrivant l'angine diphthérique, j'ai dit quel est l'aspect des fausses membranes. Ces membranes fibrineuses sont plus adhérentes au chorion quand la muqueuse est couverte d'un épithélium stratifié, que lorsque la muqueuse est couverte d'un épithélium simple, comme dans les voies aériennes. Les membranes peuvent acquérir une grande épaisseur (1/2 à 2 millimètres), grâce aux couches *stratifiées* qui naissent à leur face profonde au contact de la muqueuse ; ces couches sont d'autant plus résistantes qu'elles sont plus jeunes, tandis que les anciennes sont refoulées vers la surface et deviennent friables. Chaque stratification de la fausse membrane se développe aux dépens de la couche correspondante de l'épithélium, et devient plus superficielle à mesure qu'une nouvelle couche sous-jacente est produite. « On a discuté pour savoir si la fausse membrane est au-dessus ou au-dessous de l'épithélium ; d'après ce qui précède, on voit qu'elle est formée dans le revêtement épithélial et en partie

---

1. *Revue d'hygiène*, 1890, p. 410

à ses dépens[1] » ; la fausse membrane remplace le revêtement épithélial.

Au moment de l'autopsie, les membranes diphthériques ont en partie disparu, mais quand on les examine pendant la vie, on voit qu'elles sont constituées par un réseau plus ou moins dense de fibrine, englobant dans son réticulum des cellules épithéliales modifiées, des cellules lymphatiques migratrices, des globules rouges et des micro-organismes. Un grand nombre de ces cellules sont mortifiées et leur noyau ne se colore plus par le picro-carmin.

Les cellules épithéliales s'infiltrent d'une substance colloïde, perdent leur noyau, se transforment en blocs homogènes, réfringents, à prolongements ramifiés en forme de bois de cerf (Wagner) (nécrose de coagulation de Weigert). Sous les fausses membranes on trouve parfois un exsudat hémorrhagique, origine d'îlots ecchymotiques.

Du reste, la structure de la fausse membrane change un peu aux différentes périodes de son évolution; au début, ce sont les transformations de l'épithélium qui dominent et le réseau fibrineux est moins important; plus tard, la membrane est épithéliale, fibrineuse et purulente, et à sa dernière période c'est la fibrine qui est en excès (Leloir[2]).

Nous avons vu au chapitre précédent comment se comportent les *bacilles* de la diphthérie; je n'y reviens pas.

Après avoir étudié la structure des fausses membranes, voyons l'état des tissus sous-jacents. La muqueuse sur laquelle les membranes vont se développer est enflammée et tuméfiée; après la chute des membranes, la muqueuse prend un aspect dépoli dû à l'absence d'épithélium; elle est parfois ecchymosée, mais rarement ulcérée; les ulcérations, les hémorrhagies, la gangrène s'observent surtout dans les formes « malignes » de la diphthérie.

L'amygdale atteinte de diphthérie présente des altéra-

1. Cornil et Ranvier. *Man. d'histol. pathol.*
2. Leloir. Développp. des product. pseudo-membran. *Arch. de physiol.* 1880, 2ᵉ série, p. 420.

tions dont j'emprunte la description à M. Cornil[1]. Sur une coupe de l'amygdale, en allant de la superficie à la profondeur, on observe les dispositions suivantes : la fausse membrane qui a pris la place du revêtement épithélial s'enfonce dans les cryptes amygdaliennes ; à sa partie profonde elle semble se confondre avec le chorion muqueux. Le tissu conjonctif de la muqueuse est infiltré de globules rouges et blancs, ses vaisseaux capillaires sont remplis de globules blancs, et cette inflammation, qui atteint toutes les couches, le tissu réticulé et les follicules des amygdales, explique le volume parfois considérable de ces organes.

Le *pharynx* est le siège de lésions analogues ; on y constate une hypertrophie inflammatoire des follicules lymphatiques. Les *ganglions lymphatiques* du cou sont tuméfiés, infiltrés d'un suc séreux louche et parfois purulent.

Les membranes diphthériques de la *peau* ont beaucoup d'analogie avec celles des muqueuses. Ces membranes sont formées en partie aux dépens des couches épidermiques modifiées ; elles adhèrent aux papilles ; il y a parfois *gangrène* du derme.

On a signalé des ecchymoses dans les sillons de séparation des *circonvolutions cérébrales*. Les lésions *pulmonaires* (bronchite diphthérique, broncho-pneumonie) sont très fréquentes, surtout quand le croup est venu compliquer l'angine : elles sont en grande partie le résultat d'infections secondaires ; les staphylocoques et surtout le streptocoque en réclament la plus large part. Les *reins* sont presque toujours altérés dans la diphthérie grave : hyperémie et hémorrhagie dans la couche corticale, état trouble de l'épithélium des tubuli. Les altérations des reins comme les altérations du foie (état graisseux des cellules) sont dues à la toxine diphthérique.

La fibre musculaire cardiaque est atteinte, surtout au niveau des muscles papillaires, dégénération granuleuse. La

---

1. Cornil. *Communic. au congrès d'Alger*, 1881. — Cornil et Babès. *Les bactéries*, p. 455.

myocardite interstitielle est parfois assez accusée[1]. L'endocarde valvulaire présente des altérations décrites par M. Labadie-Lagrave comme des lésions d'endocardite[2]; ces lésions, assez rares, sont le résultat d'infections secondaires. Dans les cas d'angine maligne, le sang est fluide, couleur de sépia (Millard[3]), le nombre des globules rouges est diminué; c'est l'état de *dissolution* qu'on retrouve dans certaines maladies infectieuses.

Traitement. — Depuis la retentissante communication de Roux au Congrès de Budapest, le traitement de la diphthérie par la sérothérapie s'est substitué à tous les autres traitements. C'est Behring, il est vrai, qui le premier a eu l'idée d'appliquer la sérothérapie au traitement de la diphthérie, mais c'est Roux qui, en découvrant la toxine diphthérique, a rendu possible la découverte de l'antitoxine, c'est Roux qui a choisi le cheval comme animal producteur du sérum, et tandis que les travaux de Behring languissaient en Allemagne, et y faisaient peu d'adeptes, il a suffi que Roux produisît son rapport et le résultat de ses travaux et de ses collaborateurs, pour que la méthode nouvelle se répandît aussitôt dans toutes les parties du monde.

En quoi consiste donc cette méthode?

Elle consiste à immuniser un cheval contre la diphthérie et à se servir du sérum de ce cheval immunisé, comme agent préventif et curateur de la diphtérie.

Pour immuniser un cheval, on lui inocule sous la peau de l'encolure des doses progressivement croissantes de toxine diphtérique. On commence par des doses très faibles, pas même un centimètre cube additionné ou non d'iode, et on arrive après quelques semaines à pouvoir injecter d'un seul coup des doses deux cents et trois cents fois plus fortes. En moins de trois mois, le cheval est immunisé. On pratique alors, d'après le procédé de M. Nocard, la saignée de la veine jugulaire, et on retire cinq à six litres de sang

<hr>

1. Labadie-Lagrave, Paris, 1875.
2. Rabot et Philippe. *Arch. de médecine expérim.*, septembre 1891.
3. Millard. *Trachéotomie dans le croup.* Thèse de Paris, 1858.

qui fournissent deux à trois litres de sérum. Le même cheval, continuant à être immunisé, peut fournir, toutes les trois semaines environ, une égale quantité de sérum antidiphthérique.

Le sérum antidiphthérique ne mérite pas d'une façon absolue le nom d'antitoxine qu'on lui donne par abréviation. Le sérum n'est pas antitoxique au vrai sens du mot, il ne détruit pas la toxine, il la laisse intacte, mais il agit sur les cellules de l'organisme en les rendant, pour un temps, insensibles au poison. La toxine anéantit les fonctions des cellules, tandis que l'antitoxine réveille et stimule ces fonctions (Roux). Le sérum rend aux cellules de l'organisme une partie de l'activité phagocytaire qu'elles avaient perdue sous l'influence du poison (Metchnikoff).

Expériences. — Afin d'étudier l'action du sérum sur les animaux à qui on a donné la diphthérie, voici comment on procède :

On donne la diphthérie vulvaire à des femelles de cobayes, on constate à la vulve, quelques heures après l'inoculation, une rougeur des tissus, avec gonflement et œdème de la muqueuse, puis apparition des membranes diphthériques, écoulement vaginal, fièvre et perte de l'appétit. Certains des animaux en expérience succombent en quelques jours à l'empoisonnement diphthérique, d'autres guérissent, d'autres sont pris de paralysie.

Mais si ces mêmes animaux reçoivent *préventivement* une dose de sérum équivalant au dix-millième de leur poids, les membranes diphthériques tombent dès le deuxième jour, la fièvre est peu intense et la guérison survient toujours.

Si, au lieu d'injecter l'antitoxine préventivement, on l'injecte douze heures après l'inoculation de la diphthérie, on obtient des résultats curatifs, analogues à ceux que je viens de décrire, les membranes diphthériques tombent dès le deuxième jour, sans se reproduire, les bacilles disparaissent et les animaux guérissent. Toutefois la dose d'antitoxine employée comme agent curateur (après inoculation de la diphthérie) doit être beaucoup plus considérable que la dose employée à titre d'agent préventif.

Les expériences faites en vue d'obtenir la guérison du croup donnent des résultats analogues : Si l'on donne le croup à des lapins, ces animaux meurent en quelques jours, après avoir présenté des troubles de respiration et des lésions laryngo-trachéales qui rappellent le croup de l'enfant. Les lapins inoculés dans la trachée, après qu'on leur a injecté du sérum, « ne prennent pas la diphthérie ou du moins celle-ci ne se traduit par aucun malaise apparent ». Si le sérum est injecté aux animaux après l'inoculation diphthérique à la trachée, le sérum peut arrêter une diphthérie déjà bien développée. Toutes ces expériences, on le voit, sont extrêmement concluantes et prouvent l'efficacité des injections de sérum antitoxique, pourvu que l'injection n'ait pas été faite trop tardivement.

Mais le sérum n'a plus sa même action bienfaisante, quand il s'adresse à une diphthérie associée au streptocoque. « L'association des deux microbes (diphthérie et streptocoque) cause, chez le lapin, une diphthérie à marche rapide, comme on en voit chez les jeunes enfants. Le tableau anatomo-pathologique est le même. » Ces deux microbes exaltant réciproquement leur virulence, les injections de sérum n'ont pas la même efficacité.

Voyons maintenant comment on procède chez un sujet atteint de diphthérie. On fait usage d'une seringue de 20 centimètres cubes. La seringue étant bien stérilisée, on injecte le sérum sous la peau du flanc, dans le tissu cellulaire sous-cutané, après avoir eu soin d'aseptiser la peau. On injecte 15 centimètres cubes de sérum pour un enfant au-dessous de douze à quinze ans. Au-dessus de quinze ans, on injecte 20 à 25 grammes en une séance. Suivant le cas, il faut recommencer l'injection dans la même journée, le lendemain ou les jours suivants si c'est nécessaire. On tend actuellement à multiplier les injections dès les premiers jours, afin de n'être pas obligé de recourir de nouveau au sérum pendant la période d'anaphylaxie.

Analysons les résultats de ce traitement : 1° au cas d'angines pures; 2° au cas d'angines à associations.

Angine diphthérique pure. — Quand l'angine diphthérique est pure, la guérison est la règle après l'injection de sérum : les fausses membranes ne se reproduisent plus vingt-quatre heures après l'injection; celles qui étaient formées se détachent en deux jours; la température s'abaisse rapidement et brusquement (Martin), l'état général s'améliore sans tarder. De plus, chose très importante, les complications et le croup sont fort rares, ou du moins, si le croup apparaît, il est très atténué. La citation suivante est à méditer : « Sur 169 enfants entrés dans le service pour angines diphthériques, 56 présentaient des troubles laryngés, 51 avaient la toux rauque, 25 avaient la voix éteinte et un tirage marqué, si bien qu'on pouvait croire que ces derniers seraient opérés. Sous l'influence du sérum (et dans ce cas il ne faut pas craindre de faire une injection toutes les douze heures), le tirage diminuait, puis ne revenait que par accès, l'enfant rejetait des fausses membranes, et au bout de deux à trois jours la respiration était normale, au grand étonnement de MM. les internes et du personnel du pavillon, qui, avec leur grande habitude des enfants atteints de croup, pensaient bien que l'opération ne serait pas évitée. »

Je viens d'étudier l'action du sérum antidiphthérique dans les cas d'angines diphthériques pures; voyons actuellement quelle est son action, au cas d'angine diphthérique avec associations microbiennes.

L'association de la diphthérie avec le *petit coccus* Brisou est des plus bénignes, la guérison est la règle après les injections de sérum.

L'association de la diphthérie avec les *staphylocoques* crée une angine plus grave; néanmoins la guérison survient presque toujours après injection de sérum, et cette association, au cas d'angine, est bien loin d'avoir la gravité que nous lui connaissons au cas de croup trachéotomisé.

L'association de la diphthérie et du streptocoque crée des angines généralement fort graves sur lesquelles les injections de sérum n'ont pas la même efficacité. La mortalité a été de 25 pour 100[1].

Pour combattre ces angines diphthéro-streptococciques on a essayé d'employer simultanément le sérum contre la diphthérie et le sérum de Marmorek contre la streptococcie, mais jusqu'ici les résultats obtenus avec ce dernier sérum sont peu encourageants : « On n'a pas lieu d'en attendre une action bien positive ; tout au plus serait-on en droit d'espérer une modification dans l'état de la gorge et des ganglions sans pouvoir compter sur une action antitoxique (Sevestre[2]). »

Je n'ai pas à m'occuper ici du traitement du croup par les injections du sérum, cette étude est faite à l'article *Croup*, mais en prenant dans leur ensemble tous les cas de diphthérie, angine ou croup, traités par le sérum antidiphthérique, nous arrivons aux chiffres suivants :

La statistique de MM. Roux, Martin et Chaillou porte sur 448 cas : la mortalité est de 24,5 pour 100.

La statistique de M. Moizard[3] porte sur 231 cas : la mortalité est de 14,7 pour 100.

La statistique de M. Le Gendre porte sur 16 cas : la mortalité est de 12,5 pour 100.

La statistique de M. Lebreton[4] porte sur 242 enfants : la mortalité est de 12 pour 100.

La statistique de M. Sevestre se rapproche sensiblement de ces dernières statistiques[5].

La statistique de M. Variot pour l'année 1895 donne une mortalité totale de 14,5 pour 100[6].

« L'année 1894, dit M. Bayeux, divise la thérapeutique

1. Roux, Martin et Chaillou. *Loc. citat.*, p. 651.
2. *Société médicale des hôpitaux*, décembre 1894.
3. *Société médicale des hôpitaux*, décembre 1894.
4. Sevestre. *Société des hôpitaux*, 19 juin 1896.
5. Sevestre. *Société des hôpitaux*, 19 juin 1896.
6. Variot. *La diphthérie et la sérumthérapie*. Paris, 1898.

de la diphtérie en deux époques distinctes : une première, où *cinquante-cinq* pour 100 de diphthériques mouraient ; et une seconde, où cette mortalité est abaissée à *seize* pour 100, grâce à l'emploi de l'*antitoxine*. Ce chiffre de 16 pour 100 est appuyé sur la statistique, que j'ai colligée, de plus de *deux cent mille* cas [1]. »

La mortalité va sans cesse en diminuant, et elle *diminuera encore*, à mesure qu'on aura soin d'isoler les broncho-pneumoniques, à mesure qu'on remplacera, dans la limite du possible, la trachéotomie par le *tubage*, à mesure qu'on prendra l'habitude de pratiquer l'injection de sérnm sans perdre un instant et à une époque aussi rapprochée que possible du début de la maladie. Chose qui n'avait jamais été vue, nous avons eu une semaine à Paris où l'on n'a pas enregistré un seul décès par diphthérie !

Mais, je le répète, l'injection de sérum *doit être aussi hâtive que possible*. Faire l'injection à une époque voisine du début de la maladie est une condition de succès. Les paralysies diphthériques ne surviennent habituellement que lorsque l'injection de sérum a été tardive Je pense donc qu'en face d'une angine membraneuse suspecte, et avant même que l'examen bactériologique ait permis d'affirmer la nature de l'angine, il faut commencer par pratiquer une injection. On n'aura jamais à se repentir d'avoir fait une injection, même si l'angine n'était pas diphthérique, tandis qu'on pourra se repentir d'avoir renvoyé au lendemain ou au surlendemain une injection qu'on aurait dû faire la veille ou l'avant-veille.

Quant au traitement *local* de l'angine diphthérique, il faut se contenter de pratiquer plusieurs fois par jour des irrigations avec de l'eau additionnée de 50 grammes de liqueur de Labarraque par litre (Roux). Il faut proscrire d'une façon absolue tous les badigeons avec substances toxiques ou caustiques : pas d'acide phénique, pas de sublimé.

Je m'étais demandé si des badigeons pratiqués à la gorge

---

1. Bayeux. *La diphthérie avant et depuis l'année* 1894. Paris, 1899.

avec le sérum ne pourraient pas avoir, *localement*, quelque efficacité. J'ai entrepris à ce sujet quelques expériences avec mon interne Marion. Des femelles de cobayes ont été inoculées de diphtérie vulvaire, puis, la diphthérie une fois déclarée, les parties contaminées ont été plusieurs fois par jour badigeonnées au sérum. Le résultat a été nul. Toutefois, cette conclusion ne s'applique qu'au sérum ordinaire obtenu par injection de toxine aux animaux. L. Martin[1], en injectant aux animaux les corps bacillaires eux-mêmes, a obtenu un sérum, non plus antitoxique, mais anti-infectieux. Rist[2] a montré que ces corps bacillaires contiennent un poison différent de la toxine soluble. Le sérum anti-infectieux de L. Martin peut être incorporé à des pastilles qu'on laisse fondre dans la bouche, et qui semblent avoir une action *in situ* contre le bacille diphthérique.

Les injections de sérum antidiphthérique déterminent parfois des accidents, tels que éruptions cutanées, urticaire, douleurs articulaires, qui sont moins fréquents à mesure que la méthode a été perfectionnée. D'autres accidents à l'occasion desquels le sérum avait été incriminé (albuminurie, tachycardie, arythmie, douleurs musculaires) doivent être mis sur le compte de la diphthérie ou sur le compte d'infections streptococciques. Toutefois, il est important de ne faire usage que d'un sérum de provenance sûre ; un sérum défectueux pourrait être cause d'accidents.

Traitement prophylactique. — Les injections de sérum ayant une action *préventive*, il peut être utile de vacciner l'entourage des diphthériques, surtout les enfants et les personnes qui donnent des soins aux diphthériques. Cette application préventive du sérum a donné les résultats les plus concluants (Mewim, Schüler). C'est une façon d'éteindre l'épidémie ou de s'opposer à son extension.

Netter[3] et Guinon ont utilisé systématiquement ce pouvoir

---

1. L. Martin. *Soc. de biologie*, 16 mai 1903.
2. Rist. *Soc. de biologie*, juillet 1903.
3. Netter. *Soc. méd. des hôpitaux*, 29 mai 1903.

préventif du sérum. Tout enfant entrant à l'hôpital Trousseau reçoit 5 centimètres cubes de sérum antidiphthérique, quitte à faire des réinoculations tous les vingt jours. Depuis lors, on n'a plus observé, dans les salles, des cas intérieurs de diphthérie.

Les personnes atteintes de diphthérie doivent être surveillées de près, même après la disparition complète des membranes diphthériques, car, malgré la disparition des membranes, les bacilles peuvent persister encore pendant plusieurs semaines, dans la gorge ou dans le nez. Tézenas[1], je l'ai déjà dit plus haut, a fait à ce sujet un travail fort intéressant. Sur 60 malades atteints de diphthérie, il a retrouvé 11 fois des bacilles diphthériques dans la cavité nasale alors même que l'angine était complètement guérie, et que la cavité bucco-pharyngée ne contenait plus de bacilles. Cette persistance du bacille dans la cavité nasale est toujours associée à un écoulement nasal, clair et limpide, qui ne se fait habituellement que par une seule narine. « Tant que cet écoulement persiste, on trouve des bacilles de Lœffler dans la cavité nasale. Les bacilles disparaissent avec l'écoulement. »

Des précautions minutieuses doivent être prises concernant les objets qui ont été en contact avec un diphthérique. Il faut avoir soin de faire passer à l'étuve à vapeur, sous pression, les linges, les objets de literie, car le bacille diphthérique est fort vivace, et les exemples ne manquent pas de gens ayant contracté la diphthérie dans un lit où avait séjourné un diphthérique plusieurs mois et un an avant, les précautions antiseptiques n'ayant pas été prises.

§ 7. ANGINES MEMBRANEUSES PSEUDO-DIPHTHÉRIQUES

Avant les découvertes bactériologiques, on savait fort bien que certaines angines membraneuses *simulent* la

1. *Contribution à l'étude de la diphthérie.* Thèse de Lyon, 1894.

diphthérie, bien que n'étant pas diphthériques. C'est une opinion que Bretonneau avait nettement formulée, et Trousseau[1] a écrit à ce sujet un de ses plus remarquables chapitres. Revenant sur la question de spécificité, qui lui était si familière, Trousseau passe en revue les angines couenneuses ou membraneuses qui ne sont pas diphthériques : angines membraneuses consécutives à la cautérisation du pharynx par le nitrate d'argent et par l'ammoniaque, angine couenneuse mercurielle ; il nous apprend que l'angine couenneuse scarlatineuse est rarement une angine diphthérique (et la bactériologie vient de nous démontrer qu'il avait raison), il cite des cas où certaines angines dothiénentériques sont prises à tort pour des angines diphthériques ; enfin, à l'exemple de Bretonneau, il sépare l'angine diphtnérique de l'angine couenneuse herpétique qu'il décrit sous le nom d'angine couenneuse *commune*.

Eh bien, cette distinction, faite par ces grands maîtres, au nom de la clinique, cette dictinction entre angines couenneuses diphthériques et pseudo-diphthériques, a été nettement établie par les recherches bactériologiques C'est grâce à la bactériologie que nous pouvons écrire le présent chapitre, qui n'est du reste que la suite et le complément des deux chapitres précédents ; c'est grâce à la bactériologie que nous pouvons classer et énumérer la nature et les caractères des angines membraneuses pseudo-diphthériques.

Les différents microbes dont il va être question dans la description des angines pseudo-diphthériques, les coccus, le streptocoque, le pneumocoque, les staphylocoques, le coli-bacille, tous ces microbes peuvent être associés à toutes les variétés d'angines : angine catarrhale, angine pultacée, angine herpétique, angine suppurée ; mais, dans quelques cas, ils sont associés à la formation de membranes, et c'est alors que l'angine revêt les apparences de l'an-

1. Trousseau. *Clin. médic.*, t. I, p. 352.

gine diphthérique et mérite la dénomination de pseudo-diphthérique.

Voyons donc quelles sont les différentes variétés de ces angines pseudo-diphthériques.

Angine pseudo-diphthérique à coccus. — Voici un enfant de 4 ou 5 ans. Il a été pris il y a deux jours de symptômes fébriles de moyenne intensité. Ces symptômes fébriles, la température atteignant ou dépassant 59°, ont été accompagnés de mal de tête, d'inappétence, et de mal de gorge. Une angine s'est déclarée. Quand on examine la gorge de cet enfant, on trouve la muqueuse rouge et tapissée par place d'un exsudat membraneux. Si l'angine est au deuxième ou troisième jour de son évolution, l'amygdale, la luette, le pharynx peuvent ê're tapissés de fausses membranes, qui de tous points ont l'apparence de la diphthérie. En effet, nulle distinction à établir entre les membranes qu'on a sous les yeux et les membranes de certaines angines diphthériques : même apparence, même coloration, même adhérence, même résistance, même structure, même mode d'envahissement, même reproduction facile après l'ablation. En face de cette angine membraneuse, qui simule si bien la diphthérie, on recherche l'engorgement ganglionnaire et souvent on le retrouve, modéré il est vrai.

Tous ces signes, on le voit, tous ces symptômes sont ceux de la diphthérie normale. Ils existaient au complet dans un cas que j'ai observé à l'hôpital Necker, et le diagnostic de diphthérie normale, qui m'avait paru indiscutable, me fut démontré faux par l'examen bactériologique.

En effet, cette variété d'angine, qui simule si bien la diphthérie, est due à un agent pathogène, qui est un petit coccus, se présentant souvent sous forme de diplocoque (Roux, Morel, Martin). Il est souvent décrit sous le nom de coccus *Brisou*, cette dénomination lui venant du nom de l'enfant chez lequel Roux et Martin ont, pour la première fois, observé cette variété d'angine.

Le diagnostic entre cette angine pseudo-diphthérique et

l'angine diphthérique étant absolument impossible à faire par le seul secours de la clinique, adressons-nous à l'examen bactériologique. Pour cela, faisons une culture : au moyen d'un fil de platine dont l'extrémité est aplatie en forme de spatule, on prélève une parcelle de la membrane et on ensemence un tube de sérum gélatinisé, qu'on met à l'étuve à la température de 36 à 37° centigrades.

Au bout de seize à dix-huit heures, apparaissent à la surface du sérum des colonies qui, lorsqu'elles sont bien développées, ont les plus grandes analogies avec les colonies de la diphthérie. D'abord, ces colonies sont précoces dans leur apparition, presque aussi précoces que celles de la diphthérie ; elles sont également arrondies et blanchâtres, mais elles en diffèrent néanmoins par quelques signes. Ainsi leur centre n'est pas opaque ; elles sont transparentes dans toute leur étendue et ont une apparence humide. De plus, elles sont *plates*, sans aucun relief, aussi j'ai cru devoir les nommer *maculeuses*, pour les distinguer des colonies diphthériques, qui, elles, forment souvent un certain relief, raison pour laquelle je les ai nommées *papuleuses*.

Prélevons une parcelle de la culture, portons-la sous le microscope après l'avoir colorée, on ne trouve pas un seul bacille de la diphthérie, mais on voit un petit coccus dont les éléments s'accouplent souvent deux à deux. Dès lors, on est immédiatement renseigné sur la nature de cette angine qui, au premier abord, simule si bien la diphthérie ; nous voilà tranquille sur l'issue de la maladie, car ces angines à petit coccus ne sont nullement toxiques ; elles n'élaborent pas de poisons ; elles ne sont pas suivies de paralysies. Dans quelques observations, elles ont été accompagnées de symptômes de croup, mais de croup léger, non diphthérique, non redoutable.

Ces angines pseudo-diphthériques à petit coccus sont celles qui simulent le mieux et le plus souvent la diphthérie. Elles sont sujettes à récidives. Elles ont été rencontrées 3 fois par Roux et Yersin ; 25 fois sur les 200 cas d'angines membraneuses qui forment la statistique de Martin[1], et 11 fois sur les 90 observations de Chaillou et Martin[2].

Après avoir décrit l'angine pseudo-diphthérique à coccus Brisou, je vais étudier les angines membraneuses à streptocoques.

Angines pseudo-diphthériques à streptocoques. — Le streptocoque peut être associé à toutes les variétés d'angine : angine catarrhale, lacunaire, pultacée, herpétique, mais je n'ai à m'occuper ici que des angines streptococciques membraneuses, simulant la diphthérie[3], car, à la gorge comme ailleurs, le streptocoque produit volontiers des membranes (Widal).

L'angine pseudo-diphthérique streptococcique, habituellement bénigne, revêt néanmoins dans quelques cas une exceptionnelle gravité. Le début de cette angine est franchement fébrile, accompagné de frissons, de fièvre, de céphalalgie, de courbature. La dysphagie est intense, à l'examen de la gorge, la muqueuse est rouge, enflammée, et les amygdales parfois volumineuses. Dans quelques cas l'exsudat est pultacé; mais, dans d'autres circonstances, il s'agit de véritables membranes, adhérentes, épaisses, recouvrant les amygdales, la paroi postérieure du pharynx, le voile du palais, et pouvant s'étendre jusqu'à la langue et aux lèvres. On a bien dit, il est vrai, que les membranes streptococciques sont moins élastiques, plus friables, plus jaunâtres, plus diffluentes, plus œdémateuses, plus imprégnées de liquide, que les membranes diphthériques, qui, elles, sont plus blanches, plus nacrées, plus résistantes et plus sèches: mais ce sont là des nuances plus faciles à décrire qu'à percevoir. En fait, certaines membranes streptococciques ressemblent, à s'y méprendre, à certaines membranes diphthériques. L'engorgement ganglionnaire sous-maxillaire est plus précoce, a-t-on dit, dans l'angine

1. Martin. *Annales de l'Institut Pasteur*, 24 mai 1893.
2. *Annales de l'Institut Pasteur*, juillet 1894.
3. Morel. Th. de Paris, 1891.

streptococcique que dans l'angine diphthérique; ici encore, les exceptions sont constantes.

Comme ressemblance clinique entre la pseudo-diphthérie streptococcique et la diphthérie vraie, ajoutons que l'angine streptococcique est assez fréquemment accompagnée de streptococcie nasale et de streptococcie laryngée. Chez le streptococcique, en effet, on peut constater, comme chez le diphthérique, un écoulement nasal, muqueux, séro-sanguinolent, puriforme, avec rejet de lambeaux membraneux. Chez le streptococcique, comme chez le diphthérique, on peut observer des accidents laryngés : la toux, l'enrouement, symptômes de croup, qui témoignent de l'envahissement du larynx par l'infection streptococcique.

Dans quelques cas, l'angine pseudo-diphthérique streptococcique détermine une telle infection généralisée, qu'on peut voir survenir ici, comme dans certaines diphthéries, des érythèmes, des éruptions polymorphes, de l'albuminurie, des douleurs rhumatoïdes et un état général si mauvais que la mort peut en être la conséquence.

Les angines pseudo-diphthériques streptococciques sont souvent secondaires (grippe, rougeole, fièvre typhoïde); les plus fréquentes sont celles qu'on observe dans la scarlatine à son début [1]; ces formes secondaires peuvent être graves; il y a néanmoins des cas où, toutes primitives qu'elles étaient, elles ont pu entraîner la mort du sujet.

Le tableau clinique que je viens de retracer, concernant les angines membraneuses streptococciques, indique assez que le diagnostic clinique entre cette pseudo-diphthérie et la diphthérie vraie est absolument impossible. Ces angines streptococciques simulent si bien la diphthérie que, dans le mémoire de Martin, nous voyons que huit petits malades avaient été envoyés au pavillon de la diphthérie, alors qu'ils avaient des angines à streptocoques. Dans le mémoire de Chaillou et Martin, je trouve également huit cas concernant des angines streptococciques, simulant la diphthérie.

---

1. Bourges. *Angines de la scarlatine*. Th. de Paris, 1891.

Je viens d'avoir tout récemment, à l'hôpital Necker, un cas d'angine membraneuse streptococcique simulant si bien la diphthérie, que le diagnostic eût été impossible sans l'examen bactériologique.

On pratique donc cet examen bactériologique d'après la technique que j'ai plusieurs fois tracée : une parcelle de la membrane pharyngée est mise en culture, et les colonies sleptococciques poussent un peu plus tardivement que les colonies de la diphthérie et du coccus Brisou. Quand elles ont atteint leur complet développement, c'est-à-dire au bout de 24 heures environ et même plus tôt, elles apparaissent sous forme d'un pointillé blanchâtre, qui ne grandit jamais beaucoup. Voilà pourquoi j'ai cru pouvoir nommer ces colonies streptococciques *poussiéreuses*, ce qui les distingue déjà, à première vue, des colonies du petit coccus, qui sont maculeuses, et des colonies de la diphthérie, qui sont papuleuses. J'ajouterai cependant qu'il est possible de prélever à la surface du sérum, ensemencé seulement depuis 14 heures ou 15 heures, des parcelles de colonies qui, colorées et placées sous le microscope, montrent déjà des chaînettes de streptocoques à leur complet développement. Ces chaînettes sont formées de grains arrondis, en chapelet, en chaînettes droites ou sinueuses, et on compte, suivant le cas, dans chaque fragment de chaînette, 3, 4, 5, 6 grains et même davantage. Telle est l'histoire clinique et bactériologique des angines pseudo-diphthériques streptococciques. Passons maintenant à une autre variété d'angine pseudo-diphthérique, l'angine staphylococcique.

Ceci n'empêche pas que le streptocoque peut se trouver dans la bouche à l'état normal ou pathologique dans différentes conditions ; Widal et Bezançon[1] l'ont trouvé dans les angines pseudo-membraneuses, diphthériques, pultacées, phlegmoneuses, tuberculeuses.

---

1. Les streptocoques et la bouche normale et pathologique. *Bulletin de la Société méd. des hôp.*, 1894, p. 627.

Angine pseudo-diphthérique à staphylocoques. — Les staphylocoques, eux aussi, peuvent être associés à différentes variétés d'angines, érythémateuse, lacunaire, pultacée, herpétique, mais je n'ai à m'occuper ici que de la forme pseudo-diphthérique. Ces angines, pseudo-diphthériques, staphylococciques, sont beaucoup plus rares, je m'empresse de le dire, que les variétés précédemment décrites. Néanmoins, j'en trouve quatre cas dans le mémoire de Martin et quatre cas dans le mémoire de Chaillou et Martin. J'en ai observé chez l'adulte trois cas, dont deux ont été publiés par mon ancien interne, M. Rénon [1].

Le malade atteint d'angine pseudo-diphthérique staphylococcique présente tous les symptômes communs aux angines aiguës : début fébrile, dysphagie, rougeur inflammatoire de la muqueuse palato-pharyngée, engorgement des ganglions sous-maxillaires. Puis apparaissent les membranes, moins épaisses il est vrai, moins adhérentes, moins généralisées que les membranes de certaines angines diphthériques, mais impossibles, à tout prendre, à diagnostiquer de la diphthérie vraie par le secours seul de la clinique.

On doit donc ici, comme dans les cas précédents, avoir recours aux cultures et à l'examen bactériologique. En moins de 24 heures le staphylocoque forme sur le sérum des colonies aplaties, étalées, irrégulières, qui permettent déjà, au premier abord, de poser un diagnostic. La même culture laissée encore à l'étuve donnera bientôt des colonies beaucoup plus grandes, et sur lesquelles il sera facile, d'après leur coloration, de distinguer le staphylococcus *albus* et le staphylococcus *aureus*. Une parcelle de ces colonies colorée et portée sous le microscope montre des amas de grains, qui ne sont plus ici en chaînettes comme le streptocoque, mais qui sont réunis en grappe.

Angines pseudo-diphthériques à pneumocoques. — Il est une autre variété, bien étudiée par Jaccoud, c'est

1. Rénon. *Gaz. des hôp.*

l'angine pseudo-diphthérique pneumococcique[1]. Cette angine
est très rare chez l'enfant, Chaillou et Martin n'en ayant
observé qu'un seul cas à cet âge ; cette angine débute
brusquement avec frissons, malaise général et élévation
rapide de la température à 39 et 40 degrés. Dès le premier
jour apparaît une dysphagie déjà intense ; la muqueuse de
la gorge est rouge et luisante ; les amygdales sont tuméfiées
et violacées ; le lendemain, on constate à la gorge de vraies
fausses membranes. Ces membranes débutent sous forme
de points blancs, elles deviennent confluentes, elles s'éta-
lent, s'épaississent comme les membranes diphthériques.
L'angine est ordinairement accompagnée d'un engorgement
ganglionnaire fort accusé. Ajoutons à cela l'albuminurie, et
on conviendra avec moi que ce tableau rappelle singulièrement le tableau de l'angine diphthérique. Dans les quelques
observations publiées jusqu'ici, l'angine pneumococcique
n'a eu aucune tendance à envahir les fosses nasales et le
larynx. En face d'une pareille angine, la clinique, livrée à
elle-même, est incapable de décider s'il y a ou non
diphthérie, l'examen bactériologique s'impose : il décèle la
présence du pneumocoque.

Angine membraneuse à coli-bacille. — Encore une dernière variété, très rare celle-là, d'angine pseudo-diphthérique. L'agent pathogène en est le coli-bacille. Le coli-
bacille a été signalé, à titre d'association, dans bon nombre
d'angines, mais il est des cas où une angine pseudo-diphthérique peut être due au coli-bacille, sans autres agents.
Martin et Chaillou en citent deux cas ; Lermoyez[2] en a publié
une observation des plus concluantes. Mais, je le répète, il
s'agit là de faits absolument exceptionnels.

Angine herpétique. — L'angine herpétique ou angine
couenneuse commune (Trousseau) sera plus loin l'objet
d'un chapitre spécial. Je viens, du reste, de l'étudier si
longuement à l'un des chapitres précédents, dans ses rap-

1. *Journal de médecine et de chirurgie*, 1891. — *Semaine médicale*,
9 juillet 1895.
2. *Société médicale des hôpitaux*, juin 1894.

ports avec la diphthérie, que je me contente de la signaler ici sans autres commentaires.

Angine à tétragène. — Dans quelques cas, sous l'influence du tétragène se développe une angine qui donne un peu l'illusion de la diphthérie. En voici trois cas, que j'ai observés :

1er cas. — Il s'agissait d'un homme jusque-là bien portant, qui fut pris, un jour, de fièvre, de malaise et de point de côté droit. Le médecin qui le soignait constata l'existence d'un épanchement dans la plèvre droite; au bout de quelque temps, je fus appelé à voir le malade; je constatai que l'épanchement pleural avait presque disparu, mais je trouvai la gorge recouverte d'un enduit blanc d'apparence tout à fait spéciale, étendu à tout le fond du pharynx, ainsi qu'au voile du palais, aux piliers et à la luette. Par places apparaissaient une multitude de petits grains saillants isolés, gros comme des grains de sable. Ils donnaient l'apparence d'une gorge qui aurait été saupoudrée de grains de sable. Aussi ai-je proposé de donner à ces angines le nom d'*angines sableuses*. Les amygdales n'étaient pas très grosses; pas d'hypertrophie des ganglions sous-maxillaires.

M. Apert ensemença avec l'exsudat deux tubes de sérum de bœuf coagulé, et deux tubes de gélose peptonée; il fit aussi des préparations sur lame, en écrasant entre deux lames un des grains de l'exsudat. Sur lame, il constata la présence presque exclusive de cocci encapsulés, prenant le grain, disposés en tétrades ou en diplocoques. Les cultures sur sérum ne poussèrent qu'au bout de quatre jours; les tubes de gélose donnèrent dès le premier jour une culture composée d'un grand nombre de colonies blanchâtres, saillantes, très gluantes, et filant quand on enlevait un fragment avec le fil de platine. A l'examen microscopique, elles étaient composées de tétrades ayant tous les caractères du tétragène.

2e cas. — Il concerne un homme entré dans mon service, pour une pleurésie séreuse de moyenne abondance.

Le malade était depuis quinze jours dans le service, et sa plèvre s'était desséchée, quand il fut pris d'angine. Il existait sur chaque amygdale cinq ou six points lenticulaires d'un blanc franc, donnant l'aspect de l'angine folliculaire, aspect que revêt également la diphthérie. L'ensemencement sur sérum donna au bout de vingt-quatre heures du streptocoque et quelques colonies de staphylocoque ; les tubes de gélose donnèrent à peu près également du tétragène et du streptocoque. Le tétragène, isolé, fut cultivé sur bouillon ; quelques gouttes de ce bouillon injecté à une souris la tuèrent en vingt-quatre heures, et dans le sang de la souris il existait du tétragène encapsulé.

5e cas. — Homme entré à l'Hôtel-Dieu pour des phénomènes d'apparence grippale avec râles de congestion pulmonaire et frottements pleuraux. A la gorge, léger exsudat blanchâtre ; ensemencement sur sérum, négatif au point de vue de la diphthérie ; ensemencement sur gélose, nombreuses colonies : streptocoque, petit coccus isolé, disposé en diplocoque, ou en amas, et une dizaine de colonies de tétragène. Ce tétragène, isolé et ensemencé sur bouillon. se montra inoffensif, injecté à une souris à la dose de 1/4 centimètre cube.

Dans ces trois observations, « l'angine à tétragène a été accompagnée ou précédée de pleurésie. Dans les cas de septicémie à tétragène observés jusqu'ici (Chauffard et Ramond, Castaigne), il existait de la pleurésie. Netter, Faisans et le Danamy ont trouvé du tétragène dans le liquide de pleurésies séro-fibrineuses et persistantes. Le tétragène aime la plèvre[1] ».

Angines membraneuses syphilitiques. — En parlant au chapitre précédent des angines syphilitiques diphthéroïdes, j'ai dit que les plaques muqueuses de la gorge et les amygdales se recouvrent parfois de membranes grisâtres, épaisses, adhérentes, simulant d'autant mieux la

---

1. Apert. Le tétragène dans les angines. *Société de biologie*, séance du 20 janvier 1898.

diphthérie que les ganglions de l'angle de la mâchoire sont habituellement tuméfiés. Le diagnostic est facile si l'on a subi l'évolution bucco-pharyngée de cette syphilis et si l'on a constaté en même temps des syphilitides cutanées ou muqueuses; mais, dans le doute, ou même au cas des *deux infections superposées*, l'examen bactériologique peut seul permettre d'affirmer le diagnostic; l'absence de bacilles de Lœffler exclut l'hypothèse de la diphthérie; on peut rencontrer d'autres microbes, cocci ou streptocoques[1].

Résumé. — Je pense qu'après avoir lu les chapitres concernant l'angine diphthérique (qui est essentiellement *polymorphe*) et les angines pseudo-diphthériques, on sera bien pénétré de cette idée, que la clinique livrée à ses propres ressources est souvent incapable de formuler un diagnostic. Mais aujourd'hui nous sommes armés de moyens qui ne permettent plus une erreur. En face d'une angine à dépôts blanchâtres et surtout d'apparence membraneuse, il faut toujours faire un examen bactériologique, *même quand on se croit assuré du diagnostic*. De cet examen dépendent le *diagnostic* et le *pronostic*. Il est aussi simple, aussi facile, de faire un examen bactériologique d'angine, que de faire un examen d'urines. Il suffit d'avoir toujours chez soi des tubes de sérum gélatinisé; dès que le tube a été ensemencé, on l'envoie à un laboratoire, ou chez un pharmacien, ou dans un hôpital; le diagnostic et le pronostic de l'angine sont ainsi vérifiés et l'on ne s'expose pas à toutes les incertitudes, à tous les mécomptes dont il a été question dans le cours de cette étude.

Les planches des pages suivantes donnent une idée des cultures et de la morphologie du bacille diphthérique, du petit coccus Brisou, du streptocoque et du staphylocoque, autant de microbes qui peuvent être associés à l'évolution des angines blanches et membraneuses.

1. Bourges. Les angines diphthéroïdes de la syphilis. *Gaz. hebdomad.*, 9 avril 1892.

PLANCHE

DIPHTHÉRIE

A. — Culture de la diphthérie sur sérum gélatinisé. Colonies discrètes, espacées. Quand les colonies de diphthérie sont bien développées, elles sont caractérisées par des taches arrondies, blanchâtres, plus opaques au centre qu'à la circonférence. Ces taches, ces colonies, je les ai nommées *papuleuses*, parce que, lorsqu'elles sont bien développées, elles forment un relief, une saillie à la surface du sérum; certaines ressemblent à des petits grains de semoule.

B. — Quelques colonies de diphthérie.

C. — Bacilles de la diphthérie. — Ils sont aussi longs et plus épais que les bacilles de la tuberculose. Ils sont renflés à leurs extrémités. Ils sont droits ou légèrement incurvés. Ils sont souvent disposés par groupes de 5 ou 4; rangés parallèlement, ou figurant les lettres V, X, L, ou simulant l'accent aigu, l'accent circonflexe; jamais ils ne sont placés bout à bout. On dirait parfois des aiguilles courtes et trapues qu'on aurait laissé tomber sur une table par petits tas. (Martin.)

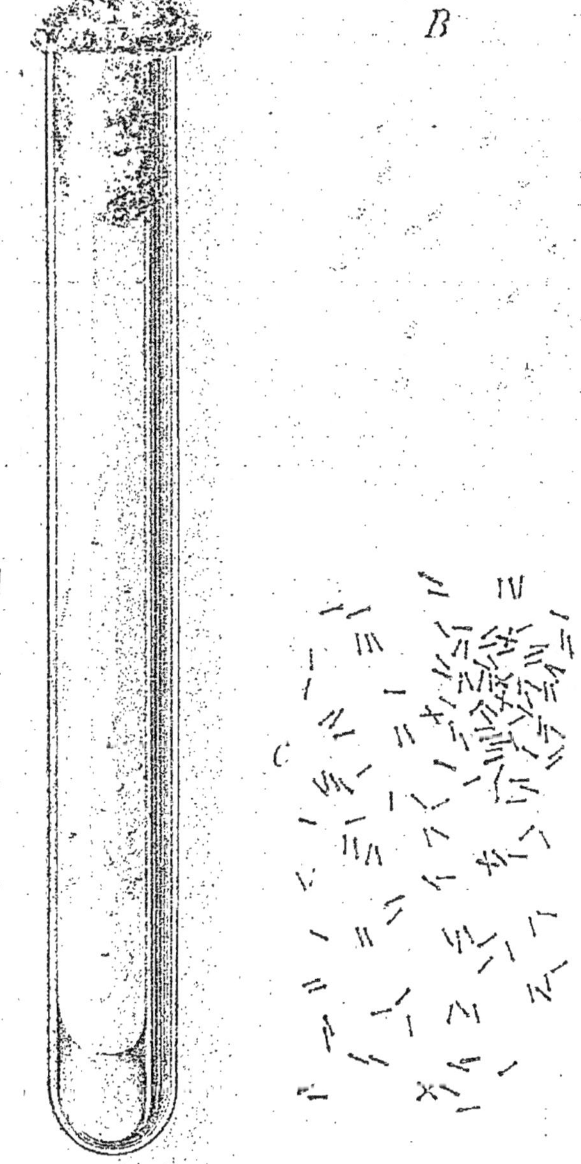
B
A
C

PLANCHE II

PETIT COCCUS, COCCUS BRISOU

A. — Culture de coccus Brisou sur sérum gélatinisé. Colonies discrètes, espacées. Ces colonies sont caractérisées par des taches arrondies et blanchâtres simulant au premier abord les colonies de la diphthérie, mais elles sont plus petites, plus humides, plus transparentes que les colonies de la diphthérie; leur centre n'est pas opaque, elles sont *plates*, elles ne forment ni saillie ni relief : aussi ai-je proposé de les nommer *maculeuses*, contrairement aux colonies *papuleuses* de la diphthérie.

B. — Quelques colonies du petit coccus Brisou.

C. — Éléments du coccus Brisou. On voit des microcoques isolés, des diplocoques fréquents et quelques petits amas de microcoques.

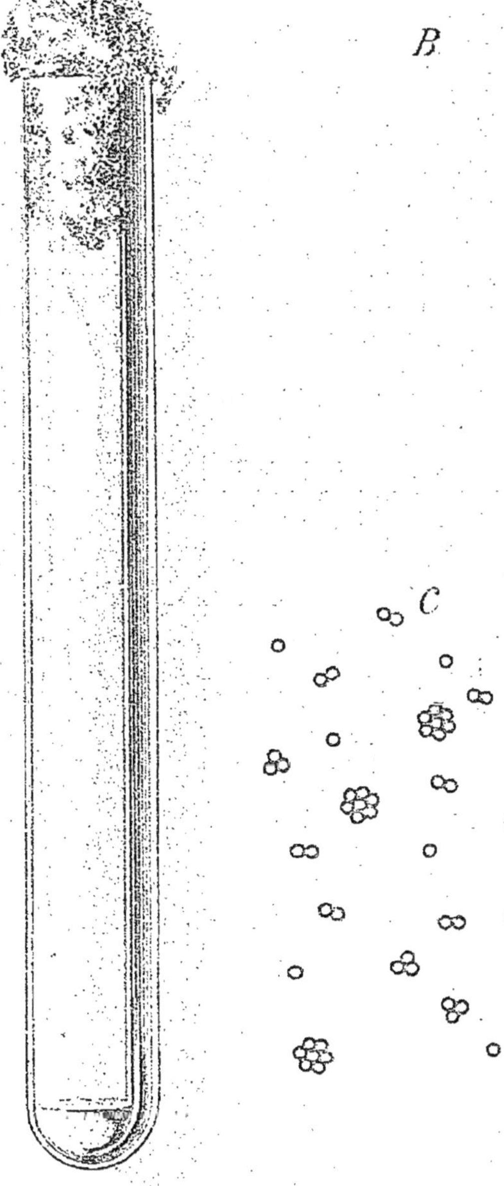
B
A
C

PLANCHE III

STREPTOCOQUE

A. — Culture de streptocoque sur sérum gélatinisé. Colonies de streptocoques, si petites qu'elles prennent l'aspect d'un pointillé, d'un piqueté blanchâtre ; aussi ai-je proposé de les nommer *poussiéreuses.*

B. — Colonies de streptocoques.

C. — Chaînettes de streptocoques. Ces chaînettes plus ou moins longues, droites, sinueuses ou incurvées, sont formées de grains arrondis, placés en chapelet. Chaque fragment de chaînette compte, suivant le cas, 3, 4, 5, 10, 15 grains, et parfois un bien plus grand nombre.

Planche III.
B
C
A

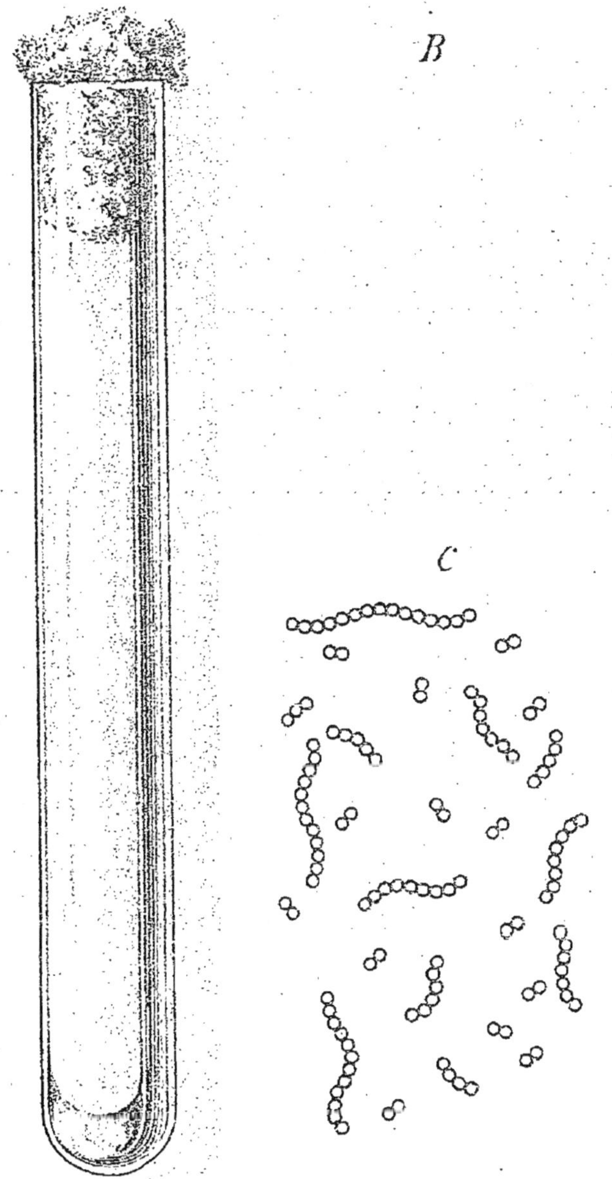

STAPHYLOCOQUE BLANC

A. — Culture de staphylocoque sur sérum gélatinisé. Colonies de staphylocoque, blanches, aplaties, irrégulières. Ces colonies sont jaunâtres quand il s'agit du *Staphylococcus aureus*.

B. — Colonies de staphylocoque blanc.

C. — Grappes de staphylocoques. Les grains qui forment les éléments du staphylocoque ne forment pas des chaînettes comme le streptocoque, ils sont réunis en grappes, en amas.

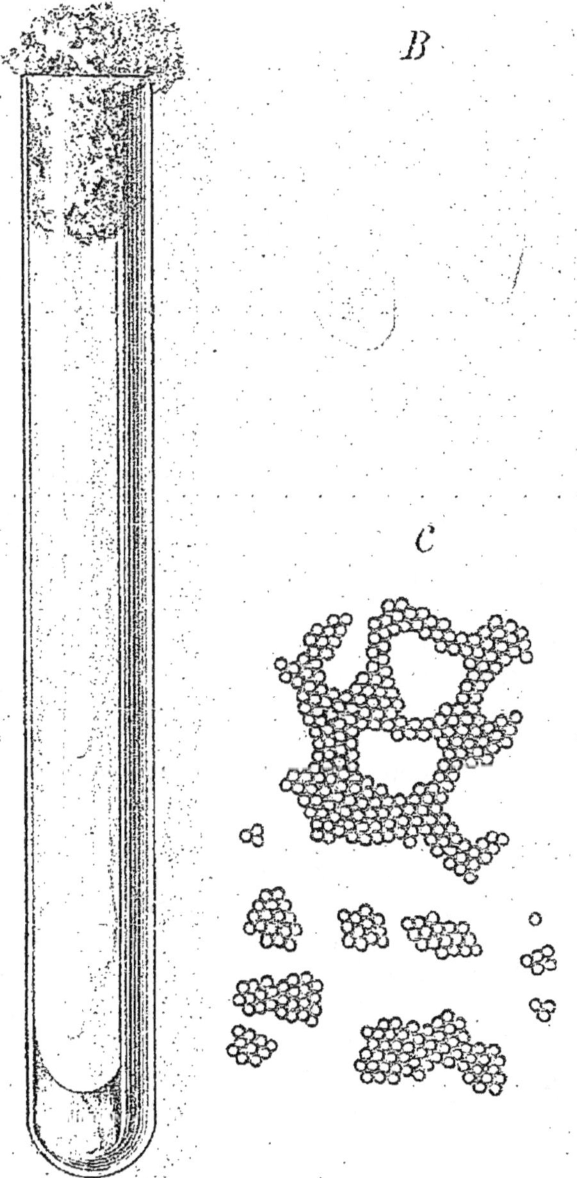
B
C
A
E

§ 8. PARALYSIE DIPHTHÉRIQUE

Description. — Les malades atteints de diphthérie, diphthérie de la *peau* ou diphthérie des *muqueuses*, ceux surtout qui ont l'*angine* ou le *coryza diphthériques*, sont exposés à des *troubles paralytiques* qui surviennent dans les conditions suivantes : au moment de la convalescence, quelques jours ou quelques semaines après la guérison de l'angine, quelquefois même pendant que l'angine est en pleine évolution, apparaît une paralysie qui débute le plus ordinairement par le *voile du palais*. Le voile du palais est immobile et abaissé : sa muqueuse a perdu toute sensibilité[1]. La voix est nasonnée, l'articulation des sons est défectueuse, la déglutition est difficile, les boissons et les aliments sont rejetés par le nez, et, quand la paralysie du pharynx se joint à celle du voile du palais, la dysphagie est telle, que, malgré les précautions minutieuses prises par le malade, malgré tous ses efforts, le bol alimentaire chemine mal, des aliments peuvent s'engager dans le larynx et provoquer des accès de suffocation parfois suivis de mort.

Pour se rendre un compte exact des perturbations apportées par le poison diphthérique dans l'acte de la déglutition, il suffit de rappeler, en quelques mots, le mécanisme physiologique de cette fonction : Pendant le premier acte de la déglutition, le bol alimentaire est rassemblé en une masse à la surface de la langue, qui s'applique contre la voûte palatine. Ce bol alimentaire, propulsé d'avant en arrière, traverse l'isthme du gosier et s'engage dans le pharynx. Pendant cet acte, les pharyngo-staphylins, muscles des piliers postérieurs, forment par leur contraction un sphincter qui oblitère complètement l'orifice postérieur des fosses nasales. Pendant ce même acte de la déglutition, le

---

1. Ces troubles moteurs et sensitifs ne sont pas toujours aussi accentués. Aubertin. *Soc. méd. des hôp.*, janvier 1905.

pharynx s'élève, et vient au-devant du bol alimentaire qu'il saisit; mais cette élévation du pharynx est accompagnée d'une élévation du larynx, car les muscles constricteurs moyen et inférieur et les muscles stylo-pharyngiens sont élévateurs du pharynx et du larynx. Il en résulte que le larynx, « prenant part au mouvement d'ascension du pharynx, vient buter contre la base de la langue, qui, à ce moment, proémine en arrière; ce mécanisme qui protège l'orifice du larynx est complété par le mouvement de l'épiglotte sur l'orifice du larynx » (Mathias-Duval[1]). Grâce à ce mécanisme, aucun aliment, aucune boisson, ne s'engagent dans les cavités nasale ou laryngée pendant la déglutition. Mais que la paralysie diphthérique atteigne les muscles pharyngo-staphylins, et les aliments s'engagent dans le nez; que la paralysie atteigne les muscles du pharynx, et les aliments peuvent s'engager dans le larynx.

Quand la paralysie s'étend à la langue et aux lèvres, il en résulte des symptômes qui simulent au premier abord la paralysie labio-glosso-laryngée, les troubles de prononciation sont extrêmement accusés et la salive s'écoule le long des commissures.

Tantôt la paralysie reste *limitée* au voile du palais, tantôt elle se *généralise*, et frappe sans ordre et sans régularité les membres, les muscles du tronc et du cou, le système sensitif, les organes des sens, les sphincters, l'œsophage, le larynx, les muscles de la respiration, le cœur.

Presque toujours la paralysie diphthérique débute par le voile du palais; parfois elle apparaît simultanément en plusieurs points, aux membres, à la face; dans quelques rares circonstances, les membres sont paralysés avant le voile du palais, ou même sans que le voile du palais soit atteint[2]. On a observé une forme paraplégique, indépendante de tout autre trouble paralytique. La paraplégie est légère ou intense sans troubles des sphincters et sans signe de

---

1. Mathias-Duval. *Cours de physiologie*, p. 528.
2. Bailly. Th. de Paris, 1872.

Babinsky, les réflexes rotuliens et achilléens sont abolis. On a également signalé la paralysie précoce des muscles du tronc et de la nuque[1]. A la face, la paralysie est unilatérale ou double; quand elle est double, la physionomie n'a plus aucune expression et prend l'aspect d'un masque (Duchenne).

Dans certains cas, le malade peut à peine remuer ses jambes et ses bras, il n'a pas la force de s'asseoir ou de se retourner dans son lit, sa tête s'incline à droite et à gauche ou retombe sur sa poitrine. L'asthénie musculaire est parfois si prononcée que la paralysie est complète. Ces accidents ont parfois une certaine mutabilité : ainsi on voit la paralysie qui occupait un membre diminuer dans ce membre et se manifester dans un autre[2]. Tantôt on n'observe ni atrophie musculaire, ni diminution de la contractilité électrique (Duchenne), tantôt l'atrophie musculaire est évidente et la contractilité électrique est altérée. Dans quelques cas rares, la paralysie est persistante (myélite).

Les troubles de la *sensibilité* consistent en fourmillements, picotements et *douleurs*, qui accompagnent d'habitude la paralysie musculaire à son début; la douleur peut même être très accusée. L'anesthésie est fréquente aux mains et aux pieds, elle atteint tous les modes de la sensibilité et peut se généraliser à une partie du corps.

Tous les *organes des sens*, surtout les yeux, peuvent être atteints par la paralysie diphthérique. Du côté de l'*œil*, on a signalé le ptosis, le strabisme, la mydriase, la myopie, l'amblyopie et la cécité complète. Ces troubles sont *passagers* et l'on ne retrouve à l'ophthalmoscope aucune lésion du fond de l'œil. Le *goût* est souvent émoussé, l'*ouïe* est parfois atteinte.

La *véssie* n'échappe pas à la paralysie diphthérique : il en résulte de la rétention d'urine ou de l'incontinence, suivant que la paralysie porte sur le corps de la vessie ou sur le

1. Faure. *Union médic.*, 5 février 1857.
2. Trousseau. *Clin. méd.*, t. I, p. 433.

sphincter. Des troubles analogues existent au *rectum.*
Les vomissements ne sont pas rares. Les forces *viriles*
peuvent être affaiblies ou anéanties.

Parmi les accidents que je viens d'énumérer, il n'en est
qu'un qui soit vraiment grave, c'est l'introduction des aliments dans les voies respiratoires, car il peut entraîner la
mort par asphyxie[1]; mais il est d'autres cas où la paralysie
diphthérique devient terrible, c'est quand elle frappe *les
organes de la respiration et le cœur.* Ces manifestations de
la paralysie diphthérique, que Duchenne nommait *forme
bulbaire,* déterminent des troubles variables comme intensité. Je vais en esquisser les principales modalités.

Les muscles du *larynx* peuvent être paralysés : si la paralysie atteint les muscles phonateurs, la dysphonie ou l'apho-
nie en sont la conséquence; si elle atteint les muscles crico-
aryténoïdiens postérieurs, muscles inspirateurs, la respiration est gravement compromise. Quand le diaphragme et les
muscles intercostaux sont intéréssés, le malade est essoufflé, haletant, il ne peut renouveler l'air de ses poumons en
quantité suffisante, il est sous le coup de terribles *accès
d'oppression.* La suffocation peut venir également de la paralysie des muscles bronchiques de Reissessen, muscles expi-
rateurs intrinsèques (Duchenne). A ces accidents dyspnéiques
se joignent parfois des accidents cardiaques, le pouls est
irrégulier, ralenti, plus souvent accéléré, il y a des angoisses, des intermittences cardiaques, et des syncopes souvent mortelles[2]. Ces accidents d'asphyxie et de syncope
doivent être mis sur le compte d'une intoxication centrale
ou périphérique du nerf pneumogastrique, peut-être aussi
sur le compte de lésions cardiaques (myocardite).

Dans quelques circonstances, les symptômes angoissants
et douloureux dominent la scène au point de simuler
l'angine de poitrine. Douleur terrible à la région précordiale,

1. Tardieu. *Union méd.*, 1ᵉʳ octobre 1859. — Roger. Paralysie consécutive à la diphthérie. *Arch. de méd.*, 1862.
2. Duchenne. *De l'électrisation localisée*, p. 151.

irradiation dans les épaules et dans les bras, horripilations, sueurs froides, angoisse inexprimable, état syncopal, tels sont les symptômes de cette forme *cardio-aortique*[1].

Dans d'autres cas, les symptômes abdominaux revêtent une violente intensité. Un des malades cités dans la thèse de Gulat, après avoir présenté une paralysie du voile du palais et des troubles oculaires, est pris brusquement de douleurs abdominales, de cardialgie, d'entéralgie, de vomissements, d'anxiété et d'agitation terribles, de dyspnée extrême, de battements cardiaques tumultueux et précipités et de syncope mortelle.

Durée. — La *durée* des paralysies diphthériques est variable. Limitée à la gorge, au voile du palais et au pharynx, la paralysie est habituellement fugace et ne dure que quelques semaines; mais quand elle se généralise, quand elle atteint la face, les membres, la vessie, les yeux, elle peut durer plusieurs mois; la forme paraplégique peut avoir une durée illimitée. Dans certains cas, les accidents paralytiques sont rapides et pour ainsi dire foudroyants; dans une épidémie dont j'aurai à parler dans un instant, certains individus ont été enlevés en quelques heures, la diphthérie ayant frappé d'emblée les organes de la respiration et le cœur.

Étiologie. — De toutes les localisations de la diphthérie, c'est l'*angine* diphthérique qui est le plus habituellement suivie de paralysie. L'angine peut même avoir été très légère, très bénigne en apparence, et néanmoins les accidents paralytiques peuvent être graves au point d'entraîner la mort. Néanmoins, je pense, pour ma part, que la diphthérie *nasale* est un appoint considérable dans la détermination des paralysies diphthériques. Le bacille diphthérique trouve dans les cavités nasales un vaste terrain de culture, où il peut aisément fabriquer sa toxine. Rien ne lui manque, l'égalité de température, ni l'apport incessant de l'air à chaque inspiration nasale. C'est la reproduction de l'appa-

---

1. Gulat. *Paralysie diphthérique du pneumogastrique.* Th. de Paris, 1881.

reil dans lequel Roux fabrique la toxine diphthérique. Eh bien, en reprenant une à une les observations de paralysie diphthérique, on voit que le plus souvent la diphthérie nasale était de la partie. Les quelques malades que j'ai eus dans mon service depuis plusieurs années, avec des paralysies diphthériques, avaient eu presque tous de la diphthérie nasale. Néanmoins, on connaît des faits de paralysie unilatérale du voile succédant à des angines unilatérales : l'expérimentation les a reproduites[1].

Du reste, les paralysies peuvent succéder à la diphthérie, *quel que soit son siège* ; on a vu des paralysies terribles faire suite à une diphthérie de la peau (Trousseau), à une diphthérie développée sur une *plaie de vésicatoire*[2], les muqueuses étant indemnes.

Parfois même, on dirait que les accidents paralytiques peuvent éclater en dehors de toute manifestation membraneuse de la diphthérie, à la façon des maladies *frustes*, l'éruption faisant défaut, bien que les autres symptômes aient une notable intensité. Boissarie, dans un mémoire fort intéressant[3], a fait la relation d'une épidémie de diphthérie où plusieurs individus furent enlevés par des paralysies à marche rapide et parfois foudroyante, *sans avoir présenté préalablement* ni angine ni autres manifestations de la diphthérie. Dans cette même épidémie, certains sujets étaient atteints d'angine couenneuse, mais chez eux l'angine suivait les troubles paralytiques, au lieu de les précéder comme c'est l'usage ; d'autres malades, enfin, avaient l'angine seule et n'étaient pas atteints de paralysie. Ces faits ont une extrême importance ; ils prouvent une fois de plus que, dans la diphthérie, les manifestations membraneuses *n'ont qu'une importance relative*, l'intoxication diphthérique pouvant apparaître alors même que les membranes sont peu importantes ou alors qu'un *enduit muqueux sans mem-*

1. Babonneix. *Soc. de biol.*, octobre et novembre 1902.
2. Pitres et Vaillard. *Arch. de neurologie*, 1886, n° 55.
3. *Gaz. hebdomad.*, 1881, n° 20 et 21. Boissarie fut lui-même atteint de paralysie diphthérique sans angine préalable.

branes est la seule manifestation locale de la diphthérie.

Les paralysies diphthériques sont beaucoup plus fréquentes chez l'adulte que chez l'enfant. La paralysie limitée à la région palato-pharyngée s'observe chez 1/6 des sujets qui ont eu l'angine diphthérique (Roger) ; les paralysies généralisées sont beaucoup plus rares et ne se déclarent que chez 1/20 des malades environ.

Pathogénie. — Des opinions diverses avaient été émises sur la *nature* de ces paralysies. Il en est une qui se présente naturellement à l'esprit, c'est que la paralysie diphthérique est le résultat d'une *intoxication*. Cette théorie de l'intoxication, soutenue par Trousseau et longtemps combattue, a reçu une éclatante confirmation, grâce aux expériences de Roux et Yersin. Ainsi qu'on l'a vu à l'un des chapitres précédents, le microbe de la diphthérie élabore une substance toxique qui est la cause des paralysies. Roux et Yersin ont reproduit chez les animaux le tableau des paralysies diphthériques, par l'injection de liquide de culture filtré, c'est-à-dire dénué de tout micro-organisme[1].

L'intoxication diphthérique étant démontrée, comment se produit la paralysie? Est-elle le résultat d'une lésion nerveuse, et quelle est cette lésion? Dès 1862, Vulpian et Charcot publiaient un cas de paralysie diphthérique du voile du palais, avec altération des fibres musculaires et des nerfs palatins. Plus tard, M. Pierret décrivait des altérations de nerfs et des lésions centrales, plaque de méningite spinale et périnévrite des racines nerveuses. M. Dejerine[2] cite plusieurs observations où il a constaté l'atrophie dégénérative des tubes nerveux et la névrite parenchymateuse des racines antérieures, névrite consécutive elle-même à une myélite à la fois interstitielle et parenchymateuse.

Actuellement cette question a fait un pas de plus. Depuis quelques années on a étudié sous le nom de *névrites périphériques* des névrites qui *semblent* évoluer pour leur

1. Roux et Yersin. *Ann. de l'Institut Pasteur, loco citato.*
2. Dejerine. *Archives de physiologie*, 1878, p. 107.

compte, sans participation des centres nerveux. Ces névrites
périphériques qu'on a décrites dans la tuberculose, dans le
diabète, dans les intoxications par l'alcool, par le plomb, etc.,
ont également été trouvées dans la diphthérie[1].

Dans une observation concernant un malade atteint de
diphthérie cutanée et de paralysies consécutives, MM. Pitres
et Vaillard[2] ont constaté des névrites périphériques des
nerfs radial, cubital, médian, saphène externe, saphène
interne, etc., avec intégrité absolue de la moelle épinière.
Les lésions étaient à peine accentuées dans les racines
antérieures et postérieures. Il est vrai que le malade était
en même temps tuberculeux, et la tuberculose prédispose
de son côté aux névrites périphériques ; mais la marche et
la nature des paralysies de ce malade, leur début par des
troubles de l'accommodation, par le voile du palais, leur
généralisation progressive aux membres, au diaphragme,
tout cela est bien le fait de la diphthérie. Il semble donc
acquis que le poison diphthérique peut produire les paralysies, en agissant sur le système nerveux périphérique,
mais étant donnés les cas de mort rapide, presque foudroyante, par le poumon et par le cœur, il est probable
que le poison diphthérique agit également sur les cellules
des centres nerveux, les paralyse et anéantit leur fonction[3].

Diagnostic. Pronostic. Traitement. — Le diagnostic des
paralysies diphthériques est simple et facile quand on a
suivi l'évolution de l'angine, mais il arrive parfois qu'un
malade se présente avec des troubles paralytiques et anes-
thésiques, affaiblissement musculaire généralisé, paraplégie
incomplète, incontinence d'urine, paralysie faciale, amblyopie, amaurose, troubles dyspnéiques, et, au premier
abord, on pense, suivant le cas, à une affection de la
moelle, du cerveau et des nerfs. Si la paralysie a débuté
par le voile du palais, si surtout le voile du palais est en
cause au moment de l'examen du malade, la voix nasonnée,

<hr>

1. Mayer. *Analyse* in *Revue de Hayem*, 1882, t. XX, p. 57.
2. *Arch. de neurologie*, 1886, n° 35.
3. Marie. *Soc. méd. des hôpitaux*, juillet 1894.

la dysphagie mettent vite sur la voie du diagnostic, mais ce guide fait quelquefois défaut, et il faut alors reconstituer l'histoire de l'angine diphthérique, savoir s'il y a eu mal de gorge avec membranes et retentissement ganglionnaire : il faut se rappeler que toutes les manifestations de la diphthérie, même la diphthérie cutanée, peuvent être suivies de paralysie, et ne pas oublier que, dans quelques cas, les troubles paralytiques peuvent précéder les manifestations couenneuses de la diphthérie (*diphthérie fruste*) et même exister, en temps d'épidémie, en dehors de toute manifestation membraneuse apparente.

Le *pronostic*, bénin, quand la paralysie est limitée, grave et même terrible quand la paralysie atteint les muscles de la respiration et le cœur, est toujours livré à l'incertitude, car on ne sait jamais au début quelle sera la marche de la paralysie.

Le *traitement* est difficile à formuler. On doit avoir recours à la sonde œsophagienne aussitôt que la déglutition devient difficile. A la médication tonique et reconstituante, quinquina, ferrugineux, on ajoutera les préparations de noix vomique, les frictions aromatiques, l'hydrothérapie, l'électrisation. Le sulfate de strychnine à la dose de 2 à 6 milligrammes par jour (sirop de sulfate de strychnine) donne de bons résultats.

Les injections de sérum antitoxique, faites pendant l'évolution de la diphthérie, rendent beaucoup moins fréquentes les paralysies diphthériques, mais ces injections semblent avoir peu d'action sur les paralysies une fois déclarées. Ceci prouve une fois de plus qu'en face d'une diphthérie il faut pratiquer l'injection de sérum le plus tôt possible, *sans tarder*. Ce sont les injections *précoces* qui mettent à l'abri des complications ; les injections tardives n'ont plus le même effet.

§ 9. ANGINE HERPÉTIQUE

Les angines érythémateuse, lacunaire, pultacée, diphthérique, peuvent être accompagnées d'une éruption d'herpès, Lorsque l'angine revêt l'apparence membraneuse, on lui réserve, avec Trousseau, la dénomination d'angine *couenneuse commune*, cette épithète de *commune* enlevant toute idée de diphthérie.

Toutefois l'angine herpétique, ou angine couenneuse commune de Trousseau, ne représente pas, il s'en faut, une entité morbide. L'angine herpétique, telle que l'entendaient nos devanciers, doit, à mon sens, être démembrée. Il y a moins une angine herpétique que des angines avec herpès ; ces angines peuvent être associées à tous les agents, micrococques, streptocoques, staphylocoques, pneumocoques, bacilles diphthériques, que nous venons d'étudier dans les précédents chapitres. Les vésicules d'herpès, analogues à celles de la peau, ont une évolution un peu différente, car le travail morbide qui sur la peau produit des croûtes, sur une muqueuse peut provoquer des fausses membranes (Gubler[1]).

Description. — Bien que l'angine herpétique soit une maladie de tout âge, elle est plus fréquente chez l'enfant à partir de la troisième année. Elle a une période d'incubation silencieuse, qui dure de quelques heures à deux jours, puis elle éclate au milieu de symptômes habituellement tumultueux ; le frisson est violent, la fièvre ardente, la céphalalgie intense, parfois aussi intense que dans la méningite (Lasègue). Cet état fébrile est souvent accompagné de troubles dyspeptiques, de nausées, de vomissements ; le malade éprouve une sensation d'âcreté, de cuisson à la gorge ; la douleur est généralement limitée à l'un des côtés du pharynx ; les ganglions sous-maxillaires sont peu tuméfiés.

Si l'on examine la gorge au début, on peut surprendre

1. Gubler. *Bulletin de la Soc. méd. des hôp.*, 1853.

l'éruption herpétique dès sa formation. La muqueuse est rouge et les amygdales sont bosselées et tuméfiées ; quelques heures après, le lendemain, le surlendemain, des vésicules se développent sur les amygdales, sur les piliers, sur la luette, sur le voile du palais ; discrètes, elles ressemblent à des *sudamina*, elles acquièrent la forme et la dimension d'une tête d'épingle ; confluentes, elles se réunissent en groupes plus ou moins étendus et irréguliers.

Ces vésicules deviennent opalescentes, s'excorient, se recouvrent d'une pellicule blanchâtre, membraneuse, mais tout cela *se fait si rapidement* que l'évolution de l'herpès passe souvent inaperçue, et l'on ne peut souvent constater que la fausse membrane. Dans d'autres cas, au contraire, les vésicules disparaissent sans être suivies de la formation de membranes. Les fausses membranes de l'angine diphthérique peuvent occuper le pharynx, les amygdales, la luette, les piliers. Quand les membranes sont nettement limitées, elles sont habituellement entourées d'une auréole rougeâtre ; mais quand elles s'étendent *au delà* des limites de l'érosion, elles se confondent avec les exsudations voisines, et il en résulte de larges plaques membraneuses. Un autre élément vient aider à l'accroissement des membranes : l'inflammation n'est pas seulement bornée aux vésicules, elle atteint aussi la muqueuse voisine, et « pour n'être pas ulcéreuse, elle n'en donne pas moins également lieu à l'exsudation de produits plastiques semblables à ceux qui ont été fournis par la surface ulcérée (Trousseau) ». Les fausses membranes de l'angine herpétique sont assez adhérentes à la muqueuse sous-jacente ; néanmoins, on peut les détacher, et au-dessous on retrouve la muqueuse ulcérée ou complètement cicatrisée. La structure de la fausse membrane herpétique a les plus grandes analogies avec la fausse membrane diphthérique.

Les symptômes fébriles de l'angine herpétique et la dysphagie durent quelques jours, et la guérison se fait brusquement. Les *récidives* ne sont pas rares. L'angine herpétique est quelquefois accompagnée d'une éruption

d'herpès aux narines, aux lèvres, à la bouche, au prépuce,
à la vulve, au col utérin ; ces éruptions sont un précieux
auxiliaire dans un cas de diagnostic difficile ; elles affirment la *nature* de l'angine. Le *larynx* lui-même n'est pas
à l'abri d'une poussée d'herpès ; il en résulte un *croup
herpétique* qui n'a ni le caractère, ni la gravité du croup
diphthérique.

A l'un des chapitres précédents, nous avons vu que le
diagnostic est surtout établi par l'*examen bactériologique*.

L'angine herpétique peut s'observer épidémiquement, elle
récidive volontiers chez la femme au moment des règles ; le
froid est la principale cause déterminante. Le *pronostic* est
bénin. Le *traitement* est fort simple : gargarismes émollients
et antiseptiques.

§ 10. ANGINES GANGRÉNEUSES.

Étiologie. — La *gangrène du pharynx* se voit chez l'enfant plus souvent que chez l'adulte. Elle est primitive ou
secondaire. La forme *secondaire* est de beaucoup la plus
fréquente : elle a pour cause la diphthérie, la rougeole, la
scarlatine, la dysenterie, la variole, la fièvre typhoïde ; en un
mot, tous les états morbides qui déterminent la déchéance
de l'économie et favorisent l'adjonction d'infections secondaires, la mortification des tissus non seulement au pharynx, mais en d'autres régions. Elle reconnaît encore pour
cause, quoique beaucoup plus rarement, les phlegmasies
gutturales, principalement l'angine phlegmoneuse. L'angine
diphthérique revêt parfois, chez l'adulte, les *apparences* de
la gangrène ; il faut bien se garder de l'erreur des anciens
observateurs qui prenaient ces apparences pour une réalité ; néanmoins, il ne faut pas tomber dans un excès contraire, car la diphthérie crée parfois le sphacèle de la gorge.
le sphacèle de la vulve et du vagin. En pareil cas il s'agit
de diphthérie à forme grave avec associations microbiennes
(bacille et streptocoque).

Outre les gangrènes secondaires, on peut observer chez l'adulte une angine gangréneuse *primitive* « ayant pour caractère fondamental la mortification de la membrane muqueuse pharyngée, arrivant d'emblée, et comparable à la gangrène de la bouche ».

Les agents de la gangrène pharyngée sont multiples : aux microbes spécifiques s'associent des micro-organismes pyogènes et des saprophytes.

Description. — L'invasion de l'angine gangréneuse est généralement insidieuse dans la forme secondaire ; elle est fébrile et douloureuse dans la forme primitive. En examinant la gorge, on aperçoit sur les amygdales ou sur d'autres parties de la région pharyngée des *plaques gangréneuses* grisâtres, noirâtres, fétides, du volume d'une lentille à la dimension d'une pièce de un franc. Les bords de la plaque sont saillants, irréguliers, taillés à pic et entourés par la muqueuse, qui est d'une rougeur livide. Si la gangrène est *circonscrite*, l'eschare se détache, tombe et laisse à sa place une ulcération qui atteint le plan musculaire sous-jacent et qui peut se terminer par cicatrisation ; si la gangrène est *diffuse*, le sphacèle s'étend, les plaques gangréneuses se réunissent, envahissent le voile du palais, la luette, peuvent se porter en avant jusqu'aux lèvres, ou gagner en arrière jusqu'aux replis aryténo-épiglottiques.

La gangrène du pharynx est généralement accompagnée d'un engorgement ganglionnaire considérable, l'haleine est extrêmement *fétide*, la salivation est abondante, la voix nasillarde, la dysphagie est variable, il y a du jetage nasal d'une extrême puanteur ; la prostration, l'abattement, l'*adynamie* ne font jamais défaut ; le pouls est faible, ralenti, les téguments sont pâles, il y a parfois du délire et de l'agitation. Souvent le *pronostic* est fatal ; après une durée de deux à six jours pour la forme secondaire et de huit à quinze jours pour la forme primitive, le malade s'éteint dans le coma ou meurt brusquement dans une syncope.

Deux malades de M. Richardière [1] ont guéri : « Le pre-

1. *Journal de clinique et de thérapeutique infantiles*, 19 mai 1898.

mier, qui avait une gangrène diffuse, a conservé de sa maladie une vaste perte de substance due à la disparition du voile du palais, des amygdales et des piliers du voile. Après élimination des eschares, cette perte de substance gênait considérablement la déglutition et la phonation, les liquides et les matières alimentaires revenaient par le nez ; la voix était fortement nasonnée ; pendant plusieurs semaines, il fallut nourrir l'enfant à la sonde œsophagienne. Au bout de quatre à cinq semaines, la perte de substance s'étant rétrécie, comme par une sorte de régénération du voile, la déglutition est devenue plus facile, l'enfant a pu se nourrir par la bouche sans que les aliments revinssent par le nez. L'autre enfant, qui avait une gangrène circonscrite aux amygdales, a guéri sans que l'affection laissât d'autre trace que la disparition des amygdales. »

Le *traitement* consiste à cautériser vigoureusement les surfaces sphacélées (acide chlorhydrique, thermocautère), et à pratiquer de fréquents lavages au moyen de liquides désinfectants (hyposulfite de soude, eucalyptus). On soutient les forces du malade par une médication tonique (quinquina, café, vin, alcool).

§ 11. CHANCRE DE L'AMYGDALE

Description. — Le *chancre de l'amygdale*[1] est très fréquent ; il ne se passe pas d'année que j'en voie quatre ou cinq cas dans mon service de l'Hôtel-Dieu. Si ce chancre est souvent méconnu, c'est qu'on n'est assez familiarisé ni avec ses symptômes, ni avec les aspects divers qu'il présente ; voilà une notion importante qu'il ne faut pas oublier. Un premier point sur lequel on n'a pas suffisamment appelé l'attention, c'est que le chancre amygdalien débute souvent *comme une*

---

1. Le Gendre. Du chancre amygdalien. *Arch. gén. de méd.*, janvier et mars 1884. — Nivet. *De la fréquence relative des différentes variétés de chancres extra-génitaux chez l'homme et chez la femme.* Thèse de Paris, 1897. — Fournier. *Les chancres extra-génitaux*, 1897, p. 140.

angine fébrile fort douloureuse. On est tellement habitué à considérer le chancre syphilitique, en général, comme une lésion indolente et apyrétique, que le jour où un malade se plaint d'angine vive et de fièvre, on rejette, bien à tort, l'hypothèse du chancre. En consultant les cas publiés, et en tenant compte de mes observations personnelles, je constate que, dans la moitié des cas, et plus souvent encore, le chancre de l'amygdale débute comme une amygdalite très douloureuse, avec fièvre, céphalalgie, courbature. Dans une de mes leçons cliniques consacrées au *chancre de l'amygdale*[1], je rapporte plusieurs observations concernant des malades venus dans mon service pour des angines violentes, fébriles, fort douloureuses, qui n'étaient en somme que le chancre de l'amygdale à ses débuts.

Je ne dis pas, bien entendu, que tous les chancres amygdaliens aient un début bruyant, fébrile et douloureux, mais le cas est assez fréquent pour qu'il soit nécessaire de le bien connaître. A ce moment on constate une rougeur diffuse et une saillie de l'amygdale avec ou sans enduit pultacé. L'érosion chancreuse est apparente ou cachée. Plus tard, quand il est constitué, le chancre de l'amygdale peut revêtir les aspects les plus différents ; d'où émergent les types suivants.

Première variété. — Le chancre a les apparences d'une *amygdalite aiguë*, douloureuse et fébrile, avec fièvre, dysphagie, céphalée, courbature. Le malade croit à une angine, à une simple amygdalite ; il s'administre un traitement : gargarismes émollients et boriqués, boissons chaudes, compresses autour du cou, puis, s'il se sent plus souffrant, il envoie chercher son médecin. Celui-ci arrive, et son client s'empresse de lui tenir le langage suivant : « Je n'ai presque rien, une simple angine qui me fait souffrir depuis trois ou quatre jours ; je crains un abcès de la gorge, soulagez-moi vite et guérissez-moi. » Le médecin, induit en erreur

---

1. *Clinique médicale de l'Hôtel-Dieu*, 1898. Le chancre de l'amygdale, sixième leçon, p. 97.

par le diagnostic de son malade, examine la gorge, la trouve rouge, ou tapissée d'un enduit pultacé, avec une amygdale volumineuse. Il ne voit là, en effet, qu'une amygdalite banale, une angine « sans caractères spéciaux », du moins pour l'instant, et il fait sa prescription. A ce moment, il faut dire que le diagnostic est difficile; dans les anfractuosités de la grosse amygdale, recouverte ou non d'enduit pultacé, évolue le chancre qu'un œil exercé n'arrive pas toujours à distinguer. On n'est conduit au diagnostic que par les signes que nous étudierons plus loin.

Deuxième variété. — Ici le chancre ne se dissimule pas : sur l'amygdale augmentée de volume se détache une *érosion*, tantôt rouge, vernissée, tantôt grisâtre, opaline, atteignant les dimensions d'une lentille, d'un haricot, d'une pièce de 50 centimes et au delà. C'est le chancre *érosif*. En voici un cas : Un malade vient me consulter à l'hôpital pour « une angine » fort douloureuse qui avait débuté 15 jours avant avec une forte fièvre. Cet homme avait dû s'aliter et cesser ses fonctions de sergent de ville. Des ganglions multiples mais non douloureux étaient apparus aux régions sous-maxillaire et rétro-maxillaire du côté droit. En présence de tels symptômes, il était légitime de penser tout d'abord à une angine infectieuse; cette fièvre, cette courbature générale ne laissaient guère soupçonner un chancre de l'amygdale. Cependant, à l'examen du pharynx, l'amygdale droite est seule atteinte, elle fait saillie, et à sa surface s'étale une *plaque rouge, brillante, vernissée,* bordée par un liséré frisé. L'amygdale gauche est absolument saine. En aucun point il n'existe de fausses membranes. L'unilatéralité de la lésion, la plaque érosive, l'induration de l'amygdale droite et la présence d'une pléiade ganglionnaire indolente, du même côté, me firent porter le diagnostic de chancre amygdalien. Et, en effet, ce diagnostic était bientôt confirmé par l'apparition de la roséole.

Troisième variété. — Le chancre est *ulcéreux.* L'amygdale plus ou moins hypertrophiée est creusée par une ulcération qui a les dimensions d'une pièce de 50 centimes, de 1 franc, de 2 francs. Cette ulcération peut siéger sur tous les points de l'amygdale; elle est brunâtre, grisâtre, ses bords sur-élevés, formés par les saillies amygdaliennes, la font paraître plus excavée qu'elle ne l'est en réalité. L'observation suivante (Le Gendre) en donne une idée : Un homme est pris d'une angine aiguë avec douleur, fièvre, malaise et cé-phalalgie. Il entre à l'hôpital et l'on voit sur l'amygdale droite, à sa face interne et antérieure, une ulcération de la dimension d'une pièce de 50 centimes. Les bords de cette ulcération sont taillés à pic; le fond est grisâtre, sanieux, anfractueux. L'amygdale ulcérée est d'un tiers plus volu-mineuse que sa congénère. Au toucher, on constate que l'ulcération repose sur une base indurée; les ganglions maxillaires correspondants forment une pléiade caracté-ristique du volume d'un œuf de pigeon. La douleur gutturale irradie à l'oreille. Le malade se plaint d'insomnie provoquée par des maux de tête plus violents la nuit que le jour. M. Fournier, se basant sur ces symptômes, porte le dia-gnostic de chancre infectant de l'amygdale. Une roséole ultérieure vint confirmer le diagnostic.

Quatrième variété. — Le chancre est *diphthéroïde*. La surface exulcérée ou ulcérée par le chancre se recouvre d'un exsudat grisâtre, jaunâtre, adhérent, couenneux, qui, au premier abord, a l'aspect de la diphthérie. Cette couenne est, au chancre des muqueuses, ce qu'est la croûte au chancre de la peau. Que la membrane soit due à la ten-dance qu'a tout chancre des muqueuses à se recouvrir d'une pseudo-membrane plus ou moins épaisse, ou qu'elle soit due à une infection secondaire, streptocoque, petit coccus, etc., il n'en est pas moins vrai que, dans quelques circonstances, le chancre de l'amygdale se cache sous une membrane plus ou moins adhérente, de coloration grisâtre, qui peut, faute d'attention, provoquer une erreur de diagnostic. Cette erreur consiste à méconnaître un chancre qui existe ou à admettre une diphthérie qui n'existe pas.

Voici un cas de chancre diphthéroïde consigné dans ma leçon clinique : En février 1898, le Dr Remlinger m'envoyait dic Tunis un malade qui avait été pris, en janvier, d'une angine membraneuse, avec mal de gorge suivi d'adénopathie cervicale gauche. Les ganglions étaient durs, indolents, nettement distincts les uns des autres. On examine la gorge et on aperçoit sur l'amygdale gauche une ulcération recouverte d'une membrane épaisse, grisâtre et adhérente. On hésite entre un chancre syphilitique et la diphthérie. L'examen bactériologique de l'exsudat fait par MM. Remlinger décèle des bacilles de Lœffler à type court. L'ensemencement sur sérum donne le lendemain de nombreuses colonies de ce même bacille à type court. Ne s'agissait-il là que d'une pseudo-diphthérie, les bacilles courts n'étant pas considérés par la plupart des auteurs comme diphthérie vraie, virulente, ou bien était-ce de la diphthérie?

En tout cas, on fait une injection de sérum comme s'il s'agissait de diphthérie; mais cette injection n'amène aucune amélioration ; la membrane, l'ulcération amygdalienne et l'adénopathie persistent avec les mêmes caractères. Entre temps, on inocule à un cobaye deux centimètres cubes d'un bouillon de culture du même bacille, mais on ne constate ni fièvre, ni œdème au point d'inoculation. On juge alors inutile de recommencer sur le malade les injections de sérum, car le diagnostic de chancre de l'amygdale est devenu évident et on commence le traitement spécifique. Le 8 février, trente-cinq jours environ après le début du chancre, apparaît une roséole qui vient confirmer le diagnostic. Quand j'ai vu le malade, l'amygdale était encore indurée et volumineuse, l'adénopathie persistait et la roséole était en évolution.

Cinquième variété. — Le chancre est *gangréneux.* L'aspect de la lésion, sa teinte noirâtre, la fétidité de l'haleine donnent l'impression d'une plaque gangréneuse de l'amygdale. Cette variété, dite gangréneuse, est nettement accusée dans l'observation suivante[1]. Un jeune homme de vingt et

1. Laboulbène et Brocq. *Mémoire* de M. Le Gendre.

un ans, atteint depuis un mois de dysphagie, de céphalalgie et de gonflement douloureux du cou, entre à la Charité. À la région cervicale droite existe une pléiade formée de ganglions sensibles et volumineux. L'isthme du gosier est rouge. L'amygdale droite est tuméfiée et présente à sa partie supérieure une plaque noirâtre d'aspect gangréneux, de un centimètre de diamètre. Cette eschare est séparée du reste de l'amygdale par un sillon d'élimination rempli de pus. L'haleine est fétide, la dysphagie est violente. Le diagnostic de la maladie ne fut pas fait, et on pratiqua l'ablation de l'amygdale. Mais peu de temps après, on eut l'explication de cette grosse amygdale, de son sphacèle et de sa pléiade ganglionnaire : une roséole apparut et on fit le diagnostic rétrospectif de chancre syphilitique de l'amygdale.

Sixième variété. — En forçant un peu l'analogie, on a décrit un chancre de l'amygdale à forme *épithéliomateuse.*

Ces différentes observations prouvent que le chancre amygdalien est *polymorphe*; mais, quelle que soit sa morphologie, qu'il se dissimule sous forme d'une grosse amygdalite déformante, qu'il soit érosif, ulcéreux, diphthéroïde ou gangréneux, ses débuts sont souvent douloureux, angineux, accompagnés de fièvre et de symptômes généraux. On sait combien sont indolores les chancres des organes génitaux; le chancre de l'amygdale, lui, est souvent douloureux et fébrile, il suffit pour s'en convaincre de jeter un coup d'œil sur les observations consignées dans mes cliniques. Chez notre premier malade, le chancre amygdalien a débuté par une angine très douloureuse, avec frissons, abattement, dysphagie des plus pénibles, irradiations douloureuses à l'oreille, au cou et à la face. Chez notre second malade, même début : dysphagie avec fièvre et irradiations douloureuses à l'oreille. Un autre de mes malades, au chancre érosif, avait eu, lui aussi, dès le début, une dysphagie intense, avec frissons, fièvre et courbature. Le malade de la première observation de

M. Le Gendre, atteint de chancre amygdalien diphthéroïde, avait éprouvé, dès le début, frissons, dysphagie, fatigue extrême, malaise indéfinissable et vertiges. D'autres malades cités par M. Le Gendre (deuxième et cinquième observations) avaient eu également un début fébrile avec douleurs vives à la déglutition.

Diagnostic. — Le chancre de l'amygdale s'annonce donc, dans bien des cas, *à la façon d'une amygdalite aiguë*; c'est ce qui fausse le diagnostic quand on ne connaît pas suffisamment l'histoire du chancre amygdalien. Ce fait m'avait si vivement frappé que j'y avais longuement insisté, il y a quelques années, dans mes leçons à la Faculté[1]. M. Fournier formule les mêmes conclusions et décrit cette forme douloureuse et fébrile sous le nom de *chancre à forme angineuse*.

Pendant les premiers jours, le diagnostic est forcément hésitant; on examine le malade, on parle d'angine, d'amygdalite, d'abcès possible de l'amygdale, et, à supposer que l'idée du chancre amygdalien se présente à l'esprit, on n'a pas encore en main les moyens d'affirmer le diagnostic. Bientôt s'accuse la forme sous laquelle le chancre va évoluer : grosse amygdale rouge, anfractueuse, dans laquelle le chancre se dissimule plus ou moins ; ou bien chancre érosif, chancre ulcéreux, chancre diphthéroïde, chancre gangréneux ; mais quel que soit l'aspect du chancre, quel que soit son mode de début, douloureux ou non, fébrile ou non, il arrive un moment (c'est l'affaire de quelques jours), où le chancre se révèle par une triade symptomatique, qui permet d'arriver au diagnostic : unilatéralité de la lésion, induration de l'amygdale et développement de la pléiade ganglionnaire, telle est la *triade symptomatique* sur laquelle il est utile d'insister.

Le chancre est unilatéral, ce qui veut dire qu'une seule amygdale est prise. Cette *unilatéralité* a une grande valeur. Dans toutes les angines tonsillaires, angines infectieuses,

1. Le chancre de l'amygdale. *La Semaine médicale*, 5 avril 1895.

angines des fièvres éruptives, angine rhumatismale, la lésion est diffuse, les deux amygdales sont prises, inégalement c'est possible, mais les deux participent au processus ; les deux sont plus ou moins grosses, rouges, douloureuses ; tandis que, dans le chancre, une seule amygdale est en cause, la lésion est unilatérale. A cette règle, il y a néanmoins quelques exceptions. M. Julien a publié l'observation d'une jeune fille, atteinte d'une roséole généralisée, qui portait à chaque amygdale un chancre ulcéreux avec pléiade ganglionnaire cervicale bilatérale[1]. Les faits de ce genre sont extrêmement rares ; M. Fournier cite ceux de Duncan Balkley sans en avoir lui-même jamais observé ; j'ai vu bon nombre de chancres amygdaliens, et je n'ai jamais constaté la bilatéralité. Le chancre peut ne pas être absolument cantonné à l'amygdale, il peut empiéter sur le pilier antérieur, sur la base de la langue, tout en conservant son unilatéralité.

L'*induration* de l'amygdale est également un caractère de premier ordre. Quand on presse successivement les deux amygdales, l'une, celle qui est saine, a conservé sa souplesse, et sert de terme de comparaison ; l'autre est ferme, résistante, indurée, surtout autour et à la base de la lésion suspecte. Cette induration du chancre de l'amygdale, bien que n'étant pas aussi facile à constater qu'aux organes génitaux, n'en fournit pas moins un signe précieux ; elle existe au moins huit fois sur dix, « il est même des chancres amygdaliens tout aussi indurés que certains chancres de la rainure glando-préputiale ou de la vulve. Il n'est même pas impossible que le néoplasme chancreux se présente à l'amygdale sous forme d'un véritable calus, d'un ménisque de cartilage, voire avec une dureté de bois[2]. » Cette induration, ici comme aux chancres des organes génitaux, persiste longtemps après la disparition du chancre et permet de reconstituer un

<hr>

1. *La presse médicale*, 15 mars 1897.
2. Fournier. *Les chancres extra-génitaux*, 1897.

diagnostic rétrospectif. Pour faciliter le toucher de l'amygdale, on peut, avec une main placée sur la partie latérale du cou, refouler l'amygdale contre le doigt qui, introduit dans la bouche, est chargé de l'exploration

Arrivons au troisième signe de la triade : La *pléiade ganglionnaire* cervicale doit être recherchée avec soin; son absence exclut presque à coup sûr l'idée du chancre, et sa présence confirme le diagnostic. Le bubon satellite du chancre de l'amygdale apparaît quelques jours après le début du chancre; il siège à la région cervicale, du même côté, non loin du cartilage thyroïde. Outre ce gros ganglion, on perçoit souvent une pléiade, une chaîne de ganglions plus petits, habituellement mobiles, indurés, indolents. C'est encore « par la chasse aux ganglions » qu'on arrive parfois à retrouver un chancre, alors qu'il a disparu. La chaîne peut s'étendre à toute la région cervicale, depuis l'angle de la mâchoire jusqu'à la région sus-claviculaire. On peut même, dans des cas exceptionnels, percevoir quelques ganglions à la région cervicale, du côté opposé. C'était le cas chez un des malades dont j'ai rapporté l'observation. Bien que ce signe d'adénopathie bilatérale cervicale n'ait pas été étudié jusqu'ici, au cas de chancre amygdalien unilatéral, je le signale, car la bilatéralité de la pléiade ne doit pas induire en erreur. Quand il s'agit de chancre des organes génitaux, la bilatéralité de la pléiade inguinale est presque la règle; avec le chancre de l'amygdale, c'est la grande exception. Pour expliquer cette adénopathie cervicale du côté opposé au chancre, il faut admettre que l'infection s'est propagée par les lymphatiques de la muqueuse amygdalienne et palatine qui s'anastomosent avec les lymphatiques de la région symétrique, au niveau de la base de la langue.

En résumé, l'unilatéralité de la lésion amygdalienne, l'induration de l'amygdale, la présence du bubon satellite avec sa pléiade, telle est la triade symptomatique qui permet de diagnostiquer le chancre de l'amygdale. Mais pour faire ce diagnostic, il faut y penser et ne pas oublier que le chancre de l'amygdale *revêt souvent les allures d'une angine douloureuse fébrile aiguë.* La recherche et la constatation du *tréponème* lèvent tous les doutes; nous avons pu nous en convaincre chez un malade de notre service[1].

Le chancre diphthéroïde peut simuler la diphthérie : mais l'absence d'extension des membranes au reste de la gorge, l'ulcération chancreuse qu'on découvre après avoir enlevé l'enduit membraneux, sont autant de signes qui, joints à la triade symptomatique, permettent d'arriver au diagnostic. Toutefois, au cas d'hésitation, il faut recourir à l'examen bactériologique et aux cultures.

On ne prendra pas pour un chancre de l'amygdale l'amygdalite ulcéreuse à bacilles fusiformes et à spirilles (Vincent), qu'on trouvera décrite au chapitre concernant les amygdalites.

Reste le diagnostic différentiel entre le chancre de l'amygdale et l'épithéliome de cet organe. L'aspect des lésions a quelque analogie : dans les deux cas, il y a des ganglions et de la douleur. Il existe cependant des caractères différentiels : dans le chancre, l'adénite est beaucoup plus précoce que dans le cancer; l'adénopathie cancéreuse met des semaines avant de se montrer, l'adénopathie chancreuse apparaît quelques jours après la lésion amygdalienne. Dans les cas douteux, c'est la marche de l'affection qui tranche la question : le chancre fait son évolution en trois semaines, puis il tend à la guérison, tandis que le cancer est lent dans sa croissance, il ne rétrocède pas, il s'étend, il saigne; enfin il n'est pas accompagné des accidents secondaires : roséole et plaques muqueuses, qui suivent de près l'apparition du chancre. L'hésitation ne peut pas être de longue durée.

J'ai encore à parler du diagnostic du chancre de l'amygdale avec les syphilides tertiaires de cet organe, gommes et ulcérations. Les syphilides tertiaires de l'amyg-

1. Le Play et Sézary. Chancre syphilitique de l'amygdale. La *Presse médicale*, 27 juillet 1910.

dale ne sont pas accompagnées de la pléiade ganglionnaire satellite du chancre, ou, alors, c'est qu'il s'agit d'une infection secondaire ; de plus, le chancre, accident primitif, survient chez un individu vierge jusque-là de manifestations syphilitiques, tandis que la lésion gommeuse tertiaire survient chez un individu ayant eu depuis longtemps des manifestations syphilitiques.

Le diagnostic du chancre de l'amygdale est définitivement confirmé par l'apparition de la roséole et des syphilides muqueuses dont il faut guetter avec soin l'apparition cinq à huit semaines après le chancre.

Avant de terminer ce chapitre, je voudrais dire quelques mots de l'*herpès* qui accompagne parfois le chancre amygdalien et qui pourrait (si on ne connaît pas la question) induire en erreur et faire admettre une angine herpétique. Un de mes malades, atteint de chancre de l'amygdale, présenta en outre une poussée d'*herpès* bucco-labial sur le pilier gauche, sur l'amygdale droite, à la lèvre inférieure et à la langue. Cet herpès bucco-labial était-il survenu fortuitement, sans cause appréciable, ou bien était-il associé à l'évolution de la syphilis ? En 1866, Diday et Doyon avaient publié un ouvrage sur les herpès génitaux, et, plus tard, en 1868, Doyon avait fait un travail sur l'herpès récidivant des parties génitales chez les syphilitiques. En 1879, Jullien entre en plein dans la question[1] : « Un fait, dit-il, qui mérite d'être noté à propos du chancre utérin, c'est la fréquente coïncidence de l'herpès génital : périnée, vulve et même col utérin sont souvent le siège d'éruptions herpétiques ; aussi doit-on songer à une lésion syphilitique du col lorsqu'une femme se présente sans autres lésions apparentes qu'une poussée d'herpès. »

M. Fournier, de son côté, a étudié la question de l'herpès récidivant de la langue chez les syphilitiques[2]. « Vous voyez des gens, dit M. Fournier, ayant eu la syphilis une ou

<hr>

1. Jullien. *Traité des maladies vénériennes*, 1879, p. 577.
2. Fournier. *Semaine médicale*, 1887, p. 284.

plusieurs années avant, et qui viennent vous trouver, croyant avoir des plaques muqueuses bucco-linguales récidivant malgré le traitement; regardez-y de près, et vous verrez que ces soi-disant plaques muqueuses sont des érosions polycycliques, et microcycliques, c'est-à-dire de l'herpès. » Tout ceci prouve que la syphilis favorise les éruptions herpétiques : herpès parasyphilitique. Tantôt l'herpès survient à une époque plus ou moins éloignée du chancre et reparaît plus ou moins souvent sous forme d'herpès *récidivant*, tantôt l'éruption d'herpès est contemporaine du chancre. Chez notre malade, l'herpès était survenu pendant la période active du chancre de l'amygdale. Un des malades de M. Le Gendre, atteint de chancre de l'amygdale, avait une poussée d'herpès sur l'autre amygdale.

Voir au chapitre suivant, le *traitement* de la syphilis amygdalienne.

§ 12. SYPHILIS DU VOILE DU PALAIS, DE LA GORGE ET DU PHARYNX

Autant le chancre syphilitique de l'isthme du gosier et du pharynx est rare, autant les accidents secondaires et tertiaires sont fréquents dans ces régions.

Accidents secondaires. — Je signale d'abord une angine syphilitique à forme *érythémateuse*, caractérisée par un érythème diffus ou circonscrit du voile du palais, des piliers, des amygdales, érythème qui prend souvent une teinte *rouge vermillon*, très bien décrit dans la thèse d'un de mes élèves [1]. Parfois les piliers antérieurs du voile du palais et la luette semblent avoir été peints d'un coup de pinceau. Cet érythème vermillon syphilitique peut exister avec ou sans plaques muqueuses de la gorge, il provoque une cer-

1. Benoist. *Érythème syphil. vermillon.* Th. de Paris, 1890.

taine dysphagie et il est souvent accompagné d'enrouement, de raucité de la voix, parce que l'érythème syphilitique du larynx lui est fréquemment associé. L'érythème vermillon mérite d'être bien connu, car il peut à lui seul mettre sur la voie du diagnostic; c'est un fait que j'ai souvent vérifié.

Les *plaques muqueuses* de la gorge peuvent avoir différents aspects : ce sont des érosions (syphilides érosives), des papules (syphilides papulo-érosives), des papules hypertrophiées (syphilides papulo-hypertrophiques), des ulcérations (syphilides ulcéreuses) (Fournier). Les plaques muqueuses ont pour siège de prédilection, et par ordre de fréquence : les amygdales, les piliers, le voile du palais, elles sont extrêmement rares au pharynx, sans doute parce que la muqueuse pharyngienne est à peu près dépourvue de papilles. La région amygdalienne est un « véritable nid à syphilides »; les plaques muqueuses y sont plates, opalines, et parfois si confluentes qu'elles recouvrent les amygdales et les piliers. Chez quelques syphilitiques, les plaques muqueuses de la gorge et des amygdales se recouvrent de fausses membranes grisâtres, épaisses, adhérentes, *simulant* d'autant mieux l'angine diphthérique que les ganglions sous-maxillaires sont tuméfiés.

Toutes les syphilides que je viens de décrire sont fort gênantes, certaines sont même très douloureuses; elles gênent la mastication et rendent la déglutition fort pénible, Leur apparition se fait dès le second ou troisième mois de l'infection syphilitique et pendant deux ou trois années et plus longtemps encore elles *récidivent* avec une extrême facilité, elles sont humides, sécrétantes et essentiellement *contagieuses*. Les syphilides de la gorge retentissent sur les ganglions correspondants; elles déterminent l'adénite de l'angle de la mâchoire.

A propos de ces syphilides secondaires, il est un diagnostic que je n'ai encore vu signalé nulle part et qui m'est suggéré par l'histoire d'une malade que j'ai eue à l'hôpital Necker : cette femme avait une tuméfaction rouge, limitée et très douloureuse de la voûte palatine. Sur la partie saillante et dans le voisinage, on découvrait quelques ulcérations superficielles polycycliques et quelques grains arrondis, opalescents, simulant les grains jaunes de la tuberculose, on en voyait également sur l'amygdale gauche. Quand on me présenta la malade, on hésitait entre la syphilis et la tuberculose de la bouche et de la gorge. Je n'acceptai aucun de ces diagnostics; en effet, c'est peu de jours avant, que la malade avait été prise d'accidents très douloureux qui gênaient la mastication et la déglutition : l'aspect polycyclique des ulcérations ne ressemblait nullement à des ulcérations syphilitiques. Quant aux soi-disant grains jaunes tuberculeux, en y regardant de près, on voyait qu'il s'agissait là de quelques vésicules d'herpès. Les groupes vésiculeux développés sur la voûte palatine et sur l'amygdale, le fond érythémateux qui entourait ces groupes de vésicules, la douleur excessive qui avait précédé et accompagné cette éruption d'herpès me firent porter le diagnostic de *zona palato-pharyngé*. En effet, les jours suivants, de nouveaux groupes de vésicules d'herpès se développaient avec toutes les douleurs du zona sur le fond érythémateux de la voûte palatine, du voile du palais et de l'amygdale. La malade raconta que, plusieurs fois, au moment de ses règles, elle avait été prise de pareils accidents; elle guérit en quinze jours. Ce fait n'est pas absolument isolé, on en a publié d'autres observations.

Accidents tertiaires. — Les *gommes syphilitiques* de la gorge et du pharynx méritent d'attirer longtemps notre attention, car elles constituent un accident syphilitique fréquent, non seulement dans la syphilis acquise, mais aussi dans la *syphilis héréditaire*. Dans la syphilis acquise, les gommes n'apparaissent généralement que quelques années après l'infection; dans la syphilis héréditaire, les lésions gommeuses de la gorge ont été rencontrées à tout âge, entre cinq et vingt-cinq ans, et la preuve que ces lésions hérédo-syphilitiques ne sont pas rares, c'est qu'on les trouve signalées 46 fois sur les 212 observations de syphilis héréditaire qui composent la statistique de M. Fournier[1]. La

1. Fournier. *La syphilis héréditaire tardive.* Paris, 1886.

description de la gomme s'adresse donc aux lésions gommeuses de la syphilis *acquise* et *héréditaire*.

Ici comme ailleurs, les lésions gommeuses se présentent sous différents aspects; tantôt l'infiltration gommeuse est nettement circonscrite et forme tumeur (syphilome circonscrit), tantôt l'infiltration gommeuse est étalée et diffuse avec peu de relief (syphilome diffus). La *gomme* commence par une période d'*infiltration*. A ce niveau, le voile du palais est déformé, épaissi, violacé, induré; mais le sujet peut n'éprouver aucun trouble fonctionnel, pas de douleur, peu de dysphagie. La gomme fait alors saillie sous forme de petite tumeur. Puis vient la période de *ramollissement*, caractérisée par une douleur peu intense, parfois même si peu intense que les malades s'en occupent à peine et sont tout surpris quand éclatent les symptômes de perforation.

La gomme ulcérée a des aspects variables, suivant qu'elle est, ou non, suivie de perforation. L'ulcère gommeux non perforé forme une loge anfractueuse, une caverne profondément excavée, à loger une lentille, une noisette. Le fond est couvert d'un enduit grisâtre et bourbillonneux, les bords sont nettement découpés et adhérents, souvent taillés à pic ou en falaise, les tissus environnants sont lisses et unis, parfois rouges, durs, infiltrés. A cette période la douleur est très vive, et si les lésions ulcéreuses se généralisent à l'isthme guttural, la dysphagie devient extrêmement intense.

Souvent la gomme du voile du palais aboutit à la *perforation*. Cette perforation, qui fait communiquer la gorge avec l'arrière-cavité des fosses nasales, était préparée par la période de ramollissement; elle peut se faire *si rapidement* que l'ouverture, qui n'est aujourd'hui qu'un simple orifice, aura demain les dimensions d'une lentille et en quelques jours les dimensions d'une pièce de vingt centimes. La perforation est médiane ou latérale, arrondie ou allongée en travers; le travail ulcératif continuant ses ravages, le voile du palais est parfois échancré, tailladé, séparé en deux parties latérales, presque entièrement détruit. Dans quelques cas on a signalé plusieurs perforations. La perforation du voile du palais entraîne aussitôt des troubles spéciaux : altération de la voix, qui devient nasonnée, reflux des aliments et des boissons dans la cavité nasale. Dans quelques cas, je le répète la brusque apparition de ces symptômes surprend d'autant plus le malade, que celui-ci ne se doutait ni de la nature, ni de la gravité « de son mal de gorge ».

Assez souvent l'ulcération tertiaire naît au niveau de l'espace triangulaire formé par la réunion des deux piliers et de l'amygdale. De là s'étendent des ulcérations « qui détruisent la moitié supérieure de l'amygdale et des piliers, quelquefois une partie libre du voile, la partie latérale du pharynx et la trompe d'Eustache. C'est ce qui explique pourquoi elles s'accompagnent fréquemment de surdité et de douleurs violentes dans l'oreille[2].

Quand le syphilome gommeux est *diffus*, il forme peu de relief, il s'étale et aboutit à des ulcérations envahissantes, extrêmement douloureuses, phagédéniques, serpigineuses et perforantes qui sont fréquentes au voile du palais. Ces ulcérations tertiaires marchent parfois si vite que le tissu de l'organe semble fondre sous l'ulcération ; une partie ou la totalité du voile du palais est détruite, bien qu'il ne soit pas possible de voir une eschare distincte se détacher. On dirait une nécrobiose rapide, ayant ici, comme sur la peau, les caractères du *phagédénisme*. L'ulcération est baignée d'un pus ichoreux, le fond est blafard, les bords sont décollés et déchiquetés ; les hémorrhagies ne sont pas rares. Les douleurs sont tellement vives que la déglutition et l'alimentation deviennent des plus difficiles.

Les lésions tertiaires que nous venons de décrire au voile du palais et à la gorge sont également très fréquentes au pharynx. La paroi postérieure du pharynx est un siège préféré des gommes syphilitiques. Leur apparition se fait

1. Mauriac. *Syphilose pharyngo-nasale*. Paris, 1877.

habituellement sans douleur, ne déterminant qu'une légère dysphagie tant que la gomme n'est pas ulcérée [1]. Aussi les malades ne s'en préoccupent-ils pas et « les syphilides gommeuses du pharynx ne s'observent guère, en pratique, qu'à l'état d'ulcérations. A ce moment elles peuvent être fort douloureuses et ont des caractères qui en établissent la nature : forme régulièrement arrondie, fond jaunâtre et bourbillonneux (Fournier). » Quand les gommes se logent en haut du pharynx, dans le *naso-pharynx*, on n'arrive à les découvrir que par un examen spécial. Les ulcérations tertiaires du pharynx présentent quelques particularités. La muqueuse de la paroi postérieure du pharynx est tuméfiée, rougeâtre et chagrinée; par places, elle est couverte de croûtes, et en d'autres points un pus verdâtre baigne les sillons qui séparent les mamelons de la muqueuse.

Les ulcérations gommeuses de la gorge et du pharynx peuvent laisser à leur suite des cicatrices blanchâtres, profondes, qui déforment la région et favorisent des *adhérences* avec les parties voisines. Sur 150 cas de rétrécissement syphilitique du pharynx, Lubinski a constaté 16 fois l'atrésie totale de l'isthme du gosier [2]. Quand le voile du palais se soude à la paroi postérieure du pharynx, la respiration ne peut plus se faire par le nez : le goût et l'odorat sont perdus.

Le syphilome diffus à *forme scléreuse* s'observe à la région qui nous occupe. Les piliers et le voile du palais peuvent être infiltrés par le syphilome, au point d'acquérir trois et quatre fois leur épaisseur normale. Ces parties perdent leur souplesse, s'indurent et se déforment. Les piliers prennent un aspect crevassé et mamelonné. L'isthme du gosier est rétréci, la luette est épaissie et indurée, les amygdales sont hypertrophiées, lardacées, fendillées. Ces diverses lésions compromettent plus ou moins la phonation et la déglutition. Le début de l'affection est insidieux et indolent,

1. Machon. *Pharyngite syphilitique tertiaire.* Paris, 1874.
2. *Revue de syphilographie*, 1884, p. 589.

et bien des gens, n'éprouvant autre chose que des symptômes d'angine, ne se préoccupent pas autrement de leur mal, qui poursuit sa marche lentement.

Diagnostic . — Le *diagnostic* des ulcérations tertiaires de la gorge doit être fait avec les ulcérations *scrofulo-tuberculeuses*. On a commis bien des erreurs tant qu'on n'a pas connu la syphilis héréditaire tardive, et aujourd'hui encore, que de fois on met sur le compte d'une soi-disant scrofule des accidents hérédo-syphilitiques survenus chez des enfants, chez des adolescents, et même chez des adultes! Cette question a été remarquablement traitée par M. Fournier; ses leçons vont me servir de guide [1]. Quand il s'agit d'une syphilis acquise, quand le sujet atteint d'ulcère gommeux guttural a déjà eu une série d'accidents syphilitiques, le diagnostic est souvent simple et s'impose; mais quand il s'agit d'ulcération gutturale chez un jeune sujet de douze ou quinze ans, n'ayant jamais eu la syphilis, mais ayant eu, dès son enfance, des écoulements chroniques de l'oreille, des maux d'yeux persistants, du coryza chronique avec ou sans ozène, c'est-à-dire ayant présenté « le vieux tableau de la scrofule, tel que nous l'ont légué nos prédécesseurs, » on rejette l'hypothèse de la syphilis, et l'on a tort, car ce *vieux tableau* de la scrofule, ce tableau de ce qu'on appelait les *scrofulides malignes*, c'est précisément le tableau de l'hérédo-syphilis.

Eh bien, voyons quels sont, *localement*, les signes distinctifs des ulcérations gutturales syphilitiques et scrofulo-tuberculeuses. Les ulcérations gutturales syphilitiques ont souvent été confondues avec les ulcérations du *lupus*, autrefois nommées scrofulides ulcéreuses de la gorge, et avec les ulcérations *tuberculeuses*. Lupus et tubercule sont deux variétés d'une seule et même espèce morbide; « en tout cas, ils présentent chroniquement des caractères trop différents pour qu'il soit permis de les réunir dans une description commune » (Fournier)

2. Fournier. *La syphilis héréditaire tardive*, p. 390.

Commençons par le *lupus*. D'abord le lupus de la gorge est exceptionnellement rare, tellement rare que, sur cent cas de lupus de sièges différents, il n'existait que deux fois à la gorge dans la statistique de M. Fournier. De plus, le lupus de la gorge existe presque toujours concurremment avec le lupus de la face, et l'ulcération lupique de la gorge n'arrive que comme épiphénomène tardif de la période d'infiltration, qui, elle, a été très longue. Cette infiltration des tissus se traduit par une hypertrophie granuleuse qui donne au voile du palais et aux parties affectées l'aspect « d'un tapis de saillies bourgeonnantes, mûriformes, » période d'infiltration qui ne ressemble en rien à celle de la gomme syphilitique. La phase d'ulcération est également dissemblable. Tandis que dans la gomme syphilitique l'ulcération est soudaine et rapide, envahissant d'emblée presque toute la zone infiltrée, l'ulcération lupique se fait lentement, par poussées successives, par petites surfaces; l'ulcération n'est, dans le lupus, qu'un élément de la lésion; dans la gomme, elle est *toute la lésion*. Les ulcères gommeux ont un contour nettement circonscrit, des bords bien taillés et adhérents, un fond excavé, grisâtre et bourbillonneux; les ulcères lupiques n'ont pas de contour défini, leurs bords plats ne sont pas nettement découpés, leur fond est peu déprimé et présente l'aspect de bourgeons charnus. La syphilis perfore le voile du palais, « fait un trou », mais laisse indemnes les parties périphériques; le lupus entame les tissus et les use, mais les tissus environnants ne sont jamais sains. Les lésions syphilitiques ne mettent que quelques semaines, au plus quelques mois, à évoluer; les lésions lupiques mettent des années.

Ces caractères *locaux* suffisent pour différencier la lésion syphilitique acquise ou héréditaire de la lésion excessivement rare du lupus. Au cas de soupçon de syphilis héréditaire, l'enquête doit porter sur les parents.

Passons actuellement au diagnostic entre les ulcérations gommeuses et les ulcérations *tuberculeuses* de la gorge.

D'abord le sujet qui a des ulcérations tuberculeuses de la gorge est presque toujours atteint de phthisie pulmonaire ou de tuberculose intestinale : il est *absolument rare* que les ulcérations gutturales soient les premières manifestations de la tuberculose. Mais ces raisons ne suffisent pas pour établir un diagnostic, car le malade peut être à la fois syphilitique et tuberculeux. Les ulcérations tuberculeuses de la gorge sont moins profondes que les ulcères syphilitiques, elles n'en ont ni les bords franchement entaillés, ni le fond excavé et bourbillonneux. Les ulcérations tuberculeuses sont fréquemment entourées de nodules granuleux, jaunâtres, faisant une certaine saillie; elles sont parfois accompagnées d'engorgement des ganglions cervicaux, tandis que « les lésions gommeuses *ne retentissent que d'une façon exceptionnelle* sur les ganglions de leur voisinage ». Enfin, en cas d'hésitation, la sécrétion ou le raclage des ulcérations permet de constater d'une part la présence du *bacille*, d'autre part la présence du *trépomène*.

Traitement. — Le traitement de la syphilis de l'amygdale, de la gorge et du pharynx consiste à pratiquer tous les jours une injection de biiodure d'hydrargyre de un demi-centigramme, un centigramme, deux centigrammes et au delà. On fait ainsi des injections douze ou quinze jours de suite, puis on interrompt et l'on recommence deux, trois, quatre séries. *Il faut agir et agir vite.* Il ne faut pas oublier que les gommes syphilitiques de la gorge, du voile du palais, aboutissent parfois rapidement à une perforation et à des délabrements de la région; un traitement bien dirigé peut conjurer ces accidents. L'avenir nous dira quelle est la valeur du médicament 606 d'Ehrlich, qu'on trouvera décrit au *Mémento thérapeutique* annexé au 4ᵉ volume de ce Manuel.

Le tabac, les boissons alcooliques, les mets épicés seront interdits, car ces différentes causes favorisent le retour des plaques muqueuses. La bouche sera proprement entretenue. Pour peu que le traitement mercuriel produise de la gingivite, on lui adjoindra tous les jours deux ou trois grammes de chlorate de potasse dans une potion.

Comme traitement local, on prescrira les moyens suivants :

1° Fréquents gargarismes émollients à la décoction de guimauve et de pavot.

2° Déterger les surfaces ulcérées au moyen d'un pinceau imbibé de la solution suivante :

Eau.	100 grammes.
Teinture d'iode.	5 —
Iodure de potassium.	5 —

3° Hâter la cicatrisation des plaies par de légers attouchements au nitrate d'argent.

§ 15. TUBERCULOSE DE L'ARRIÈRE-BOUCHE ET DU PHARYNX

Description. — La tuberculose de l'*arrière-bouche et du pharynx*[1] (*angine tuberculeuse*), bien étudiée par M. Barth, suit une marche aiguë ou chronique. Dans la forme *aiguë*, le malade se plaint de cuisson, de douleur à la gorge, et aussitôt apparaît sur le voile, sur les piliers, sur les parois du pharynx, un semis de granulations disséminées ou confluentes, d'un blanc jaunâtre. Après quelques jours, ces granulations s'ulcèrent, disparaissent et laissent à leur place de petites ulcérations arrondies qui se réunissent et déterminent à leur tour des ulcérations irrégulières, festonnées, très étendues. La lésion faisant des progrès, la muqueuse est détruite par places, et remplacée par une surface tomenteuse et pultacée; la luette est tuméfiée, les piliers sont déformés, les amygdales sont ravagées par les ulcérations.

L'angine tuberculeuse *aiguë* provoque une *dysphagie* si intense, des *douleurs* si vives, que le malade finit par refu-

---

1. Barth. *Tuberculose du pharynx.* Th. de Paris, 1880, n° 82.

ser toute espèce d'aliments, tant il redoute l'acte de la déglutition. L'angine est accompagnée d'une salivation abondante, de douleurs d'oreilles, et d'adénites sous-maxillaires qui, dans certains cas, ont suppuré. La marche de cette tuberculose pharyngée est rapide: la durée est de six semaines à quatre mois; la mort est hâtée par les lésions du poumon.

Dans sa forme *chronique*, la tuberculose de l'arrière-bouche et du pharynx est un peu différente, suivant qu'elle est ou non consécutive à la *phthisie laryngée*. Quand elle est primitive, les ulcérations sont généralement plus discrètes, analogues à celles de la langue, elles se développent sur les amygdales, sur les piliers, sur le pharynx. Quand elle est consécutive à la tuberculose du larynx, on dirait que le travail morbide se fait par propagation du larynx vers la gorge, et les lésions tuberculeuses envahissent l'épiglotte, la base de la langue, et finissent enfin par se généraliser. La durée de la forme chronique est de sept à neuf mois, à moins qu'elle ne soit entrecoupée par des poussées aiguës qui hâtent sa marche. Ses symptômes sont parfois dénaturés ou masqués par ceux de la phthisie laryngée concomitante.

A l'examen histologique, les lésions tuberculeuses de la gorge ont de grandes analogies avec celles de la bouche, mais on y trouve en plus des lésions du *tissu adénoïde*, qui est si abondant dans cette région. Les follicules adénoïdes du pharynx, des amygdales, de la langue, participent aux lésions tuberculeuses et deviennent un centre d'inflammation et d'ulcération.

Les différentes lésions tuberculeuses que je viens de décrire présentent en quantité plus ou moins considérable les *bacilles* de la tuberculose. On trouve ces bacilles à l'intérieur des petits vaisseaux, dans les cellules géantes, dans le tissu des granulations, à côté ou au milieu des follicules tuberculeux[1]. Pendant la vie, il est souvent facile d'obtenir

---

1. Cornil et Babes. *Les bactéries*, p. 710.

les bacilles en recueillant le produit, de sécrétion des ulcérations tuberculeuses, ou en les grattant très légèrement à
leur surface.

La tuberculose de la gorge est habituellement associée à
d'autres ulcérations du tube digestif, et, chose singulière,
ce ne sont pas les ulcérations tuberculeuses de la bouche
et de la langue qui accompagnent le plus habituellement
celles de la gorge, car sur 46 observations on n'a noté que
7 fois la tuberculose buccale (Barth) : ce sont les ulcérations tuberculeuses de l'intestin; sur 19 autopsies on a
noté 15 fois des ulcérations à l'intestin et une fois à l'anus
(Martineau)[1].

Je ne reviens pas sur le *diagnostic* des ulcérations tuberculeuses de la gorge, question qui a été traitée au chapitre
précédent au sujet des ulcérations syphilitiques.

Il est souvent difficile d'intervenir efficacement dans la
tuberculose pharyngée quand elle suit une marche aiguë,
mais, dans tous les autres cas de tuberculose bucco-pharyngée, le *traitement* peut avoir une véritable efficacité. Les
applications de teinture d'iode et d'iodoforme ont donné de
bons résultats et plusieurs fois les cautérisations au thermo-
cautère ont enrayé l'évolution de l'ulcère tuberculeux. Des
attouchements pratiqués au moyen d'une solution ou d'un
collutoire à la *cocaïne* permettront de diminuer les douleurs
provoquées par les aliments.

§ 14. TUBERCULOSE LARVÉE DES TROIS AMYGDALES

Discussion. — Quand on lit les descriptions classiques
concernant la tuberculose de l'arrière-bouche et du pharynx,
on voit que les auteurs ont eu en vue deux formes principales de tuberculose : l'une aiguë, l'autre chronique, se

1. *Société méd. des hôp.*, 1874.

présentant sous l'apparence de granulations, d'infiltrations et d'ulcérations plus ou moins profondes, plus ou moins étendues.

La tuberculose *aiguë* de l'arrière-bouche et du pharynx apparaît pour ainsi dire toujours dans le cours d'une tuberculose pulmonaire aiguë, ou dans le décours d'une tuberculose pulmonaire chronique. Le malade se plaint de cuisson, de douleur vive à la gorge, et l'on aperçoit bientôt, sur le voile, sur les piliers, sur les parois du pharynx, un semis de granulations, discrètes ou confluentes, d'un blanc jaunâtre. Bientôt ces granulations tuberculeuses laissent à leur place de petites ulcérations qui déterminent, à leur tour, des ulcérations plus grandes, irrégulières et festonnées. La lésion faisant des progrès, la muqueuse est détruite par places, et remplacée par une surface tomenteuse et pultacée. La luette, les piliers, les amygdales, peuvent être déformés, tuméfiés et ulcérés. Cette tuberculose aiguë palato-pharyngée provoque une dysphagie si intense et des douleurs si vives, que le malade finit par refuser toute espèce d'aliments, tant il redoute l'acte de déglutition. L'angine tuberculeuse aiguë est accompagnée d'une salivation abondante, de douleurs d'oreilles, et d'adénites sous-maxillaires, qui dans quelques cas ont suppuré.

Dans sa forme *chronique*, la tuberculose de l'arrière-bouche et du pharynx est quelque peu différente, suivant qu'elle est, ou non, associée à une phthisie laryngée. Quoi qu'il en soit, elle se présente sous forme d'ulcérations, uniques ou multiples, plus ou moins lentes dans leur développement et envahissant, suivant le cas, les piliers, le pharynx, les amygdales. Quand l'ulcération est constituée, ses bords sont festonnés, le fond est sanieux, et autour de l'ulcération on observe parfois un semis de points jaunâtres sur lesquels Trélat a si bien appelé l'attention. La forme chronique de cette tuberculose palato-pharyngée n'est pas toujours, il s'en faut, accompagnée d'adénopathies sous-maxillaires, elle est moins douloureuse que la forme aiguë, et ses symptômes sont parfois dénaturés ou masqués, je le répète, par ceux d'une phthisie laryngée concomitante.

Telles sont, esquissées en quelques mots, les variétés de tuberculose pharyngée admises et décrites dans les traités classiques. J'ajouterai que cette tuberculose est relativement rare, car on peut n'en pas observer un seul cas pendant une année dans un service hospitalier.

Mais il y a une autre forme de tuberculose que je considère comme très fréquente. Si cette forme est longtemps passée inaperçue, c'est qu'elle ne répond à aucune des formes classiques dont je viens d'ébaucher la description. Cette tuberculose dont je vais m'occuper maintenant n'est, en effet, ni granuleuse, ni ulcéreuse, elle n'est point douloureuse, elle peut rester ignorée jusqu'au jour où elle révèle sa présence par quelques troubles fonctionnels, d'apparence les plus bénins, mais elle n'en est pas moins fort redoutable, car elle est parfois la porte d'entrée de la tuberculose généralisée et de la tuberculose pulmonaire.

Cette tuberculose, à forme torpide, larvée, presque latente, a pour siège de prédilection le tissu adénoïde de la région naso-pharyngée. Elle révèle quelquefois sa présence par un développement, par une exubérance plus ou moins considérable des principaux amas lymphoïdes de cette région, c'est-à-dire par l'hypertrophie d'une ou de plusieurs amygdales : amygdales palatines et amygdale pharyngée. Pour ce qui est de l'amygdale pharyngée, la lésion tuberculeuse se confond avec la lésion décrite sous le nom de végétations adénoïdes. Pour ce qui est des amygdales palatines, la lésion tuberculeuse se confond quelquefois avec la maladie décrite sous le nom d'hypertrophie simple ou hypertrophie adénoïde des amygdales. Dans bien des cas, les amygdales ne sont même pas hypertrophiées et *présentent un aspect normal* (Escomel). Rien ici, au premier aspect, ne révèle la nature tuberculeuse de la lésion amygdalienne; il ne s'agit, je le répète, ni de granulations, ni d'ulcérations, il ne s'agit parfois que d'hypertrophie simple en apparence, hypertrophie fort variable, légère ou intense et déterminant les symptômes bien connus des végétations adénoïdes et de l'hypertrophie amygdalienne.

Voilà pourquoi j'ai désigné cette forme de tuberculose sous le nom de *tuberculose larvée des trois amygdales*.

Elle m'a été révélée par les nombreuses expériences que j'ai entreprises à ce sujet; j'en ai fait le sujet d'une communication à l'Académie de médecine en 1895[1], après en avoir fait le sujet de mes leçons à la Faculté en 1894. La même année, Lermoyez[2] avait présenté à la Société médicale des hôpitaux une très intéressante observation de végétations adénoïdes de nature tuberculeuse et il étudiait de nouveau la question des végétations adénoïdes tuberculeuses dans un important article en 1895[3].

Les conclusions que j'avais formulées dans ma communication à l'Académie avaient, il faut le dire, soulevé quelques doutes mêlés de surprise. Mais les nombreux et importants travaux faits depuis cette époque sont venus confirmer ces conclusions devenues classiques.

Moure et Brindel ont pu constater, histologiquement, que, sur 30 cas de végétations adénoïdes[4], il y avait 8 fois du tissu tuberculeux.

Cornil avait d'abord considéré cette tuberculose comme douteuse, « mais il a changé d'avis depuis qu'il a vu les coupes histologiques pratiquées par Letulle sur un de mes cas » (Lermoyez).

La question a été reprise dans son ensemble en 1902 par Jankelevitch[5].

Escomel (de Lima)[6] a fait, dans le laboratoire de Letulle,

1. Dieulafoy. *Tuberculose larvée des trois amygdales.* Académie de médecine, séance du 30 avril 1895.

2. Lermoyez. *Des végétations adénoïdes tuberculeuses du pharynx nasal,* séance du 20 juillet 1894.

3. Lermoyez. Végétations adénoïdes tuberculeuses. *Presse médicale,* 26 octobre 1895.

4. Société française de laryngologie, otologie et rhinologie. Session de 1896.

5. Jankelevitch. *Semaine médicale,* 1er janvier 1902.

6. Escomel (de Lima). *Revue de médecine,* juin 1903.

un important travail dont voici les principales conclusions :
« la tuberculose amygdalienne est excessivement fréquente
et le diagnostic macroscopique de cette affection est hérissé
de difficultés. L'amygdale est l'organe le plus tuberculisable
de l'économie. Les bacilles de Koch peuvent se rencontrer
dans toutes les parties constitutives de l'amygdale tuberculeuse ; parfois même on les trouve à l'intérieur des cryptes
amygdaliennes d'individus dont l'organisme ne présente
aucune lésion tuberculeuse. L'infection tuberculeuse de
l'amygdale permet la pénétration du bacille dans les voies
lymphatiques comme dans les voies sanguines. »

Je ne dis pas, bien entendu, que toutes les végétations
adénoïdes, et que toutes les hypertrophies amygdaliennes,
simples en apparence, soient autant de lésions tuberculeuses, mais je dis que souvent, trop souvent, ces lésions,
en apparence bénignes, sont des formes larvées de tuberculose, et qu'en tout cas elles constituent le terrain le plus
favorable à la réceptivité et à la culture du bacille tuberculeux. Voici sur quelles expériences je base les faits que je
viens d'avancer.

Expériences. — J'avais prié plusieurs de mes confrères
(Cuvillier[2], Castex, Bonnier, Ménard, Calot) de vouloir bien
mettre à ma disposition des végétations adénoïdes et des
amygdales atteintes d'hypertrophie, simple en apparence,
hypertrophie ayant nécessité l'ablation de ces organes chez
des sujets d'âge différent. Ils ont bien voulu répondre à
mon appel, et ils m'ont fourni une centaine d'amygdales et
de végétations adénoïdes accompagnées de l'observation
clinique des sujets auxquels les amygdales hypertrophiées
et les végétations avaient été enlevées. Avec le concours
précieux de mon interne Marion, des fragments de ces
amygdales et des fragments de ces végétations adénoïdes
ont été inoculés, toutes précautions prises, sous la peau de
l'abdomen à plusieurs séries de cobayes. Le fragment à

---

1. Le Dr Cuvillier est chargé, à l'Hôpital des Enfants, chez le professeur
Grancher, du service de laryngologie.

inoculer, chose importante, était pris, autant que possible, dans le *centre* et non pas à la surface des amygdales et des végétations, ce qui réduit à néant l'objection spécieuse qui tendait à faire supposer que, dans mes expériences, il s'agissait, non pas de tissu tuberculeux, mais de tissu servant de véhicule au bacille tuberculeux.

Je ne rapporte pas ici en détail ces nombreuses expériences, je les ai consignées dans ma communication à l'Académie de médecine, il me suffit d'en relater ici quelques-unes; elles montrent comment s'est faite, chez nos cobayes inoculés, l'évolution des lésions tuberculeuses.

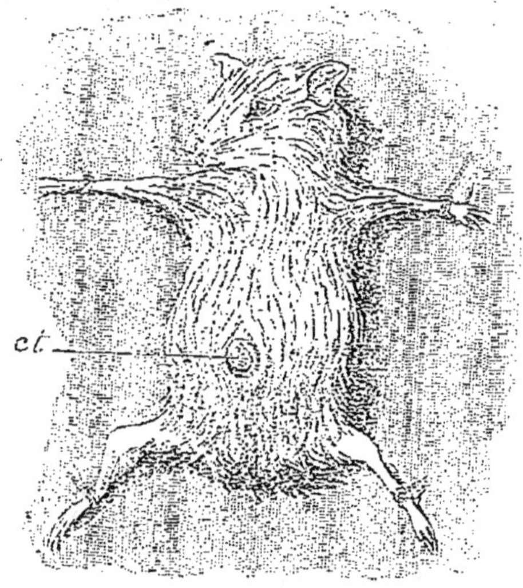

ct. — Chancre tuberculeux qui apparaît trois semaines environ
après l'inoculation.

Expérience I. — Le 1er septembre, nous inoculons sous la peau du ventre d'un cobaye un fragment pris au centre de grosses amygdales enlevées par Cuvillier à un enfant de cinq ans, bien portant du reste, et n'ayant aucune adénopathie cervicale. Trois semaines plus tard, le 21 septembre, apparaît au lieu d'inoculation une ulcération, un *chancre tuberculeux* avec bacilles de Koch. Les ganglions inguinaux satellites sont atteints consécutivement d'adénite tubercu-leuse et le cobaye succombe le 28 octobre. L'autopsie dé-montre la généralisation de cette tuberculose qui avait dé-buté au lieu d'inoculation par le chancre tuberculeux abdo-minal, chancre qui avait atteint la dimension d'une pièce de 50 centimes. Les autres lésions sont les suivantes : tubercu-lose des ganglions inguinaux, tuberculose des deux poumons avec cavernes aux sommets, tubercules caséeux de la rate.

Expérience II. — Le 20 octobre, nous inoculons sous la peau du ventre d'un cobaye un fragment de végétation adénoïde enlevée par Cuvillier à un enfant de onze ans, de bonne santé, mais atteint de végétations adénoïdes abon-dantes avec adénites sous-maxillaire et cervicale doubles. Trois semaines après, apparaît au lieu d'inoculation une ulcération, un *chancre tuberculeux* avec bacilles de Koch. Le cobaye meurt le 28 novembre. A l'autopsie, on constate la généralisation de la tuberculose ayant débuté par le chancre tuberculeux de l'abdomen, avec son adénité satellite ingui-nale; tuberculose pleuro-pulmonaire, épanchement de la p'èvre gauche.

Expérience III. — Le 16 janvier, nous inoculons sous la peau du ventre d'un cobaye un fragment de grosses amyg-dales, enlevées la veille par Cuvillier à un enfant de six ans, bien portant du reste et atteint, en apparence, de simple hypertrophie amygdalienne, sans adénopathie cervi-cale. Le 6 février, après vingt et un jours d'incubation, appa-rait au lieu d'inoculation un chancre tuberculeux avec bacilles de Koch. Le cobaye meurt le 26 février. A l'autopsie, on constate la généralisation de la tuberculose ayant débuté par le chancre tuberculeux de l'abdomen avec son adéno-pathie satellite : à l'ouverture du thorax, tuberculose pulmo-naire généralisée; à l'ouverture de l'abdomen, tuberculose du foie et de la rate.

Je n'insiste pas plus longuement sur les détails quelque peu variables de nos expériences, et j'en donne le résumé :

96 cobayes ont été inoculés, 61 avec des fragments

d'amygdale, 35 avec des fragments de végétations adénoïdes.

Sur les 61 cobayes inoculés avec des fragments d'amygdales, 8 sont devenus tuberculeux, ce qui fait une moyenne
de 12 pour 100. Chez 6 de ces cobayes, le chancre tuberculeux a été l'accident initial.

Sur les 35 cobayes inoculés avec des fragments de végétations adénoïdes, 6 sont devenus tuberculeux, ce qui fait
une moyenne de 20 pour 100. Chez 5 de ces cobayes, le
chancre tuberculeux a été l'accident initial.

Pathogénie. — Nous voici donc en face d'un fait expérimental, nettement établi, à savoir : que bon nombre
d'hypertrophies amygdaliennes et de végétations adénoïdes,
considérées autrefois comme *simples en apparence*, ne sont
autre chose qu'une forme larvée ou latente de tuberculose.
Cliniquement, on croyait avoir affaire à des lésions de « cause
inconnue », et je pense avoir suffisamment démontré qu'il
s'agit là, trop souvent, de tuberculose latente ou larvée.
Ainsi se trouvent expliquées les anciennes dénominations
« de tempérament lymphatiques et scrofuleux » appliquées
aux enfants, aux adolescents à grosses amygdales, à grosses
végétations, dénominations qui sont, en somme, fort justifiées depuis que nous connaissons la prédilection du bacille tuberculeux pour les tissus lymphoïdes et depuis que
nous savons que lymphatisme, scrofulose et tuberculose,
sont de même famille pathologique.

Nous allons chercher maintenant quelle est la cause de
cette tuberculose et par quelle voie le bacille aborde le tissu
adénoïde des trois amygdales. C'est le moment de parler
des travaux allemands, la tuberculose amygdalienne étant
considérée en Allemagne comme un fait *presque banal*.

Dès 1884, Cohnheim et Weigert ont attiré l'attention sur
la fréquence d'une tuberculose des amygdales chez les
phthisiques, tuberculose peu visible à l'œil nu et ne présentant presque aucun symptôme clinique.

Orth a constaté la tuberculose amygdalienne chez des
enfants morts de diphthérie et dont les poumons n'étaient
nullement tuberculeux.

Schlenker, en 1893, constate la tuberculose des amygdales chez les phthisiques; il rapporte que, sur 21 cadavres de phthisiques sur lesquels on a fait des recherches, 13 fois les amygdales étaient tuberculeuses. Il se demande quelles sont les corrélations qui existent entre la tuberculose des amygdales, la tuberculose des ganglions du cou et la tuberculose pulmonaire, et il conclut en disant : « Notre avis est que les ganglions du cou reçoivent leur infection des amygdales, et les amygdales la reçoivent du poumon au moyen des crachats ». Pour Schlenker la tuberculose amygdalienne est donc consécutive à la tuberculose pulmonaire.

En 1894, Krueckmann (de l'Institut pathologique de Rostock) fait un très bon travail sur les rapports de la tuberculose des ganglions du cou, de l'amygdale et du poumon ; il dit dans son travail de 1894 : « Dans le semestre du 1er janvier au 15 juillet 1894, j'ai examiné, microscopiquement, les amygdales, dans les cas où il existait une tuberculose des glandes du cou; j'ai trouvé dans chaque cas une tuberculose des amygdales, et, vu la grande importance pratique de la question, j'ai cru devoir publier les résultats ». Krueckmann conclut, comme Schlenker, que la tuberculose des amygdales est consécutive à la tuberculose des poumons et se fait au moyen des crachats; il a observé néanmoins deux cas de tuberculose primitive des amygdales par l'alimentation.

Donc, les auteurs allemands avaient bien reconnu l'existence latente de la tuberculose amygdalienne, mais ils ne l'avaient étudiée, à part quelques exceptions, *qu'à l'état de tuberculose amygdalienne secondaire, les phthisiques infectant leurs amygdales par leurs propres crachats.*

Les expériences que j'ai entreprises ont un tout autre but. Par ces expériences, j'ai voulu démontrer que, chez certains sujets, les trois amygdales, amygdale pharyngée et amygdales palatines, sont assez fréquemment le siège de tuberculose, non pas de tuberculose consécutive à une tuberculose pulmonaire, mais de tuberculose *primitive* à forme latente et larvée susceptible de se généraliser, tuberculose comparable à la tuberculose latente ganglionnaire si bien démontrée par Pizzini. Quelle est donc en pareil cas la porte d'entrée du bacille? C'est ce que je vais étudier.

PREMIÈRE ÉTAPE — ÉTAPE AMYGDALIENNE

Voici un enfant, un jeune adolescent, issu de souche tuberculeuse; il porte avec lui, comme tare héréditaire, une tendance au tempérament scrofuleux, au tempérament dit *lymphatique*, on est à peu près certain que cet enfant aura une prédisposition à faire, dans ses cavités naso-pharyngées, du tissu lymphoïde exubérant, des végétations adénoïdes, des amygdales hypertrophiées. Comment ne pas voir que ces régions suspectes vont offrir au bacille tuberculeux une retraite favorable?

Le bacille ne peut aborder ces régions suspectes naso-pharyngées que par l'acte de la respiration, ou par l'acte de la déglutition alimentaire. Or, dans l'acte de la respiration nasale, le bacille pénètre facilement dans les cavités nasales. Il y pénètre si facilement que, dans son intéressante communication, Strauss a réussi à mettre en évidence la présence de bacilles tuberculeux virulents, dans les cavités nasales d'individus sains, fréquentant des locaux habités par des phthisiques[1]. Que les bacilles tuberculeux introduits par la respiration rencontrent le tissu lymphoïde naso-pharyngé d'un sujet héréditairement prédisposé, ils y trouvent un terrain favorable à leur développement et, dans leur migration, c'est le tissu adénoïde pharyngé qui s'offre à eux le premier. Le tissu se défend, s'hypertrophie, et, si le bacille le pénètre, la végétation adénoïde tuberculeuse est constituée.

Je pense, pour ma part, que la contamination des amas lymphoïdes naso-pharyngés par l'acte de la respiration, surtout par respiration nasale, est notablement plus fréquente que leur contamination par l'acte de la déglutition alimen-

1. Strauss. *Académie de médecine*, 5 juillet 1894.

taire. J'en trouve la preuve dans mes expériences, car. a statistique de ces expériences m'a démontré que l'amygdale pharyngée (végétation adénoïde), qui est directement en rapport avec la respiration nasale, est presque deux fois plus souvent envahie que les amygdales palatines, qui sont directement en rapport avec la déglutition. Autrement dit, on respire le bacille tuberculeux beaucoup plus souvent qu'on ne l'avale, ce qui ne nous surprend nullement, car on vit fréquemment dans un milieu, dans une famille où règne la tuberculose, tandis qu'on a plus rarement l'occasion d'avaler des produits tuberculeux vivants ou virulents.

Quand un enfant issu de souche tuberculeuse est prédisposé par cela même au lymphatisme; quand cet enfant vit au contact de sa mère tuberculeuse, quand il couche dans la chambre de ses parents, de ses frères ou sœurs tuberculeux, quand il a autour de lui des domestiques, une gouvernante, une institutrice tuberculeux, cet enfant aura malheureusement bien des chances pour que sa respiration nasale offre aux poussières tuberculeuses une porte d'entrée qui permette au bacille de se fixer sur les régions suspectes, et notamment sur l'amas lymphoïde de l'amygdale pharyngée.

L'alimentation, avons-nous dit, peut, dans une certaine mesure, être une cause de contamination des amygdales par le bacille tuberculeux. Au point de vue expérimental la question est jugée : Chauveau, en faisant déglutir à des vaches des produits tuberculeux, a pu déterminer chez elles la tuberculose du tissu lymphoïde pharyngé. Orth gave des lapins avec des aliments tuberculeux, et plusieurs fois il détermine des lésions tuberculeuses de la bouche et des amygdales. En 1884, Baumgarten reprend ces expériences de gavage et détermine une infection tuberculeuse des amygdales et une infection tuberculeuse consécutive des ganglions cervicaux. Cadéac, par une alimentation riche en produits tuberculeux, détermine chez des cobayes la tuberculose des amygdales et la tuberculose consécutive des ganglions sous-maxillaires.

Dans les expériences en question, il est vrai, les aliments

dont se servaient les expérimentateurs étaient en grande partie formés de matières tuberculeuses. Ces conditions, utiles pour l'expérimentation, ne se réalisent pas dans l'usage habituel de l'alimentation. Il faut dire néanmoins que certains aliments, et certaines boissons, notamment le lait, le petit-lait, certains fromages, les viandes crues, les viandes salées, sont autant d'agents susceptibles de contenir, de conserver, de transporter les bacilles virulents et d'infecter consécutivement le terrain avec lequel ils se trouvent en contact, surtout s'il s'agit d'un terrain prédisposé. Il suffit d'une vache atteinte de mammite tuberculeuse pour infecter une grande quantité de lait recueilli dans une vacherie et collecté dans le même réservoir[1]. M. Galtier (de Lyon) a obtenu des tuberculoses généralisées, chez le cobaye, avec des fromages salés ou non salés datant de dix jours, de quinze jours, et même de deux mois et dix jours. Le petit-lait séparé du fromage depuis dix et quinze jours et inoculé aux cobayes a donné une belle tuberculose[2]. M. Galtier a constaté que des viandes salées sont virulentes; la salaison peut ne pas détruire la virulence du bacille, surtout dans les parties centrales des grosses pièces de viande[3].

Nous savons donc maintenant comment le bacille de la tuberculose peut aborder, par respiration ou par déglutition, le tissu lymphoïde des trois amygdales.

Pour pénétrer à l'intérieur de ce tissu, il n'est pas toujours nécessaire qu'il y ait une érosion ou une plaie préexistante. On sait que le bacille tuberculeux peut traverser les épithéliums sans lésions préalables de cet épithélium : amygdales, larynx, pharynx[4], bronches, trachée, utérus[5], intestin[6], peuvent être pénétrés par le bacille qui chemine à travers les cellules épithéliales.

1. Rutel. *Congrès de la tuberculose*, 1888, p. 104.
2. Galtier. *Congrès de la tuberculose*, 1880, p. 83.
3. Galtier. *Congrès de la tuberculose*, 1888, p. 79.
4. Cornil et Babes. *Académie de médecine*, mai 1883.
5. Cornil et Dobsoklouwsky. *Congrès de la tuberc.*, 1888, p. 259 et 265.
6. Tchistovitch. *Ann. Inst. Pasteur*, p. 220.

Le bacille installé dans le tissu lymphoïde des amygdales provoque une suractivité fonctionnelle, une multiplication de phagocytes qui donnent aux amygdales un volume souvent considérable; parfois, au contraire, la réaction est presque nulle et les amygdales conservent un volume presque normal.

Les poussées amygdaliennes tuberculeuses sont souvent indolores, mais elles ne passent pas toujours inaperçues, il s'en faut. Un grand nombre d'enfants ou d'adolescents se plaignent de « maux de gorge »; à l'occasion du moindre rhume ou du moindre refroidissement, leurs amygdales subissent une poussée aiguë, douloureuse, parfois fébrile, avec ou sans retentissement ganglionnaire; on prend cela pour une simple amygdalite aiguë, puis tout rentre dans l'ordre, ou, du moins, tout semble rentrer dans l'ordre; mais les amygdales ou les végétations adénoïdes n'en restent pas moins volumineuses et gênantes.

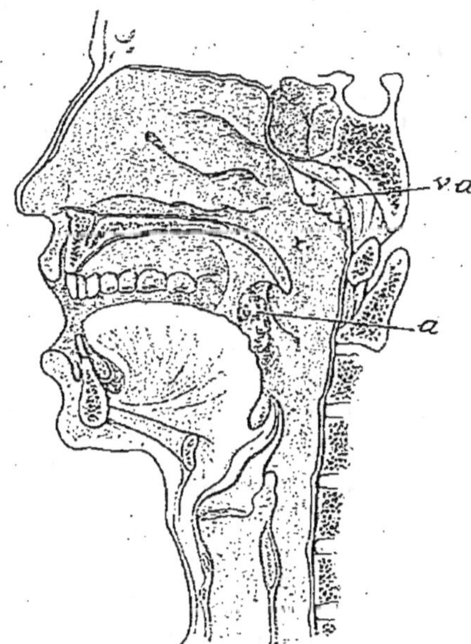

Tuberculose larvée des trois amygdales. — *v. a.* Végétation adénoïde; *a.* Amygdale palatine.

Telle est la *première étape* de cette tuberculose larvée amygdalienne. Dans bien des cas, fort heureusement, cette étape n'est pas franchie ; après une durée variable de quelques mois ou de quelques années, la réaction phagocytaire prend le dessus, le tissu amygdalien devient fibroïde (Grancher), s'indure, l'organe diminue de volume, et ici, comme dans toutes les tuberculoses locales, la *guérison* peut s'accomplir et s'accomplit sans que l'infection tuberculeuse se soit généralisée.

DEUXIÈME ÉTAPE — ÉTAPE GANGLIONNAIRE

Malheureusement, dans beaucoup de circonstances, l'étape amygdalienne est franchie. Après avoir séjourné plus ou moins longtemps dans le tissu des amygdales, le bacille, souvent à la faveur d'une infection secondaire, pénètre dans le réseau lymphatique qui fait suite aux trois amygdales, et cette *deuxième étape* se trahit par l'apparition de *ganglions à la région sous-maxillaire et à la région cervicale.*

Durochonsky a surpris sur le fait cette migration des bacilles tuberculeux dans les vaisseaux lymphatiques qui vont des amygdales aux ganglions du cou.

Un fait est digne de remarque, c'est que la tuberculose larvée des amygdales retentit sur les ganglions lymphatiques plus sûrement et plus fréquemment que les grandes ulcérations tuberculeuses de la cavité bucco-pharyngée. J'ai plusieurs fois constaté ce fait que d'autres auteurs ont également signalé (Reclus, Péan [1]). Une ulcération tuberculeuse de la langue ou de la gorge, parfois large et profonde, peut ne déterminer aucune adénopathie, tandis qu'une lésion tuberculeuse amygdalienne, en apparence insignifiante, provoque, à la région cervicale, des adénopathies considérables qui, au premier abord, ne semblent nullement en rapport avec la cause effacée qui leur a donné naissance.

1. *Académie de médecine,* séance du 7 mai 1894.

A dater du moment où les ganglions lymphatiques du cou sont envahis, toutes les modalités sont possibles, l'adéno-pathie tuberculeuse peut rester localisée à un petit nombre de ganglions, ou bien la chaîne entière des ganglions cervi-caux et profonds peut se prendre.

Cette variété d'adénopathies tuberculeuses est toujours *descendante*; elle commence par les ganglions cervicaux supérieurs auxquels se rendent les lymphatiques des trois amygdales, puis elle descend progressivement, elle s'étend et peut envahir les ganglions superficiels et profonds de toute la région cervicale et claviculaire.

Dans quelques cas, les ganglions sont petits, très petits, durs, indolents, facilement isolables ; dans d'autres cas, ils sont volumineux, douloureux, empâtés, agglomérés. Par-fois les adénopathies semblent rétrocéder ou disparaître, parfois elles subissent des poussées aiguës congestives, phlegmasiques, elles se ramollissent et peuvent suppurer : *les écrouelles sont constituées*. C'est alors qu'on voit ces sup-purations interminables, avec ou sans trajet fistuleux, atta-quant les ganglions superficiels et profonds, et aboutissant souvent à des cicatrices couturées, gaufrées, qui occupent les régions sous-maxillaires, sous-mentonnières, pré-mastoï-diennes, rétro-mastoïdienne, sus-claviculaire, et qui sont les témoins indélébiles de ce qu'on appelait autrefois la scrofule.

Les infections secondaires de la gorge, la scarlatine, la rougeole, la coqueluche, la grippe, la syphilis, les angines de toute nature, ne sont pas toujours étrangères à la géné-ralisation du processus et à la suppuration des adénites. On sait le rôle que jouent en pathologie les associations mi-crobiennes et les infections secondaires.

Les travaux de Pizzini nous l'ont appris, certaines adéno-pathies tuberculeuses peuvent persister indéfiniment à l'état latent jusqu'au jour où une infection secondaire aura déter-miné la virulence ou la généralisation du bacille[1].

---

1. Chauffard. Les étapes lymphatiques de l'infection. *Semaine médicale*, 4 juillet 1894.

L'évolution de cette deuxième étape (étape ganglionnaire) n'est heureusement pas fatalement progressive. La tuberculose ganglionnaire cervicale peut s'arrêter en chemin et guérir. Tel individu ayant eu, dans son enfance ou dans son adolescence, une scrofulo-tuberculose des ganglions du cou consécutive à une tuberculose larvée des amygdales, cet individu peut guérir de sa scrofulo-tuberculose ganglionnaire cervicale, sans généralisation aux plèvres ou aux poumons.

On n'est pas encore familiarisé avec ces tuberculoses larvées ou latentes, tenues pour ainsi dire en réserve. dans

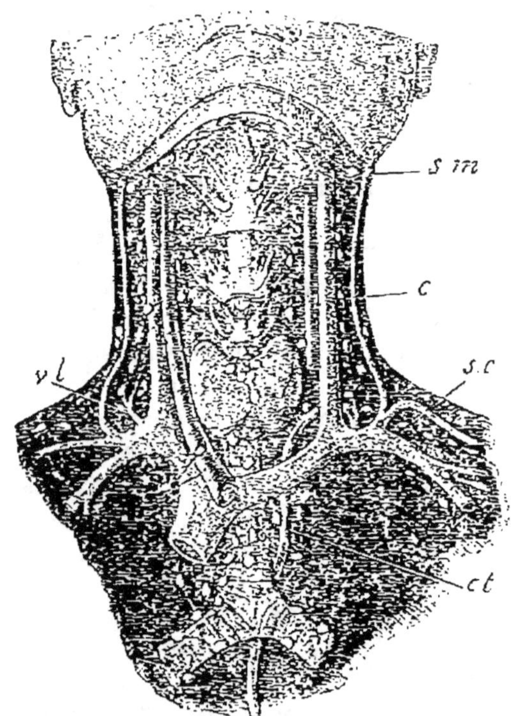

s. m. Ganglions sous-maxillaires ; *s. c.* Ganglions sous-claviculaires
v. l. Veine lymphatique ; *c. t.* Canal thoracique.

les amas de tissus lymphoïdes, ganglions lymphatiques ou

amygdales; elles peuvent y séjourner indéfiniment, inoffensives, mais elles peuvent aussi, à un moment donné, exalter
leur virulence et devenir envahissantes sous l'influence de
causes connues ou cachées.

Donc, tout sujet atteint d'adénopathies cervicales tuberculeuses descendantes ne deviendra pas fatalement phthisique, mais on ne peut jamais dire à quel moment cessera
chez lui la possibilité de le devenir.

TROISIÈME ÉTAPE — ÉTAPE PULMONAIRE

L'arrivée du bacille dans le *poumon* constitue la *troisième
étape* de la tuberculose amygdalienne. De ganglions en ganglions, de réseaux en réseaux, par voie descendante, le
bacille peut finir par aborder la grande veine lymphatique
ou le canal thoracique; le voilà dès lors lancé dans la circulation veineuse, dans le cœur droit, et finalement dans le
poumon : la tuberculose *pulmonaire* fait son apparition[1].

Ici encore, tout n'est pas perdu; le bacille peut aborder
le poumon en quantité assez minime pour que la tuberculose
pulmonaire s'arrête en chemin; souvent le poumon se défend à sa manière, et il répond à l'attaque du bacille par
des hémoptysies que j'ai nommées hémoptysies *de défense*.
Dans d'autres cas, la maladie suit son cours, et la vulgaire
tuberculose pulmonaire fait son chemin. Parfois enfin, le
bacille est déversé dans le poumon en quantité si considérable, qu'une tuberculose aiguë (granulie) en est la conséquence[2].

Des intervalles très variables peuvent séparer l'étape pul-

1. Des faits analogues ont été publiés par M. Hanot et vérifiés par lui à
l'autopsie : il a vu plusieurs fois la tuberculose pulmonaire découler des
ganglions cervicaux infectés eux-mêmes à la suite de lésions tuberculeuses
de la bouche ou du pharynx, qui passent souvent inaperçues. *Bulletin
médical*, 26 juin 1895

2. Ces derniers cas sont à rapprocher de l'observation de Ponfik, dans
laquelle l'autopsie démontra que l'origine de la granulie était un foyer
tuberculeux du canal thoracique, foyer lui-même consécutif à une
ancienne tuberculose des gan. ons mésentériques.

monaire de l'étape ganglionnaire. Parfois, au contraire, la tuberculose des ganglions reste latente pendant un grand nombre d'années et le poumon n'est envahi que très tardivement. Dans les observations que j'ai publiées et qui sont consignées dans les Bulletins de l'Académie, on voit que l'infection pulmonaire a été distante de l'infection ganglionnaire de trois mois (obs. I.); de cinq mois (obs. II); de quatre ans (obs. III); de six ans (obs. IV); de dix ans (obs. V); de seize ans (obs. VI); de vingt-huit ans (obs. VII).

Obs. I. — (Trois mois d'intervalle entre les étapes ganglionnaire et pulmonaire.) — Ch..., dix-huit ans, entre dans mon service à l'hôpital Necker, le 5 septembre 1894. Il y a six mois, deux ganglions ayant apparu à l'angle des mâchoires, on en fait l'ablation à l'hôpital Beaujon. Depuis cette époque, d'autres ganglions apparaissent et forment une chaîne descendante, surtout développée à la région cervicale gauche. Nous constatons des ganglions du volume d'une noisette et d'une noix; plusieurs sont adhérents, ramollis, suppurés et fistuleux. Des bacilles existent dans le liquide ganglionnaire.

Cet homme, qui n'avait jamais été malade, s'est mis à tousser il y a trois mois, il a eu en même temps des hémoptysies; c'était le début de l'étape pulmonaire apparue trois mois après l'étape ganglionnaire. On constate à l'auscultation une tuberculose commençante au sommet du poumon gauche.

Obs. II. — (Cinq mois d'intervalle entre les étapes ganglionnaire et pulmonaire.) — J'ai vu l'an dernier, au mois d'octobre, avec le D\u02b3 Gérard Marchant, une jeune fille de treize ans, atteinte de tuberculose pulmonaire avec bacilles nombreux dans les crachats. La toux et les symptômes de tuberculose avaient débuté chez cette jeune fille il y a deux mois environ.

Cinq mois avant ces symptômes pulmonaires, la malade avait été soignée par M. Marchant pour une poussée ganglionnaire aiguë qui avait envahi les ganglions maxillaires et cervicaux des deux côtés (étape ganglionnaire). La poussée ganglionnaire avait été considérable et même accompagnée de suppuration d'un ganglion.

Chose particulièrement intéressante, la poussée ganglionnaire avait été précédée deux mois avant d'une hypertrophie amygdalienne avec sécrétion muco-sanguinolente de l'arrière-gorge (étape amygdalienne), ayant nécessité pendant une quinzaine de jours des attouchements avec un collutoire iodé.

Obs. III. — (Quatre ans d'intervalle entre les étapes ganglionnaire et pulmonaire.) — Un garçon âgé de vingt-cinq ans entre dans mon service à l'hôpital Necker, le 1er août 1894. Jusqu'à son entrée au régiment il y a quatre ans, ce garçon n'avait jamais présenté le moindre symptôme pleuro-pulmonaire. En 1890 apparaît une adénite sous-maxillaire, qui augmente pendant l'hiver, si bien qu'au mois de mars 1891 il entre dans le service de Le Fort, qui enlève ces ganglions sous-maxillaires. Quelques petits ganglions cervicaux superficiels existant déjà à cette époque ne furent pas enlevés. Ce garçon put terminer son service militaire sans accident.

Mais il y a cinq mois, en avril 1894, ont éclaté les accidents de l'étape pulmonaire, la toux, l'expectoration et deux hémoptysies. Puis sont survenus l'amaigrissement, les sueurs, et nous constatons actuellement au sommet du poumon droit une tuberculose avancée et au sommet du poumon gauche une tuberculose commençante.

Obs. IV. — (Six ans d'intervalle entre les étapes ganglionnaire et pulmonaire.) — J'ai vu en juillet 1894, avec le Dr Blocq, un malade âgé de vingt-quatre ans atteint de tuberculose avancée du poumon droit. Dès l'âge de dix-sept ans, il y a six ans par conséquent, avant tout symptôme de tuberculose pleuro-pulmonaire, ce malade fut pris d'adénites suppurées des ganglions sous-maxillaires gauches. Ces ganglions furent enlevés.

Six mois plus tard, adénopathie suppurée des ganglions cervicaux gauches. Ces ganglions furent enlevés.

Quelques mois plus tard, adénopathies et suppurations

des ganglions sus-claviculaires du même côté ; les ganglions furent enlevés.

Quelques mois plus tard, apparition d'adénopathies et suppuration de ganglions du côté droit. Ces ganglions furent enlevés.

Ce n'est qu'à la suite de ces adénopathies successives et descendantes qu'apparurent les symptômes de l'étape pulmonaire.

Obs. V. — (Dix ans d'intervalle entre les étapes ganglionnaire et pulmonaire.) — Un garçon de vingt ans, cantonnier de son état, entre le 29 août 1894 dans mon service à Necker. Dès l'âge de dix à douze ans ce garçon était sujet aux maux de gorge, et plus tard, vers l'âge de dix-sept ans, il fut pris de double amygdalite.

Depuis bien des années, des ganglions ont apparu à la région cervicale. Ces ganglions étaient restés petits jusqu'au mois de janvier dernier, mais à ce moment ils ont augmenté de volume, ils ont suppuré et nécessité l'intervention chirurgicale.

Actuellement, nous constatons une double chaîne ganglionnaire cervicale, à droite les ganglions sont ramollis et du volume d'une noix : ils sont encore plus gros à gauche. On constate à la peau de la région cervicale des fistules et des cicatrices.

L'étape pulmonaire n'est apparue chez ce malade que dix ans environ après l'étape ganglionnaire. La tuberculose du poumon s'est présentée sous forme d'une bronchite, alors que le malade n'avait jamais toussé antérieurement, et nous constatons actuellement une tuberculose peu avancée du sommet gauche. M. Marion, interne du service, a constaté des bacilles dans le pus ganglionnaire et dans les crachats.

Obs. VI. — (Seize ans d'intervalle entre les étapes ganglionnaire et pulmonaire.) — J'ai vu, au mois de juillet 1894, un malade âgé de trente-six ans, atteint d'une tuberculose commençante au sommet du poumon droit. Les symptômes de tuberculose pulmonaire, la toux, l'expectoration légèrement sanguinolente, ne paraissent avoir débuté que tout récemment ; mais l'étape ganglionnaire a commencé, elle, il y a seize ans. En 1877, à l'âge de dix-huit ans, cet homme a eu une adénite à marche rapide, généralisée aux ganglions du cou, du côté gauche. Cette adénite a fini par suppurer. La suppuration a persisté pendant plusieurs mois, et je constate actuellement deux larges cicatrices, l'une sous la mâchoire, l'autre au bord postérieur du muscle sterno-cléido-mastoïdien.

Obs. VII. — (Vingt-huit ans d'intervalle entre les étapes ganglionnaire et pulmonaire.) — Un malade de quarante-huit ans, que Potain est venu voir plusieurs fois en consultation avec moi, a été pris d'hémoptysies et de tuberculose pulmonaire au mois de mai 1893. La tuberculose a évolué assez rapidement et le malade a succombé un an plus tard. Quoique n'ayant jamais eu antérieurement le moindre symptôme de tuberculose pulmonaire, ce malade avait eu dans sa jeunesse de nombreuses adénopathies cervicales, tuberculeuses, suppurées. Il portait de larges cicatrices témoins de ses écrouelles. Après une période latente et silencieuse, la généralisation s'est faite et l'étape ganglionnaire a fini par aboutir vingt-huit ans après à l'étape pulmonaire.

Obs. VIII. — Tout récemment, j'ai eu à l'hôpital Necker une jeune femme qui reproduit le type le plus parfait de l'infection tuberculeuse que je viens de décrire dans ce chapitre. Mariée à un homme tuberculeux qui a succombé en quelques années à la phthisie pulmonaire, cette jeune femme a été atteinte d'hypertrophie, simple en apparence, et en réalité de tuberculose larvée de ses trois amygdales. Malgré le traitement usuel et énergique qui a été mis en usage, les ganglions cervicaux ont été envahis il y a un an environ, et depuis quelques mois sont survenus des signes et des symptômes de tuberculose pulmonaire. Le sommet du poumon gauche est tuberculeux.

Que d'observations de ce genre j'ai recueillies depuis que mon attention a été appelée sur ce mode d'action et de propagation de la tuberculose, et si une chose est surprenante, c'est que ce fait n'ait pas été plutôt expérimentalement démontré.

L'envahissement pulmonaire se révèle par les signes habituels de la tuberculose, hémoptysie, bronchite suspecte, pleurésie suspecte, amaigrissement, perte de l'appétit, diminution des forces, etc. La percussion, l'auscultation, la recherche des bacilles, font découvrir le foyer du mal à ses débuts.

En résumé, il est actuellement bien avéré que les amas lymphoïdes des trois amygdales offrent surtout, chez les jeunes sujets prédisposés, une porte d'entrée et un asile sûr au bacille de la tuberculose. Il en résulte une forme de tuberculose parfois presque latente, souvent larvée, qui prend le masque de la vulgaire végétation adénoïde ou de la vulgaire hypertrophie amygdalienne ; assez souvent l'amygdale n'est même pas hypertrophiée, elle a son aspect normal. Cette *tuberculose larvée des trois amygdales* peut ne pas dépasser la première étape et guérir.

Dans d'autres circonstances, la tuberculose primitivement limitée aux amygdales envahit les réseaux lymphatiques et les ganglions lymphatiques du cou. Il en résulte de nombreuses variétés d'adénopathies cervicales tuberculeuses. Cette étape ganglionnaire peut n'être pas franchie et le malade peut guérir sans autre généralisation.

Mais parfois, trop souvent même, après une période qui s'étend de quelques mois à bon nombre d'années, la deuxième étape est franchie et la tuberculose, de ganglionnaire qu'elle était, devient pulmonaire ou généralisée.

Les trois amygdales devront donc compter, à l'avenir, comme une des *portes d'entrée les plus redoutables* de la tuberculose humaine.

Traitement. — Occupons-nous maintenant du traitement de la tuberculose larvée des trois amygdales. D'une façon générale, la première idée qui vient à l'esprit quand on s'occupe du traitement de la tuberculose, c'est de s'adresser d'abord aux moyens prophylactiques. Dans le cas actuel, les moyens prophylactiques doivent avoir pour but d'éviter la pénétration du bacille par la respiration et par l'alimentation.

Il faut donc éloigner des enfants toutes les causes de contamination, et la plus puissante de toutes, nous le savons, c'est la poussière de crachats tuberculeux desséchés. Ceci revient à dire qu'il faut, dans la mesure du possible, transformer l'atmosphère tuberculeuse dans laquelle vit l'enfant en un milieu inoffensif pour lui. — Je sais bien que la chose est plus facile à dire qu'à faire ; mais en fait de prophylaxie il faut toujours en revenir à l'éternelle question de la graine et du terrain ; l'hérédité fournit surtout le terrain, c'est à nous d'écarter la graine [1]. L'alimentation, avons-nous dit, peut, dans une certaine mesure, être une cause de contamination des amygdales par le bacille tuberculeux. Au point de vue expérimental la question est jugée, j'y insistais plus haut en étudiant les modes de pénétration du bacille. Il faut donc entourer de mille précautions l'hygiène de l'enfant prédisposé.

Et alors même que la graine aurait déjà germé, alors même que l'ennemi serait dans la place, et que le bacille aurait déjà parcouru l'étape amygdalienne, ici encore, certains moyens prophylactiques doivent être employés. Ce n'est souvent qu'à la faveur d'infections secondaires qu'une tuberculose, jusqu'alors latente, va se révéler chez un sujet qui paraissait indemne. Que de fois une tuberculose semble éclater à l'occasion d'une rougeole, d'une coqueluche, d'une scarlatine, d'une grippe, d'une fièvre typhoïde, d'une syphilis, alors que ces maladies infectieuses n'ont été que la cause occasionnelle d'une tuberculose jusqu'alors ignorée ! Voilà pourquoi les enfants et les jeunes sujets lymphatiques, issus de souche tuberculeuse, déjà effleurés dans leur tissu

---

1. M. Daremberg a vu plusieurs fois, chez les enfants, des amygdalites tuberculeuses avec adénopathies tuberculeuses du cou. Les amygdales étaient volumineuses et revêtues d'un enduit contenant le bacille de Koch. « Ces enfants, dit l'auteur, contractent assez aisément ces amygdalites dans la cohabitation avec leurs parents tuberculeux. » *Congrès de la tuberculose*, 1888, p. 404.

adénoïde, devront être soigneusement préservés des maladies infectieuses que je viens d'énumérer.

Après avoir indiqué le traitement prophylactique, occupons-nous du traitement curatif. Un individu, enfant ou adulte, ayant une tuberculose larvée des amygdales, comment faut-il intervenir? Avant d'aborder cette discussion, à la fois médicale et chirurgicale, j'ai le regret d'avouer que les moyens dont nous sommes armés n'offrent pas toujours une réelle efficacité. Un jour viendra sans doute où, munis d'un sérum bienfaisant, nous pourrons lutter avec l'infection tuberculeuse comme nous luttons avec l'infection diphthérique, et comme nous commençons à lutter avec l'infection streptococcique. Jusque-là, mettons en usage les moyens que nous possédons et voyons quels sont ceux qui paraissent les meilleurs.

Commençons par les moyens médicaux. Ces moyens médicaux concernent le traitement général, ils ont pour but de mettre l'économie en état de défense; ils la préparent pour la lutte, et ils l'aident parfois à sortir victorieuse de cette lutte. Je ne connais, pour ma part, aucune médication comparable à celle qui a pour base une alimentation riche en substances graisseuses et huileuses, huile de foie de morue, émulsions, caviar, sardines à l'huile, thon mariné, huîtres, pâté de foie gras, tartines de beurre, etc.

Les moyens *hygiéniques* tiennent une place importante au cas de scrofulo-tuberculose amygdalienne et ganglionnaire. L'air marin, le séjour au bord de la mer, ont une action puissante. Sur 1295 cas d'engorgements ganglionnaires cervicaux et maxillaires, entrés à l'hôpital de Berck, on a obtenu dans 900 cas la disparition de ces engorgements ganglionnaires. Dans le même ordre d'idées, rentrent la cure d'Arcachon, les eaux de Salies-de-Béarn, de Salins, de Creuznach, etc.

Reste le traitement *chirurgical*. Quelle conduite doit-on tenir, en cas d'hypertrophie des amygdales et de végétations adénoïdes? Faut-il pratiquer l'ablation, la cautérisation, la destruction au galvano-cautère? Les avis sont très partagés sur ce point. Bien que j'aie plusieurs fois constaté l'utilité et même la nécessité de l'intervention chirurgicale, il faut agir avec une grande prudence et s'inspirer de chaque cas particulier.

CHAPITRE III

MALADIES DE L'ŒSOPHAGE

§ 1. ŒSOPHAGITE

Anatomie pathologique. — Étiologie. — *L'œsophagite* ou inflammation de la muqueuse œsophagienne est primitive ou secondaire. *Primitive*, elle est toujours d'origine traumatique ; elle est provoquée par l'ingestion de liquides bouillants, de liquides corrosifs (acide sulfurique, solution de potasse), de substances irritantes (tartre stibié), ou par la présence d'un corps étranger (fragment d'os, arête, épingle). *Secondaire*, l'œsophage se développe comme propagation du muguet, d'une angine diphthérique ; elle survient dans le courant d'une autre maladie (variole, fièvre typhoïde).

Les lésions de l'œsophagite sont plus fréquentes au tiers supérieur de l'œsophage et très différentes suivant les causes qui les ont produites. La muqueuse est rouge, épaissie, érodée, ulcérée, quelquefois même les parois de l'œsophage sont perforées. Quand l'œsophagite se termine par suppuration, ce qui est fort rare, *l'abcès* est sous-muqueux ou péri-œsophagien ; dans ce dernier cas la suppuration peut envahir le tissu cellulaire péri-œsophagien et déterminer un phlegmon de la région cervicale. Les eschares de la muqueuse œsophagienne sont souvent consécutives à l'ingestion de substances caustiques et fréquemment suivies de *rétrécissement cicatriciel* de l'œsophage. Mais, outre les causes que je viens de signaler, il en est d'autres, plus récemment étudiées, qui produisent également le rétrécissement cicatriciel de l'œsophage ; tels sont l'ulcère simple et la syphilis.

L'ulcère simple (*ulcus simplex*) peut exister à l'œsophage comme à l'estomac, comme au duodénum, et déterminer un rétrécissement fibreux œsophagien (Debove). Un malade de M. Debove [1], qui avait eu un rétrécissement cicatriciel de l'œsophage, attribué avec juste raison à un ulcère simple, mourut deux ans après d'un ulcère stomacal perforé. A l'autopsie, on trouva d'abord l'ulcère stomacal, cause de la mort, et un ulcère de l'œsophage cicatrisé. L'ulcère œso-phagien cicatrisé siégeait à 5 centimètres au-dessus du cardia ; sa cicatrice était circulaire, d'un demi-centimètre de hauteur, de même aspect et de même nature que la cicatrice de l'ulcère simple de l'estomac. L'œsophage, qu'on avait dilaté par la sonde pendant deux ans était encore un peu rétréci au niveau de la cicatrice et légèrement dilaté au-dessus du rétrécissement.

La *syphilis* peut déterminer des rétrécissements cicatriciels de l'œsophage, à la suite de gommes ulcérées [2].

Description. — Les symptômes initiaux de l'œsophagite ne sont accusés que lorsque l'inflammation est très aiguë. La douleur peut exister en plusieurs points : le long de l'œsophage, à la région épigastrique ou entre les épaules ; elle est réveillée par le passage des aliments, par les bois-

---

1. Debove. *Soc. méd. des hôp.*, 12 août 1887.
2. Potain. *Semaine médicale*, 29 juin 1887.

sons trop chaudes ou trop froides; elle est habituellement accompagnée de *spasmes* de l'œsophage et de régurgitation des substances ingérées.

L'introduction de *corps étrangers* dans l'œsophage peut produire, non seulement de l'œsophagite et des ulcérations, mais encore la perforation des vaisseaux œsophagiens[1], suivie d'hémorrhagies et d'hématémèses extrêmement graves. Les *substances caustiques* déterminent des ulcérations, des eschares, des perforations parfois suivies de mort, et si le malade guérit, c'est habituellement au prix de *cicatrices* qui deviennent à leur tour cause de *rétrécissement* de l'œsophage. La formation d'un *abcès* est annoncée par des symptômes fébriles, par un redoublement de douleur et de dysphagie; si l'abcès est sous-muqueux, il est rejeté par la bouche ou déversé dans l'estomac; s'il est péri-œsophagien il se propage aux tissus voisins et provoque les accidents les plus graves.

Les symptômes du *rétrécissement cicatriciel* de l'œsophage présentent, au début du moins, beaucoup d'analogie avec le rétrécissement cancéreux. Pour éviter les répétitions, les symptômes et le diagnostic de ces rétrécissements cicatriciels seront étudiés à l'un des chapitres suivants, au sujet du cancer de l'œsophage.

Les boissons mucilagineuses, l'application de sangsues au niveau de la région douloureuse, les injections morphinées sont employées contre la douleur et contre l'élément inflammatoire de l'œsophagite aiguë. Le cathétérisme de l'œsophage ayant pour but la dilatation progressive de la région rétrécie est le traitement habituel des rétrécissements cicatriciels. L'œsophagotomie doit être réservée pour certains cas spéciaux. On devra soumettre le malade à l'iodure de potassium et aux mercuriaux, au cas de rétrécissement syphilitique.

---

1. Nevot. *Perforat. des vaisseaux par les corps étrangers de l'œsophage* Th. de Paris, 1879.

§ 2. ŒSOPHAGISME — SPASME DE L'ŒSOPHAGE

Description. — Les *spasmes* de l'œsophage sont souvent décrits sous le nom de *rétrécissement spasmodique* de l'œsophage. Ces spasmes ont des origines multiples : ils sont *idiopathiques* chez les femmes hystériques ou atteintes d'hystéricisme, chez les hypochondriaques, chez les gens nerveux; ils sont *symptomatiques* dans les cas de lésions œsophagiennes (corps étrangers, cancer) et *sympathiques* dans des circonstances mal déterminées (tænia, affections utérines). C'est surtout le *spasme idiopathique* que j'aurai en vue dans cette description.

Le spasme de l'œsophage survient brusquement, sans motif, à la vue des aliments, dès la première bouchée, ou au cours du repas; il suffit d'une émotion, d'une contrariété ou d'un aliment particulier pour le provoquer. Quand la dysphagie est complète, les aliments ne passent pas et sont rendus par régurgitation, ou s'ils passent, c'est à la condition d'être émiettés, fortement imbibés, et lentement déglutis. Habituellement le spasme est accompagné d'étouffement, d'angoisse, et d'une sensation pénible de constriction qui siège le plus souvent au tiers supérieur de l'œsophage. Par le *cathétérisme* on constate à la fois la *présence* et le *siège* du rétrécissement spasmodique; tantôt la sonde est absolument arrêtée au niveau du spasme, tantôt elle peut le franchir, et ce n'est pas toujours sans difficulté. L'œsophagisme transitoire est sans danger, mais l'œsophagisme persistant[1] détermine des symptômes de dépérissement et d'anémie qui peuvent devenir graves.

Le *diagnostic* du rétrécissement spasmodique sera étudié au chapitre suivant avec le cancer de l'œsophage. Comme *traitement*, on fera usage du cathétérisme; on donnera le

---

1. Seney. Th. de Paris, 1875. — M. Raynaud. *Annales des maladies de l'oreille et du larynx*, 1877. — Brazier. *Rétréc. spasm. de l'œsophage.* Th. de Paris, 1879.

bromure de potassium, la valériane, la belladone; on fera usage de l'hydrothérapie.

<h3 style="text-align:center">§ 3. CANCER DE L'ŒSOPHAGE
ET
RÉTRÉCISSEMENTS DE L'ŒSOPHAGE</h3>

Anatomie pathologique. — Les variétés du *cancer de l'œsophage* sont, par ordre de fréquence : l'épithéliome, l'encéphaloïde et le squirrhe. Le tiers moyen de l'organe est le siège le plus habituel du cancer, puis vient le tiers inférieur. La tumeur cancéreuse, presque toujours unique, se présente sous forme de plaque, ou de tumeur saillante; elle entoure parfois l'œsophage à la façon d'un anneau, sur une étendue de 2 à 8 centimètres, et, par son développement progressif, elle en rétrécit de plus en plus le calibre. Au-dessus de la tumeur, l'œsophage est presque toujours *dilaté*; au-dessous, il est *rétréci*. Le rétrécissement cancéreux est rarement cylindrique; il est habituellement oblique et anfractueux. La *dilatation* qui surmonte la tumeur cancéreuse a la forme d'une poche, d'une ampoule, ou d'un diverticulum latéral; elle est spéciale aux rétrécissements cancéreux, et n'existe presque jamais dans les rétrécissements œsophagiens d'origine inflammatoire. La face interne de l'œsophage cancéreux est tantôt normale, la muqueuse ayant conservé son intégrité (squirrhe); tantôt elle est ulcérée ou recouverte de fongosités, les tuniques muqueuse et sous-muqueuse ont disparu, la tunique musculaire est épaissie.

Les *organes voisins*, trachée, bronches, poumons, plèvre, aorte, ganglions, colonne vertébrale, peuvent être envahis par le cancer; il en résulte des *adhérences*, des *ulcérations*, des *perforations* avec ou sans *trajet fistuleux* qui font communiquer ces différents organes avec le conduit œsophagien. Il y a au musée Dupuytren[1] de belles pièces montrant la communication de l'œsophage cancéreux avec les organes voisins.

---

1. *Appareil de la digestion.* Pièces 97 et suiv. *Catalogue* Houel.

Symptômes. — La douleur et la dysphagie sont les premiers symptômes du cancer de l'œsophage. Toutefois la douleur n'est pas constante, elle consiste en une gêne douloureuse derrière le sternum ou entre les épaules, elle s'exaspère au moment des repas, elle peut même être très vive, sans que ses irradiations suffisent toujours à préciser le siège du mal.

La *dysphagie progressive,* voilà le symptôme dominant du cancer œsophagien. Les troubles de la déglutition sont dus à l'épaississement et à l'induration de l'œsophage cancéreux, et souvent au rétrécissement graduel de son calibre. Le malade prend instinctivement des bouchées plus petites, dès qu'il s'aperçoit de la première gêne à la déglutition; il boit souvent, et à petites gorgées, pour faciliter le glissement du bol alimentaire. Pendant quelque temps les aliments passent assez bien, pourvu qu'ils soient suffisamment mâchés et imbibés. Cet état dure des semaines et des mois, avec des alternatives d'amélioration ou d'aggravation, puis la dysphagie s'accentue, jusqu'au moment où les aliments liquides eux-mêmes sont arrêtés au niveau du rétrécissement. A ce moment, aliments solides et liquides sont souvent rendus par régurgitation.

La description que je viens de donner s'observe assez habituellement. Dans bien des cas, en effet, la dysphagie associée au cancer œsophagien est *progressive* et continue· légère à son début, elle acquiert graduellement toute son intensité à mesure que la lésion fait des progrès. Mais il s'en faut que les choses se passent toujours ainsi : on a réuni un assez grand nombre d'observations où la dysphagie a été *subite* et *violente* du premier coup comme s'il s'agissait d'un simple œsophagisme. On voit des malades chez lesquels la dysphagie éclate brusquement, à l'occasion d'un bol solide un peu trop gros, à la suite de vomissements provoqués par un repas copieux[1]. La dysphagie est presque absolue pendant deux ou trois jours, puis l'état normal re-

---

1. Lacour. *Cancer de l'œsophage.* Th. de Paris, 1881.

paraît, la déglutition se fait bien pendant plusieurs semaines jusqu'à un nouvel accès, et ainsi de suite, la dysphagie affectant cette forme intermittente jusqu'au moment où elle devient continue. On aurait donc grand tort, on le voit, de se baser sur le début subit et violent de la dysphagie, ou sur sa disparition momentanée, pour éloigner l'hypothèse d'un cancer et pour affirmer qu'un tel rétrécissement est simplement dû à de l'œsophagisme. Le spasme de l'œsophage joue un grand rôle dans les troubles de dysphagie même quand il s'agit de lésions organiques.

Mais, quels que soient les symptômes du début, si le cancer œsophagien aboutit au *rétrécissement* du conduit, si le passage est obstrué, les aliments passent difficilement et sont rendus par régurgitation. La *régurgitation* suit immédiatement l'ingestion des aliments, quand le rétrécissement siège à la partie supérieure de l'œsophage ; elle est plus lente à se produire quand il siège à sa partie inférieure. Cette lenteur est du reste favorisée par la dilatation souvent considérable du conduit, qui forme à ce niveau une sorte de *poche*, dans laquelle séjournent pour un temps des aliments. Dans ce dernier cas, les aliments ne sont rejetés que quelque temps après leur ingestion, sous forme d'une masse pulpeuse de mauvaise odeur ; ils n'ont subi qu'une modification insignifiante sous l'influence de la salive. Leur accumulation dans la poche œsophagienne occasionne une sensation pénible qui va quelquefois jusqu'à l'étouffement et jusqu'à l'angoisse, sensation qui ne cesse qu'après le vomissement. Les vomissements alimentaires sont parfois mélangés de sang, de caillots noirâtres, de détritus provenant des fongosités cancéreuses.

Certains malades ont des *régurgitations salivaires*, « des sortes de vomiques de mucosités ». Ces mucosités filantes, gluantes, que le malade doit parfois retirer de la bouche avec les doigts, s'accumulent au niveau du rétrécissement et sont rendues le matin, au réveil, ou avant les régurgitations alimentaires.

On a encore signalé, comme symptômes du cancer de l'œsophage, le *hoquet* (Mondière), le bruit de *glou-glou* (Béhier)[1], qui survient au moment où l'air dégluti avec les aliments franchit le point rétréci. On a signalé également les altérations de la voix et la paralysie d'une corde vocale consécutive à la destruction d'un nerf récurrent. La présence de *ganglions sus-claviculaires* est un signe précieux, mais inconstant.

Dans certains cas, surtout chez les vieillards, le cancer de l'œsophage est pour ainsi dire *latent*[2]; il ne provoque ni douleur, ni dysphagie, ni régurgitation; de sorte qu'en présence d'un sujet atteint de cachexie cancéreuse, chez lequel on n'arrive pas à découvrir le siège du cancer, il ne faudrait pas éliminer d'emblée le cancer de l'œsophage.

Complications. — La *durée* de ce cancer varie de un à deux ans, et le *pronostic* est absolument fatal. Quand il n'y a pas de rétrécissement, quand le malade continue à s'alimenter, la cachexie peut n'arriver que tardivement, mais, quand le cancer aboutit au rétrécissement, l'amaigrissement fait des progrès, et la cachexie est d'autant plus précoce qu'elle se produit sous l'influence d'une double cause: l'existence du cancer et l'insuffisance de l'alimentation. Toutefois la mort n'est pas toujours le résultat du dépérissement cachectique, elle est souvent provoquée ou hâtée par des *complications* diverses.

Dans les rétrécissements purement *cicatriciels*, le danger ne vient que du rétrécissement lui-même et de l'inanition qui peut en être la conséquence, mais, dans le rétrécissement cancéreux, aux dangers du rétrécissement et de l'inanition s'ajoutent les complications qui sont inhérentes au siège du cancer et à sa propagation aux organes du voisinage. Au nombre des complications les plus fréquentes, je citerai la compression[3] et la perforation[4] de la trachée et

1. Béhier. *Clin. méd.*, p. 51.
2. Levoyer. *Cancer latent de l'œsophage.* Th. de Paris, 1879, n° 123.
3. Coulon. *Bulletin de la Soc. anat.*, 1857, p. 107.
4. Salneuve. *Bulletin de la Société anatomique*, 1852, p. 241.

des bronches. Tantôt la perforation est directe, tantôt elle est fistuleuse, occupant la trachée seule, ou simultanément la trachée et les bronches. Cette complication est annoncée par des quintes de toux et par des accès de suffocation qui apparaissent aussitôt que des aliments ou boissons passent de l'œsophage dans les voies respiratoires.

Les autres complications sont : la communication du cancer avec la plèvre et le poumon, surtout du côté droit (Vigla); les phlegmasies pleuro-pulmonaires[1]; la perforation du péricarde[2], de l'aorte[3] (hémorrhagie brusquement mortelle); l'envahissement des vertèbres (accidents médullaires). Ajoutons enfin que, pour certains auteurs, les rétrécissements de l'œsophage, quelle que soit leur nature, cicatriciels ou cancéreux, seraient aptes à favoriser la tuberculose par inanition[4].

Diagnostic. — Dès qu'un malade présente les symptômes d'un rétrécissement de l'œsophage, le premier soin est de s'assurer qu'il s'agit bien d'un rétrécissement, et non pas de la compression du conduit par une tumeur du voisinage (cancer du médiastin, ganglions bronchiques, anévrysme de l'aorte et de la sous-clavière). Les signes tirés de l'auscultation et de la percussion, les différents symptômes inhérents à chacune de ces maladies, permettent habituellement d'arriver à cette première étape du diagnostic. Le rétrécissement de l'œsophage étant admis, il s'agit de savoir s'il est spasmodique, cicatriciel, ou cancéreux.

a. Commençons par le diagnostic avec le rétrécissement spasmodique. J'ai décrit à l'article *œsophagisme* les caractères du rétrécissement *spasmodique*, son début brusque, ses intermittences et ses conditions d'origine. Ce rétrécissement spasmodique, qui est surtout l'apanage des hysté-

---

1. Vigla. *Arch. de méd.*, octobre 1846. — Desnos. *Revue mensuelle*, 1879, p. 49.

2. Begbie. *Edinburgh Journal*, octobre 1846.

3. Lancereaux. *Bull. de la Soc. anat.*, 1861, p. 299.

4. Peter. *Clin. méd. t. I.*

riques, des névropathes, des hypochondriaques, ne s'installe pas d'une façon lente et progressive, il apparaît brusquement, il atteint du premier coup toute son intensité. Au cas de rétrécissement spasmodique, les symptômes du spasme disparaissent parfois brusquement, pour revenir quelques jours, quelques semaines, quelques mois plus tard; souvent ils sont rappelés par une cause morale, par certains aliments ou certaines boissons. De tels symptômes s'observent peu, au cas de rétrécissement cicatriciel ou cancéreux; cependant il ne faut pas oublier que les lésions organiques de l'œsophage, comme celles de tous les canaux musculaires, avant de provoquer un rétrécissement organique persistant et confirmé, peuvent donner naissance à des spasmes plus ou moins durables qui simulent le rétrécissement spasmodique. Tel est le cas du rétrécissement cancéreux. D'autre part, il y a des rétrécissements spasmodiques qui, par leur durée et par les symptômes cachectiques qu'ils entraînent, simulent le rétrécissement cancéreux; on a cité des observations[1] de rétrécissements purement spasmodiques, qui, à l'instar des contractures permanentes des hystériques, duraient eux aussi des semaines entières, et provoquaient un état d'inanition et d'émaciation qui pouvait faire naître l'idée d'un cancer. On voit donc que la dysphagie, *par ses seuls caractères*, est souvent impuissante à faire diagnostiquer la nature du rétrécissement cancéreux, et, de son côté, l'œsophagisme hystérique, pour avoir une valeur diagnostique absolue, doit être associé à d'autres symptômes communs à l'hystérie.

Dans quelques cas, rares à la vérité, l'œsophagisme survient par accès qui sont dus à une excitation du nerf récurrent par une tumeur du voisinage. Ce symptôme rentre dans la catégorie des rétrécissements spasmodiques étudiés au sujet des anévrysmes de l'aorte, *type récurrent*.

b. Passons actuellement au diagnostic du rétrécissement cancéreux et des rétrécissements cicatriciels. Certains sym-

---

1. **Brazier.** *Rétréc. spasmodique de l'œsophage.* Th. de Paris, p. 59 et 83.

ptômes permettent de ne pas confondre les rétrécissements *cicatriciels* de l'œsophage avec les rétrécissements cancéreux. Pour faciliter cette étude, je diviserai ces rétrécissements cicatriciels en trois variétés. Dans une première variété, le rétrécissement cicatriciel est dû à l'ingestion de *substances corrosives*. Béhier[1] a réuni un assez grand nombre d'observations, concernant des gens qui, par mégarde ou par idée de suicide, avaient avalé de l'eau seconde à la potasse, de l'acide nitrique, de l'acide sulfurique, et avaient été atteints, consécutivement, de rétrécissements cicatriciels, parfois multiples et plus ou moins considérables. Mais, en pareil cas, les symptômes dus au rétrécissement sont *précédés* d'une phase d'*œsophagite aiguë*, très aiguë même, due à l'ingestion du liquide corrosif, et cette phase aiguë, ainsi que les renseignements fournis par le malade, suffisent pour établir le diagnostic pathogénique du rétrécissement. Il n'est pas rare qu'il y ait, en pareil cas, *plusieurs* rétrécissements, siégeant en différents points de l'œsophage et ayant quelques centimètres d'étendue; aussi le cathétérisme chez ces malades est-il très difficile.

Dans une deuxième variété, le rétrécissement cicatriciel est dû à un *ulcère simple* de l'œsophage. L'ulcère simple de l'œsophage (*ulcus simplex*) est identique à l'ulcère simple de l'estomac et du duodénum. Sa cicatrisation peut amener un rétrécissement de l'œsophage; c'est un fait qui ressort clairement de l'une des observations de M. Debove[2], où l'ulcère et le rétrécissement consécutif siégeaient à 5 centimètres au-dessus du cardia. Mais, en pareil cas, la dysphagie et les symptômes de rétrécissement sont précédés d'une période plus ou moins longue, caractérisée par des symptômes qui rappellent ceux de l'ulcère stomacal. Des *douleurs* vives, parfois très vives, spontanées, ou provoquées par l'ingestion des aliments, existent au creux épigastrique, à la région vertébrale, et s'irradient vers les

---

1. Béhier. *Clin. méd.*, p. 52 et 115.
2. Debove. *Soc. méd. des hôp.* Séances du 9 octobre 1885 et 12 août 1887.

épaules, autour du thorax, ou en d'autres sens. Les *héma-témèses* sont, avec les douleurs, l'autre symptôme dominant de l'ulcère œsophagien. L'hématémèse est formée de sang rouge plus souvent que de sang noir, elle peut être abondante, très abondante, et se répéter à différentes reprises. A cette première phase (douleurs et hématémèses), qui dure des mois et des années, succèdent la dysphagie et les symptômes du rétrécissement œsophagien. Ces symptômes s'établissent lentement, la difficulté de la déglutition augmente progressivement, on pratique le cathétérisme et l'on constate l'existence et le siège du rétrécissement. La succession et l'évolution de ces différents symptômes permettent de remonter au diagnostic pathogénique et écartent l'idée de cancer.

Dans une troisième variété, le rétrécissement cicatriciel est dû à la *syphilis*. Ici nous ne trouvons ni la phase préparatoire aiguë des rétrécissements qui succèdent à l'ingestion de liquides corrosifs, ni la phase préparatoire douloureuse et parfois hémorrhagique qui précède le rétrécissement dû à l'ulcère simple. Les observations de rétrécissement syphilitique de l'œsophage sont rares, puisque M. Potain n'a pu en réunir que sept cas[1]. Une fois, Virchow a constaté des gommes en dégénérescence, dans la cicatrice du rétrécissement. Lubinski cite deux observations de rétrécissement syphilitique : l'une concerne un jeune garçon de vingt-neuf ans, syphilitique depuis plusieurs années, chez lequel le rétrécissement de l'œsophage, probablement dû à une gomme ulcérée, se développa si vite qu'en trois semaines la sténose de l'œsophage était presque complète. Le traitement spécifique amena une rapide amélioration, et, pendant le traitement, un psoriasis syphilitique palmaire vint confirmer le diagnostic. L'autre observation concerne un homme atteint de syphilis linguale depuis vingt-deux ans. Dans les cas de rétrécissement syphilitique on arrivera au diagnostic en procédant par exclusion ; le rétrécissement

1. Potain. *Semaine médicale*, 26 juin 1887.

s'établit vite ou lentement, il n'est pas précédé des symptômes qui constituent la *phase préparatoire* que nous avons signalée dans les autres variétés de rétrécissements cicatriciels, et le malade a déjà eu des accidents syphilitiques.

Ainsi qu'on vient de le voir, c'est par élimination qu'on arrivera, dans les cas difficiles, à reconnaître la nature cancéreuse de la lésion. Toutefois le rétrécissement *cancéreux* de l'œsophage est difficile à diagnostiquer à son début; l'âge du malade, les conditions d'hérédité, l'étude minutieuse de la *phase préparatoire*, permettront d'établir souvent s'il s'agit ou non d'un cancer. Pour compléter ce diagnostic, il ne faut guère compter sur la cachexie du malade; elle peut être lente à survenir si l'alimentation naturelle ou artificielle continue à s'effectuer. La régurgitation de matières sanguinolentes mélangées aux aliments est un signe en faveur du cancer.

Le *cathétérisme* de l'œsophage doit être fait avec le plus grand soin, afin d'éviter les fausses routes et les perforations du conduit. Au cas de rétrécissement spasmodique, on éprouve souvent une résistance sérieuse, mais on la franchit parfois plus facilement avec une olive volumineuse qu'avec une petite olive, et, le rétrécissement une fois franchi, il n'est pas rare que le malade puisse avaler sans difficulté, du moins pendant les premiers moments. Le rétrécissement cicatriciel, surtout quand il est annulaire, donne une sensation de soubresaut; on passe à travers un obstacle qui ne cède pas. Au contraire, en franchissant le rétrécissement cancéreux, on sent qu'on passe à travers un obstacle moins rigide, et, en retirant le cathéther, on le trouve souvent teinté de sang, alors même que le cathétérisme a été pratiqué avec habileté. La présence de ganglions susclaviculaires, l'apparition d'une phlegmatia alba dolens, sont en faveur du cancer. Le diagnostic des affections de l'œsophage vient de réaliser un progrès important, grâce à l'*œsophagoscopie* qui permet l'examen direct de la cavité œsophagienne. (Kilian, Guisez.)

Traitement. — Quand il s'agit de rétrécissement *cicatri-*

ciels, le cathétérisme a un double but : d'une part il permet d'alimenter les malades, et d'autre part il conduit à la dilatation progressive du rétrécissement. Toutefois, il est souvent préférable de pratiquer la gastrostomie, ce qui permet de nourrir le malade, et l'on a alors tout le temps de pratiquer systématiquement le cathétérisme de l'œsophage. C'est ce que nous avons fait pour une malade de notre service et le résultat a été excellent.

Quand il s'agit de rétrécissement cancéreux, il faut sans tarder pratiquer une fistule stomacale par laquelle se fait l'alimentation (gastrostomie). En quelques semaines, le malade engraisse de plusieurs kilos et la vie peut se prolonger assez longtemps. J'ai été témoin de plusieurs cas de ce genre, concernant des malades de mon service opérés par Routier et par Marion.

CHAPITRE IV

MALADIES DE L'ESTOMAC

§ 1. EMBARRAS GASTRIQUE — GASTRITE CATARRHALE AIGUË

Les dénominations d'*embarras gastrique*, de *fièvre gastrique*, ont été diversement interprétées par les auteurs, parce que chacune de ces dénominations a le tort de s'adresser à un état morbide mal défini. Aussi les uns font-ils de la gastrite catarrhale une infection purement locale, tandis que d'autres la font rentrer dans le groupe des fièvres. Il me paraît facile de concilier ces opinions contraires.

Embarras gastrique. Catarrhe de l'estomac. — Les troubles de l'estomac, qu'on a réunis sous le nom d'embarras gastrique, de catarrhe stomacal aigu, sont tantôt le résultat d'un trouble purement local, tantôt l'expression d'un état général, *ce qui est bien différent.* Un individu fait un repas copieux, abuse des boissons, des mets épicés, se livre pendant quelques jours à des écarts de régime, à des excès de tabac, de veille et de fatigue; cet individu est pris de mal de tête, d'inappétence, de dégoût des aliments, de nausées, de vomissements; il a la bouche pâteuse, la langue épaisse et saburrale, quelquef...s même un peu de fièvre; c'est là un exemple d'embarras gastrique d'origine purement *locale* et il ne viendra à l'idée de personne de voir dans ce catarrhe aigu de l'estomac la manifestation d'un état général, d'une pyrexie.

Dans d'autres circonstances, à la suite d'ingestion de viandes avancées, de gibier faisandé, ou d'aliments mal tolérés par l'estomac, l'embarras gastrique apparaît comme le résultat d'une *auto-intoxication*. L'acte physiologique de la digestion est vicié, probablement par la production insuffisante ou défectueuse d'acide chlorhydrique, des fermentations se produisent; il en résulte une élaboration de substances toxiques dont la résorption détermine l'embarras gastrique et son cortège de symptômes (Bouchard). L'ingestion de viandes gâtées peut même déterminer une telle intoxication (ptomaïnes) que la mort en a été la conséquence (Brouardel et Boutmy).

Parfois l'embarras gastrique se présente dans des conditions toutes différentes. Ainsi un individu, sans écart de régime, sans cause appréciable, est pris de frissonnements, de courbature, de lassitude, de céphalalgie avec ou sans épistaxis; sur ces entrefaites, surviennent les troubles digestifs que je décrivais il y a un instant : inappétence complète, état saburral très prononcé, creux épigastrique douloureux, nausées ou vomissements, constipation, ballonnement du ventre, etc.; cet individu a, lui aussi, du catarrhe aigu de l'estomac, il a de l'embarras gastrique fébrile; mais ici les troubles de l'estomac ont été précédés d'une sorte de période d'invasion, ils sont accompagnés de symptômes dont on ne peut méconnaître l'importance. Le caractère rémittent de la fièvre, la perte rapide des forces, l'apparition possible d'un exanthème, la lenteur de la convalescence, donnent à la maladie les allures d'un état morbide dans lequel les troubles digestifs ne forment qu'un des coins du tableau. C'est le moment de parler des fièvres gastriques.

Fièvres gastriques. — Le catarrhe gastrique fébrile emprunte aux saisons, aux localités, à la *constitution médicale* du moment, des caractères qui permettent de lui décrire plusieurs variétés. C'est principalement au printemps et à l'automne, et sous l'influence des changements brusques de la température et de l'atmosphère (ce que les anciens, ces grands observateurs, appelaient si bien : *circumfusa*), qu'on voit naître, parfois sous forme *épidémique*, les *fièvres gastriques* dont je vais esquisser les types principaux et qui appartiennent, certaines du moins, à la classe des *maladies infectieuses.*

La fièvre gastrique simple, ou catarrhe aigu de l'estomac, dont je parlais il y a un instant, cette fièvre gastrique peut durer quelques jours, et, comme elle prend souvent le type rémittent, la maladie a été nommée par quelques autres *fièvre rémittente gastrique.* Dans quelques circonstances, elle est accompagnée d'une sécrétion exagérée de la bile (*polycholie*), d'un état bilieux, qui constitue la *fièvre gastrique bilieuse.* La peau et les conjonctives prennent une teinte subictérique, les urines sont teintées, la région du foie est douloureuse, l'organe est parfois augmenté de volume, les vomissements contiennent de la bile et les selles sont liquides, fétides et fréquemment bilieuses. Le pouls est mou, la céphalalgie est intense, la fièvre est franchement rémittente. Cette forme, qu'on peut observer dans nos climats, dans la zone méditerranéenne et mieux encore dans

les pays chauds et tropicaux, cette forme est habituellement le résultat de l'intoxication palustre, ou le réveil d'une
ancienne malaria.

Dans d'autres cas, l'embarras gastrique, la fièvre gastrique, surtout dans nos climats, sévissent d'une façon épidémique, sont accompagnés de céphalalgie, d'épistaxis,
d'insomnie, de troubles intestinaux, de diarrhée, si bien
que le diagnostic est fort difficile, au début, entre ces
fièvres gastriques et la fièvre typhoïde. Un certain nombre
d'auteurs ont émis l'opinion, et je pense, comme eux, que
ces fièvres gastriques sont des formes légères, atténuées de
la fièvre typhoïde. Ce qui le prouverait, c'est qu'elles apparaissent généralement au début des épidémies de fièvre
typhoïde, elles en sont l'annonce et la manifestation ébauchée[1]. Du reste, ce diagnostic, bien difficile autrefois, est
simplifié aujourd'hui grâce à la réaction agglutinante
(Widal).

Dans cette étude, j'ai négligé, comme n'ayant pas d'importance, l'embarras gastrique qui survient à titre secondaire
dans le cours de certaines maladies (angine, pneumonie).

Pronostic. — Traitement. — Le pronostic des *états gastriques* que je viens de décrire n'est pas grave; toutefois le
tableau symptomatique se complique parfois de palpitations,
d'oppression, d'étouffements qui tiennent à une *dilatation
du cœur droit* : dilatation passive, née sous l'influence des
troubles gastriques et destinée à disparaître avec eux
(Potain).

Le *traitement* des différents *états gastriques* a pour agent
principal les évacuants. S'il s'agit d'un simple embarras
gastrique, ou d'un catarrhe stomacal de moyenne intensité,
les purgatifs salins sont suffisants; on donne deux ou trois
jours de suite le sulfate de soude, à la dose de 20 grammes
dans un bouillon aux herbes, ou les eaux de Birmenstorff,
de Pullna, etc. Si l'état gastrique est plus accentué, on a
recours aux vomitifs, l'ipéca seul (2 grammes d'ipéca) ou

1. Kelsch et Kiener. *Soc. méd. des hôp.*, 1886.

l'ipéca associé au tartre stibié (ipéca, 2 grammes; tartre stibié, 5 centigrammes), et l'on prescrit le lendemain ou le surlendemain un purgatif salin. Le malade est mis à la diète; on lui donne, suivant le cas, des boissons acidulées, quelques verres d'une boisson composée d'un litre d'eau pour 4 grammes d'acide chlorhydrique (Bouchard); du bouillon froid, du lait froid coupé avec de l'eau de Vichy (Célestins), ou une eau minérale alcaline (Vals ou Saint-Galmier).

§ 2. GASTRITES AIGUËS

L'étude des *gastrites aiguës* comprend : la gastrite aiguë, la gastrite phlegmoneuse et la gastrite toxique. La gastrite ulcéreuse appendiculaire fera l'objet d'un chapitre spécial,

Gastrite aiguë. — La *gastrite aiguë* est l'inflammation aiguë de la muqueuse stomacale. La muqueuse est enflammée, elle est parfois le siège d'érosions et d'ulcérations superficielles; les vaisseaux de la muqueuse sont dilatés et se dessinent en fines arborisations; les glandes sont turgescentes; l'estomac est tapissé de mucosités.

Les causes invoquées pour l'embarras gastrique se retrouvent ici au sujet de la gastrite, qui n'est en somme qu'un état plus accentué. La gastrite débute brusquement avec ou sans fièvre; le sujet accuse à l'épigastre une sensation douloureuse; les vomissements se succèdent coup sur coup, et sont très pénibles : ils sont composés de matières glaireuses et bilieuses; l'anorexie est complète, la soif est vive, la bouche est sèche, la langue est rouge et pointue (Broussais), quelquefois pâteuse; les urines sont rares et colorés. La toux (*toux gastrique*) est un symptôme assez fréquent; elle est fréquente, sèche, ou suivie du rejet de quelques mucosités épaisses qui viennent de l'estomac.

La gastrite simple aiguë est sans gravité, elle n'est sujette à aucune complication, et elle guérit après une convalescence qui demande quelques ménagements.

Gastrite phlegmoneuse. — Cette gastrite, encore nommée *gastrite sous-muqueuse*, est caractérisée par l'inflammation et par la purulence des couches sous-muqueuses de l'estomac. Le pus est infiltré ou collecté : infiltré, il s'étend en nappes plus ou moins étendues; collecté, il forme des abcès du volume d'une lentille à celui d'une noix. Ces *abcès*, plus fréquents à la région du pylore[1], sont sous-muqueux ou sous-péritonéaux; ceux qui sont *sous-muqueux* s'ouvrent dans l'estomac soit par un large orifice, soit par plusieurs pertuis qui représentent autant d'orifices glandulaires[2], ceux qui sont *sous-péritonéaux* peuvent occasionner une péritonite aiguë, à moins que des adhérences n'aient été préalablement formées entre l'estomac et le péritoine.

Les *symptômes* de la gastrite phlegmoneuse sont ceux de la gastrite aiguë, auxquels il faut ajouter la violence des douleurs et des vomissements, l'intensité de la fièvre, la dyspnée, la prostration et parfois l'ictère. La mort peut survenir au milieu de ces symptômes, et avant l'ouverture de l'abcès. L'abcès qui s'ouvre dans l'estomac est rejeté sous forme de vomique stomacale[3]; celui qui s'ouvre dans le péritoine détermine une péritonite brusquement mortelle. La maladie peut se terminer par la guérison; mais l'évolution du tissu cicatriciel aboutit parfois à un *rétrécissement* de l'estomac ou du pylore.

La gastrite phlegmoneuse est primitive ou secondaire; cette dernière s'observe dans le cours de quelques maladies infectieuses (variole, pyohémie, typhus). Ses agents pathogènes sont multiples.

Gastrite toxique. — Les acides minéraux, les alcalis caustiques, produisent une *destruction* des tissus de l'estomac, sans qu'il y ait inflammation dans le vrai sens du mot; tels sont les acides sulfurique, nitrique, chlorhydrique, la potasse caustique, l'ammoniaque. Il y a d'autres substances qui produisent, elles aussi, la destruction, la nécrose

1. Auvray. *Étude sur la gastrite phlegmoneuse.* Th. de Paris, 1866.
2. Brinton. *Traité des maladies de l'estomac*, trad. Riant.
3. Raynaud. *Gaz. hebdom.*, 1861.

des tissus de l'estomac, mais après une phase inflammatoire suraiguë; ces substances sont : l'acide arsénieux, le
phosphore, les sels d'argent, les poisons végétaux (Jaccoud)[1].
Dans ces différents cas, on retrouve à l'estomac des hémorrhagies, des ulcérations, des perforations, des eschares, qui
intéressent la muqueuse ou toutes les tuniques de l'organe.
La bouche, le pharynx, l'œsophage, l'intestin, portent souvent des traces du passage de la substance toxique.

Les *symptômes* de la gastrite toxique sont subits, et leur
violence est en rapport avec la substance ingérée. Dans le
cas d'acides et d'alcalis caustiques, les douleurs sont atroces,
l'intolérance de l'estomac est absolue, et les vomissements
sont souvent mélangés de matières sanguinolentes. Le pouls
est petit, la peau est froide et couverte de sueurs; le
malade meurt en *collapsus*, ou emporté par une péritonite
suraiguë. La guérison, quand elle a lieu, ne s'obtient qu'au
prix d'une convalescence longue et pénible, quelquefois
suivie de *rétrécissement* de l'œsophage, de l'estomac ou du
pylore. Dans les cas où le sujet a ingéré des substances
toxiques qui agissent sur l'ensemble de l'organisme (arsenic,
phosphore, poisons végétaux), on aura à lutter contre la
gastrite et contre l'intoxication.

Traitement. — A la gastrite simple aiguë, on oppose les
émissions sanguines locales, sangsues au creux épigastrique et la diète. Le malade laisse fondre dans sa bouche
quelques morceaux de glace ; on donne à boire des boissons émollientes froides, du lait froid en petite quantité additionnée d'eau de chaux, légèrement cocaïnée, on met à
l'épigastre des compresses d'eau froide ou une vessie de
glace, on calme les douleurs au moyen d'injections
sous-cutanées de morphine. Les mêmes moyens sont
applicables à la gastrite phlegmoneuse. La première indication, dans le cas de gastrite toxique, est de favoriser au plus
vite le vomissement et l'expulsion de la substance nuisible,
puis on administre un contrepoison en rapport avec la

1. *Traité de pathol. interne*, t. II, p. 158.

substance ingérée. Cette partie du traitement ne peut être efficace que dans les moments qui suivent l'intoxication.

§ 5. GASTRITE CHRONIQUE

Étiologie. — La *gastrite chronique* succède souvent à la gastrite aiguë ou subaiguë; et même, quand elle semble s'établir d'emblée, elle est précédée de troubles dyspeptiques qui annonçaient sa formation lente et progressive. De toutes les causes que j'ai énumérées au sujet des gastrites aiguës, et que je pourrais reprendre au sujet de la gastrite chronique, l'*alcoolisme* est la plus puissante et la plus fréquente; l'abus des boissons alcooliques, celles surtout qui sont de mauvaise qualité (vin, liqueurs, bière, absinthe), est une cause habituelle de gastrite chronique; et par alcoolisme je n'entends pas seulement l'abus immodéré du vin ou des boissons alcooliques, je fais allusion également à l'usage journalier mais un peu trop excessif des boissons alcooliques et des liqueurs chez des gens qui n'arrivent jamais à l'ébriété, mais qui pendant des années s'intoxiquent lentement et arrivent ainsi à la gastrite et à la cirrhose gastro-hépatique. Au nombre des causes, je rappelle que la goutte, la tuberculose[1], la plupart des maladies infectieuses ont été à bon droit incriminées.

Anatomie pathologique. — La muqueuse de l'estomac est rouge, pimentée, parsemée d'*érosions hémorrhagiques*, épaisse, lisse ou mamelonnée et parfois d'apparence polypeuse surtout au niveau du pylore. La tunique sous-muqueuse et la tunique musculeuse sont *épaissies*, ce qui donne aux parois de l'estomac une *fermeté* et une résistance spéciales. Cette *sclérose hypertrophique* de la couche sous-muqueuse[2] acquiert dans quelques cas une importance dominante. Au microscope, on voit que les lésions sont *glandu-*

---

1. Marfan. Th. de Paris. 1887.
2. Hanot et Gombault. *Arch. de physiol.*, avril 1882.

iaires et *interstitielles*. Pour ce qui est des glandes, l'épithélium glandulaire est granuleux, le cul-de-sac des glandes gastriques est granulo-graisseux, et certaines glandes ont subi une dilatation kystique.

Les cellules des glandes subissent une modification régressive, elles s'aplatissent, elles ont l'apparence des cellules cubiques de revêtement ; ces cellules véritablement atypiques encombrent certains tubes glandulaires et, quand on voit à quel point cela ressemble au processus de l'épithéliome, on est bien tenté d'admettre qu'il n'y a pas de limite nettement tranchée entre la gastrite chronique, l'adénome et le cancer. Les transformations *adénomateuses* des glandes se présentent à l'estomac sous des aspects différents : adénome plat (Andral), adénome pédiculé (Cruveilhier), adénome bosselé quelque peu comparable aux circonvolutions cérébrales.

Le tissu cellulaire interstitiel et intermusculaire est hyperplasié. Quand la sclérose prédomine au pylore, elle produit un *rétrécissement* de cette région, et consécutivement une *dilatation* de l'estomac.

Sous l'influence de l'empiétement du tissu interstitiel, les glandes diminuent de nombre et cette diminution explique la diminution et la presque disparition de l'acide chlorhydrique libre et des ferments digestifs pepsine et présine. Mais, dans d'autres cas, c'est la dégénérescence adénomateuse qui l'emporte sur le tissu de sclérose et, sous l'influence de cette prolifération adénomateuse, la gastrite chronique prend le type adénomateux.

On retrouve parfois des ulcérations superficielles qui ne vont pas au delà de la muqueuse, on a également signalé la présence de petits abcès dans les parois stomacales.

Symptômes. — Dans bien des cas, les symptômes de la gastrite chronique, au début, ressemblent si bien à de simples troubles dyspeptiques que la symptomatologie de ces deux états *se confond* en une même description. La gastrite faisant des progrès, le malade se plaint d'une douleur épigastrique, qui est plus vive après les repas. L'inappétence, les éructations, le ballonnement du ventre, sont des symptômes pour ainsi dire constants; les vomissements sont fréquents, et, outre les vomissements alimentaires constitués par des aliments qui ont séjourné plus ou moins longtemps dans l'estomac, le malade rend aussi, surtout le matin, des mucosités glaireuses et filantes (*pituite, gastrorrhée*). Ces mucosités sont formées par des sécrétions gastriques et par la salive abondamment sécrétée, que le malade a avalée pendant la nuit. La gastrite chronique est souvent accompagnée de catarrhe buccal, de constipation opiniâtre, de congestion du foie; on a également observé la *duodénite* avec ou sans ulcération de la muqueuse du duodénum[1].

L'exploration de la région épigastrique fait quelquefois percevoir une induration stomacale qui simule une lésion cancéreuse, et qui n'est autre chose que l'induration due à la sclérose des tissus sous-muqueux. A ces symptômes s'ajoutent parfois des hématémèses, ainsi qu'on le voit dans la célèbre observation qui fait le sujet de la leçon de Trousseau sur la gastrite chronique[2]. Quand l'estomac est dilaté, la *dilatation* est révélée par la percussion, qui donne un son tympanique très étendu, et, si l'estomac dilaté contient en outre du liquide, il est facile, en secouant légèrement le malade, de déterminer un bruit de clapotement.

L'amaigrissement, la perte des forces, le dépérissement du malade sont le résultat de la gastrite chronique. Sous l'influence du traitement, on constate de fréquentes améliorations, des rémissions de longue durée et parfois des guérisons; mais dans les cas rebelles et graves, surtout quand la gastrite est associée à la cirrhose hépatique, à la maladie de Bright (gastrite urémique), la marche est presque fatalement progressive, et la maladie est habituellement incurable.

1. Teillais. Thèse de Paris, 1870.
2. Trousseau. *Clinique médicale*, t. III, p. 66.

Diagnostic. — Traitement. — Le *diagnostic* de la gastrite chronique avec l'ulcère et le cancer de l'estomac sera fait aux chapitres suivants. Le *traitement* est en partie celui qui sera exposé au sujet des dyspepsies.

Je recommande tout spécialement le diagnostic avec les manifestations stomacales de l'urémie. Les vomissements urémiques et la gastrite urémique sont facilement reconnaissables quand ils surviennent chez un brightique avéré; mais, dans quelques circonstances, les vomissements surviennent comme la première manifestation apparente de la maladie de Bright, et, faute d'y penser, on commet une erreur de diagnostic.

Dans la gastrite chronique, le régime lacté donne souvent d'excellents résultats; les cas de gastrorrhée et de flatulence qui résistent aux moyens purement médicaux sont parfois améliorés par le lavage de l'estomac[1].

§ 4. DE LA DYSPEPSIE

La *dyspepsie* (de δυσπεψία), *difficulté de la digestion*, est un symptôme commun à une foule de maladies aiguës ou chroniques; et, dans les cas même où ce symptôme devient assez prédominant pour sembler pouvoir constituer une espèce pathologique, il reste subordonné à des états morbides très différents les uns des autres (Trousseau). Ce qui revient à dire qu'il n'y a pas de dyspepsie essentielle; *il n'y a que des dyspeptiques*; la dyspepsie n'est qu'un symptôme, elle n'est nullement une entité morbide.

Plusieurs classifications ont été proposées; on a considéré la dyspepsie comme une névrose, comme une affection chronique des glandes de l'estomac; on a admis des dyspepsies glandulaires, muqueuses, névro-vasculaires, *ab*

---

1. Ce lavage de l'estomac, qu'on pratique avec de l'eau de Vichy naturelle ou artificielle, se fait très facilement au moyen de l'appareil de M. Faucher. *Du lavage de l'estomac*, etc. Faucher, Paris, 1881.

ingestis, mixtes ou complexes[1]. Gubler les a divisées en dyspepsies douloureuse, atonique, catarrhale et inflammatoire.

Je ne peux pas entrer ici dans tous les détails que demanderait cette vaste question des dyspepsies, je me contente d'en retracer les caractères principaux, d'en exposer les plus importantes variétés, et je renvoie pour de plus amples détails aux monographies spéciales[2].

Pathogénie. — Je n'ai pas à entreprendre ici l'étude détaillée du *chimisme stomacal* avec les classifications qui s'y rattachent, car, pour le moment, les auteurs sont loin de s'entendre, se contredisent, et cette question ne me paraît pas encore élucidée[5]. Je viens d'en avoir une preuve récente : au sujet d'une malade que j'avais envoyée à Vichy, M. Frémont m'écrit « disproportion éclatante entre le chimisme presque normal et la dyspepsie qui est extrême ».

En réduisant la digestion stomacale à sa plus simple expression physiologique, on voit en somme que cette digestion, comme tout acte digestif, se réduit à deux facteurs qui sont : 1° *des mouvements*; 2° *des sécrétions*. Que les *mouvements* de l'estomac perdent leur régularité ou leur énergie, qu'ils deviennent trop lents ou trop précipités, qu'il n'y ait plus d'harmonie entre l'acte mécanique (mouvements) et l'acte chimique (sécrétions), et il en résulte une digestion difficile, irrégulière, incomplète, c'est-à-dire de la dyspepsie. Que les *sécrétions* de l'estomac soient altérées dans leur quantité ou dans leur qualité, que l'acide et que la pepsine du suc gastrique ne soient plus en proportion voulue, et l'acte chimique de la digestion est imparfait, incomplet, c'est

1. Luton. *Nouv. Dict. de méd. et de chir*.

2. Raymond. *Des dyspepsies*. Thèse d'agrég. de Paris, 1878. — Sée. *Dyspepsies gastro-intestinales*. Paris, 1881.

5. Lyon. Thèse de Paris, 1890. — Hayem. *Société médicale des hôpitaux*, 12 janvier 1892 et 1890. — Hayem et Winter. *Le chimisme stomacal*. Paris, 1891. — Strauss et Wurtz. Action du suc gastrique sur quelques microbes pathogènes. *Arch. de méd. expérim*., 1889, p. 570. — Frémont. *Analyse du suc gastrique*. Paris, 1892. — A. Robin. *Les maladies de l'estomac*, 1900. — Mathieu. *Congrès de Paris*, 1900.

encore de la *dyspepsie*; je m'empresse même d'ajouter que le *trouble chimique* est le facteur essentiel des dyspepsies.

C'est à l'acide chlorhydrique que le suc gastrique doit son action antiseptique et microbicide[1]. C'est l'acide chlorhydrique qui restreint, en grande partie du moins, les fermentations anormales de l'estomac.

Sous l'influence de ces fermentations anormales, différents gaz, l'oxygène, l'azote, l'acide carbonique, l'hydrogène l'hydrogène sulfuré peuvent être mis en liberté. Ces fermentations anormales sont une des causes les plus habituelles du *tympanisme gastrique* et des *éructations* avec toutes leurs variétés, éructations simples, acides, nidoreuses, d'œuf couvé, etc.

Les bacilles des fermentations lactique et butyrique, les spores du mycoderma aceti, et bien d'autres micro-organismes[1] ont une action utile ou nuisible : ils peuvent être nuisibles en irritant la muqueuse gastrique, en favorisant le tympanisme et la distension de l'estomac, en élaborant des matières toxiques, en neutralisant l'acide chlorhydrique. Et quand on pense que ces différents agents de la digestion doivent agir en parfaite harmonie pour que la fonction s'accomplisse normalement, quand on pense, d'autre part, qu'il suffit qu'un seul de ces éléments soit altéré dans son fonctionnement pour que l'actif digestif stomacal tout entier en éprouve le contre-coup, il est aisé d'entrevoir la multiplicité des causes qui peuvent entraîner la dyspepsie. Il y a « *insuffisance stomacale* », suivant l'heureuse expression d'Ewald.

« En clinique, dit M. Goyon[2], les fermentations de l'estomac se présentent sous deux grands types. Dans l'un, elles sont consécutives à une sténose organique et ne sont qu'un épiphénomène surajouté n'occasionnant souvent aucun trouble. Dans l'autre, elles existent en dehors de toute lésion

1. Abelom a rencontré dans l'estomac 16 espèces de bactéries différentes. *Comptes rendus de l'Académie des sciences*, t. CVIII, p. 510.

2. *Flore microbienne de l'estomac, fermentations gastriques*. Thèse de Paris 1900.

organique, en dehors même souvent de toute distension; ce sont les dyspepsies de fermentation, bien décrites autrefois sous le nom de *dyspepsie flatulente, dyspepsie ascescente, dyspepsie acide*. Naunyn le premier attira l'attention sur ces fermentations gastriques. Ces dyspepsies de fermentation peuvent, comme A. Robin l'a montré, être tantôt primitives et amener les troubles fonctionnels gastriques, tantôt secondaires à une dyspepsie hyperchlorhydrique ou hypochlorhydrique. Actuellement nous ne savons pas encore s'il existe tel ou tel type particulier de fermentation, se révélant par tel ou tel symptôme et caractérisé par telle ou telle espèce ou mieux par telle ou telle flore microbienne.

Les *causes* des dyspepsies sont quelquefois faciles à saisir; dans d'autres cas elles sont livrées à des hypothèses. Dans l'énumération de ces causes je ne fais pas entrer, bien entendu, les différentes maladies de l'estomac, gastrites aiguës et chroniques, dilatation stomacale, ulcère et cancer, car en pareil cas le trouble *dyspepsie*, n'est qu'un épiphénomène, associé à des lésions qui forment autant d'entités morbides, et l'intérêt que présente cet épiphénomène ne prend d'importance qu'à l'occasion du diagnostic.

Parmi les *causes* les plus fréquentes de dyspepsie, les unes sont locales et tiennent directement au fonctionnement imparfait de l'estomac, les autres sont le contre-coup d'une maladie générale ou d'une lésion d'un organe éloigné. Au nombre des premières se place la question de l'alimentation. Tel individu qui a pris l'habitude de stimuler les contractions de son estomac et d'en exciter la sécrétion, au moyen de mets épicés ou de boissons alcooliques, u gérera mal et aura de la dyspepsie le jour où il cessera brusquement ce régime excitant; de mêm' aussi que ce régime excitant indéfiniment prolongé finira par lui donner non seulement la dyspepsie, mais du catarrhe stomacal, de la gastrite. Les gros mangeurs et les grands buveurs finissent par distendre les parois de leur estomac (dilatation stomacale) et par en amoindrir l'irritabilité musculaire; cette asthénie musculaire est une cause de dyspepsie. L'excès contraire, la privation d'aliments (cachexie de misère), favorise également la dyspepsie. Les travaux excessifs, la vie sédentaire, les veilles, les chagrins, aboutissent au même résultat et sont parfois la cause d'un état dyspeptique spécial que nous allons étudier plus loin sous le nom de *gastroxie*.

Dans une seconde catégorie nous plaçons les dyspepsies qui dépendent de l'affection d'un organe plus ou moins éloigné. Les troubles dyspeptiques sont très fréquemment associés aux maladies du *foie* (congestions, cirrhose, calculs biliaires), aux maladies de l'utérus (aménorrhée, métrite), à la grossesse, aux maladies du cœur, aux maladies des reins (brightisme), de la vessie et de l'urèthre (Guyon[1]).

A une troisième catégorie appartiennent les troubles dyspeptiques qui dépendent de l'anémie, de la chlorose, des infections tuberculeuse et syphilitique, d'une diathèse (goutte, arthritisme), d'une névrose (hystérie, hypochondrie). La neurasthénie mérite une mention particulière.

Chacune de ces causes devrait être étudiée longuement; ainsi la dyspepsie, qui est associée aux affections des *voies urinaires*, peut dépendre de la fièvre ou d'un état infectieux (catarrhe vésical, pyélite); elle peut aussi être la conséquence d'une maladie de Bright et de l'urémie.

La dyspepsie des *tuberculeux*[2], qui est souvent associée à des lésions de l'estomac, et qui est parfois si prononcée à une période avancée de la maladie, peut s'établir dès le début, devancer les autres symptômes, et faire croire à une dyspepsie d'origine anémique, alors qu'il s'agit d'une tuberculose en voie de développement.

La dyspepsie des *goutteux*, si caractéristique et si fréquente, qu'on a pu dire que l'estomac est à la goutte ce que le cœur est au rhumatisme, se présente sous des aspects différents; tantôt elle précède et annonce l'accès de goutte, tantôt elle existe et persiste, avec ténacité, en

1. Guyon. *Revue mensuelle*, 1878.
2. Marfan. *Troubles et lésions gastriques dans la phthisie pulmonaire* Th. de Paris, 1887.

dehors de toute manifestation articulaire, chez des gens qui sont en puissance de la diathèse goutteuse.

La dyspnée des *neurasthéniques*, qui paraît être aussi bien la cause que l'effet de la neurasthénie, prend souvent une influence prépondérante.

Symptômes. — Les troubles fonctionnels qui constituent la dyspepsie peuvent être, suivant leur prédominance, divisés en plusieurs variétés, mais je m'empresse de dire que ces divisions sont artificielles, et les diverses variétés sont parfois associées chez le même sujet.

Habituellement, la dyspepsie est accompagnée d'inappétence : le sujet n'a pas la sensation de la faim, il se met à table sans appétit, et, même à jeun, il éprouve à l'estomac une sensation de plénitude. Il se plaint parfois de *crampes d'estomac*, de *douleurs très aiguës* dues en partie à des *spasmes du pylore*. Une fois le repas commencé, il mange suffisamment, en ayant soin toutefois de laisser de côté certains aliments : viandes, poissons, aliments gras ou féculents, légumes, qu'il sait par expérience lui être contraires. La digestion se fait lentement : elle est parfois accompagnée de douleurs à l'estomac, de ballonnement à l'épigastre, de congestion à la face, de tendance au sommeil, de douleur, d'éructations, et, dans quelques cas, de vomituritions et de vomissements. Parfois les douleurs et le tympanisme n'apparaissent que deux ou trois heures après les repas. Le matin, au réveil, le dyspeptique a la bouche sèche, amère, la langue pâteuse. La région de l'estomac est sensible; la constipation est la règle. Cet état des voies digestives (dyspepsie gastro-intestinale) retentit souvent sur l'économie tout entière; ce retentissement peut être le résultat d'actions réflexes, arythmie, dilatation du cœur droit (Potain) ou d'auto-intoxication (Bouchard). Le dyspeptique se plaint de lourdeur de tête, de vertiges[1], d'inaptitude au travail; puis survient ce que Beau[2] a nommé les *symptômes secondai-*

---

1. *Vertigo a stomaco læso.* Trousseau. *Clin. méd.*, t. III.
2. Beau. *Traité de la dyspepsie.* Paris, 1866.

res de la dyspepsie, l'anémie, l'amaigrissement, l'hypochondrie, et nous pouvons ajouter aujourd'hui la *neurasthénie*. Si l'on veut bien se reporter au chapitre consacré à la neurasthénie, on verra dans quelles proportions la dyspepsie et la neurasthénie sont associées.

Parfois les symptômes généraux prennent à la longue une notable intensité, le malade se plaint de palpitations et d'essoufflement, la peau prend un aspect pâle et terreux, et l'émaciation devient si considérable qu'on se demande, en face de cette cachexie, si la dyspepsie n'est pas sous la dépendance d'un cancer de l'estomac.

La dyspepsie *flatulente* est caractérisée par une abondante formation de gaz, qui s'ajoute aux autres troubles dyspeptiques. Aussitôt après l'ingestion des aliments, ou quelque temps après les repas, des gaz se produisent dans l'estomac et dans l'intestin, et le ballonnement est tel que les malades doivent desserrer leurs vêtements. Des éructations parfois fort abondantes, simples ou nidoreuses, apportent un vrai soulagement. Cette *pneumatose* gastro-intestinale n'est pas due exclusivement à des fermentations anormales, elle résulte parfois d'une véritable sécrétion gazeuse analogue à celle qu'on observe chez les hystériques. On a encore admis que ces gaz se forment dans l'intestin, et sont refoulés dans l'estomac par les contractions antipéristaltiques intestinales (Leven) [1].

Dans certains cas la dyspepsie est dite *acide*, les éructations et les vomituritions sont *acides*, et leur passage laisse à la gorge une sensation de brûlure (*pyrosis*). Les vomissements acides ne sont jamais plus prononcés que dans la *gastroxie*.

Il y a une forme de dyspepsie dans laquelle la *boulimie* remplace l'inappétence; elle se rencontre surtout chez les femmes hystériques ou gastralgiques. La malade éprouve une sensation continuelle de vide à l'estomac, elle a toujours faim; et, alors même que cette faim est satisfaite,

1. Leven. *Traité des maladies de l'estomac*. Paris, 1879.

elle est accompagnée d'un sentiment de faiblesse. Cette dyspepsie n'est généralement accompagnée ni d'éructations, ni de flatuosités, ni de constipation; il y a plutôt de la diarrhée.

Chez les *arthritiques* et les *goutteux*, ou chez ceux qui sont en puissance de la diathèse goutteuse, les troubles dyspeptiques sont souvent associés à des congestions du foie, à une hypersécrétion de la bile (*polycholie*). Ces troubles hépato-gastriques alternent souvent ou coïncident avec des éruptions cutanées à forme eczémateuse.

Sous le nom de *gastroxie nerveuse*[1] (γαστήρ, estomac, ὀξύς, acide) on a décrit un état dyspeptique qui survient par accès, et qui pourrait bien n'être autre chose qu'une variété de la migraine. Les accès de gastroxie éclatent le plus souvent sous l'influence de travaux intellectuels excessifs, ils reviennent tous les mois, tous les deux mois, et disparaissent sous l'influence d'un repos ou d'un séjour à la campagne. Dans l'intervalle des accès, la santé est excellente. L'accès est constitué par une céphalée violente, par une brûlure à l'estomac, et par des vomissements *tellement acides* que le pharynx en conserve pendant des heures une sensation d'âcreté et de cuisson. Des analyses ont démontré la présence d'un *excès considérable d'acide chlorhydrique et d'acide lactique*. Ces accès peuvent être enrayés au moyen de quelques verres d'eau très chaude; non traités, ils durent plus ou moins longtemps.

Marche. — Diagnostic. — Traitement. — Les dyspepsies sont de leur nature essentiellement chroniques et sujettes à répétition, celles surtout qui dépendent de la *diathèse* goutteuse. Bien que nous les ayons séparées du catarrhe chronique de l'estomac, il faut dire que les symptômes des dyspepsies et les symptômes des gastrites se touchent de si près, qu'on est souvent forcé de *les confondre en une même description*. La difficulté du *diagnostic*

---

1. Cet état décrit par Rossbach sous le nom de *gastroxynsis* a été nommé *gastroxie* par M. Lépine. *Bull. de la Soc. méd. des hôp.*, 10 avril 1885.

ne consiste pas à reconnaître les troubles dyspeptiques; elle consiste à savoir si ces troubles sont purement fonctionnels, s'ils sont le résultat ou la cause d'un état nerveux (neurasthénie); s'ils sont une manifestation de lésions organiques éloignées (tuberculose, pyélite, néphrite), ou s'ils ne sont pas l'*avant-coureur* de lésions organiques de l'estomac, d'un ulcère ou d'un cancer. Le problème est parfois difficile à résoudre, car chez certains cancéreux, nous le verrons dans un des chapitres suivants, les symptômes du cancer de l'estomac sont parfois précédés d'une *longue période* dyspeptique associée ou non à la gastrite chronique et à l'adénome stomacal.

Le *traitement* est variable suivant la nature et la cause de la dyspepsie[1]. C'est ici que peut intervenir avec utilité l'analyse du chyme stomacal, savoir s'il y a hypochlorhydrie ou hyperchlorhydrie. Le choix des aliments (lait, viandes fortes, viandes blanches), le choix des boissons (boissons alcalines, amères, fermentées), la régularité dans l'heure des repas, un exercice convenable, le régime, en un mot[2], joue un grand rôle dans le traitement des dyspepsies. Dans beaucoup de cas (dyspepsie simple, dyspepsie des goutteux), les alcalins, l'eau de chaux, la craie préparée (qui est du bicarbonate de chaux précipité du chlorure de calcium par le carbonate de soude), les eaux de Vichy, de Pougues, de Carlsbad, de Hombourg, sont spécialement indiqués. Ce traitement sera complété par des purgations fréquentes mais peu énergiques au cas de catarrhe gastro-intestinal (eaux de Birmenstorff, de Pullna). Contre la dyspepsie flatulente, souvent accompagnée d'éructations acides, le charbon de Belloc est indiqué; les préparations alcalines rendent aussi des services, à la condition de les remplacer après quelques jours par les amers, le quassia amara, le columbo, la teinture amère de Baumé. Si la dyspepsie se lie à la chloro-anémie, on conseillera de préférence des eaux ferrugineuses, les eaux de Spa, de Forges.

1. Sée. *Du régime alimentaire.* Paris, 1887.
2. Jaccoud. *Pathol. interne*, t. II, p. 191.

A mon sens, rien ne vaut le traitement préconisé par mon maître Trousseau ; on a voulu innover, on n'a pas encore trouvé mieux. De toutes les dyspepsies, la plus fréquente, la plus banale, c'est la dyspepsie flatulente : diminution de l'appétit, tendance à la constipation, langue saburrale, ballonnement de l'estomac, éructations après les repas, lourdeur de tête, congestion de la face, sensations vertigineuses, tels sont les symptômes habituels de cette dyspepsie vulgaire. Voici le traitement que je mets en usage depuis longtemps :

1° Prendre le matin à jeun un demi-verre d'eau de Vichy (Célestins).

2° Prendre avant les deux principaux repas trois gouttes de teinture amère de Baumé dans une cuillerée d'eau.

5° Prendre pendant le repas un cachet ainsi composé :

Craie préparée. . . . .)
Bicarbonate de soude. . . . . . } aa 15 centigrammes.
Magnésie. . . . .)

4° Si la constipation est forte, on remplace ces cachets par les cachets suivants :

Bicarbonate de soude. . . . .   25 centigrammes
Rhubarbe   20   —

5° Prendre après le repas une ou deux grandes cuillerées d'eau de chaux.

6° Si la dyspepsie est douloureuse, on ajoute à l'eau de chaux une toute petite dose de cocaïne.

Eau de chaux. . . . .   200 grammes.
Chlorhydrate de cocaïne. . . . .   2 centigrammes.

Prendre une grande cuillerée à la fin des repas.

7° Au cas de constipation, prendre tous les soirs en se couchant un léger purgatif : soit une cuillerée à café de poudres laxatives de Vichy dans un demi-verre d'eau d'Évian, soit une pilule de cascarine ou un grain de Vals.

8° Manger tous les aliments qu'on sait par expérience

être bien tolérés. Boire aux repas les eaux d'Évian, d'Alet, de Vittel, avec ou sans vin, blanc ou rouge.

9° Supprimer les boissons alcooliques et le vin pur. Les infusions chaudes après les repas, thé, café, camomille, sont permises.

10° Faire une cure à Vichy ou à Pougues.

Il est des dyspepsies qui sont peu améliorées par les alcalins et qui doivent être traitées par les acides; on donne au malade une, deux ou plusieurs gouttes d'acide chlorhydrique dilué dans un peu d'eau, après chaque repas (Trousseau). Cette médication a été reprise par M. Bouchard.

Les dyspepsies qui sont accompagnées de boulimie, de sensation de vide à l'estomac, de diarrhée survenant presque aussitôt après l'ingestion des aliments, sont heureusement modifiées par de petites doses d'opium; il suffit de donner un ou deux centigrammes d'extrait thébaïque, ou une à deux gouttes de laudanum de Sydenham avant chaque repas.

Les *lavages de l'estomac* sont parfois fort utiles, surtout quand la dyspepsie est sous l'influence d'un catarrhe stomacal avec ou sans dilatation de l'organe.

M. Frémont a proposé l'usage de la gastérine (suc gastrique animal dont j'ai plusieurs fois constaté l'efficacité surtout quand il s'agit de dyspepsie invétérée. « La gastérine est un liquide aqueux, incolore, acide, doué d'un grand pouvoir digestif. C'est le type de l'opothérapie stomacale. Elle convient dans tous les cas de sécrétion insuffisante de l'estomac, sauf le cancer[1]. » On donne la gastérine à la dose de 100 grammes à 500 grammes par jour, incorporée au lait, à la bière, au bouillon, à l'eau, au vin, soit pendant les repas, soit en dehors des repas; j'en ai souvent constaté les bons effets.

---

1. Frémont. *La gastérine.* Vichy, 1896; Paris, 1900.

§ 5. GASTRALGIE

Étiologie. — La *gastralgie* (cardialgie, crampes d'estomac) est la névralgie des nerfs de l'estomac (pneumo-gastrique et grand sympathique). Tantôt cette névralgie est essentielle et forme à elle seule toute la maladie, tantôt, et c'est le cas le plus fréquent, elle est secondaire et n'apparaît que comme un symptôme associé à divers états morbides.

La gastralgie est provoquée par le froid, par les fatigues de tout genre (travaux, veilles, excès vénériens), par les chagrins, par l'usage d'une alimentation excitante. Elle est un symptôme fréquent des dyspepsies, de l'hystérie, de la neurasthénie, de la chloro-anémie, des maladies utérines; elle reconnaît pour cause la phthisie, la goutte, l'impaludisme, certaines affections de la moelle épinière, et notamment l'ataxie locomotrice. Dans un cas, elle a paru manifestement associée à la réduction de varices spermatiques[1].

Description. — Le symptôme essentiel et quelquefois unique de la gastralgie, c'est la *douleur*. Cette douleur éclate sous forme d'accès. L'accès est habituellement spontané et indépendant de l'ingestion des aliments : il est parfois précédé d'éructations, de nausées, de pyrosis. Tantôt l'accès douloureux est léger et limité à la région épigastrique, avec ou sans spasmes de l'estomac et contracture du pylore (*crampes d'estomac*); tantôt il est violent et accompagné de vomissements, de lipothymies, de syncope. La douleur revêt les caractères les plus variés; elle est pongitive, angoissante, elle irradie dans toutes les directions : dans le dos, au thorax, à la base de la poitrine (irradiations aux nerfs intercostaux); elle envahit le ventre (entéralgie); elle arrive aux hypochondres, aux reins, et jusqu'au cordon spermatique (irradiations au plexus solaire). Dans les accès violents, le

1. Jaccoud. *Clinique médicale*, t. III, p. 19.

malade a la face pâle et les traits contractés, il pousse des gémissements, il comprime avec force la région douloureuse, il cherche par toutes les positions possibles à diminuer l'intensité du mal. L'accès dure quelques minutes, un quart d'heure, une heure; il peut reparaître plusieurs fois dans les vingt-quatre heures et plusieurs jours de suite.

Si la gastralgie est associée à un état dyspeptique, à un catarrhe stomacal, il y a en même temps des troubles digestifs; dans d'autres cas, les digestions sont normales, l'appétit est conservé, parfois même augmenté (*boulimie*). Chez les femmes hystériques et chloro-anémiques, le goût est perverti (*pica, malacia*). Dans l'ataxie locomotrice, les accès de gastralgie (*crises gastriques*) revêtent des caractères qui sont décrits au chapitre du tabes et qui peuvent devancer les autres symptômes de la maladie. La durée de la gastralgie est subordonnée à sa cause; elle est tantôt passagère, tantôt persistante et sujette à répétitions.

Diagnostic. — L'*ulcère simple* de l'estomac provoque des douleurs qui ont une grande analogie avec la *gastralgie*, mais on reconnaît l'ulcère à d'autres symptômes, tels que l'intolérance de l'estomac pour les aliments, l'apparition ou l'aggravation des douleurs après les repas, le siège xiphoïdien et rachidien de la douleur, la présence de sang dans les vomissements (hématémèse). Le *cancer* de l'estomac est une maladie moins douloureuse; néanmoins la lésion cancéreuse s'annonce quelquefois par une douleur persistante et tenace à la région épigastrique, et le diagnostic doit être fait avec la gastralgie; l'âge du malade, son dépérissement progressif, l'hématémèse, le mélæna, la phlegmatia alba dolens, la présence d'une tumeur stomacale, l'hypochlorhydrie, sont les symptômes du cancer. Il ne faut pas confondre la gastralgie avec les névralgies superficielles de la peau ou du plan musculaire de la région épigastrique; l'*épigastralgie* et la *névralgie des nerfs intercostaux* sont accompagnés d'hyperesthésie et de *points douloureux* qu'il est facile de provoquer par la pression à l'émergence des rameaux nerveux. Les *coliques hépatiques* légères, celles surtout qui ne sont pas suivies d'ictère, sont fréquemment prises par les malades pour des accès de gastralgie, pour des *crampes d'estomac*; afin d'éviter l'erreur, il faut s'assurer du siège précis de la douleur, qui dans le cas de colique hépatique est à l'hypochondre droit et irradie fréquemment à l'épaule droite; il faut percuter le foie, qui est souvent douloureux et augmenté de volume; il faut examiner les urines, qui sont souvent ictériques; les coliques hépatiques, même légères, sont parfois accompagnées de vomissements, et suivies, sinon d'ictère, du moins d'une teinte subictérique des conjonctives.

Il ne suffit pas de faire le diagnostic de la gastralgie, il faut encore faire le diagnostic de sa *cause*, car le *pronostic* y est sérieusement engagé; il faut savoir si la gastralgie est purement nerveuse, si elle est symptomatique (ulcère, cancer, tabes) ou si elle n'est pas l'un des premiers symptômes d'une tuberculose pulmonaire en voie d'évolution.

Traitement. — Au moment de l'accès, l'indication principale est de calmer la douleur; on applique des sachets de glace au-devant de l'estomac, on prescrit un gramme d'antipyrine ou 50 centigrammes d'aspirine; on fait une injection de morphine à la région épigastrique. Le nombre des injections et la quantité de morphine injectée (1 centigramme en moyenne) dépendent de la durée et de l'intensité de l'accès. En dehors des accès, on prescrit un traitement en rapport avec la cause qui a provoqué la gastralgie : les antispasmodiques (valériane, bromure de potassium) dans les cas où l'élément nerveux est prédominant; les alcalins, les amers, l'eau de chaux cocaïnée, si la gastralgie est liée à l'une des formes de dyspepsie précédemment décrites. Un ou deux centigrammes d'extrait thébaïque, quelques gouttes de laudanum, seront donnés avant les repas, si l'accès douloureux est provoqué par l'ingestion des aliments; le régime lacté est également indiqué. Dans bien des cas, l'hydrothérapie rend de véritables services.

§ 6. ULCÉRATIONS DE L'ESTOMAC. — CONSIDÉRATIONS GÉNÉRALES

Érosions et ulcérations. — Les *ulcérations de l'estomac*, depuis la simple érosion jusqu'à l'ulcération complète des parois, se produisent dans les circonstances les plus diverses, bien étudiées par mon élève Gandy[1].

Ces ulcérations se présentent sous forme d'*érosions hémorrhagiques*, dans la gastrite alcoolique, dans la gastrite urémique (Treitz), dans la gastrite des nouveau-nés, nommée *gastropathie ulcéreuse* (Parrot)[2].

a. Chez les *nouveau-nés*, qui ont rapidement la peau sèche et cyanosée, les yeux excavés, la face grippée, et dont les vomissements contiennent des flocons brunâtres (hématémèse), on peut soupçonner l'existence des ulcérations stomacales. A l'autopsie, on trouve l'estomac recouvert d'une épaisse couche de mucus et parsemé de taches noirâtres de sang modifié par le suc gastrique. Au-dessous du mucus, sont des érosions, des ulcérations circulaires, les unes à peine visibles à l'œil nu, les autres ayant plus d'un millimètre de diamètre. Elles ont comme siège de prédilection la grande courbure et la région pylorique. Sur des coupes de la muqueuse on voit, à l'examen histologique, que l'ulcération attaque la muqueuse tout entière (Parrot); elle détruit tantôt la partie superficielle des glandes, tantôt la couche glandulaire; la congestion des veines est considérable.

b. On observe encore des *érosions hémorrhagiques* de l'estomac, à la suite des stases veineuses de cet organe (troubles circulatoires de la veine porte, maladies du foie et du cœur). Ces érosions sont généralement petites, habituellement arrondies, à bords plats; elles dessinent parfois des lignes ou des cercles plus ou moins capricieux, en rapport avec le

1. Gandy. *L'ulcère simple et la nécrose hémorrhagique des toxémies.* Thèse de Paris, 1899.
2. Parrot, *L'athrepsie*, p. 216.

trajet des veines qui rampent sous la muqueuse[1]. On en trouve en moyenne une demi-douzaine par centimètre carré, et les plus grandes ne dépassent pas 2 millimètres de diamètre. La nature de la lésion paraît être à la fois inflammatoire et nécrobiotique; la stase sanguine et l'inflammation se succèdent ou se combinent pour amener la mort du tissu.

c. La *tuberculose*, affection essentiellement destructive, ne ménage pas toujours l'estomac. Les troubles fonctionnels sont fréquents, mais les ulcérations *tuberculeuses* de l'estomac sont si rares que Marfan[2], dans sa thèse de 1887, n'en signalait que 14 cas, et Letorey, dans sa thèse de 1895, n'en a réuni que 21 cas authentiques. Les ulcérations gastriques tuberculeuses présentent les aspects les plus divers : tantôt aussi petites qu'une tête d'épingle, tantôt ayant 4 et 5 centimètres de diamètre, leurs bords sont déchiquetés et irréguliers. On constate souvent des granulations tuberculeuses au fond et au pourtour de l'ulcération. L'examen bactériologique y a décelé plusieurs fois des bacilles. Les ulcérations tuberculeuses de l'estomac sont presque toujours, pour ne pas dire toujours, secondaires ; elles se développent chez les gens déjà tuberculeux, elles évoluent habituellement à l'état latent et constituent une surprise d'autopsie. Contrairement à l'ulcère simple de Cruveilhier, l'ulcération tuberculeuse a peu de tendance à la perforation. Bien que rares, les hématémèses sont une des complications possibles des ulcérations stomacales tuberculeuses; ces hématémèses peuvent même être mortelles, ainsi que le témoignent la onzième et la treizième observation de la thèse de Letorey[3].

Au microscope, on trouve la zone sous-glandulaire du chorion et la tunique sous-muqueuse infiltrées de nodules tuberculeux; l'infiltration tuberculeuse suit également les vaisseaux de ces régions. Habituellement, l'ulcération n'at-

---

1. Letulle. *Société médicale des Hôpitaux*, 1888, p. 562.
2. Marfan. *Troubles et lésions gastriques dans la phthisie pulmonaire.* Thèse, Paris, 1887.
3. Letorey. *Ulcérations tuberculeuses de l'estomac.* Thèse, Paris, 1895.

teint que la muqueuse et dépasse rarement la sous-muqueuse. Au niveau de l'ulcération, le péritoine est épaissi, mais rarement tuberculeux. Par exception, le travail ulcéreux peut atteindre les vaisseaux gastro-épiploïques, produire une hémorrhagie mortelle, ou déterminer la perforation de l'estomac et entraîner une péritonite suraiguë. Cette perforation de l'estomac, dans les six observations connues, ne s'est jamais produite de dedans en dehors, du fait de la lésion gastrique, mais de dehors en dedans, du fait de péritonite, de colite, ou d'adénite tuberculeuse.

F. Arloing[1] a consacré aux ulcérations tuberculeuses de l'estomac un important travail clinique et expérimental. En voici les conclusions générales :

« Les ulcérations tuberculeuses de l'estomac chez l'homme et chez l'animal sont cliniquement assez rares; elles sont toujours accompagnées d'autres lésions tuberculeuses viscérales (phthisie ulcéreuse ou infection miliaire). Les diverses formes d'ulcérations tuberculeuses observées chez l'homme peuvent être réalisées expérimentalement.

« La pénétration directe du bacille de Koch à travers la muqueuse gastrique saine ou altérée, naturellement ou expérimentalement, semble au moins douteuse. Cliniquement, il est probable que l'agent infectieux (bacille ou toxines) emprunte la voie sanguine pour atteindre la muqueuse. Les ulcérations peuvent être ou histologiquement tuberculeuses ou toxi-infectieuses sans signature histologique. »

d. La *fièvre typhoïde* peut déterminer des ulcérations stomacales (Chauffard[2]), toutefois ces ulcérations typhiques sont fort rares. On cite partout le cas de Millard, mais on verra au chapitre de la gastrite ulcéreuse appendiculaire, que ce cas doit être revisé, car on ne l'a peut-être pas interprété comme il doit l'être. Les ulcérations stomacales, bien qu'apparaissant dans le cours de la dothiénentérie, peuvent néanmoins persister, à titre de reliquat, après gué-

<hr>

1. F. Arloing. *Ulcérations tuberculeuses de l'estomac.* Lyon, 1903.
2. Chauffard. *Étude sur les déterminations gastr ques de la fièvre typhoïde.* Thèse, Paris, 1882.

rision de la fièvre typhoïde, ainsi que le prouvent les observations de Cazeneuve[1].

e. Les grandes *brûlures* de la surface du corps et les contusions de la région épigastrique peuvent être également suivies d'ulcérations stomacales. On a cité des cas ou le traumatisme épigastrique avait suscité l'*uleus simplex* de Cruveilher.

f. Les ulcérations *syphilitiques* de l'estomac feront l'objet d'un chapitre spécial. On y verra que ces ulcérations gommeuses sont assez fréquentes et coïncident souvent avec l'apparition de lésions tertiaires en d'autres régions.

g. Les trois chapitres suivants sont consacrés à l'étude d'érosions et d'ulcérations aiguës de l'estomac d'origine toxi-infectieuse. Les hémorrhagies stomacales en sont un symptôme fréquent ; on peut même dire que les hématémies en sont le symptôme dominant.

§ 7. GASTRITE ULCÉREUSE HÉMORRHAGIQUE PNEUMOCOCCIQUE

Dans les trois chapitres suivants, il sera question d'érosions et d'ulcérations stomacales *aiguës*, toxi-infectieuses, auxquelles j'ai consacré ces dernières années une étude spéciale. Voici ces trois chapitres :

1° Gastrite ulcéreuse hémorrhagique *pneumococcique.*

2° *Vomito negro appendiculaire*, ou gastrite ulcéreuse hémorrhagique appendiculaire.

5° *Exulceratio simplex* de l'estomac.

Commençons par l'étude de la gastrite ulcéreuse hémorrhagique pneumococcique.

---

1. Cazeneuve. Ulcère simple de l'estomac. *Bulletin médical du Sud de la France*, mai et juin 1892.

Description. — Il fut un temps, qui n'est pas éloigné de nous, où « la pneumonie » semblait presque résumer l'infection que nous appelons aujourd'hui infection pneumococcique. Mais à la faveur des études bactériologiques (Netter), l'infection pneumococcique fut dépistée dans une foule d'organes où on ne la soupçonnait pas : pleurésie, péricardite, péritonite, méningites cérébrale et cérébro-spinale, endocardite, otite, amygdalite, arthrite, furent successivement étudiées et englobées dans les infections pneumococciques. Non seulement ces différentes localisations du pneumocoque furent observées à titre de complications secondaires survenant chez des gens atteints de pneumonie, mais on les signala également à titre de localisation *primitive* du pneumocoque (péritonite, otite, méningite, etc.) indépendante de toute pneumonie.

Néanmoins, il est une localisation de l'infection pneumococcique qui était jusqu'ici à peu près passée inaperçue, je veux parler de la *pneumococcie de l'estomac*. En voici deux observations que j'ai déjà fait connaître dans une de mes leçons cliniques de l'Hôtel-Dieu[1].

Un malade arrive dans nos salles, dyspnéique, cyanosé, ayant 59°,8 de température, 42 respirations, et une douleur vive sous le mamelon droit. À l'examen, on constate une pneumonie de la moitié inférieure du poumon droit; quelques frottements témoignent de la participation de la plèvre. La dyspnée est si intense qu'il est impossible d'ausculter le cœur. Le ventre est douloureux et ballonné. Les crachats sont rouillés. La nuit est très agitée, le malade gémit continuellement, il vomit, il a la diarrhée, les urines sont albuminuriques et urobilinuriques. Les symptômes *abdominaux* de notre malade, rares chez les pneumoniques, la douleur, le tympanisme, les vomissements, la diarrhée, attirent notre attention. Le lendemain la dyspnée est pire, le ventre est plus douloureux et plus tympanisé que la veille; les nausées et la diarrhée continuent. Que signifie cet épisode abdo-

---

1. *Clinique médicale de l'Hôtel-Dieu*, 1899. Gastrite ulcéreuse pneumococcique. Grandes hématémèses. Onzième leçon, p. 219.

minal: le péritoine serait-il en cause? On pratique une saignée de 400 grammes. La journée est mauvaise, bien que la dyspnée ait diminué depuis la saignée. La nuit suivante est fort agitée, l'insomnie est complète; le malade se plaint de douleurs gastralgiques, d'envies de vomir, à 5 heures du matin il est pris d'une *grande hématémèse et il rend dans une cuvette un litre de liquide noirâtre, marc de café*, qu'on me montre aussitôt mon arrivée à l'hôpital. On prescrit la glace, une potion à l'eau de Rabel, des boissons glacées.

En face de cette grande hématémèse, je ne sais quel diagnostic formuler. Notre homme était atteint de pneumonie, de ce côté-là, pas d'hésitation. Mais pourquoi cette grande hématémèse; comment l'expliquer? L'hématémèse, que je sache, n'entre pas dans le cortège de la pneumonie. On pouvait se livrer à toutes les hypothèses : cet homme n'avait-il pas, antérieurement à sa pneumonie, un *ulcus simplex* ayant évolué jusque-là d'une façon latente? Ou bien, n'était-ce pas là un cas d'*exulceratio simplex*, cette exulceratio simplex que nous étudierons à l'un des chapitres suivants.

Quoi qu'il en soit, l'état du malade s'aggrave d'heure en heure, les symptômes abdominaux, tympanisme, douleur et diarrhée, s'accentuent; la *diarrhée*, si commune dans la péritonite pneumococcique primitive, nous fait penser ici à une localisation péritonéale de la pneumonie. A ce moment, la diarrhée se complique de mélæna, les selles sont noirâtres, ce qui cadre bien avec l'hématémèse, sans mieux éclairer le diagnostic. A midi, petite hématémèse; à trois heures, nouvelle grande hématémèse et le malade succombe au milieu d'efforts de vomissements, au dixième jour de sa maladie, la température avoisinant 40 degrés. Telle est l'observation de ce malade pendant son court séjour à l'hôpital; la note dominante est la suivante: grandes hématémèses noires et complications gastro-péritonéales chez un pneumonique.

Voici les résultats de l'autopsie. A l'ouverture du thorax,

le péricarde apparaît fortement distendu; il contient 400 grammes d'un liquide rosé, riche en globules rouges. La surface du péricarde est recouverte d'un exsudat fibrineux, villeux et plaqué de taches d'un rouge vif; le pneumocoque est l'agent pathogène de cette péricardite. Le cœur a son volume normal; on y trouve, dans les cavités droites, des caillots cadavériques, mais pas de caillots agoniques. Les orifices du cœur et des gros vaisseaux ne présentent rien de particulier.

La cavité pleurale droite contient 300 grammes d'un liquide rosé ressemblant à celui du péricarde, mais plus louche. En certains points, les deux feuillets de la plèvre sont adhérents, la plèvre pariétale est légèrement épaissie et revêtue de filaments fibrineux. La plèvre viscérale forme au poumon comme une carapace conjonctive d'aspect lardacé qui atteint un demi-centimètre d'épaisseur. Le poumon droit est atteint de pneumonie. Le poumon gauche est très congestionné, la plèvre gauche est saine. Les ganglions trachéo-bronchiques sont augmentés de volume.

La cavité abdominale présente des lésions de *péritonite*. On trouve au petit bassin quelques centaines de grammes de liquide rosé et louche. Les anses intestinales sont agglutinées et revêtues d'un exsudat visqueux, non purulent, réparti par petits placards, et par petits grains, dont plusieurs ne dépassent pas le volume d'une tête d'épingle. Le pneumocoque est l'agent pathogène de cette péritonite. Les symptômes abdominaux, tympanisme, douleurs et diarrhée, qui, du vivant du malade, avaient attiré notre attention, se trouvent expliqués : cet homme avait eu de la péritonite pneumococcique secondaire. La rate est volumineuse; rien à signaler au foie et au pancréas.

Arrivons aux lésions de l'*estomac*, qui méritent de nous arrêter longuement. L'estomac étant ouvert et la surface de la muqueuse détergée avec soin, on y aperçoit, à un examen attentif, un grand nombre de petits points brunâtres ayant la dimension de coups d'épingle; un de ces points a l'étendue d'une petite lentille. Ces points brunâtres représentés sur la figure ci-dessous, sont autant d'érosions dont

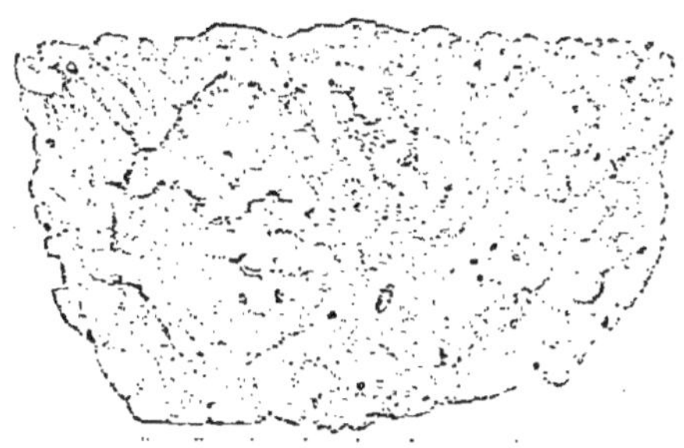

les caractères se précisent nettement à la loupe; les bords
sont taillés à pic, non décollés et le fond est comblé par une
petite eschare hémorrhagique. Le diamètre des érosions,
arrondies ou ovalaires, est de deux à trois millimètres. Ces
érosions hémorrhagiques existent sur toute la muqueuse de
l'estomac, principalement à la région pylorique, au fond
des plis et à la surface. Entre les érosions, on ne voit pas
de suffusions sanguines.

Les recherches bactériologiques ont démontré que cet
homme avait succombé à une pneumococcie généralisée.
Le pneumocoque existait à l'état de pureté dans le liquide
de la pleurésie, de la péricardite et de la péritonite.

Restait à élucider la nature des érosions hémorrhagiques
de l'estomac, qui avaient provoqué les hématémèses abondantes dont la cause nous avait échappé pendant la vie.
Les préparations histologiques et bactériologiques reproduites sur les planches ci-dessous ont été faites par un de
mes chefs de laboratoire, Jolly. C'est la première fois, je
crois, qu'on aura surpris, dans son ensemble, l'infection
pneumococcique de l'estomac avec présence de pneumocoques, érosions hémorrhagiques, et hématémèses.

Ces érosions hémorrhagiques de la muqueuse résultent
de l'élimination d'une eschare. On peut se rendre compte
sur les planches ci-dessous, du processus qui a provoqué
l'érosion hémorrhagique.

PLANCHE V

Fig. A

a, érosion qui intéresse toute l'épaisseur de la couche glandulaire et qui s'arrête aux confins de la muscularis mucosæ. Le bas-fond de l'érosion du tissu glandulaire nécrosé est en voie d'élimination. Au voisinage de l'érosion, le tissu conjonctif interglandulaire a subi une légère infiltration embryonnaire ; — *c*, muscularis mucosæ intacte ; — *d*, tunique musculeuse.

Fig. B

Cette planche représente une coupe tangentielle de la muqueuse stomacale au niveau du bas-fond de l'érosion ; — *a*, représente le tissu glandulaire sain avec la coupe de ses tubes ; — *b*, représente le petit territoire glandulaire où se fait la nécrose dont l'élimination formera l'érosion : c'est le stade le plus jeune de la lésion.

Fig. C

Cette planche montre une coupe de la muqueuse stomacale perpendiculaire à sa surface et passant par une érosion. La préparation a été colorée par la tyonine et par la méthode de Gram : *a*, représente le bord de l'érosion ; — *b*, représente les tubes glandulaires ; — *c*, traînées et amas de pneumocoques. Ces microbes infiltrent non seulement le bord des érosions ; mais on les trouve en quantité dans le tissu conjonctif interglandulaire à une certaine distance de l'érosion ; on dirait une *pneumocorrhagie*, dénomination qui me paraît d'autant plus acceptable que les capillaires de la muqueuse semblent également infiltrés de pneumocoques.

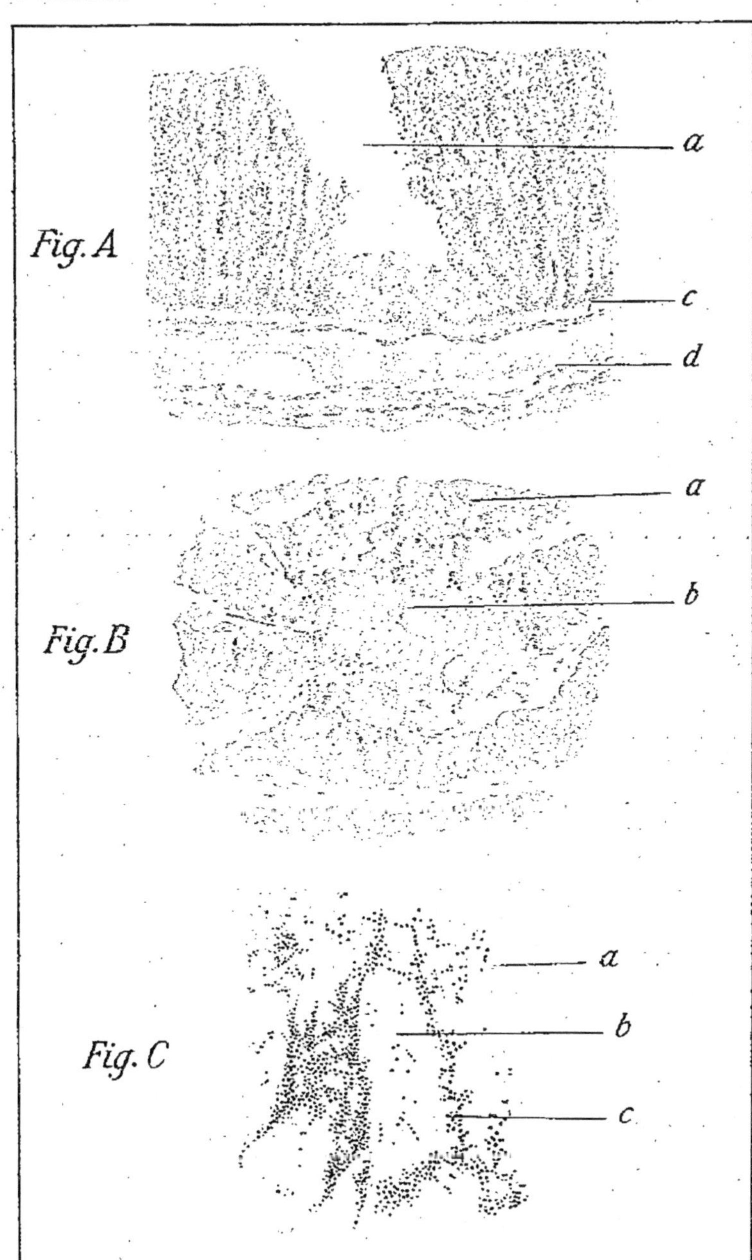

Fig. A
a
c
d
a
b
Fig. B
Fig. C
a
b
c

Ainsi qu'on vient de le voir sur les planches précédentes, les érosions hémorrhagiques stomacales sont dues à une nécrose rapide et limitée d'un petit territoire de la muqueuse, avec réaction inflammatoire nulle ou insignifiante. Elles avaient pour agent pathogène le pneumocoque, elles faisaient donc partie de la pneumococcie généralisée à laquelle le malade a succombé.

Ces érosions stomacales pneumococciques nous expliquent maintenant les grandes hématémèses, qui, du vivant de notre malade, nous avaient tant intrigués sans qu'il nous fût possible d'en saisir la cause. J'ai proposé de donner à l'ensemble de la lésion la dénomination de *gastrite ulcéreuse hémorrhagique pneumococcique.*

Par une singulière coïncidence, nous avons eu, en même temps, dans nos salles, un second malade qui présente les plus grandes analogies avec le précédent. Cet homme était entré à l'Hôtel-Dieu au sixième jour d'une pneumonie. Le même jour apparaissent des symptômes *abdominaux* : diarrhée, douleurs et tympanisme du ventre qui rappellent l'entrée en scène d'une péritonite pneumococcique. De plus, le malade se plaint de douleur au poignet gauche (arthrite pneumococcique). Le surlendemain, huitième jour de la pneumonie, le ventre est tympanisé, très douloureux, surtout au creux épigastrique et au flanc droit; le malade a eu, dans la nuit, un vomissement abondant et deux selles diarrhéiques. Le diagnostic de péritonite pneumococcique est certain. Pendant que l'état abdominal s'aggrave, l'arthrite et les synovites pneumococciques du poignet gauche s'accentuent.

Sur ces entrefaites, une surprise nous était réservée. Le malade, comme son voisin d'en face, est pris de quelques douleurs stomacales, de nausées, d'hématémèses, *et il rend, dans une cuvette, un litre de liquide hémorrhagique noirâtre comparable au marc de café.*

Pendant deux jours, l'état péritonéal est dominant : vomissements, hoquet, ballonnement du ventre et *diarrhée,* ce dernier symptôme habituel aux péritonites pneumococciques. Mais voilà que cette péritonite si menaçante entre à son tour en résolution, les vomissements cessent, le ventre est moins douloureux, le ballonnement disparaît, le pronostic semble moins sombre.

Un matin, cet homme se sent défaillir; il accuse un violent mal de tête, des bourdonnements d'oreilles, il refuse toute boisson et reste invariablement couché sur le côté droit, dans un état presque comateux, entrecoupé de plaintes et de cris. Cet ensemble de symptômes indique une méningite. La mort survient au dix-neuvième jour de la maladie.

L'autopsie démontre l'existence d'une pneumococcie dont voici les localisations multiples : Le lobe inférieur du poumon gauche est splénisé et infecté par le pneumocoque. Le poumon droit est congestionné. La plèvre gauche est partout adhérente. Même remarque au niveau de la scissure interlobaire dans la profondeur de laquelle on trouve trois petits abcès. Pareilles lésions, adhérences et abcès existent à la plèvre diaphragmatique. Tous ces abcès, interlobaires et diaphragmatiques, contiennent un pus crémeux riche en pneumocoques.

Dans le petit bassin, à la face antérieure du rectum, existent des fausses membranes fibrino-purulentes et une petite quantité de liquide. L'examen bactériologique y décèle le pneumocoque. Ces lésions sont le témoin et le reliquat de la péritonite pneumococcique; elles montrent la curabilité spontanée de la péritonite pneumococcique secondaire. A l'examen du cœur, on trouve à l'orifice aortique, à l'insertion de la valvule sigmoïde droite, une petite végétation saillante et friable, de 4 à 5 millimètres de diamètre. Des frottis sur lamelle, faits avec le tissu de la végétation, y décèlent la présence du pneumocoque.

Les symptômes de méningite observés pendant la vie s'expliquent à l'autopsie. A l'ouverture du crâne, on constate une méningite purulente pneumococcique. Le pus jaunâtre et épais fuse le long des artères sylviennes, entoure les pédoncules et la face supérieure du cervelet. Rien à signaler dans la caisse du tympan.

L'articulation radio-carpienne et les gaines des tendons extenseurs contiennent une vingtaine de grammes de pus crémeux et verdâtre. Les surfaces articulaires du cubitus et du radius, la surface radiale de l'articulation carpienne présentent une altération velvétique, allant presque, en certains points, jusqu'à la disparition complète du cartilage. L'examen bactériologique y démontre l'infection pneumococcique.

A l'ouverture de l'estomac, on constate quelques suffusions sanguines de la muqueuse, mais il n'y a pas d'érosions en activité comme dans le cas précédent. L'examen histologique de la muqueuse stomacale révèle l'existence de petits foyers hémorrhagiques, les uns dans la couche conjonctive sous-muqueuse, les autres, plus nombreux, dans le tissu conjonctif interglandulaire. Ces petits foyers hémorrhagiques (origine de l'hématémèse) repoussent les glandes et forment des amas distincts qui ne sont séparés de l'extérieur que par une mince couche de muqueuse. Autour de ces foyers hémorrhagiques, on ne trouve pas trace de réaction inflammatoire. La recherche des microbes est négative.

Telles sont nos deux observations. Par une singulière coïncidence, voilà deux hommes, atteints l'un et l'autre de pneumococcie, et pris, à quelques jours de distance, d'une part, d'accidents péritonéaux et, d'autre part, de symptômes gastriques, *avec grandes hématémèses*. Le premier de nos malades eut même plusieurs hématémèses et succomba au milieu de symptômes gastriques dans une hématémèse ultime. Nous sommes actuellement édifiés sur la cause de ces hématémèses; il s'agit là d'une infection pneumococcique avec érosions hémorrhagiques, véritables nécrobioses aiguës hémorrhagiques.

Les érosions gastriques hémorrhagiques de notre premier malade, qui a succombé alors que le processus gastrique était en pleine activité, nous ont permis de surprendre sur le fait le processus infectieux. Chez notre second malade, qui a vécu encore assez longtemps après son hématémèse, on n'a trouvé dans la muqueuse gastrique qu'un reliquat de foyers hémorrhagiques sans érosions, probablement en voie de réparation.

Dans un cas, concernant une vieille femme atteinte de -pneumonie du sommet droit, mais n'ayant présenté pendant la vie, ni symptômes gastriques, ni hématémèse, ni symptômes intestinaux, Griffon[1] avait trouvé à l'autopsie une pneumonie avec abcès, dont le pus ne contenait que du pneumocoque. Sur la première portion du duodénum, symétriquement placées, étaient deux ulcérations. A la région pylorique, on trouvait deux ulcérations de la muqueuse, et une quantité d'hémorrhagies punctiformes. Bien que l'examen bactériologique n'ait pas démontré la présence du pneumocoque dans ces ulcérations, il est probable qu'elles étaient dues à un processus toxi-infectieux pneumococcique, microbes ou toxines.

Les ulcérations gastriques, au cours de la pneumococcie, ont été étudiées expérimentalement chez le cobaye. D'après Bezançon et Griffon[2], le pneumocoque, dont on a fortement exalté la virulence par des passages successifs, est apte à créer des lésions hémorrhagiques, tandis que la réaction fibrino-purulente est plutôt le fait du pneumocoque à virulence moins exaltée. On inocule dans le péritoine d'un cobaye quelques gouttes d'exsudat péritonitique prélevé dans le péritoine d'un cobaye qui avait reçu une culture de pneumocoque très virulent. Le cobaye inoculé succombe en vingt et une heures et à l'autopsie on trouve des pétéchies au mésentère, au gros intestin, et des noyaux hémorrhagiques à la rate. La muqueuse stomacale est semée d'une quinzaine d'érosions hémorrhagiques. L'examen histologique de ces érosions gastriques expérimentales montre que le processus n'intéresse que la muqueuse et la couche sous-muqueuse. — Les pneumocoques fourmillent au niveau de l'ulcération comme dans tous les organes. — Ces expériences ont un réel intérêt, elles nous permettent de placer côte à côte le fait clinique et le fait expérimental.

1. Griffon. *Bulletin de la Société anatomique*, juin 1899.
2. *Bulletin de la Société anatomique*, mai 1899.

En résumé, l'*estomac*, comme les autres organes, peut être infecté par le pneumocoque. Qui sait même si le pneumocoque ne peut pas se localiser d'emblée à l'estomac, sous forme de gastrite pneumococcique primitive? Pourquoi n'y aurait-il pas des gastrites pneumococciques, les unes secondaires, les autres primitives, comme il y a des péritonites, des méningites pneumococciques, les unes primitives, les autres secondaires? L'infection pneumococcique de l'estomac peut se traduire par quelques symptômes gastriques; toutefois, les nausées, les vomissements alimentaires ou bilieux, n'ont pas grande signification, car ils peuvent apparaître du fait de la pneumonie; il n'en est plus de même des hématémèses; le vomissement de sang (petit ou grand), survenant au cours de la pneumonie est un indice de gastrite ulcéreuse pneumococcique. Le mélæna a la même signification, qu'il soit consécutif à la gastrite ulcéreuse, ou qu'il soit dû à une entérite ulcéreuse pneumococcique[1].

Bien que les érosions gastriques pneumococciques soient de très petite dimension, rien ne dit qu'elles ne puissent pas être plus étendues. Elles peuvent guérir rapidement (comme chez notre second malade), mais il est également probable qu'elles peuvent survivre à l'atteinte gastrique pneumococcique. Tel individu, guéri de sa pneumonie et guéri, en apparence, de sa gastrite pneumococcique, peut conserver à l'estomac une ulcération à marche envahissante, dont le processus prendra peut-être, progressivement, les caractères de l'*ulcus simplex* de Cruveilhier. En d'autres termes il ne serait pas impossible que l'ulcus simplex, dans quelques cas, eût pour *primum movens* une érosion gastrique pneumococcique. Ces idées de transformation d'ulcérations gastriques infectieuses en *ulcus* ont fait leur chemin depuis quelques années. Mon interne, Gandy, vient de consacrer à ce sujet une thèse remarquable[2]. Nous y reviendrons à propos de l'*exulceratio simplex*.

<hr>

1. Tourtoulis bey. Congrès de médecine de Paris, 1900.
2. Gandy. *L'ulcère simple et la nécrose hémorrhagique des toxémies* Thèse de Paris, 1899.

§ 8. VOMITO NEGRO APPENDICULAIRE
GASTRITE ULCÉREUSE HÉMORRHAGIQUE APPENDICULAIRE

Parmi les innombrables méfaits de l'appendicite, il en est un que je vais mettre en relief dans ce chapitre, c'est le vomissement de sang. On ne s'attendait guère, il y a quelques années, à voir l'hématémèse entrer dans le domaine de l'appendicite. Jusqu'à ces temps derniers, traités de médecine et traités de chirurgie étaient muets sur ce point. Et cependant les hématémèses tributaires de l'appendicite sont loin d'être rares, je vais le prouver.

Ne croyez pas qu'il s'agisse seulement ici de petites hématémèses n'ayant que la valeur d'un épiphénomène, et pouvant passer facilement inaperçues. Il s'agit, au contraire, le plus souvent, de grandes hématémèses ; le *vomissement noir* atteint 100, 200, 500 grammes de sang, il peut se répéter coup sur coup, et parfois le malade succombe en pleine hémorrhagie.

J'ai donné à ce tragique événement le nom de *vomito negro appendiculaire*, dénomination partout acceptée, et, après avoir communiqué le fait à l'Académie de médecine, j'en ai fait l'objet d'une leçon clinique[1]. Les observations suivantes permettent de suivre dans tous ses détails cette terrible complication :

Le 6 juin 1900, je voyais, avec Gros et Cazin, une jeune Américaine qui était au quatrième jour d'une appendicite compliquée de péritonite, et qui fut opérée ce même jour par Cazin. Malgré l'opération, la situation reste mauvaise, la fièvre persiste. Le surlendemain vendredi, nous voyons la malade à 4 heures et demie ; elle a un commencement de *jaunisse* (appendicite toxique); un ictère urobilinurique vient de se déclarer; les urines sont très rares et foncées. Malgré

---

1. Dieulafoy. Vomito negro appendiculaire. *Clinique médicale de l'Hôtel-Dieu*, 1905. Xe Leçon.

tous les moyens employés, l'oligurie aboutit à l'anurie (anurie toxique). Une première grande *hématémèse noire* apparaît. Pendant la nuit, délire avec alternatives d'agitation et de coma (délire toxique); l'anurie persiste. Le samedi matin nous constatons que la *teinte jaune* est généralisée à tout le corps, les vomissements de sang se sont répétés coup sur coup et l'on nous montre sur les draps, sur des serviettes et dans une cuvette le résultat de plusieurs grandes *hématémèses* à sang noir. Le délire continue et la malade succombe quelques heures plus tard après une nouvelle hématémèse plus abondante encore que les précédentes.

Le 8 octobre 1900, à 7 heures et demie du soir, nous étions, avec Sevestre et Quénu, auprès d'une fillette de dix ans atteinte d'appendicite. L'attaque appendiculaire avait débuté, quarante heures avant, par des vomissements et des douleurs, dans la nuit du samedi au dimanche. Quand nous arrivons auprès de la petite malade, à 7 heures et demie du soir, nous la trouvons fort agitée : elle se plaint sans cesse; les traits sont altérés, le pouls est à 140, la température avoisine 40 degrés. Chose grave, la sécrétion urinaire est supprimée depuis le matin. Le ventre est ballonné; la région appendiculaire est très douloureuse. Le pronostic nous paraît très alarmant et nous décidons l'opération immédiate, qui est pratiquée le soir même.

A l'ouverture du ventre, l'opérateur trouve une péritonite diffuse. Le pus, séreux et fétide, a gagné le petit bassin. L'appendice remonte derrière le cæcum, son extrémité libre est gangrenée. L'agitation persiste toute la nuit.

Le lendemain matin mardi, l'état général reste mauvais, la température à 39°,4, le pouls a 122. On pratique des injections de sérum. La nuit est agitée, et le mercredi matin, la température monte à 40 degrés et le pouls à 130. Du côté du ventre tout allait bien, mais l'enfant était intoxiquée (appendicite toxique), et, les accidents allaient se précipiter. A 10 heures du matin, la température atteint 40°,2; on compte 140 pulsations, et 45 inspirations. Nous voyons l'enfant à midi; elle a le teint terreux, le pouls petit et irrégulier; l'urine est très rare, et albumineuse. On me montre un vomissement dans lequel je distingue quelques filaments de *sang noir*, ce qui me permet d'annoncer qu'une hématémèse se prépare. En effet, deux heures plus tard, survient un abondant *vomissement de sang noir*. On donne de la glace et l'on continue les injections de sérum ; mais la situation s'aggrave d'heure en heure. D'autres hématémèses se reproduisent à 6 heures et à 8 heures, la respiration s'accélère, les extrémités se refroidissent; à plusieurs reprises, l'enfant est prise d'une diarrhée abondante et fétide, et elle succombe à 9 heures et quart, en vomissant encore une quantité de sang noir.

Le 13 janvier 1900, je voyais, avec Bergeron et Widal, un malade qui fut opéré par Delbet au quatrième jour de son appendicite. Le lendemain, le malade fut pris d'abondantes *hématémèses* et succomba.

Le 30 octobre 1900, je voyais, avec Charrier, un jeune homme atteint depuis trois jours d'appendicite. Étant donnés les symptômes, l'état subictérique des conjonctives et l'état des urines, il était évident que le malade était aussi intoxiqué qu'infecté. La situation nous parut des plus graves, et je demandai l'opération, qui fut faite le soir par Segond. A l'ouverture du ventre, on trouva un abcès fétide et une péritonite diffuse; l'intestin était de coloration vineuse. Le foyer purulent remontait derrière le cæcum, et les fausses membranes saignantes qui le limitaient étaient très friables. L'appendice, perforé, était complètement gangrené. Le lendemain matin, la situation paraissait un peu meilleure. Mais dans la soirée le malade est pris d'*hématémèse* et rend une centaine de grammes de *sang noir*, marc de café. Le jeudi, le pouls monte à 140; le vendredi, apparaissent des symptômes nerveux d'ordre toxique, stupeur, subdelirium, perte de connaissance et oscillations de la tête qui ont duré jusqu'au moment de la mort.

Le 27 janvier 1900, je voyais, avec Segond et Ramond, une fillette qui fut opérée par Segond au quatrième jour de son appendicite. L'enfant fut prise les jours suivants de plusieurs *hématémèses* qui, fort heureusement, n'empêchèrent pas la guérison.

Un jeune garçon est opéré par Piéchaud[1] au sixième jour d'une appendicite. Quelques heures après l'opération, le malade déclare se sentir beaucoup mieux; tout semble en bonne voie. Mais, le soir à 5 heures, le patient est angoissé, sa pâleur est extrême. On fait une injection de sérum, mais voici que le malade est pris d'*hématémèses presque foudroyantes*; il a de véritables régurgitations de sang; quelques heures plus tard, il vomit le sang à pleine bouche et il meurt à 1 heure du matin avec tous les signes d'une abondante hémorrhagie. A l'autopsie, on trouve l'appendice perforé au niveau de sa cavité close. L'estomac était distendu par du sang noir, tant l'hémorrhagie avait été violente; la muqueuse stomacale présentait des placards ecchymotiques.

Une fillette est opérée par Kirmisson[2] au septième jour d'une appendicite avec foyer purulent. Pendant les premières heures qui avaient suivi l'opération, l'enfant s'était trouvée bien, rien ne faisait présager un désastre. Vers 2 heures, elle se plaignit de manquer d'air et demanda qu'on ouvrît la fenêtre de sa chambre. A 5 heures et demie, au moment où M. Fourmestreaux arrivait auprès d'elle, il la trouva très pâle, anhélante, le regard voilé, et, avant même qu'on pût faire quoi que ce soit pour lui porter secours, elle expira en rendant par la bouche un *énorme flot de sang brun noirâtre*.

Un jeune enfant est opéré au cinquième jour d'une appendicite. Le lendemain matin, il est pris de plusieurs vomissements noirs. Les *hématémèses* se répètent dans la journée et le petit malade meurt. A l'autopsie, on trouve l'estomac rempli de sang noir; à la région pylorique existent des érosions hémorrhagiques, petites dépressions cratériformes avec

<hr>

1. Guyot et Carles. *Soc. d'anatomie de Bordeaux*, 20 nov. 1899. — Cette observation est, je crois, la première qui ait été publiée.
2. *Gazette hebdomadaire*, 1ᵉʳ février 1900.

caillot cruorique de la dimension d'une tête d'épingle[1]. (

Un enfant de 9 ans est opéré au cinquième jour d'une appendicite avec foyer purulent. Le surlendemain, le petit malade a huit ou dix *hématémèses* noires et il succombe. A l'autopsie, on trouve sur la muqueuse stomacale un piqueté hémorrhagique et des taches congestives.

Un enfant de 8 ans est opéré par Broca à la troisième semaine d'une appendicite avec péritonite. La veille de l'opération, il avait eu plusieurs *hématémèses* noires qui se reproduisent le jour de l'opération et le petit malade succombe. A l'autopsie, on trouve du sang noir dans l'estomac. Sur la muqueuse existent des plaques ecchymotiques.

Pathogénie. — A l'autopsie (je passe sur les lésions appendiculo-péritonéales), on trouve à la muqueuse de l'estomac des plaques ecchymotiques, un pointillé hémorrhagique et des érosions hémorrhagiques. Ces érosions stomacales, origine de l'hémorrhagie, sont la conséquence de la toxi-infection appendiculaire. J'ai démontré (voyez le chapitre de l'Appendicite) que le foyer appendiculaire développé en cavité close n'est pas seulement un foyer d'infection, c'est un foyer d'intoxication. Ce sont les *toxines appendiculaires* qui provoquent l'ictère urobilinurique, l'ictère grave, l'albuminurie, l'anurie, les troubles nerveux, autant de complications que j'étudierai dans leurs chapitres respectifs. C'est la même toxi-infection appendiculaire qui provoque les érosions gastriques et les terribles hématémèses qui en sont la conséquence. Quand le *syndrome toxique* est complet, comme chez la jeune Américaine dont je viens d'esquisser l'histoire, la jaunisse et les vomissements noirs confirment de tous points la dénomination de *vomito negro appendiculaire*.

Depuis que l'attention a été appelée sur cette complication de l'appendicite, je m'étais demandé quelle pouvait être la lésion stomacale capable de produire pareilles hématémèses. Mes recherches concernant les érosions hémorrhagiques pneumococciques et l'exulceratio simplex de l'estomac m'avaient appris

1. Cette observation et les deux suivantes sont consignées dans la thèse de M. Charlot. *Hématémèses dans l'appendicite*, Paris, 1900.

que les hématémèses consécutives à ces toxi-infections sont dues à l'ulcération d'artérioles qui rampent au-dessous et au niveau de la *muscularis mucosæ*. J'ai pu me convaincre, tout récemment, que le processus est identique au cas d'érosions stomacales consécutives à l'étranglement d'une anse intestinale. Voici le fait : Le samedi 16 juin, un homme entre dans le service de Duplay, pour une hernie étranglée qui est aussitôt opérée. Le lendemain dans la matinée, on constate une *teinte jaune* des conjonctives et du visage. Dans la nuit surviennent deux fortes *hématémèses* noires. Le surlendemain matin lundi, la teinte ictérique est plus prononcée (ictère urobilinurique). Je fais examiner les urines par mon chef de clinique Kahn, elles sont *albumineuses* et contiennent de l'urobiline et du pigment brun. Je porte le pronostic le plus grave. Dans la journée de lundi nouveau vomissement noir. Le mardi, les urines sont très rares et très albumineuses ; dans la journée grande hématémèse noire. Le mercredi, à peine 150 grammes d'urine avec pigment brun, urobiline et albumine ; le malade délire et est pris dans la nuit de plusieurs crises épileptiformes. Le jeudi, les crises épileptiformes se renouvellent, l'anurie est complète ; nouvelle hématémèse, le malade rend un demi-litre de sang liquide et en caillots. La mort survint le vendredi.

Résultats de l'autopsie. Guérison de la hernie étranglée, rien à l'intestin ni au péritoine. Le foie (1500 grammes) et les reins (gros reins à 230 grammes) ont l'apparence macroscopique des *lésions dégénératives épithéliales suraiguës*. L'estomac contient du sang en abondance. La surface muqueuse est intacte, excepté à la région pylorique. A ce niveau existe un *eschare*

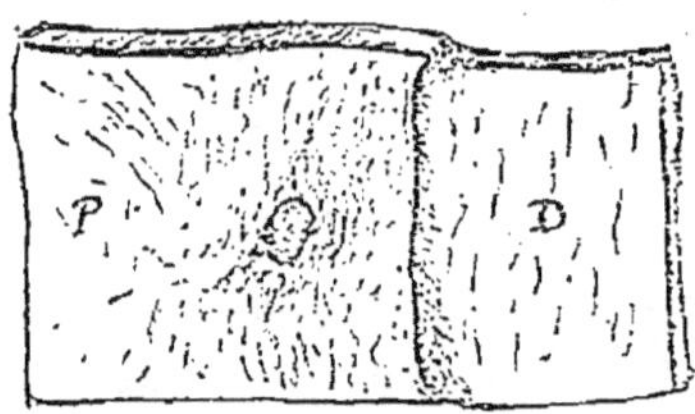

P, région pylorique avec l'eschare hémorrhagique. — D, duodénum.

hémorrhagique de la dimension d'une très petite lentille. Cette eschare, reproduite sur la planche ci-dessus, est saillante, adhérente et entourée d'un sillon d'élimination.

L'examen histologique de cette érosion, fait par mon chef de laboratoire, Gandy, a donné les résultats qu'il a reproduits sur les planches ci-jointes :

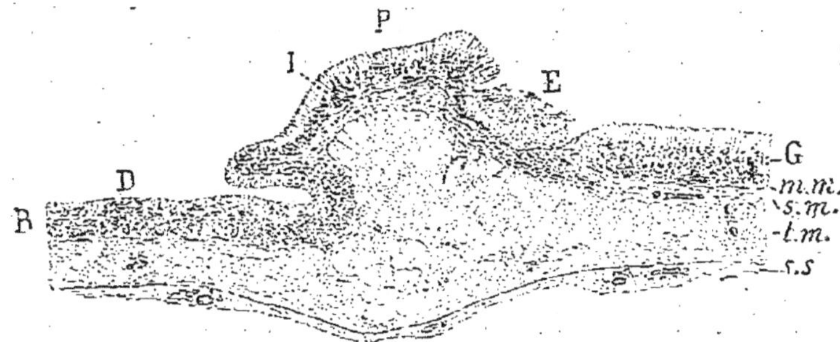

Ensemble d'une des coupes, vu à un faible grossissement. — P, versant gastrique de la valvule pylorique. — D, muqueuse duodénale. — B, glandes de Brünner. — I, îlots inflammatoires sous-glandulaires. — E, eschare interrompant la couche glandulaire. — G, couche glandulaire de l'estomac. — m-m, *muscularis mucosæ*. — sm, couche sous-muqueuse. — t-m, tunique musculaire. — s, s, couche sous-séreuse.

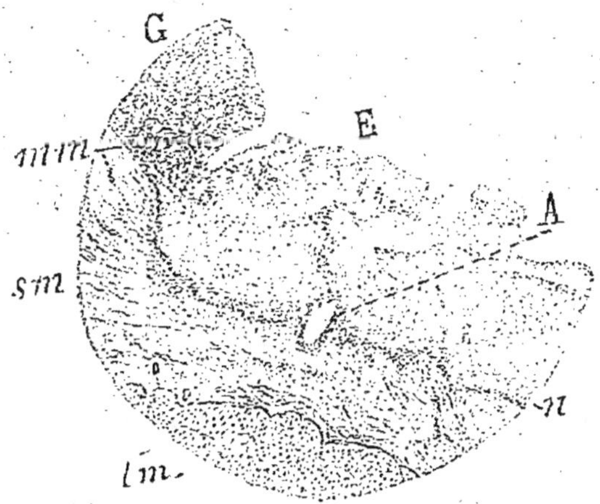

G. couche glandulaire de la région pylorique. — m, m, *muscularis mucosæ*. — s-m, sous-muqueuse infiltrée d'exsudats fibrineux. — t-m, tunique musculaire. — E, Eschare. — n, zone d'envahissement de la nécrose. — A, artériole de la sous-muqueuse entamée par la nécrose à la base de l'eschare.

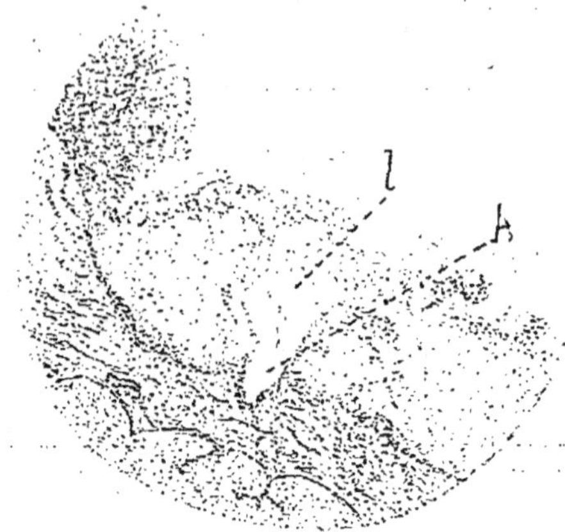

A, l'artériole ouverte par sa paroi supérieure, communiquant avec une large lacune *l*, creusée dans l'eschare.

En résumé : nécrose massive, en bloc, d'une partie assez étendue de la muqueuse, sous forme d'eschare entaillant à pic la couche glandulaire, entamant au centre la muscularis mucosæ, puis la partie superficielle de la sous-muqueuse, atteignant enfin, entre autres éléments anatomiques touchés au hasard de sa marche, la paroi supérieure d'une petite artériole située au-dessous de la muscularis mucosæ, qui vient de céder. — Au voisinage et à distance de ce foyer de nécrose, quelques hémorrhagies interstitielles principalement sous-muqueuses, et vive réaction inflammatoire secondaire traduite surtout par une infiltration embryonnaire en volumineux amas sous-glandulaires.

Les expériences faites par Talma (Utrecht, 1890) relativement à la pathogénie de l'ulcère simple de l'estomac, montrent le rôle de l'étranglement intestinal dans la production des érosions et ulcérations stomacales. Talma a répété plusieurs fois ces expériences ; il lie chez l'animal une anse intestinale (autrement dit il fabrique une cavité close), et entre autres lésions trouvées à l'autopsie, il signale des érosions et des ulcérations de l'estomac. Il y a donc concordance entre le fait clinique et le fait expérimental. Pareilles érosions gastriques existaient chez les trois malades dont Charlot a rapporté les observations avec autopsie.

Nous voilà à peu près édifiés maintenant sur les lésions qui provoquent les hématémèses consécutives à l'appendicite et à la hernie étranglée, le processus toxi-infectieux est identique dans les deux cas. Sous l'influence de la toxi-infection appendiculaire, il se produit des érosions et des ulcérations hémorrhagiques aiguës de l'estomac, comparables aux ulcérations hémorrhagiques stomacales de la toxi-infection *pneumococcique* et de l'*exulcératio simplex*.

Nous verrons dans un autre chapitre que la toxi-infection appendiculaire peut même provoquer des *ulcères perforants* du duodénum et de l'estomac.

Description. — Le *vomito negro* fait partie de la toxi-infection appendiculaire. A plusieurs reprises, je me suis efforcé de démontrer que l'appendicite n'est pas seulement un foyer d'infection, c'est au premier chef un foyer d'intoxication[1]. Aux toxines appendiculaires est due l'altération du foie, avec teinte ictérique, urobilinurie et parfois même symptômes d'ictère grave; aux toxines appendiculaires est due l'altération des reins avec albuminurie, oligurie, anurie et parfois même symptômes d'urémie, eh bien, les lésions stomacales, avec leurs hématémèses, me paraissent faire partie du *syndrome toxique appendiculaire*. Tantôt l'hématémèse est indépendante des autres manifestations toxi-infectieuses, tantôt elle leur est associée.

Souvent on voit la teinte *ictérique* des conjonctives et des téguments, l'urobilinurie, l'albuminurie, précéder l'apparition des hématémèses noires. Chez la jeune Américaine, la *jaunisse* était généralisée lorsque apparurent les vomissements noirs; le vomito negro appendiculaire était ici dans toute son intensité.

Les hématémèses appendiculaires peuvent revêtir différentes modalités. Souvent elles sont précédées de symptômes gastriques, nausées et vomissements parfois très intenses,

1. Dieulafoy. Toxicité de l'appendicite. Communication à l'Académie de médecine, 1899, et *Clinique médicale de l'Hôtel-Dieu*, 1899, 27° leçon.

et, en examinant de près ces vomissements, on y peut découvrir des stries noirâtres, des grumeaux de couleur marc de café, prélude de l'hématémèse qui se prépare. Parfois l'hématémèse éclate tout à coup sans prodromes, alors que l'opération de l'appendicite avait conjuré les accidents apparents et alors que tout danger semblait avoir disparu. Il est rare qu'il n'y ait qu'une seule hématémèse, on en peut voir six, huit, en quelques heures. Parfois les hématémèses sont pour ainsi dire foudroyantes et tuent le malade en peu d'instants.

Je n'ai eu en vue jusqu'ici, dans cette étude, que les hématémèses qui sont dues à l'appendicite vulgaire. Mais l'appendicite qui éclate dans le décours ou pendant la convalescence de la fièvre typhoïde, et que j'ai décrite sous le nom d'*appendicite para-typhoïde*, peut également être l'origine d'ulcérations gastriques et d'hématémèses mortelles. J'en ai pu reconstituer une bien intéressante observation que voici. En 1876, Millard présentait à la Société médicale des hôpitaux[1] le cas d'un malade de son service qui, convalescent d'une fièvre typhoïde, fut pris de péritonite aiguë et succomba quelques jours plus tard avec des hématémèses répétées et si abondantes qu'un des caillots rendus pesait 150 grammes. A l'autopsie, on trouva une péritonite purulente généralisée. Cette péritonite ne pouvait être expliquée par les lésions intestinales, qui étaient complètement cicatrisées; il fallait chercher ailleurs, dit Millard, et en effet, il découvrit « dans l'appendice iléo-cæcal la cause manifeste de la péritonite ; cet appendice, qui était ulcéré et perforé à sa partie moyenne, ne communiquait plus avec le cæcum; son embouchure cæcale était complètement oblitérée ». La cavité close!

Quant aux hématémèses que cet homme avait eues au cours de sa péritonite, elles étaient dues à des ulcérations de l'estomac, voisines de la région pylorique. L'une de ces ulcérations était ovalaire, de 4 centimètres dans son grand

1. Séance du 8 décembre 1876.

diamètre, très profonde, à contours irréguliers et taillés à pic. M. Millard discute la cause et l'origine de ces ulcérations stomacales; il rappelle l'excessive rareté des ulcérations stomacales typhiques; par une sage prudence, il se garde bien de conclure, et, avec une sagace intuition, il se demande s'il n'y a pas quelque rapport entre la péritonite purulente et le processus ulcéreux de l'estomac. Ce rapport, nous le connaissons actuellement et nous pouvons expliquer la pathogénie des accidents observés chez ce malade : c'est l'appendicite para-typhoïde, c'est la toxi-infection appendiculaire qui ici, comme dans l'appendicite vulgaire, avait engendré, d'une part la péritonite, d'autre part les ulcérations stomacales et les hématémèses. Cette explication ruine du même coup la légende qui s'était attachée à cette observation considérée partout comme un type d'ulcération stomacale typhoïde, car, à supposer même que l'infection typhique ait apporté son contingent, c'est la toxi-infection appendiculaire qui en réclamait la plus large part.

Le *vomito negro appendiculaire* est du plus mauvais pronostic. Il y en a néanmoins quelques observations avec guérison.

Le repos absolu de l'estomac, la suppression totale de boissons et les grandes injections de sérum me paraissent être le traitement rationnel de cette complication. Cependant, Lucas-Championnière[1] préconise les lavages de l'estomac.

La terrible complication appendiculaire que je viens d'étudier dans ce chapitre assombrit encore le pronostic de l'appendicite et plaide une fois de plus en faveur de l'opération précoce et hâtive. Plus on laisse au foyer appendiculaire le temps d'élaborer son infection et son intoxication, plus la situation est menaçante. Moins on laisse au foyer appendiculaire le temps d'infecter et d'intoxiquer sa victime, moins les complications toxi-infectieuses sont à redouter. Hâtez-vous donc d'enlever le foyer; c'est banal à force d'être évident.

1. *Académie de médecine*, séance du 19 février 1901.

§ 9. EXULCERATIO SIMPLEX DE L'ESTOMAC

Les deux chapitres précédents ont été consacrés à l'étude d'érosions hémorrhagiques (gastrite ulcéreuse pneumococcique et gastrite ulcéreusé appendiculaire) dont le processus aigu et rapide a pu être pris sur le fait. Mais il est des cas où des *exulcérations aiguës avec grandes hématémèses* se forment à l'estomac sans qu'on puisse saisir l'origine toxi-infectieuse de la lésion stomacale, de même que le plus souvent l'ulcère simple de Cruveilhier se développe à l'estomac sans qu'on en puisse saisir la cause originelle. C'est à ces exulcérations aiguës de l'estomac survenant sans cause apparente, dans le cours d'une bonne santé, que j'ai réservé la dénomination d'*exulceratio simplex* qui a été adoptée en France et à l'étranger. Il y a donc lieu à l'avenir de décrire à l'estomac une *exulceratio simplex*, lésion à marche aiguë, suraiguë, et un *ulcus simplex*, lésion à marche lente et chronique.

J'ai fait sur l'exulceratio simplex une communication à l'Académie de médecine, et je lui ai consacré trois leçons cliniques[1] qui vont me servir à écrire ce chapitre de pathologie. Voici d'abord le résumé de mes deux premières observations.

Le 13 novembre 1896, on apportait dans mon service un garçon de vingt-sept ans, tellement pâle qu'il donnait au premier abord l'impression d'un homme en proie à de grandes hémorrhagies. Il venait d'avoir plusieurs vomissements de sang suivis de selles sanglantes abondantes. Il évaluait à deux litres la quantité de sang vomi; et à sup-

---

1. *Clinique médicale de l'Hôtel-Dieu*, 1898. *Exulceratio simplex.* Première, deuxième et troisième leçons.

poser que son évaluation fût exagérée, la décoloration des téguments, la faiblesse du pouls, le refroidissement des extrémités, tout indiquait que les hémorrhagies avaient dû être extrêmement abondantes. Bien que ces hématémèses n'eussent été précédées d'aucun des signes classiques de l'ulcère simple de l'estomac, on s'arrêta néanmoins à l'idée d'un ulcère latent en voie d'évolution, ulcère ayant peut-être ouvert un rameau artériel important. Malgré la médication, les hématémèses reparurent dans la nuit avec une violence telle que, le lendemain matin, deux cuvettes étaient presque remplies de sang noirâtre, fluide ou en caillots. Cette fois, comme la veille, les hématémèses avaient été suivies de melæna. On pratiqua dans les veines une injection d'un litre et demi de sérum artificiel. Sous l'influence de cette médication, on obtint une légère amélioration ; mais, à une heure de l'après-midi, survint une nouvelle hématémèse évaluée à un litre de sang, et le malade mourut en pleine hémorrhagie, ayant perdu quatre litres de sang environ en moins de trente heures.

Voici les résultats de l'autopsie : l'aspect extérieur de l'estomac est normal. Après avoir ligaturé le cardia et le pylore, on incise l'estomac : il contient un demi-litre de sang ; mais grande est notre surprise de ne pas y trouver l'ulcère simple auquel on s'attendait.

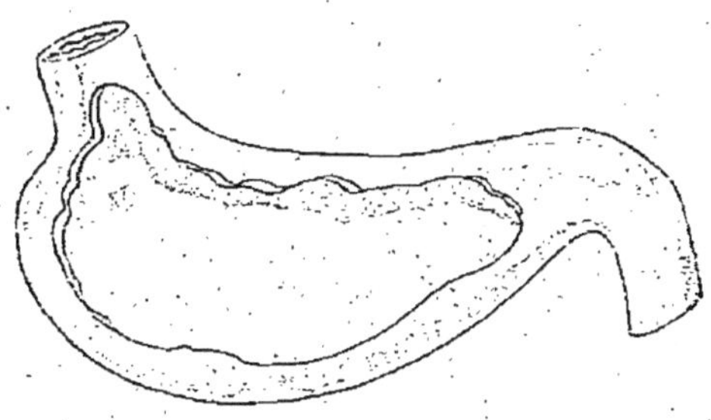

La muqueuse stomacale est lavée avec soin, et c'est alors qu'on découvre, à 2 centimètres du cardia, l'*exulcération*

très superficielle, circulaire, représentée sur la figure ci-dessus.

Les préparations histologiques faites par mon chef de laboratoire, Caussade, ont permis de reconstituer les lésions de cette exulcération. On y voit que l'exulcération est tellement superficielle qu'elle n'a entamé que la tunique muqueuse avec sa muscularis mucosæ; encore même la musculaire mucosæ n'a-t-elle cédé que par places. Sur le fond de l'exulcération apparaît l'artériole béante, origine des hémorrhagies mortelles. Tous ces détails sont très nets sur la planche ci-jointe.

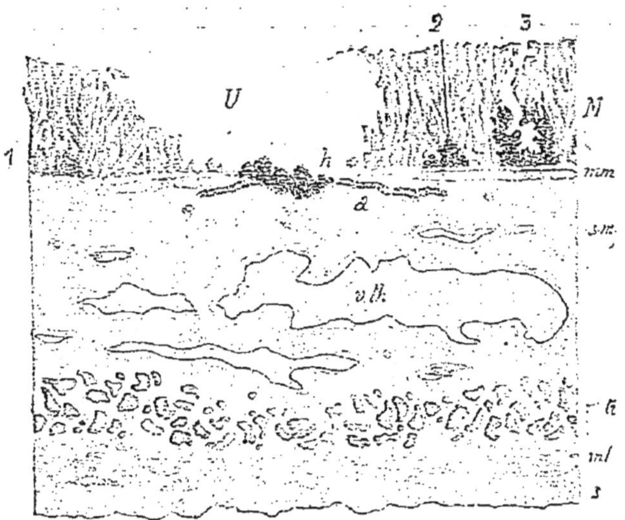

U, exulcération formée aux dépens de la tunique muqueuse M et de la muscularis mucosæ *mm*. — *a*; artériole sous-muqueuse détruite au point *h* où se trouvent une quantité de globules rouges en amas; c'est à ce niveau que se sont faites les hémorrhagies mortelles. — *v*, *th*, veine thrombosée. — *sm*, tunique sous-muqueuse. — *mtr* et *ml*, tunique musculeuse. — *s*, tunique séreuse. — 1, 2, 3, abcès miliaires situés dans la profondeur de la muqueuse.

La planche suivante montre, dans la profondeur de la muqueuse, des petits amas, abcès miliaires, qui, en se faisant jour à la surface de la muqueuse, dans la cavité stomacale, ont formé des brèches, des pertuis, qui ont laissé la muscularis mucosæ à découvert; ce qui a peut-être permis au suc gastrique de participer au processus destructif. On peut ainsi reconstituer la pathogénie de l'exulcération et la pathogénie des hémorrhagies foudroyantes qui en ont été la conséquence.

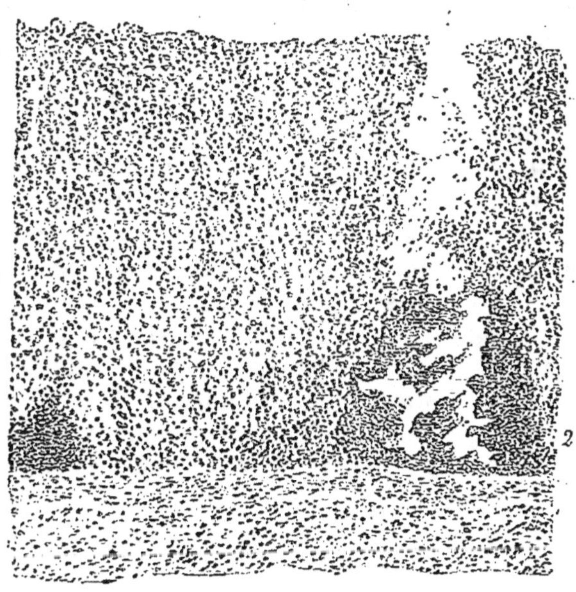

Tunique muqueuse avec sa muscularis mucosæ. — 1, abcès miliaire en formation dans la profondeur de la muqueuse au-dessus de la muscularis mucosæ. — 2, abcès miliaire ouvert à travers la tunique muqueuse, et se faisant jour dans la cavité stomacale au point 5.

Peut-être sera-t-on surpris qu'une exulcération si superficielle et qu'une artériole d'apparence si minime aient été cause d'hématémèses aussi terribles. Mais on juge mal, sur des pièces anatomiques, le calibre d'une artériole vide. Les artérioles de l'estomac, même celles qui ne sont séparées de la muqueuse que par la muscularis mucosæ, ces artérioles, toute superficielles qu'elles sont, *ont un calibre relativement volumineux* : elles égalent la dimension des artères collatérales du petit doigt. L'exulcération avait évolué d'une façon latente et rapide, car on ne trouvait, sur nos préparations, que des traces de lésion récente. En voyant cette lésion stomacale si superficielle, si limitée, j'ai été pris de regrets poignants; je me suis dit que l'intervention chirurgicale aurait pu sauver la vie de cet homme, et je me suis bien promis de saisir l'occasion dès qu'elle se présenterait.

Cette occasion s'est présentée. Le 7 octobre 1897, à onze heures du soir, un jeune garçon de vingt-deux ans rentrait tranquillement chez lui, ayant dîné de bon appétit, quand il fut pris d'abondants vomissements de sang. « Je dois avoir vomi, nous disait-il, 1 ou 2 litres de sang, car c'était une vraie mare sur le trottoir. » Le lendemain, « pour se donner des forces », il fait des repas copieux. Rien de nouveau dans la journée; mais, la nuit suivante, vers deux heures, il est pris de vomissements de sang analogues à ceux de l'avant-veille. Le sang vomi était brunâtre, liquide et en caillots. Le surlendemain, 9 octobre, et les jours suivants, ce garçon n'éprouve aucun symptôme gastrique, ni douleurs, ni vomissements, mais il est extrêmement faible, incapable de tout travail.

Se sentant plus malade, il vient à l'Hôtel-Dieu dans la soirée du mercredi 13 octobre. En le voyant, le lendemain matin, je suis frappé de la décoloration de la peau et des muqueuses; le pouls est petit; la température atteint 38 degrés; le malade accuse une très grande faiblesse. Il m'est possible de constater qu'il n'est pas loin de la vérité quand il affirme avoir perdu 5 litres de sang, car la numération de ses globules ne donne que 1 600 000 globules rouges. Bien que n'ayant pas constaté les hémorrhagies, il s'agissait de faire un diagnostic, il fallait savoir quelles avaient été la cause et l'origine de ces hémorrhagies. Il était évident d'abord que ce garçon avait eu des hématémèses et non des hémoptysies, car le sang avait été vomi à flots, avec d'énormes caillots, sans la moindre toux, et les poumons étaient absolument sains. Il était évident, d'autre part, que ces hématémèses n'étaient pas dues à la rupture de varices œsophagiennes d'origine cirrhotique, ce jeune homme n'ayant aucun signe de cirrhose ou de précirrhose. Il fallait donc admettre chez lui l'existence d'une lésion stomacale; cette lésion n'était certainement pas un cancer, et du reste le cancer ne s'annonce jamais par d'aussi violentes gastrorrhagies; restait l'ulcère simple, cette source si fréquente des hématémèses; mais ce jeune homme n'avait jamais eu ni symptômes d'ulcère ni le moindre trouble gastrique.

J'émis donc l'opinion que notre garçon avait sans doute une *exulcération stomacale* comparable à celle du malade que nous avions perdu l'année précédente; et, hanté que j'étais par le souvenir de cet homme, c'est à ce diagnostic que je donnai la préférence. Aussitôt, l'idée de l'intervention chirurgicale me vint à l'esprit; nous n'avions pas sauvé le premier malade malgré des injections intra-veineuses de 1500 grammes; il ne fallait pas, faute de décision, laisser mourir le second.

J'instituai cependant le traitement médical; je donnai quelques cuillerées de lait, mais plusieurs fois dans la journée, le malade rendit son lait. On profita du liquide vomi pour en faire l'analyse et on put constater que la quantité d'acide chlorhydrique était légèrement *inférieure* à la normale. Le lendemain et le surlendemain, le malade, ayant voulu se lever, eut une défaillance; de nouveaux accidents se préparaient.

Le samedi matin, en arrivant à l'Hôtel-Dieu, on me montre une cuvette contenant un litre et un tiers de sang liquide et en caillots, exactement mesuré. Le malade avait été pris dans la nuit d'une hématémèse soudaine comparable par sa brusquerie et par son intensité aux hématémèses qu'il avait eues quelques jours avant. Je le trouvai d'une pâleur cadavérique, assoupi, anéanti. Le pouls était comme vide. Cette fois, il n'y avait plus d'hésitation possible, ni un instant à perdre; une nouvelle hémorrhagie pouvait survenir et le malade succomberait sûrement, comme était mort l'année précédente notre autre malade. En l'absence de Duplay, je priai son chef de clinique, Cazin, d'intervenir séance tenante.

Après injection préalable de sérum artificiel, l'opération fut faite aussitôt. Une incision de 12 centimètres, parallèle au rebord des fausses côtes du côté gauche, met à découvert la cavité péritonéale. On dégage l'estomac en partie caché sous les fausses côtes, on l'attire au dehors, on l'examine minutieusement, mais tout paraît normal; on ne découvre rien, ni à la vue, ni au toucher, qui soit l'indice de la moindre lésion; pas d'ecchymose, pas d'adhérences, pas d'induration. Il y eut un moment d'hésitation et on se demanda un instant s'il y avait lieu d'ouvrir un estomac qui, après examen extérieur, paraissait absolument sain.

Néanmoins, le *diagnostic d'exulcération stomacale ayant été porté*, l'opération fut continuée, et on put constater une fois de plus l'alliance bienfaisante d'un diagnostic médical précis et d'une intervention chirurgicale bien conduite. On refoula dans l'intestin le contenu de l'estomac, et une pince à mors, garnie de caoutchouc, fut placée à peu de distance du pylore, pour éviter le reflux du contenu de l'intestin. Une incision de 10 centimètres fut pratiquée sur la face antérieure de l'estomac et l'opérateur retourna l'estomac comme un doigt de gant, de façon à rendre l'exploration facile. L'estomac était vide, il ne contenait ni sang ni liquide.

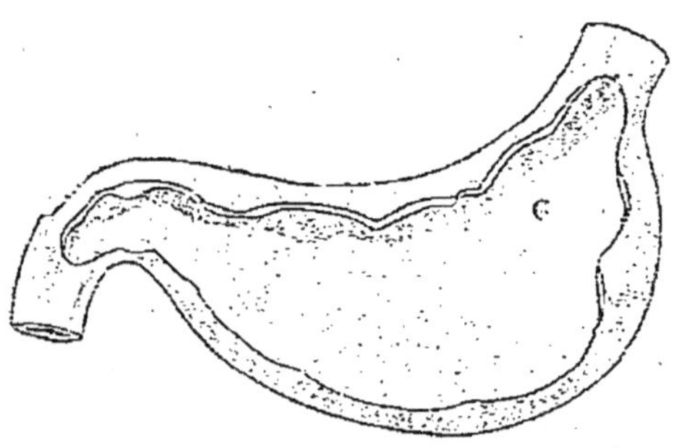

À s'en tenir à ce premier examen, on eût pu croire que l'opération avait été indûment conseillée. Mais l'exemple que nous avions eu l'année précédente ne devait pas être perdu. Cazin, au moyen de tarlatane stérilisée, éponge la muqueuse stomacale, et alors apparaît une tache cruorique ayant la dimension d'une pièce de 50 centimes, siégeant sur la muqueuse au point indiqué sur la figure ci-dessus.

Cette surface exulcérée ayant été légèrement frottée avec un tampon, l'hémorrhagie reparut aussitôt sur l'étendue d'une pièce de 5 francs. On tenait donc le corps du délit : c'était bien l'exulceratio simplex, à fleur de muqueuse, se dérobant à qui n'est pas prévenu, et comparable à l'*exulcération* qui avait entraîné, l'année précédente, la mort de notre premier malade.

Je passe sur les détails de l'opération et sur les soins consécutifs. Dès ce moment tout danger est conjuré, l'alimentation se fait progressivement. Vingt jours après l'opération, notre homme a une faim vorace, il engraisse et il quitte l'hôpital, complètement guéri, cinq semaines après l'opération. A ce moment, les globules rouges atteignent presque 4 000 000. Nous avons revu ce jeune garçon quelques mois, et un an plus tard ; il était en parfaite santé, il n'a jamais eu le moindre trouble gastrique.

Passons à une troisième observation que je dois à l'obligeance de Michaux, et qui est identique aux précédentes : Une jeune femme habituellement bien portante se met à vomir tout à coup une quantité de sang qu'elle évalue à deux litres environ. Dans la nuit du 22 octobre et dans la journée du 23 octobre, nouvelles hématémèses et mélæna. Cette femme entre à l'hôpital le 25 octobre ; elle a perdu une telle quantité de sang que la peau et les muqueuses sont absolument décolorées. Malgré un traitement médical intense, les hématémèses reparaissent. Devant l'imminence du péril, Michaux se décide à intervenir. L'estomac est ouvert et exploré avec soin, mais quelle n'est pas la surprise du chirurgien de *ne pas y trouver* l'ulcère simple sur lequel on comptait ; pas d'adhérences, pas d'induration, les parois de l'estomac sont souples. La malade est dans un tel état de faiblesse que, par une sage mesure de prudence, on en reste là de l'opération. Les jours suivants, la situation s'aggrave, le melæna persiste et la mort survient le 31 octobre.

M. Michaux a bien voulu me livrer les pièces anatomiques. Sur la muqueuse stomacale, ainsi qu'on le voit sur cette figure, existe une exulcération circulaire, superficielle, qui

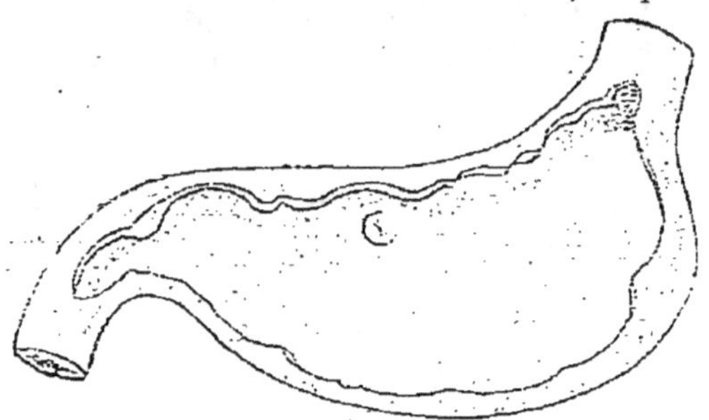

n'a entamé que la muqueuse, et dont la dimension égale à peine une pièce de 2 francs. A son centre est une petite érosion cupuliforme traversée par une artériole ouverte, détail qu'on ne voit vraiment bien qu'à la loupe.

Des coupes en série, faites par mon chef de laboratoire, du Pasquier, ont permis de reconstituer la lésion en détail. La figure ci-dessous représente schématiquement dans son ensemble l'exulcération stomacale.

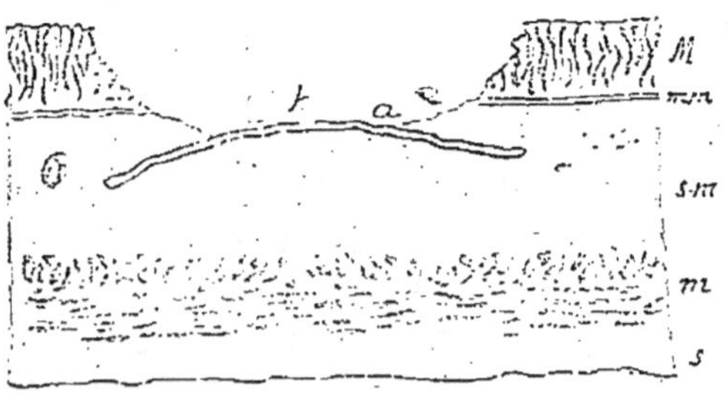

L'exulcération s'est faite aux dépens de la tunique muqueuse M, avec la muscularis mucosæ *mm*; les autres tuniques de l'estomac, la sous muqueuse *sm*, la musculeuse *m*, la séreuse *s*, sont absolument saines : l'artériole superficielle *a*, qui s'avance en biais, est détruite sur une partie de sa circonférence *h*.

La lésion de l'artériole, cause des hémorrhagies, est mise en évidence dans les figures ci-dessous. L'artère est saine, *il n'y a pas trace d'artérite*; on voit l'artère se rapprocher de plus en plus de la tunique muqueuse, jusqu'au moment où ses parois sont elles-mêmes attaquées par le processus ulcéreux; son ouverture est latérale et béante dans la cavité stomacale.

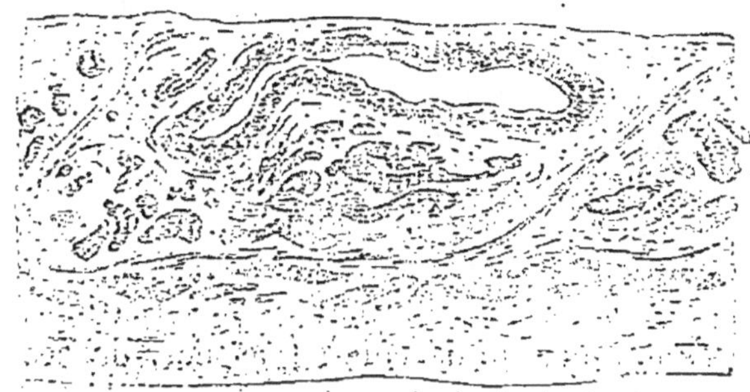

coupe de l'artère (sans astérite) au moment où elle confine à la surface exulcérée.

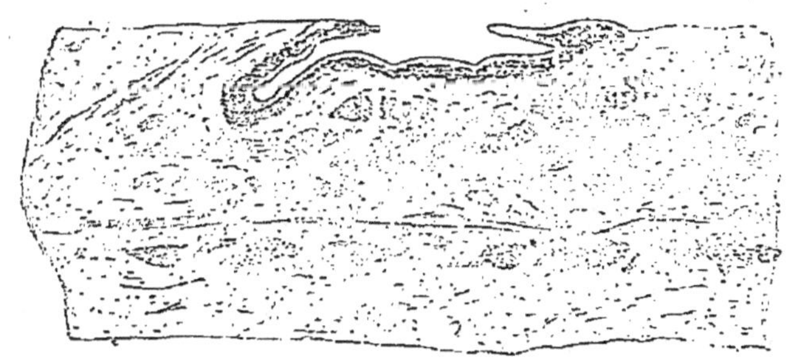

Coupe de l'artère au moment où ses parois, abrasées par le processus ulcéreux, s'ouvrent dans la cavité stomacale.

Chez cette malade comme chez notre premier malade, il s'agit d'une exulcération aiguë, sans lésions vasculaires préalables, exulcération ayant détruit la muqueuse, la muscularis mucosæ, et ayant provoqué des hématémèses foudroyantes par l'érosion de l'une des artérioles qui rampent au-dessous de la muscularis.

On trouvera dans mes leçons cliniques sur l'*exulceratio simplex* bon nombre d'observations absolument identiques aux précédentes (Brault[1], Gilbert, Luys[2], Lépine et Bret[3], Giraudeau[4]), preuve que cette lésion est loin d'être rare. Depuis mon travail sur ce sujet, plusieurs cas nouveaux ont été publiés en France (Chauffard[5], Bichelonne et Petges)[6], et à l'étranger (John Lindsay Steven[7], Quintard[8], Restis)[9].

Anatomie pathologique. — Pathogénie. — L'exulceratio simplex est généralement circulaire, parfois elliptique ou même étoilée; elle occupe souvent une assez large étendue, puisqu'elle atteint les dimensions d'une pièce de 50 centimes (ma deuxième observation), de 2 francs (observation de Michaux), et au delà (ma première observation). Il ne s'agit donc pas ici, du moins comme aspect, de ces petites érosions punctiformes, hémorrhagiques, étudiées par Balzer[10] et par Pillet[11]; érosions qui se voient surtout chez les alcooliques, chez les cardiaques, chez les cirrhotiques. Nos malades n'étaient ni cirrhotiques, ni cardiaques, et la plupart n'étaient nullement alcooliques.

L'exulceratio simplex peut siéger à n'importe quelle région de la muqueuse stomacale; elle est souple, ses bords

1. Thèse de M. Dufour : *Hématémèses infectieuses.* Paris, 1898.
2. G. Luys. *Bulletin de la Société anatomique*, 1896, p. 660.
3. Lépine et Bret. *Archives de médecine expérimentale et d'anatomie pathologique*, 1895, p. 254.
4. Giraudeau. A propos de trois cas d'hématémèses infectieuses. *Journal des praticiens*, 1898, p. 85.
5. Chauffard. *Journal de méd. et de chir. pratiques*, 10 mars 1898.
6. *Nouveau Montpellier médical*, 1901.
7. John Lindsay Steven. On profuse hæmatemesis due to « pore-like » erosion of the gastric arteries — no round abces — exulceratio simplex of Dieulafoy. *Glascow medical Journal*, january 1899.
8. *Méd. Record*, 15 septembre 1900.
9. Restis. *Exulceratio simplex* de Dieulafoy. Athènes, 1903.
10. Balzer. *Revue de médecine*, 1877, p. 814.
11. Pilliet. *Société anatomique*, 1891.

ne sont ni décollés ni épaissis ; ils tranchent assez nettement sur les parties saines environnantes. L'exulcération
est à fleur de muqueuse, il faut déplisser la muqueuse
pour la bien voir ; elle est si peu profonde que, sur le vivant,
au moment de l'opération, aussi bien que sur le cadavre, à
l'autopsie, elle passerait assez facilement inaperçue sans
un examen attentif et sans l'idée préconçue qu'on va la
trouver. Parfois, on constate, au voisinage de l'exulcération, des taches rougeâtres d'apparence ecchymotique. Dans
quelques cas, sur le territoire exulcéré, il est possible de
distinguer à l'œil nu, et à plus forte raison à la loupe, l'artériole béante ou abrasée qui a été cause de l'hémorrhagie.

Je n'insiste pas sur les particularités histologiques de la
lésion, nous venons de les étudier. L'examen microscopique
a toujours démontré que l'exulcération est due à la disparition de la tunique muqueuse de l'estomac, y compris sa muscularis mucosæ. Habituellement, la muqueuse de l'estomac
est saine dans tout le reste de son étendue. Les artérioles
du territoire exulcéré ne sont presque jamais atteintes d'artérite ; dans les deux cas que j'ai observés, et dans les cas
de Brault et de Giraudeau, il n'y avait pas trace d'artérite ;
les artérioles atteintes par le processus ulcéreux *étaient
saines*, preuve qu'il n'est pas nécessaire d'invoquer des
lésions artérielles préexistantes pour expliquer la pathogénie
de l'exulcération et l'hématémèse foudroyante consécutive.

On sait qu'on avait voulu faire jouer un rôle important à
l'alcoolisme dans la pathogénie de l'ulcère simple stomacal ;
mais « tout le monde reconnaît, dit avec raison M. Letulle,
que, très fréquemment, l'ulcère simple de l'estomac se
développe chez des individus sobres dont les artères sont
saines [1] ». Cette remarque est applicable à presque tous les
malades atteints d'exulceratio ; parmi les cas que j'ai réunis,
on ne signale que deux fois des lésions de gastrite éthylique.

En résumé, l'exulceratio simplex n'est ni tuberculeuse,

---

1. Letulle. *Bulletins et Mémoires de la Société médicale des hôpitaux*,
1888, séance du 19 août, p. 361.

ni syphilitique, ni alcoolique, ni urémique : qu'est-elle
donc? Tout fait admettre qu'elle est le résultat d'un processus toxi-infectieux, aigu. Je rappelle que dans deux de nos
cas, sur le territoire de l'exulcération et dans son voisinage,
les parties profondes de la tunique muqueuse étaient le
siège de petits amas, probablement petits abcès miliaires,
reliquats d'une toxi-infection. Ces petits abcès miliaires,
ainsi qu'on peut le constater sur l'une des planches, avaient
détruit par place la muqueuse, et s'étaient déversés dans
la cavité stomacale, laissant ainsi sans défense les couches
sous-jacentes. Les mêmes petits abcès miliaires sont signalés
dans les observations de Lépine et Bret. Dans un des cas de
Giraudeau, comme dans les nôtres, l'exulceratio ne dépassait pas la muscularis mucosæ et atteignait un rameau artériel; la section du vaisseau était *incomplète* et sur les parois
qui avaient résisté au processus ulcératif on ne trouvait pas
trace d'artérite. De plus, chose importante, au voisinage de
ce vaisseau, on voyait quelques amas de leucocytes représentant de véritables abcès miliaires, avec nombreux micro-
organismes dont quelques-uns en chaînette.

Le processus toxi-infectieux qui aboutit à l'exulceratio a
toutes les allures d'un processus rapide. On ne retrouve,
dans la plupart des cas, que les traces d'un processus aigu.
L'exulceratio de mon malade était de date récente, rien dans
l'examen histologique n'autorisait à admettre une lésion
chronique; de même pour l'exulcération de la malade de
Michaux; l'exulceratio de la malade de Giraudeau était
également le résultat d'un processus récent. Dans le cas de
Luys, tout faisait supposer « que la lésion était récente ».
Brault insiste aussi sur ce fait que l'exulceratio qui
a provoqué la mort de sa malade était « de date récente. »

L'origine toxi-infectieuse de l'exulceratio simplex et la
rapidité du processus concordent, du reste, avec ce que
nous savons de la pathogénie des ulcérations aiguës de l'estomac. Nous nous sommes expliqués sur ce point dans nos
deux chapitres sur les gastrites ulcéreuses pneumococcique

et appendiculaire. Depuis longtemps, Letulle[1] a émis l'opinion que « l'ulcus serait le reliquat souvent caché d'une maladie infectieuse ». Chez une femme qui avait succombé à la fièvre puerpérale et dont Widal a rapporté l'observation, Letulle trouva dans l'estomac deux petites ulcérations taillées à pic ; les veinules sous-jacentes étaient thrombosées et contenaient une quantité de streptocoques. Dans le même ordre d'idées, Widal et Meslay ont rapporté l'observation d'un jeune garçon, atteint au pied droit d'un durillon, qui fut incisé. Bientôt survinrent de nombreux abcès cutanés et des symptômes de toxi-infection qui entraînèrent la mort. A l'autopsie, on trouva des lésions de cette infection généralisée : abcès ou infarctus suppurés du myocarde, des reins, du poumon, de l'épididyme, suppurations dues au staphylocoque doré. A l'estomac était une large ulcération à processus aigu[2].

Les expériences entreprises dans le but d'élucider la patho génie des ulcérations aiguës stomacales plaident également en faveur de son origine toxi-infectieuse : Letulle provoque des ulcérations gastriques à un cobaye par injection de staphylocoques dans le péritoine, après avoir préalablement distendu l'estomac par des injections de solution de bicarbonate de soude. Enriquez et Hallion ont produit des ulcérations gastriques chez le cobaye par injections, sous la peau du ventre, de toxine diphthérique[3]. Bezançon et Griffon ont provoqué des érosions gastriques aiguës par inoculation dans le péritoine du cobaye d'une culture de pneumocoques[4]. Cette question est longuement étudiée par mon interne Gandy dans sa thèse[5].

Une seule chose reste à déterminer dans l'exulceratio simplex, c'est l'origine de la toxi-infection : a-t-elle été précédée

1. Letulle. *Bulletins et Mémoires de la Société médicale des hôpitaux*, 1888, séance du 10 août.

2. Widal et Meslay. *Bulletins et Mémoires de la Société médicale des hôpitaux*, 1897, séance du 12 mars.

3. Enriquez et Hallion. *Société médicale des hôpitaux*, 1899, séance du 23 décembre.

4. *Bulletin de la Société anatomique*, mai 1899.

5. Gandy. *L'ulcère simple et la nécrose hémorrhagique des toxémies*. Paris, 1899.

des lésions infectieuses, d'angine, de furoncle, d'otite, etc...,
c'est ce qu'il n'a pas été possible d'établir chez nos malades; chez eux l'exulceratio est survenue en pleine santé.

Description. — Voici, presque toujours, comment les
choses se passent : un individu, habituellement jeune,
n'ayant eu antérieurement ni douleurs gastriques, ni troubles dyspeptiques, vierge en apparence de toute lésion
stomacale, est pris à l'improviste de malaise, de vertiges,
d'état nauséeux, de pesanteur stomacale, et il vomit à
flots, un demi-litre, un litre, et plus encore, de sang liquide
ou en caillots. Cette grande hématémèse est suivie de
faiblesse, de défaillance, et, si l'on examine les premières
garde-robes rendues, on y trouve du melæna. Rarement
l'hématémèse de l'exulceratio tue du premier coup, mais
il est bien rare, d'autre part, qu'elle ne se renouvelle pas.
Quelques heures plus tard, le lendemain, le surlendemain,
apparaissent une deuxième, une troisième, une quatrième
grande hématémèse, avec état vertigineux et syncopal, si
bien qu'en vingt-quatre heures, en trente-six heures, en
quarante-huit heures, le malade a vomi deux litres, trois
litres, quatre litres de sang. Et, quand on est appelé auprès
de ce malade, on trouve un individu anéanti, au teint blafard, aux muqueuses décolorées, à la voix éteinte. Le pouls
est petit et accéléré; la température est souvent fébrile, le
malade n'éprouve aucune douleur, l'estomac est indolore à
la palpation.

L'exulceratio évolue presque toujours d'une façon rapide
et absolument latente; on dirait vraiment que *son histoire
clinique ne commence qu'à l'hémorrhagie*, et quelle hémorrhagie! Reprenons l'histoire des malades, et l'on verra
qu'à part deux ou trois d'entre eux, qui se plaignaient de
quelques symptômes gastriques, les autres n'avaient rien
éprouvé qui pût attirer l'attention du côté de l'estomac; ils
n'étaient point dyspeptiques, ils n'avaient eu ni douleur
stomacale, ni vomissements, ni intolérance gastrique; c'est
dans le cours d'une santé excellente, c'est d'emblée, qu'ils
ont été pris de leurs grandes hémorrhagies. Chez notre

premier malade, celui qui est venu mourir dans notre service, les hématémèses étaient survenues brusquement, sans autre symptôme prémonitoire. Notre second malade, celui qui a si bien guéri par l'opération, rentrait tranquillement chez lui, quand il se mit, tout à coup, à vomir le sang à pleine bouche sans autre symptôme gastrique antérieur. Une jeune femme que nous avions, salle Sainte-Jeanne, fut prise d'hématémèses terribles sans le moindre avertissement; une jeune fille que j'ai vue en consultation avec Grunberg n'avait jamais éprouvé de symptômes gastriques quand survinrent inopinément, dans la rue, des hématémèses presque foudroyantes; la malade opérée par Michaux n'avait jamais eu ni vomissements, ni douleurs gastriques, et le premier symptôme de l'exulceratio fut chez elle une hématémèse évaluée à deux litres de sang; la jeune fille qui est morte dans le service de Brault n'avait jamais souffert de l'estomac quand débutèrent brusquement les grandes hématémèses dont elle devait mourir. Un malade que j'ai eu cette année à l'Hôtel-Dieu a été pris, sans le moindre trouble gastrique antérieur, d'hématémèses tellement considérables qu'il n'avait plus que 650 000 globules rouges.

Un autre fait a attiré mon attention, c'est que les hémorrhagies stomacales de l'exulceratio simplex sont *d'emblée* de *grandes* hémorrhagies; elles ne sont pas précédées de petites hémorrhagies prémonitoires, elles ne donnent pas lieu aux petites hématémèses marc de café qui sont si fréquentes au cours de l'ulcus simplex; du premier coup elles se chiffrent par un demi-litre, par un litre, par un litre et demi de sang et cette terrible hémorrhagie se fait en quelques instants, en quelques minutes, suivie ou non de melæna. Tandis que la gastrorrhagie mortelle est relativement rare dans l'ulcus simplex, l'hématémèse quasi-foudroyante est beaucoup plus fréquente dans l'exulceratio simplex dont elle constitue le signe capital et l'unique danger. Peut-être l'anatomie pathologique pourrait-elle nous rendre compte de ces différences entre les gastrorrhagies de l'ulcus et de l'exulceratio; le processus chronique de l'ulcus se prête mieux aux oblitérations vasculaires, tandis que le processus ulcéreux aigu de l'exulceratio atteint rapidement la muscularis mucosæ et les artérioles; il attaque le vaisseau et il détruit *latéralement* ses parois ainsi que le démontrent nos préparations. L'hémorrhagie est beaucoup plus grave quand une artère est entamée latéralement que lorsqu'elle est sectionnée complètement, car, dans le premier cas, la rétraction des parois et la formation du caillot se prêtent moins à l'arrêt spontané de l'hémorrhagie. Aussi chez tout malade atteint d'exulceratio simplex, les hémorrhagies stomacales sont terribles, et, dans quelques cas, presque foudroyantes. Mon premier malade a perdu quatre litres de sang en moins de trente heures. Mon second malade avait perdu quatre litres de sang quand je l'ai fait opérer. C'est par litres de sang que s'effectuaient les hématémèses de la malade de Michaux. J'en dirai autant de la malade de Brault. La malade de Gilbert est morte d'hématémèse foudroyante. C'est également par hématémèses foudroyantes qu'ont été enlevés le malade de Luys et le malade de Lépine et Bret. Deux jeunes femmes dont je parlerai plus loin ont perdu en quarante-huit heures plusieurs litres de sang. Le très grand péril de l'*exulceratio simplex* vient donc des gastrorrhagies quasi-foudroyantes qui se traduisent par hématémèse et par melæna.

Nous connaissons mal l'état chimique du suc gastrique au cours de l'exulceratio simplex. On pourrait supposer, *a priori*, qu'ici comme dans l'ulcus simplex c'est l'hyperchlorhydrie qui domine, et cependant chez le malade de Lépine et Bret on n'a pas trouvé d'acide chlorhydrique libre; chez notre second malade, celui que j'ai fait opérer, on a constaté de l'hypochlorhydrie. Je signale ce fait qui cadre assez mal avec les théories, et qui prouve en tout cas que l'exulceratio comme l'ucère peut se développer, bien que le taux de l'acide chlorhydrique soit abaissé.

Un autre fait à signaler c'est l'*état fébrile* des malades atteints d'exulceratio. Dans presques toutes les observations l'élévation de température est consignée. Pourquoi cette élévation de température ? Le jeune garçon de la salle Saint-Christophe avait 58 degrés ; la malade de Michaux avait la fièvre et sa température atteignait 59 degrés ; chez la jeune femme de notre salle Sainte-Jeanne la température est restée fébrile pendant trois jours ; la jeune fille que je voyais avec Grunberg a eu plusieurs jours 58 et 59 degrés ; la température était élevée chez la malade de Brault. Je n'insiste pas ici sur la pathogénie de cet état fébrile que j'ai longuement discuté dans mes leçons cliniques.

Un autre détail à noter c'est que l'exulceratio a une prédilection pour les jeunes gens ou au moins pour les gens jeunes (garçons ou filles).

Diagnostic. — Nous avons dit que l'exulceratio simplex évolue rapidement et silencieusement, démasquant tout à coup sa présence par des hématémèses terribles, à peine annoncées par une pesanteur d'estomac, avec ou sans nausées, vertiges et tendance à la syncope. Ces hématémèses, du plus grave pronostic, sont parfois mortelles si on n'a pas recours à l'opération. Il s'agit donc de faire un bon diagnostic. Comment y arriver ?

En face d'un malade atteint subitement de grands vomissements de sang, un double diagnostic est à faire : s'assurer d'abord qu'il s'agit bien d'hématémèses, et faire ensuite le diagnostic de la lésion qui les a provoquées. Premier diagnostic : un malade raconte qu'il a eu des vomissements de sang ; a-t-il eu réellement des hématémèses et non des hémoptysies ? Parfois l'hémoptysie est si considérable, le sang est projeté avec une telle violence, que le malade appelle cela vomir le sang, bien que le sang vienne en réalité du poumon et non de l'estomac. Mais le sang de l'hémoptysie est rendu au milieu de saccades de toux à l'état de sang spumeux et rutilant, ce qui n'est pas le fait de l'hématémèse ; de plus, la lésion pulmonaire, origine de l'hémoptysie, permet de fixer la cause et le siège de l'hémorrhagie. Il faut compter également avec l'ouverture d'un anévrysme aortique dans la trachée ou dans les bronches, le malade rendant une énorme quantité de sang qui doit être différenciée de l'hématémèse; il est vrai que la mort en est la conséquence immédiate.

L'hématémèse étant admise, il s'agit d'en préciser l'origine. Une épistaxis postérieure déversée dans l'estomac peut être rendue sous forme de grande hématémèse. J'ai été témoin de deux faits de ce genre. Un malade pâle et exsangue était entré dans mon service pour des hématémèses très abondantes attribuées à une lésion de l'estomac. L'examen de cet homme me permit de découvrir non pas une lésion stomacale, mais un angiome des fosses nasales, origine de l'hémorrhagie qui menaçait de tuer le malade, le sang filtrait le long de l'œsophage et s'accumulait dans l'estomac d'où il était rejeté sous forme de grandes hématémèses. Cet angiome fut cautérisé par Luc : les hématémèses s'arrêtèrent aussitôt.

Les varices œsophagiennes et stomacales (Letulle) de la cirrhose de Laënnec peuvent occasionner, par leur rupture, de violentes hématémèses. Un fait semblable s'est passé sous mes yeux. Un malade était entré dans mon service pour une cirrhose du foie. Pendant que nous l'examinons, il est pris de nausées, d'hématémèses, et il rend en deux fois, à un quart d'heure d'intervalle, un litre et demi de sang. Malgré le traitement aussitôt mis en usage, le malade s'affaiblit et succombe le lendemain. A l'autopsie on trouve une cirrhose de Laënnec. A l'extrémité inférieure de l'œsophage, existait un vrai plexus variqueux; une des veines était ulcérée, et le sang qui avait filtré dans l'estomac avait été rejeté ensuite par hématémèse[1]. En pareille circonstance, le diagnostic a pour guide des symptômes de cirrhose hépatique ou de précirrhose. A supposer que la cirrhose ne soit encore qu'à ses débuts[2], on peut grâce aux « petits signes de la cirrhose » (Hanot), urobilinurie, teinte subictérique, hémorrhoïdes, épistaxis, glycosurie alimentaire, tympanisme abdominal, reconstituer la maladie et l'origine de l'hémorrhagie.

1. Kahn. *Société anatomique*, janvier 1896.
2. M. Bosse. *Hémorrhagies précoces dans les cirrhoses hépatiques.* Thèse de Paris, 1894.

Des hématémèses violentes avec melæna ont encore été signalées comme complication de la cholécystite calculeuse et de la lithiase biliaire. Il s'agit, en pareil cas, d'anévrysme de l'artère hépatique ouvert dans les gros canaux biliaires. J'ai observé un fait de ce genre[1].

On a cru pouvoir attribuer certaines hématémèses à un processus infectieux angio-cholitique. Rondot a publié, à ce sujet, l'histoire de deux malades qui avaient présenté les symptômes de l'ulcère de l'estomac, y compris de grandes hématémèses[2]. A l'autopsie, on trouva chez l'un un abcès du foie et chez l'autre une cholécystite suppurée. Après avoir lu ce mémoire, on voit que l'estomac présentait également des traces d'ulcération dont l'examen histologique n'a pas été fait. Je me demande donc s'il n'y a pas lieu d'incriminer ici, non pas l'angiocholite, mais les exulcérations stomacales.

Le cancer de l'estomac provoque des hématémèses, mais elles sont précédées de bien d'autres signes; de plus, ces hématémèses ne sont pas abondantes; les grandes hématémèses appartiennent à l'ulcère, et, dans le cas où un cancer de l'estomac est accompagné de grandes hématémèses, c'est que le cancer s'est greffé sur un ulcère.

De cette discussion, il ressort, qu'à part quelques exceptions, reconnaissables à l'examen clinique (varices de l'œsophage, et de l'estomac, cirrhose hépatique), les grandes hématémèses sont avant tout l'apanage de l'ulcus simplex et de l'exulceratio simplex. Essayons de les différencier.

Au cas d'exulceratio, l'hématémèse est généralement le symptôme *initial*; les troubles gastriques antérieurs sont nuls ou insignifiants; au cas d'ulcus, l'hématémèse est précédée ou accompagnée des symptômes classiques de l'ulcère stomacal. L'ulcus, il est vrai, peut avoir évolué jusquelà à l'état latent, mais, quand on y regarde de près, on voit que cet état, soi-disant latent, n'est souvent que relatif. Les hématémèses de l'exulceratio offrent quelques particu-

<hr>

1. M. Marion. *Mercredi médical*, 19 novembre 1894.
2. Rondot. *Congrès de médecine.* Bordeaux, 1895

larités intéressantes. Si je m'en rapporte aux cas que j'ai vus et aux observations que j'ai lues, l'hématémèse de l'exulceratio simplex est, d'*emblée*, une grande hématémèse. Ici, la grande hématémèse n'est pas précédée de ces petites vomituritions *marc de café* qui sont si fréquentes au cours de l'ulcus simplex. Certes, l'ulcus simplex est, lui aussi, la cause d'hémorrhagies qui peuvent devenir mortelles par leur abondance ou par leur répétition, mais, toute proportion gardée, je considère l'hématémèse de l'exulceratio comme bien plus redoutable que l'hématémèse de l'ulcus. J'ai soigné bien des gens atteints d'ulcus, plusieurs ont succombé à la perforation, à la cachexie, à la transformation cancéreuse, beaucoup ont eu de fortes hématémèses, mais l'hémorrhagie foudroyante est extrêmement rare.

Voyons ce qui s'est passé pour les dix malades atteints d'exulceratio simplex dont il est question dans mes leçons cliniques : sept sont morts plus ou moins vite, ayant perdu par une artériole stomacale ulcérée plusieurs litres de sang; ils sont morts exsangues, et à l'autopsie on a trouvé partout la même lésion, l'exulceratio ayant entamé ou détruit l'artériole. Quant aux malades qui ont guéri, ils ont eu l'air, eux aussi, d'avoir été d'emblée frappés à mort dans le cours d'une excellente santé; les gastrorrhagies ont été si abondantes qu'ils n'avaient plus que douze cent mille globules rouges, six cent trente mille chez un de mes cas récents de l'Hôtel-Dieu. J'ai donc raison de dire que les hématémèses de l'exulceratio sont autrement terribles, autrement soudaines que la plupart des hématémèses de l'ulcus. En un mot, hématémèse inopinée, d'emblée menaçante, répétée, souvent mortelle, telle est le symptôme dominant, le symptôme prépondérant, qui résume presque toute l'histoire clinique de l'exulceratio simplex.

Pronostic. — Je viens de dire comment on peut mourir d'exulceratio simplex; je voudrais pouvoir dire ce que deviennent ceux qui guérissent. Quel avenir leur est réservé; sont-ils débarrassés, une fois pour toutes, de cette terrible éventualité: l'exulceratio prédispose-t-elle à la récidive comme l'ulcus; ou n'est-elle pas elle-même le stade initial de l'ulcus simplex de Cruveilhier, arrêté dans son évolution par des hématémèses foudroyantes ou par un traitement approprié? Pour que cette hypothèse fût acceptable, il faudrait trouver, sur un même estomac, l'ulcus simplex à l'état de complet développement et l'exulceratio simplex; il serait alors rationnel de supposer qu'on a sous les yeux l'ulcère simple, aux différentes périodes de son évolution. J'ai fait des recherches dans ce sens, et j'ai trouvé une observation qui paraît assez probante. Voici cette observation[1] : Un homme n'ayant jamais eu de symptômes gastriques entre à l'hôpital avec tous les signes d'une hémorrhagie interne, pâleur, sueurs froides, faiblesse excessive, tendance à la syncope. Après dîner, il éprouve un grand malaise : il est pris d'hématémèse foudroyante, et il meurt. A l'autopsie, on trouve trois ulcères, étagés sur la petite courbure de l'estomac. L'ulcère du milieu est un type d'ulcus simplex en pleine évolution; il a les dimensions d'une pièce de un franc; il est rond, ses bords sont saillants et taillés à pic; le fond est rougeâtre, mamelonné, et on y découvre, à la coupe, une artériole sectionnée et oblitérée par un caillot fibrineux. A droite et à gauche de cet ulcère, existent deux légères ulcérations; l'une de ces ulcérations a les dimensions d'une lentille : l'autre ulcération, *très superficielle*, à forme elliptique, a les dimensions d'une pièce de 50 centimes; bien que l'examen histologique n'ait pas été fait, elle a les caractères de l'*exulceratio*; le fond est traversé par un vaisseau présentant une ouverture latérale visible sous l'eau et à la loupe. En lisant cette observation, j'ai cru saisir sur le fait l'évolution de l'ulcère simple de l'estomac, à l'état d'ulcus confirmé et à l'état d'exulcération initiale.

Il serait donc permis, jusqu'à preuve du contraire, d'admettre que l'exulceratio simplex peut bien n'être autre chose que l'ulcus simplex de Cruveilhier, à sa phase ini-

---

1. Bazy. *Bulletins de la société anatomique*, 1876, séance du 24 novembre.

tiale. Du reste Cruveilhier, dans sa belle description de l'ulcère simple avait bien dit que, « dans le premier degré, l'ulcération est limitée à la membrane muqueuse, c'est d'ordinaire une érosion folliculeuse ».

Je crois que l'exulceratio simplex n'est pas sujette aux récidives. Un malade qui a guéri de son exulceratio n'a pas à redouter un retour offensif, car le processus toxi-infectieux aigu qui a produit l'exulceratio est éteint.

Traitement. — Placez-vous dans la situation où vous seriez, dans des cas analogues à ceux que nous avons étudiés dans ce chapitre; vous êtes appelé auprès d'un malade, qui, en pleine santé, a été pris d'une terrible hématémèse; le sang est là, liquide ou en caillots, la quantité en est vraiment effrayante, il y en a bien un litre ou un litre et demi, rendu d'un seul coup; le malade est anxieux, prêt à défaillir, extrêmement pâle, le pouls est accéléré, la température est légèrement fébrile; vous faites votre enquête, vous prenez vos renseignements, et vous formulez le diagnostic suivant: le malade vient d'avoir une terrible hématémèse consécutive à une ulcération de l'estomac et tout fait supposer que cette ulcération est l'exulceratio simplex.

Qu'allez-vous faire; allez-vous recourir sans retard à l'intervention chirurgicale? Pas encore, et bien qu'il y ait des cas véritablement foudroyants où la mort est survenue à la suite de la première ou de la deuxième hématémèse, prenez vos précautions dans le cas où l'intervention chirurgicale deviendrait urgente, mais essayez d'abord du traitement médical. La première condition est de mettre votre malade dans l'immobilité complète, un sac de glace sur l'estomac. A mon sens, le malade doit être mis à la *diète absolue*; il ne doit *rien* prendre, pas une cuillerée de lait, pas une cuillerée d'eau, pas même un morceau de glace; je considère que tout ce qui peut provoquer les mouvements de l'estomac ou la sécrétion du suc gastrique est chose nuisible. Une artériole a été ouverte, l'hémorrhagie est momentanément arrêtée, un caillot bienfaisant est en train d'oblitérer le vaisseau; là est le salut; par conséquent ne prescrivez et ne permettez quoi que ce soit qui puisse compromettre ce travail curateur. Toute boisson, toute potion introduite dans l'estomac provoque les contractions de l'organe et la sécrétion du suc gastrique, conditions défavorables à la formation et à la solidité du caillot obturateur. Je repousse, par conséquent, d'une façon absolue les préparations de gélatine et les potions hémostatiques.

C'est par la peau et par le rectum que doit se faire toute la médication. Par le rectum vous alimentez le malade au moyen de lavements nutritifs, peptone, œufs et lactose. Par la peau, vous introduisez le médicament hémostatique, ergotine, ergotinine, et, encore même, ces médicaments si efficaces au cas d'hémorrhagies utérines n'ont ici qu'une utilité secondaire. C'est par injections sous-cutanées que vous ferez absorber des litres de sérum artificiel. On peut se demander, théoriquement, si ces injections, en élevant la tension artérielle, ne sont pas nuisibles à la solidité du caillot en formation, ou si une trop grande quantité de sérum rapidement introduite, n'a pas un mauvais effet sur la petite quantité de sang qui reste encore dans l'économie. L'expérience prouve que les injections de sérum *bien faites* ont une action réellement efficace; il n'est pas nécessaire qu'elles soient intra-veineuses. On peut répéter ces injections plusieurs fois par jour, et injecter chaque fois 500, 500 grammes de sérum; la jeune malade que j'ai vue avec Grunberg a reçu plus de treize litres de sérum en vingt-neuf jours. Vous pouvez employer un sérum contenant 7 grammes de chlorure de sodium par litre d'eau (formule Malassez), ou un sérum contenant, par litre, 5 grammes de chlorure de sodium et 10 grammes de sulfate de soude (formule Hayem). Le sérum que j'emploie journellement contient 7 grammes de chlorure de sodium et 10 centigrammes de benzoate de caféine par litre; je me suis arrêté à cette formule qui me paraît répondre à toutes les indications. (Pour plus de détails sur les injections de sérum, voir le mémento thérapeutique annexé au tome IV.)

L'oxygène abondamment répandu autour du lit du malade, les injections d'éther, au cas de syncope, rendent de réels services. Vous soumettez le malade à cette médication et vous le surveillez de près. La *diète absolue* doit durer au moins trois ou quatre jours. A dater de ce moment on permet quelques cuillerées d'eau, puis quelques cuillerées de lait coupé d'eau et on augmente progressivement les doses. Il est rare que vous réussissiez du premier coup à arrêter l'hémorrhagie; d'autres hématémèses vont peut-être reparaître, de nouveau le malade va rendre un demi-litre de sang et plus encore, suivi ou non de melæna. Dans ces conditions, la situation devient périlleuse, l'anxiété redouble, le pouls s'accélère, la pâleur s'accentue, les défaillances se succèdent. Vous n'osez plus quitter votre malade; vous redoutez avec raison une syncope ultime; vous vous demandez si une nouvelle hématémèse, mortelle celle-là, ne va pas survenir d'un instant à l'autre, et, tout en continuant votre traitement médical, vous êtes hanté par l'idée de l'intervention chirurgicale.

C'est ici que la difficulté est grande; c'est ici qu'il est grave de prendre une décision dont vous devez assumer la responsabilité, décision qui consiste à décider le moment opportun où il faut armer la main du chirurgien; pas trop tôt, pas trop tard.

Quel est donc ce moment opportun quand il s'agit des grandes hématémèses de l'exulceratio simplex? Certes, le traitement médical tel que je viens de le formuler a une grande efficacité; mais cette efficacité a des limites. Mon premier malade a succombé, bien qu'il ait reçu dans la veine 1500 grammes de sérum; la malade de Brault a succombé, bien qu'on ait pratiqué de grandes injections de sérum plusieurs fois répétées et une injection intra-veineuse de 1500 grammes. Le traitement médical est donc parfois impuissant. Quant au traitement chirurgical, il aura d'autant plus de chances de réussir qu'il sera fait à temps et non pas au moment où la syncope mortelle est imminente. Quelles sont donc les indications d'après les-

quelles l'opération devient urgente; s'impose-t-elle lorsque
le chiffre des globules rouges a subi une déperdition déterminée; peut-on dire, par exemple, qu'il faille opérer dès que
le nombre des globules rouges s'est abaissé au taux de
1 200 000? Je ne pense pas que ce soit là l'unique crite-
rium : le malade de Lépine et Bret a succombé alors qu'il
avait 1 500 000 globules; et d'autre part un de mes malades
de l'Hôtel-Dieu vient de guérir alors qu'il n'avait plus que
650 000 globules [1]. C'est dire que la numération des globules,
à elle seule, ne peut servir de guide.

Je ne vois, à vrai dire, aucun signe précis qui nous
permette de formuler le moment où l'opération s'impose.
Cette appréciation ne peut résulter que de l'ensemble des
faits. Il faut tenir compte du pouls, de l'état des forces du
malade, de son degré de résistance; en un mot, il faut
savoir attendre, mais il faut aussi savoir se décider. J'ai la
conviction que l'opération pratiquée pour les hématémèses
de l'exulceratio simplex donnera d'éclatants succès, car
elle est *infiniment plus simple* au cas d'exulceratio qu'au
cas d'ulcus.

Au cas d'exulceratio, pas d'adhérences, pas de lésions
péri-stomacales, pas de grosse lésion de l'estomac; il s'agit,
au contraire, d'une lésion superficielle bien limitée, qui se
prête admirablement à l'opération. La lésion est même si
superficielle, et, au premier abord, si peu apparente, qu'elle
peut passer inaperçue quand on n'est pas prévenu. Ainsi
voyez ce qui est arrivé aux opérateurs, tant que l'exulceratio n'a pas eu son histoire anatomique et clinique : un
individu avait-il des hématémèses violentes et répétées, on
croyait à un ulcus simplex et on le livrait au chirurgien; le
chirurgien, certain qu'il allait trouver une importante lésion
stomacale, des adhérences, de l'induration des parois stomacales, un gros ulcère à larges bords, ouvrait l'estomac,

---

1. Au sujet de ce malade, un de mes chefs de laboratoire, Jolly, a
publié un important travail sur la réparation du sang dans un cas d'anémie aiguë post-hémorrhagique. *Arch. de médecine expérimentale*, 4 juillet 1901.

et grande était sa surprise de ne pas trouver la lésion attendue; il croyait alors à une erreur de diagnostic, il refermait l'estomac, ou bien il pratiquait une gastro-entérostomie sans se rendre un compte exact de ce qui s'était passé. Pareille méprise est signalée dans plusieurs observations : Michaux ouvre l'estomac de sa malade, bien convaincu qu'il va trouver l'ulcus annoncé; il ne trouve pas cet ulcus, et l'exulceratio simplex, cause de l'hémorrhagie mortelle, passe inaperçue; on ne constate la méprise qu'à l'autopsie. Hartmann ouvre l'estomac de sa malade croyant qu'il va trouver l'ulcus simplex diagnostiqué, il ne trouve pas cet ulcus ; l'exulceratio simplex, cause de l'hémorrhagie mortelle, passe inaperçue et on la trouve plus tard à l'autopsie. Chez le malade que j'ai fait opérer par Cazin, on ouvre l'estomac, qui au premier abord paraît tellement sain, qu'on a un moment d'hésitation; mais on cherche de parti pris l'exulceratio simplex dont j'avais annoncé l'existence, on la trouve, on la ligature, et le malade guérit.

Il ne faut donc pas dire, comme on l'a avancé à tort, que l'exulceratio simplex est impossible à trouver au moment de l'opération; je m'élève, preuves en main, contre pareille assertion. Jusqu'ici, on n'était pas familiarisé avec l'exulceratio simplex; elle était pour ainsi dire ignorée; elle n'avait suscité aucun travail d'ensemble; elle avait si peu attiré l'attention, qu'une fois l'estomac ouvert *on ne la voyait pas, parce qu'on ne savait pas la voir; elle passait inaperçue, parce qu'on ne savait pas qu'elle existait.* C'est donc un chapitre nouveau à ajouter à l'histoire médico-chirurgicale des ulcérations de l'estomac. A l'avenir, les médecins feront leur diagnostic et, quand le chirurgien ouvrira l'estomac pour remédier à des hématémèses mises sur le compte de l'exulceratio, il saura que l'estomac peut lui paraître sain au premier abord; mais il saura également qu'il ne doit pas s'en tenir à cette première impression; il recherchera, avec un soin minutieux, l'exulceratio simplex; qu'il scrute la muqueuse stomacale, qu'il la déterge avec soin, qu'il la déplisse, s'il le faut même qu'il examine à la loupe le lieu suspect, et il découvrira l'exulceratio, qui a la dimension d'une lentille, d'une pièce de 50 centimes, de 1 franc. Il la découvrira d'autant mieux que l'exulceratio, pour si superficielle qu'elle soit, occupe habituellement, je le répète avec intention, une certaine surface : elle est même parfois entourée de taches ecchymotiques qui servent de point de repère.

§ 10. ULCÈRE SIMPLE DE L'ESTOMAC
MALADIE DE CRUVEILHIER

Avis. — Je préviens le lecteur que plusieurs questions concernant l'ulcus simplex (hématémèses, pathogénie de l'ulcus, etc.) ont été étudiées au chapitre précédent avec l'exulceratio simplex et seront repris à l'un des chapitres suivants relatif à la transformation de l'ulcus en cancer. Je prie donc (afin d'éviter les répétitions) qu'on veuille bien lire ces chapitres qui se complètent réciproquement. On trouvera également plus loin un chapitre concernant *l'ulcère perforant* de l'estomac et du duodénum consécutifs à *l'appendicite.*

Historique. — On vient de voir aux chapitres précédents, que les lésions ulcéreuses *aiguës* de l'estomac sont nombreuses et que leur origine est multiple. La description que je vais entreprendre actuellement s'adresse à une variété d'ulcère *chronique* nommé *ulcère simple* (Cruveilhier), *ulcère perforant* (Rokitansky), *ulcus rotundum* (Niemeyer); variété spéciale à l'estomac, à l'œsophage et au duodénum, et pour la première fois merveilleusement décrite par Cruveilhier[1]. A Cruveilhier revient en effet l'honneur d'avoir créé cette entité morbide. Du premier coup, dès l'année 1830, il décrivait minutieusement l'ulcère chronique simple, et le séparait définitivement du cancer de l'estomac, avec lequel il avait été confondu jusqu'alors. En 1838, il complétait son œuvre, et il nous a laissé, de cette maladie, un tableau

---

1. Cruveilhier. *Anat. path. du corps humain.* 1830, 10ᵉ livraison; 1835, 20ᵉ livraison. *Revue médicale,* 1838. *Arch. de médecine,* 1856.

anatomique et clinique si complet que, par un juste hommage rendu à sa mémoire, cette maladie doit porter son nom. Le mémoire de Rokitansky[1] date de 1859.

Toutefois, qu'il me soit permis de faire remarquer que la dichotomie clinique entre l'ulcère et le cancer de l'estomac n'est pas toujours absolument tranchée; Cruveilhier lui-même avait signalé la coexistence de ces deux lésions sur le même estomac et, depuis quelques années, on a cité bon nombre d'observations qui prouvent que l'ulcère stomacal n'est parfois que le prélude du cancer; ou, si l'on préfère, le cancer vient assez fréquemment se greffer sur l'ulcère ou sur une cicatrice d'ulcère. Il y a là une évolution qui sera étudiée à l'un des chapitres suivants.

La dénomination d'*ulcus rotundum* est acceptable; toutefois l'ulcère n'a pas toujours une forme arrondie; celle de *perforant* n'est pas meilleure, car, malgré ses tendances, l'ulcère n'aboutit pas toujours, il s'en faut, à la perforation; la dénomination d'ulcère simple, *ulcus simplex*, est donc celle qui doit être conservée.

Anatomie pathologique. — D'après les statistiques réunies de Rosenheim et de Brinton, le *siège* de l'ulcère de l'estomac affecte les dispositions suivantes :

```
Paroi postérieure de l'estomac . . . . . . . . . . . .  83
Région pylorique . . . . . . . . . . . . . . . . . . .  56
Petite courbure . . . . . . . . . . . . . . . . . . . .  57
Paroi antérieure . . . . . . . . . . . . . . . . . . .  26
```

L'*ulcère simple* de l'estomac est habituellement arrondi, il prend une forme semi-lunaire ou circulaire quand il embrasse la région pylorique; il est vaste et irrégulier quand il résulte de plusieurs ulcères fusionnés.

L'ulcération tend à détruire successivement les tuniques muqueuse, fibreuse, musculaire et péritonéale; la profondeur de l'ulcère varie donc suivant les tissus détruits. Au point de vue de son évolution anatomique, l'ulcère simple

1. Rokitansky. Traduction in *Arch. de méd.*, 1840.

débute par une érosion, aboutit à une ulcération, et se termine par cicatrisation dans les cas heureux, ou par perforation dans les cas malheureux.

Vu du côté de la muqueuse, l'ulcère paraît conique, creusé en entonnoir, l'orifice de l'ulcère ayant une étendue plus grande que le fond : ses bords ne sont jamais formés de lambeaux déchiquetés ou détachés, ils sont taillés à pic, comme à l'emporte-pièce. Il n'est pas rare de voir sur les bords et sur le fond de l'ulcère des artérioles nettement sectionnées, dont la lumière est oblitérée par un bouchon de tissu embryonnaire. Quand la lésion est ancienne, les tissus qui forment les bords de l'ulcération peuvent *s'indurer*, *s'épaissir* au point de simuler au premier abord une ulcération cancéreuse. Les dimensions de l'ulcère sont variables; certains atteignent à peine la dimension d'une pièce de cinquante centimes, d'autres dépassent ou égalent le diamètre d'une pièce de cinq francs. L'ulcère est unique ou multiple; d'après Brinton, il serait double une fois sur cinq[1]; on en a trouvé jusqu'à cinq chez le même individu (Rokitansky). Il est fréquent de constater à l'autopsie des *cicatrices* provenant d'ulcérations guéries; la muqueuse fait défaut sur le tissu fibreux cicatriciel.

La guérison de l'ulcère est fréquente, mais elle se fait parfois au prix de *cicatrices* qui rétrécissent l'orifice pylorique[2], ou qui font un estomac bilobé. Quand l'ulcère se termine par *perforation* de l'estomac, et le cas n'est pas rare, surtout à la face antérieure de l'organe, l'orifice péritonéal, variable comme dimension, est aussi nettement taillé que l'orifice stomacal; tantôt la perforation s'ouvre dans la cavité péritonéale, sans adhérences préalables, et une péritonite aiguë mortelle en est la conséquence, si l'on n'intervient pas à temps; tantôt la perforation est limitée par un organe voisin qui a subi des adhérences; l'organe

1. Brinton. *Maladies de l'estomac.*
2. On voit au musée Dupuytren un exemple remarquable d'estomac bilobé : les deux lobes sont séparés par une portion rétrécie due à un ulcère en voie de cicatrisation. *Appareil de la digestion*, n° 181.

forme tampon, et s'ulcère à son tour. C'est ainsi que le fond de l'ulcère est formé, suivant le cas, par le diaphragme, par le foie, par la rate, par le pancréas[1], par les ganglions mésentériques, par le sternum (Barth)[2]. Dans d'autres circonstances, la perforation fait communiquer, sous forme de *fistule*, l'estomac avec le duodénum, avec le côlon, les bronches, le péricarde[3], la peau. Parfois la perforation aboutit à une péritonite enkystée, à un empyème sous-phrénique que nous étudierons plus loin. Le travail ulcéreux ne ménage pas les *artères* de l'estomac (artères coronaire, splénique, gastro-épiploïques); une gastrorrhagie mortelle peut en être la conséquence[4].

L'ulcère de l'estomac, qu'il aboutisse ou non à la perforation, est très souvent l'origine d'*adhérences* entre l'estomac et les organes voisins (péritoine, intestin, pancréas, foie, ganglions, etc.), adhérences qui compliquent souvent le manuel opératoire au cas d'intervention chirurgicale. L'examen microscopique des tissus qui limitent l'ulcère montre des lésions de gastrite : les tubes glandulaires tendent à disparaître, les cellules glandulaires subissent la dégénérescence graisseuse; des amas embryonnaires se font sous la muqueuse, dans la celluleuse, la musculaire sous-muqueuse est rompue et les tuniques musculaires sous-jacentes envahies.

Étiologie. — Pathogénie. — L'ulcère simple de l'estomac forme-t-il une entité morbide distincte, ayant son étiologie et sa pathogénie propres, ou bien n'est-il que l'aboutissant (Forster) de toutes les variétés d'érosion et d'ulcérations stomacales, d'origine diverse, qui pourraient à un moment donné subir l'évolution de l'ulcère simple? Ces deux opinions ont été soutenues; mais, quelle que soit la théorie à laquelle on se rattache, comment expliquer le processus qui préside à la formation de cet ulcère? On a supposé

1. Damaschino. *Malad. de l'estomac*, p. 524.
2. Musée Dupuytren. *Appareil de la digestion*, n° 117.
3. Musée Dupuytren. *Appareil de la digestion*, n°⁵ 112-124-126.
4. Guttmann. *Arch. de méd.*, août 1880, p. 225. — Brayer. Thèse de Paris, 1895.

que l'ulcération n'est à son début qu'une plaque ecchymotique; cette plaque ecchymotique proviendrait d'une stase sanguine, qui serait due à une dégénérescence graisseuse ou athéromateuse des petits vaisseaux (artères ou veines); il en résulterait une nécrobiose superficielle de la muqueuse et le suc gastrique, digérant alors les parois stomacales, serait l'agent actif du processus morbide.

L'action prépondérante du suc gastrique paraît d'autant plus admissible à bon nombre d'auteurs, que les malades atteints d'ulcère simple de l'estomac sont souvent atteints d'hyperchlorhydrie et d'hypersécrétion; hyperchlorhydrie quand l'acide chlorhydrique libre existe en excès au moment de la digestion; hypersécrétion, quand cet excès d'acide chlorhydrique existe d'une façon continue, même en dehors de la digestion. Il faut convenir qu'hyperchlorhydrie, hypersécrétion et ulcère stomacal semblent faire partie d'une même famille pathologique; on voit même des malades qui débutent par l'hyperchlorhydrie ou par l'hypersécrétion et qui s'acheminent ensuite vers l'ulcère stomacal. Ces faits donneraient raison à ceux qui admettent que le suc gastrique peut déterminer l'ulcère par la digestion des tissus (auto-digestion).

Mais, d'autre part, comment concilier cette hypothèse avec ce fait que l'ulcère simple existe à l'œsophage, c'est-à-dire dans une région où il est à l'abri du suc gastrique; comment surtout concilier cette hypothèse avec cet autre fait que, dans un même estomac, deux ulcères peuvent évoluer simultanément, en sens inverse, l'un se creusant grâce à l'action du suc gastrique et l'autre se cicatrisant malgré ce même suc gastrique? Il y a là quelque chose qui n'est pas précisément favorable à la théorie.

Les théories microbiennes peuvent expliquer la formation de l'ulcère, l'ulcère n'étant au début qu'une exulcération. J'ai discuté ce côté de la question au dernier chapitre concernant l'*exulceratio simplex*; je n'y reviens pas. La théorie qui l'assimile au mal perforant plantaire ou palmaire est ingénieuse mais pas démontrée.

On a voulu faire de l'alcoolisme la cause dominante de l'ulcus stomacal, ce qui est loin d'être vrai, ainsi que le fait remarquer Letulle, car le plus souvent les malades ne sont pas alcooliques et les artères de l'estomac ne sont pas athéromateuses.

Pour Gilles de la Tourette[1], l'hystérie occuperait une place importante dans la pathogénie de l'ulcère.

Je ne parle pas de l'ulcus syphilitique auquel je consacrerai un chapitre spécial.

L'ulcère simple est une maladie assez commune, surtout en Angleterre et en Allemagne; il est plus fréquent chez la femme que chez l'homme; il appartient principalement à l'âge adulte. Les jeunes femmes d'apparence chloro-anémiques y sont exposées. Le traumatisme (coups, contusions à l'épigastre)[2] a paru jouer le rôle de cause occasionnelle ou déterminante dans un certain nombre de cas (Potain). En résumé, la cause réelle de l'*ulcus simplex* nous échappe souvent. (Voir la thèse de mon interne Gandy[3].)

Symptômes. — Dans sa forme *classique et habituelle*, l'ulcère simple se traduit par les symptômes suivants : Après une période plus ou moins longue, pendant laquelle le malade *n'accuse que des troubles dyspeptiques, souvent avec hyperchlorhydrie*, apparaissent des symptômes qui par leur caractère ont une valeur considérable. Ces symptômes sont la douleur, le vomissement et l'hématémèse.

La *douleur*, généralement circonscrite à la région xiphoïdienne du sternum (*point xiphoïdien*), est presque toujours accompagnée d'une douleur correspondante au rachis, au niveau de la première vertèbre lombaire (*point rachidien*) (Cruveilhier). Cette douleur mordicante et térébrante revient par accès plusieurs fois par jour ou à intervalles plus éloignés. J'ai vu des malades chez lesquels ces douleurs, comparables aux plus vives brûlures, deve-

1. *La semaine médicale*, 11 novembre 1899.
2. *Ulc. simple de l'est. de cause traumat.* Derouet, Th. de Paris, 1879, n° 106.
3. Gandy. *L'ulcère simple et la nécrose hémorrhagique des toxémies*
h. de Paris, 1899.

naient une véritable torture qu'ils n'arrivaient à calmer qu'en faisant pendant des mois un abus immodéré d'injections de morphine. La douleur de l'ulcère simple, c'est un de ses caractères, est exaspérée par la pression, par la palpation de l'estomac; elle est généralement réveillée par l'ingestion des aliments; elle persiste même pendant toute la durée de la digestion stomacale et n'est jamais plus forte qu'à ce moment[1]. Pour si important que soit ce symptôme, il ne faut pas oublier qu'il fait parfois défaut, et que, d'autre part, il peut exister avec des caractères analogues dans certaines gastralgies, le plus souvent avec hyperchlorhydrie. Dans quelques cas, l'intolérance stomacale est absolue; le lait, l'eau, tout est rejeté.

Le *vomissement* est un symptôme fréquent. Les vomissements alimentaires surviennent plus ou moins vite après le repas; parfois même l'accès douloureux ne cesse qu'avec le vomissement. Certains sujets rendent dans la journée, ou le matin, des glaires teintées par la bile (vomissements pituiteux). Ces vomissements sont souvent très acides, parce que dans l'ulcère de l'estomac la sécrétion gastrique contient habituellement de l'acide chlorhydrique en excès (hyperchlorhydrie et hypersécrétion). C'est même la présence ou l'excès de l'acide chlorhydrique dans le chyme qui, dans les cas difficiles, est un des signes de diagnostic, signe qui n'est pas absolu, il s'en faut, entre l'ulcère et le cancer.

Le vomissement de sang (*hématémèse*) se présente différemment suivant les cas. Lorsque l'hémorrhagie de l'estomac (*gastrorrhagie*) est abondante, et lorsque l'hématémèse suit de près la gastrorrhagie, le sang vomi est rouge et liquide; mais si le sang a séjourné dans l'estomac, au contact du suc gastrique ou des aliments, il est rejeté en caillots, ou plus ordinairement sous forme d'un liquide noirâtre, analogue au *marc de café* ou à la suie délayée dans l'eau; c'est le *vomissement noir*.

Quelquefois, une partie du sang passe de l'estomac dans

1. Trousseau. *Clin. méd.*, t. III, p. 77.

l'intestin, et le malade rend par les selles des matières noires comme du goudron; c'est le *melæna* (de μέλαινα, μέλας, noir). Si même l'hémorrhagie de l'estomac est peu abondante, si elle se fait lentement, à petites doses, il peut arriver que le sang ne soit pas rejeté par hématémèse. il passe dans l'intestin et le melæna devient alors le seul signe révélateur de l'hémorrhagie stomacale.

Les hématémèses sont encore possibles alors que l'ulcus est cicatrisé, et, par un retour offensif, c'est en plein tissu cicatriciel que se fait l'hémorrhagie mortelle, ainsi que le prouve l'observation suivante (Bonnet, interne de Lannois) : une femme, sans maladies antérieures, fut prise de tous les symptômes de l'ulcère simple de l'estomac, douleurs xiphoïdienne et rachidienne, exaspérées par l'ingestion des aliments, vomissements alimentaires. Dans le cours de la maladie, survint une forte hématémèse, et, le lendemain, deuxième grande hématémèse, plus considérable que la première. La malade fut mise au régime lacté absolu, et, au bout de neuf mois, elle était complètement guérie de son ulcère stomacal. Huit ans plus tard, la malade entre à l'hôpital de la Croix-Rousse; elle venait d'être prise d'hématémèses abondantes et de melæna. Elle se plaint de douleurs au creux épigastrique. On la met à la diète lactée et on applique des sachets de glace sur le ventre. A huit heures du soir, les douleurs stomacales augmentent d'intensité et la malade est prise d'une terrible hématémèse qui lui fait perdre environ deux litres de sang. On pratique une injection d'ergotinine, puis une injection de sérum, mais la malade se refroidit et succombe à dix heures du soir. A l'autopsie, on trouve dans l'estomac des caillots volumineux. Au niveau de la petite courbure existe la cicatrice de l'ancien ulcère. Sur cette cicatrice on constate un petit soulèvement conique terminé par un orifice béant qui n'est autre chose que l'ouverture d'une artériole dont les parois étaient entamées. (On dirait l'exulceratio greffée sur une cicatrice d'ulcus.)

La *dilatation* de l'estomac accompagne fréquemment

l'ulcère de l'estomac ; cette dilatation n'est pas due uniquement au rétrécissement organique que peut provoquer l'ulcère de la région pylorique, on la trouve également associée aux ulcères des autres régions de l'estomac ; la contracture spasmodique et réflexe du pylore n'y est sans doute pas étrangère. Cette *contracture du pylore* jouerait, du reste, d'après Doyen, un rôle considérable dans la pathogénie de différents symptômes de l'ulcère stomacal, elle serait l'origine de crampes d'estomac, elle serait un des facteurs de la dilatation et des vomissements, elle serait un obstacle à la cicatrisation de l'ulcère, en provoquant la dilatation de l'organe et le tiraillement consécutif des bords de l'ulcère.

La *céphalalgie* est un symptôme que je ne vois signalé nulle part, et que j'ai souvent observé dans le cours de l'ulcère stomacal ; je ne m'en explique pas trop la cause, mais, au point de vue sémiologique, j'en signale la valeur. Cette céphalalgie violente, tenace, tourmente parfois les malades autant que les douleurs stomacales ; elle me paraît avoir une réelle importance pour le diagnostic ; elle est le satellite de l'ulcère et point du cancer.

Sous l'influence des douleurs et des vomissements le malade ne tarde pas à dépérir ; l'amaigrissement, la perte des forces, en sont les conséquences habituelles ; chez les femmes il s'y joint de la dysménorrhée et de l'aménorrhée. La maladie aboutit à une véritable cachexie.

Les *terminaisons* possibles de l'ulcère simple sont les suivantes : la guérison complète ; la guérison avec un reliquat de cicatrices stomacales ou d'adhérences extra-stomacales ; la mort par hémorrhagie, par perforation, par péritonite, par collapsus, par cachexie, par transformation cancéreuse. Les *récidives* de l'ulcère sont assez fréquentes ; les accidents peuvent reparaître après quelques mois ou après quelques années de guérison ; l'ulcération nouvelle porte parfois sur une ancienne cicatrice.

Complications. — Au nombre des complications terribles et mortelles, signalons d'abord l'*hémorrhagie* stomacale, qui, elle aussi, comme la perforation, peut survenir dans le cours d'un ulcère qui évoluait insidieusement, à l'état latent. J'ai été témoin d'un fait de ce genre avec mon élève Caussade : une femme qui n'avait pas eu jusqu'alors les symptômes de l'ulcère stomacal fut prise de terribles hématémèses; les hématémèses s'amendèrent, mais la malade succomba quelques semaines plus tard à une perforation de l'estomac qui l'enleva rapidement. Dans une observation de Bazy la malade succombe en quelques heures à l'hémorragie stomacale; on trouve à l'autopsie trois ulcères au niveau de la petite courbure, l'ulcération avait détruit l'artère coronaire stomachique[1]. Dans le cas de Caillard, la malade est emportée en quelques heures par l'hémorrhagie stomacale; on trouve à l'autopsie un ulcère de la petite courbure et une ulcération de l'artère pylorique. Dans le fait rapporté par Litten, le malade succombe à plusieurs hémorrhagies stomacales; on constate à l'autopsie une perforation stomacale au milieu de la paroi postérieure et une ulcération de l'artère splénique[2].

Péritonites. — La *perforation* de la paroi stomacale et la *péritonite aiguë* généralisée qui en est la conséquence s'observent surtout quand l'ulcère occupe la face antérieure de l'estomac, parce que cette région est plus mobile, plus accessible aux traumatismes et se prête moins aux adhérences. Le lieu d'élection n'est donc pas le même pour l'ulcère et pour la perforation; l'ulcère a une prédilection bien marquée pour la face postérieure de l'estomac, pour la région pylorique et pour la petite courbure, tandis que la perforation a une prédilection bien marquée pour la face antérieure de l'estomac. Toute proportion gardée, l'ulcère de la paroi antérieure de l'estomac expose à la perforation, 40 fois plus que l'ulcère de la face postérieure[3] : l'ulcère de la paroi antérieure a donc une gravité exceptionnelle.

<hr>

1. Brayer. *Perforation de l'estomac*. Th. de Paris, 1893.
2. Gibert. *Ulcère de l'estomac*. Th. de Paris, 1887.
3. Chapt. *Perforation de l'ulcère simple de l'estomac*. Thèse de Paris, 1895.

La *péritonite suraiguë* due à la perforation de l'estomac
sera l'objet d'une étude spéciale au chapitre suivant. Cette
péritonite suraiguë entraîne rapidement la mort à moins
d'intervention chirurgicale hâtive.

Dans les cas plus heureux, la perforation de l'estomac
aboutit, non pas à une péritonite généralisée, mais à une
péritonite *partielle, enkystée*[1]. Des adhérences ont eu le
temps de s'établir, des néo-membranes unissent l'estomac,
le diaphragme, la paroi abdominale, le foie, le côlon transverse et circonscrivent une cavité purulente, anfractueuse,
qui a pour sièges habituels les régions de l'épigastre et des
hypochondres, c'est-à-dire l'*étage supérieur* de l'abdomen.

Ces abcès péri-stomacaux peuvent être classés en plusieurs catégories que voici :

L'abcès *gastro-splénique* siège entre la grosse tubérosité de
l'estomac et la rate, dans l'hypochondre gauche. Il est dû à
une perforation intéressant la grande courbure de l'estomac.

L'abcès *gastro-sous-hépatique* s'étend vers l'hypochondre
droit, il est limité en haut par le lobe gauche du foie, en
bas par la petite courbure de l'estomac et le pylore, en
avant par les adhérences qui unissent le bord du foie à
l'estomac. Il est dû à une perforation intéressant la région
pylorique.

L'abcès *gastro-abdominal* ou antégastrique siège entre la
face antérieure de l'estomac et la paroi abdominale ; il peut
aboutir au phlegmon de la paroi abdominale antérieure
avec fistule gastrique. Il est dû à une perforation intéressant
la paroi antérieure de l'estomac.

Abcès sous-phrénique. — L'abcès gastro-hépato-phrénique,
encore nommé *abcès sous-phrénique*, pyo-pneumothorax
sous-diaphragmatique, est la variété la plus commune ; cet
abcès est surtout dû à une perforation de la face postérieure de l'estomac. C'est une cavité purulente, véritable
empyème sous-phrénique, souvent fétide, qui contient également, comme les variétés précédentes, des gaz, des résidus

1. Bouveret. *Maladies de l'estomac*, 1893, p. 234.

alimentaires putréfiés, des lambeaux sphacélés. Au point de vue topographique, cet abcès sous-phrénique est constitué de la façon suivante : sa paroi supérieure est formée par le diaphragme ; mais le diaphragme, sous la pression des liquides et des gaz, peut se laisser refouler dans le thorax, jusqu'au quatrième et jusqu'au troisième espace intercostal, le poumon est à son tour refoulé, et la collection sous-phrénique, remontant ainsi dans la région thoracique droite ou gauche, peut simuler un épanchement pleural ou un pyo-pneumothorax[1]. La paroi inférieure de l'abcès sous-phrénique est formée par le foie plus ou moins abaissé, par l'estomac, par le côlon transverse, le tout adhérent et tapissé de fausses membranes. La paroi droite de l'abcès sous-phrénique est formée par le ligament suspenseur du foie, ligament falciforme qui relie la face convexe du foie au diaphragme et à la paroi abdominale. La paroi gauche est formée par la rate adhérente à l'estomac et par la portion verticale du diaphragme. La paroi postérieure est formée par le ligament coronaire qui s'étend du bord postérieur du foie à la partie correspondante du diaphragme.

Ainsi constituée, la collection purulente ou gazo-purulente sous-phrénique occupe l'épigastre et les hypochondres, surtout l'hypochondre gauche, avec ou sans refoulement des organes thoraciques.

Quelle est l'évolution clinique de l'abcès sous-phrénique ? Il s'annonce souvent par des douleurs épigastriques et par des vomissements, mais, comme ces symptômes ressemblent beaucoup aux symptômes de l'ulcère, on leur donne souvent une fausse interprétation et les débuts de l'abcès sous-phrénique sont méconnus. Dans d'autres circonstances la formation de l'abcès sous-phrénique se fait d'une façon insidieuse, elle passe inaperçue, ou bien elle est masquée par les symptômes bruyants et douloureux de l'ulcère. Quelques malades, au moment où se forme l'abcès sous-phrénique, se plaignent

1. Debove. *Société médicale des hôpitaux*, 1890.

d'irradiations douloureuses à l'épaule, au cou; d'autres sont pris de frissons et d'accès de fièvre, accès révélateurs de la suppuration et de l'infection.

L'abcès sous-phrénique confirmé provoque des symptômes que je divise en symptômes *abdominaux* et *thoraciques*. Aux symptômes abdominaux appartiennent la douleur, la voussure et la déformation de l'épigastre et de l'hypochondre gauche. Ces différents signes, la voussure, la déformation de la région, la douleur, se localisent à l'*étage sus-ombilical* de l'abdomen, tandis que l'étage sous-ombilical reste souple, sans voussure, sans déformation, sans tumeur, sans douleur; c'est là une remarque importante et précieuse pour le diagnostic.

Aux symptômes thoraciques de la collection sous-phrénique, appartiennent l'élargissement de la base du thorax et les signes d'un épanchement pleural ou d'un pyo-pneumothorax, la collection sous-phrénique pouvant, je le répète, refouler par en haut le diaphragme et le poumon jusqu'au 4° ou 5° espace intercostal. On perçoit donc, en pareil cas, *tous* les signes d'un épanchement pleural ou *tous* les signes d'un pyo-pneumothorax; on voit alors quelle est la difficulté du diagnostic. Voici, je crois, comment on peut tourner cette difficulté: Les symptômes abdominaux, la voussure, la déformation, la matité de l'épigastre et des hypochondres n'existent ni dans les épanchements de la plèvre, ni dans le vrai pyo-pneumothorax, tandis que ces symptômes abdominaux existent lorsqu'une collection d'origine abdominale remonte vers le thorax et simule les épanchements pleuraux ou le pyo-pneumothorax. Il y a des cas, cependant, où un épanchement pleural gauche peut, lui aussi, déformer l'hypochondre gauche et faire disparaître la sonorité de l'espace de Traube, c'est lorsqu'il s'agit d'un épanchement pleural considérable, atteignant au moins deux litres, mais alors, avec un pareil épanchement, le cœur est très fortement dévié en dehors et la matité atteint la région claviculaire, ce qui n'a pas lieu avec les épanchements pseudo-pleuraux d'origine abdominale. Il y a des cas également, où un épanchement pleural droit peut abaisser le foie et voussurer l'hypochondre droit ; mais ici encore, il s'agit d'épanchements pleuraux très abondants qui déterminent une matité remontant très haut et atteignant la région claviculaire, ce qui n'a pas lieu dans les épanchements pseudo-pleuraux d'origine abdominale.

Les différentes variétés d'abcès péritonéaux que je viens d'étudier peuvent se terminer de diverses manières : *a.* — Ils aboutissent à un phlegmon de la paroi abdominale antérieure avec fistule gastro-abdominale. *b.* — Ils se vident dans l'intestin grêle ou dans le côlon et déterminent des diarrhées fétides et une fistule gastro-intestinale parfois suivie de guérison. *c.* — Ils s'ouvrent dans le péritoine et occasionnent une péritonite généralisée, ainsi que j'en ai observé un cas en 1894, dans mon service à l'hôpital Necker. *d.* — Ils perforent le diaphragme et s'ouvrent dans le péricarde, dans la plèvre (pleurésie purulente et pyo-pneumothorax), dans les bronches et dans le poumon (vomique, gangrène pulmonaire, broncho-pneumonie infectieuse).

Ulcère latent. — La description de l'ulcère de l'estomac, telle qu'on l'a lue plus haut, s'adresse à la majorité des cas. Les troubles dyspeptiques apparaissent d'abord, puis viennent les douleurs et les vomissements alimentaires, avec ou sans hématémèse, et la maladie peut durer des mois et des années, *deux ans en moyenne*, avec des alternatives d'amélioration et de rémission qui, grâce à un traitement bien dirigé, aboutissent souvent à la guérison. Mais l'ulcère de l'estomac n'a pas toujours, il s'en faut, les mêmes allures ; dans certains cas, il évolue à l'état *latent*, ou bien il ne se trahit que par des troubles dyspeptiques, *en apparence insignifiants*, et c'est *brusquement*, au milieu d'une bonne santé, que le sujet est pris d'une perforation de l'estomac, d'une péritonite aiguë, de l'ulcération d'un gros vaisseau, de violentes hématémèses, accidents qui mettent en quelques jours (forme rapide) ou en quelques heures (forme foudroyante) la vie en danger (Jaccoud). Ces terribles accidents se produisent également dans la forme habituelle et chronique de l'ulcère, *mais alors ils sont prévus.* Je ne saurais trop insister sur cette forme insidieuse qui nous réserve de si cruelles surprises : la péritonite mortelle par perforation est beaucoup plus fréquente qu'on ne pense, chez des gens dont l'ulcère stomacal avait évolué, je le répète, sans douleurs, sans hémorrhagie, sans vomissements, d'une façon *latente* ou *presque* latente.

En voici quelques observations qui permettent de bien juger la question :

Obs. I. — Une jeune fille d'apparence chloro-anémique, *n'ayant jamais eu de maux d'estomac,* est prise brusquement pendant la nuit d'une violente douleur épigastrique et de tous les signes d'une péritonite suraiguë moins les vomissements. Elle succombe en 15 heures. A l'autopsie on trouve une péritonite due à la perforation d'un ulcère de la face antérieure de l'estomac[1].

Obs. II. — Une jeune femme de 20 ans, jamais malade, est prise brusquement d'une douleur extrêmement vive dans l'hypochondre gauche. En quelques heures la température tombe à 36 degrés. Le ventre est ballonné, très douloureux. Les extrémités se refroidissent, se couvrent de sueurs, la respiration est extrêmement accélérée, le pouls est incomptable, et la malade succombe en 24 heures. A l'autopsie on trouve une double perforation de l'estomac, à la face antérieure et à la face postérieure, les deux perforations étant presque en regard l'une de l'autre[2].

Obs. III. — Une jeune fille de 25 ans, n'ayant *jamais* eu le moindre dérangement gastro-intestinal, pas de vomissements, pas de douleurs à l'estomac, est prise brusquement, ayant dîné comme à l'ordinaire, de douleurs abdominales atroces. Le lendemain matin on constate une péritonite suraiguë ; facies grippé, nez froid, yeux excavés. Le ventre est tendu, plat, dur comme une planche. La mort survint 45 heures après le début des accidents. A l'autopsie on

---

1. Recht. *Société anatomique,* mars 1895.
2. Jayle. *Société anatomique,* novembre 1891.

trouve une péritonite due à la perforation d'un ulcère de la face antérieure de l'estomac[1].

Obs. IV. — Une jeune fille de 17 ans, très bien portante, n'ayant *jamais* eu ni dérangements gastro-intestinaux, ni vomissements, ni hématémèse, ni melæna, est prise brusquement de douleurs violentes dans le ventre et de symptômes de péritonite. On l'opère le quatrième jour et elle succombe. À l'autopsie on trouve à la face antérieure de l'estomac un ulcère avec une perforation de la dimension d'une pièce de 50 centimes[2].

Obs. V. — Une jeune fille de 18 ans est prise tout d'un coup de douleurs vives dans le ventre. Bientôt éclatent les symptômes d'une péritonite généralisée. L'opération est faite au troisième jour et la malade succombe. On trouve à l'autopsie un ulcère avec large perforation[3].

Obs. VI. — J'ai été témoin d'un fait du même genre. Nous avons vu avec Tisné une jeune fille de 20 ans qui avait été prise subitement dans la nuit d'une terrible douleur abdominale sans vomissements. Le lendemain matin, nous faisions le diagnostic de péritonite par perforation, et je dirigeais la malade sur l'hôpital Necker pour la faire opérer. Mais les accidents marchèrent si vite que l'opération commencée dut être abandonnée, et la pauvre fille succomba vingt heures après le début des accidents. À l'autopsie, nous avons trouvé deux grandes perforations nettement arrondies à la face antérieure et à la face postérieure de l'estomac. Ces deux perforations, qui sont représentées sur la planche ci-après, étaient absolument superposables comme si l'un des ulcères avait engendré l'autre. C'était bien là un type d'ulcère *latent*, car malgré ces deux larges ulcères ayant évolué aux faces antérieure et postérieure de l'estomac, la malade *n'avait jamais éprouvé le moindre*

1. Thèse de Archagouria. Utudjian. *Forme perforante de l'ulcère de l'estomac.* Paris, 1889.
2. Walther. *Société anatomique*, octobre 1890.
3. Choppin. *Perforation de l'ulcère latent de l'estomac.* Thèse de Paris, 1896.

symptôme gastrique, elle n'avait jamais eu ni douleurs, ni vomissements, ni hématémèses, ni troubles dyspeptiques ; mon enquête à ce sujet a été complète et minutieuse : la veille cette jeune fille était sortie, faisant à pied ou en voiture des courses nombreuses, et le soir elle avait dîné comme d'habitude et de fort bon appétit.

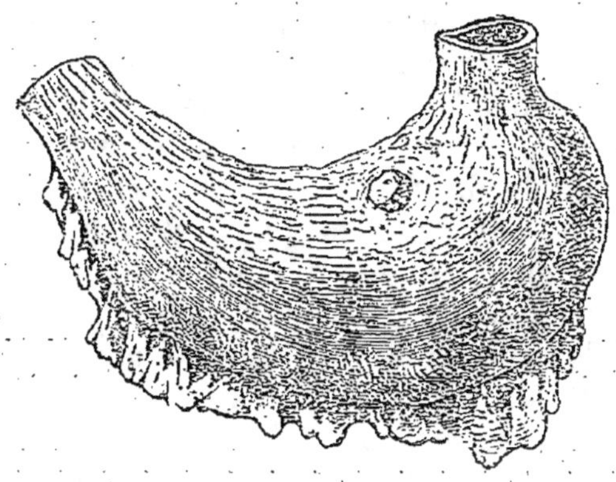

On voit, sur cette figure, deux perforations superposables, l'une à la face antérieure, l'autre à la face postérieure de l'estomac. Les ulcères qui ont provoqué ces deux perforations avaient évolué d'une façon absolument latente.

Obs. VII (communiquée par mon interne Kahn). — Une jeune femme de 26 ans entre dans le service de Fernet pour une péritonite suraiguë survenue brusquement quelques heures après le repas. Cette femme, de très bonne santé, n'avait éprouvé que quelques troubles dyspeptiques mis sur le compte de la chloro-anémie. Elle meurt vingt-quatre heures après le début des accidents. A l'autopsie, on trouve deux ulcères simples perforés et siégeant à la face antérieure de l'estomac.

Cette étude sur l'ulcère *latent* de l'estomac me permet de poser les conclusions suivantes : L'ulcère latent de l'estomac est surtout l'apanage des jeunes femmes avec ou sans apparence chloro-anémique. Les ulcères latents sont surtout ceux qui siègent à la face antérieure de l'estomac. Ils sont d'autant plus redoutables qu'ils sont plus latents, car le sujet qui en est atteint ne prend aucun soin, ne suit aucun traitement, n'étant averti par aucun symptôme de la présence du mal qui pourra le foudroyer.

La *péritonite suraiguë* consécutive à la perforation de l'ulcère simple de l'estomac sera étudiée au chapitre suivant. Nous y verrons que ses symptômes sont bien autrement soudains, bien autrement terribles que les symptômes du début d'une appendicite. Comme soudaineté et comme gravité immédiate, la perforation de l'ulcère de l'estomac, libre d'adhérences, n'est comparable qu'à la perforation de l'ulcère simple du duodénum.

Diagnostic. — Des douleurs gastralgiques violentes, avec localisations xiphoïdienne et rachidienne, des vomissements avec hyperchlorhydrie succédant plus ou moins vite à l'ingestion des aliments ; des hématémèses plus ou moins abondantes et répétées, avec ou sans melæna, l'absence de tumeur à l'épigastre, sont autant de présomptions en faveur de l'ulcère simple. Mais il s'en faut que ces symptômes soient toujours aussi nettement accusés, certains peuvent manquer et dans quelques cas, le diagnostic de l'ulcère présente de sérieuses difficultés.

En fait, la *douleur stomacale* étant, par sa précocité, par sa fréquence, par son intensité, le symptôme dominant de l'ulcère simple de l'estomac, nous devons passer en revue les différentes maladies dont les accès douloureux peuvent simuler l'ulcère stomacal.

Les douleurs de la *colique hépatique*, par leur siège, par leur violence, peuvent simuler les douleurs de l'ulcère stomacal, mais au cas de colique hépatique, la douleur est indépendante des actes chimiques de la digestion, tandis que, au cas d'ulcère, la douleur existe dès le contact des aliments, et l'accès gastralgique éclate dans toute son intensité deux, trois heures après le repas, au moment où la quantité d'acide chlorhydrique libre atteint son maximum. La colique hépatique provoque des vomissements bilieux ; à l'ulcère appartiennent les vomissements alimentaires, acides, hyperchlorhydriques, mélaniques. La colique hépatique est un épisode passager, souvent accompagné de jaunisse et d'urines ictériques; rien de semblable ne se voit avec l'ulcère stomacal.

Les crises *gastriques du tabes* peuvent également, par leur siège et par leur intensité, simuler les douleurs de l'ulcère stomacal; la similitude est d'autant plus complète que les crises douloureuses tabétiques peuvent être accompagnées de vomissements hyperchlorhydriques et sanguinolents. Mais chez le tabétique, alors même qu'il en serait encore à la période préataxique, on trouvera toujours, si on les cherche bien, quelques stigmates du tabes : douleurs fulgurantes des jambes, retard des sensibilités, abolition des réflexes rotuliens, troubles oculaires, ptosis, strabisme; troubles urinaires; signe de Romberg; enfin dans l'intervalle des crises gastriques, l'estomac du tabétique fonctionne bien, sans dyspepsie, sans hyperchlorhydrie.

L'*urémie gastrique*, par ses douleurs gastralgiques, par l'intolérance stomacale, par les vomissements répétés et parfois sanguinolents, peut simuler l'ulcère simple de l'estomac, mais les vomissements de l'urémique sont très rarement acides, ils contiennent fréquemment de l'urée et du carbonate d'ammoniaque, enfin le malade est habituellement albuminurique, et présente toujours des accidents de brightisme ou de mal de Bright confirmé.

L'*hystérie* simule l'ulcère stomacal : accès gastralgiques violents, intolérance stomacale, vomissements, hyperchlorhydrie et hématémèse. Ce n'est donc qu'en recherchant avec soin les stigmates de l'hystérie, anesthésie pharyngée, hémianesthésie, ovarie, rétrécissement du champ visuel, zones hystérogènes, etc., qu'on arrivera à faire le diagnostic.

Le diagnostic de l'ulcère stomacal est fort difficile à faire avec l'*hyperchlorhydrie* et l'*hypersécrétion*. L'hyperchlorhydrie et l'ulcère stomacal ont comme symptômes communs les douleurs provoquées par la digestion et atteignent leur apogée deux ou trois heures après le repas, mais le pyrosis et les régurgitations acides, symptômes de l'hyperchlorhydrie, ne sont généralement pas accompagnés de vomissements alimentaires. L'hypersécrétion et l'ulcère stomacal ont comme symptômes communs les douleurs paroxystiques et continues, mais à l'hypersécrétion appartient surtout le grand vomissement nocturne contenant plusieurs cents grammes de liquide, et la présence d'acide chlorhydrique stomacal en dehors des périodes digestives.

Le diagnostic de l'ulcère et du cancer sera fait au chapitre concernant le cancer de l'estomac.

Le diagnostic du *siège* de l'ulcère a son importance : l'ulcère de la face antérieure de l'estomac, celui qui prédispose le plus aux perforations, provoque une douleur vers l'hypochondre gauche ; cette douleur est exagérée par le décubitus abdominal et calmée quand le malade se couche sur le dos. L'ulcère de la face postérieure de l'estomac, celui qui prédispose le plus aux grandes hémorrhagies (artère splénique), détermine des douleurs surtout violentes à la région rachidienne ; ces douleurs sont calmées par le décubitus abdominal. L'ulcère de la région pylorique a son centre de douleurs à droite de la ligne médiane.

Le *pronostic* de l'ulcère est toujours grave, même dans les cas où la maladie est d'apparence bénigne ; il est grave parce que l'ulcère expose le malade aux hémorrhagies, à la perforation stomacale, à la péritonite, au rétrécissement de l'estomac, et aussi parce que l'ulcère est quelquefois rebelle au traitement et sujet aux récidives. Enfin le pronostic de l'ulcère est encore grave parce que le *cancer peut se greffer sur l'ulcère*. Vu l'importance de cette dernière question, je lui consacre un peu plus loin un chapitre spécial.

Traitement. — Il y a un *traitement* dont l'efficacité est admise sans contestation, c'est le *régime lacté* (Cruveilhier). Le malade doit prendre le lait, cuit ou cru, chaud ou froid, à son gré, par grandes tasses, à intervalles égaux, toutes les deux heures, par exemple, de façon à boire graduellement deux, trois ou quatre litres de lait par vingt-quatre heures.

J'ai eu à l'Hôtel-Dieu une jeune femme atteinte d'ulcère

stomacal avec hématémèses, douleurs terribles, vomissements incoercibles et amaigrissement. L'intolérance de
l'estomac était telle, que le lait, même à très petite dose,
était vomi aussitôt. J'ai prescrit le *lait d'ânesse*, le résultat
fut si bon, qu'après deux mois de ce traitement, la malade
avait engraissé de douze kilos avec toutes les apparences
de la guérison.

Pour être efficace, le régime lacté doit être aussi exclusif
que possible, il doit durer jusqu'au complet rétablissement.
Au début du traitement, si le lait n'est pas bien toléré, on
fait prendre dans chaque tasse une grande cuillerée d'eau
de chaux additionnée d'un milligramme de chlorhydrate
de morphine et de trois milligrammes de chlorhydrate de
cocaïne. Je ne saurais trop recommander cette médication.
Du reste l'eau de chaux additionnée de *très petites doses de
morphine et de cocaïne* me paraît être un excellent médicament dans toutes les maladies où l'excitabilité anormale
de l'estomac provoque les douleurs et les vomissements.
Les injections sous-cutanées de morphine sont réservées
pour le cas où les douleurs gastralgiques sont tenaces et
violentes. Le nitrate d'argent, à la dose de 5 à 10 centigrammes par jour, associé à quelques centigrammes d'extrait
d'opium, le sous-nitrate de bismuth, les alcalins à très
haute dose (Debove), seront efficacement employés.

Aux hémorrhagies on opposera les astringents, le perchlorure de fer, l'ergotine, les boissons glacées. L'application d'un sachet de glace laissé en permanence sur la
région épigastrique est un moyen excellent qui s'adresse
aux hémorrhagies aussi bien qu'aux douleurs et aux vomissements. Au cas de fortes hématémèses, je conseille de
pratiquer des injections sous-cutanées de sérum artificiel,
quelques centaines de grammes par injections répétées
plusieurs fois par jour.

L'ulcère qui siège à la face antérieure de l'estomac
nécessite le repos absolu au lit, dans le décubitus dorsal.
On surveillera attentivement la convalescence, en n'oubliant
pas que l'ulcère est une maladie sujette aux récidives.

Il est des cas où le traitement médical de l'ulcus est impuissant : hémorrhagies, douleurs, vomissements persistent avec ténacité (le malade n'étant pas syphilitique), il faut recourir alors au traitement *chirurgical*.

Voici comment mon ancien interne, Marion[1], résume la question : les interventions pour hémorrhagies sont encore trop peu nombreuses pour qu'on puisse en tirer des conclusions fermes et des renseignements précis au point de vue du manuel opératoire. Gannat entreprit une opération chez un malade ayant des hématémèses, mais, effrayé par les adhérences péri-stomacales, il referma l'abdomen sans aller plus loin. L'autopsie démontra la présence d'un ulcère simple avec ulcération de l'artère pancréatico-duodénale.

Mikulicz est intervenu quatre fois pour des hématémèses; la première fois, il fit une cautérisation de l'ulcère; le malade mourut de collapsus cinquante heures après l'opération. La seconde fois, il pratiqua une suture de la région qui saignait; le malade succomba par collapsus le soir même. Chez une femme, il curetta l'ulcère, perfora la paroi stomacale qu'il sutura, et la malade guérit. Enfin, dans le quatrième cas, il sutura l'estomac au niveau de la lésion saignante, et dans la soirée la mort survint par collapsus. Küster opéra une jeune fille atteinte d'hématémèses; il cautérisa l'ulcère et compléta son opération par une gastro-entérostomie pour obvier au rétrécissement ultérieur du pylore qu'aurait pu produire la cicatrice de l'ulcère voisin de l'orifice; la malade fut guérie. Roux a pratiqué la gastrectomie partielle suivie de la suture à trois plans chez un malade atteint d'hématémèses consécutives à un ulcère simple qui avait déterminé l'érosion de l'artère coronaire stomachique. La ligature double de cette artère combinée avec l'excision de la partie ulcérée sauva le malade.

Dans les cas autres que l'hémorrhagie, de nombreux et

1. Marion. *De l'intervention chirurgicale dans le cours et les suites de l'ulcère simple de l'estomac*. Thèse de Paris, 1897.

importants succès ont été enregistrés (Doyen)[1]. En face d'un ulcère qui se traduit par des hématémèses fréquentes et répétées, par des vomissements incessants avec intolérance de l'estomac; par des symptômes de spasme ou de rétrécissement pylorique, par des signes de cachexie, en face de cas semblables rebelles à tout traitement médical, la chirurgie doit intervenir, et la gastro-entérostomie est l'opération de choix[2]. Chaque opérateur modifie à son gré le procédé opératoire, suivant les adhérences, les dimensions, l'étendue, la profondeur, la situation de l'ulcus simplex.

§ 11. PERFORATION DE L'ULCÈRE SIMPLE DE L'ESTOMAC
PÉRITONITE SURAIGUË

J'ai étudié dans le précédent chapitre les conséquences de la perforation de l'ulcus, alors que des adhérences protectrices *localisent* la lésion; je vais étudier dans ce chapitre la perforation de l'ulcus et la *péritonite suraiguë* qui en est la conséquence. Pour donner une idée de ce terrible accident, je n'ai qu'à rappeler l'observation du malade qui m'a servi de type dans l'une de mes leçons cliniques[3].

Un matin, pendant que je faisais ma visite à l'Hôtel-Dieu, je vois entrer, soutenu par deux infirmiers, un jeune garçon dont le pâle visage exprimait la plus vive souffrance. Il s'avançait péniblement, plié en deux, le ventre effacé, les mains en avant comme pour protéger l'abdomen et éviter tout contact qui eût exaspéré les douleurs. On le déshabille à grand'peine, tout mouvement rappelant les douleurs abdominales, on le couche et je l'examine. Il éprouve, nous dit-il, des douleurs terribles dans le ventre. Ces douleurs ont éclaté *brusquement* le matin, à six heures, « comme si

1. Doyen. *Traitement chirurgical des affections de l'estomac et du duodénum,* 1895.
2. Comte. *Semaine médicale,* 1895, p. 397 et 403.
3. *Clinique médicale de l'Hôtel-Dieu,* 1898. Perforation de l'ulcère simple de l'estomac. Péritonite suraiguë. Cinquième leçon.

l'intestin se déchirait ». D'emblée elles ont été violentes, et c'est avec la plus grande peine que ce pauvre garçon a pu arriver à l'hôpital. Ces atroces souffrances n'ont été suivies ni de vomissements, ni de hoquet; le ventre est plat, le pouls est normal à 68, la température est à 37°,4. Au milieu de tous ces symptômes négatifs, un seul symptôme émergeait : *la douleur*.

Au premier abord, j'eus une fort mauvaise impression; les traits étaient légèrement grippés et le nez s'effilait. Il s'agissait de faire un diagnostic; j'ajouterai même que ce diagnostic devait être précis et rapide, dans le cas où une intervention chirurgicale immédiate eût été jugée nécessaire. S'agissait-il d'une appendicite, ou d'une péritonite consécutive à la perforation d'un ulcère de l'estomac ou du duodénum, ou bien avions-nous affaire à un étranglement interne, à une entéro-colite suraiguë, à des coliques néphrétiques, hépatiques ou saturnines? C'est par une séméiologie *précise*, c'est par l'étude complète et raisonnée de tel signe, de tel symptôme qu'on arrive, dans des cas semblables, à formuler un diagnostic rigoureux.

La douleur étant dans le cas actuel le symptôme dominant, c'est la douleur qui devait être tout d'abord notre guide et l'objet de notre investigation. C'est à six heures du matin que cette douleur avait éclaté, soudaine, terrible, atteignant d'emblée toute son intensité. Cette douleur était d'autant plus inattendue, que ce jeune garçon s'était couché la veille fort bien portant, n'éprouvant et n'ayant jamais éprouvé aucune douleur abdominale. Cette brusquerie et cette intensité de la douleur rappelaient de tous points ce que j'ai appelé : *le coup de poignard péritonéal*, ce grand symptôme des perforations de l'ulcus de l'estomac et du duodénum. Cette brusque entrée en scène éloignait sans plus ample informé l'idée de l'appendicite. Nous ne sommes plus à l'époque où l'on admettait, à la suite de descriptions erronées, que l'appendicite peut se démasquer tout à coup par une atroce douleur due à la perforation de l'appendice. Dussé-je revenir une fois de plus sur ce sujet, j'affirme

que dans l'appendicite (quand on se donne la peine d'y
regarder de près) les choses ne se passent jamais ainsi.
Pour si douloureux que soit le début de l'infection appendiculaire, les douleurs sont *graduellement croissantes* :
interrogez avec soin vos malades, tâchez d'obtenir d'eux,
non pas des réponses vagues, mais une réponse précise
et vous pourrez vous convaincre que ce n'est qu'après une
heure, après plusieurs heures, que les douleurs appendiculaires acquièrent toute leur intensité, et encore même
cette intensité est-elle bien rarement excessive ; tandis que,
au cas de péritonite par perforation stomacale, la douleur
est aussi soudaine qu'atroce et la comparaison du coup
de poignard péritonéal, qui lui convient si bien, n'est vraiment pas applicable à l'appendicite. En un mot, l'entrée en
scène de la perforation stomacale et l'entrée en scène de
l'appendicite ne sont nullement comparables.

De plus, la *localisation* de la douleur fournit au diagnostic un appoint considérable, et, à supposer qu'au moment où vous examinez le malade, son ventre tout entier
soit douloureux, vous arriverez néanmoins, par une exploration attentive et méthodique, à localiser la région où la
douleur a éclaté, et le lieu d'élection où elle a acquis sa
plus vive intensité. Au cas d'appendicite (alors même que
les douleurs s'étendraient ailleurs), ce lieu d'élection occupe
le milieu d'une ligne tirée de l'ombilic à l'épine iliaque
antéro-supérieure droite (région appendiculo-cæcale). C'est
à ce niveau (point de Mac Burney) que débute la douleur
de l'appendicite ; c'est là que, par la palpation, vous con-
statez son maximum d'intensité ; c'est là qu'une légère pression vous permet de sentir la défense musculaire, c'est-à
dire la contracture du muscle sous-jacent ; c'est là, enfin,
que, par le chatouillement de la peau, vous provoquez une
hyperesthésie plus vive qu'ailleurs, hyperesthésie qui se traduit par des mouvements réflexes dans la paroi du ventre
et dans les régions voisines.

Or, chez notre malade, l'examen méthodique du ventre
nous permettait de localiser le foyer principal douloureux

ailleurs qu'à la région appendiculaire ; certes, tout le ventre
était très douloureux, mais la douleur spontanée du début, la
douleur provoquée par la palpation et par la pression, la
défense musculaire et l'hyperesthésie, tous ces symptômes
avaient leur maximum d'intensité, non pas à la région
appendiculaire MB, mais à la région sous-hépato-gastrique,
au-dessus et un peu à droite de l'ombilic, au point P, sur
une étendue de quelques centimètres.

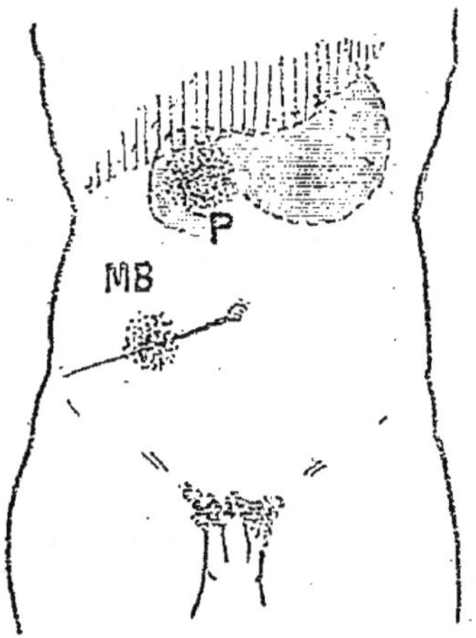

C'est donc là que devait siéger la lésion. Or, en cette
région je ne vois que trois organes susceptibles de perforation : la vésicule biliaire, le duodénum et l'estomac. Il
ne s'agissait pas ici de la vésicule, notre malade n'ayant
jamais eu le moindre symptôme lithiasique ; aussi je for-
mulai le diagnostic suivant : perforation d'un ulcère latent
de la région pylorique de l'estomac ; peut-être, ajoutai-je,
l'ulcère latent perforé siège-t-il au duodénum, les signes
et les symptômes de la perforation étant identiques dans
ces deux cas.

Chez ce pauvre garçon, la péritonite par perforation
n'avait que quatre heures d'existence et déjà le teint se
plombait ; sur les traits altérés se dessinait la *griffe péritonéale*, ce qui fournissait un indice important au diagnostic.
Ce diagnostic de péritonite suraiguë par perforation fut

porté, bien que le malade n'eût ni fièvre, ni accélération du pouls, ni vomissements, ni hoquet, ni ballonnement du ventre, ces signes réputés classiques des péritonites aiguës. Ajoutons à cela qu'il fallait admettre ici un ulcère à évolution *latente*, le malade n'ayant éprouvé antérieurement à la perforation aucun des symptômes de l'ulcus.

Toutefois, étant donné ce diagnostic, il n'y avait pas un instant à perdre, car la perforation stomacale avec péritonite généralisée est toujours mortelle et la seule chance de salut réside dans l'opération hâtive. Une heure plus tard l'opération fut pratiquée. Une incision est faite sur la ligne médiane de l'abdomen et on pénètre dans la cavité péritonéale. La péritonite est manifeste; sur les anses intestinales sont des traînées arborescentes et par l'incision s'écoule un liquide brunâtre. On introduit une éponge montée à la partie supérieure de l'incision, vers l'estomac, et on la ramène imprégnée de liquide puriforme. On ne trouve pas le moindre débris alimentaire. Il était évident que l'éponge avait été portée au voisinage de la lésion. On soulève le bord inférieur du foie en le repoussant un peu en dehors; on met ainsi à découvert l'estomac dans sa région pylorique, et à deux centimètres environ du pylore, sur la face antérieure de l'estomac, on distingue une ouverture circulaire, taillée à l'emporte-pièce, de la dimension d'une lentille : *c'était la perforation de l'ulcus simplex* représentée sur cette planche. Ainsi se trouvait pleinement confirmé le diagnostic.

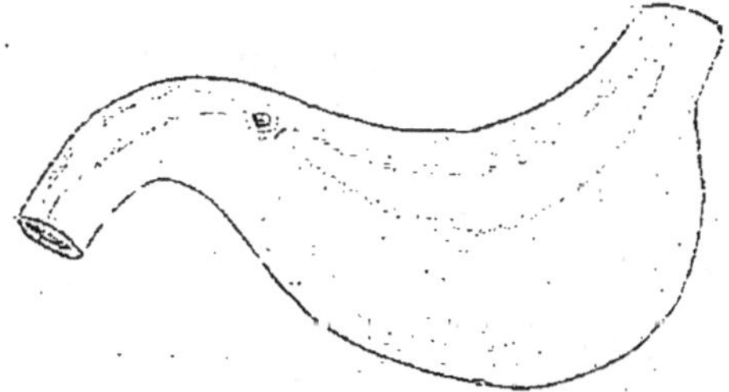

Jusqu'au lendemain l'état de l'opéré fut satisfaisant.

mais, dans la journée, survinrent deux vomissements et le malade fut très abattu. Le surlendemain, l'aggravation devient manifeste, le pouls est à 116; la température monte à 40 degrés; les vomissements sont porracés, les yeux sont excavés. Dès lors, la situation empire rapidement, et le malade succombe. A l'autopsie, on constate le parfait état des sutures de l'estomac faites pour remédier à la perforation de l'ulcus. La mort a été causée par la péritonite qui s'était généralisée avec fausses membranes et exsudat purulent.

Analyse des symptômes. — Lors de l'arrivée du malade dans nos salles, la péritonite, qui datait de quatre heures, présentait quelques particularités avec lesquelles on n'est pas suffisamment familiarisé. D'abord le ventre était plat, et assez dur, on n'y constatait de tympanisme dans aucune région. Généralement, le tympanisme est donné comme un des symptômes de la péritonite par perforation, mais ce tympanisme n'existe pas toujours, il s'en faut. Il est des individus atteints de perforation stomacale ou duodénale, chez lesquels la péritonite, à son début, détermine une telle contracture réflexe des muscles abdominaux que, loin d'être tympanisé, le ventre est plat, rétracté, dur, comme sanglé. Le ventre était plat et dur chez la jeune fille que je voyais avec Tisné, et qui venait d'avoir une perforation simultanée de deux ulcères symétriques de l'estomac. Le ventre était « tendu, plat, dur comme une planche » chez la jeune fille dont l'observation est consignée dans la thèse de Utudjian[1]. Nous verrons à l'un des chapitres suivants que la même remarque s'applique à la péritonite suraiguë consécutive à la perforation de l'ulcus duodénal.

On est généralement trop imbu de l'idée que la péritonite par perforation est suivie de météorisme, dû à la paralysie intestinale ou au passage de gaz à travers la perforation. Il n'en est pas toujours ainsi et ce serait une grave erreur

---

1. *Forme perforante de l'ulcère de l'estomac.* Paris, 1889.

d'exclure la péritonite parce que le ventre est plat et dur.
Toutefois, ces deux états peuvent se succéder : tel individu
dont le ventre est plat et dur dans les heures qui suivent la
perforation aura le ventre ballonné, plus tard ou le lendemain. Il arrive même que le tympanisme prend dans l'ensemble des symptômes une telle prépondérance que, *faute
d'une bonne séméiologie*, on arrive à confondre la perforation stomacale et son tympanisme avec une occlusion intestinale. J'ai connaissance de plusieurs cas où l'on a cru
opérer une occlusion et on a trouvé une péritonite par perforation stomacale ou duodénale. Cette erreur me paraît pouvoir être évitée, car un symptôme dominant est là pour
redresser le diagnostic; ce symptôme, c'est la douleur. Je
sais bien qu'au moment où l'on examine un malade dont
le ventre s'est météorisé à la suite d'une perforation stomacale, la sensibilité est parfois émoussée et on n'en tire
pas tous les renseignements désirables; toutefois qu'on
veuille bien *préciser* le début des accidents, et on verra que
la perforation s'est révélée soudainement, par des douleurs
atroces, chez un individu qui, la veille encore, avait des
garde-robes régulières. Ce n'est pas ainsi que procède
l'occlusion intestinale, ses symptômes, y compris le tympanisme, sont plus lents à se produire, et la douleur atroce et
soudaine, « le coup de poignard péritonéal », signe de perforation stomacale ou duodénale, ne marque jamais le début
de l'occlusion intestinale, quelle que soit la cause de l'occlusion.

Notre malade, avons-nous dit, n'avait *ni hoquet, ni vomissements*, deux signes qui occupent une place importante
dans la description générale des péritonites aiguës. Ces
deux signes manquent souvent dans la péritonite consécutive à la perforation de l'ulcus stomacal et duodénal, surtout
à la phase qui suit la perforation. Une théorie fantaisiste
avait été jusqu'à dire que le malade ne vomit pas parce
que le contenu de l'estomac passe dans le péritoine à travers la perforation.

Un autre fait assez inattendu, pour qui ne connaît pas la

question, c'est que notre malade était sans fièvre, pouls normal et température à 37°,4. Il semble surprenant, tout d'abord, qu'un homme qui est à la quatrième heure d'une péritonite suraiguë n'ait ni accélération du pouls, ni élévation, ni abaissement de la température. Or, il n'en était rien dans le cas actuel, et pareil fait a été consigné par d'autres auteurs.

Notre malade n'avait donc comme signes de sa péritonite suraiguë et de sa perforation stomacale, ni tympanisme, ni fièvre, ni vomissements, ni hoquet, on n'était guidé par aucun symptôme gastrique antérieur, et cependant le diagnostic a pu être fait avec toute la précision désirable. En parlant ainsi, je n'obéis pas, on le pense bien, au sentiment mesquin qui aurait pour but de me décerner des éloges ; tout autre est mon désir ; j'ai à cœur de démontrer, une fois de plus, l'importance d'une séméiologie bien conduite : il a suffi d'un seul signe minutieusement étudié, la douleur, pour nous conduire au diagnostic.

Ceci prouve également que l'ancienne description de la péritonite aiguë, telle que nous l'avaient léguée nos devanciers, doit être complètement remaniée ; on ne peut plus aujourd'hui comme autrefois fondre en un seul tableau la description de la péritonite, car les mêmes symptômes sont loin d'être applicables, il s'en faut, à toutes les péritonites aiguës ; ainsi, la péritonite de la fièvre typhoïde par perforation intestinale ne ressemble en rien à la péritonite par perforation de l'ulcère stomacal ou duodénal, laquelle ne ressemble nullement à la péritonite appendiculaire, laquelle est bien différente de la péritonite primitive à pneumocoques, etc. On peut dire que les études de ces dernières années ont bouleversé le chapitre des maladies médico-chirurgicales de l'abdomen.

Traitement. — Le *traitement* est ici purement chirurgical. En face d'une péritonite suraiguë consécutive à la perforation d'un ulcus stomacal, un seul traitement s'impose : c'est l'intervention chirurgicale. Mais il faut se décider et agir sans perdre de temps, car on a d'autant plus de chances de succès que l'opération est pratiquée à une époque plus rapprochée du moment de la perforation.

Dans une communication sur les perforations de l'ulcus stomacal, Le Dentu[1] est entré dans des détails très circonstanciés et a réuni les statistiques suivantes concernant les résultats de l'opération :

Statistique de Michaux (année 1894) : sur 25 cas, 5 guérisons et 20 morts, soit 80 pour 100.

Statistique de Chapt (année 1895) : sur 27 cas, 6 guérisons et 21 morts, soit 77.77 pour 100.

Statistique de Chapt et Mauclaire réunies : sur 45 cas, 15 guérisons et 30 morts, soit 66.66 pour 100.

Statistique de Houzé (année 1895) : sur 67 cas, 20 guérisons et 47 morts, soit 70.2 pour 100.

Statistique de Parisier : sur 99 cas, 33 guérisons et 66 morts, soit 66.66 pour 100.

En additionnant ces statistiques, on voit que la guérison a été obtenue dans un tiers des cas, ce qui est fort beau pour une maladie, qui, faute d'intervention chirurgicale, est fatalement mortelle. De plus, on peut poser en principe que la guérison est d'autant plus certaine que l'opération est plus précoce. C'est ainsi, dit Le Dentu, que sur les 19 guérisons de la statistique de Comte, 11 sont dues à des opérations pratiquées dans les dix premières heures qui ont suivi la perforation. Sur les 33 guérisons de la statistique de Parisier, 23 sont dues à des opérations qui ont été pratiquées dans les dix ou quinze premières heures après la perforation. Par contre, les guérisons deviennent de plus en plus rares à mesure que l'opération est faite à des époques plus éloignées de la perforation,

---

1. Le Dentu. *Bulletin de l'Académie de médecine*, séance du 4 mai 1897.

§ 12. ULCÈRES PERFORANTS DE L'ESTOMAC ET DU DUODÉNUM CONSÉCUTIFS A L'APPENDICITE

Dans l'un des chapitres précédents consacré au *vomito negro appendiculaire*, j'ai décrit les érosions et les exulcérations de l'estomac consécutives à l'appendicite.

Dans le chapitre actuel, je vais prouver que la toxi-infection appendiculaire peut provoquer à l'estomac et au duodénum, non.pas seulement des exulcérations superficielles, mais des ulcérations profondes, à marche rapide, à tendance nécrosante et perforante qui aboutissent chez quelques malades à la perforation de l'organe avec toutes ses conséquences. C'est là un chapitre nouveau, il fait suite à la leçon clinique que j'ai récemment consacrée aux ulcères perforants consécutifs à l'appendicite[1]. En voici d'abord quelques exemples :

Faits cliniques. — Le 16 janvier 1905, on reçoit dans mon service, un homme d'une soixantaine d'années, très amaigri et très affaibli. Les renseignements qu'il donne sur son état sont vagues et tout à fait insuffisants. Aussi ne peut-on arriver à préciser le diagnostic. L'abdomen est assez volumineux. A la percussion on trouve une matité diffuse à la fosse iliaque droite et le malade semble manifester une sensibilité plus vive à la pression de l'hypocondre droit.

Cet homme succombe le lendemain de son entrée et sa femme nous donne les renseignements suivants : elle raconte que son mari était très dur à la douleur et ne se plaignait jamais. Cependant, depuis quelque temps, il souffrait du ventre; puis avaient éclaté des douleurs violentes dans la région de l'estomac, et c'est alors qu'on avait pris la décision de venir à l'hôpital.

1. Dieulafoy. *Clinique médicale de l'Hôtel-Dieu.* Ulcères perforants du duodénum et de l'estomac consécutifs à l'appendicite. 1906. 14ᵉ leçon.

Voici les résultats de l'autopsie : à l'ouverture de l'abdomen on tombe sur une masse d'adhérences péritonéales occupant le flanc droit et circonscrivant un abcès rétro-cæcal d'origine appendiculaire.

A l'ouverture de l'estomac on aperçoit sur la muqueuse une infinité d'hémorrhagies capillaires, principalement à la région du cardia. Au duodémum on trouve une lésion à laquelle on ne pouvait s'attendre. La paroi postérieure de la première portion du duodénum est perforée comme à l'emporte-pièce par un *ulcère térébrant* ayant détruit toutes les couches de la paroi intestinale et ayant presque l'étendue d'une pièce de un franc. Il s'agit à n'en pas douter d'une ulcération aiguë, de date récente, car les bords n'en sont pas indurés et scléreux comme dans l'ulcus duodénal classique. L'ulcération siège à moins d'un centimètre de la valvule pylorique; elle repose sur la paroi postérieure de l'abdomen qui constitue le fond de la lésion à l'ouverture de l'organe en place. C'est sans doute grâce à cette paroi postérieure de l'abdomen qui formait tampon qu'il n'y a pas eu péritonite aiguë.

En somme, notre malade a eu une appendicite subaiguë avec abcès rétro-cæcal et adhérences. La toxi-infection appendiculaire a retenti sur l'estomac et sur la première portion du duodénum. A l'estomac, elle a engendré des érosions hémorrhagiques; au duodénum elle a donné naissance à une ulcération aiguë perforante.

Observation de Lediard et Sedgwick[1]. — Un homme de cinquante-six ans est pris de douleurs à la fosse iliaque droite. Un an plus tard, ces douleurs reparaissent avec les mêmes caractères à la région de l'appendice. En avril 1904, nouvelle crise à la même région. On porte le diagnostic d'appendicite et on pratique l'opération le 8 mai. A l'ouverture de l'abdomen on trouve l'appendice volumineux et couvert d'exsudats anciens. On l'enlève et on ferme la plaie

---

1. H. A. Lediard et R. E. Sedgwick. Cases of appendicitis with perforating duodenal and gastric ulcer. *The Lancet*, 10 septembre 1904, p. 761.

abdominale. Les jours suivants la fièvre est nulle. L'infirmière constate une teinte subictérique de la peau et des conjonctives. Puis le malade rend des selles sanguinolentes. En faisant le pansement, on constate que les sutures ont lâché; du pus fétide s'écoule de la plaie. Huit jours après l'opération de l'appendicite, les selles sont de plus en plus sanguinolentes, le pouls devient intermittent, la pâleur de la peau et des muqueuses témoigne de l'abondance du sang qui s'écoule par l'intestin. Mais d'où vient l'hémorrhagie, quelle est sa cause? Au melæna se joint une petite hématémèse et le patient succombe le 20 juin.

L'autopsie put être faite le même jour. A l'ouverture de l'abdomen on ne trouva pas de péritonite. L'estomac était sain. Mais sur la deuxième portion du duodénum, près de l'ampoule de Vater, était un *ulcère perforant*, cratériforme, ovalaire, ayant deux centimètres de long sur un centimètre de large, son grand axe étant parallèle à celui de l'intestin. Les bords de l'ulcère étaient lisses et le fond était oblitéré par le pancréas qui formait tampon, ce qui avait évité la péritonite suraiguë qui eût éclaté à la suite de la perforation de l'ulcère. Mais le tissu pancréatique avait subi lui-même un commencement d'ulcération, et on y voyait, béantes, deux artérioles de troisième ordre, probablement des branches de l'artère pancréatico-duodénale inférieure, source de l'hémorrhagie intestinale qui avait enlevé le malade. Une coupe portant sur le bord de l'ulcère et sur le tissu pancréatique adhérent montra que les parois de l'intestin étaient complètement détruites, le tissu pancréatique voisin était également détruit.

Observation de Milward (de Birmingham). — Il est question d'une fillette de sept ans malade depuis quatorze jours. A son entrée à l'hôpital, on constate que la fosse iliaque droite est douloureuse (appendicite) et tout l'abdomen distendu. On décide l'opération. L'ouverture du ventre, faite à la région appendiculaire, amène l'écoulement de deux onces de pus, collecté dans une cavité située en dehors du cæcum, et enkysté par des adhérences solides qui l'isolent de la

grande cavité péritonéale. L'appendice n'est pas retrouvé ;
peut-être était-il détruit, ou caché sous des adhérences.
Les jours qui suivent l'opération, le pouls est accéléré, la
température est élevée, les selles sont diarrhéiques. Au
huitième jour, apparaît à la région épigastrique une voussure, sonore à la percussion. Cette voussure augmente lentement, on dirait qu'elle subit le contre-coup des variations
intestinales et qu'elle est plus saillante quand la constipation apparaît.

Le vingt-cinquième jour, la tumeur épigastrique est
devenue si volumineuse que l'opération est décidée. On incise
l'épigastre, et on découvre, attenant à l'estomac, une cavité
contenant des gaz, du pus, et des substances venues de
l'estomac. Cette cavité est restée isolée de la grande cavité
péritonéale grâce à des adhérences qui relient l'estomac à
la paroi abdominale antérieure. Sur la face antérieure de
l'estomac on trouve un *ulcère perforé* ayant les dimensions
d'une pièce de trois pences. On suture la perforation stomacale ainsi que la plaie épigastrique, mais l'alimentation est
de plus en plus difficile, la situation s'aggrave, et la petite
malade succombe cinq jours après la dernière opération.

A l'autopsie, on constate que le foyer iliaque et le foyer
épigastrique sont isolés l'un de l'autre, ils ne sont pas reliés
par des adhérences. En résumé, on peut reconstituer l'évolution de cette maladie de la façon suivante : la fillette a
depuis une quinzaine de jours une appendicite avec abcès
enkysté péri-cæcal. Un ulcère, à marche térébrante rapide,
se forme à la face antérieure de l'estomac et des adhérences
s'établissent entre l'estomac et la paroi antérieure de l'abdomen. Cette périgastrite, qui est fréquente, on le sait, au cas
d'ulcère stomacal, s'oppose à l'explosion d'une péritonite
aiguë. A travers l'ulcère perforé, les gaz venus de l'estomac
forment une voussure à la région épigastrique. Malgré l'opération la fillette succombe.

Observation de Warren Low[1]. — Le 14 avril 1904, une

1. Warren Low. A case of perforated gastric ulcer with appendicitis ;
operation, recovery. *The Lancet*, 25 juin 1904.

jeune fille de dix-sept ans entre à Saint-Mary's Hospital. Elle paraît atteinte de péritonite généralisée et elle est extrêmement affaissée. Néanmoins elle peut encore donner les renseignements que voici : le soir du 9 avril elle s'était sentie souffrante et elle avait éprouvé une douleur à la fosse iliaque droite. Le 10 avril, elle garde la chambre. Le 12 avril des douleurs apparaissent à la région épigastrique. Le 13 avril, à 5 heures du soir, elle est prise de vomissements et de douleurs très vives dans la région de l'appendice. Se sentant beaucoup plus mal, elle appelle le Dr W. Clark qui la fait transporter à l'hôpital.

A son entrée à l'hôpital, on la trouve dans un état voisin du collapsus ; le visage est pâle, froid, visqueux, les traits sont tirés. L'abdomen est distendu et sensible. La palpitation localise la douleur à la partie inférieure du ventre, surtout à droite. On fait le diagnostic de péritonite généralisée consécutive à l'appendicite. Grâce aux applications chaudes et aux stimulants, l'état de collapsus s'amende, l'état du pouls s'améliore, et l'opération est faite le lendemain matin. L'incision de l'abdomen porte sur la région appendiculaire, et donne issue à une quantité de pus inodore. L'appendice apparaît ; on l'enlève par le procédé ordinaire. Une fois enlevé, on l'examine : il contient deux calculs, il est épaissi et des nappes de sang sont extravasées dans ses parois. Il donne l'impression d'une appendicite à rechutes.

On ne juge pas que l'opération doive en rester là. Une incision médiane est faite au-dessus de l'ombilic, et on constate alors, au-dessus du côlon transverse, une péritonite avec adhérences. Après quelques difficultés opératoires, apparaît une *perforation* de l'étendue d'une pièce de cinq shillings. Cette perforation siège à la partie antérieure de la petite courbure de l'estomac, près du cardia. On suture l'ulcère perforé ainsi que les plaies abdominales, puis on fait un drainage supérieur et inférieur. L'opération est suivie d'une grande amélioration et la malade complètement guérie quitte l'hôpital le 19 mai.

Observation de Watson Cheyne et Haydock Wilbe [1]. — Le
16 mai 1904, un enfant de treize ans se plaint de douleurs
à l'estomac. Le lendemain les douleurs augmentent d'intensité et envahissent l'abdomen. L'état paraît très sérieux. Le
Dr Wilbe voit l'enfant entre trois et quatre heures de l'après-
midi; il le trouve très abattu. A l'examen de l'abdomen on
constate de la défense musculaire et une hyperesthésie
généralisée; la douleur est prédominante à la fosse iliaque
droite. Le Dr Watson voit l'enfant ce même jour et le trouve
extrèmement mal. L'abdomen est dur, tendu, tympanisé,
l'hyperesthésie est généralisée; les douleurs sont dominantes
à droite et en haut. On conclut à la perforation d'un organe
abdominal, et en raison de la prédominance de la douleur
du côté droit, on diagnostique une appendicite et on pratique l'opération.

L'incision est faite à la région appendiculaire; aussitôt le
péritoine fait saillie et quand on le ponctionne, on entend
un sifflement de gaz, preuve qu'une perforation existe en
un point du tube digestif. En même temps, du liquide
séreux péritonéal s'écoule au dehors. Le cæcum et l'appendice sont examinés. L'appendice est long, enflammé; on
l'enlève et on trouve dans le canal appendiculaire un gros
calcul. Mais l'opérateur reste convaincu que l'appendicite
n'est pas seule en cause et qu'il existe autre part une autre
lésion. Comme on n'a pas trouvé trace de matières fécales
dans le péritoine et comme l'intestin n'est pas perforé, on
va à la recherche d'une perforation siégeant ailleurs et une
nouvelle incision est faite à la région épigastrique. Sur la
face antérieure de l'estomac, près du cardia, on perçoit un
bouillonnement de gaz au milieu d'un liquide trouble.
Après la toilette de la région, on dirige un jet de lumière
dans la profondeur de la plaie, sous le diaphragme, et on
découvre à la face antérieure de l'estomac, à un pouce
environ du cardia, un *ulcère rond, perforé,* d'où s'échappent

---

1. Watson Cheyne et Haydock Wilbe. A case of perforated gastric ulcer
in a boy aged 15 years; diseased appendix; operation, recovery. *The
Lancet*, 11 juin 1904.

des gaz et du liquide. La perforation stomacale est nette, elle a les dimensions d'un crayon, ses bords ne sont pas indurés, et il n'existe pas de lésions de voisinage.

Les bords de l'ulcère sont suturés et on termine l'opération. Trois jours après, l'amélioration était manifeste. A dater de ce moment toutes les fonctions s'accomplissent normalement, et bientôt le petit malade commence à s'alimenter. Le 15 avril les plaies opératoires sont cicatrisées et le 25 avril, l'enfant est guéri de son appendicite et de son ulcère stomacal perforé.

Observation. Pfihl[1]. — Un jeune garçon est pris d'appendicite aiguë. On l'opère quelques jours plus tard, on ouvre un abcès péri-cæcal, mais on ne va pas à la recherche de l'appendice. Vingt-trois jours après l'opération le malade succombe à la suite d'une hématémèse foudroyante. A l'autopsie, on constate à la face antérieure de l'estomac à quatre travers de doigt du pylore, *un ulcère perforé*, circulaire, comme découpé à l'emporte-pièce et ayant les dimensions d'une pièce de 50 centimes.

Discussion. — Voilà donc six cas dans lesquels l'ulcère perforant du duodénum ou de l'estomac est associé à l'appendicite. La lecture attentive des observations nous fixe sur l'ordre chronologique dans lequel les lésions ont apparu. Ce ne sont pas les symptômes de l'ulcère perforant qui ont précédé l'entrée en scène de l'appendicite, mais c'est l'appendicite qui a précédé d'un temps plus ou moins long les symptômes de l'ulcère perforant.

Chez les malades dont je viens de rapporter l'histoire, il n'est dit nulle part que la crise d'appendicite ait été précédée des signes classiques de l'ulcus, tels que douleur xiphoïdienne, douleur rachidienne, vomissements, hématémèses, mélæna. Au contraire, c'est l'appendicite qui a commencé la série. On voit, en effet, chez les malades en question, qu'une appendicite aiguë, subaiguë ou à rechutes, était déjà en évolution, quand est survenu brusque-

1. Observation présentée par M. Rochard. *Bulletin de la Société de chirurgie*, séance du 17 juillet 1907.

ment l'épisode stomacal ou duodénal qui s'est terminé par perforation avec ou sans hémorrhagie foudroyante. Si l'on veut donc établir entre ces différentes lésions un ordre chronologique, il est rationnel d'admettre que c'est l'appendicite qui a précédé l'ulcère perforant.

Cet ordre chronologique est-il suffisant pour nous faire admettre que l'ulcère perforant est la conséquence de l'appendicite? Nous savons maintenant que le duodénum et surtout l'estomac, au cours de l'appendicite, peuvent être atteints de lésions ulcéreuses *qui, dans leur gamme ascendante, constituent l'érosion, l'exulcération, et enfin l'ulcère perforant.* Tout cela se tient et s'enchaîne; même origine, même pathogénie.

Si l'on veut bien se reporter au chapitre du *vomito negro appendiculaire*, on y verra qu'on a constaté à l'estomac des érosions et des exulcérations. Voici maintenant une observation du médecin aide-major Dupont[1] où il est question non pas seulement d'exulcération, mais d'*ulcération* profonde avec nécrose suraiguë de la muqueuse gastrique : En novembre 1904, un soldat est atteint d'appendicite aiguë à prédominance toxique. Le pronostic devient rapidement grave, le cœur est arythmique, la respiration est haletante, le nez est pincé, les yeux sont excavés, et le patient ne consent à être opéré qu'au quatrième jour de sa maladie, alors que tout semble perdu. Ainsi qu'il était à prévoir, aucune amélioration ne se produit et le malade a deux vomissements noirs. On sait que le *vomito negro* est presque toujours de funeste augure. Les jours suivants, des symptômes nerveux apparaissent, puis éclate une phase d'agitation extrême avec délire, et le malade succombe dans le coma.

A l'autopsie, après ouverture de l'estomac, on constate à la grande courbure et à la région pylorique, des ecchymoses de la dimension d'une pièce de 20 centimes à une pièce de 1 franc. Au pylore, sont deux *ulcérations* de la dimension d'une lentille; au centre de ces ulcérations on constate un soulèvement de la muqueuse creusée d'un cratère du vo-

1. Dupont. *La Presse médicale*, 5 août 1905.

lume d'une tête d'épingle. L'examen histologique pratiqué par M. Nattan-Larrier a permis de saisir sur le fait le processus évolutif de la lésion. Il s'agit d'une nécrose de coagulation des cellules, transformant l'élément en un bloc hyalin, dépourvu de noyau, et atteignant irrégulièrement les tubes glandulaires, de telle façon qu'à côté d'un groupe de cellules normales on en trouve d'autres qui ont subi l'atteinte du poison. » C'est là une nécrose due aux toxines appendiculaires. On trouvera à ce sujet des renseignements circonstanciés au chapitre consacré à la néphrite appendiculaire.

L'expérimentation peut, elle aussi, nous éclairer sur la pathogénie des ulcérations duodénales et stomacales consécutives à la toxi-infection appendiculaire. Les expériences entreprises par Talma (Utrecht, 1890), relativement à la pathogénie de l'ulcère simple de l'estomac, montrent le rôle que peut jouer un étranglement intestinal dans la production des érosions et ulcérations stomacales. Talma lie une anse intestinale chez un animal (autrement dit, il fabrique une cavité close), et, entre autres lésions trouvées à l'autopsie, il signale des érosions hémorrhagiques et des ulcérations de l'estomac.

M. Roger[1] a vu que les infections expérimentales du cæcum retentissent sur l'estomac en y produisant des ecchymoses et des taches hémorrhagiques comparables au purpura. « Il est difficile d'expliquer, dit M. Roger, par quel mécanisme les affections cæcales peuvent retentir sur l'estomac. Le fait n'en a pas moins une certaine importance, surtout si l'on rapproche nos constatations des observations que M. Dieulafoy a publiées et qui établissent nettement l'existence d'hémorrhagies gastriques d'origine appendiculaire. La pathologie expérimentale vient confirmer les observations cliniques. »

Un de mes chefs de laboratoire, Nattan-Larrier, a fait avec Lœvy les expériences suivantes : sur deux chiens, on

1. Roger. Des hémorrhagies gastriques dans les lésions expérimentales du cæcum. *Archives de médecine expérimentale*, janvier 1906, p 51.

isole entre deux ligatures trois centimètres d'intestin grêle.
En cinq jours les animaux succombent avec une péritonite
aiguë. On prélève une petite quantité de liquide contenu dans
l'anse intestinale et dans le péritoine, et on injecte ce mélange
dans l'anse intestinale de deux autres chiens, l'anse intestinale étant ligaturée afin d'isoler ce segment de l'intestin.
Ces deux animaux succombent en trois jours avec une
péritonite aiguë. On prélève encore une petite quantité de
liquide contenu dans le péritoine et dans l'anse intestinale
de ces chiens et on injecte ce mélange dans l'anse intestinale
ligaturée d'un cinquième chien. Cet animal succombe en
quarante-huit heures et il ne présente pas trace de péritonite. Mais son estomac contient deux cuillerées à soupe de
liquide noirâtre (gastrorragie) et l'on trouve deux *exulcérations taillées à pic*, ayant l'étendue de deux à trois millimètres et entamant la muqueuse et la sous-muqueuse. Ces
ulcérations sont situées, l'une au niveau de la grande courbure de l'estomac, l'autre sur la première partie du duodénum.

L'urine de ce chien contient des pigments biliaires vrais et
modifiés, 0,80 centigrammes d'albumine et des cylindres
granulo-graisseux. Sur des coupes du rein on voit que les
cellules des branches ascendantes et des tubes de Henle sont
altérées, elles se colorent mal, elles sont parsemées de fines
granulations graisseuses et leurs noyaux sont peu distincts.
Sur des coupes du foie on voit que les cellules se colorent
mieux, néanmoins elles sont atteintes de dégénérescence
granulo-graisseuse. En somme, trois passages ont suffi pour
modifier le résultat des expériences ; tandis que chez les animaux des deux premières séries la ligature d'un segment
intestinal n'avait provoqué que des accidents septiques, chez
l'animal de la troisième série (troisième passage) on a obtenu
une véritable toxémie se traduisant par la triple localisation
des lésions gastro-duodénale, hépatique et rénale.

C'est la reproduction expérimentale du fait clinique, c'est
une nouvelle confirmation des idées que j'ai émises il y a
quelques années à l'Académie de médecine, sur la *toxicité* de

l'appendicite[1]. Jusqu'à cette époque, en effet, l'appendicite n'était considérée que comme un foyer infectieux. Nous avons démontré que l'appendicite n'est pas seulement un foyer d'infection ; dans ce foyer s'élaborent également des toxines, des poisons, qui se répandent dans l'économie. Ainsi a été constituée une nouvelle variété d'appendicite, l'appendicite toxi-infectieuse, à prédominance toxique et hypertoxique, avec la toxémie qui en est la conséquence. A cet état, nous avons donné le nom d'*appendicémie*. Nous avons vu alors que le poison appendiculaire, dans sa diffusion, a une préférence marquée pour trois organes, qui sont l'estomac, le rein et le foie ; mais c'est surtout l'estomac qui en subit les atteintes.

Au rein, les lésions de néphrite toxique appendiculaire suscitent l'albuminurie, l'hématurie, l'oligurie, l'anurie, et parfois des symptômes urémiques. (Voir le chapitre concernant la néphrite appendiculaire.)

Au foie, les lésions d'hépatite toxique appendiculaire engendrent le subictère, l'urobilinurie, les urines ictériques, et, dans quelques cas, des symptômes d'ictère grave. (Voir le chapitre concernant l'hépatite toxique appendiculaire.)

A l'estomac, les lésions de gastrite toxique appendiculaire, érosions et ulcérations, provoquent souvent des hémorrhagies stomacales avec le vomito negro qui en est la conséquence et même des hématéméses foudroyantes ainsi qu'on vient de le voir.

Eh bien, dans quelques circonstances, chez les gens atteints d'appendicite, les ulcérations de l'estomac et du duodénum obéissent à un *processus galopant*, rapidement nécrosant, perforant, et on constate alors des ulcères perforés ainsi que le témoignent les exemples cités plus haut. Parfois même ces ulcères à marche térébrante aiguë sont accompagnés d'érosions et d'ecchymoses, qui sont là, dans le voisinage de l'ulcère, comme témoins et satellites. Ainsi, chez notre malade, l'estomac était le siège d'hémorrhagies

---

1. Dieulafoy. Toxicité de l'appendicite. *Clinique médicale de l'Hôtel-Dieu*, t. II, 17ᵉ leçon et t. IV, 19ᵉ leçon.

capillaires, pendant qu'au duodénum s'était développé l'ulcère perforant. Chez le malade de M. Dupont, entre les deux ulcérations stomacales, qui formaient la lésion principale, on trouvait des ecchymoses.

D'une façon générale, et quelle que soit la pathogénie invoquée, il est certain que l'estomac et le duodénum sont des organes qui ne demandent qu'à se laisser éroder, ulcérer et perforer; témoin les érosions hémorrhagiques *pneumococciques*, témoin l'*exulceratio simplex*, témoin l'*ulcus simplex*. A leur tour, les toxines appendiculaires réclament une large part dans ce processus ulcéro-nécrosant, qui peut aboutir, je le répète, aux érosions, à l'exulcération, à l'ulcération galopante, aux hémorrhagies foudroyantes et à la perforation.

S'il est parfois fort difficile, chez un malade de faire le diagnostic entre l'appendicite et un ulcère perforé de l'estomac ou du duodénum, à plus forte raison ce diagnostic peut-il être encore plus difficile si les deux lésions se succèdent et coexistent. La diffusion des douleurs abdominales venant de deux foyers différents, et l'existence possible d'une péritonite suraiguë, tout cela complique tellement la situation qu'on a peine à s'y retrouver. Mais il suffit d'être prévenu pour agir en conséquence. C'est au chirurgien d'aller à la recherche des deux foyers et de s'inspirer de la situation. Pareille éventualité s'est déjà présentée, et, sur les six observations que j'ai présentées, deux malades ont été sauvés par la double opération qui a été faite séance tenante, double opération qui s'est adressée d'une part à l'appendicite et d'autre part à l'ulcère perforé. Ce *coup double* opératoire nous en retrouverons d'autres exemples à l'un des chapitres suivants, à l'occasion de l'association de l'appendicite et de la cholécystite.

§ 13. TRANSFORMATION DE L'ULCÈRE SIMPLE DE L'ESTOMAC EN CANCER

La transformation de l'ulcère stomacal en cancer, ou, si l'on veut, l'adjonction du cancer à l'ulcère stomacal n'est pas chose rare, il s'en faut. Dans sa belle étude sur l'ulcère simple de l'estomac, le grand mérite de Cruveilhier avait été d'élucider une question à peine entrevue avant lui; on confondait ulcère et cancer, et on n'avait pas dégagé l'entité morbide, l'ulcère simple, ulcus simplex, qu'on appelle à juste titre la maladie de Cruveilhier. Mais après Cruveilhier on a peut-être été trop loin; la dichotomie entre l'ulcus et le cancer a été trop absolue, et on ne s'est pas assez souvenu que Cruveilhier lui-même avait signalé la coexistence des deux lésions sur le même estomac.

Cette coexistence du carcinome et de l'ulcère, dit Rokitansky, fait supposer que le premier s'est surajouté au second. Dittrich, de Prague, affirme nettement la terminaison de l'ulcus par cancer; il avait même, dès 1848, donné une statistique de 160 cas, dans lesquels l'ulcus stomacal était 8 fois associé à la lésion cancéreuse; tantôt ulcus et cancer étaient distincts sur le même estomac, tantôt le cancer s'était greffé sur un ulcère en évolution ou cicatrisé. Lebert pense que sur 100 cancers de l'estomac, 9 sont précédés de l'ulcus. En 1882, Hanser étudie histologiquement les lésions de la muqueuse stomacale voisine de l'ulcus; il note le développement de productions adénomateuses et la tendance de l'épithélium cylindrique à se substituer à l'épithélium glandulaire; première étape qui serait complétée plus tard par l'envahissement de la musculaire sous-muqueuse et de la tunique musculaire. Depuis la communication de Hanser, bien d'autres travaux ont été publiés : Rosenheim admet que l'ulcus est compliqué de cancer dans la proportion de 6 pour 100. Sonicksen a trouvé que, sur 156 cas de cancer de l'estomac examinés à l'Institut de Kiel, l'ulcus avait précédé le cancer dans la proportion de 14 pour 100. Pignal a réuni dans sa thèse plusieurs faits de transformation de l'ulcère en cancer, observés par Bouveret et Lépine. Mathieu en a publié trois observations[1].

---

1. Mathieu. *Bulletins et Mémoires de la Société médicale des hôpitaux,* 5 août 1897.

J'ai consacré à cette question une leçon clinique[1], et parmi les cas que j'ai vus, il en est un qui va nous servir d'exemple. Le voici : Un homme entre dans mon service avec une maladie étiquetée cancer de l'estomac. Son état cachectique, son amaigrissement considérable, sa teinte jaune paille, tout au premier abord justifiait le diagnostic de cancer. J'interroge cet homme, et j'apprends que sa maladie a débuté quinze mois avant, par des douleurs et par des vomissements qui, depuis lors, sont toujours restés les symptômes prépondérants. Il avait eu, vers la même époque, une hématémèse et plusieurs fois du melæna. A l'exploration de la région stomacale, je constate, avec quelque surprise, que la plus légère palpation, la plus légère pression détermine de telles douleurs que l'examen reste forcément incomplet. Il y a non seulement douleurs profondes, mais aussi hyperesthésie cutanée des plus vives. Cet homme me renseigne alors sur la nature de ses douleurs. Dès le début de sa maladie, elles survenaient après les repas, elles persistaient pendant la digestion, et ne cessaient même pas quand l'estomac était vide. Elles étaient parfois déchirantes et avaient pour siège principal le creux épigastrique, avec irradiation rachidienne. Les vomissements étaient fréquents et tellement acides, que la bouche, les lèvres, les commissures labiales gardaient la sensation que donne le vinaigre. Il est évident qu'il s'agissait là d'hyperchlorhydrie. Quand j'examinai le malade, il souffrait cruellement, et l'estomac, qui ne me parut pas dilaté, était tellement intolérant, qu'aliments et boissons, eau et lait, étaient aussitôt rejetés.

L'intensité de ces symptômes me donna à réfléchir, et je me demandai si le diagnostic de cancer de l'estomac ne devait pas être en partie rectifié. Il n'est pas d'usage, en effet, que le cancer stomacal soit accompagné, dès son début, de douleurs aussi vives et de vomissements aussi incoercibles. Douleurs, troubles dyspeptiques et vomisse-

1. *Clinique médicale de l'Hôtel-Dieu*, 1897. Transformation de l'ulcère stomacal en cancer. Treizième leçon.

ments tiennent une place importante dans le cancer de l'estomac, mais je ne me rappelle pas avoir vu un seul cancer stomacal, dans lequel ces deux grands symptômes, douleurs et vomissements, aient eu pareille intensité. De tels symptômes sont surtout l'apanage de l'ulcère simple.

Je fis examiner les vomissements par Du Pasquier, chef des travaux chimiques, et, au lieu de déceler l'hyperchlorhydrie, qui avait dû exister antérieurement, à l'époque où les vomissements étaient acides comme du vinaigre, on constata un état marqué d'hypochlorhydrie. L'acide chlorhydrique était à 0,18 pour 1000, au lieu de 1,74 pour 1000, chiffre normal. Les résultats obtenus après repas d'épreuve furent sensiblement les mêmes.

Nous étions donc en présence d'un diagnostic compliqué. La violence des douleurs, la fréquence des vomissements, l'intolérance de l'estomac, l'ancienne acidité des vomissements, tout cela plaidait en faveur de l'ulcère simple. D'autre part, l'hypochlorhydrie actuelle, l'émaciation progressive du malade, sa teinte cachectique et jaune paille, et la présence de ganglions inguinaux, plaidaient en faveur du cancer. L'exploration de la région épigastrique ne pouvait en rien trancher la question; on n'y sentait aucune tumeur, aucune induration, et du reste la présence d'une induration a peu de valeur, car il est des cancers de l'estomac dont la tumeur échappe à l'exploration et il est, d'autre part, des ulcères entourés de tissus indurés qui en imposent pour un cancer.

Cependant, me rappelant des cas analogues, et tenant compte de la façon dont les symptômes étaient apparus et avaient évolué, j'émis l'opinion que le malade avait été primitivement atteint *d'un ulcère de l'estomac, sur lequel s'était greffé un cancer*

Il fallait songer, sinon à guérir le malade, du moins à le soulager. Je prescrivis la préparation suivante que je recommande dans toutes les dyspepsies douloureuses :

Eau de chaux.	100 grammes.
Chlorhydrate de cocaïne.	5 centigrammes.
Chlorhydrate de morphine.	1 centigramme.

On donna toutes les heures une grande cuillerée de lait
glacé additionné d'une cuillerée à café de la préparation
d'eau de chaux. On mit, en outre, un sachet de glace en
permanence sur la région épigastrique. Le résultat de la
médication ne se fit pas attendre : dès le lendemain, les
douleurs étaient moins vives et la douleur stomacale avait
diminué. On augmenta alors la dose de lait, avec addition
d'eau de chaux, si bien qu'au bout d'une quinzaine de jours
les douleurs avaient presque disparu et le malade absorbait sans vomissements une dose journalière de 1200 à
1500 grammes de lait.

Sous l'influence de ce régime, l'état général s'était amélioré, le sommeil avait reparu, l'amaigrissement était moins
marqué, le poids avait même un peu augmenté, le malade
revenait à l'espérance, et on se demandait autour de moi
si le diagnostic de cancer n'était pas erroné, et s'il ne fallait
pas lui substituer le diagnostic d'ulcère simple sans autre
désignation.

Bien qu'il ne soit pas d'usage qu'une amélioration réelle
survienne au cours du cancer de l'estomac, il n'est pourtant pas rare de constater un temps d'arrêt dans l'évolution
de la maladie et une reprise dans l'état général. Une nouvelle orientation de la médication, des lavages de l'estomac
faits en temps opportun, sont capables de produire une
amélioration qui ne suffit pas pour exclure l'idée de cancer
primitivement émise. Je pensai donc qu'il n'y avait pas lieu
de modifier le diagnostic porté chez notre malade et j'attendis
les événements qui justifièrent mes prévisions. Après un
mois d'amélioration relative, les douleurs reparurent au
point de nécessiter de fréquentes injections de morphine,
le malade refusa toute alimentation, et il succomba aux
progrès de sa cachexie.

Cette manière de mourir est bien celle qu'on observe
dans le cancer; l'ulcère de l'estomac, lui, tue par perforation, par péritonite, par hémorrhagie, par abcès péritonéaux
secondaires; le cancer tue lentement, progressivement, par
cachexie et probablement par sa toxine.

L'autopsie donna raison au diagnostic ; il s'agissait d'un cancer greffé sur un ulcère. La lésion est représentée sur la planche ci-dessous. On y voit une vaste ulcération perpendiculaire au grand axe de l'estomac. Cette ulcération, de forme ovalaire, mesure 5 et 10 centimètres dans ses deux diamètres. Elle occupe la petite courbure, elle empiète de 3 centimètres sur la face antérieure et de 7 centimètres sur la face postérieure de l'estomac ; à gauche, elle s'étend à 5 centimètres de l'œsophage et à droite, elle confine au pylore.

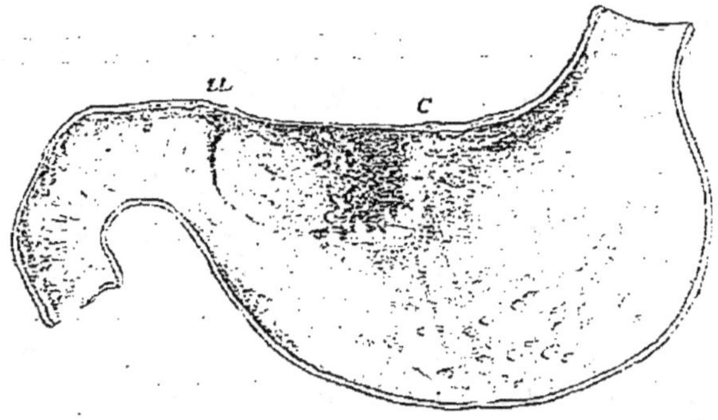

On voit sur cette figure l'ulcère stomacal dont le fond est formé par le foie. Le bord droit de l'ulcère, *u*, est induré, plat et taillé à pic. Le bord gauche de l'ulcère, *c*, est surélevé, végétant, mou, cancéreux.

L'examen histologique a été fait par mon chef de laboratoire, Caussade. Les coupes de l'ulcère ont porté sur deux points absolument différents : d'une part, sur le bord droit, celui dont les contours voisins du pylore sont plats et taillés à pic, et d'autre part, sur le bord gauche, celui dont les contours sont proéminents, végétants, cancéreux.

Les coupes du bord droit de l'ulcère reproduisent les altérations classiques de l'ulcus : c'est du tissu conjonctif et il n'y a presque pas de transition entre les parties lésées et le tissu sain ; je n'y insiste pas.

Les coupes du bord gauche de l'ulcère font voir un *épithélioma* métatypique en pleine évolution.

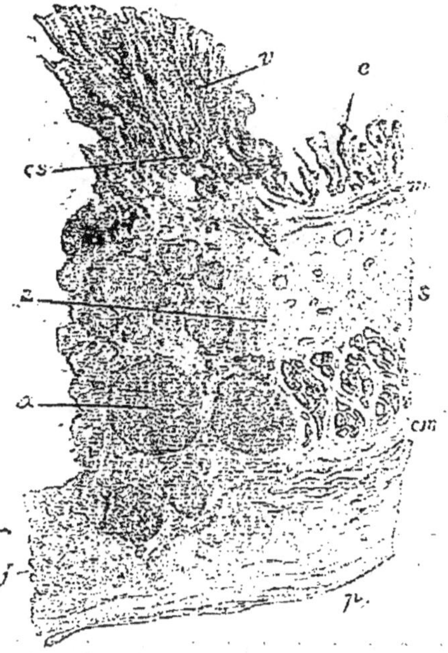

Coupe histologique de la région de l'ulcère transformée en cancer. — La partie gauche de la préparation, de teinte plus foncée, représente la transformation cancéreuse; la partie droite, de teinte plus claire, représente les parties saines. — *v*, végétation faisant partie du bourrelet cancéreux. Cette végétation est constituée par la muqueuse notablement modifiée; dans ses couches superficielles, glandes et espaces glandulaires sont remplacés par d'abondantes cellules embryonnaires; dans ses couches profondes, on trouve des vestiges de glandes sous forme de culs-de-sac, et des boyaux épithéliaux. Ces culs-de-sac, *cs*, délimités et séparés par du tissu conjonctif, sont rares, espacés, flexueux et perpendiculaires à la surface de l'estomac. Les cellules qui les tapissent sont pâles, transparentes, à contours distincts, sans cellules bordantes. Les boyaux épithéliaux sont allongés, légèrement contournés, ils s'enfoncent profondément dans la muscularis mucosæ, *m*, dans la sous-muqueuse, *s*, et dans les couches musculaires sous-jacentes, *cm*, qu'on voit intactes à droite de la préparation. — En différents endroits, on ne trouve que des traces de ces couches musculaires.

Dans toute cette région (partie gauche de la préparation), la transformation cancéreuse est complète. En certains points, *a*, les boyaux épithéliaux sont tellement tassés qu'ils prennent l'aspect de disques.

, fond fibreux de l'ulcère. — *z*, zone de transition entre les parties saines et cancéreuses. — *e*, muqueuse saine. — *m*, muscularis mucosæ saine. — *s*, sous-muqueuse saine avec artères et veines. — *cm*, couches musculaires, circulaires et longitudinales, intactes.—*p*. péritoine épaissi.

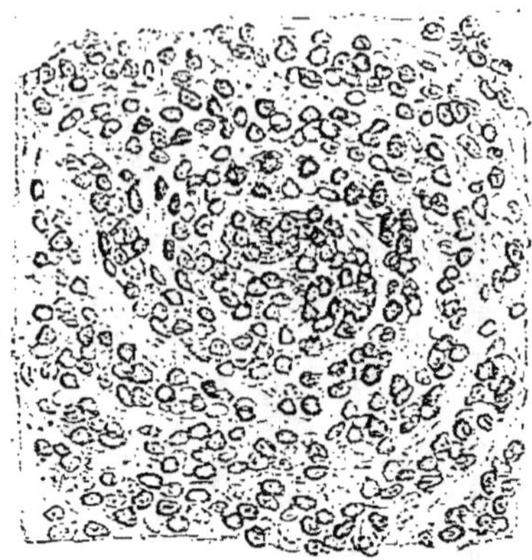

Cette figure représente les disques formés par les boyaux épithéliaux.
(Agrandissement, 560; objectif, 7; oculaire, 2. Nachet.) Ces boyaux sont
enroulés comme un serpent et séparés les uns des autres par une mince
bordure de tissu conjonctif. Les cellules qui forment les boyaux sont
irrégulières, à protoplasma granuleux avec un ou plusieurs noyaux généralement volumineux. Aucune de ces cellules n'a l'aspect cylindrique,
elles sont tantôt arrondies, ovalaires, tantôt allongées, polygonales,
hexagonales, aplaties, et, quelle qu'en soit la variété, leurs contours
sont nets. Il s'agit donc, dans ce cas, d'un épithélioma métatypique

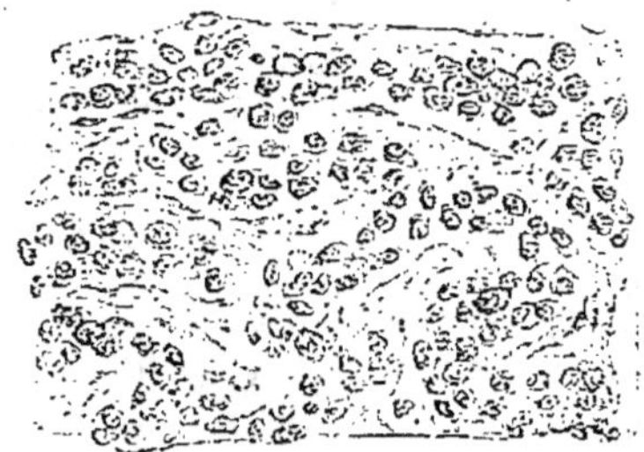

Cette figure représente les boyaux carcinomateux au niveau de la zone
de transition Z. Les boyaux sont ici très contournés, mais ils ne sont
pas enroulés comme dans la figure précédente. Ils sont séparés par du
tissu conjonctif embryonnaire très abondant, à petites cellules rondes
et à cellules étoilées. Au centre des boyaux, les cellules métatypiques
ont même forme et même dimension que dans la figure précédente,
mais elles sont plus arrondies, moins volumineuses et plus espacées.
A la périphérie des boyaux, près du tissu conjonctif interposé, quelques
cellules sont aplaties, incurvées en croissants ou allongées, fusiformes,
sans noyau colorable.

D'une façon générale, l'ulcère et le cancer de l'estomac peuvent coexister suivant des combinaisons multiples. La combinaison la plus fréquente est celle de notre malade, la dégénérescence cancéreuse se fait pendant que l'ulcère est en pleine évolution; dans d'autres cas, c'est la cicatrice d'un ulcère guéri qui devient le point de départ de la transformation cancéreuse; d'autres fois enfin, on trouve nettement séparés dans l'estomac un cancer et un ulcère, ce qui fait supposer que c'est sur un premier ulcère que le cancer a pris naissance. Au point de vue des variétés anatomiques, toutes les modalités du cancer ont été rencontrées, épithélioma cylindrique, épithélioma métatypique, carcinome encéphaloïde, squirrheux et colloïde. De ces différentes variétés, l'épithélioma métatypique paraît être le plus fréquent[1].

La transformation de l'ulcère stomacal en cancer est comparable à la transformation qui se voit ailleurs sur les *cicatrices*. Chaintre en a réuni une quantité d'observations[2] : Poncet : épithélioma développé sur la cicatrice d'un moignon après amputation de jambe; — Mollière et Laroyenne : épithélioma développé sur la cicatrice d'un ancien cautère de la région deltoïdienne; — Marcin : transformation cancéreuse d'une cicatrice de brûlure siégeant à la partie inférieure de la cuisse; — Poncet : épithélioma développé sur des fistules urinaires; — Jansion : épithélioma greffé sur de vieux ulcères de la jambe, etc.

L'apparition épithéliomateuse peut survenir sur une plaque de leukokératose buccale, labiale, linguale ou sur la cicatrice de plaques de leukokératoses opérées. Si la transformation épithéliomateuse ne doit pas, dans l'état actuel de la science, et malgré son assez grande fréquence, être considérée comme une phase inévitable de la maladie, on peut et on doit penser qu'elle est déterminée par une

---

1. La phase adénomateuse ne précède pas toujours, il s'en faut, la phase épithéliomateuse. Hayem. *La Presse médicale*, 4 août 1897.

2. Chaintre. De l'épithélioma des cicatrices. *Gazette médicale de Paris*, 1889, p. 195.

prédisposition inhérente à la leukokératose elle-même (Le Dentu[1]). Cestan et Petit[2] admettent la dégénérescence cancéreuse au niveau d'une fissuration, ou la transformation épithélicmateuse *in situ*, des éléments leukokératosiques.

Analyse des symptômes. — Il est un point actuellement élucidé, c'est que l'ulcère de l'estomac, dans des cas relativement nombreux, surtout quand l'hérédité s'en mêle, subit la dégénérescence cancéreuse. Le problème à résoudre est donc le suivant : comment savoir si l'ulcus de l'estomac, maladie souvent curable, est en voie de transformation cancéreuse, complication toujours mortelle.

Plusieurs modalités peuvent se présenter : dans un premier cas, les symptômes de l'ulcus sont si accusés, ils dominent tellement la situation, que le diagnostic est impossible et l'association cancéreuse passe presque forcément inaperçue. Voici, par exemple, un malade atteint des signes classiques de l'ulcus, il est pris un jour de perforation stomacale, de péritonite aiguë, d'hémorrhagies répétées ou foudroyantes, auxquelles il succombe (cas de Tapret[3] et de Hanot[4]) ; à l'autopsie, on constate avec l'ulcère une dégénérescence cancéreuse qui n'avait pas encore eu le temps d'imprimer son cachet à l'affection.

Par contre, un malade présente des signes de cachexie cancéreuse : amaigrissement, dégoût des aliments, teinte jaune paille des téguments, hypochlorhydrie, cachexie progressive, ganglions à l'aine ou à la région claviculaire, tout indique le cancer de l'estomac. Quels signes permettront de reconnaître que le cancer est greffé sur un ulcère ; ou même, quels signes autoriseront à éliminer l'hypothèse

1. Le Dentu. Des rapports de la leukokératose avec l'épithélioma. *Revue de chirurgie*, décembre 1896.

2. Cestan et Petit. Épithélioma et leukokératose bucco-linguale. *Société anatomique*, août 1897. Leucoplasie vulvo-vaginale. *La Semaine gynécologique*, août et septembre 1897.

3. Tapret. Cancer hémorrhagique de l'estomac avec ulcère rond. *Union médicale*, 1891, p. 241.

4. Hanot. Cancer de l'estomac et ulcère simple. Mort par hémorrhagie foudroyante. *Archives générales de médecine*, 1884.

du cancer pour ne conserver que le diagnostic de l'ulcère? C'est ici qu'il faut procéder avec méthode. Le cancer et l'ulcère de l'estomac ne débutent pas et n'évoluent pas de même manière. Il ne suffit pas de faire un examen approfondi du malade; il faut remonter dans son passé et étudier avec soin l'entrée en scène et la valeur de chaque symptôme. Règle générale, les violentes douleurs stomacales et les grandes hématémèses ne sont pas l'apanage du cancer, elles appartiennent à l'ulcère. Tout individu qui, avec les apparences de la cachexie cancéreuse, souffre ou a souffert, à diverses périodes de sa maladie, de *très vives* douleurs gastriques et interscapulaires, exaspérées par l'ingestion des aliments et par la digestion, cet individu d'aspect cancéreux a peut-être greffé un cancer sur son ulcère, mais il a certainement un ulcère, il se pourrait même qu'il n'eût que l'ulcère sans cancer du tout.

Une discussion analogue est applicable aux vomissements de sang. Il est des cancers de l'estomac qui saignent et qui provoquent des hématémèses et du melæna. Mais ces gastrorrhagies cancéreuses, seraient-elles abondantes, ne sont pas comparables aux vomissements de sang de l'ulcus. Tout individu qui, avec les apparences de la cachexie cancéreuse, présente, ou a présenté à diverses périodes de sa maladie des *hématémèses très abondantes*, répétées, rouges ou noires, liquides ou en caillots, cet individu d'aspect cancéreux a peut-être greffé un cancer sur son ulcère; mais il a certainement un ulcère, il se pourrait même qu'il n'eût qu'un ulcère sans cancer du tout. Les malades de Tapret et de Hanot avaient eu les très vives douleurs stomacales et les abondantes hémorrhagies; aussi trouva-t-on, à l'autopsie, l'ulcère sur lequel s'était greffé le cancer.

En reliant les observations que Trousseau a relatées dans ses belles leçons, sur le diagnostic du cancer et de l'ulcère de l'estomac, il me semble que deux des malades auxquels il fait allusion, et qui furent considérés par lui comme atteints de cancer de l'estomac, avaient en réalité un ulcère sur lequel s'était greffé un cancer.

Je crois que si Trousseau avait connu, comme nous la connaissons actuellement, la coexistence du cancer et de l'ulcère, il aurait peut-être modifié ses conclusions. Un de ses malades, celui dont les lésions stomacales avaient évolué pendant sept ans, période bien longue pour un cancer, avait eu les grands symptômes de l'ulcus, atroces douleurs de l'estomac et vomissements de sang considérables; puis, cet homme, fils de mère cancéreuse, avait (je le crois du moins) greffé sur son ulcère un cancer qui forma tumeur à la paroi antérieure de l'estomac.

La discussion que je viens d'entreprendre au sujet des grandes douleurs et des grandes hématémèses, tributaires de l'ulcus, avec ou sans dégénérescence cancéreuse, cette même discussion est applicable aux périgastrites suppurées qui ont souvent été mises sur le compte du cancer. Feulard[1] et Brechoteau[2] ont réuni bon nombre d'observations concernant la périgastrite phlegmoneuse antérieure, le phlegmon péri-ombilical, les fistules ombilicales et gastro-cutanées consécutives au cancer de l'estomac. Fournier[3], reprenant la question après Bouveret, émet l'opinion que ces lésions de périgastrite suppurée, si on y regardait de plus près, sont attribuables, non pas au cancer, mais à l'ulcère, ou du moins à un ulcère sur lequel s'est greffé un cancer.

« Dans le cancer de l'estomac, la périgastrite antérieure suppurée, revêtant ordinairement la forme de phlegmon péri-ombilical suivi de fistule gastro-cutanée ou gastro-colique, est une complication qui s'observe presque exclusivement lorsque le cancer s'est développé sur un ulcère. Tout paraît confirmer l'opinion de Bouveret, que les perforations cancéreuses de l'estomac sont plus communes quand le

1. Feulard. Fistule ombilicale et cancer de l'estomac. *Archives générales de médecine*, 1887, p. 158.

2. Brechoteau. *Phlegmon péri-ombilical et fistule gastro-cutanée dans le cancer de l'estomac*. Thèse de Paris, 1896.

3. Fournier. Périgastrite antérieure suppurée dans le cancer de l'estomac. Rôle étiologique de l'ulcère précédant le cancer. *Lyon médical*, 17 janvier 1897.

cancer s'est greffé sur un ulcère. C'est surtout lorsque le cancer s'est développé sur un ulcère, qu'il tend à s'extérioriser et à envahir les organes voisins. » (Fournier.)

Ces assertions me paraissent absolument justifiées; ce qui creuse, ce qui perfore l'estomac, ce n'est pas le cancer, c'est l'ulcère. Un cancer stomacal qui détruit l'organe au point de prendre le foie et le pancréas pour parois, ou qui provoque une périgastrite phlegmoneuse, ce cancer est presque sûrement associé à un ulcère, l'*ulcère perforant*! Donc, tout individu qui, avec des troubles gastriques et des apparences de cachexie cancéreuse, présente des complications de périgastrite suppurée avec ou sans propagation à la paroi abdominale, avec ou sans fistule gastro-cutanée, cet individu d'aspect cancéreux a peut-être greffé un cancer sur son ulcère, mais il a certainement un ulcère; il se pourrait même qu'il n'eût qu'un ulcère sans cancer du tout. J'ai vérifié ce fait chez une malade dont je donne l'observation dans ma leçon clinique.

De la discussion que je viens d'entreprendre, il ressort que s'il est généralement possible de diagnostiquer l'ulcère stomacal, il est parfois difficile de diagnostiquer la transformation de l'ulcère en cancer. Et cependant, ce diagnostic aurait la plus grande importance, car être ou n'être pas cancéreux, c'est la mort ou la guérison en perspective. Mais je ne connais ni signes ni symptômes qui nous permettent, *dans les cas difficiles*, d'affirmer ou de rejeter d'une façon absolue l'hypothèse du cancer[1]. Il y a même bon nombre d'observations où le diagnostic de cancer, qui paraissait évident, fut démontré erroné par la laparotomie. L'hypochlorhydrie et l'anachlorhydrie, signes de quelque valeur au cas de cancer, perdent ici une partie de leur importance, car la présence de l'ulcus paraît suffire pour rehausser le taux de l'acide chlorhydrique. La présence d'une induration à la région épigastrique n'a pas, il s'en faut, toute la valeur qu'on pourrait supposer, car il est des ulcères non

---

1. Letulle. Diagnostic de cancer de l'estomac. *La Presse médicale*, 15 juillet 1896.

cancéreux dont les tissus indurés donnent la sensation d'une tumeur, et d'autre part, il est des cancers de l'estomac qui échappent au palper ou ne forment pas tumeur. Et ainsi de suite pour tous les autres signes, y compris l'amélioration passagère, que le traitement peut donner au cours de la cachexie cancéreuse. Enfin, ce qui complique encore le diagnostic, c'est qu'il est des malades qui, sous les apparences de la cachexie cancéreuse, n'ont en somme que la cachexie inhérente à l'ulcère.

L'étude que nous venons de faire assombrit encore le pronostic de l'ulcère de l'estomac; l'ulcère est déjà grave par ses symptômes, douleurs et vomissements qui peuvent conduire au dépérissement du malade; il est grave par ses complications, hémorrhagies foudroyantes et perforation de l'estomac; il est grave par la fréquence de ses récidives et enfin par la possibilité de sa transformation en cancer.

§ 14. POLYADÉNOME GASTRIQUE

Ce qu'on appelait autrefois *polypes gastriques, gastrites polypeuses*, a reçu aujourd'hui la dénomination plus rigoureuse *d'adénome*. Et, comme les adénomes gastriques sont toujours multiples (on en trouve de trente à plusieurs centaines), Brissaud les a décrits sous le nom de *polyadénome gastrique*.

L'étude du polyadénome gastrique est tout anatomique, car les conditions étiologiques sont encore inconnues et les symptômes de cette affection sont nuls ou presque nuls.

A l'ouverture de l'estomac, les adénomes apparaissent surtout dans les régions pepsinogènes, dans le grand cul-de-sac, sur le bord inférieur, le long de la grande courbure. Ils ont le volume d'une lentille, d'un pois, d'une cerise. d'une noisette, et ce qui est remarquable, c'est « l'identité du volume *de tous les polypes dans chaque cas*. Il semble qu'il s'agisse là d'une éruption dont tous les éléments ont le *même age* et subissent en même temps la *même évolu-tion*[1]. » Au début, la végétation est constituée par une simple élevure de la muqueuse; plus tard, elle tend à se pédiculiser. Ces végétations sont mobiles comme la mu-queuse elle-même, elles ne dépassent jamais les couches profondes.

Dans d'autres cas, l'adénome revêt la forme de *plaques*, de *mamelons*; ces mamelons linéairement disposés rappel-lent un peu les circonvolutions du cerveau.

L'adénome est d'origine glandulaire; on le rencontre dans la gastrite chronique, dans l'ulcère de l'estomac, dans le cancer. On peut même se demander si l'adénome et le polyadénome ne sont pas des intermédiaires entre la gastrite chronique et le cancer.

§ 15. CANCER DE L'ESTOMAC

Avis. — Afin d'éviter les répétitions, je prie le lecteur de vouloir bien compléter la lecture de ce chapitre, consacré au cancer de l'estomac, par la lecture des deux chapitres précédents consacrés à l'ulcère simple de l'estomac et à la transformation de l'ulcère en cancer. Ces trois chapitres se complètent mutuellement : l'anatomie pathologique, la séméiologie et le diagnostic y sont traités à des points de vue un peu différents.

Étiologie. — Comme fréquence, le *cancer de l'estomac* occupe le premier rang avec le cancer du sein et de l'utérus. Héréditaire dans un sixième des cas, plus fréquent chez l'homme que chez la femme, il apparaît surtout de cinquante à soixante-cinq ans. Le cancer de l'estomac est généralement primitif, contrairement au cancer du foie, qui est presque toujours secondaire. On a prétendu que les chagrins, l'arthritisme, l'herpétisme ne sont pas sans quel-

---

1. Brissaud. Étude sur le polyadénome gastrique. *Arch. de méd.*, sep-tembre 1885.

que influence sur son développement; ces hypothèses ne
me paraissent pas suffisamment justifiées. La gastrite chronique, l'ulcère de l'estomac et le cancer ont des rapports si
étroits que le cancer semble dans certains cas se greffer
sur les autres lésions de l'estomac; cette question a été
discutée au chapitre précédent au sujet de la transformation
de l'ulcère en cancer.

Anatomie pathologique. — Les variétés les plus habituelles sont l'épithéliome à cellules cylindriques, l'encéphaloïde, le squirrhe, le colloïde. Le siège de ces lésions est
principalement le pylore et la petite courbure; la paroi
postérieure est plus souvent envahie que la paroi antérieure. Quand on ouvre un estomac cancéreux, il ne faut
pas s'attendre à trouver toujours la lésion sous forme de
tumeur, elle se présente aussi sous forme d'*ulcération*, de
plaque, d'*anneau*; étudions ces diverses modalités.

Les *tumeurs* cancéreuses forment à l'intérieur de l'estomac
une saillie en dos d'âne qui s'accentue en s'étendant en
surface. Ces tumeurs, uniques ou multiples, sont plus volumineuses, plus végétantes, plus molles, plus vasculaires,
plus riches en suc laiteux dans l'encéphaloïde que dans le
squirrhe. La muqueuse qui les recouvre est épaissie ou
ulcérée. Les *ulcérations* cancéreuses ont des dimensions
variables; elles peuvent occuper toute la petite courbure de
l'estomac et entourer le pylore sous forme d'*anneau*. L'ulcération de l'encéphaloïde est bourgeonnante, à bords renversés et formés, ainsi que le fond de l'ulcération, par un
tissu rosé, mou, et riche en suc laiteux. Dans certains cas,
le fond de l'ulcère est saignant, fongueux, « ou bien, si
toute la production cancéreuse est détruite profondément,
la tunique musculaire apparaît dénudée, en partie détruite;
il peut même y avoir une perforation[1] ». Ce sont ces cas
qui ressemblent, au premier abord, à l'*ulcère simple* de
l'estomac et qui prêtaient à la confusion avant les travaux
de Cruveilhier. Le cancer en *plaque* ou en *nappe* est celui

---

1. Cornil et Ranvier. *Manuel d'histologie pathologique.*

qui s'étale dans l'épaisseur des tuniques de l'estomac, sans faire une saillie notable. Le cancer qui forme *anneau* occupe le pylore ou le cardia; le premier a peu de tendance à se propager à l'intestin, il est souvent accompagné d'une dilatation de l'estomac, l'autre atteint presque toujours l'œsophage et a pour conséquence habituelle le rétrécissement de l'estomac. Le pylore est, de beaucoup, la région préférée du cancer; après le pylore viennent la petite courbure, le cardia, les faces antérieure et postérieure.

La perforation de l'estomac, la péritonite aiguë, les adhérences, la péritonite partielle, les fistules, l'ulcération des vaisseaux, sont des lésions *beaucoup plus rares* dans le cancer que dans l'ulcère simple. Le cancer se propage facilement de l'estomac aux organes voisins; et la propagation se fait par l'intermédiaire du tissu sous-séreux, par les vaisseaux sanguins ou par les voies lymphatiques. Le *péritoine* (péritonite cancéreuse), les *ganglions* de l'épiploon gastro-hépatique, ceux du grand épiploon et du mésentère (adénopathie cancéreuse), le *foic* (dans un quart des cas, d'après Brinton), le *poumon*, les *reins*, le *sternum*, les *vertèbres*, peuvent être, à des degrés divers, envahis secondairement par le cancer.

Dans quelques cas, des adhérences s'établissent entre l'estomac cancéreux et la paroi abdominale, et un phlegmon se forme à la région *ombilicale*. Habituellement le foyer purulent communique, d'une part, avec la cavité stomacale, et, d'autre part, avec l'extérieur au moyen d'une fistule cutanée ombilicale. Mais, dans quelques observations, on voit que le foyer purulent communique seulement avec l'extérieur (fistule cutanée) ou avec l'estomac (fistule stomacale). C'est là une complication fort rare du cancer de l'estomac. M. Feulard, dans son mémoire[1], n'a pu en réunir que quatorze observations. Je n'insiste pas ici sur cette complication qui a été étudiée au chapitre précédent et qui paraît associée à l'ulcère, plus encore qu'au cancer.

1. Feulard. Fistule ombilic. et cancer de l'estomac. *Arch. de méd.*, août 1887.

Le cancer de l'estomac débute dans le tissu sous-muqueux et dans la couche glandulaire. Sous l'influence du processus morbide, les glandes subissent un allongement qui est dû au bourgeonnement du tissu conjonctif qui les sépare. La tunique musculeuse de l'estomac est toujours *hypertrophiée* au voisinage de la lésion cancéreuse; cette hypertrophie peut même se généraliser; on voit sur une préparation que la tunique musculeuse hypertrophiée doit son volume aux lamelles épaisses du tissu conjonctif qui cloisonnent les faisceaux musculaires. Ces altérations des glandes et du tissu musculaire ne sont pas exclusives au cancer, on les rencontre dans les gastrites chroniques.

Symptômes. — Le cancer de l'estomac débute habituellement par de *simples troubles dyspeptiques*, légers et intermittents (inappétence, éructations, flatulence), l'*anorexie* vraie (à privatif, ὄρεξις, appétit) étant plutôt réservée à une phase avancée. Il débute aussi quelquefois par des douleurs persistantes à la région épigastrique, de sorte que pendant cette première période, qui peut durer plusieurs mois et au delà, il est difficile de dire si l'on a affaire à une dyspepsie douloureuse ou à une affection cancéreuse à son début. Toutefois, si les troubles dyspeptiques sont tenaces et rebelles au traitement, s'ils sont accompagnés d'amaigrissement rapide et de décoloration des téguments, s'ils surviennent chez un sujet âgé, si surtout le sujet est issu de souche cancéreuse, on est autorisé, avant l'apparition de tout autre symptôme, à redouter déjà un pronostic sérieux.

Précoce ou tardive, la *douleur* fait rarement défaut dans le cancer stomacal, elle est *moins vive* que la douleur de l'ulcère simple; elle n'a pas, comme celle-ci, une prédilection pour les régions xiphoïdienne et rachidienne : elle est plus diffuse et tend à s'irradier vers les hypochondres. Les *vomissements* apparaissent quelquefois dès le début de l'affection, au milieu des autres troubles dyspeptiques; tantôt ils accompagnent le cancer pendant toute son évolution, tantôt ils ne se montrent qu'à sa période ultime,

ou même ils font complètement défaut. Ces vomissements
sont de toute nature : les uns sont muqueux, presque
aqueux, très rarement bilieux, et surviennent le matin
à jeun ou dans la journée; les autres sont alimentaires;
ils suivent de près l'ingestion des aliments si le cancer
siège au cardia, ils sont tardifs si le cancer siège au pylore.
Les vomissements contiennent souvent des fragments
d'aliments et de viande non digérés, parce que l'acide
chlorhydrique est en défaut comme quantité et comme
qualité : peu d'acide chlorhydrique combiné et pas d'acide
chlorhydrique libre. La fermentation butyrique donne aux
vomissements une odeur de beurre rance; la fermentation
putride, due à la digestion insuffisante des substances
albuminoïdes, donne une odeur de putréfaction.

Les *vomissements de sang* (hématémèse) ont une grande
importance; ils sont fréquents (42 fois sur 100 d'après
Brinton) et se présentent sous divers aspects. Le rejet de
sang pur est plus rare ici que dans l'ulcère simple; habituellement les matières vomies sont noirâtres (*vomissement
noir*), analogues à du *marc de café* ou à de la suie délayée
dans de l'eau, ce qui tient au contact du sang avec les
acides de l'estomac et avec les matières alimentaires. Il y a
parfois de *petites hématémèses* qui, sans un examen attentif
des matières vomies, pourraient passer inaperçues. Si le
sang pénètre dans l'intestin, il est rendu avec les selles,
sous forme de *melæna*; il y a même des cas, et ils sont
fréquents, où l'hémorrhagie de l'estomac ne se traduit que
par du *melæna sans hématémèse*. La gastrorrhagie est habituellement un symptôme tardif du cancer stomacal; elle
est due au travail d'ulcération et de ramollissement qui
envahit les vaisseaux de la masse cancéreuse; « la dégénérescence et la destruction qui se produisent se compliquent souvent de la présence d'excroissances et de fongosités qui augmentent encore la quantité de sang fournie[1] ».
Plus rarement l'hémorrhagie a pour cause l'ulcération des
gros vaisseaux de la paroi stomacale.

1. Brinton. *Trait. des maladies de l'estomac*, trad. Riant, p. 268.

Outre les gastrorrhagies des périodes avancées, il y a parfois des gastrorrhagies *précoces* (hématémèse et melæna) qui surviennent en pleine santé « comme *premier* symptôme de la maladie qui conduira fatalement les individus au tombeau [1] » (Trousseau). Je pense que ces gastrorrhagies précoces et abondantes sont plutôt le résultat d'un ulcère sur lequel le cancer s'est greffé; j'ai longuemant discuté cette interprétation au chapitre précédent.

A une certaine période de son développement (80 fois sur 100, d'après Brinton), le cancer de l'estomac forme une *tumeur*. Suivant le siège du cancer, cette tumeur se perçoit plus ou moins aisément; facile à atteindre, quand elle occupe la face antérieure, la grande courbure de l'estomac et le pylore, elle se dérobe quand elle siège au cardia, à la face postérieure et à la petite courbure. Les tumeurs de la grande courbure siègent à gauche de la ligne médiane; la tumeur du pylore se perçoit à droite de la ligne médiane près de l'ombilic; parfois l'estomac est tellement dilaté et abaissé, que la tumeur siège au niveau ou au-dessous de l'ombilic.

Il est des cas où le cancer est infiltré dans les tuniques de l'estomac sans former tumeur (cancer en nappe); on a alors la sensation d'une induration diffuse; parfois enfin on ne peut constater ni induration ni tumeur. L'exploration de l'abdomen et la recherche de la tumeur sont souvent rendues difficiles par la contraction des muscles grands droits; leur rigidité peut masquer une tumeur sous-jacente, ou faire croire à une tumeur qui n'existe pas; il est donc essentiel de placer ces muscles dans le relâchement; pour cela, le malade doit fléchir les cuisses et respirer la bouche ouverte. La tumeur cancéreuse est peu douloureuse au toucher, elle est néanmoins plus sensible que les parties voisines. Quand elle rétrécit l'orifice pylorique, elle détermine une *dilatation de l'estomac* et consécutivement une sonorité exagérée de la région stomacale.

---

1. Trousseau. *Clin. de l'Hôtel-Dieu*, t. III, p. 88.

La tumeur cancéreuse peut se déplacer suivant l'état de réplétion ou de vacuité de l'estomac. Par le palper abdominal la tumeur paraît le plus souvent mobile, mais il ne faut pas se méprendre sur cette apparente mobilité des tumeurs cancéreuses stomacales : le cancer de la face postérieure adhère souvent au pancréas, le cancer de la face antérieure adhère parfois à la paroi abdominale, le cancer du pylore adhère au pancréas, à la vésicule biliaire, au duodénum, au petit épiploon, au foie, aux ganglions, si bien que sur 500 laparotomies faites pour cancer de l'estomac, 14 fois seulement le cancer du pylore a été trouvé mobile et libre d'adhérences[1]. Donc, quand on explore un cancer de l'estomac, et quand on le croit mobile, ce qu'on mobilise, ce n'est pas seulement le cancer, c'est une masse qui comprend le cancer et ses adhérences. Ces notions sont importantes à connaître au point de vue de l'opération.

Dans le cancer de l'estomac, plus encore que dans les autres carcinomes abdominaux, on constate des adénopathies, non seulement dans le triangle sus-claviculaire, (Troisier en a fait une étude détaillée) mais encore dans l'aine et dans l'aisselle. Les ganglions sont durs, indolents, mobiles. Nous y reviendrons au sujet du diagnostic.

Les *symptômes généraux*, peu accusés au début de la maladie, deviennent caractéristiques : à la pâleur des téguments succède une *teinte jaune paille*; le malade a le dégoût de la viande; ses forces décroissent progressivement, la diarrhée est fréquente[2], la fièvre n'est pas rare, l'amaigrissement devient extrême, la voix s'affaiblit, la peau, sèche, se plisse, et la période de *cachexie* apparaît. Pendant cette période de cachexie (κακός, mauvais; ἕξις, disposition), les facultés intellectuelles restent intactes, ou peu s'en faut, et le malade assiste à sa ruine et à son dépérissement. Alors apparaissent des *œdèmes*, des hydropisies, les pieds et les jambes s'infiltrent, et l'infiltration, sans qu'il y ait habi-

1. Guinard. *Cancer de l'estomac.* Th. de Paris, 1892.
2. Tripier. *Lyon médical*, p. 145.

tuellement trace d'albumine dans les urines, gagne les cuisses, le scrotum et parfois les mains et la face. Ces œdèmes généralisés, cachectiques, ultimes, ne doivent pas être confondus avec d'autres œdèmes localisés et parfois précoces, dus à une thrombose veineuse (*phlegmatia alba dolens*). C'est Trousseau qui, le premier, a signalé la relation de la phlébite oblitérante et du cancer; nous en reparlerons au sujet du diagnostic.

Complications. — Certaines complications, si fréquentes dans l'ulcère, sont extrêmement rares dans le cancer. On compte les hémorrhagies cancéreuses mortelles, tant elles sont exceptionnelles, tandis qu'elles sont relativement fréquentes au cas d'ulcère stomacal. La perforation de l'estomac, et la péritonite suraiguë qui en est la conséquence, ne se voient pour ainsi dire pas dans le cancer, tandis qu'elles sont loin d'être rares dans l'ulcère. Le cancer, comme l'ulcère, peut déterminer des clapiers purulents et gangréneux; des adhérences s'établissent au contact d'une ulcération cancéreuse qui aboutit parfois à la perforation et une péritonite localisée en est la conséquence; le clapier péritonéal ainsi formé peut s'ouvrir dans le côlon (fistule gastro-colique), il peut gagner la région ombilicale, ainsi que je l'ai dit plus haut.

Au nombre des complications il faut citer la généralisation du cancer stomacal aux autres organes. Tantôt il s'agit d'une propagation directe; c'est par les adhérences que le cancer atteint le foie, les ganglions, la rate, le pancréas, l'intestin, la paroi abdominale, tantôt il se fait une généralisation cancéreuse, au vrai sens du mot, par voie lymphatique ou par voie sanguine (cancer péritonéal, hépatique, pleuro-pulmonaire, etc.).

Diagnostic. — Je viens de décrire la marche habituelle du cancer de l'estomac, son début insidieux avec ses troubles dyspeptiques, l'amaigrissement graduel et la perte des forces, les vomissements, les hématémèses, l'anorexie, l'apparition de la tumeur et la période cachectique; mais le cancer stomacal ne procède pas toujours avec cette régularité. Dans tel cas, la lésion cancéreuse ne se révèle par aucun des signes habituels[1], elle est latente, il n'y a ni vomissements, ni hématémèse, ni tumeur; le malade a toutes les apparences de la cachexie cancéreuse, mais on reste indécis sur le siège de la lésion: ou bien il y a tumeur sans aucun symptôme de cancer[2]. Dans tel autre cas le cancer de l'estomac n'est encore qu'à une époque peu avancée de son évolution, lorsqu'un *cancer secondaire du foie* se développe, *domine la situation* et enlève le malade, masquant par ses symptômes la lésion de l'estomac qui passe parfois inaperçue. Dans quelques circonstances, le malade présente presque tous les signes du cancer de l'estomac : l'anorexie, les hématémèses, l'état cachectique, une tumeur à la région épigastrique; on diagnostique un cancer stomacal, mais au bout de quelques mois la guérison vient donner un démenti au diagnostic. Dans le précédent chapitre consacré à la transformation de l'ulcère de l'estomac en cancer, je me suis longuement occupé de cette partie du diagnostic.

Je résume, sous forme de quelques propositions concises, les différentes erreurs qui peuvent être commises au sujet du cancer de l'estomac :

Les vomissements, les hématémèses, la tumeur stomacale, la cachexie, ces signes classiques du cancer de l'estomac, peuvent être dus à des *ulcères* de l'estomac, à large surface, à bords épais et indurés, qu'il s'agisse de l'ulcère simple[3] (observation de Trousseau, de Romelaere), ou d'ulcères tuberculeux (observation de Bréchemin[4]).

Les vomissements, les hématémèses, la tumeur stomacale, la cachexie, ces signes classiques du cancer, peuvent exister dans certaines *gastrites chroniques* avec épaississe-

1. Chesnel. *Cancer latent de l'estomac.* Th. de Paris, 1877.
2. Siredey. *Soc. méd. des hôpit.*, 7 novembre 1800.
5. Trousseau. *Clin. méd.*, t. III, p. 82. — Rommelaere. Observations résumées dans la thèse de Deschamps : *Diagnostic et traitement du cancer de l'estomac.* Paris, 1884, p. 29.
4. Bréchemin. *Bull. Soc. anat.*, 1879, p. 455.

ment des parois (sclérose sous-muqueuse hypertrophique[1]) : témoin la remarquable observation rapportée par Trousseau[2], où la gastrite chronique fut prise pour un cancer.

Les vomissements, les hématémèses, la cachexie peuvent exister dans la *dilatation* de l'estomac, et faire croire à tort à l'existence d'un cancer (observations de Dujardin-Beaumetz).

Les vomissements, les hématémèses, la tumeur à la région épigastrique, la cachexie, peuvent exister alors que l'estomac est absolument sain. En pareil cas, la tumeur est formée par un cancer de l'épiploon, du pancréas, des ganglions mésentériques (observation personnelle[3]), ou par un épaississement péritonéal (observations de Leube[4]); l'état cachectique est dû au cancer d'une des régions susnommées, et les hématémèses proviennent de la stase sanguine stomacale provoquée elle-même par la compression des veines de l'estomac[5].

Très grande aussi peut être l'hésitation en face de certains *phlegmons péri-ombilicaux*. Je viens de parler de ces phlegmons au sujet de l'anatomie pathologique. Dans le cas dont j'ai rapporté l'observation[6], le phlegmon s'était dessiné à une époque où les symptômes du cancer stomacal n'étaient pas encore appréciables.

Cette énumération prouve combien il est quelquefois difficile, on pourrait dire impossible, d'établir le diagnostic du cancer de l'estomac. Reprenons un à un les signes et les

1. Hanot et Gombault. Gastrite chronique avec sclérose sous-muqueuse hypertrophique et rétro-péritonite calleuse. *Arch. de phys.*, 1882, p. 412.

2. Trousseau. *Clin. méd.*, t. III, p. 67.

3. Pendant que j'étais interne de M. Potain, nous avons eu dans le service un malade qui présentait des hématémèses, une cachexie progressive et une tumeur à la région épigastrique. On porta le diagnostic de cancer de l'estomac. A l'autopsie, on trouva un cancer ganglionnaire; cet homme avait été opéré deux ans auparavant d'un cancer du testicule gauche.

4. Leube. Observations résumées dans la thèse de Deschamps, p. 49.

5. La pathogénie de ces hématémèses est indiquée dans le travail de Iosias et Dérignac. *Bull. Soc. anat.*, 1883, p. 145.

6. Dieulafoy. Diagnostic du cancer de l'estomac. *Sem. méd.*, 4 janv. 1888.

symptômes du cancer stomacal, et voyons quelle est, au point de vue du diagnostic, leur valeur respective.

Les *douleurs* épigastriques, vives et parfois terribles, transperçant le malade de part en part (point xiphoïdien et point rachidien), survenant sous forme d'accès, après les repas et pendant la digestion, sont le fait de l'ulcère de l'estomac; on peut les observer également dans les dyspepsies à hyperchlorhydrie et hypersécrétion; ces douleurs sont plus rares dans le cancer, où elles sont, du reste, plus sourdes, plus tardives, plus diffuses.

Les *hématémèses* rouges ou noires, liquides ou en caillots, avec ou sans melæna, survenant après une période plus ou moins longue de vives douleurs gastralgiques, sont plutôt le fait de l'ulcère que du cancer. Mais, de tous les symptômes, l'hématémèse est celui sur lequel on peut le moins se fier pour faire un diagnostic. Les hématémèses du cancer sont, il est vrai, plus rares, moins abondantes, plus mélangées aux aliments, plus « marc de café », que celles de l'ulcère, mais ces signes sont inconstants, et qu'il s'agisse de cancer, de gastrite ou de dilatation, les hématémèses peuvent survenir avec des caractères analogues.

Une *tumeur* ou une *induration* siégeant à la région épigastrique, et survenant chez un malade atteint de troubles dyspeptiques, de vomissements, d'hématémèses, d'amaigrissement, de symptômes cachectiques, cette tumeur est généralement considérée comme l'appoint le plus important au diagnostic du cancer de l'estomac. Eh bien, je ne crains pas de le dire, au risque de paraître paradoxal, c'est la tumeur qui cause le plus souvent l'erreur de diagnostic. Tant que le malade atteint des autres symptômes n'avait point de tumeur, on hésitait et on espérait, on croyait à l'ulcère, mais avec la tumeur on n'hésite plus et on diagnostique le cancer. Pour être bien pénétré de la vérité de ce que j'avance, il suffira de lire et de méditer les observations suivantes :

En 1888, Kolatschewsky fit la pylorectomie chez un garçon qui présentait au pylore une tumeur dure, mobile,

grosse comme une pomme et considérée comme un cancer;
l'opération démontra qu'il s'agissait d'un ulcère gastro-duodénal cicatrisé et entouré de ganglions; le malade guérit.
Billroth, ayant diagnostiqué un cancer du pylore, fait une
pylorectomie; Salzer, qui a rapporté le fait à la Société de
médecine de Vienne en décembre 1887, démontra qu'il s'a-
gissait en réalité d'un ulcère de l'estomac. Ortmann dia
gnostique chez une femme de 40 ans un cancer du pylore,
il fait la pylorectomie le 17 mai 1889, et l'opération démontre qu'il s'agissait d'un ulcère cicatrisé à bords indurés. En
juin 1884, Southam opère pour un cancer un malade qui
présentait une tumeur dure et mobile au voisinage de l'ombilic, avec tous les symptômes d'un cancer; le malade succombe, et on constate un rétrécissement fibreux du pylore,
mais pas trace de cancer[1].

Dans une observation de Chaput, le malade avait présenté des symptômes pouvant être rapportés à un ulcère
ou à un cancer de l'estomac; Brissaud, se fiant à une tumeur à la région épigastrique, pense qu'il s'agit d'un cancer et le malade est opéré; on voit alors qu'il n'y avait point
de cancer, la tumeur était due à un abcès du pancréas
consécutif à un ulcère stomacal perforé[2].

Une femme entre dans le service de Terrier pour des
désordres gastriques reproduisant tout le tableau d'un
cancer de l'estomac avec tumeur épigastrique; Terrier pratique la laparotomie et constate l'existence d'adhérences
entre l'estomac, le foie et la paroi antérieure de l'abdomen,
mais point de cancer; ces adhérences (reliquat probable
d'un ulcère stomacal) furent détruites ou réséquées et la
malade guérit[3]. A ce sujet, Terrier rappelle que Landerer a
publié trois cas de laparotomie, motivés par le diagnostic
de cancer de l'estomac; or, l'opération démontra que les
tumeurs étaient dues, non pas au cancer, mais à des
adhérences dont l'excision amena la guérison. Doyen a

1. Ces observations sont consignées dans la thèse de Guinard, p. 86.
2. *Société anatomique*, décembre 1894.
3. Terrier. *Société de chirurgie*, 16 mai 1894.

rapporté plusieurs cas où un ulcère avec ses adhérences avait été pris pour une tumeur cancéreuse. Voilà une série d'observations qui démontrent assez, je pense, que la présence d'une tumeur à l'épigastre est souvent une cause d'erreur de diagnostic.

Un *état cachectique* progressif, avec *anorexie*, amaigrissement graduel et continu, décoloration des tissus, teinte jaune paille du visage, œdème des jambes, est bien le fait du cancer de l'estomac. Mais les mêmes symptômes cachectiques peuvent exister chez des gens atteints d'ulcère, de gastrite, de dilatation de l'estomac avec ou sans contracture spasmodique du pylore, la cachexie étant provoquée chez eux par des hématémèses, par les vomissements alimentaires, et par la dénutrition qui en est la conséquence.

Il y a un signe, quand il existe, qui a une valeur considérable, et qui a été indiqué par Trousseau, c'est la phlébite oblitérante. « Lorsque vous êtes indécis sur la nature d'une maladie de l'estomac, que vous hésitez entre une gastrite chronique, un ulcère simple et un carcinome, une *phlegmatia alba dolens*, survenant à la jambe ou au bras, fera cesser votre indécision, et il vous sera permis de vous prononcer définitivement sur l'existence du cancer. » Ce diagnostic, Trousseau devait plus tard en vérifier sur lui-même l'exactitude. En effet, c'est à l'apparition d'une phlegmatia de la jambe que mon vénéré maître affirma l'existence d'un cancer stomacal, auquel il succomba huit mois plus tard. Quoique la *phlegmatia* ait été signalée par Bouchard dans la dilatation stomacale, elle n'en reste pas moins un des signes les plus précieux dans les cas de diagnostic difficile entre l'ulcère et le cancer.

Rommelaere avait cru pouvoir baser le diagnostic du cancer sur la *diminution de l'urée*. Le taux de l'urée est en effet fort abaissé au cas de cancer; mais comme pareil abaissement existe dans une foule de troubles de nutrition, ce signe perd sa valeur.

L'adénopathie sus-claviculaire est un signe fréquent de cancer abdominal et notamment de cancer stomacal ; elle siège du côté gauche cinq fois plus souvent que du côté droit[1]. Quelle que soit l'interprétation qu'on donne de cette localisation éloignée et isolée de la lésion primitive, il n'en est pas moins vrai que ce signe a une réelle importance. Peut-il du moins, dans un cas de diagnostic douteux, nous permettre d'affirmer l'existence du cancer stomacal? Non, car des observations ont été publiées qui témoignent de l'existence de l'adénopathie sus-claviculaire gauche, au cas d'ulcère stomacal[2]..

En face des difficultés parfois si grandes du diagnostic, on a pensé que l'*examen du chyme*, retiré de l'estomac à une certaine période de la digestion, pourrait donner quelques renseignements utiles. A l'heure actuelle, l'analyse du *chimisme gastrique* est entrée dans la pratique courante bien qu'elle ne conduise pas à des conclusions absolument fermes[3].

C'est surtout la recherche de l'acide chlorhydrique qui a de la valeur pour le diagnostic. Il existe normalement dans le suc gastrique[4]; on l'y trouve dans la proportion de 1,74 pour 1000; mais il n'existe pas à l'état de repos de l'estomac, il n'est sécrété qu'à un certain moment de la digestion. Les autres acides du suc gastrique, entre autres l'acide lactique, proviennent de l'alimentation. Au point de vue de la formation de ces acides, Edwald divise la digestion en trois phases : dans une première phase qui dure de 10 à 30 minutes, on constate dans l'estomac la présence de l'acide lactique; dans une deuxième phase, l'acide chlorhydrique libre existe à côté de l'acide lactique; dans une troisième phase, qui commence une demi-heure ou trois quarts d'heure après le début de la digestion, l'acide lactique a généralement disparu et l'on ne trouve plus que de l'acide chlorhydrique. C'est à cette phase, par conséquent,

1. Troisier. *Arch. gén. de méd.*, 1889. — Jaccoud. *Cours de clin. méd.*, 1888.

2. Girode. *Soc. méd. des hôp.*, 25 janvier 1895.

3. Voyez à ce sujet les deux revues critiques suivantes : Lannois. *Revue de méd.*, mai 1887. — Catrin, *Arch. de méd.*, avril et mai 1867.

4. Ch. Richet. *Suc gastrique chez l'homme et les animaux*. Th. de doct ès sciences. Paris, 1878.

qu'il faut rechercher s'il existe ou non de l'acide chlorhydrique dans l'estomac.

L'expérience est assez délicate à faire. Il faut d'abord
soumettre le malade à un *repas d'épreuve*, qui consiste
à prendre, le matin à jeun, deux petits pains et une tasse
de thé sans sucre ni lait. Une heure ou une heure un quart
après ce repas, on retire le chyme stomacal au moyen de la
poire de Frémont ou du tube de Debove[1]; on peut même amorcer le siphon avec un peu d'eau, et dans le chyme retiré et
filtré on recherche l'acide chlorhydrique. L'acide chlorhydrique
peut être décelé par différents réactifs, par le méthyle violet,
par le rouge du Congo qui vire au bleu. Lépine donne la préférence au vert brillant[2]. Très étendu d'eau, le vert brillant
perd sa teinte verdâtre pour devenir nettement bleu. Si
l'on met deux ou trois gouttes d'une solution concentrée de
vert brillant dans quelques centimètres cubes de chyme
filtré contenant de l'*acide chlorhydrique*, le mélange, qui
resterait bleu s'il ne contenait pas d'acide chlorhydrique,
commence à devenir vert si la proportion d'acide chlorhydrique est de 0,18 à 0,19 pour 1000. Le mélange devient
jaunâtre et même très jaune si la proportion d'acide chlorhydrique est de 0,19 pour 1000 à 1 pour 1000. Cette réaction est d'autant plus importante que l'acide lactique
est presque sans action sur le vert brillant.

Pour avoir toute sa valeur, le repas d'épreuve doit être
suivi du dosage quantitatif de l'acide chlorhydrique libre et
autres éléments (acides de fermentation, chlore combiné) et
du dosage des ferments : pepsine et ferment lab.

Au point de vue qui nous occupe, l'*hypersécrétion* de l'acide chlorhydrique, qui peut monter jusqu'à 4,5 et 5 pour
1000, au lieu de 1,7, chiffre normal, se rencontre dans l'ulcère simple de l'estomac, dans les crises gastriques des ataxiques, dans certaines dyspepsies dites hyperchlorhydriques ;
on ne l'observe jamais dans le cancer gastrique, sauf le cas
de cancer greffé sur un ulcère. La *diminution* ou la *dispa-*

<hr>

1. Debove. *Soc. méd. des hôp.*, 28 janvier 1887.
2. Lépine. *Soc. méd. des hôp.*, 28 janvier 1887.

rition de l'acide chlorhydrique a été constatée dans la dégénérescence amyloïde des vaisseaux de la muqueuse stomacale, dans la chlorose, dans presque tous les états cachectiques, dans la gastrite alcoolique, mais c'est surtout dans le *cancer* de l'estomac que la *disparition* de l'acide chlorhydrique est presque la règle. Cette disparition vient probablement de ce que le suc gastrique est modifié par le suc cancéreux (expériences de Riegel).

De cet exposé il faut conclure que l'absence de l'acide chlorhydrique n'est pas une preuve absolue du carcinome stomacal; il ne faut pas conclure davantage que la présence de l'acide chlorhydrique exclut absolument l'idée de cancer stomacal, car on a constaté l'acidité, même en cas de cancer. Toutefois, en relevant les observations nombreuses où l'absence d'acide chlorhydrique a permis de redresser des erreurs et d'affirmer un diagnostic incertain, il faut convenir que la recherche de l'acide chlorhydrique est un moyen précieux dont j'ai plusieurs fois apprécié l'incontestable utilité.

Pour différencier l'anachlorhydrie du cancer de celle de la gastrite chronique, la recherche des ferments est importante. La disparition totale de la pepsine et du ferment lab devrait plutôt faire penser à une gastrite chronique, la disparition de la pepsine avec conservation du ferment lab serait en faveur du cancer[1].

L'examen du sang, la mononucléose et la diminution de la valeur globulaire[2] chez les cancéreux n'ont encore donné aucun résultat certain.

Par cette longue étude critique, j'ai voulu démontrer l'extrême difficulté qu'on éprouve parfois à formuler le diagnostic du cancer stomacal, et je n'en ai pas encore fini avec cette question, car je dois dire quelques mots des dyspeptiques neurasthéniques. Nous avons tous vu ces neurasthéniques à troubles dyspeptiques, à troubles gastralgiques. avec ou sans hyperchlorhydrie, avec ou sans hypochlor-

1. A. Robin et Gouraud. Le ferment lab. *Bull. de thérap.*, 15 fév. 1902
2. Silhol. Thèse de Paris, 1903.

hydrie, perdant leur appétit, vomissant, maigrissant, s'affaiblissant, et finissant par être convaincus qu'ils ont un cancer de l'estomac. C'est par l'étude attentive des troubles neurasthéniques qu'on arrive à éloigner chez eux l'hypothèse du cancer.

Après avoir analysé les signes qui permettent le plus souvent de formuler ou de rejeter le diagnostic du cancer stomacal, le *diagnostic* du *siège* du cancer doit actuellement nous occuper. Le cancer du *cardia* se confond généralement avec le cancer de l'*œsophage*, car le cancer limité au cardia est exceptionnel ; les aliments, arrêtés au niveau du point rétréci, sont rejetés bientôt après leur ingestion, et l'exploration faite avec la sonde œsophagienne permet de constater le siège et le degré du rétrécissement cancéreux. Le cancer du cardia et la petite courbure sont très difficilement accessibles au toucher. Le cancer du *pylore* détermine souvent un *rétrécissement* de l'orifice pylorique, et une *dilatation* consécutive de l'estomac ; les vomissements alimentaires ne surviennent que longtemps après le repas ; l'amaigrissement est rapide et la *cachexie précoce* ; la tumeur pylorique est accessible au toucher et reste fixe dans la même région. Le cancer des *courbures* et des *faces* de l'estomac a une marche moins rapide que le cancer des *orifices*, parce qu'il *laisse libre* le passage des aliments ; les vomissements sont plus rares, l'amaigrissement est tardif, et la cachexie est *lente* à apparaître. Le cancer de la *grande courbure* est remarquable par sa *mobilité*, il se déplace suivant l'état de vacuité ou de réplétion de l'estomac. Dans le cas de grande distension de l'estomac, la tumeur cancéreuse peut prendre dans l'abdomen les positions les plus variées.

Durée. — Traitement. — Le cancer de l'estomac a une *durée* moyenne de un an à dix-huit mois ; il peut même durer plus longtemps, *s'il respecte les orifices* et s'il permet le passage des aliments. Chez les jeunes sujets, au-dessous de trente ans, la marche est habituellement rapide[1]. La mort est la terminaison fatale du cancer ; elle est due aux progrès

1. Mathieu. *Du cancer précoce de l'estomac.* Thèse de Paris, 1884.

de la cachexie, aux hématémèses répétées, à la généralisation du cancer (foie, péritoine, pancréas)[1]. La perforation de l'estomac et la péritonite, relativement fréquente dans l'ulcère, sont des accidents exceptionnels dans le cancer.

Arrivons au *traitement*. Les troubles dyspeptiques du début doivent être combattus par les alcalins, eau de chaux, eau de Vichy, craie préparée. Le régime lacté, associé à des aliments de digestion facile, est indiqué dès cette première période. Les glaces à la vanille et au café, les glaces alimentaires contenant 60 grammes de jus de viande, sont bien tolérées. Les vomissements et les douleurs d'estomac sont calmés par de faibles doses de *morphine* et de *cocaïne associées*. On donne avant et après les aliments *une cuillerée à café* de la solution suivante :

Eau de chaux..	100 grammes.
Chlorhydrate de morphine.. . . .	2 centigrammes.
Chlorhydrate de cocaïne..	5 —

J'ai souvent constaté les bons effets de cette médication, qui peut être renouvelée plusieurs fois dans la même journée. Si les douleurs résistent à ce moyen, on les calme avec des injections de morphine. Aux hémorrhagies on oppose les astringents, le perchlorure de fer, l'eau de Rabel, les boissons glacées.

Les *lavages de l'estomac*, faits avec soin et avec précaution, rendent de réels services : ils combattent la putridité et favorisent la tolérance de l'organe pour les aliments[2]. On fait le lavage tous les matins, à jeun, au moyen d'eau tiède, additionnée, par litre, de 2 grammes de bicarbonate de soude. Quand les liquides de l'estomac subissent la fermentation putride, on fait les lavages avec une solution de chloral (5 à 10 pour 100). Si les fonctions de l'estomac se font mal, s'il y a anorexie, tendances aux vomissements, on introduit dans l'estomac des poudres de viandes délayées dans du lait ou dans du chocolat. Cette dernière opération peut se faire au moyen d'un tube plus court que celui qui

1. Jaccoud. *Leçons de clinique*, 1886.
2. Dujardin-Beaumetz. *Leçons de clinique thérapeutique.*

sert à faire le lavage parce qu'il n'a pas besoin de pénétrer jusque dans l'estomac. Quand l'alimentation par l'estomac devient impossible, soit par intolérance stomacale, soit par rétrécissement de l'orifice cardiaque ou pylorique, on a recours aux lavements alimentaires; on donne tous les jours deux ou trois lavements peptonisés composés comme suit : un verre de lait, un jaune d'œuf, deux cuillerées de peptone liquide, cinq gouttes de laudanum, un gramme de bicarbonate de soude (Dujardin-Beaumetz).

Le traitement *chirurgical* du cancer de l'estomac donne des résultats assez satisfaisants. Ce traitement consiste, suivant le cas, à pratiquer la résection partielle ou totale de l'organe. La gastro-entérostomie a pour but d'aboucher une partie de la face postérieure de l'estomac, voisin du pylore, avec la première partie du jéjunum. Pour être efficace, l'intervention chirurgicale doit être hâtive.

Du reste, ce traitement *chirurgical* du cancer de l'estomac est variable suivant les cas. Quand la lésion cancéreuse n'est pas très étendue, surtout quand elle occupe la région pylorique, quand elle n'a pas envahi les organes du voisinage, on pratique l'ablation du cancer, on fait la pylorectomie. Plus l'opération est précoce, plus on a de chances de succès. Nous voyons dans plusieurs statistiques que des malades ainsi opérés ont vécu un grand nombre d'années dans d'excellentes conditions de santé. Trois opérés de Wölffer vivent depuis 4, 5 et 7 ans. Deux opérés de Löbker vivent depuis 5 et 7 ans; deux opérés de Hahn vivent depuis 4 et 7 ans. Un opéré de Bilboth était bien portant depuis 8 ans; une opérée de Franck était bien portante depuis 7 ans[1]. Bien d'autres cas analogues ont été publiés[2]. Ces faits sont très encourageants; ils prouvent que l'opéra-

---

1. Ces statistiques sont consignées dans la thèse de M. Guinard. *La cure du cancer de l'estomac*. Paris. 1898.

2. Kolbc. *Le cancer de l'estomac et son traitement chirurgical*. Lausanne, 1901. — Debove et Terrier. Acad. de méd., 6 août 1895. — Landouzy. L'intervention chirurgicale hâtive comme traitement du cancer de l'estomac. *La Presse médicale*, 15 mars 1899.

tion précoce du cancer de l'estomac peut donner les plus beaux résultats.

Quand la résection de la région cancéreuse n'est pas possible on se contente de pratiquer la gastro-entérostomie, suivant le procédé de Roux (gastro-entérostomie en Y). On sectionne le jéjunum à quatre travers de doigts de l'angle duodéno-jéjunal; on abouche le bout inférieur à la face postérieure de l'estomac à travers le mésocolon transverse effondré, puis on abouche le bout supérieur du jéjunum sectionné dans l'anse jéjunale à trois travers de doigts au-dessous de l'abouchement stomacal. De cette façon, les aliments descendent de l'estomac dans le jéjunum et, d'autre part, la bile et le suc pancréatique passent du duodénum dans le jéjunum; on n'a pas à craindre le circulus viciosus. Un de mes malades de l'Hôtel-Dieu a été ainsi opéré par le Dr Dujarier et le résultat a été remarquable. L'ulcère peptique du jéjunum[1] qu'on observe parfois à la suite des gastro-entérostomies, n'a jamais été constaté quand la gastro-entérostomie est pratiquée pour un cas de cancer stomacal.

§ 16. SYPHILIS DE L'ESTOMAC

L'observation suivante tirée de mes leçons cliniques[1], reproduit fidèlement la syphilis de l'estomac. Voici le cas :

En 1898 entrait dans mon service un homme atteint depuis un an et demi des symptômes classiques de l'ulcère simple de l'estomac. Il fut soigné, au début, à l'Hôtel-Dieu-Annexe. Il se plaignait alors de douleurs stomacales et rachidiennes dont l'intensité augmentait après les repas, et qui étaient fréquemment suivies de vomissements alimentaires. Le malade fut considéré comme atteint d'ulcus simplex; on prescrivit le régime lacté absolu : lait, képhir, glace, potions morphinées, ventouses et pointes de feu à la région stomacale.

1. *Clinique médicale de l'Hôtel-Dieu*, 1898. Syphilis de l'estomac. Quatrième leçon.

Quelques semaines plus tard, le malade, ne se trouvant pas suffisamment amélioré, quittait l'hôpital. Mais toujours en proie aux mêmes souffrances, il ne tarda pas à rentrer dans un autre service. Les symptômes n'avaient pas varié; mêmes douleurs épigastriques et rachidiennes, intolérance stomacale, vomissements alimentaires. Il est de nouveau soumis au traitement de l'ulcus simplex : régime lacté, forte médication alcaline, bicarbonate de soude, révulsifs, applications fréquentes de ventouses à la région stomacale et au rachis.

Après trois mois de traitement, interrompu par un court séjour à Vincennes, le malade quitte l'hôpital sans amélioration notable. Il ne tarde pas à y rentrer car les douleurs gastriques ont encore augmenté d'intensité et les vomissements alimentaires sont très fréquents. Un soir, à onze heures, survient une *hématémèse* très abondante, les caillots sont si volumineux que le malade doit les extraire de sa bouche avec les doigts. Pendant les huit mois que cet homme est resté à l'hôpital, le traitement a été des plus variés et des mieux conduits. On a repris le régime lacté, et la médication alcaline. Ce régime ne donnant pas le résultat attendu, on a prescrit une alimentation en partie composée d'œufs et de poudres de viande. Des lavages de l'estomac ont été faits tous les jours pendant trois mois; une révulsion intense a été appliquée sous différentes formes : ventouses sèches, ventouses scarifiées, teinture d'iode, cinq vésicatoires et pointes de feu par centaines. Devant la ténacité du mal, et bien que cet homme ne présentât aucun stigmate d'hystérie, on s'est demandé s'il n'y avait pas là un élément nerveux; on a fait administrer des douches pendant plusieurs semaines, on a eu recours aux bains de tilleul prolongés, on a pratiqué des séances d'aimantation. Mais toutes ces médications sont restées sans résultat ou peu s'en faut.

Le malade quitte encore une fois l'hôpital et il rentre bientôt dans un autre service de l'Hôtel-Dieu-Annexe. Il continuait à présenter tous les symptômes de l'ulcus simplex, il eut même une nouvelle hematémèse plus abondante que la première. Il maigrissait, dépérissait, souffrait continuellement, et n'avait plus de sommeil. Devant l'inefficacité des moyens employés jusque-là, et devant la persistance et la longue durée de l'ulcus stomacal qu'aucun traitement ne semblait pouvoir amender, l'idée de l'intervention chirurgicale gagnait du terrain et on conseilla à cet homme d'aller en chirurgie.

C'est sur ces entrefaites que le malade entre dans mon service. Je le trouve blotti dans son lit, abruti par la souffrance, l'œil terne et l'air hébété. Les symptômes ne laissent aucun doute sur le diagnostic d'ulcus simplex qui a été porté depuis un an et demi dans les différents services où cet homme a séjourné. La douleur est nettement accusée aux points xiphoïdien et rachidien. Cette douleur, nous dit le malade, le traverse de part en part; elle le prive de tout repos; elle n'est jamais plus vive qu'après les repas, elle apparaît même après l'ingestion du lait, et l'estomac est tellement intolérant, que lait et aliments sont rendus une demi-heure plus tard. Je ne constate aucune dilatation de l'estomac, le creux épigastrique est très sensible à la pression, et cet homme n'éprouve quelque soulagement qu'en se couchant sur le côté droit. Au cours de l'examen, on aperçoit aux jambes quelques cicatrices donnant l'impression d'anciennes *syphilides ulcéreuses*. Le malade est interrogé dans ce sens. Il raconte, en effet, avoir eu la syphilis en juillet 1895; il fut soigné, à cette époque, à l'hôpital Saint-Louis, dans le service de Fournier, pour des accidents syphilitiques, syphilides de la peau et des muqueuses, du scrotum et de la bouche, syphilides ulcéreuses des jambes. Il ne resta que quinze jours dans le service de Fournier et c'est dix mois après ces manifestations syphilitiques qu'apparurent les premiers symptômes de l'ulcère gastrique. Il était donc permis de supposer que les accidents gastriques, qui depuis dix-huit mois tourmentaient cet homme, étaient de nature syphilitique. Cette hypothèse, déjà émise par mon chef de clinique, M. Kahn, était d'autant plus admissible que le régime lacté et autres traitements, qui d'habitude améliorent ou guérissent l'ulcus simplex, étaient restés ici pendant un an et demi sans résultat. Aussi avait-on songé, en dernier lieu, à une intervention chirurgicale.

Avant de prescrire le traitement spécifique, je voulus me rendre compte de l'état du malade. Je ne lui prescrivis aucune médication, et je le soumis uniquement au régime lacté. Mais douleurs stomacales et vomissements continuaient comme par le passé, le lait était vomi liquide ou en caillots. C'est alors que je prescrivis le traitement mercuriel. On pratiqua tous les jours une injection représentant 4 milligrammes de biiodure d'hydrargyre. Pendant cinq jours, les symptômes persistèrent. Mais, dès la sixième injection, les douleurs diminuèrent, et, après une douzaine d'injections, elles disparurent ainsi que les vomissements. Le malade dormait, lui qui depuis si longtemps était privé de sommeil; sa physionomie se modifiait d'un jour à l'autre, il ne savait comment nous témoigner sa surprise, et pour nous montrer à quel point il était amélioré, il frappait sur son estomac, il se retournait dans son lit sans éveiller aucune douleur. Dès ce moment, il put absorber deux ou trois litres de lait sans le moindre vomissement, et il éprouva un bien-être qu'il n'avait pas ressenti depuis un an et demi.

Quelques jours plus tard, j'associai l'iodure de potassium aux injections mercurielles. Douleurs stomacales et vomissements ne reparurent plus; le malade ne pouvait se rassasier; outre ses quatre portions d'aliments, il demandait des rations supplémentaires, il engraissait au point de reprendre 4 kilos en cinq semaines. En un mot, il était guéri. Je l'ai revu depuis, il était en parfait état.

Je ne crois pas trop m'avancer en mettant ce succès thérapeutique sur le compte du traitement spécifique. Pendant un an et demi le régime lacté, lait et képhir avaient été administrés sans résultat: c'est vainement qu'on avait donné les alcalins à haute dose, pratiqué tous les jours des lavages de l'estomac pendant trois mois, appliqué des révulsifs à profusion, administré la douche, le bain prolongé, l'aimantation; rien n'avait pu modifier l'état du malade; les douleurs violentes, l'insomnie, les vomissements, les hématémèses, l'amaigrissement, résistaient à tous les moyens employés; l'intervention chirurgicale semblait devoir être la ressource suprême, et l'on était sur le point d'y avoir recours. Eh bien, il a suffit des injections mercurielles pour changer complètement la situation; ce qu'un an et demi de traitements multiples dirigés contre le soi-disant ulcus simplex n'avait pu faire, le traitement mercuriel l'a réalisé. Sous l'influence du traitement spécifique, l'amélioration a été rapide, et c'est le malade qui en était le plus étonné. En pareil cas il est probable que le processus de réparation de la lésion stomacale est comparable au processus de réparation que nous pouvons suivre de près quand il s'agit de gommes ulcérées siégeant sur une partie du corps accessible à la vue.

J'ai eu l'occasion d'observer à l'Hôtel-Dieu un autre cas semblable[1]. Il s'agit d'un homme qui fut pris un jour, sans raison apparente d'hématémèses abondantes. Il se coucha, il prit de l'ergotine, mais le lendemain il eut coup sur coup plusieurs autres hématémèses, qui à son estimation, réunies à celles de la veille, pouvaient être évaluées à un litre et demi de sang. Sur ces entrefaites, il entra à l'Hôtel-Dieu. Cet homme avait eu la syphilis, il avait eu un testicule syphilitique et il présentait actuellement des gommes suppurées du cou. Tous ces accidents cédèrent au traitement mercuriel, ils récidivèrent et cessèrent de nouveau, avec une concordance qui permet de leur donner à tous une même origine.

Du reste, la syphilis de l'estomac n'est pas aussi rare qu'on le supposait autrefois. En voici la preuve :

Faits anatomiques. — M. Gailliard[2] emprunte à Murchison

1. *Journal de médecine et de chirurgie pratiques*, 10 décembre 1902.
2. Syphilis gastrique et ulcère simple de l'estomac. *Archives générales de médecine*, janvier 1886.

le fait suivant : un homme ayant contracté la syphilis fut pris cinq ans plus tard de nausées, d'hématémèses abondantes et de melæna. Il succombe. A l'autopsie, on trouve un foie syphilitique, cirrhosé, ficelé. A l'estomac, on découvre un ulcère et au centre de l'ulcération est un vaisseau artériel ouvert, source des hémorrhagies.

M. Cornil a rapporté l'observation suivante[1] : une femme ayant éprouvé des douleurs stomacales avec impossibilité de digérer, succomba à des complications pulmonaires. A l'autopsie, on trouva des gommes syphilitiques de l'estomac et du foie. Le long de la petite courbure et au voisinage du pylore on apercevait, faisant relief sous la muqueuse, plusieurs tumeurs marronnées ; la muqueuse était très amincie et adhérente. Les gommes étaient situées dans la couche glandulaire de la muqueuse.

Dans un travail publié en 1891, Chiari[3] a fait connaître un certain nombre de faits anatomo-pathologiques de syphilis stomacale. Les cas de Cruveilhier (1838) et de Lancereaux (1874) ne lui paraissent pas indiscutables ; par contre, il rappelle les cas de Klebs, de Weichselbaum, de Birch-Hirschfeld, de Wagner, etc.

Dans le cas de Klebs, il s'agit d'une ulcération syphilitique de l'estomac trouvée chez un homme atteint d'ulcérations syphilitiques de la peau, de la gorge et de syphilomes de la langue, du foie et de l'intestin. On voyait sur la muqueuse une perte de substance arrondie, de la dimension d'une pièce de 1 franc. Les autres couches de la paroi stomacale étaient épaissies ; le fond et les bords de l'ulcère représentaient une néoplasie gommeuse.

Le cas de Weichselbaum concerne un homme de vingt-cinq ans, mort d'érysipèle de la face. Cet homme avait des lésions syphilitiques du crâne, du pharynx, du nez, du larynx et du foie. A l'estomac était une cicatrice blanche, radiée, et deux ulcères dont la base était formée par un tissu cicatriciel, évidemment d'origine gommeuse.

_____

1. Cornil. *Leçons sur la syphilis.* Paris, 1879, p. 406

Birch-Hirschfeld a rapporté quatre cas de syphilis de l'estomac : 1° le cas d'un nouveau-né qui, avec des syphilides cutanées et des nodules gommeux dans le foie et dans les poumons, avait également une plaque gommeuse au niveau du pylore; 2° le cas d'une femme de quarante-cinq ans, souffrant de l'estomac depuis quatre ans et à l'autopsie de laquelle on trouva, dans le lobe gauche du foie, une gomme de la dimension d'une pomme, et dans la paroi antérieure de l'estomac, région pylorique, une plaque gommeuse légèrement ulcérée; 3° le cas d'un homme à l'autopsie duquel on trouva des plaques gommeuses dans le duodénum et dans l'estomac, vers le cardia; 4° le cas d'un homme à l'autopsie duquel on trouva des plaques gommeuses de l'intestin, de l'œsophage et de l'estomac.

Wagner a rapporté l'observation d'un homme de cinquante-huit ans à l'autopsie duquel on trouva des lésions syphilitiques du larynx et de l'estomac.

Chiari a examiné systématiquement l'estomac de 243 sujets syphilitiques, il s'agissait 145 fois de syphilis héréditaire et 98 fois de syphilis acquise. Il a constaté fort souvent des lésions stomacales d'aspects différents : ecchymoses, érosions hémorrhagiques, cicatrices d'ulcus, ulcus en évolution; l'ulcus a été constaté chez un homme de quarante-six ans, ancien syphilitique ayant succombé à des hématémèses; au niveau de l'ulcus existait une érosion de l'artère coronaire.

Frankel a rapporté l'observation fort intéressante d'un homme, ancien syphilitique, atteint d'ulcération gommeuse perforante de l'estomac, qui fut enlevé par péritonite aiguë, preuve que l'ulcération syphilitique peut, elle aussi, aboutir à la péritonite. A l'autopsie, on trouva des gommes stomacales et intestinales[1].

Faits cliniques. — On trouve deux belles observations de syphilis de l'estomac dans la Clinique d'Andral[2]. Voici ces ob-

---

1. *Médecine moderne*, 7 janvier 1899.
2. Andral. *Clinique médicale*, Paris, 1854, t. II, p. 201.

servations : Une femme fut prise de symptômes gastriques extrêmement graves ; douleurs et vomissements étaient incessants. Malgré tous les efforts de l'art, la maladie faisait
d'effrayants progrès. On désespérait, lorsqu'un jour la malade
se plaignit de douleur à la gorge et de difficulté d'avaler. On
découvrit, sur la paroi postérieure du pharynx, une ulcération dont l'aspect se rapprochait assez de celui des ulcères
syphilitiques. On se demanda alors s'il n'était pas possible
d'admettre que l'affection de l'estomac, qui allait entraîner
la malade au tombeau, fût due à un vice syphilitique.
Andral conseilla l'usage de pilules mercurielles et l'amélioration fut manifeste ; il prescrivit alors les frictions
mercurielles, « et après la douzième friction l'état de la
malade n'était plus reconnaissable ». La guérison survint
rapidement. Il est évident qu'il s'agissait ici de lésions syphilitiques de l'estomac.

L'autre cas d'Andral concerne un malade qui avait eu plusieurs fois des lésions syphilitiques : gonflement de diverses
parties du périoste, douleurs ostéocopes, pustules cutanées.
Plus tard, il fut pris de symptômes rappelant la phthisie
et la *gastrite* : toux fréquente, enrouement de la voix,
douleur au pharynx ; respiration courte, précipitée ; anorexie, douleur épigastrique ; vomissements fréquents. Une
périostose syphilitique du tibia étant survenue, on se demanda si les autres accidents n'étaient pas syphilitiques ;
des frictions mercurielles furent prescrites et la guérison
survint. Ici encore, il s'agissait de lésions syphilitiques de
l'estomac ; la gastrite et les vomissements cédèrent au traitement mercuriel.

Fournier[1] a communiqué à l'Académie les observations
suivantes : « Il y a une trentaine d'années, je soignais une
belle fille, atteinte d'une rupia syphilitique du dos ; elle
guérit rapidement. Au bout de dix ans, elle me fit demander,
et je la trouvai moribonde ; à côté d'elle était une cuvette

---

1. Fournier. Académie de médecine, séance du 18 janvier 1898. —
Barbier. *Syphilis de l'estomac*. Thèse de Paris, 1905.

pleine de sang; depuis trois ou quatre mois, elle vomissait le sang, malgré toute la thérapeutique usitée en pareil cas. Je prescrivis l'iodure de potassium; il se produisit un véritable coup de théâtre. La guérison fut rapide. Six à sept ans après, je vis entrer dans mon cabinet un véritable spectre, c'était cette femme. Elle arrivait d'Italie où elle avait été reprise de ses hématémèses. J'ai prescrit l'iodure et j'ai assisté à une véritable résurrection. »

La seconde observation de Fournier est comme calquée sur la première. Un Russe, atteint de syphilis intense, est pris de vomissements de sang qui guérissent sous l'influence du traitement spécifique. Il cesse de se soigner et présente successivement du rupia et des hématémèses, qui cèdent encore à l'iodure de potassium.

Voici le résumé d'une observation de Dubuc où la syphilis de l'estomac a simulé un cancer[1] : Un homme prend la syphilis; chancres indurés et plus tard roséole et syphilide tuberculeuse de l'avant-bras. Dix ans plus tard, Dubuc constate à la région épigastrique une large plaque indurée, avec saillie indurée du volume d'un cœur de pigeon. Cette tumeur occupe, à n'en pas douter, la paroi de l'estomac. Le malade a maigri; les digestions sont lentes et difficiles; douleur vague dans la région atteinte. Il est difficile de ne pas songer à la possibilité d'un cancer; toutefois, à cause des antécédents syphilitiques antérieurs, on prescrit le traitement mercuriel et ioduré. Cette médication amena la guérison. Chez une malade de M. Nathan, le traitement mercuriel dirigé contre une radiculite brachiale amena la guérison d'une gastropathie qui avait résisté pendant plus de dix ans à tous les traitements[2].

Considérations générales. — Après l'énumération de tous ces faits anatomiques et cliniques, jetons un coup d'œil d'ensemble sur la question. Anatomiquement, les lésions syphilitiques de l'estomac sont variées : érosions,

1. Dubuc. Syphilis de l'estomac. *La France médicale*, 1ᵉʳ juillet 1898.
2. Nathan. *Soc. méd. des Hôpitaux*, 24 juin 1910.

ecchymoses, gommes, infiltration et ulcérations gommeuses, cicatrices.

Cliniquement, ces lésions se traduisent par des symptômes qui, suivant leurs allures et leur groupement, rappellent la dyspepsie, la gastralgie, l'ulcère de l'estomac, le cancer de l'estomac. Tel malade est atteint de troubles dyspeptiques, d'anorexie, de douleurs stomacales, d'éructations, et est envoyé à Vichy, à Pougues, à Capvern, alors que le traitement devrait consister en injections de biiodure d'hydrargyre.

Tel autre est atteint d'inappétence, de vomituritions, de pituites, d'intolérance stomacale et est considéré à tort comme un alcoolique, alors qu'il affirme à son médecin, qui ne veut rien entendre, qu'il n'a jamais commis le moindre excès de boisson.

Parfois, comme chez notre malade, se déclare un ensemble de symptômes qui simulent à s'y méprendre l'*ulcus simplex*; vives douleurs stomacales s'exaspérant pendant la digestion, localisation des douleurs xiphoïdienne et rachidienne, intolérance de l'estomac, vomissements alimentaires, hématémèses, rien n'y manque. Du reste, les hématémèses ne sont pas rares au cours de la syphilis stomacale; notre malade avait eu deux grandes hématémèses et les malades de Fournier avaient eu des hématémèses qui ne cédèrent qu'au traitement spécifique.

Dans quelques cas, la lésion syphilitique de l'estomac revêt le masque de l'*exulceratio simplex*; le malade, sans avoir éprouvé de symptômes gastriques, est pris d'hématémèse foudroyante et succombe. A l'autopsie, on trouve une artériole ouverte au niveau d'une exulcération (Murchison).

Enfin, dans d'autres circonstances, le malade atteint de troubles gastriques et d'amaigrissement présente en même temps une tumeur épigastrique. On croit à un cancer. Mais le malade étant syphilitique, on administre le traitement spécifique et la guérison survient (Dubuc).

Ce polymorphisme de la syphilis stomacale prouve qu'il n'est aucun signe, aucun symptôme qui puisse nous permettre d'affirmer le diagnostic de la syphilis de l'estomac. Toutefois, il est une notion qui doit toujours être présente à l'esprit, c'est que chez un malade atteint des symptômes gastriques que nous venons de passer en revue, on ne devra jamais oublier de rechercher la syphilis. C'est faute d'y penser qu'on s'expose à passer à côté du diagnostic. Pensons toujours à la syphilis, cette source inépuisable de maux. Et, quand il est bien avéré que le malade est un ancien syphilitique; et à plus forte raison quand on peut reconstituer chez lui les différentes étapes d'une syphilis, qui le harcèle depuis quatre ans, dix ans, instituons aussitôt le traitement antisyphilitique. Il est d'autant plus nécessaire d'arriver au diagnostic, qu'il faut éviter de livrer au chirurgien un homme atteint d'une affection stomacale rebelle aux moyens médicaux vulgaires, mais qui guérit presque sûrement si on s'adresse au traitement spécifique. Ce traitement doit être à la fois mercuriel et ioduré, j'ajouterai même plus mercuriel qu'ioduré. Je donne la préférence aux injections de solution aqueuse de bi-iodure d'hydrargyre à la dose de 1 à 2 centigrammes par jour. Nous saurons bientôt dans quelle mesure le médicament 606 d'Ehrlich peut remplacer le mercure dans le traitement de la syphilis.

§ 17. DILATATION DE L'ESTOMAC

Pathogénie. — La *dilatation de l'estomac* est un état morbide qui se rencontre dans un grand nombre d'affections stomacales; tantôt elle est mécanique, elle résulte d'un rétrécissement de l'orifice pylorique qui sera étudié au chapitre suivant, tantôt elle succède à des altérations des parois de l'estomac, à une atonie des fibres musculaires (catarrhe chronique, nervosisme, neurasthénie, tuberculose, épuisement général, fièvre typhoïde).

La dilatation est fréquente chez les gros mangeurs et

chez les grands buveurs. Pour M. Bouchard, la dilatation de l'estomac serait, non plus seulement un symptôme survenant dans le cours de nombreux états pathologiques, mais une entité morbide, l'estomac se laissant distendre parce que sa force est inférieure à l'obstacle qu'il doit surmonter; et, bien que la dyspepsie et la dilatation de l'estomac soient toujours associées, c'est la dilatation qui entraînerait la dyspepsie bien plus souvent que la dyspepsie n'entraînerait la dilatation[1].

Anatomie pathologique. — L'estomac dilaté ne conserve pas toujours sa forme normale; sa capacité est telle qu'il peut contenir jusqu'à cinq, dix, quinze et vingt litres de liquide. L'ampliation se fait surtout aux dépens de la grande courbure qui est abaissée.

Les lésions de la couche musculaire sont très variables; on constate l'hypertrophie ou l'atrophie. La dégénérescence amyloïde a été signalée.

La muqueuse est rarement saine, habituellement elle présente des *lésions d'inflammation chronique*. Au nombre des éléments qui sont contenus dans l'estomac, on trouve fréquemment un cryptogame connu sous le nom de *sarcine*.

Symptômes. — Suivant les cas l'appétit est diminué ou exagéré et la soif est ardente; la constipation est la règle, les digestions sont lentes, pénibles, et fréquemment accompagnées de *vomissements*.

Les matières vomies sont parfois si abondantes que le malade en rend plusieurs litres dans une journée. Cette énorme déperdition de liquide a pour conséquence une faible quantité d'urine (Kussmaul).

Les vomissements sont habituellement muqueux, teintés, d'une odeur infecte, d'une saveur amère. Les aliments rejetés avec le vomissement sont souvent ceux qui ont été ingérés deux ou trois jours auparavant. Dans quelques cas exceptionnels on a constaté de véritables hématémèses. A la

---

1. Giraudeau. Dilatation de l'estomac. *Arch. de méd.*, mars 1885.

constipation succèdent par moments de la diarrhée, des débâcles, mais le malade se plaint rarement de douleurs vives.

L'estomac dilaté fait souvent une *saillie* à la région épigastrique. La percussion doit être pratiquée à jeun ; elle permet de constater une sonorité anormale très étendue, et en tapotant par quelques petits coups la région de l'estomac, on produit un bruit de *clapotage*, qu'on peut rendre encore plus évident en faisant avaler au malade un demi-verre d'eau. Le bruit de *succussion* qu'on provoque en priant le sujet de se secouer un peu vivement est un phénomène de même nature.

On constate souvent des *nodosités* aux secondes articulations des doigts ; ces déformations tiennent à la diathèse rhumatismale, si fréquente chez les gens affectés de dilatation stomacale (Bouchard[1]). Quand la dilatation est de date récente et peu intense, elle ne se traduit que par les symptômes que j'ai énumérés ; mais avec les progrès de la maladie, les troubles dyspeptiques, les vomissements, la dénutrition provoquent un amaigrissement considérable, le malade dépérit, tombe dans le marasme, prend une teinte cachectique, si bien qu'il est souvent difficile, nous l'avons vu au chapitre précédent, de faire le *diagnostic* entre une dilatation simple et un cancer de l'estomac.

Chez certains individus, la dilatation de l'estomac entraîne une série d'accidents et de complications. Parmi ces complications, je citerai l'hypochondrie, les vertiges, les palpitations, les intermittences cardiaques[2], les douleurs d'angine de poitrine, autant de phénomènes qui existent du reste dans bon nombre de dyspepsies. Je citerai encore les crampes, les contractures des muscles fléchisseurs des doigts, les accès épileptiformes, accidents comparables à

---

1. Bouchard. *Soc. méd. des hôp.*, 15 juin 1884.
2. Barié. Accidents cardio-pulmonaires consécutifs aux troubles gastro-hépatiques. *Revue de médecine*, janvier 1858.

ceux de l'urémie, et provenant, d'après M. Bouchard, de l'absorption des substances toxiques qui résultent des fermentations anormales élaborées dans l'estomac dilaté. Je ne cite ces complications que pour mémoire, mais je ne les ai jamais constatées. On a signalé également des paralysies, soit isolées, soit associées aux convulsions. Je n'ai jamais observé ni ces paralysies, ni ces convulsions.

Pour M. Bouchard, la dilatation primitive de l'estomac, avec stase des aliments et fermentations consécutives, a une importance considérable. Et en pareil cas, il ne s'agit pas seulement d'individus ayant un estomac très dilaté, le plus souvent même la dilatation est assez peu accusée. Les fermentations dans ces estomacs dilatés (flatulence)[1] se produisent en général par diminution de l'acide chlorhydrique qui, normalement, a un rôle *antiseptique*. Chez ces malades, l'embarras gastrique, et même l'embarras gastrique fébrile, n'est pas rare. C'est dire que la description et le traitement des dyspepsies en général, des gastrites en particulier et des sténoses du pylore, se confondent en partie avec la dilatation de l'estomac. Dans ces différents cas, il y a *insuffisance stomacale* (Elwald).

La dilatation de l'estomac coïncide très souvent avec les entéro colites et notamment avec l'entéro-colite muco-membraneuse. C'est un fait qui m'a frappé, si bien qu'il y a une gastro-entéro-typhlo-colite avec distension prépondérante de telle ou telle portion du tractus intestinal. Bien des malades envoyés à Châtel-Guyon ou à Plombières pour leur intestin bénéficient également de la cure pour leur état stomacal.

Comme *traitement*, on obtient d'excellents résultats du *lavage de l'estomac*. Les médications conseillées pour les dyspepsies sont applicables à la dilatation stomacale : qu'on veuille donc se reporter au chapitre qui concerne la dyspepsie. On prescrit, suivant le cas, ou la diète *lactée* ou la diète *sèche*.

---

1. Goyon. *Flore microbienne de l'estomac. Fermentations gastriques.* Thèse de Paris, 1900.

§ 18. STÉNOSES DU PYLORE

La *sténose du pylore* est caractérisée par l'imperméabilité complète ou incomplète, transitoire ou définitive, de l'orifice pylorique.

Etiologie. — Ses deux causes de beaucoup les plus fréquentes sont le cancer pylorique et l'ulcère. Presque toujours il s'agit d'un vieil ulcère calleux, induré, entouré d'une gangue fibreuse, avec adhérences péritonéales épaisses, qui donnent à la lésion l'aspect et la consistance d'une tumeur ; parfois même, au cours de l'intervention chirurgicale, la masse sténosante en main, le chirurgien ne peut se prononcer sur la nature inflammatoire ou néoplasique de la tumeur. Plus rarement la sténose est due à des ulcérations par liquide caustique, à des scléroses syphilitiques ou tuberculeuses, à des polyadénomes gastriques, ou à la linite plastique, qui n'est, en somme, qu'un tissu néoplasique. Réservons une mention aux sténoses par compression (tumeurs de voisinage, brides péritonéales, péricholécystites).

Symptômes. — Voici quelle est l'évolution habituelle de la sténose pylorique : un malade qui, depuis longtemps, présentait le tableau classique de l'ulcère, voit peu à peu les symptômes changer de caractère ; la douleur, les vomissements qui survenaient tout d'abord à l'occasion des repas, semblent perdre tout rapport avec l'alimentation ; les douleurs aiguës et intermittentes font place à des douleurs sourdes et continues ; les vomissements s'espacent, le malade peut rester plusieurs jours sans vomir, puis, il vomit en abondance un liquide d'odeur infecte, dans lequel on reconnaît des aliments ingérés plusieurs jours auparavant. Ce dernier caractère a une valeur diagnostique de premier ordre.

Passons à l'examen physique, et examinons le malade étendu sur le dos. Par moments, on voit l'estomac se dessiner sous forme d'une saillie globuleuse, contractée, qui semble ramper de gauche à droite, du cardia vers le pylore (ondulations péristaltiques); la main appliquée sur l'estomac perçoit alors le durcissement de l'organe qui lutte contre un obstacle pylorique.

La palpation et la percussion, pratiquées avec ou sans insufflation préalable, font percevoir le bruit de clapotage qui peut s'entendre au-dessous de l'ombilic, jusqu'à la symphyse pubienne, témoignant ainsi d'une dilatation énorme de l'organe. Chez certains malades, la palpation fait découvrir une tumeur à gauche de la ligne médiane, ce qui ne doit pas faire éliminer l'hypothèse d'une tumeur pylorique; en cas de doute, l'insufflation fera refluer la tumeur vers la droite.

Le cathétérisme de l'estomac donne des renseignements utiles. Pratiqué le matin à jeun, il ramène un liquide gastrique, abondant, contenant de l'acide chlorhydrique libre, des acides de fermentation, de la pepsine et des débris alimentaires. L'examen du suc gastrique, après repas d'épreuve révèle, suivant le cas, de l'hyperchlorhydrie ou de l'hypochlorhydrie. Enfin la radiographie et la radioscopie apportent leur appui au diagnostic des affections gastriques.

Diagnostic. — Avec l'ensemble des signes que nous venons d'énumérer, le diagnostic de la sténose pylorique est relativement facile; mais il n'en est pas toujours ainsi, surtout dans les sténoses peu serrées, dont les signes cliniques sont frustes ou incertains. De plus, la sténose pylorique étant diagnostiquée, il faut ne pas la confondre avec une sténose sous-pylorique ou médiogastrique.

Les crises gastriques du tabes s'accompagnent souvent de vomissements et d'intolérance gastrique, qui simulent parfois la sténose pylorique; aussi, en pareil cas, faut-il rechercher systématiquement les signes caractéristiques du tabes. La dilatation gastrique des hyperchlorhydriques ou des hypochlorhydriques avec fermentation, se distingue assez facilement de la sténose pylorique, par la vacuité de l'estomac le matin à jeun, ou tout au moins par l'absence de débris alimentaires dans le liquide résiduel. Toutefois, la présence de débris alimentaires n'a de valeur que lorsqu'elle est constatée plusieurs jours de suite (Lion). Mais ce signe dûment

constaté est-il pathognomonique d'une sténose du pylore?
(Soupault, Bouveret et Devic, Mathieu)[1]. La gastrosuccorrhée
peut être l'indice d'un trouble sécrétoire, d'une hypersécrétion à jeun de la muqueuse gastrique; elle peut être causée
par la rétention, par l'hypersécrétion, ou par l'atonie gastriques. Or, au point de vue pratique, il convient de ne pas
confondre cette atonie gastrique avec la sténose du pylore,
car l'intervention chirurgicale n'a aucune action sur l'atonie,
tandis qu'elle a un heureux effet sur la sténose pylorique.

La *radioscopie* facilite souvent le diagnostic. Le malade,
placé devant l'écran, avale un lait de bismuth gommé, et les
radiogrammes ci-joints montrent comment se fait la réplétion d'un estomac normal, atonique ou sténosé.

A l'état normal (figure 1), l'estomac se moule sur son

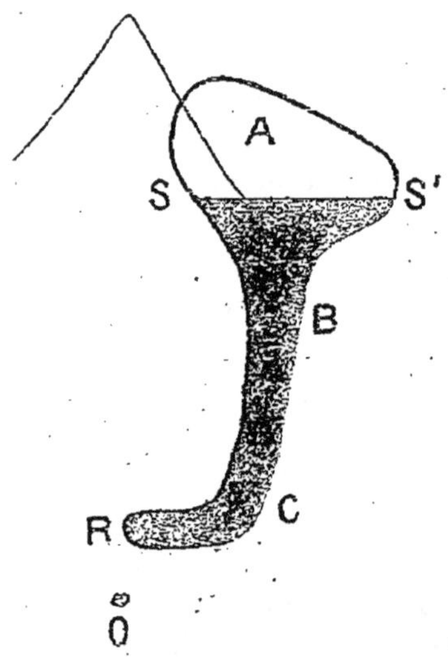

(Légende pour les trois planches.) — Fig. 1.
O. Ombilic. — R. Pylore. — A. Chambre à air. — SS'. Niveau du bismuth.

1. Soupault. Traité des maladies de l'estomac. — Bouveret et Devic.
Maladies de l'estomac. — Mathieu. Maladies de l'estomac. — Hayem.
Les évolutions pathologiques de la digestion stomacale.

contenu, et, au-dessous de la chambre à air (A), il se comporte comme un tube résistant dont les parois s'écartent sur toute leur hauteur et d'une façon progressive, suivant la quantité de bismuth introduit.

Dans l'atonie (figure 2) les parois de l'estomac, sans toni-

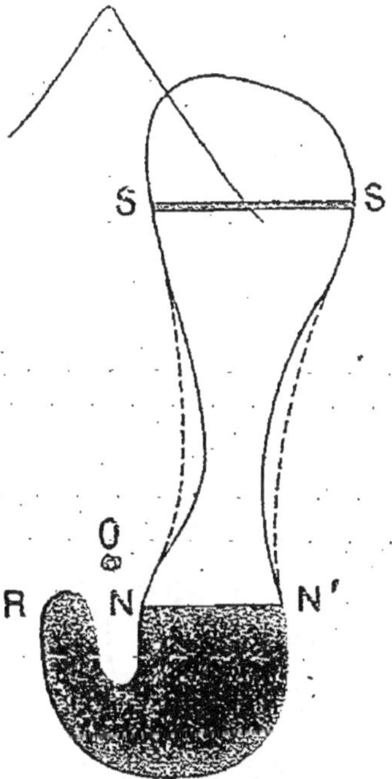

Fig. 2. — Atonie gastrique.

cité, se laissent distendre dès le début, et d'emblée le bismuth tombe au point le plus déclive.

Dans la sténose du pylore (figure 3) les parois sont plus résistantes, les ondulations péristaltiques moulent la masse bismuthée suivant une ligne à bords festonnés[1].

2° Quel est le siège de la sténose ? Voici le point le plus

1. Les planches sont tirées de l'ouvrage de MM. Barret et Leven. *Radioscopie clinique de l'estomac*, 1908.

important du diagnostic, car trop souvent le chirurgien, oubliant l'éventualité d'une sténose sous-pylorique ou médiogastrique, a été amené à pratiquer une intervention inutile ou incomplète. La sténose sous-pylorique rappelle de très près la sténose pylorique. Hayem appuie le diagnostic différentiel sur la présence de la bile dans le contenu gastrique et sur l'état de division extrême des débris alimentaires.

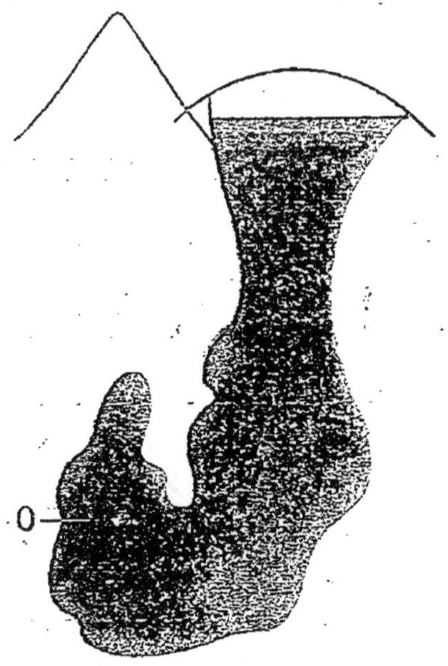

Fig. 3. — Sténose du pylore.

La sténose médiogastrique avec estomac en sablier expose à des erreurs encore plus fréquentes, car les signes capitaux de la sténose pylorique y existent au grand complet et cela d'autant plus que l'obstacle siège plus près du pylore. Les signes différentiels sont fournis par le cathétérisme, par l'insufflation et par la radioscopie.

Le cathétérisme, au cas de bilobulation gastrique, fournit les symptômes suivants : L'eau introduite dans l'estomac ne ressort que très incomplètement (Jaworski). A la fin du lavage elle ressort claire, lorsque, subitement, le liquide se trouble, se charge de débris alimentaires résultant de l'évacuation de la poche pylorique (Bouveret). Une fois l'estomac en apparence vidé, le bruit de clapotage gastrique est encore perçu.

L'insufflation donne les signes suivants : si l'orifice de communication est suffisamment perméable, les deux poches se gonflent et l'estomac apparaît avec une forme typique d'estomac en sablier. Si la poche cardiaque est très petite, elle se cache sous les fausses côtes de telle sorte que la bilobulation n'apparaît plus. Si l'orifice de communication est imperméable, la poche cardiaque seule se distend, et cette poche gastrique qui, en général, reste tout entière à gauche de la ligne médiane doit faire penser à une bilobulation de l'estomac. Le diagnostic est complété par la radioscopie et par la radiographie.

Nous ne nous attarderons pas à discuter la valeur séméiologique de chacun de ces signes, nous rappellerons toutefois l'éventualité relativement assez fréquente de la coexistence de la sténose pylorique et de l'estomac biloculaire[1].

Quant à savoir si la sténose pylorique est due à un ulcère ou à un cancer, c'est là un diagnostic pathogénique qui est souvent fort difficile. Rappelons cependant que les masses néoplasiques, sur l'écran radioscopique, se présentent, après réplétion de l'estomac par le bismuth, sous forme de plages blanches absolument incolores.

Pronostic. — Le pronostic de la sténose pylorique dépend de la précocité et de la précision du diagnostic; il dépend aussi en grande partie de la nature de la lésion qui a provoqué la sténose. Livrée à elle-même, une sténose, pour peu qu'elle soit serrée, condamne le malade à l'inanition, à l'infection et à l'auto-intoxication, avec vertiges,

---

1. G. Lion et M. Nathan. Estomac biloculaire (*Archives des maladies du tube digestif*, 1907, nov.-déc.).

convulsions, crises de tétanie; le dénouement peut être précipité par la rupture de l'estomac qui entraîne, suivant les cas, une péritonite localisée ou généralisée.

Traitement. — L'intervention chirurgicale s'impose pour toute sténose serrée; les avis diffèrent lorsqu'il s'agit de sténoses relativement lâches.

N'oublions pas la sténose syphilitique à laquelle on doit toujours penser. Il faut alors instituer, même en cas de doute, le traitement par les injections de biiodure d'hydrargyre.

Les opérations dirigées contre les sténoses sont les suivantes : pylorectomie, pyloroplastie, gastro-entérostomies : ces dernières sont actuellement en faveur, soit la gastro-entérostomie postérieure (Von Hacker), soit l'anastomose par accolement latéral, soit la gastro-entérostomie en y de Roux.

Les deux premières méthodes ont l'inconvénient de laisser au malade un état nauséeux dû au reflux du contenu intestinal dans la cavité gastrique; cet inconvénient n'existe pas avec l'opération de Roux, mais, comme l'ont montré Hotmann, Lion et Moreau[1], le reflux de bile est peut-être une sauvegarde contre les récidives d'ulcères, toujours à craindre. Chez de tels malades, l'ulcère secondaire prend parfois la forme de l'ulcère peptique, digérant l'anastomose et produisant ainsi une péritonite aiguë habituellement insidieuse et presque toujours mortelle (Gosset)[2]. Cet accident est peut-être moins à craindre avec l'opération de Von Hacker qu'avec celle de Roux.

Pareille complication est heureusement exceptionnelle et dans la majorité des cas les suites opératoires, même à longue portée, sont favorables. Si, pour des raisons complexes, le chimisme gastrique est souvent modifié, la digestion reste bonne, grâce à la facilité de l'évacuation

1. Moreau. Des suites de la gastro-entérostomie pratiquée dans la sténose non cancéreuse du pylore. Th. Paris, 1909.
2. Gosset. L'ulcère peptique du jéjunum (*Revue de chirurgie*, 1906).

gastrique, aisément constatable sur l'écran fluorescent. Cependant, Parmentier et Dénéchau[1] ont insisté sur un syndrome dyspeptique secondaire, qui céderait à un régime diététique bien approprié. Ces conclusions, si favorables dans leur ensemble, ne s'appliquent malheureusement pas à la sténose par cancer ; la gastro-entérostomie n'est ici qu'une opération palliative, qui prolonge le malade, atténue ses souffrances et lui donne pour quelque temps l'illusion de la guérison.

J'ai eu dans mon service un homme atteint de sténose cancéreuse du pylore ; il était moribond ; la nutrition s'est si bien faite à la suite de l'opération, que le pauvre homme avait engraissé de six kilos ; il se croyait guéri.

§ 19. — GASTRORRHAGIE — HÉMATÉMÈSE

Avis. — Voulant éviter les répétitions, je ne peux entreprendre dans ce chapitre une histoire complète de la gastrorrhagie et des hématémèses. Je prie donc le lecteur de se reporter aux chapitres concernant les ulcérations aiguës de l'estomac (érosions pneumococciques, érosions appendiculaires, exulceratio simplex), les ulcères chroniques (ulcère simple, ulcère syphilitique) et le cancer stomacal. Dans ces différents chapitres, la gastrorrhagie et l'hématémèse sont étudiées avec tous les détails qu'elles comportent.

Définition. — Il ne faut pas confondre les mots *hématémèse* et *gastrorrhagie*. La *gastrorrhagie* est l'hémorrhagie

---

1. Dénéchau. Les suites médicales éloignées de la gastro-entérostomie au cours de l'ulcère d'estomac et ses complications. Syndrome dyspeptique secondaire à la gastro-entérostomie. Thèse de Paris, 1907.

de l'estomac, c'est l'hémorrhagie qui se fait à la surface de sa muqueuse ou dans ses parois et qui s'épanche ensuite dans sa cavité, tandis que l'*hématémèse* n'est qu'un symptôme qui s'applique au vomissement de sang, que ce sang provienne d'une hémorrhagie stomacale, ou qu'il soit déversé dans l'estomac après avoir pris naissance dans une région voisine. On voit donc que l'hématémèse et la gastrorrhagie ne sont pas fatalement associées; il peut y avoir hématémèse sans gastrorrhagie et gastrorrhagie sans hématémèse; en voici des exemples : un individu rend, par vomissement, une certaine quantité de sang qui a reflué dans l'estomac, à la suite d'une épistaxis ou à la suite d'une abondante hémoptysie, c'est là une hématémèse sans gastrorrhagie; un autre individu atteint de cancer ou d'ulcère stomacal a une hémorrhagie de l'estomac, mais cette hémorrhagie n'est pas suivie de vomissement, et le sang passe de l'estomac dans l'intestin, d'où il est rendu plus tard sous forme de *melæna*. Voilà un exemple de gastrorrhagie sans hématémèse.

Étiologie. — La gastrorrhagie tient à des *causes* multiples. Signalons au premier rang les lésions de l'estomac, le traumatisme, les contusions, la gastrite chronique, le cancer stomacal et, avant tout, l'ulcère simple et les *ulcérations aiguës*, érosions *pneumococciques*, érosions consécutives à l'*appendicite* et *exulceratio simplex*. J'ai insisté, dans trois des chapitres précédents, sur le mécanisme de l'hémorrhagie qui accompagne ces ulcérations aiguës, nécrose hémorrhagique de la muqueuse, destruction de la muqueuse et de la muscularis mucosæ, érosion des artérioles qui rampent sous la musculaire, etc. Je n'ai donc pas à insister plus longuement ici sur cette pathogénie, je rappelle seulement que ces ulcérations aiguës sont une source fréquente de grandes hématémèses.

Les lésions qui sont un obstacle à la circulation dans le système de la veine porte (altération des ganglions du hile)[1]

1. Josias et Dérignac. *Bull. Soc. anat.*, 1885, p. 145.

déterminent une stase sanguine, avec ou sans érosions stomacales, qui sont parfois suivies d'hémorrhagie. La cirrhose atrophique du foie détermine des varices stomacales (Letulle) et surtout des varices œsophagiennes dont la rupture provoque de grands hématémèses. Ce côté de la question sera étudié au chapitre de la cirrhose de Laënnec.

Dans trois observations citées par Gailliard[1], des hématémèses foudroyantes ont été causées par la rupture *d'anévrysmes miliaires* d'artérioles stomacales.

La congestion active de l'estomac (*fluxion*) rend compte des gastrorrhagies, dites nerveuses (hystérie), et supplémentaires (suppression des règles, des hémorrhoïdes). Les gastrorrhagies qui surviennent dans le cours des fièvres graves (variole noire, typhus, ictère grave, fièvre jaune) sont dues à des altérations du sang et des capillaires.

Symptômes. — La gastrorrhagie n'est pas toujours précédée de prodromes; les frissons, la pâleur, la défaillance, la syncope, qui accompagnent les hémorrhagies abondantes de l'estomac, ne sont pas des prodromes, ce sont des symptômes associés à la gastrorrhagie; ils en sont la conséquence, et parfois même l'hématémèse faisant défaut, ils sont le seul indice révélateur d'une hémorrhagie de l'estomac. Les faits de *gastrorrhagie sans hématémèse* méritent d'être bien connus, ils passent souvent inaperçus, ils sont plus fréquents qu'on ne pense. Parfois ils sont les signes avant-coureurs d'un ulcère ou d'un cancer de l'estomac. « Des individus bien portants, dit Trousseau, sont pris tout à coup d'un malaise vague, on les voit pâlir et tomber en syncope. Quelques heures après, ou le lendemain en allant à la garde-robe, il rendent des matières noires comme de la poix (*melæna*); ils conservent pendant quelque temps de la faiblesse, de l'inappétence, de la décoloration des téguments, puis la santé revient. Ces accidents peuvent se répéter à des intervalles plus ou moins éloignés, et restent

1. Gailliard. *Soc. méd. des hôpit.*, 22 février 1884.

souvent méconnus, non seulement du malade, mais encore du médecin [1]. »

Voilà une première catégorie de faits où la gastrorrhagie, accompagnée ou non de pâleur, de défaillance, de syncope, n'est pas suivie d'hématémèse. Ces cas-là sont assez fréquents ; bien des gens, atteints de cancer de l'estomac, n'ont pas un seul vomissement de sang dans le cours de la maladie, et, si on examinait avec soin leurs garde-robes, on trouverait fréquemment des selles poisseuses, noires (melæna), indice de l'hémorrhagie stomacale passée inaperçue.

Habituellement, la gastrorrhagie est suivie d'hématémèse. Le vomissement de sang se présente sous des aspects différents.

Il y a des petites hématémèses et des grandes hématémèses. La petite hématémèse peut passer inaperçue. Les vomissements alimentaires sont fréquents au cours de l'ulcère et au cours du cancer de l'estomac ; en regardant de près ces vomissements surtout quand ils sont recueillis dans une cuvette ou dans un vase blanc, on aperçoit, à la surface du liquide ou sur les parois du vase, une poussière noirâtre, semblable à du marc de café ; c'est là une petite hématémèse et le microscope vient du reste confirmer le diagnostic.

Les grandes hématémèses sont rarement formées de sang rouge ; le plus souvent le sang vomi est noirâtre ; on dirait de la suie délayée dans de l'eau. L'hématémèse n'est pas seulement liquide ; avec la partie liquide sont également rendus des caillots noirâtres du volume d'une noix, d'une petite poire et au delà. J'ai vu des malades qui étaient obligés d'extraire ces caillots de la bouche avec les mains. Une grande hématémèse peut contenir un demi-litre, un litre de sang et plus encore. Aux chapitres des ulcérations aiguës de l'estomac j'ai cité plusieurs malades dont les hématémèses contenaient un litre et un tiers de sang, liquide ou en caillots, bien mesuré. Parfois l'hématémèse est fou-

<hr>

1. Trousseau. *Clin. méd.*, t. III.

droyante, consécutivement à l'ouverture d'une artériole (ulcus simplex et exulceratio simplex) et l'hémorrhagie entraîne rapidement la mort.

Entre les petites hématémèses, dans lesquelles nage au milieu de mucosités fluides ou visqueuses une poussière noirâtre (Jaccoud), et les grandes hématémèses quasi-foudroyantes, il y a place pour tous les intermédiaires.

Diagnostic. — Le *diagnostic* de la gastrorrhagie repose sur l'existence de l'hématémèse et du melæna, aussi fautil avoir soin, pour éviter toute cause d'erreur, d'arriver à cette première conviction, que l'hématémèse ou le melæna en question sont bien d'*origine stomacale*. On sait en effet que le sang d'une abondante épistaxis déversé dans l'estomac peut être rendu plus tard sous forme d'hématémèse et de melæna.

L'origine stomacale de l'hémorrhagie étant reconnue, il faut s'enquérir du *diagnostic de la cause*; la gastrorrhagie est-elle due à une lésion de l'estomac, ulcérations aiguës, ulcère ou cancer, et alors même que le sujet serait en bonne santé, n'est-elle pas un avertissement éloigné du cancer? Est-elle le résultat d'une lésion du foie (cirrhose atrophique); est-elle provoquée par une fluxion stomacale (hystérie, hémorrhagie supplémentaire)? On ne pourra répondre à ces différentes questions qu'en étudiant avec soin les antécédents du malade et les symptômes qui ont précédé la gastrorrhagie. Cette valeur *diagnostique* de l'hématémèse a été longuement discutée aux chapitres précédents, surtout au chapitre concernant l'exulceratio simplex.

Traitement. — Je renvoie pour le traitement au chapitre concernant l'exulceratio simplex. Tout malade atteint de gastrorrhagie doit être mis à la *diète absolue*, et soumis aux grandes injections de sérum artificiel. L'alimentation se fait par le rectum (lavements alimentaires, peptone, lactose, œufs, etc.).

§ 20. LES PTOSES VISCÉRALES

Les viscères de l'abdomen peuvent subir des déplacements dus au relâchement de leurs ligaments suspenseurs. Cette études des *ptoses viscérales* constitue un nouveau et intéressant chapitre de pathologie générale, créé par F. Glénard [1]; le cœur lui-même ne serait pas à l'abri de la ptose (Rummo) [2]. Je consacrerai ailleurs un chapitre à l'étude du rein mobile, je n'indiquerai ici que les ptoses de l'estomac, de l'intestin, du foie et de la rate.

La *gastroptose* est l'abaissement de l'estomac. Elle se traduit par des reliefs anormaux au-devant de la colonne vertébrale (relief du pancréas, de la plicature supérieure de l'estomac. et du côlon transverse sténosé). Elle provoque le gargouillement gastrique, et surtout l'abaissement de la petite courbure de l'estomac, bien visible après insufflation de l'organe. Il ne faut pas confondre la gastroptose avec la dilatation de l'estomac. dont elle revendique la plupart des symptômes (F. Glénard).

L'*entéroptose* est l'abaissement de l'intestin. Elle est caractérisée par le relâchement des parois abdominales et par l'aplatissement de la région épigastrique au niveau de laquelle on peut voir et sentir battre l'aorte. Le malade éprouve une sensation d'allégement quand, se plaçant derrière lui, on soulève l'abdomen en haut et en arrière.

L'*hépatoptose* est l'abaissement du foie. On sent le foie déborder les fausses côtes et la matité supérieure de l'organe est abaissée.

La *splénoptose* est l'abaissement de la rate. Elle comprend la rate mobile classique, qui est toujours augmentée de volume, et la splénoptose vraie, toujours accompagnée d'hépatoptose et quelquefois de néphroptose.

Les ptoses viscérales sont rarement isolées; habituellement elles intéressent plusieurs organes simultanément. Les

1. Tous les travaux de F. Glénard viennent d'être réunis dans une importante étude d'ensemble : *Les ptoses viscérales*. Paris, 1899.
2. Rummo. Sur la cardioptose. *Congrès de médecine de Paris*, 1900.

signes fonctionnels, un peu variables selon le viscère atteint,
sont surtout d'ordre névropatique, asthésie, dyspepsie,
tiraillement, sensation de poids et de creux, auxquels viennent s'ajouter des vertiges, de l'insomnie, de la céphalalgie,
de l'instabilité nerveuse. *L'étiologie* des ptoses viscérales
dépend, selon F. Glénard, de *l'hépatisme*, ou diathèse hépatique, amenant une déchéance fonctionnelle plus ou moins
accentuée. Le soutien et le relèvement des organes par des
ceintures spéciales, et par des massages, constitue la base
du *traitement*. L'intervention chirurgicale est indiquée dans
les cas graves et rebelles, elle a donné de beaux résultats
au cas d'hépatoptose (Gérard, Marchant).

CHAPITRE V

MALADIES DE L'INTESTIN

§ 1. ENTÉRITE AIGUË — DUODÉNITE

Définition. — L'*entérite* est l'inflammation de la muqueuse de l'intestin. Quand l'estomac participe à l'inflammation, il y a *gastro-entérite*. Ce mot entérite, sans autre
désignation, s'adresse à l'inflammation de l'*intestin grêle*; si
le gros intestin participe à la phlegmasie, c'est l'*entérocolite*;
la phlegmasie localisée à une portion restreinte de l'intestin
prend, suivant le cas, le nom de *duodénite* (duodénum), de
typhlite (cæcum), de *rectite* (rectum).

Avant de commencer la description de l'entérite, il est
utile de s'entendre sur la signification du terme employé;
il est essentiel de ne pas confondre l'entérite avec l'un de
ses symptômes habituels, la *diarrhée*, car ces différents
états morbides conduisent à des indications thérapeutiques
différentes. Et cependant la confusion est fréquente : trop souvent on se laisse aller à prononcer le mot d'entérite aiguë ou
d'entérite chronique, alors qu'il s'agit d'une simple diarrhée,
trouble non phlegmasique[1]; je m'explique: les *flux diar-*

1. Trousseau. *Clin. de l'Hôtel-Dieu. De la diarrhée*, t. III, p. 98.

rhéiques sont souvent associés à l'infection intestinale, et, depuis l'entérite catarrhale légère jusqu'à l'entérite grave, ils constituent un symptôme important; mais dans d'autres cas ils n'ont rien à voir avec l'entérite, ils ont une autre origine. À cette dernière catégorie appartiennent : 1° les diarrhées *sudorales*, flux intestinaux qui résultent d'une perturbation apportée aux fonctions de la peau (suppression brusque des sueurs); 2° les diarrhées *nerveuses*, flux intestinaux qui proviennent d'émotions morales de toute nature, ou qui constituent l'un des troubles de sécrétion du *tabes dorsalis* et du *goitre exophthalmique*; 3° les diarrhées par *irritation* succédant à une excitation anormale des glandes annexes (foie, pancréas) et à l'ingestion de certains aliments, de certaines boissons. Eh bien, tous ces flux intestinaux sont de simples troubles sécrétoires et doivent être distraits de l'*entérite aiguë* dont je vais maintenant m'occuper.

Étiologie. — L'entérite aiguë est une maladie de tous les âges, et chez les jeunes enfants elle prend une importance spéciale que j'étudierai au chapitre suivant. Plus fréquente dans les saisons chaudes, l'entérite est souvent provoquée par un *refroidissement*; sous l'influence du refroidissement, qui est un agent provocateur de premier ordre, certaines personnes prennent une entérite comme d'autres prennent une bronchite. Quand on veut bien rechercher la cause première des entérites on voit que ces causes se divisent en deux grandes classes; elles ont une origine *infectieuse* ou *toxique*. Je n'ai pas à parler ici de quelques microbes spécifiques (fièvre typhoïde, tuberculose, choléra), qui provoquent à titre d'épiphénomène des catarrhes spécifiques, mais je fais allusion à ces microbes, hôtes habituels de l'intestin, qui deviennent pathogènes sous l'influence de certaines conditions; tels sont le coli-bacille[1], le bacterium aceti, les amibes, etc. D'autres microbes, ingérés avec l'alimentation, pénètrent de l'estomac dans l'intestin, mais il faut pour cela que les aliments en putréfaction ne trouvent pas dans l'acide chlorhydrique un antiseptique suffisant.

1. Widal. *Gaz hebdom.*, décembre 1891, janvier 1892.

Les substances *toxiques* capables de provoquer l'entérite aiguë sont les unes élaborées par les microbes, les autres ingérées par l'estomac, d'autres enfin sont fabriquées par l'individu déjà malade (acide urique de la goutte, carbonate d'ammoniaque de l'urémie, altérations de la bile).

Certains individus sont prédisposés à l'entérite ; la constitution médicale, l'influence saisonnière créent l'entérite à l'état épidémique.

Symptômes. — Les entérites sont plus ou moins accompagnées de fermentations intestinales, de décomposition des matières qui aboutissent à la résorption de ces produits avec phénomènes d'auto-intoxication bien étudiés par Bouchard.

L'entérite légère n'est pas fébrile ; il n'en est pas de même de l'entérite intense. Les coliques et la diarrhée sont les premiers symptômes. Les douleurs se concentrent surtout au pourtour de l'ombilic où elles irradient. Les *coliques* viennent souvent par accès, elles sont parfois très douloureuses, accompagnées de *borborygmes* et suivies d'évacuations. Les évacuations plus ou moins délayées sont d'abord formées des matières contenues dans l'intestin, puis elles deviennent liquides, jaunâtres, et sont constituées par de la sérosité, par des mucosités et de la bile. L'appétit est diminué ou nul, la soif est vive, la langue est saburrale, le ventre est ballonné et douloureux. Dans les cas légers, ces symptômes s'amendent rapidement et la maladie se termine en quelques jours ; dans les cas intenses, les évacuations persistent nombreuses et abondantes, l'entérite est *cholériforme*, la perte des forces est rapide et le *pronostic* prend chez l'enfant et chez le vieillard une véritable gravité.

Quand il y a *gastro-entérite*, aux symptômes précédemment énumérés s'ajoutent des douleurs gastriques, des nausées, des vomissements. Quand il y a *entéro-colite*, les selles diarrhéiques sont parfois sanguinolentes, glaireuses, le malade éprouve du ténesme, des épreintes, l'entérite est dite *dysentériforme*.

Anatomie pathologique. — La muqueuse de l'intestin est gonflée, rouge, congestionnée, surtout autour des follicules clos et des plaques de Peyer. Les follicules isolés sont tuméfiés vers la fin de l'iléon (psorentérie), et l'on trouve parfois de petites ulcérations (*ulcères folliculaires*) développées aux dépens de ces follicules clos.

Traitement. — Chez l'adulte atteint d'entérite aiguë on prescrit un purgatif salin, 50 grammes de sulfate de soude, eau de Pullna, de Birmenstorff, etc., qu'on répète, si c'est nécessaire, plusieurs jours de suite. L'action des évacuants une fois produite, on donne les opiacés, en potion ou en lavements; la diète doit être sévère, les boissons se composent d'eau de riz ou d'eau albumineuse édulcorée avec du sirop de gomme. Si les coliques sont très vives, on pratique des injections sous-cutanées de morphine, on applique sur le ventre des cataplasmes laudanisés. Le salicylate de bismuth, l'eau de chaux dans du lait trouvent également leurs indications.

Duodénite. — Anatomiquement et physiologiquement, le duodénum mérite d'être nettement différencié de l'intestin grêle; son rôle lui assigne une place spéciale dans le tractus intestinal; il est donc naturel que les maladies et les médications qui concernent le duodénum aient, elles aussi, leur part d'autonomie. Ces idées, que quelques auteurs avaient émises, ont été nettement formulées par un de mes élèves, M. René Gaultier. Grâce à l'examen systématique des fèces comme méthode d'exploration fonctionnelle, il a cherché à donner un tableau d'ensemble du syndrome duodénal[1].

§ 2. LES GASTRO-ENTÉRITES DES NOURRISSONS
CHOLÉRA INFANTILE

Chez les tout jeunes enfants, les troubles des fonctions digestives acquièrent une gravité spéciale qui est en rapport avec l'importance prédominante des fonctions de nutrition à cet âge[2]. Les gastro-entérites suraiguës des nour-

1. René Gaultier. Maladies du duodénum et traitement. Paris, 1910.
2. Infections et intoxications intestinales dans la première enfance. Congrès de Paris, 1900. *Section de méd. infantile.* Rapports de Escherich, Baginsky, Fede, Marfan.

rissons méritent surtout une description particulière, à cause de leur fréquence et de leur gravité (H. de Rothschild[1]). Nous aurons à décrire en outre les dyspepsies chroniques des nourrissons, qui préparent souvent le terrain à des accidents plus aigus ; enfin, aux troubles digestifs de la première enfance se rattache l'étude de l'athrepsie.

Gastro-entérite infantile aiguë. — Choléra infantile. — La forme la plus caractéristique de la gastro-entérite aiguë est celle dont mon maître Trousseau a donné une description si saisissante sous le nom de choléra infantile. Cette affection sévit plus fréquente et plus violente dans les fortes chaleurs de l'été, elle frappe les nourrissons de 3, 4, 5 mois élevés au biberon, ou les enfants plus âgés, de 8, 10, 12 et jusqu'à 20 mois, déjà sevrés, et dyspeptiques depuis leur sevrage. L'enfant est pris de fièvre et d'agitation, il crie constamment ; bientôt ses traits s'altèrent, sa face pâlit, ses yeux se cernent, et à l'agitation succède l'abattement. Il vomit, il rejette son lait peu de temps après l'avoir absorbé ; c'est une régurgitation sans efforts ni nausées. Il a de la diarrhée ; les selles, sont séreuses, tenant en suspension des particules verdâtres, très fétides, mélangées de gaz au point de former une mousse verte. La température atteint 39°, 40°, 41° ; dans certains cas, elle reste élevée, la peau est sèche, la langue rôtie, l'agitation constante, le sommeil fait défaut (forme fébrile). Dans d'autres cas (forme algide), l'élévation de température initiale fait bientôt place à un abaissement qui peut tomber à 35°.

Le petit malade est pâle ou violacé, avec teinte bistrée des orbites et du pourtour des lèvres ; il maigrit avec une rapidité effroyable ; il se dessèche ; le ventre, ballonné et sensible au début, se déprime plus tard et devient concave ; la peau du ventre et des membres se plisse, trop grande pour les chairs amaigries ; les yeux s'enfoncent dans les orbites ; le cuir chevelu se creuse au niveau des fonta-

1. H. de Rothschild. Troubles gastro-intestinaux chez les enfants du premier âge. Paris, 1898.

nelles; le pouls faiblit, la respiration se ralentit et se perçoit à peine; le malade semble déjà un petit cadavre et c'est insensiblement qu'il passe de la vie à la mort. Dans quelques cas, des convulsions, du sclérème, de la rigidité musculaire, accompagnent la période terminale.

Cette description ne s'adresse pas à tous les cas. Parfois, la diarrhée fait défaut (choléra sec, Hutinel[1]) et néanmoins l'état toxi-infectieux présente les mêmes caractères. Dans les formes moins suraiguës, la diarrhée n'est pas aussi liquide, elle ressemble à de l'oseille hachée; l'état général décline moins rapidement; il y a des alternatives d'amélioration et d'aggravation; la maladie peut se prolonger huit, quinze jours; avec un traitement approprié l'enfant peut revenir à la santé, et, une fois le mal enrayé, la guérison est relativement rapide. Dans les formes très atténuées, on observe seulement quelques vomissements, de la diarrhée, jaunâtre ou verdâtre, fétide, un peu de fièvre et d'agitation; en quelques jours tout danger est dissipé.

Athrepsie. — Le début de la gastro-entérite n'a pas toujours la brutalité des formes précédentes. C'est insensiblement que les troubles digestifs, vomissements et diarrhée, retentissent sur l'état général. Il s'agit d'enfants dont l'alimentation a été défectueuse dès la naissance; au lieu de se développer normalement, ces enfants dépérissent, maigrissent, la peau se plisse, les joues se creusent, la face devient simiesque ou se ride comme une figure de vieillard, le corps ne se développe pas. Le petit malade peut néanmoins vivre ainsi un, deux, trois mois, il est si amaigri qu'il pèse moins qu'à sa naissance. La température est tantôt hypothermique, tantôt fébrile. L'enfant finit par s'éteindre, emporté par des complications pulmonaires latentes (congestion pulmonaire, bronchopneumonie), ou par des convulsions. C'est à cette cachexie chronique gastrointestinale des nouveau-nés que Parrot a donné le nom d'athrepsie (α privatif, θρέψις, nourriture).

1. Hutinel. Entérocolites aiguës chez les enfants (choléra sec). *Sem méd.*, 1899, p. 25.

Dyspepsie chronique des nourrissons. — Chez les nourrissons plus avancés en âge, les troubles digestifs chroniques passent plus facilement inaperçus parce qu'ils ne retentissent qu'à longue échéance sur l'état général. Cette dyspepsie chronique se voit surtout chez les enfants suralimentés avec un lait nutritif, trop riche en caséine, et à coagulum trop résistant, ou encore chez les enfants sevrés prématurément, ou alimentés après le sevrage, avec des aliments trop grossiers. Ces enfants sont trop gros et trop gras, leur ventre est énorme, proéminent à la façon d'un ventre de boudha, tantôt mou (gros ventre flasque), tantôt résistant (gros ventre ballonné). Les selles sont rares, dures, blanchâtres, sèches, plâtreuses (Marfan[1]). De tels enfants présentent d'une façon précoce des symptômes de rachitisme, chapelet costal, nouures articulaires. Au moment du sevrage, ils sont plus exposés que les autres aux entérites aiguës. Plus tard leur ventre flasque, à triple saillie, les dispose aux hernies et aux ptoses viscérales.

Si ces enfants succombent, on trouve à l'autopsie des lésions de gastro-entérite avec allongement de l'intestin[2].

Pathogénie. — Les troubles digestifs aigus ou chroniques des nourrissons relèvent toujours d'une alimentation vicieuse. Le tube digestif de l'enfant nouveau-né ne digère parfaitement que le lait de femme. Le sein doit être donné, au plus, toutes les deux heures pour les tout petits nourrissons, toutes les trois heures, à partir de trois à quatre mois, afin que la tétée suivante n'empiète pas sur la digestion stomacale de la tétée précédente. A cette condition (l'enfant étant nourri au sein), les troubles digestifs sont exceptionnels; ils peuvent subvenir, néanmoins, à l'occasion d'éruptions dentaires, de changements brusques de température, d'indisposition de la nourrice, mais ils sont légers et passagers. C'est chez les enfants *alimentés au biberon* que surviennent

1. Marfan. *Traité des maladies de l'enfance*, t. II, p. 657.
2. Marfan. Le gros ventre flasque des nourrissons dyspeptiques et l'allongement de l'intestin. *Revue mensuelle des maladies de l'enfance*, février 1894.

dans la très grande majorité des cas les troubles digestifs et spécialement la terrible gastro-entérite aiguë, le choléra infantile.

L'étude des bulletins statistiques, que publie hebdomadairement la Ville de Paris, met bien en relief les causes de la maladie. On y voit que la mortalité infantile par gastro-entérite, très basse pendant les mois froids, atteint pendant les chaleurs de l'été des maxima qui décuplent le taux moyen. Ainsi est démontrée l'influence néfaste des fermentations que subit le lait pendant les chaleurs. C'est à la multiplication des microbes de fermentation dans le lait, c'est aux poisons qu'ils excrètent (microbes et toxines absorbés par l'enfant), qu'est due dans la majorité des cas la gastro-entérite aiguë des nourrissons.

Chez les tout petits, même en pleine santé, il suffit d'un biberon de lait fermenté pour qu'une attaque d'entérite aiguë se déclare; les enfants plus grands sont plus résistants, et la maladie n'attaque sévèrement que ceux qui sont déjà atteints de dyspepsie chronique. Chez les nourrissons dyspeptiques, le moindre excès alimentaire, en été, peut être funeste. Chez eux, comme chez les nouveau-nés, ce sont les fermentations déversées dans le tube digestif qu'on doit incriminer.

Bactériologie. — On trouve, dans les selles, des coli-bacilles en très grande quantité, parfois à l'état de culture pure, et à virulence exaltée. Les coli-bacilles du choléra infantile n'appartiennent pas à une race spéciale; leurs caractères biochimiques varient d'un cas à l'autre, et leur agglutination par le sérum ne permet pas de les différencier des coli-bacilles d'autre provenance (Widal[1], Nobécourt[2]). Le bacille chromogène vert de Lesage paraît être une variété de coli-bacille douée du pouvoir de sécréter un pigment vert; il n'est du reste pas constant dans la diarrhée verte infantile.

1. Widal. *Société de biologie*, 1897.
2. Nobécourt. *Pathogénie des infections gastro-intestinales des jeunes enfants*. Th. de Paris, 1899.

On trouve souvent, associés au coli-bacille, des microbes dont le rôle pathogène n'est pas négligeable : le bacille chromophile d'Escherich, le streptocoque (Marfan et Marot[1]), le pyocyanique (Nobécourt[2]), le proteus (Ardouin[3]). Nobécourt a insisté sur la gravité des symbioses strepto-colibacillaires.

Anatomie pathologique. — Les études histologiques (Marfan et Bernard[4]) expliquent le processus de la maladie. A l'état normal, on ne rencontre les microbes intestinaux qu'à la surface de l'intestin ; dans les gastro-entérites aiguës, on les voit pénétrer dans la lumière des glandes, et envahir les couches profondes, d'où ils peuvent pénétrer dans l'organisme. Les lésions à distance s'expliquent à la fois par l'infection généralisée et par l'intoxication : congestions pulmonaires et broncho-pneumonies à coli-bacilles, méningites à coli-bacilles, phlébites des veines abdominales, thrombose des sinus crâniens, dégénérescences des parenchymes glandulaires du foie[5] et des reins ; telles sont les lésions constatées aux autopsies.

Prophylaxie. — L'alimentation au sein, bien réglée[6], met presque sûrement l'enfant à l'abri des gastro-entérites. Le devoir du médecin est donc d'engager toute nouvelle accouchée à nourrir elle-même son enfant ; l'absence ou l'insuffisance de sécrétion lactée est exceptionnelle, il faut savoir attendre la poussée du lait, une attente de vingt-quatre ou quarante-huit heures, n'ayant du reste aucun inconvénient pour le nouveau-né.

Si la mère ne peut pas allaiter, on prend une nourrice.

---

1. Marfan et Marot. *Revue mensuelle des maladies de l'enfance*, août 1895.

2. Nobécourt. Sur un cas d'infection gastro-intestinale à bacille pyocyanique chez le nourrisson. *Bulletin médical*, 1900.

3. Ardouin. *Infection digestive aiguë chez le jeune enfant* (variétés rares). Th. de Paris, 1898.

4. Marfan et Bernard. *Société de biologie*, 1899.

5. Terrien. Th. de Paris, 1899.

6. Marfan. *Traité de l'allaitement.* Steinheil, 1899. — Budin. *Femmes en couches et nourrissons.*

Ce n'est qu'en dernier ressort qu'on a recours au biberon; mais, dans ce cas, de grandes précautions sont à prendre afin d'éviter la gastro-entérite aiguë.

Pour mettre les enfants élevés au biberon à l'abri de la gastro-entérite, une asepsie rigoureuse doit présider à l'alimentation[1]; les plus grands soins de propreté s'imposent pour le biberon et pour la tétine, et la tétée finie, jamais le surplus du lait ne doit séjourner dans le biberon.

Quel lait faut-il employer? L'industrie met en vente des laits stérilisés à l'autoclave à 120° et conservés dans des flacons hermétiques; en ayant soin de ne déboucher le flacon qu'au moment de verser le lait dans le biberon, on est certain de donner un breuvage exempt de microbes. Malheureusement, la stérilisation à haute température exagère encore les inconvénients du lait de vache, déjà naturellement plus épais que le lait de femme; il est plus riche en caséine et en sels, son caillot est plus compact, et plus résistant aux sucs digestifs. Aussi le lait de vache stérilisé à haute température, tel que le livre l'industrie, n'est-il bien supporté que par des bébés robustes, déjà âgés de plusieurs mois.

Pour remédier à ces inconvénients, certains industriels préparent, sous le nom de lait maternisé, lait maternel, lait humanisé, du lait qui par centrifugation, coagulation partielle, sucrage, écrémage, est ramené, à une composition voisine du lait de femme, puis on stérilise à 120°. L'inconvénient de tous ces procédés de stérilisation à haute température est de caraméliser partiellement le sucre de lait, ce qui produit une teinte brunâtre et un goût étranger.

Cet inconvénient disparaît avec la méthode de stérilisation ménagère imaginée par Soxhlet, et vulgarisée en France par Budin[2]. Le lait est réparti en autant de flacons qu'on veut préparer de tétées pour la journée, ou pour la

1. Congrès de Paris, 1900, section de médecine de l'enfance. Rapports sur l'allaitement artificiel de MM. Jacobi, Heubner, Monti, Johannsen et Variot.

2. Chavane. *Du lait stérilisé*. Thèse de Paris, 1893.

demi-journée; les flacons sont ensuite plongés au bain-marie dans l'eau bouillante pendant 20 minutes. Comme le lait ne bout qu'à 101°, cette opération ne le met pas en ébullition; par suite sa composition n'est pas altérée; néanmoins, tous les germes pathogènes sont tués. Au moment d'en faire usage, il suffit de substituer une tétine au bouchon du flacon, on obtient ainsi un biberon, sans transvasement du lait.

Pour les tout jeunes enfants, on pourra couper le lait de vache d'un tiers ou d'un quart d'eau avant de stériliser le tout. Cette précaution met à l'abri de la dypepsie chronique (dyspepsie du lait de vache pur, Marfan [1]).

Le procédé de Soxhlet-Budin est le meilleur dans les cas où l'on est certain de recevoir plusieurs fois par jour du lait fraîchement trait, de bonne provenance. Dans les grandes villes, ces conditions sont difficiles à remplir. Malgré l'emploi de la pasteurisation aujourd'hui universellement adoptée dans l'industrie laitière, on n'est pas sûr de ne pas recevoir quelquefois du lait ayant un commencement de culture microbienne; le passage au bain-marie tuera bien les microbes, mais il ne détruira pas les toxines déjà versées dans le lait, et la gastro-entérite ne sera pas évitée. Aussi dans les grandes villes, en été, le lait industriellement stérilisé sera recommandé; mais, s'il s'agit de tout jeunes enfants, on préférera le lait maternisé ou humanisé.

L'usage du lait comme unique aliment peut sans inconvénient être prolongé jusqu'à l'âge d'un an; le sevrage doit être progressif; les soupes, les panades au lait, les potages, les purées de légumes sont les premiers aliments à donner à l'enfant. Il faut éviter de sevrer les nourrissons pendant les grandes chaleurs.

Traitement. — Les dyspepsies chroniques de l'enfance guérissent habituellement par le simple retour à une alimentation rationnelle. Dans les entérites aiguës, le rôle du médecin est plus actif : il importe d'abord de vider le tube digestif

1. Marfan. *De l'allaitement artificiel.* Steinheil, 1895.

de son contenu devenu toxique ; quelques centigrammes de calomel provoquent ce résultat. Il importe ensuite de ne plus fournir d'aliment aux fermentations gastro-intestinales : on supprimera tout aliment fermentescible ; on alimentera l'enfant avec de l'eau bouillie que l'on donnera à volonté[1]. Avant la reprise de l'alimentation on fera usage de bouillons maltonés (E. Terrien). Les injections sous-cutanées de sérum artificiel, à la dose de 50 à 100 grammes, répétées au besoin plusieurs fois par jour, sont une ressource qui permet parfois de triompher de cas qui semblaient désespérés[2].

§ 3. APPENDICITE — PÉRITONITES APPENDICULAIRES
TOXICITÉ APPENDICULAIRE— APPENDICÉMIE

Ces dernières années, j'ai consacré dix de mes leçons cliniques à l'étude de l'appendicite[5], sans compter les nombreuses communications que j'ai faites à l'Académie de médecine depuis mars 1896 sur le même sujet. C'est à l'aide de ces matériaux que je vais écrire ce chapitre de pathologie médico-chirurgicale.

Anatomie. — Avant la description de l'appendicite, rappelons en quelques mots l'anatomie de l'appendice.

L'appendice cæcal ressemble à un lombric appendu au cæcum (appendice vermiforme). Chez le fœtus, il occupe le sommet de l'ampoule du cæcum, mais chez l'adulte sa situation change : l'ampoule cæcale s'étant fortement dilatée par en bas, l'appendice se trouve implanté plus haut, à la partie postéro-interne du cæcum, à deux centimètres au-dessous de la valvule iléo-cæcale. D'après les

1. Watu. Th. de Paris, nevembre 1896.
2. Dolézac. *Les injections de sérum dans le traitement des gastro entérites cholériformes des nourrissons.* Th. de Bordeaux, 1897.
5. Dieulafoy. *Clinique médicale de l'Hôtel-Dieu,* 1897, 1898, 1900, 1905, 1906.

chirurgiens américains (Mac Burney), ce point d'implanta-
tion correspond, sur l'abdomen, au milieu d'une ligne tirée
de l'épine iliaque antéro-supérieure à l'ombilic. C'est en
effet dans cette région que siège le plus habituellement la
douleur de l'appendicite.

L'appendice cæcal a 7 à 12 centimètres de long et moins
d'un centimètre de large. Il est souvent maintenu en place

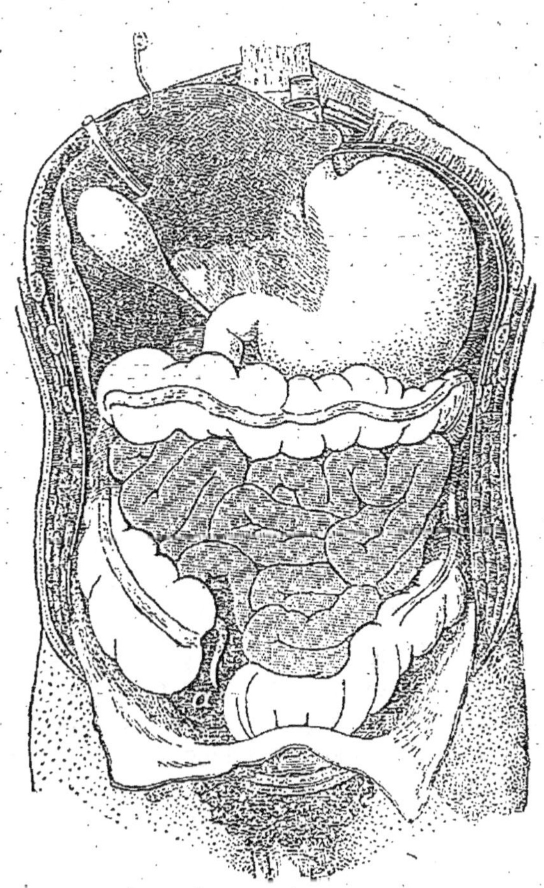

dans la moitié
interne de la fosse
iliaque droite par
un repli du péri-
toine (méso-ap-
pendice), mais les
situations et les di-
rections de l'ap-
pendice sont extrê-
mement variables.
Dans le type *des-
cendant*, l'appen-
dice descend en
croisant le muscle
psoas et plonge
dans le petit bassin,
situation qui per-
met d'expliquer la
topographie de
l'abcès péritonéal
prærectal, dont la
tendance est de
s'ouvrir dans le
rectum, dans le
vagin, ou dans la
vessie. Dans le type
ascendant et *posté-
rieur*, type fré-
quent, l'appendice longe en remontant la face postérieure
du cæcum et du côlon; cette situation permet d'expliquer

la topographie de l'abcès péritonéal rétro-cæcal, des abcès de la fosse iliaque et des abcès situés très haut derrière le côlon. Il y a un type latéral interne et un type latéral externe, l'appendice côtoyant le côté interne ou le côté externe du cæcum. C'est dire que le point de départ des lésions appendiculaires (avec ou sans adhérences qui cantonnent ces lésions) peut se faire au-dessous, en arrière, en haut, en dedans, en dehors du cæcum.

L'appendice est parfois muni, à son orifice dans le cæcum, d'une valvule dite valvule de Gerlach, qui s'oppose à l'introduction des matières fécales dans le canal appendiculaire. Bien que Clado et Lafforgue considèrent

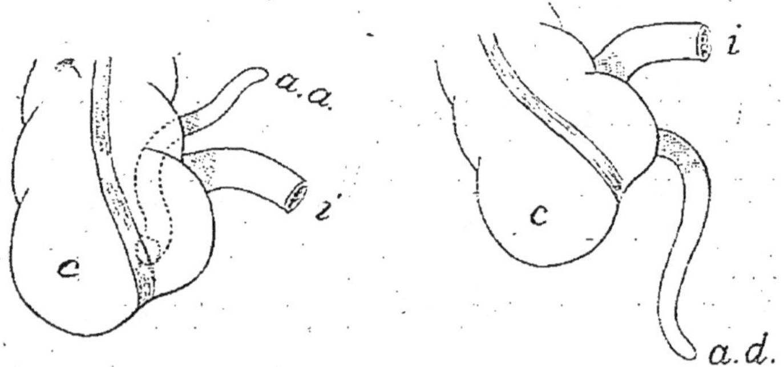

a, a, appendice type ascendant, rétro-cæcal; *a, d*, appendice type descendant; *c*, cæcum; *i*, iléon.

cette valvule comme extrêmement rare, il m'a été possible de la constater assez souvent, et même fort développée, sur des cæcums qui m'avaient été préparés par mon interne M. Marion lors de mes leçons sur l'appendicite.

L'appendicite a la même structure que le cæcum; il se compose de quatre tuniques : une tunique externe péritonéale, une tunique musculaire à fibres longitudinales et musculaires; une tunique sous-muqueuse composée de tissu conjonctif et presque dépourvue de fibres élastiques; une tunique muqueuse, à épithélium cylindrique, à stroma adénoïde, à follicules clos, à glandes en tube. Il est à remarquer que l'appendicite va en s'effilant vers sa pointe, et, à ce niveau, les fibres musculaires et les glandes disparaissent progressivement, tandis que la couche celluleuse prend une plus grande importance.

L'appendice est traversé dans toute sa longueur par un canal central, *canal appendiculaire*, dont la lumière fort étroite et assez inégale ne mesure guère que trois à quatre millimètres de diamètre. Ces quelques notions étant établies, abordons l'étude de l'appendicite.

Discussion. — Depuis quelques années, l'appendicite a pris en médecine et en chirurgie une importance de premier ordre et j'en ai poursuivi l'étude avec acharnement. Péritonite aiguë généralisée ou localisée, empyème sousphrénique, infection purulente et putride de la plèvre (pleurésie appendiculaire), gangrène pulmonaire, infection purulente du foie (foie appendiculaire), gastrite ulcéreuse hémorrhagique (vomito negro appendiculaire), ulcère perforant de l'estomac et du duodénum, néphrite, phlegmon péri-néphrétique, endocardite, phlébite, accidents toxiques et hypertoxiques, ictère et ictère grave, albuminurie, anurie, urémie, etc., sont autant de méfaits, autant de complications toujours redoutables, parfois terribles, qui sont dues aux toxi-infections d'origine appendiculaire qu'on a l'habitude d'englober sous la dénomination d'appendicite.

Mais, d'abord, qu'il soit bien entendu que c'est à l'appendicite, *et à elle seule*, qu'on doit rapporter tous les symptômes, tous les accidents, autrefois mal connus et mal interprétés, qu'on mettait sur le compte des typhlites et des pérityphlites. Nos connaissances sur l'appendicite sont de date assez récente. Jusqu'en 1888, la typhlite régnait en souveraine[1]. Cette typhlite stercorale, comme on l'appelait, était due, croyait-on, à un engorgement du cæcum par des matières fécales. Cet engorgement fécal, cet engouement, suivant l'expression consacrée, déterminait une inflammation des

---

1. Ricard. Typhlite, pérityphlite et appendicite. *Gaz. des hôp.*, 1891, n° 17, p. 145.

parois du cæcum. C'était la typhlite avec son cortège de symptômes : constipation, douleur, tuméfaction, empâtement de la fosse iliaque droite, et, dans quelques cas plus violents, fièvre, nausées et vomissements. Cette soi-disant typhlite se terminait habituellement par résolution, mais elle pouvait, disait-on, aboutir à l'ulcération, à la perforation du cæcum, et déterminer la pérityphlite, la péritonite, le phlegmon iliaque. Il y avait péritonite si la lésion siégeait à la face antérieure du cæcum, il y avait phlegmon iliaque si la lésion siégeait à la face postérieure qu'on supposait à tort privée de péritoine.

Telles ont été, en quelques mots, les notions longtemps accréditées. Eh bien, tout cela, il faut le dire bien haut, était faux, car, ainsi comprise, la typhlite stercorale n'existe pas. D'abord, il est faux que le cæcum soit privé de péritoine à sa face postérieure. En 1887[1], Tuffier était venu confirmer une opinion trop passée inaperçue, que jamais, pas plus chez l'adulte que chez le fœtus, le cæcum n'est en rapport direct avec le tissu cellulaire de la fosse iliaque ; le cæcum est entouré par le péritoine, et « la main peut en faire le tour comme elle fait le tour de la pointe du cœur dans le péricarde ».

D'autre part, vers la même époque, les chirurgiens américains s'étant mis à ouvrir le ventre d'une façon précoce pour les accidents autrefois imputés à la typhlite, ils virent bien que ces accidents avaient pour origine, *non pas le cæcum*, mais l'appendice cæcal. La même remarque fut faite des centaines de fois par des chirurgiens de tous pays, en Angleterre, en Suisse, en Allemagne, en France, si bien qu'à la description erronée de l'ancienne typhlite s'est substituée peu à peu la notion précise et vraie de l'appendicite. Ces idées, péniblement admises par quelques-uns, ont été consacrées une fois de plus au Congrès de chirurgie de 1895, et lors des discussions de la Société de

1. Tuffier. Étude sur le cæcum et ses hernies. *Arch. gén. de méd,,* 1887, vol. 1, p. 641.

chirurgie, Routier[1] avait bien soin de spécifier que, sur le grand nombre de cas qui lui sont personnels, c'était toujours l'appendice qui était le foyer des accidents et pas le cæcum. J'ai eu l'occasion de voir opérer et de faire opérer plus de deux cents cas d'appendicite, et j'ai pu me convaincre que c'est toujours à l'appendice et jamais au cæcum qu'il faut rapporter les accidents de tout genre qu'on mettait autrefois sur le compte de la typhlite.

Est-ce à dire cependant que le mot « typhlite » doive être impitoyablement rayé du cadre nosologique? Non, mais il faut s'entendre. Les ulcérations de la fièvre typhoïde et les ulcérations tuberculeuses de l'intestin atteignent souvent le cæcum; mais ces lésions spécifiques sont en dehors de la question qui nous occupe. La tuberculose peut se localiser au cæcum, sous une forme primitive, chronique, opérable et curable que nous étudierons à l'un des chapitres suivants, mais cette typhlite tuberculeuse, qui simule si bien le cancer, n'a rien de commun avec la typhlite qui fait le sujet de cette discussion.

Une perforation de nature inconnue pourrait atteindre le cæcum, comme l'iléon[2], mais, encore une fois, tous ces cas disparates, bien qu'ayant pour siège le cæcum, n'ont rien de commun avec la question en litige, et il reste bien établi que c'est à l'appendicite qu'il faut rapporter tout ce qui avait été mis sur le compte de la typhlite.

Mais enfin, dira-t-on, il y a des cas indéniables où l'on a trouvé des lésions de typhlite, ulcération, gangrène, suppuration du cæcum; oui, mais qu'on y regarde de près et l'on verra que ces lésions de typhlite sont elles-mêmes consécutives à des lésions d'appendicite, l'appendice primitivement lésé côtoyant la face postérieure du cæcum, les lésions cæcales et rétro-cæcales sont secondaires et tributaires des

1. Routier. Discussion sur l'appendicite. *Bulletins et mémoires de la Société de chirurgie*, 1895, t. XXI, p. 531.

2. Letulle a publié une intéressante observation de perforation de l'iléon de nature inconnue : Letulle. Des perforations aiguës de l'intestin grêle. *Presse médicale*, 1895, p. 157.

lésions appendiculaires. Tel était le cas de Gambetta[1]. L'appendicite doit donc être définitivement substituée à l'ancienne typhlite.

Ces restrictions étant faites, il est à peine nécessaire de rappeler que je n'ai jamais songé, et que personne n'a songé à nier la « typhlite » en tant qu'inflammation de la muqueuse du cæcum. Le cæcum participe, au même titre que le côlon ou l'iléon, aux infections de la muqueuse intestinale; il y a de la typhlite, comme il y a de l'entérite ou de la colite; c'est banal à force d'être vrai. Les infections intestinales englobées sous la dénomination d'entérite ou d'entéro-colite folliculaire, muco-membraneuse, sableuse, n'épargnent pas, il s'en faut, la muqueuse du cæcum; je leur ai donné le nom d'*entéro-typhlo-colites*; mais, encore une fois, on n'a jamais vu ces typhlites, ces typhlo-colites; qu'elles soient accompagnées ou non de constipation, de membranes, de sable, on n'a jamais vu ces entéro-typhlo-colites déterminer la gangrène, la perforation du cæcum et la péritonite. Inutile d'insister; la question des typhlites me paraît suffisamment jugée.

Ces notions étant bien établies, abordons l'histoire de l'appendicite.

Anatomie pathologique. — Bactériologie. — Je serai bref sur ce point, car à chaque instant, dans le cours de ce chapitre, j'aurai à revenir sur les lésions de l'appendice et du péritoine et sur les lésions histologiques de l'appendicite[2]. Suivant le cas, l'appendice est violacé, allongé, doublé de volume, induré, comme en érection, suppuré, fluctuant, gangrené, mutilé, perforé, non perforé, calculeux, non calculeux, tordu, coudé, enroulé autour de son méso, étranglé par une bride, etc.

Le canal appendiculaire est rétréci ou oblitéré, à son origine, ou en un point quelconque de son trajet. Parfois le canal primitivement oblitéré a récupéré sa perméabilité

1. Lannelongue, Cornil. Blessure, maladie de Gambetta; observation autopsie. *Gaz. hebd. de méd. et de chir.*, 1883, n° 5, p. 35.
2. Letulle et Weinberg. *Archives des sciences médic.*, n°° 5 et 6, 1897.

au moment de l'opération. Les obstructions du canal favorisent la formation de cavités closes. Tantôt la cavité close
est petite et conserve presque la forme et la dimension du
canal appendiculaire, tantôt elle prend de fortes proportions
et donne à l'appendice la forme d'un fuseau, d'une massue,
d'une cerise, d'une poire, etc. La cavité close recèle un
liquide parfois peu abondant, muco-purulent, stercoral,
sanieux, sanguinolent. Elle peut se transformer en un
pseudo-kyste à liquide inoffensif.

Les *microbes pathogènes* de l'appendicite sont les microbes
de la flore intestinale, les coli-bacilles y occupent une place
prépondérante.

Pathogénie de l'appendicite. — Les théories concernant la pathogénie de l'appendicite se sont ressenties des
théories qui avaient été émises pour expliquer la pathogénie de ce qu'on supposait être la typhlite. On accusait
tantôt la constipation, tantôt la diarrhee, sans bien savoir
exactement lequel de ces deux états était le plus coupable ;
on accusait les corps étrangers, les fragments d'os, les
arètes de poisson, les coquilles d'œufs, les épingles, les
aiguilles, les noyaux de prunes, les pépins de fruits, l'émail
des casseroles, que sais-je encore !

Je dirai d'abord que les corps étrangers un peu volumineux, tels que fragments d'os, noyaux de prunes, de dattes,
de cerises, etc., à la rigueur capables de traumatiser le
cæcum, sont absolument incapables, avec leur volume, de
pénétrer dans l'orifice étroit du canal appendiculaire. Tout
au plus pourrait-on incriminer de très petits corps étrangers, tels que les pépins de raisin, et encore même, depuis
que les concrétions appendiculaires ont été bien étudiées,
on voit que ces concrétions qui peuvent revêtir en effet la
forme de grains de café, de noyaux de dattes, de grains de
blé, de haricot, de pépins, ne sont autre chose que des
calculs appendiculaires, nés sur place, dont la genèse et la
structure nous sont maintenant connues.

Il faut donc abandonner l'ancienne théorie du corps
étranger, pénétrant dans l'appendice, traumatisant, traver

sant ses parois et provoquant ainsi une péritonite par perforation; tout cela est bien loin de la vérité. Je me suis efforcé, en accumulant toutes les épreuves possibles, anatomiques, bactériologiques et expérimentales, de simplifier et d'unifier la pathogénie de l'appendicite en recherchant une formule qui fût applicable à tous les cas. Si je ne me fais illusion, je crois y être arrivé. La théorie de l'appendicite, telle que je la comprends, se résume en quelques mots : *L'appendicite ou, si l'on préfère, les accidents appendiculaires, résultent de la transformation d'une partie du canal appendiculaire en une cavité close dans laquelle s'élabore un foyer d'infection et d'intoxication dû à l'exaltation virulente des microbes emprisonnés.* Chacun des termes de cette proposition va être développé en détail et, pour procéder avec ordre, analysons d'abord les différents processus qui peuvent *transformer une partie du canal appendiculaire en cavité close.*

1° *Appendicite calculeuse.* — C'est la présence de calcul dans le canal appendiculaire qui a valu à cette variété la dénomination d'*appendicite calculeuse.* On trouve le calcul dans l'appendice, si le processus infectieux n'a pas détruit l'appendice; mais si l'appendice a été détruit et gangrené, le calcul a pu passer dans le péritoine où on le retrouve soit à l'opération, soit les jours suivants avec les pansements[1].

Ces calculs appendiculaires sont étudiés dans l'intéressante thèse de Rochaz[2]. On y trouve la description et la reproduction, sur planches, de 65 calculs appendiculaires faisant partie des observations de Roux (de Lausanne). Ils ont les dimensions les plus variées et l'on est surpris d'en voir qui peuvent atteindre le volume d'un noyau de prune et au delà : ils sont rarement arrondis, ils sont allongés, fusiformes, cylindriques. Habituellement on ne trouve qu'un

1. Loison. Contribution à l'étude pathogénique et thérapeutique de l'appendicite ulcéro-perforante. *Revue de chirurgie*, t. XV, 1895, p. 1-25.
2. Rochaz. *Contribution à l'étude des calculs appendiculaires.* Thèse, Lausanne, 1895.

seul calcul, mais on en peut constater jusqu'à trois et quatre; ils présentent alors quelques facettes. La coloration habituelle de ces calculs est brunâtre, leur consistance est tout ce qu'il y a de plus variable : friables et sans cohésion; ou denses, de consistance pierreuse, avec tous les degrés intermédiaires.

Ces calculs sont formés de plusieurs éléments. Berlioz m'a fait une analyse minutieuse de plusieurs calculs appendiculaires que je lui avais confiés, et les résultats de ses recherches concordent absolument avec les résultats obtenus par d'autres chimistes (Volz, Bulter, Pelet). On trouve dans ces calculs une matière organique stercorale, brunâtre, en grande partie soluble dans l'éther, et des sels minéraux surtout calcaires, phosphates et carbonates de chaux; parfois des sels de magnésie, des traces de chlorures, des sulfates, très rarement de la cholestérine (Walt). Ces divers éléments organiques et minéraux sont cimentés par le mucus que sécrètent abondamment les glandes de l'appendice.

On comprend alors pourquoi les concrétions appendiculaires sont tantôt molles, friables, tantôt dures et comme calcifiées. Si la concrétion est surtout riche en matériaux organiques, elle est molle ou au moins elle se ramollit facilement au moment de l'infection appendiculaire. Si la concrétion est surtout riche en éléments minéraux, en sels calcaires, elle peut prendre une consistance pierreuse, comme un vrai calcul.

Il est facile de surprendre sur le fait la formation et l'évolution de ces concrétions calculeuses appendiculaires; il suffit d'en faire la coupe pour constater que le plus souvent ces concrétions sont *stratifiées*. Autour d'un ou plusieurs noyaux s'étagent des couches excentriques, dont la stratification prouve que les calculs appendiculaires s'accroissent lentement, progressivement, dans le canal appendiculaire par l'adjonction de couches organiques et minérales. Ce processus était très évident dans les calculs appendiculaires que j'avais donnés à Berlioz; la coupe d'un de ces calculs, fort volumineux, montrait des stratifications aussi n ettes que les coupes stratifiées représentées dans la thèse de Rochaz.

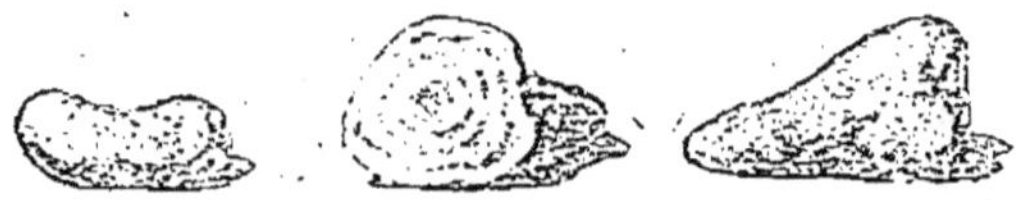

Lithiase appendiculaire. — Calculs stratifiés.

C'est en étudiant le processus que je viens de décrire, c'est en comparant la formation lente et progressive des calculs appendiculaires à la formation tout à fait analogue des calculs biliaires, que l'idée m'est venue de proposer, pour la genèse des calculs de l'appendice, la dénomination de *lithiase appendiculaire* (origine microbienne ou diathésique), lithiase dont les connexions me paraissent intimes, avec les autres lithiases urinaire et biliaire.

Que devient alors l'ancienne théorie (Talamon), théorie d'après laquelle les calculs arrivent dans l'appendice, préalablement formés dans le cæcum? Suivant les expressions de Talamon, c'est dans le cæcum que les scybales sont roulées et brassées ; « elles s'y arrondissent comme des boulettes sous le doigt[1] » et, après ce travail quasi pilulaire, elles sont lancées du cæcum dans l'appendice. Cette théorie a été ruinée par les arguments de Rochaz que je vais citer textuellement : « C'est sur la forme, parfaitement sphérique, des calculs, que Talamon s'appuie pour étayer sa théorie ; mais, cette forme parfaitement sphérique, nous ne la rencontrons que trois fois sur nos 65 cas, et la forme que nous rencontrons presque toujours, qui est la règle, est justement cette forme allongée, cylindrique, et qui est la forme admise par les auteurs. Comment expliquer, par les boulettes de Talamon, les longues saucisses stercorales, remplissant l'appendice d'un bout à l'autre? Comment les grosses concrétions pourraient-elles pénétrer ainsi, toutes faites, par une ouverture qui n'a, au plus, que 5 millimètres

1. Talamon. *Appendicite et pérityphlite*, p. 45.

de diamètre, et qui est encore plus ou moins complètement fermée par une valvule? Au contraire, la disposition en couches concentriques des calculs indique une formation lente qu'on ne peut expliquer que dans un recessus séparé du tube intestinal, et non dans le cæcum, où ces calculs seraient emportés au bout de peu de temps par le flot des matières. »

La question est donc jugée; aux excellentes raisons invoquées par Rochaz, je n'ai rien à ajouter. Ce qui reste acquis, c'est que l'appendicite, dite calculeuse, est associée à un processus de lithiase appendiculaire *née sur place* et lentement développée, processus un peu comparable, dans sa genèse, aux autres lithiases biliaire et urinaire.

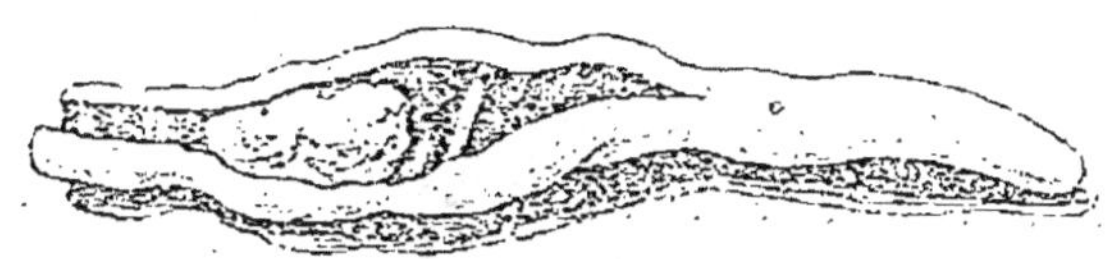

Appendicite calculeuse. — Calcul ayant transformé une partie du canal appendiculaire en cavité close (obs. personnelle).

Appendicite non calculeuse. — L'appendicite n'est pas toujours d'origine calculeuse, il s'en faut. Il est des cas, et ils sont certainement les plus nombreux[1], où l'appendicite évolue avec toutes ses conséquences les plus graves, sans qu'on retrouve la moindre concrétion calculeuse à l'intérieur du canal appendiculaire. Il s'agit, en pareil cas, d'une infection de la muqueuse que les chirurgiens américains avaient nommée, faute de mieux, *appendicite catarrhale.* Je lui propose la dénomination d'*appendicite oblitérante.* En pareil cas, sous l'influence peut-être de la tuméfaction de la muqueuse infectée; le canal appendiculaire est oblitéré à son orifice ou en un point de son parcours, exactement comme sont oblitérés les canaux biliaires au cas d'ictère dit catarrhal, ou comme est oblitérée la trompe d'Eustache au cas d'otite aiguë. Ce processus aigu aboutit à la formation d'une ou plusieurs cavités appendiculaires sous-jacentes, origine de

---

1. Le Dentu. *Académie de médecine,* séance du 24 mars 1896.

tous les accidents. Les planches suivantes donnent une idée de ce processus.

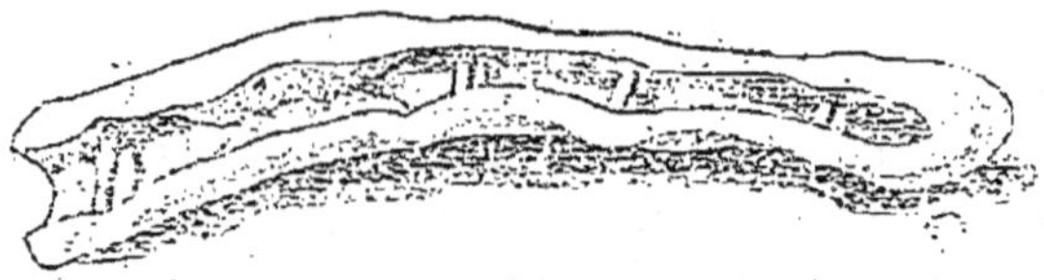

Appendicite oblitérante. — Transformation du canal appendiculaire en cavité close par tuméfaction des parois de l'appendice (obs. personn.).

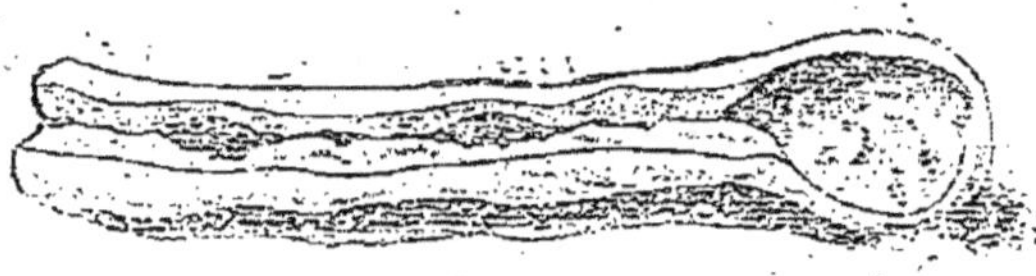

Appendicite oblitérante. — Plusieurs oblitérations du canal appendiculaire. La cavité close est piriforme. (Le Dentu. *Acad. de méd.*, 28 avril 1896.)

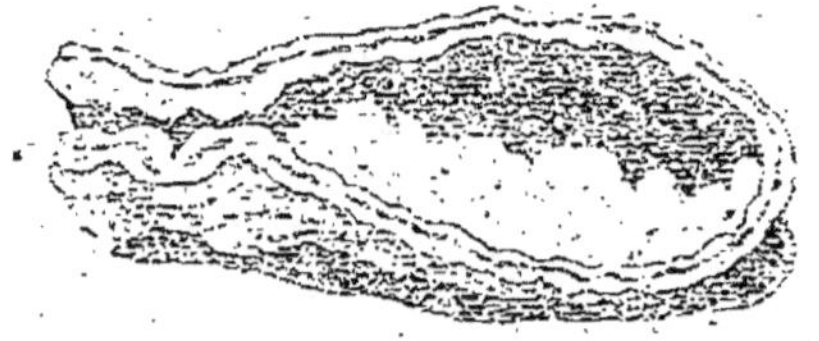

Appendicite oblitérante. — L'appendice est transformé en cavité close par oblitération du canal appendiculaire à sa partie supérieure ; le reste de l'appendice est dilaté en ampoule. (Routier. Communication à la *Société de chirurgie*, 21 mai 1896.)

On trouve parfois réunies dans la même appendicite plusieurs causes d'oblitération; telle appendicite est à la fois calculeuse et oblitérante ; les calculs peuvent être libres dans la cavité close, ainsi qu'on le voit sur la figure ci-jointe.

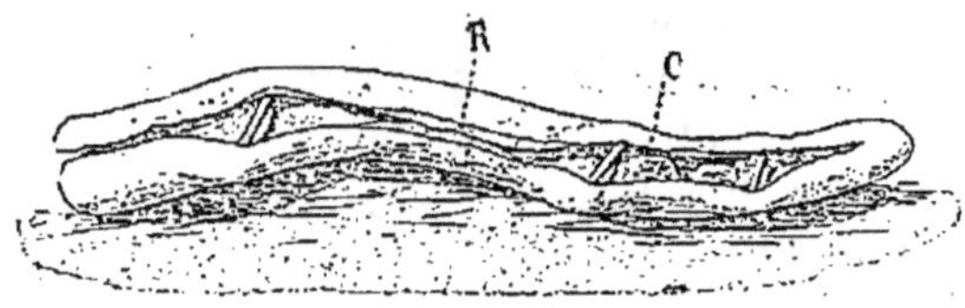

Canal appendiculaire oblitéré au point R par tuméfaction des parois de l'appendice ; C, calculs libres dans la cavité close (obs. personnelle).

Les appendicites oblitérantes, *non calculeuses*, ont la même gravité que les appendicites calculeuses : toxi-infection, symptômes et accidents sont identiques. Elles peuvent aboutir également à tous les accidents appendiculaires et péritonéaux, elles provoquent tout aussi bien, la gangrène ou la perforation de l'appendice. Nous voilà donc bien loin de certaine théorie (Talamon) qui, pour expliquer l'appendicite, faisait jouer un rôle considérable à la compression des vaisseaux appendiculaires par un calcul qui, bien souvent..., n'existe pas.

Je viens de parler du processus oblitérant aigu ; il y a aussi un processus oblitérant chronique, qui aboutit au rétrécissement fibroïde et à l'oblitération du canal appendiculaire en un point de son trajet (sténose comparable aux rétrécissements du canal uréthral). Ce processus est chronique d'emblée ou fait suite à des poussées d'appendicite aiguë, de même qu'une endocardite est parfois suivie de rétrécissement mitral. Dans un cas d'Achard[1], où les lésions avaient abouti à la perforation de l'appendice et à des abcès du foie, le foyer infectieux appendiculaire était dû à l'oblitération de l'orifice du canal par un tissu d'apparence fibreuse sans trace de calcul. Rendu a publié un cas d'appendicite purulente provoquée, non pas par des calculs, il n'y en avait pas trace, mais « par une sorte de froncement fibreux qui séparait l'appendice malade du cæcum sain » ; il fut facile de voir que la communication du cæcum avec l'appendicite était complètement oblitérée[2].

Appendicite par coudure et étranglement. — Dans quelques circonstances, l'appendicite n'est ni calculeuse, ni oblitérante, le foyer appendiculaire résulte d'une flexion, coudure ou torsion de l'appendice, ou de son étranglement par une bride, par une adhérence, ou encore de l'enroulement de l'appendice autour de son méso[3]. En pareil cas, le canal appen-

---

1. Achard. *Société médicale des hôpitaux*, 1894, p. 795.
2. Rendu. *Société médicale des hôpitaux*, 1896, n° 4, p. 81.
3. Pozzi. *Bulletin de l'Académie de médecine*, séance du 8 avril 1896.— Brun. *La Presse médicale*, 10 mai 1897.

diculaire est transformé en cavité close dans la partie qui est sous-jacente à la coudure, à la flexion, à l'étranglement

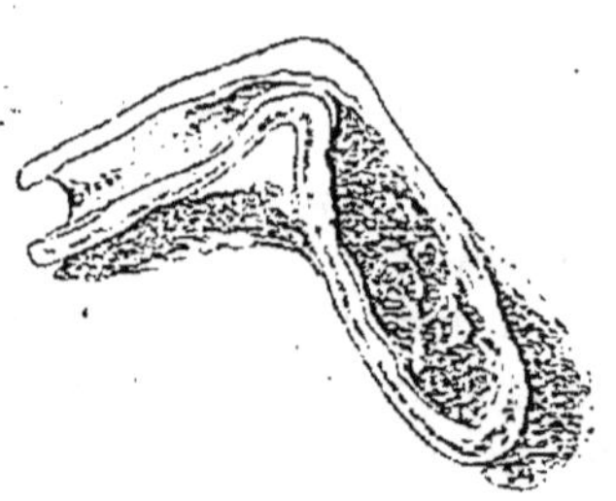

Appendicite par coudure. Le canal appendiculaire est complètement oblitéré au niveau du coude ; la partie sus-jacente est saine, la partie sous-jacente est transformée en cavité close (observation personnelle).

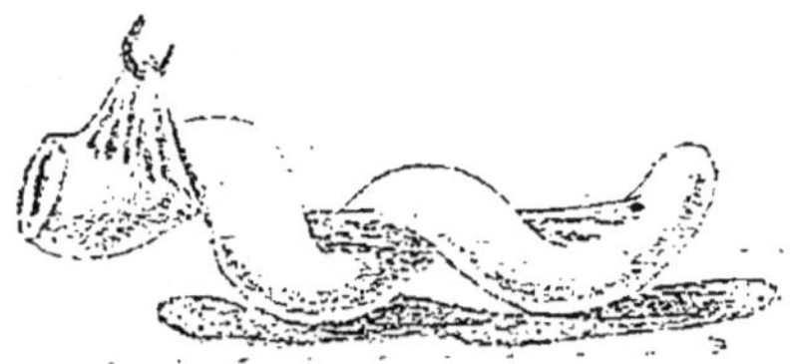

Appendicite par enroulement de l'appendice autour de son méso ; cavité close par étranglement.

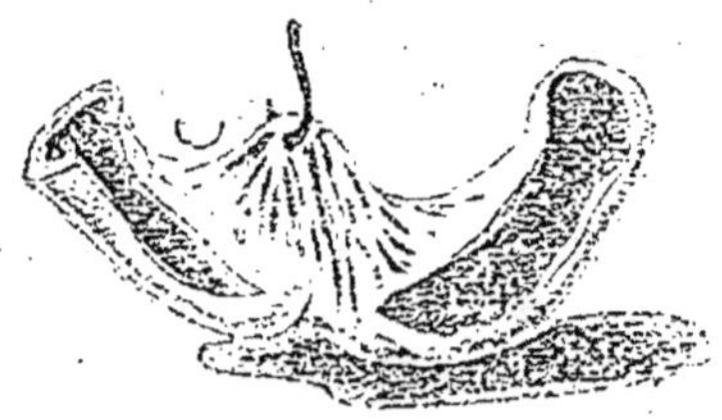

Appendicite due à l'étranglement de l'appendice par une bride ; la cavité close siège au-dessous de l'étranglement.

L'appendicite ainsi créée, est aussi grave que l'appendicite calculeuse et que l'appendicite oblitérante ; la toxi-infection du foyer appendiculaire est la même, accidents et complications sont identiques. L'une des planches ci-dessus représente une appendicite *par coudure* recueillie chez une de mes malades opérée par Cazin et examinée dans mon laboratoire.

L'obliteration du canal est complète au niveau de la coudure; la partie sus-jacente est absolument saine, la partie sous-jacente, transformée en cavité close, est très altérée; les préparations histologiques (elles sont reproduites plus loin) permettent de voir des colonies microbiennes traverser les parois de la cavité close dans la direction du péritoine.

La cavité close. — Des différents processus que je viens d'étudier il résulte que le canal appendiculaire peut être obstrué soit à son orifice cæcal, soit sur une partie de son trajet, par un calcul progressivement envahissant, ou par la tuméfaction des parois infectées ou par enroulement, coudure, étranglement de l'appendice. Cette oblitération d'une partie du canal appendiculaire est momentanée ou persistante. Mais, quelle que soit la cause de l'oblitération, qu'elle tienne à un calcul, à la tuméfaction des parois infectées, à la coudure, à l'étranglement de l'appendice, peu importe, le fait essentiel, le fait qui, pour moi, domine toute l'histoire de l'appendicite, c'est que *la partie du canal appendiculaire sous-jacente à l'oblitération est transformée en cavité close*. Dès lors, les microbes de l'appendice, qui à l'état normal sont inoffensifs, comme tous les microbes de l'intestin, *à l'état libre*, ces microbes emprisonnés peuvent exalter leur virulence, comme dans les expériences de Klecki, et devenir un terrible foyer de toxi-infection. On peut dire que, dès ce moment, l'appendicite est constituée.

Oui, l'appendicite est constituée, et *pourvu que les microbes emprisonnés dans le foyer appendiculaire soient doués d'une virulence suffisante*, l'appendice peut s'abcéder, se perforer, se gangréner, ou bien encore les microbes peuvent cheminer à travers les parois de l'appendice et arriver ainsi au péritoine, *sans que ces parois présentent la moindre perforation*, ou bien encore toxines et microbes, à la faveur des veines, peuvent aller intoxiquer et infecter toute l'économie. Dès lors, le malade est sous le coup des accidents multiples, parfois graves, trop souvent redoutables, que nous allons voir se dérouler dans un instant.

Il ne s'ensuit pas toutefois que la transformation du canal appendiculaire en cavité close soit toujours suivie d'accidents; ces accidents dépendent du degré de virulence des microbes emprisonnés et du degré de toxicité des produits qu'ils élaborent. Or cette virulence peut être insignifiante, elle peut être anéantie par la phagocytose, auquel cas les lésions appendiculaires ne poursuivent pas leur évolution et restent à l'état d'ébauche. Un processus chronique oblitérant peut même combler complètement le canal appendiculaire, cure radicale spontanée, qui met le malade à l'abri de nouveaux accidents, et à l'abri des récidives de l'appendicite.

D'autre part, l'infection des parois de l'appendice peut poursuivre son chemin, alors même que l'oblitération initiale, cause première des accidents, a disparu; c'est ce qui explique pourquoi, au moment de l'opération, à l'examen des pièces de telle ou telle appendicite, on peut trouver un canal *ayant récupéré sa perméabilité*, la cavité close étant de ce fait supprimée, après avoir été le *primum movens* de l'infection, qui, elle, a pu continuer son chemin.

Telle est la théorie de l'appendicite par cavité close, dont la première idée m'a été suggérée par les belles expériences de Klecki. C'est le moment de confirmer cette théorie par des études expérimentales et bactériologiques.

Études expérimentales. — Dès 1889, Clado avait présenté au Congrès de chirurgie un très remarquable travail clinique et expérimental sur l'infection herniaire. Il avait vu que les microbes de l'intestin étranglé traversent le sac herniaire sans qu'il y ait perforation de l'intestin, et cela, dès le lendemain de l'étranglement. Il avait suivi la migration des microbes à travers les tuniques intestinales non perforées; il avait constaté que la cavité péritonéale peut être envahie à son tour; il avait enfin signalé la possibilité des accidents infectieux par généralisation des agents microbiens.

Bennecken, Oker-Blom et bien d'autres ont repris plus tard ces expériences (sans citer le travail de Clado), et ont démontré que le coli-bacille, enfermé dans une anse intestinale hermée, étranglée, invaginée, peut passer dans le péritoine par pénétration à travers les tuniques de l'intestin, ou par voie lymphatique, et déterminer ainsi les infections péritonéales.

Mais le travail le plus complet entrepris sur ce sujet est celui de Klecki[1]. Avec toutes les précautions aseptiques voulues, Klecki étrangle une anse intestinale, chez des chiens, au moyen d'anneaux en caoutchouc. Après vingt-quatre ou quarante-huit heures, les chiens meurent ou sont sacrifiés; on s'assure que l'anse intestinale étranglée n'est point perforée, et cependant elle a donné naissance à une péritonite. Voici les principaux faits qui ressortent de ces expériences : Dans l'anse intestinale expérimentalement transformée en cavité close, il se produit une énorme pullulation des microbes habituels de l'intestin, et une *forte exaltation de leur virulence*. Ces microbes, dans leur nouvel état pathologique, peuvent traverser la paroi intestinale non perforée et déterminer consécutivement une péritonite. La virulence des microbes est plus violente dans l'anse intestinale transformée en cavité close qu'elle n'est violente dans le péritoine. « Ce n'est donc pas dans la cavité péritonéale qu'il faut chercher la clef de la question; le coli-bacille et autres microbes qui forment la poly-infection arrivent dans le péritoine à travers l'anse pathologique, dans laquelle ils ont déjà subi des changements biologiques, qui exaltent leur propre virulence et la virulence de leurs toxines. »

Ces données expérimentales m'avaient paru absolument applicables à la pathogénie de l'appendicite, et c'est alors que je proposai la théorie de la cavité close, théorie qui est devenue un fait positif pour qui veut se donner la peine d'y regarder. Roger et Josué pratiquent la ligature de l'appendice chez le lapin, en ayant soin de ménager les vaisseaux. Ils sacrifient l'animal quelque temps après, et ils

1. Klecki. Recherches sur la pathogénie de la péritonite d'origine intestinale. Étude sur la virulence du coli-bacille. *Annales de l'Institut Pasteur*, 1895, t. IX, p. 710-756.

constatent que la partie sous-jacente à la ligature est transformée en une cavité purulente. Ils en concluent, à juste raison, qu'il a suffi d'emprisonner les microbes de l'appendice « pour transformer les microbes inoffensifs de l'intestin en agents pathogènes[1] ».

De Rouville a également provoqué l'appendicite expérimentale chez le lapin, en liant l'appendice iléo-cæcal à sa base; il a pu reproduire ainsi toute la pathogénie de la lésion par cavité close. Voici, du reste, les conclusions de ces intéressantes expériences[2]. « La première expérience nous fait assister à l'évolution, trop fréquente, de l'appendicite chez l'homme, terminée par gangrène, perforation de l'appendice, abcès péri-appendiculaire, et péritonite généralisée; la perforation s'est ici produite, en l'absence de tout calcul dans l'appendice, et en dehors de toute blessure vasculaire pendant l'opération. La seconde expérience montre que si les lésions infectieuses peuvent, dans certains cas, rester longtemps localisées au niveau de l'appendice, ce dernier n'en constitue pas moins un foyer d'infection de violence extrême, point de départ possible d'accidents formidables, qu'une intervention chirurgicale, pratiquée en temps opportun, permettra seule d'éviter.

« Ces deux faits parlent dans le même sens que celui récemment rapporté par Roger et Josué, et viennent, comme ce dernier, à l'appui de la théorie de l'appendicite par cavité close, soutenue par M. Dieulafoy[3]. »

1. Roger et Josué. *Bulletins et Mémoires de la Société médicale des hôpitaux*, 1896, n° 4, p. 79.

2. De Rouville. *La Presse médicale*, 27 mai 1896.

3. La théorie nouvelle de l'appendicite, telle que je la soutiens, diffère par bien des côtés des idées émises par Talamon. Pour Talamon, le calcul « engagé brusquement dans l'appendice par une contraction intempestive du cæcum, y pénètre à frottement et s'enclave à la partie supérieure de l'étroit canal ». Rochaz, nous l'avons vu plus haut, a fait justice de cette théorie. Pour Talamon, une des conséquences du calcul ainsi engagé, c'est « la compression des parois de l'appendice et la gêne de la circulation des vaisseaux contenus dans les parois »; alors « les microbes inoffensifs et impuissants contre des éléments sains, triomphent sans peine de ces éléments privés du liquide sanguin nourricier ». Les expériences de Rou-

Autre expérience : de Rouville introduit, dans l'appendice du lapin, une fine tige de laminaire; or l'appendicite ne se déclare qu'à partir du moment où la laminaire, augmentée de volume, entre en contact intime avec les parois de l'appendice, en oblitère la lumière, et transforme, par conséquent, en cavité close, la partie sous-jacente du canal appendiculaire. D'autres corps étrangers, petits grains de plomb, fragments de verre introduits dans l'appendice, ne déterminent pas d'appendicite, parce qu'ils ne subissent pas, comme la laminaire, un accroissement progressif qui aboutit à l'oblitération du canal et à sa transformation en cavité close. Ces expériences prouvent que la *stagnation* de corps étrangers, ou de produits appendiculaires, ne suffit pas pour provoquer l'appendicite; l'appendicite aiguë ne se produit que lorsqu'un point du canal est *obstrué*.

Migrations microbiennes. — Si c'est en cavité close que s'exalte la virulence des microbes, on doit constater la migration de ces microbes à travers les parois de cette cavité close et l'on ne doit pas la constater au-dessus. C'est en effet ce que nous avons vérifié avec mes élèves Apert et Caussade. Nous nous sommes servis pour ces recherches d'une appendicite qui venait d'être opérée. Les lésions histologiques et les particularités bactériologiques de cette appendicite sont figurées sur les planches des pages suivantes. En voici les traits saillants.

Au-dessus de l'oblitération du canal, la paroi appendiculaire a conservé sa structure normale, et dans cette paroi on ne trouve *pas* de microbes.

Au *niveau* de l'oblitération, la lumière du canal appendiculaire a complètement disparu, et la structure normale des parois est remplacée, en grande partie, par du tissu fibreux; les microbes y sont fort rares.

ville font encore justice de cette hypothèse. Donc, l'expérimentation d'une part, et, d'autre part, les faits si nombreux d'appendicite sans calcul condamnent la théorie de Talamon qui avait eu cependant un mot heureux : « le vase clos », mais ce mot était mort-né, perdu qu'il était au milieu de théories inexactes. Voyez Delbet. *Arch. génér. de médecine*, 1897, p. 521.

PLANCHE V

MIGRATION MICROBIENNE A TRAVERS LE SEGMENT DE L'APPENDICE
QUI A ÉTÉ TRANSFORMÉ EN CAVITÉ CLOSE

Cette planche représente une coupe des parois de l'appendice au niveau de la cavité close. On y voit :

A. La partie profonde de la muqueuse ulcérée.

B. La couche sous-muqueuse très épaissie, formant à elle seule les deux tiers de l'épaisseur de la paroi ; elle a une structure lymphoïde et elle est parcourue par des veinules (*v*) gorgées de sang (*u*), et par des artérioles, à paroi épaissie (*a*).

C. Couche musculaire dissociée par du tissu lymphoïde.

D. Couche sous-péritonéale.

m. Nombreuses colonies de microbes (coli-bacille) traversant les parois appendiculaires, de la muqueuse vers la séreuse.
Pour la facilité de la description, les colonies microbiennes ont été schématiquement agrandies.

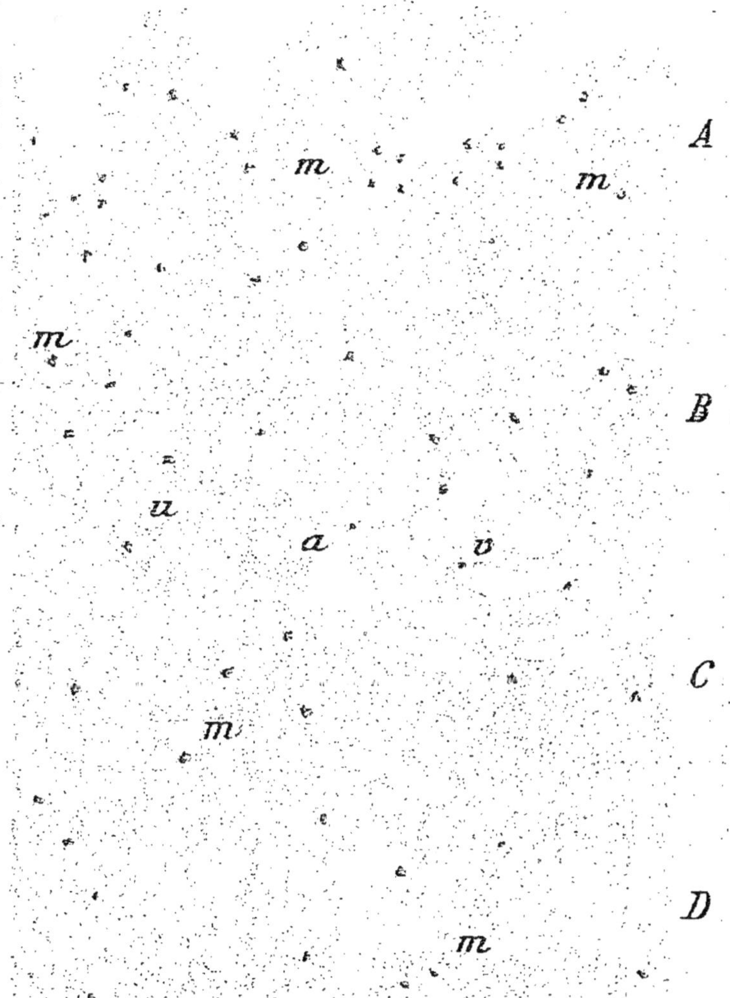
A
m
m
m
B
u
a
v
C
m
D
m

Au-dessous de l'oblitération, dans la cavité close, la partie profonde de la muqueuse persiste encore, mais sa partie superficielle est ulcérée; on ne voit plus que le fond des glandes. La couche sous-jacente est très épaissie; elle forme, à elle seule, les deux tiers de l'épaisseur de la paroi; elle a une structure lymphoïde parcourue par des veinules gorgées de sang et par quelques artérioles à paroi épaissie. Le tissu lymphoïde envahit les couches musculaires et en dissocie les faisceaux, surtout ceux de la couche circulaire; la couche longitudinale a mieux conservé sa continuité. Le péritoine est très épaissi, et la couche sous-péritonéale est parcourue par de nombreux petits vaisseaux sanguins.

Les parois de la cavité close sont traversées par de *nombreuses colonies microbiennes*, occupant le tissu lymphoïde sous-jacent à la muqueuse et surtout les travées du réseau lymphoïde. Ces amas microbiens sont en partie englobés par des leucocytes et formés par l'agglomération des microbes, comme si le coli-bacille et autres microbes avaient colonisé sur place. Les mêmes colonies se retrouvent dans les portions de tissu lymphoïde qui dissocient la couche de fibres musculaires lisses; on les suit dans la couche sous-jacente au péritoine, et on les voit aborder la cavité péri-tonéale. Ainsi s'explique la pathogénie de certaines périto-nites appendiculaires, *bien que les parois de l'appendice ne soient ni gangrenées, ni perforées.*

Le fait dominant, qui à lui seul suffirait pour démontrer le rôle pathogénique de la cavité close, c'est que les colonies microbiennes si nombreuses à travers les parois de cette cavité close, où leur virulence a été exaltée, sont *nulles* dans les parois du segment appendiculaire sus-jacent à la cavité close. Le processus infectieux est donc sensiblement le même qu'il s'agisse d'une cavité close de l'appendice ou d'une anse intestinale étranglée; de part et d'autre, l'exaltation de virulence favorise la migration des microbes à travers les parois. Mes recherches sur l'appendicite concordent abso-lument avec les recherches de Klecki sur l'anse intestinale.

La figure précédente nous a montré en bloc les lésions histologiques des parois de la cavité close et la migration des colonies microbiennes à travers ces parois.

Les préparations suivantes représentent, en détail, une série de coupes de la cavité close, allant du canal appendiculaire vers le péritoine. Elles nous font assister d'une façon suggestive à la migration des colonies microbiennes à travers les parois de la cavité close.

Tous ces microbes, libres ou véhiculés par des leucocytes, et formant parfois des amas, ont vraiment l'air de s'élancer en colonnes serrées à la conquête du péritoine. Cette force d'expansion, cette exaltation de virulence, c'est en cavité close qu'ils l'ont acquise: ce qui le prouve, c'est que, sur les coupes de l'appendice faites *au-dessus* de la cavité close, *on ne trouve plus trace de migration microbienne.*

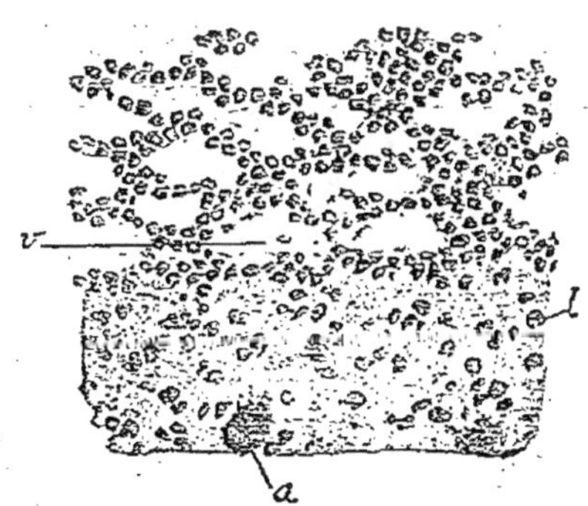

Cavité close. — Coupe de la muqueuse et de la sous-muqueuse. Les couches superficielles, celles qui avoisinent la lumière du canal appendiculaire ont leurs épithéliums dissociés. Ces épithéliums délimitent des vacuoles, *v*, dont la bordure est semée de microbes. Les couches profondes, celles qui représentent la sous-muqueuse, sont formées de tissu conjonctif dans les mailles duquel continue à se faire la migration microbienne. Cette migration est constituée par des leucocytes remplis de micro-organismes. On les voit disséminés en *l*, et réunis en gros amas en *a*.

La planche suivante représente la couche la plus profonde de la tunique sous-muqueuse. On continue à y voir la migration microbienne à travers les parois de la cavité close.

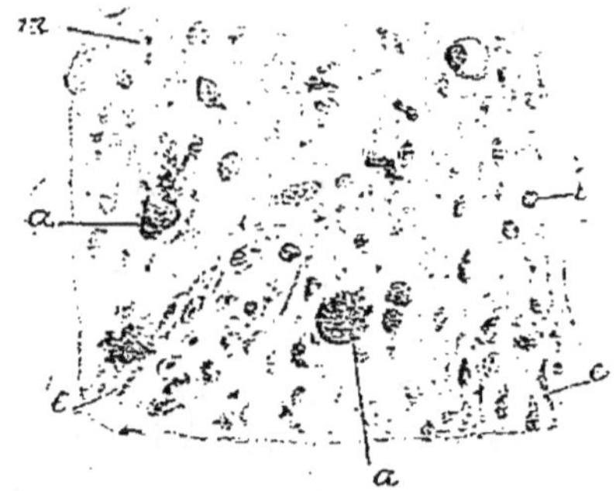

Cavité close. — Couche profonde de la sous-muqueuse. Non seulement on
y voit la migration des microbes à travers les parois de l'appendice,
mais on dirait même que ces microbes ont colonisé chemin faisant, tant
les amas de leucocytes et de micro-organismes, a, sont larges et abondants. Quelques cellules endothéliales, vrais phagocytes, sont bourrées
de micro-organismes. On voit, e, des cellules épithéliales dont la forme
et la disposition indiquent une veine sectionnée longitudinalement.
En m, on retrouve des micro-organismes disséminés entre des leucocytes.

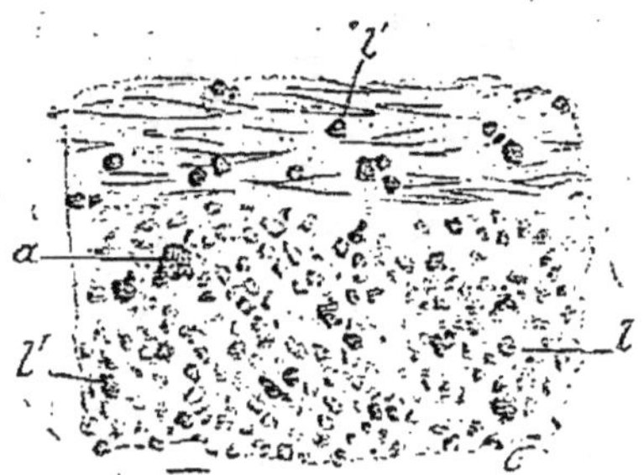

Cavité close. — La figure ci-dessus représente les couches musculaires
longitudinales et circulaires de l'appendice. A ce niveau, la migration
microbienne s'effectue surtout par des leucocytes, l et l', qui sont
chargés de micro-organismes et qui se réunissent fréquemment en gros
amas, a.

Sur les deux planches précédentes on voit les microbes et
les colonies microbiennes traverser les parois de la cavité
close. Sur la planche suivante on voit ces colonies microbiennes aborder le péritoine, on assiste à l'infection péritonéale.

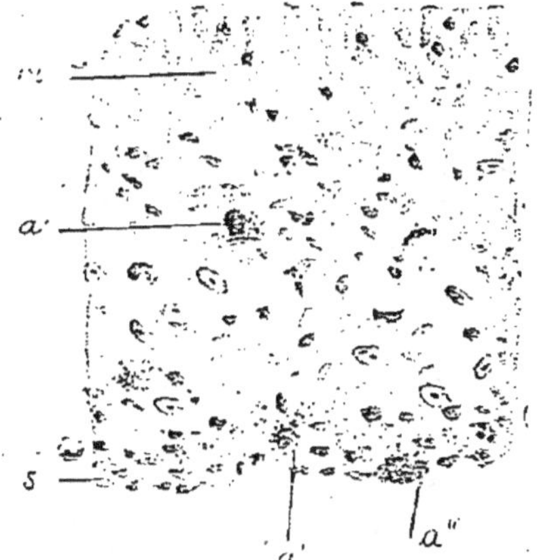

La figure ci-dessus montre la migration microbienne à travers les couches musculaires profondes *m*, et à travers la séreuse péritonéale S. On voit des amas microbiens, *a*, dans la couche celluleuse sous-séreuse; dans la séreuse, près de la cavité péritonéale *a'*, on aperçoit un énorme amas microbien qui a traversé la séreuse et qui aborde la cavité péritonéale *a"*. C'est la pathogénie de l'infection péritonéale prise en *flagrant délit.*

Il est facile de comprendre maintenant comment s'effectue l'infection des parois de l'appendice au niveau de la cavité close; on surprend ainsi, sur le fait, la pathogénie de certaines péritonites appendiculaires, le péritoine étant infecté, alors même que les parois de l'appendice ne sont *ni* gangrénées *ni* perforées.

Et la preuve que c'est bien là le *nœud de la question*, c'est que, *quel que soit le mécanisme du processus oblitérant appendiculaire*, torsion, coudure, enroulement de l'appendice, étranglement par brides, oblitération par calculs, par tuméfaction des parois, peu importe, le résultat est toujours le même; *c'est par la cavité close que se fait l'infection, avec son même cortège, toujours identique, de symptômes et d'accidents.*

Exaltation de virulence en cavité close. — Une expérience de Hartmann et Minot permet de doser, pour ainsi dire, le degré de virulence que peuvent acquérir les microbes en cavité close appendiculaire. Voici cette expérience : Un malade ayant été opéré par Hartmann, d'une appendicite aiguë, on trouva, à l'examen de la pièce anatomique, une oblitération du canal appendiculaire à sa partie moyenne, ce qui transformait la partie sous-jacente du canal en cavité close. Des cultures furent faites séparément sur agar : d'une part, avec du mucus prélevé dans la partie libre du canal ; d'autre part, avec du mucus prélevé dans la cavité close. Vingt-quatre heures plus tard, de très nombreuses colonies de coli-bacilles ont poussé sur les deux cultures. On ensemence séparément deux bouillons avec du coli-bacille prélevé sur chacune des cultures. Le 19 avril, 15 gouttes de ces deux bouillons sont injectées séparément sous la peau du flanc de deux cobayes. Le cobaye inoculé avec le bouillon contenant du coli-bacille prélevé dans la partie libre du canal appendiculaire, reste en parfaite santé, tandis que 15 gouttes de l'autre bouillon, ensemencé avec le coli-bacille de la cavité close, déterminent, chez le cobaye inoculé, un œdème considérable et de l'amaigrissement. Le 21 avril, les mêmes expériences sont répétées, les cultures étant, cette fois, vieilles de quatre jours. Un cobaye, inoculé avec 20 gouttes du premier bouillon, n'éprouve aucun mal, tandis qu'un cobaye, inoculé avec 20 gouttes de l'autre bouillon, meurt au bout de trente-six heures, avec un énorme phlegmon de la paroi, et du pus dans les séreuses, plèvre, péricarde, péritoine.

Nous avons répété dans mon laboratoire, avec Caussade, les expériences de Hartmann et Minot, et nous avons obtenu des résultats identiques. Nous avons pris, pour nos expériences, une appendicite oblitérante aiguë dans laquelle la cavité close était absolument séparée de la partie libre du canal appendiculaire. Nous avons ensemencé deux bouillons : l'un, bouillon n° 1, avec une parcelle de liquide prélevée dans la partie libre du canal appendiculaire ; l'autre, bouillon n° 2, avec une parcelle de liquide prélevée dans la cavité close. Ces bouillons ont été mis à l'étuve ; ils contenaient du coli-bacille en quantité. Nous avons choisi douze cobayes sensiblement de même poids, et nous les avons séparés en deux séries de six. Les six cobayes de chaque série ont reçu, sous la peau du ventre, les uns 15 gouttes du bouillon n° 1, les autres 15 gouttes du bouillon n° 2. Toutefois les douze cobayes n'ont pas été inoculés en même temps, ils ont été inoculés par série de deux, jour par jour, les dernières cultures employées étant vieilles de sept jours. Les cobayes inoculés avec le bouillon n° 1 (celui qui avait été ensemencé avec le liquide de la partie libre du canal) n'ont eu, au niveau de l'inoculation, qu'un petit noyau induré, qui s'est résorbé en peu de temps, sans le moindre accident ; tous sont restés en parfaite santé, tandis que les cobayes parallèlement inoculés avec le bouillon n° 2 (celui qui avait été ensemencé avec le liquide de la cavité close) ont eu des abcès gangréneux, le pus de ces abcès contenant du colibacille pur, et tous ont fini par mourir infectés. Inutile d'insister, tant ces expériences sont concluantes.

Fabrication des toxines en cavité close. — Les expériences précédentes, si démonstratives au point de vue de l'infection, ne donnaient aucun renseignement précis sur la *toxicité* des produits élaborés en cavité close appendiculaire. Je ne cesse de répéter que l'appendicite est une maladie terrible, non seulement parce qu'elle est infectante, mais encore parce qu'elle est intoxicante. J'ai voulu en expérimenter la *toxicité* ; pour cela, avec mon chef de laboratoire Caussade, nous avons filtré les bouillons de culture et pratiqué des inoculations avec le liquide filtré, chargé de toxine, et privé de bacilles. Six cobayes ont été inoculés, trois avec le filtrat du bouillon n° 1 et trois avec le filtrat du bouillon n° 2. Chaque cobaye a reçu en injection sous-cutanée 20 gouttes de bouillon filtré, provenant de cultures de plus en plus vieilles ; les cultures dataient de trois jours pour les deux cobayes inoculés le lundi, de quatre jours pour les cobayes inoculés le mardi, et de cinq jours pour les cobayes inoculés le mercredi. L'inoculation n'a provoqué en aucun cas ni abcès ni induration. Les trois cobayes inoculés avec le filtrat du bouillon n° 1 (culture provenant du liquide de la partie libre de l'appendice) sont restés vifs et bien portants. Sur les trois cobayes inoculés avec le filtrat du bouillon n° 2 (culture provenant du liquide de la cavité close), deux sont morts cinq et six jours après l'inoculation ; ils ne sont pas morts infectés, ils sont morts intoxiqués. On voit donc que la cavité close est à la fois un foyer d'infection et de toxicité. La conclusion, c'est que j'avais raison de dire que l'appendicite est une maladie *toxi-infectieuse* ; ceci explique une série d'accidents qui seront étudiés plus loin au sujet de la *toxicité* de l'appendicite.

Etiologie de l'appendicite. — Maintenant que nous voilà édifiés sur le rôle pathogénique de la cavité close appendiculaire et sur les produits infectieux et toxiques qui s'y élaborent, envisageons l'étiologie de l'appendicite et d'abord l'*hérédité*. Roux (de Lausanne) avait déjà soutenu, à juste titre, que l'appendicite est fréquemment héréditaire. De mon côté, l'expérience m'avait appris qu'on observe assez souvent l'appendicite chez plusieurs membres d'une même famille, qu'il s'agisse de collatéraux ou de descendants. En y regardant de plus près, il m'a paru que cette hérédité s'observe surtout dans les familles où règnent la goutte, la gravelle urinaire et biliaire, si bien que j'ai proposé de faire rentrer bien des cas de lithiase appendiculaire dans le patrimoine de la diathèse goutteuse. En voici quelques exemples :

J'ai un de mes meilleurs élèves, qui est parfois atteint de coliques néphrétiques : son père était goutteux, son frère a succombé à une appendicite. — Nous avons perdu, il y a peu d'années, un de nos collègues, atteint de diabète ; sa fille était morte d'appendicite. — Je suis, depuis lengtemps, le médecin d'une famille où règnent la goutte, l'obésité et le diabète ; j'y ai connaissance de trois cas d'appendicite, dont un mortel, chez un enfant de dix ans. — J'ai un de mes bons amis, qui a eu des coliques néphrétiques ; son fils a été atteint d'appendicite opérée et guérie par Bouilly. — Je connais une dame qui est, depuis quinze ans, sujette à des coliques hépatiques ; sur ma demande, son fils a été opéré d'une appendicite calculeuse par Routier. J'ai vu à Trouville, avec Collet, un enfant de cinq ans

atteint d'appendicite opérée par Pozzi; sa mere avait eu
des coliques hépatiques. — On m'a appelé, en 1895, auprès d'une dame de soixante-douze ans prise brusquement
d'une appendicite calculeuse que je fis opérer par Routier; deux mois plus tard, c'était le tour de sa petite fille
que je faisais opérer, elle aussi, pour une appendicite calculeuse.

Voilà donc la lithiase appendiculaire, maladie familiale et
héréditaire, parfois d'origine arthritique, occupant la place
qu'elle aurait dû occuper depuis longtemps dans le cadre
nosologique, à côté des lithiases biliaire et urinaire. Je dirai
même que, des trois lithiases, c'est la lithiase appendiculaire qui apparaît généralement la première, car elle est
fréquente chez les enfants; c'est elle qui est la plus redoutable, car les accidents consécutifs à la gravelle du rein
ou aux calculs biliaires ne sont comparables, ni par leur
gravité, ni par leur fréquence, aux accidents consécutifs à
la lithiase appendiculaire.

Dans d'autres cas, l'hérédité de l'appendicite (calculeuse ou
non calculeuse) est manifeste sans qu'il soit nécessaire de
faire intervenir la diathèse goutteuse comme intermédiaire.

Depuis que j'ai attiré l'attention sur cette question de
l'appendicite *héréditaire* et *familiale*[1], les observations se
sont multipliées. Faisans[2] a communiqué à la Société
médicale des hôpitaux six faits d'appendicite familiale,
concernant des familles dans lesquelles deux, trois, quatre
personnes ont été atteintes d'appendicite trop souvent
mortelle. Dans la même séance, Rendu a communiqué des
faits semblables. La Société de chirurgie, de son côté, a
étudié la question dans le même sens (Brun[3], Berger,
Tuffier, Jalaguier, Quénu).

Il se pourrait bien que les malformations de l'appendice

1. Dieulafoy. *Cours de pathologie interne de la Faoulté de Paris*,
semestre d'hiver, novembre 1895.

2. Faisans. *Société médicale des hôpitaux*, 1896, n° 8, p. 228.

3. Brun, Routier, Jalaguier, Tuffier, Quénu, Berger, séance de la Société
de chirurgie du 22 janvier 1896.

... ssent également héréditaires (Talamon, Pozzi[1]), et prêtes à favoriser le processus de la cavité close.

Causes déterminantes. — La *grossesse* n'est pas étrangère au développement de l'appendicite. Vu l'importance de cette question, je lui consacrerai plus loin un chapitre spécial. Metchnikoff a incriminé les vers intestinaux et le trichocéphale[2]. On a voulu faire jouer aux *entéro-colites* un rôle pathogénique important, comme si l'appendicite était l'aboutissant des entéro-colites. *Cette opinion me paraît erronée*; je traiterai cette question au chapitre concernant les entérotyphlo-colites glaireuses, membraneuses et sableuses. On a incriminé la grippe (Faisans), la rougeole, les angines, etc.; je ne peux me ranger à cette opinion. Il est plus vrai de dire que la cause première de l'appendicite nous échappe souvent.

Après cette étude de pathogénie et d'étiologie, abordons la description de l'appendicite.

Entrée en scène de l'appendicite. — Comment s'annonce l'appendicite? Entre un *début* insidieux, presque apyrétique, peu douloureux, et un début bruyant, fébrile, très douloureux, on observe tous les intermédiaires. Règle générale, il est rare que l'appendicite soit précédée de prodromes; elle survient le plus souvent brusquement dans le cours d'une excellente santé, alors que, la veille encore, rien ne pouvait la faire présager.

Dans les appendicites d'apparence bénigne, voici comment les choses se passent : le malade éprouve une sensation de douleur, de tension au ventre et surtout à la fosse iliaque droite : habituellement, quelques nausées, quelques vomissements, accompagnent cet état douloureux. La fièvre est insignifiante. Le malade croit à tort avoir une indigestion. Sans attendre son médecin, il commence par s'administrer purgatif et lavement; il a conscience que les fonctions intestinales ne sont pas normales. Le médecin arrive.

1. Pozzi. *Académie de médecine*, séance du 28 avril 1896.
2. Metchnikoff. *Acad. de méd.*, séance du 13 mars 1901.

Le malade parle de constipation, d'état nauséeux, et il appelle l'attention sur la fosse iliaque droite douloureuse. « En effet, dit le médecin, je trouve là un peu d'empâtement, un peu de tension, » et si le médecin en question (ce qui ne se voit plus guère) croit encore à l'ancienne typhlite, il fait le diagnostic de typhlite stercorale, d'engouement cæcal, et il prescrit « une bonne purgation » et même des sangsues.

Dans d'autres circonstances, la douleur de l'appendicite atteint rapidement une vive intensité, elle se localise à la fosse iliaque droite, mais elle peut irradier en différentes directions. La fièvre oscille entre 38 et 39 degrés ou au delà. Les vomissements, surtout les vomissements bilieux, sont fréquents. Le médecin est appelé, et, s'il est imbu des anciennes et fausses idées que je me suis efforcé de combattre (et qui n'ont heureusement plus cours aujourd'hui), il déclare, après avoir examiné son malade, qu'il s'agit là de « coliques appendiculaires »; il entend par là qu'un calcul venu du cæcum s'est engagé dans le canal appendiculaire, et provoque, dans sa migration, des douleurs accompagnées de nausées et de vomissements.

Eh bien, j'ai dit les choses sans détours. C'est là une théorie fausse et funeste. Rochaz l'a démontré, les calculs ne se promènent pas ainsi dans l'étroit canal appendiculaire; les douleurs de l'appendicite ne sont donc pas des douleurs de migration calculeuse, la « colique appendiculaire » ainsi comprise n'existe pas. Ce terme consacre une erreur, il doit disparaître; il est tout aussi faux de parler de colique appendiculaire, qu'il est erroné d'admettre l'ancienne conception de la typhlite.

Alors à quoi sont dues les douleurs, *parfois si vives*, des premières heures de l'appendicite? Il ne peut être question pour le moment, ni de perforation de l'appendice, ni de péritonite. Ces douleurs, ainsi que les autres symptômes, tension abdominale, défense musculaire, état nauséeux, constipation, vomissements alimentaires et bilieux, sont les conséquences de la formation du foyer clos intra-canaliculaire avec la toxi-infection qui lui fait suite. Il se passe, dans l'appendice, ce qui se passe fréquemment dans la caisse du tympan transformée en cavité close par obstruction de la trompe d'Eustache. Dès que la trompe d'Eustache est oblitérée, les microbes qui avaient pénétré dans l'oreille moyenne exaltent leur virulence. l'otite aiguë est constituée et, avec elle, éclatent ces douleurs parfois si violentes qui irradient en divers sens. L'otite se termine souvent sans perforation du tympan et sans autres accidents, il suffit pour cela que la trompe d'Eustache redevienne perméable, artificiellement ou naturellement ; alors, l'obstacle étant levé, le libre écoulement des produits infectieux supprime les dangers de la cavité close. Mais si l'obstruction persiste, les microbes emprisonnés dans la cavité peuvent exalter leur virulence, au point que tous les accidents deviennent possibles ; c'est la perforation du tympan analogue à la perforation de l'appendice ; c'est la phlébite du sinus latéral et de la veine jugulaire, analogue aux phlébites appendiculaires ; c'est la méningite analogue à la péritonite appendiculaire ; ce sont les abcès du cerveau et du cervelet et même les abcès à distance dans l'hémisphère cérébral du côté opposé ou ailleurs analogues aux abcès à distance, aux abcès du foie, à la purulence de la plèvre, tributaires de l'appendicite.

Les accidents sont donc absolument analogues dans l'otite aiguë et dans l'appendicite. C'est la cavité close et l'infection appendiculaire qui déterminent les vives douleurs abdominales prises à tort autrefois pour des coliques de migration calculeuse ; c'est la cavité close et l'infection appendiculaire qui suscitent les nausées, les vomissements, comme dans un étranglement herniaire ; c'est la cavité close et la toxi-infection appendiculaire qui occasionnent parfois, d'une façon précoce, les symptômes de dépression, de collapsus, qui entrent, pour une bonne part, dans la gravité de la maladie ; c'est la cavité close et l'infection appendiculaire, qui sont l'origine des péritonites diffuse et enkystée alors même que l'appendice n'a pas été perforé ; c'est la cavité close et l'infection appendiculaire qui sont le point de départ des migrations microbiennes vers le foie, la plèvre et le poumon ; c'est la cavité close et la toxicité appendiculaire qui provoquent la déchéance des cellules du foie (urobilinurie, ictère, ictère grave), la déchéance des cellules du rein (albuminurie, anurie, urémie), les érosions de l'estomac et les grandes hématémèses, etc. Donc, dès le début, et *avant même l'éclosion des lésions péritonéales*, la toxi-infection appendiculaire est là, menaçante, et révélant sa présence par quelques-uns des troubles que je viens de signaler ; aveugle qui ne la voit pas et qui, confiant encore dans les formules surannées, se paye de mots et temporise, alors qu'il faudrait agir.

Mais revenons à la douleur qui est le symptôme dominant de l'entrée en scène de l'appendicite. C'est la *douleur* qui est notre guide le plus sûr ; car, vive ou légère, elle accompagne toujours l'appendicite, avec des caractères qu'il faut savoir apprécier. La douleur appendiculaire éclate très rarement d'emblée avec toute son intensité ; elle diffère en cela de la douleur soudaine et terrible (coup de poignard péritonéal), qui est l'indice de la perforation de l'ulcus duodénal ou stomacal. La douleur appendiculaire occupe le milieu d'une ligne tirée de l'ombilic à l'épine iliaque antérieure et supérieure du côté droit. C'est le point de Mac Burney. Il faut rechercher avec le plus grand soin cette région douloureuse, et alors même que les douleurs seraient peu vives, alors même qu'elles seraient précédées de douleurs à la région épigastrique ou ailleurs, alors même qu'elles seraient irradiées en d'autres points de l'abdomen, on peut arriver par une palpation, par une pression méthodique, à provoquer, à raviver, à exalter la douleur dans la zone appendiculaire ou dans ses parages. A ce niveau, le muscle sous-jacent se contracte et se défend plus qu'en d'autres endroits ; il est plus dur, plus tendu, plus contracturé ; cette *défense musculaire* est un signe excellent. Au même niveau, on peut constater un autre signe que j'ai fait connaître depuis longtemps et auquel j'attribue une grande valeur, c'est l'*hyperesthésie* de la région cutanée, correspondante à la zone appendiculaire. Si l'on frôle légèrement la peau de cette région avec la pulpe du doigt ou avec un crayon, on constate une hyperesthésie qui n'existe pas ailleurs sur l'abdomen. Parfois

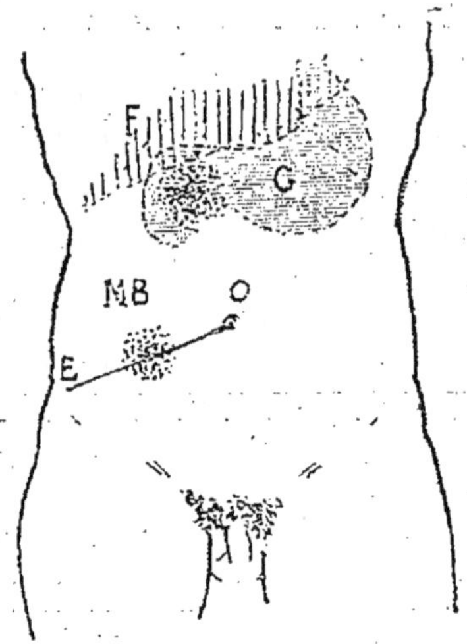

O, ombilic; E, épine iliaque antérieure et supérieure; MB, point de Mac Burney et région appendiculaire, centre de la douleur, de la défense musculaire et de l'hyperesthésie; F, foie; G, estomac.

même, en provoquant cette hyperesthésie, on détermine des crampes réflexes douloureuses du muscle sous-jacent.

En résumé les douleurs spontanées et provoquées au niveau du point de Mac-Burney, la défense musculaire, l'hyperesthésie, les nausées, les vomissements, la fièvre, tels sont, avec plus ou moins d'intensité, les symptômes habituels de l'entrée en scène de l'appendicite.

Évolution de l'appendicite. — Je viens de dire comment débute l'appendicite, étudions maintenant son évolution. Quelles surprises nous sont réservées? Cette appendicite légère ou violente, qui date de la veille ou du jour même, en restera-t-elle à l'étape appendiculaire sans autre complication, ou sera-t-elle suivie d'infection péritonéale et d'accidents toxiques et infectieux avec toutes leurs conséquences? Examinons ces différentes éventualités.

Parfois, heureusement, l'attaque d'appendicite forte ou légère se termine favorablement et sans complication. Après quelques jours de symptômes douloureux, de vomissements plus ou moins fréquents, la fièvre étant généralement modérée, le calme se rétablit, la constipation cède, la fosse iliaque droite est moins sensible, moins, tendue, le plan musculaire se défend moins, et le malade guérit de son *attaque appendiculaire*. Que s'est-il passé? Ou bien les microbes cause des accidents, n'étaient doués que d'une faible virulence, ou bien, la phagocytose aidant, l'ennemi a été vaincu; ou bien encore, l'obstruction du canal appendiculaire a cédé rapidement, la cavité n'est plus close, la libre circulation est rétablie dans le canal appendiculaire, et l'appendicite guérit comme guérit l'otite aiguë, quand la trompe d'Eustache récupère à temps sa perméabilité.

Dans d'autres cas, l'attaque d'appendicite est plus grave, la douleur de la fosse iliaque droite est plus intense, plus persistante; la tension, le ballonnement de l'abdomen sont plus généralisés, les vomissements sont plus fréquents, et cependant peu à peu tout rentre dans l'ordre: mais alors la convalescence est lente, pendant longtemps le sujet conserve à la fosse iliaque le souvenir de son aprendicite; il est constipé; il éprouve quelque appréhension à chasser, à monter à cheval, à faire des armes, et s'il se décide à se faire opérer plus tard, « à froid », on constate des adhérences, de la péritonite péri-appendiculaire; un appendice volumineux, déformé, parfois un petit abcès enkysté, parfois même une perforation imminente de l'appendice. Les accidents étaient menaçants. Tous les chirurgiens ont vu cela, je l'ai moi-même constaté plusieurs fois; j'ai eu entre les mains l'appendice d'un jeune garçon, opéré sur ma demande par Routier à l'hôpital Necker; ce garçon se promenait et vaquait à ses occupations, tout en ayant un abcès péri-appendiculaire, reliquat d'une appendicite aiguë.

Il est des cas, et ils sont fréquents, où les lésions de l'appendice aboutissent très vite à la *gangrène* et évoluent avec une terrible rapidité : l'appendicite s'annonce au milieu de symptômes fébriles et douloureux, on fait des applications de glace sur la région douloureuse, on pratique des injections de morphine, on espère pouvoir enrayer le mal; vain espoir; en deux jours, ou trois jours, l'appendice est déjà nécrosé, gangrené, et le malade succombe avec ou sans opération; il succombe au milieu d'accidents toxi-infectieux pour n'avoir pas été opéré ou pour avoir été opéré trop tard. Je pourrais citer une quantité de faits de ce genre.

Dans d'autres circonstances, l'appendicite semble évoluer dans de bonnes conditions, on la laisse « refroidir »; les partisans du « refroidissement » se félicitent et c'est parfois au moment où l'on contemple avec quiétude le « refroidissement » que survient une catastrophe. L'importante communication de Legueu à la Société de chirurgie[1] en est la preuve. Voici le fait. Legueu présente l'appendice perforé d'un enfant de cinq ans qui a succombé brusquement pendant que refroidissait son appendice soigné médicalement dans un service, d'où l'intervention chirurgicale à chaud est systématiquement bannie. Cet enfant était au cinquième jour du « refroidissement » et tout allait pour le mieux, son état général était excellent, lorsque subitement il fut pris de vomissements, son pouls se précipita, son ventre se ballonna, ses extrémités se refroidirent, en sorte que, en quelques heures, il fut à la mort, avant qu'on ait eu le temps de poser les indications d'une intervention opératoire. L'autopsie montra un appendice perforé au sein d'un abcès profondément situé, séparé de la paroi abdominale par plusieurs anses intestinales et rompu dans la grande cavité péritonéale, ce qui avait occasionné une péritonite généralisée foudroyante. Il est probable, ajoute Legueu, pour tout commentaire, que si cet enfant avait été opéré à chaud, aussitôt le diagnostic porté, il eût été sauvé.

Hartmann a présenté un cas analogue : une femme atteinte d'appendicite aiguë est envoyée dans son service. Les symptômes étant en décroissance, on croit pouvoir

1. Séance du 8 octobre 1902.

attendre sans danger « le refroidissement » de cette appendicite. Quelques jours se passent ainsi dans une quiétude trompeuse. Mais voilà que la situation s'aggrave si subitement que la malade n'est même plus en état de supporter la moindre intervention et elle succombe. A l'autopsie, on trouve une péritonite généralisée récente et un gros abcès rétro-cæcal dans lequel est un appendice gangrené et perforé.

Après avoir ébauché quelques-unes des modalités de l'appendicite, j'arrive aux deux grandes formes qui dominent son histoire : l'une c'est l'appendicite avec *péritonite*, l'autre c'est l'appendicite que j'ai nommée *toxique*.

Péritonites appendiculaires. — Quand une appendicite commence, on ne sait jamais comment elle va évoluer. L'étape appendiculaire peut résumer en elle toute la maladie, en pareil cas le péritoine n'est pas en cause, et le malade guérit de sont attaque appendiculaire, tout en conservant un appendice adultéré, qui pourra bien devenir, à des époques plus ou moins éloignées, l'origine de nouvelles attaques appendiculaires. Dans d'autres circonstances, le processus ne s'en tient pas aux lésions appendiculaires, le péritoine est atteint, mais il n'est qu'effleuré; il s'agit seulement de péritonite adhésive, très limitée, et des *adhérences* s'établissent entre l'appendice et les parties voisines. Ces adhérences pourront même jouer un rôle de protection et de limitation au cas de nouvelles poussées appendiculaires.

Enfin il est des cas, et ils sont nombreux, où l'appendicite aboutit à la *péritonite diffuse*, généralisée, ou à la *péritonite partielle*, enkystée. Étudions ces péritonites.

La péritonite est dite *diffuse* quand elle s'étale sans tendance à l'enkystement. Tantôt les anses intestinales sont poisseuses, dépolies, et le liquide épanché est peu abondant, roussâtre, mal lié; il s'agit alors presque toujours de péritonite septique suraiguë, forme terrible et rapide dans son évolution. Tantôt le liquide péritonéal est abondant, plus ou moins purulent, des fausses membranes nagent dans le liquide épanché et forment des tractus entre les anses intestinales. Cette variété purulente est surtout l'apanage des péritonites qui ont déjà une certaine durée. Il est des péritonites très précoces qui peuvent apparaître dès le second jour de l'appendicite ; il en est qui sont tardives et qui surviennent dans le cours du premier ou du second septenaire.

On a longtemps émis sur la pathogénie et sur la description de ces péritonites des idées erronées que je me suis efforcé de rectifier. Jadis on les considérait toutes comme des péritonites par perforation et l'on décrivait deux étapes, une étape appendiculaire avec symptômes d'appendicite et une étape péritonéale avec symptômes de péritonite. Ainsi pour Talamon dont je cite textuellement les paroles, « il y a, habituellement, dans l'appendicite, deux périodes bien distinctes : la période préparatoire qui précède la perforation et que nous allons proposer d'appeler la période de coliques appendiculaires, et la phase péritonitique qui suit la rupture de l'appendice[1] ».

Ainsi présentée, la question gagnait en simplicité ; il n'y a qu'un malheur, c'est que le plus souvent les choses se passent tout différemment.

D'abord la perforation de l'appendice n'est nullement nécessaire à l'éclosion de la péritonite. Dans bien des cas, il est vrai, l'appendice est suppuré, gangrené, perforé et le résidu du foyer appendiculaire s'épanche dans le péritoine, mais souvent aussi on ne trouve à l'appendice aucune perforation, nous avons tous constaté des cas semblables[2] et la péritonite est due à la migration microbienne à travers les parois ainsi que je l'ai démontré par des recherches que j'ai rapportées plus haut.

De plus, que s'il est des cas où les symptômes de la péritonite éclatent avec la brusquerie de la péritonite par perforation, il en est d'autres, *et ils sont d'après moi les plus nombreux*, où il est difficile de préciser l'entrée en scène de

1. Talamon. *Appendicite et pérityphlite*, p. 102.
2. Monod. Contribution à l'étude des appendicites. *Bulletin de la Société de chirurgie*, 1895, p. 497. — Reynier. *Appendicite avec appendice non perforé*, séance de la Société de chirurgie du 4 mars 1896.

la péritonite. On aurait tort, par conséquent, de croire que les étapes appendiculaire et péritonéale sont toujours distinctes et scindées en deux actes, on aurait tort de croire que la péritonite s'annonce toujours par un cortège de symptômes qui permet de prévoir le danger et d'y parer : c'est une erreur ; il est souvent impossible de savoir à quel moment les symptômes péritonéaux font suite aux symptômes appendiculaires. Tous ces symptômes sont souvent similaires et pour ainsi dire *fusionnés* et *subintrants*; douleurs, vomissements alimentaires et bilieux, modifications de la température et du pouls, constipation et tympanisme, tous ces symptômes peuvent exister qu'il y ait, ou non, participation du péritoine; on guette l'entrée en scène de la péritonite alors qu'elle est déjà en pleine évolution, on attend alors qu'il faudrait agir, et le malade succombe faute d'avoir été opéré.

Dans bien des cas, la péritonite appendiculaire est partielle, enkystée. Ces péritonites partielles, *enkystées*, occupent dans l'abdomen les situations les plus diverses. La direction qu'avait normalement l'appendice avant la maladie (type descendant, type ascendant et rétro-cæcal, type latéral interne), et les adhérences anciennes ou récentes, reliquat d'anciennes attaques appendiculaires, sont autant de conditions qui expliquent la localisation de la péritonite et ses tendances à l'enkystement. Ainsi se trouvent constituées les péritonites *partielles* ilio-inguinale, rétro-cæcale, prérectale, péri-ombilicale, etc., formant des foyers, des abcès péritonéaux, et réalisant le type de l'ancien phlegmon iliaque et de l'ancienne pérityphlite.

L'abcès péritonéal ilio-inguinal constitue la variété la plus commune. La collection purulente occupe la partie inférieure de la fosse iliaque droite, au-dessus de l'arcade de Fallope; elle est limitée par la face antéro-interne du cæcum et les anses de l'intestin grêle; elle correspond, sur le ventre, à une ligne située un peu au-dessus de l'arcade, à quelques centimètres en dedans de l'épine iliaque antéro-supérieure [1].

1. Loison. *Revue de chirurgie*, janvier 1895.

L'abcès prérectal est beaucoup moins fréquent que la variété précédente. Dans quelques cas, l'appendice se dirige en bas et en dedans et s'engage dans le petit bassin en venant se placer au-devant du rectum; il peut se faire alors une péritonite enkystée entre le rectum et la vessie chez l'homme, entre le rectum et le vagin chez la femme. Le toucher vaginal et le toucher rectal donnent des renseignements sur l'existence et sur la situation de la collection purulente, qui peut s'ouvrir spontanément dans le rectum, dans la vessie ou dans le vagin[1]. On a même cité un cas où l'appendice, long de 10 centimètres, avait été rendu par le rectum[2].

On a signalé quelques cas d'abcès péritonéal péri-ombilical. L'appendice étant dévié en dedans et en avant du cæcum, les adhérences favorisent la limitation de la collection au-dessus et en dedans de la fosse iliaque, au voisinage de l'ombilic.

L'abcès rétro-cæcal est extrêmement important à bien connaître. Dans bien des cas, nous l'avons dit au début de cet article, l'appendice, à l'état normal, *remonte en arrière du cæcum jusqu'au côlon*; il peut même être fixé dans cette situation, ou être englobé dans le tissu cellulaire de la région rétro-cæcale par des adhérences qui sont le reliquat d'attaques appendiculaires précédentes. En pareil cas, l'abcès péri-appendiculaire peut se collecter derrière le cæcum ou autour du cæcum; il peut faire saillie dans l'espace costo-iliaque ou dans la région lombaire au-dessus de la crête iliaque[3]. Si l'appendice est muni d'un mésentère, l'abcès appendiculaire peut se développer d'emblée dans le tissu cellulaire sous-péritonéal au-dessus du fascia iliaca. Dans cette région, l'abcès péritonéal devient facilement cel-

1. Gérard-Marchant. Appendicite par corps étrangers. *Bulletin ae la Société de chirurgie*, 1895, p. 495.

2. Motchouskowsky. *Archives russes de pathologie, de clinique et de bactériologie*, 1896.

3. Toute cette partie de la question concernant les péritonites partielles est fort bien exposée dans l'ouvrage de Talamon, p. 75, 76 et *passim*.

lulaire, et les variétés peuvent se confondre. Signalons également le *psoïtis*[1] appendiculaire.

L'abcès rétro-cæcal, limité en avant par le cæcum et par le côlon ascendant peut se porter en différentes directions et provoquer les modalités suivantes : assez souvent il s'ouvre dans le cæcum, ainsi que j'en ai vu un cas avec Pozzi et Weill; je dirai même, une fois de plus, que bon nombre de faits, considérés autrefois comme des exemples de typhlite terminée par perforation du cæcum et par pérityphlite, ne sont autre chose que des lésions cæcales et péri-cæcales, consécutives elles-mêmes à une lésion appendiculaire, qui est la *première en date*. Cette variété d'abcès rétro-cæcal peut également se vider dans le côlon ascendant, ainsi que je l'ai constaté avec Barbe et Routier. Dans d'autres cas, l'abcès rétro-cæcal se dirige vers la face inférieure du diaphragme, à la façon des abcès sous-phréniques, et il peut aboutir à la perforation du diaphragme, à la pleurésie purulente, à la vomique[2], question que j'ai traitée en détail dans le premier volume, au chapitre de la pleurésie appendiculaire. Enfin, il est des cas où l'abcès rétro-cæcal fuse dans la fosse iliaque et s'ouvre dans la vessie, le rectum, le vagin, ou fuse dans le canal inguinal et dans les bourses[3].

Je signale, en passant, le phlegmon périnéphrétique. Brun a rapporté l'observation d'une péritonite purulente mortelle consécutive à la perforation d'un abcès de la cavité de Retzius, abcès qui était lui-même sous la dépendance d'une appendicite perforante[4].

Telles sont les principales variétés d'abcès abdominaux, d'origine appendiculaire; les ouvertures spontanées de ces collections purulentes dans l'une des parties de l'intestin sont suivies de guérison si l'appendice malade a été lui-même éliminé; dans le cas contraire, une nouvelle attaque appendiculaire peut survenir, ainsi que nous l'avons vu avec

1. Roger. Appendicite et psoïtis. *Presse médicale*, 15 septembre 1900.
2. Monod. *Société de chirurgie*, 1895, p. 500. — Routier, *idem*, p. 557.
5. Jalaguier. *Traité de chirurgie*, p. 515.
4. Brun. *Presse médicale*, 18 juillet 1896.

Pozzi, quelques mois après l'ouverture spontanée d'un abcès rétro-cæcal dans l'intestin. N'oublions pas enfin qu'un abcès primitivement enkysté peut s'ouvrir dans le péritoine et déterminer une péritonite généralisée.

Les péritonites appendiculaires diffuses, généralisées, sont autrement redoutables que les péritonites appendiculaires localisées. Toutes ces péritonites sont dues à la toxi-infection élaborée dans le foyer appendiculaire, sans qu'il soit possible pour le moment d'assigner un rôle plus spécial à tel ou tel microbe de la flore appendiculaire. Qu'il me soit permis à ce sujet de présenter quelques réflexions.

Les péritonites appendiculaires, surtout celles qui sont enkystées, dégagent souvent une odeur *fétide* et même très fétide, sans qu'il soit possible d'incriminer un processus gangréneux. D'autre part, on ne peut pas dire qu'elles soient putrides, car elles n'ont aucun des caractères assignés à la putridité, elles ne créent pas une pneumatose péritonéale.

C'est par abus de langage, c'est par erreur, que ces péritonites sont parfois étiquetées péritonites putrides, alors qu'elles ne sont que fétides. L'opérateur, en ouvrant la cavité péritonéale, est frappé de l'odeur infecte du liquide, et il appelle ça, à tort, une péritonite putride, donnant ainsi aux mots une valeur qu'ils n'ont pas.

Pour que la péritonite méritât le nom de putride, il faudrait qu'elle présentât des symptômes analogues à ceux des pleurésies putrides; il faudrait, à l'ouverture du péritoine, comme à l'ouverture de la plèvre, trouver un mélange de liquide et de gaz, ce qui n'est pas; il faudrait que la plaie abdominale (laparotomie) fût susceptible, comme la plaie thoracique (empyème), d'être envahie par un phlegmon gazeux, ce qui n'est pas; il faudrait que les cultures du liquide péritonéal fussent capables, comme les cultures du liquide pleural, de provoquer un dégagement de gaz, ce qui n'est pas; il faudrait que l'inoculation de pus péritonéal au cobaye fût apte, comme l'inoculation de pus pleural, à provoquer un phlegmon gazeux, ce qui n'est pas.

J'ai beau chercher dans mes souvenirs, j'ai beau compulser les observations, je ne vois pas qu'on ait décrit une péritonite putride, tandis que les observations de pleurésies putrides se comptent par douzaines. Et quand la pleurésie putride fait suite à une péritonite préexistante, comme dans l'appendicite, il se trouve, je le répète, que la pleurésie est fréquemment putride, tandis que la péritonite ne l'est pas. Et cependant péritonite et pleurésie appendiculaire ont une même origine et paraissent dues aux mêmes microbes. Comment expliquer ça?

Pour si paradoxal que soit ce fait, qui n'avait pas encore fixé l'attention, il n'en existe pas moins ; je dirai même qu'il est la règle. Dans le chapitre consacré à la pleurésie purulente appendiculaire, on trouve signalés à chaque instant des signes de putréfaction pleurale, le pneumothorax, le pyopneumothorax, l'issue de gaz à l'opération, tandis que les signes de putréfaction péritonéale, la pneumatose du péritoine, l'issue de gaz au moment de la laparotomie, ne sont nulle part consignés.

Je ne parle pas ici du pyopneumothorax sous-phrénique, qui est presque toujours associé à la perforation d'un organe du voisinage. Je ne parle pas non plus, bien entendu, du cas où les gaz passent dans le péritoine à travers une perforation de l'intestin ; il s'agit là de pneumatose péritonéale par perforation, comparable au pneumothorax par perforation ; de part et d'autre l'apport de gaz se fait par effraction et ceci n'a rien à voir avec les formations gazeuses engendrées par des liquides putrides. C'est si vrai, que si un opérateur, à l'ouverture de la cavité péritonéale motivée par une appendicite, constate la présence de gaz, il ne manque pas de dire : « Ah ! il y a quelque part une perforation intestinale », et il cherche aussitôt cette perforation, qui s'est faite secondairement, au cæcum, ou ailleurs.

À ce sujet je ne suis pas fâché d'ouvrir une parenthèse. J'ai démontré, par des preuves de toutes sortes, que c'est en cavité close que s'élabore le foyer toxi-infectieux de l'appendicite. Je peux ajouter aujourd'hui une preuve nouvelle à l'appui de la thèse que je soutiens. On sait combien sont fréquentes, au cours de l'appendicite, la gangrène et la perforation de l'appendice ; or, si le foyer appendiculaire ne s'élaborait pas en cavité close, s'il communiquait librement avec le cæcum ainsi qu'on l'a dit à tort, les gaz intestinaux passeraient dans le péritoine et y détermineraient une pneumatose péritonéale considérable, une *pyopneumopéritonite*, ce qui n'est pas.

J'ai encore à présenter quelques réflexions concernant l'infection péritonéale d'origine appendiculaire. Dans la longue traînée infectieuse à marche ascendante, qui part de l'appendicite, qui gravit la cavité péritonéale et qui aboutit à la cavité pleurale, je vois trois étapes qui, chose inattendue, diffèrent par la nature des lésions. Le maximum des lésions de l'appendice, c'est la mortification ; ce qui domine au péritoine, c'est la fétidité ; ce qui domine à la plèvre, c'est la putréfaction. Et cependant, c'est la même flore microbienne qui a parcouru les trois étapes. Ceci prouve combien sont prématurées les conclusions relatives au rôle de certains microbes dans cette grande question de la toxi-infection appendiculaire. C'est une étude à revoir : la clinique en indique la voie. Il ne faut pas seulement compter avec la qualité des microbes, il faut compter avec les *terrains* dans lesquels ils poursuivent leur évolution.

Il est à remarquer en effet que ce n'est pas dans la séreuse péritonéale que s'élabore le travail de putréfaction, il se réserve pour la séreuse pleurale, qui, elle, confine de près aux *voies de l'air*. Voilà deux grandes séreuses, le péritoine et la plèvre, ensemencées par les mêmes germes morbides puisés dans le foyer de l'appendicite ; l'une ne se prête pas à la putréfaction, c'est le péritoine, bien qu'il soit à l'abri de tout contact avec les voies aériennes ; l'autre se prête merveilleusement à la putréfaction, c'est la plèvre, bien que son contact avec les voies aériennes soit partout intime. Je me garde de théories et d'hypothèses et je me contente d'appeler l'attention sur ce fait, qui ne cadre pas avec ce que nous savons sur les anaérobies qui exaltent leurs propriétés à l'abri de l'air. Il y a là quelque chose à chercher

Pour en finir avec la description des péritonites appendiculaires, il me reste encore à parler des foyers péritonéaux secondaires qui semblent parfois n'avoir aucune connexion anatomique avec le foyer initial ; ce sont des foyers erratiques, ou foyers à distance (Tuffier), comme on en rencontre parfois à la suite de l'otite dans l'hémisphère cérébral ou cérébelleux du côté malade et même du côté opposé. Ces abcès sont dus à des migrations microbiennes transportées plus ou moins loin du lieu d'origine. Tantôt l'abcès secondaire existe au moment où l'on pratique (un peu tardivement la laparotomie pour combattre les accidents appendiculo-péritonéaux, tantôt il n'apparaît que huit jours, quinze jours, vingt jours après la guérison du foyer appendiculo-péritonéal. Ces foyers secondaires ont pour siège de prédilection la partie la plus interne et inférieure de la région cæcale, au voisinage de la vessie[1]. Chez un malade convalescent d'appendicite, Tuffier constata et ouvrit un abcès à distance au niveau du muscle grand oblique[2]. Routier a rapporté quatre observations concernant ces abcès secondaires à évolution tardive, survenus neuf, quatorze, seize, vingt-cinq jours après la laparotomie. Voici quelle est l'évolution des accidents : le malade a été opéré, tout va bien, les accidents ont complètement cessé, il semble que la guérison soit assurée, lorsque de nouveaux symptômes alarmants apparaissent ; tantôt les symptômes indiquent franchement la formation d'un nouvel abcès péritonéal facile à diagnostiquer, tantôt les symptômes revêtent une allure qui simule la granulie, la fièvre typhoïde, et l'abcès se développe dans n'importe quelle région, derrière le cæcum, derrière le côlon transverse, derrière l'estomac, dans la fosse iliaque gauche, etc.

Un autre accident important à connaître, c'est la *perfora-*

1. Brun. *Bulletin de la Société de chirurgie*, 1895, p. 529.
2. *Bulletin de la Société de chirurgie*, 1895, p. 528.

tion secondaire de l'intestin. Outre le foyer appendiculo-péritonéal, il n'est pas rare de trouver (surtout chez les gens opérés un peu tard) des plaques gangrenées au cæcum et au côlon; souvent même ces lésions passent inaperçues pendant l'opération. Le malade a été opéré de sa lésion appendiculo-péritonéale, tout danger paraît conjuré, et voilà que l'on constate l'issue de gaz et de matières par la plaie : une perforation intestinale secondaire s'est effectuée avec toutes ses conséquences.

Infection du foie, de la plèvre, etc. — Pour compléter la description des infections secondaires dues à l'appendicite, j'aurais à décrire l'infection purulente du foie et l'infection purulente et putride de la plèvre. Vu la très grande importance de cette étude, je lui ai consacré des chapitres spéciaux à propos des maladies du foie (foie appendiculaire) et de la plèvre (pleurésie appendiculaire).

Appendicite toxique. — **Appendicémie.** — Jusqu'ici, dans cette étude de l'appendicite, je n'ai eu en vue que les lésions *infectieuses*. Mais il est un autre facteur, terrible lui aussi, avec lequel on n'avait pas compté : c'est la toxicité élaborée en foyer appendiculaire, c'est la *toxine* de ce bouillon de culture, avec toutes les complications qu'elle enfante. Ce foyer n'est pas seulement favorable à l'exaltation de virulence des microbes, il sert encore à la fabrication de *toxines*, ainsi que je l'ai démontré par des expériences que j'ai rapportées plus haut. La clinique a confirmé les expériences de laboratoire et elle m'a fourni des preuves irréfutables de la *toxicité* de l'appendicite. Ainsi s'expliquent maintenant les accidents graves et mortels dont la cause et la genèse étaient autrefois inconnues et qui ont été bien étudiées par mon élève Le Play[1].

C'est en 1898, dans ma communication à l'Académie[2], que j'ai établi la notion de la *toxicité appendiculaire*.

---

1. Le Play. Les poisons de l'intestin. Th. de doctorat ès sciences, 1906.
2. Dieulafoy. *Toxicité de l'appendicite.* Académie de médecine, 1898, et *Clinique médicale de l'Hôtel-Dieu*, 1899, 17ᵉ leçon.

Depuis lors je n'ai cessé de m'occuper de la question en étudiant les effets du poison sur le foie, sur l'estomac, sur le rein, etc. De là est sortie la notion de l'appendicite *toxique*. Par le poison qu'elle déverse dans le sang, l'appendicite est toxémique. Cette toxémie d'origine appendiculaire, je l'ai nommée *appendicémie*. Je vais en ébaucher l'étude à grands traits.

L'intoxication appendiculaire peut être faible ou forte. Les reins, le foie, l'estomac, sont les organes qui paraissent en être les plus impressionnés. Nous aurons donc à étudier à l'avenir les albuminuries appendiculaires, les ictères appendiculaires, les hématémèses appendiculaires, autant de chapitres qui viennent enrichir le domaine de l'appendicite.

Reins. — M'étant mis à rechercher systématiquement l'albuminurie dans l'urine des malades atteints d'appendicite aiguë un peu violente, je l'ai trouvée dès les premiers jours de l'appendicite dans un grand nombre de cas. La toxine peut adultérer les reins dès le second jour. Parfois l'albumine est une petite quantité, parfois elle dépasse 50 centigrammes et 1 gramme. Habituellement (je parle des cas heureux), telle albuminurie qui était intense avant l'opération, disparaît progressivement après l'ablation de l'appendicite. Chose plus grave, dès les premiers jours de la néphrite appendiculaire, on peut constater dans l'urine la présence de cylindres granuleux. Les hématuries ne sont pas rares. Quand la néphrite est légère on ne la décèle que par l'examen des urines; quand elle est intense, elle peut aboutir à l'oligurie et à l'urémie. Toutes ces modalités seront étudiées au chapitre du *Rein appendiculaire*. On y verra quelle est la nature des lésions de ces néphrites toxiques.

Foie. — Chez certains malades atteints d'appendicite aiguë un peu intense, on constate dès les premiers jours une teinture ictérique ou subictérique. Tantôt la jaunisse est nette et attire l'attention du médecin, tantôt elle est peu accusée, il faut la rechercher, elle est surtout visible aux conjonctives; la peau du visage est terreuse, de teinte saumonée. On trouvera bon nombre de cas de cet ictère appendiculaire dans les chapitres consacrés au Foie appendiculaire, à la Gastrite ulcéreuse appendiculaire et au Rein appendiculaire.

Cet ictère toxique, précoce, est rarement dû à la présence de pigments biliaires vrais, il est surtout dû à des faux pigments (urobiline) qu'on trouve dans l'urine par l'analyse chimique et par le spectroscope. Parfois l'ictère appendiculaire n'apparaît pas à titre de symptôme isolé, il peut être associé aux autres symptômes toxiques, il peut encore revêtir les allures de l'ictère grave. Je décrirai les lésions de cette hépatite toxique, au chapitre du *Foie appendiculaire*.

Estomac. — Les vomissements qu'on observe chez les gens atteints d'appendicite ne tiennent pas seulement à l'appendicite ou à la péritonite concomitante; ils peuvent tenir à la gastrite toxique accompagnée ou non d'érosions hémorrhagiques de l'estomac. C'est en pareil cas qu'on voit dans les matières vomies des traînées noirâtres. Trop souvent alors éclatent des hématémèses noires, abondantes et répétées, d'un pronostic extrêmement grave, auxquelles j'ai donné le nom de *vomito negro appendiculaire*. On en trouvera des observations au chapitre concernant la « Gastrite ulcéreuse hémorrhagique appendiculaire ». Un chapitre spécial est consacré à l'*ulcère perforant* consécutif à l'appendicite.

Ces différents témoins de la toxicité appendiculaire, l'albuminurie, l'ictère, l'oligurie, l'urémie, les hémorrhagies, les hématémèses, n'existent pas toujours au grand complet; parfais ces symptômes sont isolés, dissociés; parfois ils se succèdent et se combinent. D'après ces différentes modalités, le pronostic est plus ou moins grave.

Accidents nerveux. — Outre les accidents que je viens de décrire, la toxi-intoxication appendiculaire se révèle par des accidents *nerveux* simulant la méningite (convulsions épileptiformes, coma), avec ou sans ictère grave, avec ou sans urémie. Dans un cas de Rénon[1], le malade, fortement

1. Rénon. *Le Bulletin médical*, 1898, p. 541.

intoxiqué, succomba avec des symptômes bulbaires, grands accès de dyspnée, cyanose du visage et des extrémités, asphyxie, syncope. J'ai vu, avec Legry et Hartmann, une malade atteinte d'appendicite gangréneuse avec péritonite. Dans la soirée qui suivit l'opération, la malade se sentit soulagée et la journée du lendemain fut bonne. Le surlendemain, on constate une légère teinte *subictérique*. Le jour suivant, Hartmann trouve que la malade a un air étrange, elle est peu nette dans ses réponses; à midi, elle est sans connaissance, elle répète continuellement les mêmes mots et lance des cris inarticulés. Je la vois à sept heures du soir, elle est immobile, l'œil fixe, et pousse de temps en temps un cri bref et strident. La perte de connaissance est absolue, les pupilles sont égales, la respiration est un peu accélérée; il n'y a ni paralysie oculaire, ni paralysie faciale, ni hémiplégie, ni contractures. Ces symptômes négatifs éloignent l'idée d'une méningite et la malade succombe, le lendemain, à son intoxication cérébrale.

Gérard Marchant, à qui j'en parlais, m'a fait part d'un cas analogue, il s'agit d'une fillette opérée de péritonite appendiculaire. Les suites de l'opération sont excellentes, quand le surlendemain on constate une teinte *subictérique* des conjonctives; dans la soirée, l'excitation commence. la tête est agitée de mouvements involontaires, la petite malade pousse des cris, perd connaissance et succombe dans la journée du lendemain, sans fièvre, sans accélération du pouls; elle meurt intoxiquée.

Tels sont les accidents nerveux toxiques; il ne faut pas les confondre avec les accidents cérébraux d'origine infectieuse (abcès de l'encéphale). Ces infections à distance sont plus tardives que les accidents toxiques.

En résumé, la clinique et les expériences de laboratoire sont d'accord pour démontrer la *toxicité de l'appendicite*. L'intoxication peut être légère, intense et mortelle. L'intoxication est légère quand elle se limite à l'adultération du foie et des reins et quand elle ne se traduit que par l'ictère et l'albuminurie. Réduite à ces proportions, l'intoxication n'est pas trop redoutable, mais, en fait d'appendicite, on ne sait jamais ce qui peut arriver. L'apparition des premiers signes d'intoxication doit nous donner l'alarme : symptômes d'ictère grave et d'urémie, grandes hématémèses, accidents nerveux, tout est à craindre. Le malade de Valmont est mort au troisième jour de son appendicite avec symptômes d'ictère grave. La malade que nous avions vue avec Hartmann et Legry avait été fort améliorée par l'opération; l'apparition de l'ictère fut suivie de symptômes d'intoxication cérébrale et de mort. La malade de G. Marchant a été enlevée dans les mêmes conditions. Une malade de Routier prise d'accidents épileptiformes est morte dans le coma. Chez une malade que j'ai vue avec Gros et Cazin, la phase toxique débuta par un ictère généralisé avec oligurie et anurie, et se termina par des *hématémèses* terribles.

L'appendicite, maladie *toxi-infectieuse* au premier chef, n'est donc pas seulement redoutable par les infections terribles qu'elle provoque, infection péritonéale et infections à distance, elle est encore redoutable parce qu'elle *intoxique ses victimes en même temps qu'elle les infecte*; parfois même, l'intoxication prend le dessus sur l'infection; et l'on est plus vite intoxiqué qu'infecté : bref, une des choses les plus redoutables de l'appendicite, c'est l'*appendicémie*. Aussi je ne saurais le proclamer assez haut : le seul traitement rationnel de l'appendicite, c'est l'intervention chirurgicale précoce, c'est l'ablation hâtive du foyer toxi-infectieux.

Accalmies traîtresses de l'appendicite. — Au nombre des surprises de l'appendicite, il en est une sur laquelle je désire insister tout spécialement, c'est l'accalmie apparente qui se produit parfois au moment où les accidents sont le plus menaçants : dans une de mes communications à l'Académie de médecine, je lui ai donné le nom d'*accalmie traîtresse*; il faut la bien connaître. En voici deux exemples caractéristiques.

Le 14 janvier 1899, j'étais appelé par mes collègues Pinard e Roques auprès d'une jeune femme grosse de

quatre mois. La grossesse avait évolué d'une façon normale,
seuls, les vomissements avaient été fréquents du deuxième
au troisième mois. Voilà que, dans le cours d'une excellente santé, cette jeune femme est prise, dans la nuit du
9 janvier, de douleurs de ventre avec vomissements et très
forte diarrhée. Elle eut six garde-robes dans la nuit et deux
autres dans la journée suivante. On crut, dans la famille,
au début d'une fausse couche et l'on fit mander Pinard qui
constata qu'il ne s'agissait nullement de fausse couche.
L'utérus n'était pour rien dans les douleurs localisées au
côté droit de l'abdomen. Le lendemain, 10 janvier, l'état
resta stationnaire, Pinard ne vit point la malade La nuit du
11 fut mauvaise, les douleurs étaient intenses dans les parages de la région iliaque droite; Roques fut appelé. Le 12,
survinrent deux vomissements avec localisation très nette
des douleurs au point de Mac Burney. Le 13, vomissement,
météorisme et défense musculaire à la région appendiculaire.
Température du matin, 38°,6; température du soir, 39°,2,
précédée d'un léger frisson.

Telle était la situation le 13 au soir : il s'agissait d'une
appendicite grave ; le danger devenait menaçant et le moment était venu de prendre une décision chirurgicale chez
cette femme, grosse de quatre mois. Mes collègues m'appellent en consultation et rendez-vous est pris pour le lendemain matin samedi, à huit heures et demie. J'arrive à
l'heure dite, et j'apprends qu'un *changement à vue* s'est produit depuis la veille au soir. Les douleurs abdominales ont disparu, les vomissements ont cessé; la malade a bien dormi,
il y a eu deux mictions abondantes et émission de gaz; la
température qui, la veille au soir, était de 39°,2, est actuellement à 37°,2 ; c'est une vraie défervescence. La famille
était dans la joie. Quand je fus introduit auprès de la jeune
femme, elle nous parla du bien-être qu'elle éprouvait, elle
insista sur la détente qui s'était faite pendant la nuit;
bref, elle se considérait comme guérie. Il est certain
qu'au premier abord, on aurait pu croire à une détente
réelle du mal ; cet état était un peu comparable à celui

d'un malade qui, la veille au soir, aurait été à l'apogée d'une pneumonie, et qui, le lendemain matin, éprouverait l'inexprimable bien-être de la défervescence.

La courbe ci-dessous donne une idée exacte de cette accalmie traîtresse.

A ne voir que cette courbe de température, l'apogée de

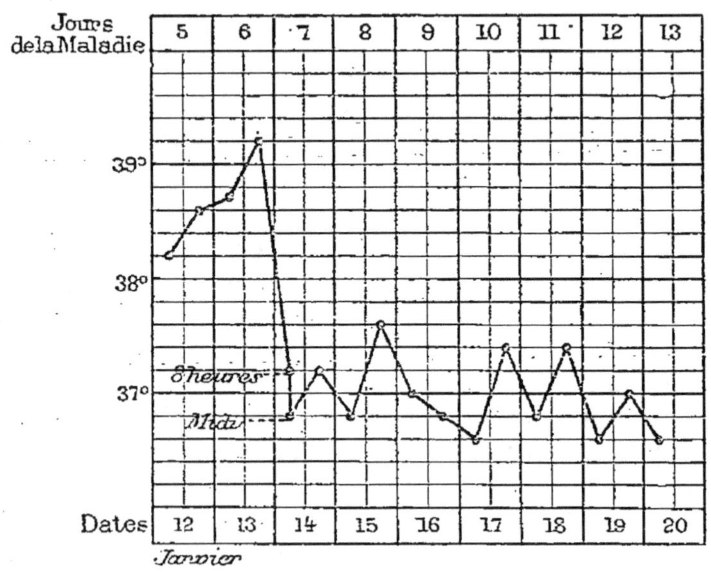

la fièvre et la défervescence, on aurait pu supposer que la maladie était terminée; on va voir qu'il n'en était rien. J'examinai la malade. Mon premier soin fut de rechercher la localisation douloureuse au point de Mac Burney, mais la douleur si nettement précisée les jours précédents avait disparu. Je pressai le ventre dans tous les sens, surtout au niveau de la fosse iliaque droite, et je ne fus pas peu surpris de le trouver indolore. Il ne s'agissait pas d'un changement produit par une action médicamenteuse (morphine, antipyrine, application de glace); aucune de ces médications n'avait été employée : la douleur avait donc disparu spontanément.

Néanmoins, un symptôme abdominal de premier ordre persistait; je veux parler d'un tympanisme généralisé à tout le
ventre.

Que s'était-il passé depuis la veille au soir et que signi-
fiait une détente en apparence aussi complète? Cette femme
était atteinte d'appendicite intense, cela ne faisait de doute
pour aucun de nous. Les accidents devenant menaçants,
une consultation avait été décidée, et voilà que tout à coup,
du soir au matin, la scène change, le calme succède à
l'orage, la défervescence se produit.

En face de cette détente inattendue, quelle devait être
notre attitude et notre résolution? Nous fûmes d'avis qu'il
ne s'agissait pas là d'une détente au vrai sens du mot,
mais d'une de ces *accalmies passagères et traîtresses* qu'il
faut bien connaître. Cette apparence de guérison ne nous
disait rien qui vaille. Non seulement nous ne crûmes pas à
l'amélioration réelle, mais notre conviction fut que la malade *était en pleine péritonite appendiculaire*. Nous basions
ce diagnostic sur le tympanisme généralisé de l'abdomen,
sur le facies légèrement grippé et sur l'accélération du
pouls qui était à 104, malgré la chute de température.
Étant donné ce diagnostic, il n'y avait pas un instant à
perdre et rendez-vous fut pris pour midi avec Segond.

Quand nous arrivâmes à midi, l'amélioration apparente
ne s'était pas démentie. La température avait encore baissé
et n'était qu'à 36°,9. Segond renouvela l'examen que nous
avions pratiqué le matin et, comme nous, il constata l'absence de douleurs, le météorisme uniformément réparti à
tout l'abdomen et l'accélération du pouls; les yeux étaient
légèrement excavés. Segond formula nettement son opinion
et demanda l'intervention chirurgicale immédiate. Nous
étions tous d'accord. Restait à convaincre la famille, ce qui
ne fut pas chose facile, car on trouvait l'opération « illogique
et inacceptable ». On céda néanmoins.

A peine le péritoine est-il ouvert, qu'un flot de sérosité
trouble s'écoule avec une odeur des plus fétides; la péritonite était diffuse, l'appendice était gangrené. Malgré la dif-

fusion de la péritonite, et la gangrène de l'appendice, les suites de l'opération furent des plus heureuses pour la mère. La fausse couche se fit le douzième jour après l'opération, le fœtus ayant succombé aux toxines appendiculaires.

Ce que je tiens à mettre en relief dans cette observation, c'est l'*accalmie traîtresse* de l'appendicite. C'est en pleine péritonite que l'accalmie s'est produite; la fièvre tombe et les douleurs disparaissent alors que les accidents mortels se préparent. Non opérée, cette jeune femme serait morte en quarante-huit heures.

Voici une seconde observation aussi démonstrative. Le 5 mai 1898, je me trouvais dans une famille dont je suis depuis longtemps le médecin, quand on me pria de donner quelques conseils à une jeune femme qui venait d'être prise de douleurs abdominales. Cette femme, grosse de cinq mois, souffrait cruellement, ses douleurs étaient accompagnées de vomissements, son état était angoissant et la garde qui l'assistait parlait de contractions utérines et de fausse couche probable. J'examine le ventre, je recherche avec soin *le siège et l'origine des douleurs*, et j'acquiers la conviction que les douleurs partent, non de l'utérus, mais de la fosse iliaque droite, au niveau de la région cæco-appendiculaire. Je poursuis l'examen et j'en arrive à conclure que cette jeune femme est atteinte d'appendicite. Pinard voit la malade dans la soirée et porte le même diagnostic. Voici ce qui s'était passé. Dans le cours d'une excellente santé, au cinquième mois de sa grossesse, cette jeune femme avait été prise, vers une heure et demie de l'aprèsmidi, de douleurs abdominales qui, peu vives au début, avaient acquis, en deux heures, une très forte intensité. Les douleurs avaient été bientôt suivies de vomissements répétés. C'est à ce moment que j'avais vu la malade; il était six heures du soir.

Le lendemain matin, vendredi, nous jugeons, Pinard et moi, que nous sommes en face d'une appendicite à forme grave, et, malgré la grossesse, nous décidons l'intervention chirurgicale immédiate. A midi, Bouilly se joint à nous; il diagnostique, comme nous, une appendicite violente; la péritonite est imminente ou déclarée, aussi l'opération est-elle décidée pour quatre heures.

Quand nous revenons, à quatre heures, la famille, que nous avions laissée quelques heures avant dans la tristesse, nous reçoit maintenant avec des accents de joie non déguisée. Les visages sont souriants : « La malade va beaucoup mieux, nous dit-on, elle a eu une garde-robe naturelle, les douleurs ont en partie disparu, les vomissements ont cessé, la fièvre est presque tombée; la température est descendue de 39 à 37º,4. » Ce qui, dans l'esprit de la famille, voulait dire : « Nous espérons bien qu'en face de ce nouvel état, vous n'allez pas donner suite à l'opération. » Et cependant, tout était préparé, l'interne de Bouilly tenait le chloroforme et l'opérateur n'attendait plus que sa malade.

Au premier abord, il faut le dire, le joyeux accueil de la famille nous avait un peu déconcerté; bien des pensées nous avaient traversé l'esprit; notre diagnostic serait-il erroné; la malade ne serait-elle pas atteinte d'appendicite; l'opération aurait-elle été indûment conseillée? Nous nous rendons auprès de la jeune femme, et, après l'avoir examinée de nouveau, nous maintenons dans son intégrité notre verdict, que la famille accepte sans mot dire.

L'opération est immédiatement pratiquée. A l'ouverture du péritoine, apparaît une *péritonite diffuse*. On va à la recherche de l'appendice, qui est enveloppé de fausses membranes infiltrées de pus. J'ai vu bien des appendicites, j'ai assisté à bon nombre d'opérations, mais je ne me rappelle avoir jamais rien vu de pareil. L'appendice avait pris des proportions démesurées; il avait doublé de longueur et triplé de volume; il était énorme, en érection, avec deux plaques de gangrène, dont l'une voisine de la base. L'opération se termina dans les meilleures conditions et la jeune femme guérit après voir expulsé le fœtus mort.

Je ne saurais trop appeler l'attention sur la rapidité des lésions et sur l'*accalmie traîtresse* qui, chez cette malade, se produisit vingt-quatre heures après la première poussée des accidents. Supposons que pour une cause ou pour une autre, moins de décision de la part des médecins, ou manque de confiance de la part de la famille, supposons qu'on eût sursis à l'opération ; la péritonite, déjà diffuse, se généralisait, et cette jeune femme était certainement perdue, elle mourait infectée et intoxiquée, comme meurent tant de gens atteints d'appendicite, qui ne sont pas opérés ou qui sont opérés trop tard.

Les cas d'accalmie traîtresse ne sont pas rares, il s'en faut ; on en trouvera bon nombre d'observations dans une leçon clinique que j'ai consacrée à ce sujet[1]. Cette détente *apparente*, cette période d'accalmie, est fréquente au cours de l'appendicite ; on ne la connaît pas assez, on ne l'avait pas décrite. Que cette détente soit, ou non, provoquée par la médication (sachets de glace sur le ventre, pilules d'opium, piqûres de morphine), il n'en est pas moins vrai que les symptômes douloureux et bruyants qui signalent la première période de l'appendicite sont parfois suivis, les jours suivants, d'un bien-être qui fait croire à l'amélioration réelle du malade. C'est en pareil cas que l'opération, qui était imminente, est renvoyée à une date ultérieure : on espère gagner du temps et on en perd ; les accidents se précipitent, et quand on veut intervenir, il n'est plus temps.

Pour si étrange, pour si paradoxal que paraisse ce fait, on est bien obligé de l'admettre ; dans bon nombre de cas, les lésions péritonéales les plus graves coïncident avec une détente apparente des symptômes appendiculaires ; toute l'histoire de l'accalmie traîtresse est résumée dans ces quelques mots. Peut-être serait-il possible de trouver l'explication de faits aussi discordants. Si je me reporte au très remarquable travail expérimental de Klecki sur la pathogénie des péritonites d'origine intestinale, travail qui a été mon guide dans la recherche expérimentale de la pathogénie de l'appendicite par cavité close, je vois dans les expé-

1. *Clinique médicale de l'Hôtel-Dieu*, 1899. Les accalmies traîtresses de l'appendicite. 12ᵉ leçon.

riences de Klecki que l'exaltation de virulence du coli-
bacille acquiert son maximum d'intensité dans le segment
de l'anse intestinale qu'une double ligature a transformé en
cavité close; les microbes traversent alors les parois de
l'anse intestinale ligaturée, arrivent dans le péritoine et
provoquent la péritonite (processus identique au processus
que j'ai constaté pour la cavité close appendiculaire). Mais
le fait inattendu qui résulte des expériences de Klecki,
c'est que la virulence des bacilles retirés du liquide péritonéal est, dans la plupart des cas, inférieure à la virulence
des bacilles exaltés en cavité close intestinale. Autrement
dit, « le passage des microbes virulents dans la cavité
péritonéale en *atténue* la virulence ».

Sans vouloir assimiler complètement le fait clinique au
fait expérimental, il est impossible néanmoins de ne pas
être frappé des analogies. Dans le fait expérimental (transformation d'une anse intestinale en cavité close), comme
dans le fait clinique (transformation du canal appendiculaire
en cavité close), une violente exaltation de virulence se produit, un terrible foyer toxi-infectieux se développe. Dans le
fait expérimental, comme dans le fait clinique, les microbes
pathogènes exaltés en cavité close traversent les parois de
l'appendice et vont déterminer des infections péritonéales
de forme diverse, péritonite diffuse, septique, péritonite
localisée. Pourquoi, dès lors, ne pas admettre que dans le
fait clinique, comme dans le fait expérimental, l'entrée en
scène des lésions péritonéales puisse coïncider parfois avec
une atténuation passagère de la virulence des microbes
venus du foyer appendiculaire; atténuation passagère, ayant
pour résultat l'accalmie traîtresse et transitoire que nous
venons d'étudier ?

Du reste, peu importe la théorie; le fait clinique dominant et essentiel, c'est qu'il n'est pas possible, dans la très
grande majorité des cas, d'établir deux périodes distinctes
dans l'évolution des accidents appendiculo-péritonéaux.
*Symptômes appendiculaires et symptômes péritonéaux sont
similaires, fusionnés, subintrants;* voilà, au risque de me

répéter, une phrase que je voudrais graver profondément dans l'esprit ; il est souvent difficile de savoir à quel moment la péritonite se déclare ; bien mieux ; c'est parfois pendant que les accidents péritonéaux entrent en scène qu'une accalmie trompeuse se produit.

On voit d'ici comment les choses se passent. Un malade est atteint d'appendicite, un médecin est appelé, il institue le traitement dit médical, il applique des sachets de glace sur le ventre, il prescrit quelques centigrammes d'opium, ou un verre d'eau purgative, suivant qu'il est dans le camp de ceux qui veulent qu'on purge ou qu'on ne purge pas. Le lendemain, la maladie suit son cours, les douleurs sont vives au point de Mac Burney, des vomissements apparaissent, le pouls est accéléré ; la température monte à 38°,5. On continue le traitement dit médical, on pratique des piqûres de morphine, le malade est mis au repos le plus absolu, dans le décubitus dorsal, suivant une pratique en vogue à Berlin ; mais, en dépit de ce fameux traitement dit médical, que je considère comme nul et fatal, la situation devient menaçante, les douleurs sont violentes, le ventre se ballonne, l'idée d'une intervention chirurgicale gagne l'entourage.

Alors, voilà qu'au milieu des angoisses et des indécisions, une amélioration se produit, les douleurs diminuent d'intensité, la température baisse, les vomissements cessent ; en un mot, une détente se fait ; on se félicite et l'on vante bien haut les résultats du traitement dit médical. Hélas ! cette *accalmie trompeuse* est de courte durée, les accidents se précipitent, le danger devient imminent, la griffe péritonéale s'imprime au visage, l'intervention chirurgicale est acceptée comme un pis aller ; mais, non opéré ou opéré, il est trop tard, le malade succombera. Ainsi se déroule la dramatique histoire de tant d'appendicites, trompeuses dans leur marche, traîtresses dans leur évolution, non opérées à temps et aboutissant en fin de compte à la mort.

Il ne faut pas confondre l'amélioration de bon aloi avec l'accalmie traîtresse de l'appendicite ; il faut savoir les distin-

guer. L'amélioration de bon aloi porte sur tous les symptômes en même temps ; il n'y a pas entre eux de discor-
dance flagrante, le pouls diminue de fréquence pendant que
la température s'abaisse, le tympanisme décroît pendant que
les douleurs disparaissent, douleurs et tension abdominale
s'amendent parallèlement, le bien-être est réel et non factice.

Tout autre est l'accalmie traîtresse : la température
s'abaisse, mais le pouls reste petit, accéléré, à 100,
120 pulsations ; les douleurs abdominales s'amendent, soit
spontanément, sois sous l'influence de la glace et de la
morphine, mais le ventre reste tendu et tympanisé ; les
traits sont tirés, qu'on regarde attentivement le malade et
l'on voit que le facies porte l'empreinte péritonéale.

La grossesse et l'appendicite. — Les exemples suivants
donnent une idée des relations de la puerpéralité avec l'appendicite. Le 6 janvier 1896, je fus appelé d'urgence, en
consultation, auprès d'une jeune femme, récemment accouchée, qui venait d'être prise depuis quarante-huit heures de
douleurs abdominales et de vomissements. J'y trouvai
Budin, qui avait pratiqué l'accouchement. On me donna les
renseignement les plus circonstanciés : la grossesse avait
été excellente, l'accouchement s'était fait à terme dans les
meilleures conditions, les suites de couches n'avaient rien
laissé à désirer. Dix-huit jours après l'accouchement, alors
que tout marchait à souhait, la jeune femme s'était plainte
de douleurs abdominales d'abord légères et bientôt très
vives. Ces douleurs avaient été suivies de nausées et de
vomissements ; la constipation était absolue. La nuit qui
avait précédé notre consultation avait été fort mauvaise, la
situation avait empiré. Quand nous arrivâmes auprès de la
malade, je fus mal impressionné, je lui trouvai les traits
altérés, angoissés, les yeux cernés, et auprès de son lit
était une cuvette contenant le dernier vomissement, verdâtre et porracé. La fièvre était vive, le pouls était petit et
accéléré. La péritonite n'était pas douteuse ; le ventre,
tendu, uniformément ballonné, était tellement sensible que
la malade me supplia de n'y pas toucher ; je voulais cepen-

dant me rendre compte *du siège et de l'origine de la douleur*, car, en pareille circonstance, une séméiologie méthodique peut seule nous permettre de formuler le diagnostic : je palpai l'abdomen avec les plus grandes précautions et quand j'arrivai à la fosse iliaque droite, dans les parages de la région cæco-appendiculaire, je constatai une telle localisation des symptômes douloureux (hyperesthésie, douleur à la pression, défense musculaire), que j'acquis la conviction qu'il s'agissait d'une appendicite : l'appendicite de l'état puerpéral. Budin partagea mon opinion.

Bien que nous ne fussions qu'au commencement du troisième jour de l'appendicite, les accidents s'étaient précipités avec rapidité, puisque la malade était déjà en pleine péritonite. Mais nous n'en sommes plus à compter les cas où dès le deuxième, dès le troisième jour, l'appendicite a déjà provoqué les plus graves désordres. Il n'y avait pas à hésiter, il fallait opérer le plus vite possible, car les accidents étaient menaçants et d'heure en heure le pronostic allait s'aggraver. Je priai Routier de pratiquer l'opération sans tarder. La jeune femme fut opérée à 10 heures du soir. On trouva une péritonite diffuse. L'appendice était volumineux, tendu, violacé, entouré de membranes molles et purulentes. Il fut enlevé et quand je pus l'examiner à loisir je trouvai le canal appendiculaire rempli de pus dans la partie qui avait été transformée en cavité close par un calcul oblitérant. La détente complète fut assez longue à se produire; la malade, non seulement infectée, mais empoisonnée par les toxines de l'appendicite, eut encore pendant deux jours de la fièvre, de l'accélération du pouls, des nausées, de l'intolérance stomacale, une légère teinte *subictérique* des conjonctives, symptômes qui n'étaient pas sans m'inquiéter. Peu à peu la situation s'améliora, et vingt jours plus tard la malade était guérie. Cette appendicite puerpérale fut, je crois, le premier cas publié chez nous[1].

Depuis cette époque, les faits se sont multipliés[2], Pinard

1. Dieulafoy. *Manuel de pathologie interne*, 1897, t. III.
2. Legendre. *Soc. méd. des hôpit.*, 1er avril 1897.

en a rapporté plusieurs cas personnels et a fait, à l'Académie de médecine, une très importante communication[1]. Le tableau dressé par Pinard, contenant 31 cas d'appendicite puerpérale opérés, indique à quelle époque de la puerpéralité l'appendicite a éclaté; il indique également l'étendue de la lésion péritonéale, la nature de l'opération et les résultats concernant la mère et le fœtus.

Nous avons à discuter la pathogénie de cette appendicite puerpérale. D'une façon générale, la pathogénie de l'appendicite est invariable. Il faut en revenir toujours au *primum movens* de l'appendicite, c'est-à-dire à la transformation d'une partie du canal appendiculaire en cavité close, qui devient le laboratoire où s'effectuent l'infection et la toxicité, cause de tous les accidents. Or, il s'agit justement de savoir si la grossesse n'a pas une influence directe sur ce processus appendiculaire. Je croirais volontiers que la lithiase, qui est un des agents de l'appendicite, peut être mise sur le compte de la grossesse au même titre que d'autres lithiases, notamment la lithiase biliaire. Je ne dis pas que toute appendicite puerpérale soit d'origine calculeuse, il s'en faut; du reste, nous possédons peu de documents sur ce sujet, car l'examen de la lésion appendiculaire est généralement écourté ou passé sous silence dans la plupart des observations; toutefois, les deux appendicites puerpérales que j'ai observées étaient l'une et l'autre calculeuses.

Quoi qu'il en soit, ainsi que le dit Pinard, « le fait bien établi aujourd'hui, qui doit éveiller dès maintenant l'attention, est le suivant : *L'appendicite peut compliquer la puerpéralité à toutes ses périodes, soit pendant la grossesse, soit pendant le travail, soit pendant les suites de couches* : 31 cas opérés prouvent cette assertion. Des observations démontrent que la grossesse peut être troublée par l'appendicite dès les premières semaines, pendant toute sa durée, de même que l'appendicite peut venir compliquer la fin de la

---

1. Pinard. L'appendicite dans ses rapports avec la puerpéralité. *Académie de médecine*, séance du 22 mars 1898.

dernière période puerpérale. L'appendicite survenant pendant la grossesse interrompt le plus souvent celle-ci, et menace aussi bien l'existence du fœtus que celle de la mère. Presque tous les auteurs ont remarqué combien souvent les fœtus viables étaient expulsés morts, ou mouraient fréquemment de cause indéterminée, ou présentaient, dans les quelques jours de leur existence, des signes de septicémie. Notre observation peut donner une explication du fait. L'ensemencement pratiqué par Wallich, et qui a donné des cultures pures de colibacille, démontre l'infection *in utero*, le sang ensemencé ayant été pris dans les vaisseaux du cordon ombilical. »

Quant à la description de l'appendicite puerpérale, je n'ai pas à la recommencer ici, car elle ne diffère en rien de l'appendicite non puerpérale. C'est une question sur laquelle j'ai si longuement insisté, qu'il me suffira de la rappeler en quelques mots. Que l'appendicite survienne pendant la grossesse ou après l'accouchement, qu'elle soit puerpérale ou non puerpérale, c'est toujours l'appendicite avec ses allures multiples et avec les symptômes que j'ai longuement retracés. Elle débute sans prodromes, en pleine santé, par une douleur localisée à la fosse iliaque du côté droit. Cette douleur, j'y insiste, n'atteint pas d'emblée toute sa vivacité ; pour si aigu que soit le début de l'appendicite, les douleurs appendiculaires sont *graduellement croissantes* : interrogez avec soin vos malades, tâchez d'obtenir d'eux non pas des réponses vagues, mais une réponse précise, et vous pourrez vous convaincre que ce n'est qu'après une heure, après plusieurs heures, que les douleurs appendiculaires acquièrent toute leur intensité.

De plus, la *localisation* de la douleur fournit au diagnostic un appoint considérable, et à supposer que la douleur s'étende en divers sens, le lieu d'élection (douleur, défense musculaire, hyperesthésie) occupe le milieu d'une ligne tirée de l'ombilic à l'épine iliaque antéro-supérieure droite (région appendiculo-cæcale). Le pronostic de l'appendicite est certainement aggravé par l'état puerpéral. Il faut se

méfier non seulement de l'infection, mais de la toxicité, et
ne pas oublier que, chez la femme enceinte, le foie est en
imminence morbide.

Ici, comme dans toute appendicite, le *seul traitement* rationnel et efficace est l'intervention chirurgicale. « Je ne
saurais, pour ma part, dit Pinard, qu'applaudir à ce jugement. Peut-être irai-je plus loin et dirai-je : L'appendicite
pendant la grossesse doit être traitée chirurgicalement plus
rapidement que dans n'importe quel autre cas. Et cela, en
raison des rapports du foyer infectieux avec l'appareil génital.
Je ne veux pas rechercher, pour le moment, si l'infection se fait
par continuité ou par la voie sanguine. Quelle que soit la
voie, l'infection se fait, et les deux existences sont mena-
cées. Tout est là. Ces considérations ne seront peut-être
pas à dédaigner, quand on se trouvera en présence d'une
appendicite survenue chez une jeune femme ou chez une
jeune fille. Pensant aux rapports de l'appendicite avec la
puerpéralité, on trouvera sans doute bon d'enlever le foyer
infectieux là où jusqu'ici on aurait pu hésiter. Cela sera, je
pense, de la bonne prophylaxie. »

Quant à moi, je n'ai rien à ajouter, rien à retrancher aux
idées que j'ai souvent exprimées. Non puerpérale ou puerpérale, l'appendicite doit être opérée sans retard. Je sais bien
qu'on éprouve quelque hésitation à faire ouvrir le ventre d'une
femme en pleine grossesse ; la résistance qu'on trouve dans
les familles n'est pas toujours facile à vaincre, mais si par
un diagnostic précis et méthodique nous affirmons que la
femme confiée à nos soins est atteinte d'appendicite, elle
doit être opérée sans retard ; le fœtus succombera peut-
être, mais la mère sera sauvée. On me citera des cas, il est
vrai, où l'appendicite puerpérale non opérée n'a provoqué
ni la mort du fœtus ni la mort de la mère : d'accord ; mais
c'est là un faible argument à opposer à tout ce que nous
savons aujourd'hui concernant la gravité de l'appendicite
et encore plus de l'appendicite puerpérale.

Diagnostic de l'appendicite. — *L'appendicite, c'est la
grande maladie abdominale!* nulle autre ne peut lui être

comparée ; par sa fréquence, par ses allures, par ses surprises, par sa gravité, elle doit toujours nous tenir en éveil. Aussi faut-il apprendre à la bien dépister afin d'agir sans retard : il y a là un foyer toxi-infectieux qu'on doit supprimer dès qu'il se démasque ; agir autrement, attendre, tergiverser, temporiser, c'est aller au-devant des pires catastrophes. Tâchons donc de faire un bon *diagnostic*.

S'il est des cas où le diagnostic de l'appendicite est fort simple, il en est d'autres où l'on ne saurait serrer de trop près la discussion. Le traitement de l'appendicite comporte un diagnostic précis. C'est, en effet, grâce à un diagnostic bien fait qu'il nous est permis de décider, et même d'imposer l'intervention chirurgicale en temps voulu ; c'est également par un diagnostic bien fait que nous pouvons *écarter* toute idée d'opération chez un malade dont les symptômes *simulent* l'appendicite, *alors que l'appendicite n'existe pas*.

Dans cette étude, je puiserai mes arguments dans les deux cents cas d'appendicite que j'ai eu l'occasion d'observer depuis une douzaine d'années et *qui ont tous été vérifiés par l'opération* ; c'est dire que symptômes et diagnostic ne peuvent être entachés d'erreur, puisque le critérium opératoire ne leur a jamais fait défaut.

Avant d'aborder le diagnostic de l'appendicite, il est utile d'établir solidement les bases sur lesquelles ce diagnostic doit se reposer ; rappelons donc les signes et les symptômes qui trahissent l'entrée en scène et l'évolution de la maladie. Pour la facilité de la description, on peut grouper en trois catégories les différentes modalités de l'appendicite.

Dans une *première* catégorie, je place les appendicites d'apparence bénigne : l'entrée en scène n'est pas très douloureuse, les symptômes sont classiques, mais peu intenses ; la fièvre n'est pas élevée, les vomissements sont rares ou nuls, la constipation est la règle. L'examen méthodique du ventre permet de localiser le maximum de la douleur au point de Marc Burney (région appendiculaire) ; à cette même région, la défense musculaire et l'hyperesthésie cutanée sont facilement appréciables. Ce sont ces appendicites-là qui grossissaient autrefois le bilan de la typhlite dite stercorale. Aujourd'hui, on sait qu'il s'agit d'appendicite et non de typhlite, le diagnostic en est devenu facile ; le pronostic seul est impossible à faire, car, malgré ses apparences de bénignité, malgré l'absence de symptômes bruyants, pareille appendicite, ne l'oublions jamais, peut aboutir dès le troisième ou quatrième jour, d'une façon insidieuse, à la gangrène appendiculaire, aux accidents péritonéaux, à la toxi-infection du malade, qui pourra mourir s'il n'est opéré à temps.

Dans une *deuxième* catégorie, je place les appendicites dont l'entrée en scène se fait avec éclat et qui trahissent d'emblée leur gravité par des allures bruyantes. La veille encore, ou même quelques heures avant, le sujet était en bonne santé. Soudain il éprouve au ventre des douleurs qui peuvent n'être pas tout d'abord localisées à la fosse iliaque droite ; elles peuvent occuper la région épigastrique, la région ombilicale, mais elles ne tardent pas à se préciser à la fosse iliaque droite, où elles acquièrent rapidement une très vive intensité : « c'est à crier, c'est à se tordre dans le lit ». L'état nauséeux est constant, les vomissements alimentaires et bilieux sont parfois précoces et fréquents. La fièvre apparaît et le pouls est accéléré. Dès la première journée, le facies peut être anxieux et comme grippé. A l'examen du malade, il se peut que le ventre soit endolori en différentes régions, notamment à la région épigastrique, mais, si l'examen est pratiqué avec méthode et précision, c'est à la région appendiculaire, au point de Mac Burney, que se précise la triade douloureuse : douleur très vive et exaspérée par la pression, défense musculaire et hyperesthésie cutanée. Si l'on examine avec soin le visage du malade pendant qu'on pratique méthodiquement le palper abdominal, on voit les traits se contracter et une sorte d'angoisse est peinte sur la figure, au moment où l'on exerce une pression même peu forte sur la région appendiculaire. Dès le premier ou le second jour, la température peut monter à 39°. Les urines sont parfois albumineuses. De toutes les variétés d'appendicite, c'est certainement celle-ci dont le diagnostic présente le moins de difficultés, car la violence et la netteté des symptômes ne laissent place à aucune hésitation.

Il faut convenir toutefois que l'ensemble de ces symptômes appendiculaires ressemble beaucoup à ceux d'une péritonite aiguë. Et cependant le péritoine peut être absolument intact; le foyer appendiculaire à lui seul est capable d'engendrer tous ces symptômes; symptômes appendiculaires et symptômes péritonéaux peuvent être similaires, aussi est-il souvent presque impossible de savoir à quel moment la péritonite vient compliquer l'appendicite; c'est un point sur lequel j'ai déjà insisté plus haut.

Dans une *troisième* catégorie, je place les appendicites qu'on pourrait appeler *larvées*; elles revêtent le *masque* d'une autre maladie. Certes, la triade douloureuse appendiculaire ne fait pas défaut, surtout quand on la recherche avec soin, mais elle est en partie masquée par d'autres symptômes qui dénaturent la scène morbide. Chez tel malade, par exemple, les vomissements alimentaires ou bilieux ont une telle importance qu'ils simulent une vulgaire *indigestion*. Que de fois cette erreur est commise dans les familles! que de fois le médecin n'est appelé auprès d'un enfant que douze ou vingt-quatre heures après la soi-disant indigestion, alors que les vomissements, associés à la triade douloureuse, qu'on retrouve quand on sait la chercher, n'étaient que le prélude de l'infection appendiculaire! Quand ils connaissent la vérité et leur erreur, les parents affolés ne manquent pas de vous dire : « Mais, comment ça se fait-il? Nous avons cru que c'était une simple indigestion! »

Il suffit d'être prévenu pour ne pas se laisser prendre à ces apparences. Appelés auprès d'un enfant, auprès d'un malade atteint d'une soi-disant indigestion, qui date du jour ou de la veille, pensons toujours à la possibilité de vomissements d'origine appendiculaire, pensons à l'appendicite, explorons avec soin la région de Mac Burney,

provoquons la douleur, la défense musculaire et l'hyperesthésie, et, grâce à un examen précis, examen qu'on
peut répéter *une deuxième, une troisième fois dans la journée*, on arrive au vrai diagnostic, et l'on découvre que sous
les vomissements de cette *soi-disant indigestion* se dissimule une appendicite.

Dans quelques circonstances, l'appendicite est défigurée,
masquée dès son début par une diarrhée profuse et abondante, que j'ai appelée diarrhée de défense; on dirait que
sous l'influence d'un acte réflexe, l'intestin, par une
abondante crise sécrétoire, cherche à se débarrasser de
l'ennemi. Ce sont ces crises diarrhéiques *prises à tort pour
une entérite* ou pour une entéro-colite, qui ont faussé la
pathogénie de l'appendicite. Voici en pareil cas ce qui se
passe : Un individu est pris de douleurs intestinales et
de diarrhée; sa première idée, c'est qu'il a un « dérangement d'intestin »; il commence par se soigner lui-même
au moyen de cataplasmes et de laudanum; puis, il fait
appeler son médecin qui (parfois), sur les indication qu'on
lui donne, épouse le diagnostic d'entérite. On recherche alors
ce qui peut avoir provoqué cette entérite; on finit par lui
trouver une cause, un aliment indigeste, une boisson gla-
cée, un refroidissement. Bref, on traite cette prétendue
entérite par l'opium, le bismuth, les cataplasmes laudanisés : mais, en dépit du traitement, la situation ne s'améliore pas, les douleurs abdominales deviennent plus vives,
à la diarrhée succède la constipation, le ventre se ballonne,
des vomissements apparaissent, et le malade, arrivé au troisième ou quatrième jour de sa prétendue entérite, est en
réalité en pleine appendicite.

On reconnaît alors que le diagnostic d'entérite était
erroné, mais on ne se tient pas pour battu et on cherche à
tout concilier, en disant que chez le malade en question,
l'appendicite a été l'aboutissant d'une entéro-colite, ce qui
est une erreur.

J'ai vu plusieurs fois l'appendicite susciter au début
une crise intestinale diarrhéique, et je ne connais pas de

plus bel exemple de cette forme larvée de l'appendicite, que l'un des cas dont j'ai parlé à propos des accalmies traîtresses. On est tellement habitué à voir la constipation accompagner l'appendicite qu'on n'est pas assez familiarisé avec l'appendicite acompagnée de diarrhée. Faute d'attention, on commet une erreur de diagnostic. Qu'un malade atteint de douleurs abdominales ait ou non la diarrhée, on doit arriver par une bonne séméiologie à dépister la cause et le siège des douleurs; l'exploration méthodique de la région appendiculaire permet de faire le diagnostic.

Il est une autre forme d'appendicite larvée qu'il faut bien connaître; c'est celle qui prend les apparences de la *colique néphrétique*. J'en ai eu dans mon service un remarquable exemple que voici. Un garçon de vingt-huit ans vient nous demander conseil relativement à une série de crises douloureuses qu'il a eues depuis deux ans. La première crise date du 30 mars 1896. En bonne santé jusqu'à cette époque, il fut pris de douleurs vives, « de crampes », au côté droit du ventre. Ces douleurs furent accompagnées de vomissements, de fièvre, et il dut garder le lit plusieurs jours. Son médecin porta le diagnostic de coliques hépatiques, et prescrivit une purgation et le régime lacté. En décembre 1896, deuxième crise avec douleurs au ventre, fièvre et vomissements; cette fois, les douleurs irradièrent à la partie supérieure de la cuisse droite et au testicule. Troisième crise en juillet 1897, caractérisée par des douleurs très vives au côté droit du ventre, avec fièvre, vomissements, et irradiations des douleurs à la cuisse et au *testicule droit*; on porte le diagnostic de colique néphrétique, et le malade garde le lit huit jours.

Enfin, quatrième et dernière crise le 20 avril 1898, en tout semblable aux précédentes, avec douleurs abdominales, fièvre et vomissements, et considérée, elle aussi, comme une colique néphrétique. Les douleurs irradiaient au nombril, à la cuisse droite, au testicule droit, et par moments, la douleur provoquait la *rétraction du testicule*, comme dans une colique néphrétique. Le malade dut garder le lit dix-huit jours, évitant les mouvements, souffrant à la moindre pression, recherchant l'immobilité complète. Sa convalescence se fit mal, les douleurs abdominales n'ayant pas entièrement disparu; il souffrait en marchant, il éprouvait des tiraillements en montant un escalier, bref, il vint nous demander conseil.

Je l'examine et je constate une douleur localisée à la région cæco-appendiculaire; on y constate de l'hyperesthésie, de la contracture musculaire; peut-être même un empâtement profond. La triade en question, douleur, défense musculaire et hyperesthésie à la région appendiculaire, était en faveur de l'appendicite, mais alors comment expliquer les symptômes des coliques néphrétiques, irradiations douloureuses à la cuisse, douleurs et rétraction testiculaire qui, dans les deux dernières crises, avaient motivé le diagnostic de colique néphrétique?

Malgré ces symptômes, j'écartai le diagnostic de colique néphrétique, je lui substituai le diagnostic d'appendicite. Voici pourquoi : au cas de colique néphrétique, la région lombaire correspondante au rein lithiasique est toujours douloureuse; elle ne l'était pas chez notre malade. De plus, les douleurs de la colique néphrétique ont pour caractères d'apparaître brusquement et de cesser de même; ces douleurs, atroces pendant quelques heures, une journée, ou plus longtemps, disparaissent comme par enchantement aussitôt que le gravier migrateur est tombé dans la vessie; or, chez notre malade, les douleurs abdominales avaient duré dix-huit jours, elles avaient été lentes à décroître et elles persistaient encore dans la fosse iliaque droite à l'examen du malade. De plus, la maladie avait laissé au point de Mac Burney, dans la zone cæco-appendiculaire, des signes qui caractérisent, non pas la colique néphrétique, mais l'appendicite. Je portai donc le diagnostic d'appendicite et je décidai l'opération, qui fut pratiquée par mon ancien interne Marion.

Le diagnostic se trouva vérifié; il s'agissait en effet d'appendicite, et du même coup l'opération nous donna la raison des symptômes pseudo-néphrétiques éprouvés par le malade pendant ses crises appendiculaires. L'appendice remontait derrière le cæcum et était englobé dans un paquet de fausses membranes qui unissaient la face postérieure du cæcum au muscle psoas iliaque. Ces adhérences étaient le reliquat des poussées appendiculaires prises pour des coliques néphrétiques. L'appendice, volumineux et très adhérent, fut difficile à enlever; il était oblitéré à sa base (toujours la cavité close); et au-dessous du segment oblitéré, on voyait une petite ulcération profonde qui n'aurait pas tardé à se perforer. Par sa situation, l'appendice enveloppé d'un paquet de membranes était cause des irradiations douloureuses à la cuisse et au testicule. En effet, la tumeur appendiculaire accolée à la face antérieure du muscle psoas était en connexion intime avec le nerf génito-crural qui chemine sur le muscle. L'excitation du rameau génital de ce nerf, qui se distribue à la peau du scrotum et au crémaster, explique la douleur et la rétraction testiculaire; l'excitation de son rameau crural, qui donne des filets cutanés à la partie supérieure et antérieure de la cuisse, explique les douleurs de cette région. Ainsi se trouvait vérifiée la pathogénie des symptômes qui, chez notre malade, avaient donné à l'appendicite quelque apparence de colique néphrétique. L'opération fut suivie de guérison.

La planche ci-contre reproduit la topographie de la région envahie par l'appendicite de notre malade, les connexions de l'appendicite et du nerf génito-crural font facilement comprendre les irradiations douloureuses au scrotum, au testicule et à la cuisse.

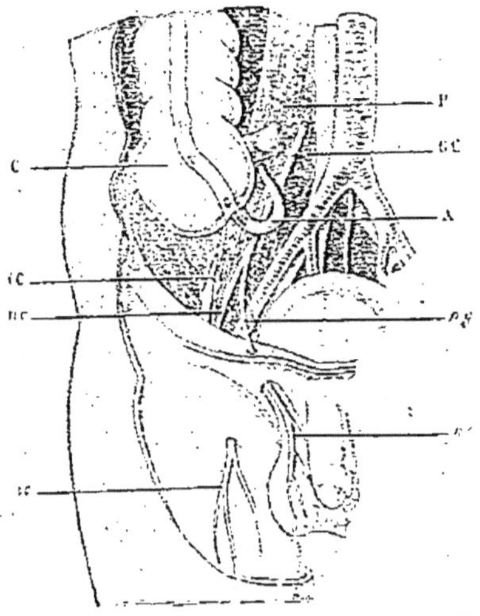

A, appendice. — c, cæcum. — P, psoas iliaque. — Gc, nerf génito-crural. — nc, nerf crural. — ng, nerf génital.

Ce cas n'est du reste pas isolé, il s'en faut; j'en ai réuni un certain nombre dans l'une de mes leçons cliniques[1].

Quelques exemples concernant les symptômes pseudo-néphrétiques de l'appendicite ont été publiés par Tuffier[2]. Il rapporte, entre autres, l'observation d'un malade pris d'une douleur très vive dans le flanc droit avec vomissements, ballonnement du ventre et irradiations douloureuses au pli de l'aine. On avait porté le diagnostic de coliques néphrétiques, mais la situation empirant, on dut modifier le diagnostic et l'opération démontra qu'il s'agissait d'appendicite. Tuffier se demande si l'adjonction de douleurs pseudo-néphrétiques à l'appendicite ne pourrait pas être attribuée à l'uretère englobé dans les fausses membranes péri-appendiculaires.

Parfois, des symptômes vésicaux attirent tout spécialement l'attention du malade atteint d'appendicite. Il y a quelques années, nous avons vu, avec Pinard, un homme d'une cinquantaine d'années qui, dans une attaque d'appendicite antérieure avec anurie, s'était fait sonder, convaincu qu'il avait un calcul dars la vessie.

Occupons-nous maintenant de l'appendicite qui simule la *colique hépatique.* Chez certains malades atteints d'appendicite, l'appendice remonte si haut derrière le cæcum et le côlon ascendant (type remontant), que les douleurs de l'appendicite, tout en existant au point de Mac Burney, irradient jusqu'à l'hypochondre; le malade se plaint de douleurs abdominales et montre en même temps la région sous-hépatique, ce qui peut faire supposer, au premier abord, que l'appareil biliaire est en cause.

De plus, certains malades atteints d'appendicite ont une teinte ictérique, ainsi que nous l'avons vu plus haut en étudiant la toxicité de l'appendicite. Eh bien, qu'un individu ayant une teinte subictérique et des vomissements se plaigne en même

1. *Clinique médicale de l'Hôtel-Dieu,* 1899. Diagnostic de l'appendicite. 15° leçon.

2. Tuffier. Calcul de l'uretère ou de l'appendice. *La Semaine médicale* août, 1899.

temps de douleurs sous l'hypochondre, on conviendra qu'au premier abord les apparences sont trompeuses, l'idée de coliques hépatiques se présente naturellement. Mais regardez-y de plus près, faites une bonne séméiologie, et vous verrez qu'au cas où l'appendicite prolonge les douleurs jusqu'aux parages du foie, on trouve également au point de Mac Burney un foyer douloureux *qui n'existe jamais* au cas de colique hépatique; de plus, les douleurs de la colique hépatique ont des irradiations fréquentes dans l'épaule, ce qui n'arrive pas au cas d'appendicite. L'ictère de la colique hépatique, qui est un ictère par rétention, est habituellement suivi de décoloration des matières fécales et il se traduit à l'examen des urines par la présence de pigment biliaire vrai, tandis que l'ictère toxique de l'appendicite ne détermine pas la décoloration des matières fécales et se traduit habituellement à l'examen des urines par l'absence de pigment biliaire et par la présence d'urobiline et de pigment brun. De plus, au cas d'appendicite toxique avec teinte ictérique, les urines sont presque toujours albumineuses. Ces différents caractères, *recherchés avec soin*, permettront de ne pas prendre une appendicite pour une colique hépatique.

Après avoir étudié le diagnostic des appendicites *larvées*, appendicites qui revêtent le masque d'une autre maladie (indigestion, entérite, coliques néphrétiques et hépatiques), discutons le diagnostic des maladies qui simulent l'appendicite. Je dois insister tout particulièrement sur l'entéro-typhlo-colite, *trop souvent confondue avec l'appendicite*. Que l'entéro-typhlo-colite soit glaireuse, membraneuse, sableuse, elle se présente avec un ensemble de symptômes dont la note dominante est la diffusion des douleurs. Ces douleurs, sous forme de coliques intestinales, accompagnées ou non de fièvre et de vomissements, occupent surtout les côlons ascendant, transverse et descendant; dans les cas assez nombreux où le cæcum participe particulièrement à la poussée douloureuse (typhlite ou typhlo-colite), la douleur est bien voisine, il faut en convenir, de la région ou siège la douleur appendiculaire. Mais, alors même que la douleur domine à la fosse iliaque droite, nous avons en faveur du diagnostic de l'entéro-typhlo-colite la diffusion des douleurs, sur le trajet des côlons et l'évolution de la maladie.

D'un geste, le malade fait pressentir le diagnostic : pendant qu'il vous fait le récit de ses souffrances, qu'il compare parfois à « une barre douloureuse », il indique de la main le côlon transverse ; dans d'autres cas, il accuse dans le ventre « un cercle douloureux » et en même temps, d'un geste significatif, il trace la diffusion de la douleur dans les trois côlons.

Examinez cet individu atteint d'entéro-colite ou de typhlocolite. La fosse iliaque droite est souvent douloureuse, d'accord ; mais on n'y retrouve pas aussi nettement que dans l'appendicite la triade douloureuse, appendiculaire : de plus, d'autres points douloureux, eux aussi, existent au côlon ascendant, à l'angle du côlon ascendant et du côlon transverse (en avant et en arrière), sur le trajet du côlon transverse et du côlon descendant. Ce n'est pas ainsi, il s'en faut, que procède l'appendicite.

Le sujet pris d'appendicite est presque toujours frappé à l'improviste dans le cours d'une excellente santé ; les prodromes sont rares, c'est du moins ce que j'ai constaté dans les deux cents et quelques cas d'appendicites qui composent jusqu'à ce jour ma statistique, tous vérifiés par l'opération. Par contre, le sujet atteint d'entéro-colite vous raconte que quelques semaines, quelques mois avant, il a eu des crises douloureuses à la fosse illiaque gauche (côlon descendant), à la région sus-ombilicale (côlon transverse) ; il raconte que, depuis des mois ou des années, il est enclin à des dérangements intestinaux ; un refroidissement, un aliment indigeste, une fatigue, provoquent chez lui des coliques, de la diarrhée ; il traverse souvent des périodes de constipation ; il surveille avec soin ses garde-robes ; il a remarqué dans ses déjections des mucosités, des glaires, des « peaux » (entéro-colite membraneuse) ; l'analyse des déjections faite après une crise douloureuse a décelé la présence de sable (entéro-colite sableuse) ; en un mot, le malade en question a un passé intestinal. Rien de pareil dans l'appendicite, où il n'y a de passé intestinal que si le sujet a eu déjà plusieurs crises d'appendicite.

Mais, dira-t-on, ce qui a été entéro-colite ou typhlo-colite pendant des mois peut devenir appendicite à un moment donné, telle n'est pas mon opinion. *L'appendicite n'est ni la conséquence ni l'aboutissant des entéro-colites.* Cette question sera longuement discutée au chapitre suivant à propos des entéro-colites. Pour le moment, je pose en principe que lorsqu'on constate au cours d'une crise intestinale les symptômes et les *preuves* d'une entéro-colite glaireuse, membraneuse, sableuse, on n'a, pour ainsi dire, jamais rien à redouter de l'appendicite, ou du moins c'est la très grande exception.

Je ne saurais trop appeler l'attention sur ce diagnostic différentiel de l'appendicite, et de l'entéro-typhlo-colite, Aujourd'hui surtout que l'appendicite inspire aux familles et aux médecins une terreur salutaire, il faut se garder de voir partout l'appendicite, il faut éviter de conseiller l'opération pour une appendicite *qui n'existe pas.* Si j'insiste avec quelque complaisance sur ce point, c'est que j'ai vu un grand nombre de personnes à qui j'ai *déconseillé* l'opération, alors que l'opération allait être pratiquée. Ces personnes-là avaient des entéro-colites, des typhlo-colites muqueuses, membraneuses, sableuses, elles n'avaient pas d'appendicite.

Du reste l'un des chapitres suivants sera consacré à cette importante question et on y verra que *bon nombre de gens simplement atteints de typhlo-colite sont indûment opérés d'appendicite qu'ils n'ont pas.* On pourra ainsi juger dans son ensemble cette importante question de diagnostic et de traitement.

La *cholécystite* calculeuse ou non calculeuse pourrait simuler l'appendicite, n'était-ce que les foyers douloureux quand on les recherche avec attention, sont différemment placés. Mais est-il des cas sur lesquels je ne saurais trop appeler l'attention : c'est quand l'appendicite s'associe à la cholécystite. J'en ai fait l'objet d'une communication à l'Académie de médecine[1] et quand je m'occuperai des maladies de la vésicule biliaire, j'étudierai cette *association* étrange et assez fréquente de la cholécystite et de l'appendicite.

Le diagnostic entre l'appendicite et la colique *saturnine* n'est pas toujours exempt de difficultés. Je viens d'en avoir deux cas à l'Hôtel-Dieu, qui m'ont permis d'étudier la question. Les névralgies intestinales dans la colique saturnine sont parfois dominantes à la fosse iliaque droite, région du cæcum, c'est une typhlalgie saturnine. N'oublions pas qu'il peut y avoir typhlalgie comme il y a entéralgie ou colalgie. Au cas de typhlalgie, douleurs spontanées et douleurs à la pression existent dans la même région (ou peu s'en faut) que la douleur de l'appendicite. Mais la profession du malade, le liséré saturnin, l'existence antérieure ou plusieurs répétée de coliques saturnines, l'absence de fièvre, plaident contre l'hypothèse de l'appendicite; de plus, les coliques saturnines se diffusent en différentes régions du ventre; l'abdomen est tendu et douloureux ailleurs qu'à la fosse iliaque droite et la pression soulage souvent les douleurs.

Il est encore un diagnostic sur lequel je vais revenir, bien que j'en aie parlé aux chapitres concernant la perforation de l'*ulcus stomacal ou duodénal*. J'ai cité plusieurs observations de perforations stomacales ou duodénales prises pour une appendicite. Voici comment on peut arriver à les distinguer : la *brusquerie*, l'*intensité* et la *localisation* de la douleur ne sont nullement comparables dans les deux cas. La douleur consécutive à la perforation de l'ulcus est soudaine, terrible, je l'ai nommée : « coup de poignard péritonéal », tandis que la douleur de l'appendicite n'a ni la même brusquerie ni la même violence; elle met parfois plusieurs heures à atteindre son apogée. La localisation de la triade douloureuse est également différente : elle a son

1. *Association de l'appendicite et de la cholécystite avec ou sans péritonite.* Ac. de méd., séance du 16 juin 1905.

maximum à la région appendiculaire, au cas d'appendicite ;
elle a son maximum à la région épigastrique, au cas de
perforation stomacale.

Ces localisations sont indiquées sur la planche ci-après.

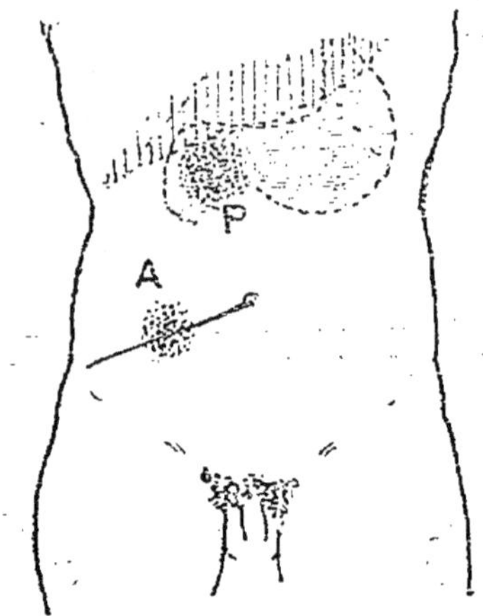

A, point de Mac Burney et région appendiculaire, centre de la douleur,
de la défense musculaire et de l'hyperesthésie au cas d'appendicite ;
P, région pylorique et duodénale, centre de la douleur au cas de perforation du pylore et du duodénum.

Encore un diagnostic qui n'est pas exempt de difficultés,
c'est celui de l'appendicite et de la *péritonite primitive à
pneumocoques*. Sans empiéter sur la description que nous
ferons de cette maladie dans un chapitre spécial, voici les
principaux éléments du diagnostic. La péritonite pneumococcique primitive atteint les jeunes enfants justement aux
âges où l'appendicite est fréquente ; de part et d'autre, douleurs abdominales brusques et vives avec vomissements
alimentaires ou bilieux ; dans les deux cas, la fièvre peut
être forte ou légère ; mais la péritonite à pneumocoques provoque dès le début une diarrhée intense et fétide, tandis
que la diarrhée est une rarissime exception au début de
l'appendicite ; enfin, bien que la douleur de la péritonite
pneumococcique débute fréquemment par les fosses iliaques,

la « triade douloureuse » que j'ai décrite il y a un instant plaide en faveur de l'appendicite.

L'*annexite droite* est parfois difficile à diagnostiquer de l'appendicite. Bien que les annexites soient essentiellement des affections pelviennes et les appendicites des affections abdominales, le diagnostic est fort compliqué au cas où une annexite droite aurait établi autrefois des adhérences permanentes au niveau de l'appendice[1]. En faveur de l'annexite il faut tenir compte de l'étiologie blennorrhagique ou puerpérale, du mode de début des symptômes, de leur évolution et de la localisation exacte de la douleur[2].

Certaines femmes ou jeunes filles ont parfois, à l'approche des règles, des congestions, des douleurs de l'ovaire, avec vomissements, tympanisme abdominal, irradiations douloureuses et hyperesthésie du ventre. Le moindre attouchement, la moindre pression détermine des douleurs vives à la région appendiculaire. Mais, en y regardant de plus près on voit que le maximum de la douleur siège, non pas au point de Mac Burney, mais *plus bas*, à la région ovarienne. J'ai vu un cas de ce genre, tout récemment, chez une jeune fille qu'on avait déclarée atteinte d'appendicite ; le lendemain, avec les règles, tous les symptômes disparaissaient.

La *grossesse tubaire* (et la rupture qui en est la conséquence) n'est pas sans quelque analogie avec l'appendicite, quand l'accident abdominal survient du côté droit. Je fais allusion à un cas que j'ai vu récemment avec Moizard et Nélaton. La jeune femme avait été prise brusquement d'une douleur à la fosse iliaque droite ; aussitôt étaient survenus des vomissements et un état de défaillance voisin de la syncope. Quelques heures plus tard, le facies était grippé, le pouls était petit et très accéléré, le visage était d'une *extrême pâleur*. Ce ne sont pas là des symptômes d'appendicite. Pâleur excessive, accélération du pouls, tendance à

---

1. Doléris. *Société obstétricale et gynécologique*, avril 1897.
2. Richelot. *Le Bulletin médical*, 1897, p. 441.

la syncope, sont plutôt le fait d'une hémorrhagie. De plus, chez cette jeune malade, la partie sous-ombilicale du ventre était absolument mate, ce qui indiquait déjà un fort épanchement. Aussi le diagnostic d'inondation sanguine péritonéale par rupture tubaire fut-il porté chez cette malade enceinte de deux mois. L'opération vérifia le diagnostic, donna issue à deux litres de sang et amena la guérison.

Le *rein droit flottant* détermine parfois dans les parages de la fosse iliaque droite des accès fort douloureux, avec ou sans vomissements, qu'il ne faut pas prendre pour des accès appendiculaires. L'exploration attentive de la région permet d'arriver au diagnostic. Je rappelle enfin que les *hystériques* peuvent présenter un ensemble de symptômes : ballonnement du ventre, douleurs à la fosse iliaque, vomissements, qui simulent un peu le tableau de l'appendicite. Mais en pareil cas on trouve des stigmates d'hystérie, des zones hystérogènes, et la localisation douloureuse occupe la région ovarienne et non la zone appendiculaire[1].

Appendicite chronique. — Je ne fais pas allusion ici à la tuberculose, au cancer, à l'actinomycose, etc., qui peuvent se cantonner aux parois de l'appendice et évoluer sans réaliser le type toxi-infectieux, qui cliniquement mérite seul le nom d'appendicite. Je divise les appendicites *chroniques* en deux catégories. Les unes deviennent chroniques après une ou plusieurs crises, les autres sont chroniques d'emblée. De ces deux catégories, la première est de beaucoup la plus fréquente. L'appendicite devenue chronique à la suite de poussées aiguës est quelquefois imputable au malade qui a refusé de se laisser opérer en temps voulu, lors de la crise aiguë, et qui s'est ainsi exposé à des lésions appendiculaires chroniques qui n'en finissent pas. Souvent aussi cette variété d'appendicite est imputable aux médecins ou aux chirurgiens qui, ayant des idées que je n'ai jamais comprises, repoussent l'opération « à chaud », exposent ainsi le malade aux plus graves dangers, et prolongent indéfi-

1. Rendu, Talamon. *Soc. méd. des hôp.*, mars 1897.

niment un traitement dit médical, qui laisse à l'appendicite
tout le temps de devenir chronique.

Les lésions de ces appendicites chroniques n'atteignent
pas seulement l'appendice, il y a toujours des lésions de
voisinage : adhérences, fausses membranes, magma caséeux
et même purulent. Dans son extension extra-appendiculaire,
l'infection chronique aboutit, suivant les cas, à la production « de tractus fibreux, durs, rénitents, irrégulièrement
distribués, qui rattachent l'appendice aux organes voisins :
cæcum, iléon, mésentère, péritoine iliaque[1] ». Les malades
se plaignent de tiraillements douloureux à la fosse iliaque
droite et ailleurs. Les douleurs sont rappelées par la marche, par les exercices, elles se ravivent sous forme de
crises aiguës. De plus, l'appendicite chronique agit parfois
à distance sur l'appareil digestif; le malade se plaint de
troubles gastriques et intestinaux; il devient dyspeptique:
habituellement, c'est la constipation qui domine avec ou
sans mucosités et petites membranes, rendues dans les
selles, parfois aussi surviennent des crises diarrhéiques. Et
alors, faute d'une bonne sémiologie, on croit à une appendicite chronique consécutive à une typhlo-colite glaireuse,
tandis qu'en rétablissant les faits dans leur ordre chronologique, on voit que c'est l'appendicite chronique qui a provoqué ces troubles intestinaux qui ne ressemblent que de
loin à la vraie typhlo-colite muco-membraneuse.

L'appendicite qui est chronique d'emblée est plus rare.
C'est en pareil cas qu'on trouve, avec ou sans calculs appendiculaires, des ulcérations de la muqueuse, de petits abcès
fongueux des parois de l'appendice[2], de la sérosité purulente. Ces lésions évoluent lentement, sans fièvre, avec
tiraillements, douleurs à la fosse iliaque droite et en d'autres
régions; parfois même surviennent des exacerbations
plus vives à la façon d'une crise d'appendicite aiguë. Mais

1. Tuffier et Marchand. Les lésions appendiculaires dans les autopsies
banales. *La Presse médicale*, 10 septembre 1902.
2. Duret. *Bulletin de l'Académie de médecine*, juin 1905.

rien n'autorise à admettre que ces appendicites, d'emblée chroniques, soient plus que d'autres consécutives à des typhlo-colites.

Reste enfin une variété d'appendicite chronique qui jusqu'à ces temps derniers avait formé l'appoint le plus considérable des appendicites plus ou moins chroniques, considérées comme consécutives aux entéro-typhlo-colites. C'est la variété que j'ai ironiquement appelée *microscopique*; nous savons maintenant qu'elle est anatomiquement et cliniquement *inexistante*. Il en sera question à l'un des chapitres suivants concernant les fausses appendicites.

Traitement de l'appendicite. — Je l'ai dit lors de ma première communication à l'Académie en 1896, et je le répète avec une entière conviction : *il n'existe pas de traitement médical de l'appendicite*. Le traitement médical n'est bon qu'à nous faire perdre un temps précieux. Il est bien entendu qu'on doit soulager les malades : injections de morphine, applications de glace sur la région malade, et autres moyens calmants; mais, encore une fois, ne nous méprenons pas sur l'efficacité de ces moyens; trop souvent ils nous font admettre une détente de la maladie alors qu'ils nous en masquent les symptômes. En face d'une amélioration factice, on se laisse aller à une douce quiétude, on pense à la soi-disant typhlite, à la soi-disant colique appendiculaire, on est de bonne foi quand on annonce la guérison du malade traité avec l'opium et les purgatifs, et le malade meurt pour n'avoir pas été opéré à temps ou pour n'avoir pas été opéré du tout.

Lisez ce qu'on a écrit sur les bienfaits du traitement dit médical et vous me direz ce qu'on doit penser de pareilles contradictions. Les uns disent : gardez-vous de prescrire des lavements et des purgatifs à un malade atteint d'appendicite; rien n'est plus funeste : c'est exciter les mouvements de l'intestin, c'est favoriser le développement du mal, c'est peut-être aller au-devant des plus graves complications; donnez plutôt l'opium qui immobilise l'intestin et détermine la constipation. Les autres disent : prescrivez les purgatifs à un malade atteint d'appendicite; purgez-le, car c'est un moyen de favoriser l'antisepsie intestinale: c'est un moyen de combattre l'infection de l'intestin, cause première de tout le mal.

Toutes ces théories thérapeutiques, qu'il s'agisse de purgatifs, de belladone ou d'opium, prouvent que les anciennes doctrines concernant la pathogénie de l'appendicite planent encore sur nous, tant il est difficile de déraciner des erreurs invétérées; cela vient de ce qu'on ne s'est pas encore suffisamment affranchi des théories regrettables et erronées qui tendent à solidariser l'appendicite, la typhlite et l'entérite, comme si l'appendicite n'avait pas encore acquis ses droits à l'indépendance. Que peut faire à l'appendicite, je vous le demande, qu'on administre ou non quelques grammes d'huile de ricin ou de magnésie? Il y a là un foyer appendiculaire *absolument isolé du reste de l'intestin*, et dans lequel s'élabore à couvert la toxi-infection que vous savez; que peut lui faire qu'on administre ou non le purgatif, la belladone ou l'opium? Et dire qu'il y a encore des médecins qui se figurent qu'avec ce purgatif ils vont guérir l'appendicite; et ainsi de suite pour les autres moyens composant le traitement dit médical, dont on dénature, dont on s'exagère l'importance, toujours avec l'idée fausse et préconçue que pour agir sur l'appendicite il faut passer par l'intestin! Pour atteindre l'appendice, il faut ouvrir le ventre. C'est le seul moyen.

On ne badine pas avec l'appendicite. Malheureusement, des idées fausses sont venues obscurcir la question.

Non seulement le traitement dit médical est entaché de nullité, mais il n'a pas même le mérite d'arriver à temps. En effet, à la première alerte, à la première douleur qui nous révèle l'entrée en scène de l'appendicite, *le mal est déjà fait*, le canal est obstrué, le foyer intra-canaliculaire est formé, la toxi-infection qui s'élabore dans l'étuve appendiculaire va commencer ses ravages, et nul ne sait où ces ravages s'arrêteront : les colonies microbiennes exaltées traversent les parois de la cavité close, les vaisseaux appendiculaires se thrombosent, la gangrène est imminente, les toxines se résorbent, le poison va se répandre, et pendant ce temps-là vous discutez sur les propriétés respectives de la belladone et de l'opium!

Nous les connaissons, du reste, les résultats du traitement dit médical : il donne 30 pour 100 de mortalité, nous a dit Chauvet[1], sans compter que les malades qui n'ont pas succombé à la première attaque appendiculaire sortent de là avec un appendice adultéré, prêt aux récidives, récidives souvent mortelles à brève ou à longue échéance (Reclus[2]). Trente pour cent de mortalité! c'est-à-dire que, sur trois hommes atteints d'appendicite et traités *médicalement*, un doit mourir, ou peu s'en faut. Je ne connais rien de pareil dans les annales de nos maladies les plus meurtrières, même en remontant aux anciennes épidémies de fièvre typhoïde, de scarlatine ou de diphthérie.

Et de quoi meurent ces hommes traités *médicalement*? Voici la réponse de Chauvet : « D'habitude, les patients succombent à une péritonite suppurée généralisée, parfois à la septicémie péritonéale, parfois aussi à une infection de toute l'économie, née de fusées purulentes ou gangréneuses parties du foyer appendiculaire. » Mais alors, *puisque c'est ce foyer appendiculaire qui cause tout le mal et la mort*, ne serait-il pas plus logique de le supprimer en temps voulu et l'intervention chirurgicale précoce ne serait-elle pas mieux indiquée que la glace, le purgatif et l'opium?

Le *traitement chirurgical* précoce est le seul traitement *rationnel* de l'appendicite; il est le seul qui mette à l'abri des accidents immédiats et des accidents éloignés, il est le seul qui prévienne les rechutes et leurs conséquences. On ne dit pas, on ne publie pas tous les cas de mort survenus chez les malades atteints d'appendicite non opérés. On opère trop tard; j'en connais un grand nombre, vous en connaissez également; qui n'en connaît pas! Si nous faisions

---

1. Chauvet. *Académie de médecine*, février 1899.
2. Reclus. *Académie de médecine*, 7 février 1899.

l'addition de tous ces cas, quelle hécatombe! Vous sauriez
mieux encore ce qu'il faut penser de la valeur du traitement médical, ou de la temporisation, ce qui revient au
même. Je ne peux pas comprendre les *temporisateurs*. Comment! voilà un malade atteint d'appendicite aiguë, l'appendice est peut-être en train de se perforer ou de se gangréner, et vous temporisez! Comment! voilà un malade
dont la péritonite va peut-être se diffuser, se généraliser, et
vous temporisez; vous vous contentez de purgatifs, d'opium
et de vessies de glace! Mais, diront nos contradicteurs, nous
n'admettons l'opération que dans les cas très graves, dans
les appendicites à tendance péritonéale, alors qu'il nous est
prouvé que le traitement médical est insuffisant. Mais, leur
répondrai-je, sur quels signes, sur quels symptômes vous
basez-vous pour porter le pronostic d'une appendicite en
évolution? Pouvez-vous répondre que vous n'aurez pas
affaire à une appendicite *toxique* qui par la diffusion de ses
toxines est encore plus redoutable que les formes infectieuses? Quand une appendicite commence, nul ne sait
quelles terribles surprises peuvent surgir. La violence de la
fièvre et l'élévation de la température, je l'ai répété à
satiété, n'ont aucune signification précise : dans bien des
cas, malgré la péritonite, la température est peu élevée. Le
degré d'intensité des douleurs et des symptômes généraux
sont des guides infidèles et trompeurs quand il s'agit de
faire la part des lésions appendiculaires et péritonéales,
car souvent la péritonite appendiculaire s'installe sournoisement, sans hoquet, sans vomissements, sans élévation de
température.

J'ai cité dans mes leçons cliniques bon nombre d'observations d'appendicites où, sous des apparences de bénignité,
la gangrène, la perforation de l'appendice, la péritonite,
existaient déjà *en quarante-huit heures*. Chez le petit
garçon de ma première observation, la fièvre était insignifiante, l'appendicite s'annonçait comme devant être des
plus bénignes, et cependant en quarante heures l'appendice
était perforé et la péritonite était en pleine évolution. Chez

le jeune garçon de ma deuxième observation, l'appendicite
à ses débuts paraissait si peu inquiétante, que les parents
crurent à une simple indigestion, et cependant, en vingt-
huit heures, l'appendice était perforé et la péritonite était
diffuse. Chez la vieille dame de ma quatrième observation,
la fièvre était peu élevée, les symptômes étaient bien légers,
et, cependant, l'opération, faite vingt-huit heures après le
début, démontra l'existence d'une péritonite diffuse en
pleine évolution. On ne peut donc pas baser l'indication ou
la contre-indication de l'opération sur l'intensité ou sur
l'apparente bénignité du mal.

Qu'on veuille bien lire les chapitres concernant les complications de l'appendicite *toxique*, le foie appendiculaire à
forme toxique, le rein appendiculaire, la gastrite hémorrhagique appendiculaire, ces chapitres fourmillent d'observations relatives à des malades qui n'ont pas été opérés ou
qui ont été opérés trop tard et qui ont succombé, non pas à
l'infection, mais à l'intoxication, les agents toxiques pénétrant dans l'économie *plus vite* que les agents infectieux.

En résumé, il est impossible, dans la grande majorité des
cas, de porter le pronostic de l'appendicite en évolution ;
à plus forte raison est-il impossible de pousser les finesses
du diagnostic jusqu'à dire qu'une appendicite est *plastique,
pariétale* [1] ou autre chose. Ces classifications, à peine
bonnes en anatomie pathologique, sont absolument illu-
soires en clinique. Au point de vue clinique et en face du
traitement, *l'appendicite est une et indivisible.* Quand on a
reconnu une appendicite, on ne peut prévoir comment elle
se terminera ; on ne peut savoir si elle sera, ou non, compliquée d'accidents toxiques ou infectieux, graves ou terribles ;
nul ne peut affirmer que dès le deuxième, dès le troisième
ou le quatrième jour, l'appendice ne sera pas gangrené, perforé, et la mort imminente. Voilà pourquoi le traitement médical est illusoire et néfaste ; il a l'air de faire quelque chose ;
alors qu'il ne fait rien ; il masque les symptômes, il en-

<hr>

1. Talamon. *Société médicale des hôpitaux*, séance du 9 avril 1897.

dort la douleur, il conduit paisiblement le malade à la mort.

J'ai peine à comprendre la quiétude de certains médecins en face de tous les accidents possibles de l'appendicite : en deux jours, une péritonite diffuse peut éclater; en deux jours, une gangrène presque foudroyante peut nécroser l'appendice; en quelques jours, la graine d'infection purulente à distance peut aller germer dans le foie, dans la plèvre, en différentes régions; en quelques jours, une *intoxication* mortelle partie de l'appendice malade peut enlever le malade. En face de tous ces méfaits, comment oser temporiser!

Ne vous laissez pas égarer, je vous en prie, par des formules qui ont l'air de dire quelque chose alors qu'elles ne disent rien, ou par des statistiques qui faussent la réalité des faits. Vous allez en juger :

Depuis quelque temps, deux formules malheureuses ont la prétention de résumer le traitement chirurgical de l'appendicite. Deux camps se sont formés. A l'un de ces camps appartiennent les partisans de l'opération à froid, ceux qui, de partis pris, ne consentent à opérer que lorsque l'appendicite « s'est refroidie ». A l'autre camp appartiennent les partisans de l'opération à chaud, ceux qui opèrent l'appendicite pendant sa période aiguë et fébrile, afin de supprimer à temps les causes de danger et de mort. Le classement s'est fait de telle sorte que la note dominante actuelle tient dans ces deux formules : opérer à froid et opérer à chaud.

En proclamant qu'il vaut mieux opérer à froid, ou qu'il vaut mieux opérer à chaud (ce qui est diamétralement opposé), évidemment quelqu'un se trompe.

Les partisans de l'opération à froid publient des statistiques qui ont pour elles les apparences et rien que des apparences de succès. Les opérations à froid, nous dit-on, donnent des résultats remarquables, tandis que les opérations à chaud comptent bon nombre d'insuccès.

Expliquons-nous là-dessus. On nous vante les beaux résultats de l'opération faite à froid, et l'on dresse des statistiques dont les chiffres comparés aux résultats de l'opération faite à chaud frappent au premier abord l'imagination des médecins et du public. *Mais ce n'est là qu'un trompe-l'œil*, car ces statistiques sont en réalité mal faites, mal interprétées, elles vous induisent en erreur. Plaçons la question sur son véritable terrain et voyons ce qu'il faut penser des préceptes d'après lesquels l'opération, au cas d'appendicite aiguë « chaude », doit être différée, de parti pris, jusqu'à ce que l'appendicite soit refroidie, c'est-à-dire jusqu'à disparition complète de la phase fébrile et douloureuse, ce qui peut durer des semaines.

D'abord, les succès de l'opération faite à froid n'ont rien qui doive nous surprendre, c'est le contraire qui nous surprendrait. Opérer à froid, c'est opérer un malade déjà guéri ou presque guéri ; la phase aiguë et redoutable de l'appendicite est passée, l'économie plus ou moins infectée et intoxiquée est néanmoins sortie victorieuse de la lutte, et c'est quand la bataille est finie, c'est quand le péril est conjuré que l'opération à froid vient enlever les reliquats de la bataille. Gardons-nous d'attribuer à cette intervention tardive les honneurs de la guérison ; l'opérateur à froid éteint un foyer qui ne brûle plus ; il fait œuvre utile, néanmoins, et il sauvegarde l'avenir, mais ne donnons pas aux statistiques que comportent ces cas une importance qu'elles n'ont pas.

Elles doivent être d'autant plus modestes, ces statistiques, qu'il importerait avant tout qu'on nous fît connaître le nombre des victimes qui ont succombé à l'appendicite aiguë pendant la phase dite « chaude », avant d'avoir atteint la phase bienheureuse d'appendicite refroidie où l'on devait les opérer et les guérir.

Car enfin, en attendant ce refroidissement *qu'on leur impose*, bon nombre de malades atteints d'appendicite aiguë succombent en pleine phase « chaude » ; et le *grand reproche* que j'adresse aux statistiques auxquelles je viens de faire allusion, c'est de ne tenir compte que de l'acte opératoire, *sans faire entrer en ligne les décès qui sont survenus parce que, de parti pris on a différé l'opération.* Or, sachez que sur quarante malades atteints d'appendicite aiguë, fébrile « chaude », une dizaine en moyenne succombent, infectés et intoxiqués, dans l'attente du « refroidissement obligatoire », mais la statistique qui ne vise que l'acte opératoire, à froid, se garde bien de faire mention de ces décès qui cependant sont imputables à la doctrine dont elle émane, et en cela ladite statistique fausse tout, et ses conclusions et notre jugement et le jugement du public. J'ai été, depuis quelques années, mêlé de très près à cette question de l'appendicite, j'ai pu juger la question au point de vue médical et chirurgical, j'ai été mis au courant de bien des choses, et je déclare qu'en face des catastrophes dont j'ai été le *témoin*, ou le *confident*, je ne consentirai jamais à souscrire à l'échéance véreuse de l'appendicite refroidie.

Ceux qui glorifient les statistiques des opérations « à froid » (glorification bien imméritée) ne manquent pas de faire ressortir l'infériorité des statistiques concernant les opérations « à chaud ». Mais, ici encore, dans ces statistiques telles qu'on nous les présente, on nous met en face d'*un trompe-l'œil*, il s'agit de statistiques mal faites, mal interprétées et qui induisent en erreur. En effet, dans ces statistisques d'opération à chaud, on englobe, sans distinction, des opérations pratiquées à n'importe quel moment de la phase dite chaude. Aucune de ces statistiques ne prend la peine de nous dire si l'opération à chaud a été pratiquée le premier jour de l'appendicite, ou le second jour, ou le troisième jour, ou le quatrième jour, ou le cinquième jour, ou le sixième jour, ou le septième jour, ou même plus tard. Ces renseignements *précis* qui auraient la plus grande valeur sont habituellement passés sous silence. On ne nous dit qu'une chose, c'est que le malade a été opéré « à chaud », et l'on en tire en bloc une statistique qui est forcément erronée parce que cette statistique omet la chose capitale, savoir à quel jour l'opération a été pratiquée. *Or toute la question est là.*

Telle appendicite, qui se fût sûrement terminée par la

guérison si le malade avait été opéré à temps, peut se terminer par la mort si l'opération a été différée jusqu'au troisième jour et à plus forte raison jusqu'au quatrième, cinquième, sixième, septième jour et au delà. Si l'appendicite est opérée trop tardivement pendant la phase « chaude » alors que le malade est déjà irrémédiablement infecté et intoxiqué, on a des insuccès et l'on met indûment ces insuccès sur le compte de l'opération à chaud. Voilà pourquoi les statistiques concernant *en bloc* les insuccès des opérations à chaud sont des statistiques entachées d'erreur, elles n'ont aucune valeur et vous devez d'autant plus vous en défier que par leur apparente simplicité elles faussent votre jugement et elles trompent le public.

Par contre, si nous analysons des faits bien observés concernant des appendicites opérées à chaud à tel ou tel jour de la phase dite chaude, nous voyons que l'idéal, c'est d'opérer l'appendicite, autant que faire se peut, à une époque voisine de son début, dans les deux premiers jours, pas plus tard que quarante heures, car jusqu'à ce moment, dans la presque totalité des cas, tout le danger est encore limité au foyer appendiculaire et en enlevant ce foyer *on coupe le mal dans sa racine*.

Je sais bien qu'il n'est pas toujours aisé de pouvoir intervenir aussi rapidement, mais ce dont nous sommes responsables, nous médecins et chirurgiens, c'est d'ajourner *de parti pris* l'opération jusqu'à ce que l'appendicite « soit refroidie », car alors nous exposons le malade à la mort.

Je peux du reste donner des faits précis et *détaillés* concernant plus de 200 cas d'appendicite que j'ai vues de près, que j'ai suivies, et que j'ai fait opérer ou que j'ai contribué à faire opérer par une dizaine de chirurgiens dont les noms sont connus de tous.

Les appendicites aiguës « chaudes » même graves, qui ont été opérées ou que j'ai fait opérer dans les deux premiers jours, ont *presque toutes guéri;* nous n'avons eu à déplorer que de très rares décès. Ces rares insuccès concernent des appendicites hypertoxiques, souvent gangréneuses, à forte fièvre, à grandes douleurs, à vomissements précoces, pour lesquelles l'opération à la fin du second jour est déjà une date presque éloignée.

Jusqu'à ces temps derniers, on n'avait étudié ni l'intoxication appendiculaire, ni la *rapidité* avec laquelle marche cette *intoxication*. Quelques heures suffisent, écoutez bien ceci, pour que le mal ait fait d'irrémédiables progrès. Tel opéré qui eût guéri s'il avait été opéré avant la fin du second jour peut succomber s'il est opéré quelques heures plus tard, car alors, outre qu'il est infecté, ses organes sont devenus la proie des toxines.

Pour ce qui est des malades atteints d'appendicites aiguës, graves qui n'ont été opérés ou que je n'ai pu faire opérer que le troisième jour, pour si fréquente qu'elle soit, la guérison n'est pas constante, la toxi-infection a fait du chemin, elle est plus redoutable qu'au second jour et parmi les opérés qui guérissent, certains restent encore quelques jours en grand danger.

Quant aux appendicites aiguës, graves, opérées le quatrième jour, et à plus forte raison les jours suivants, je ne réponds de rien; on a des succès très nombreux, mais les insuccès dépendent du degré de l'infection et du degré de l'intoxication, qui ont eu le temps d'agir *avant* l'opération. Trop souvent on a opéré trop tard.

Tout ceci prouve que nous devons tous, médecins et chirurgiens, nous évertuer à faire un bon diagnostic et une bonne séméiologie. Les malades ou les parents nous racontent parfois que le début du mal date de la veille, ou de l'avant-veille, parce qu'ils font coïncider le début de la maladie avec la grande vivacité des douleurs. Or, par un examen attentif et méthodique, nous arrivons à rectifier l'erreur, nous reconstituons le syndrome appendiculaire, nous arrivons à savoir que telle appendicite qu'on nous présente comme étant au second jour est en réalité au troisième ou au quatrième; que telle autre appendicite qu'on nous présente comme étant au troisième jour est en réalité au quatrième ou au cinquième. Ces détails ont une extrême importance; tout a de l'importance dans une maladie où il suffit de vingt-quatre heures et même de douze heures, et *bien moins encore*, pour changer la face des événements.

Voilà des notions qu'il faut propager. En différentes circonstances, les voix les plus autorisées ont proclamé les mêmes idées et ont puissamment contribué à les faire accepter. Tout récemment, à l'Académie de médecine[1], mon collègue Lucas-Championnière faisait à ce sujet une interessante et concluante communication. Plus récemment encore, à la Société de chirurgie, un grand nombre de chirurgiens, MM. Legueu, Chaput, G. Marchant, Segond, Routier, Hartmann, Poirier, Villard, ont apporté des faits et ont formulé des conclusions qui contribueront je l'espère, à faire tomber dans l'oubli la pratique qui exposait les malades à la mort en retardant de parti pris l'opération jusqu'à ce que l'appendicite fût « refroidie ».

C'est à nous, médecins, de savoir prendre une décision, c'est à nous de faire passer dans les familles la conviction qui nous anime. Trop souvent on fait appeler le chirurgien après avoir longtemps hésité et après avoir épuisé le funeste bagage des moyens médicaux; il ne suffit pas seulement d'opérer, il faut opérer en temps voulu.

Je répète que pour mettre tous les atouts dans son jeu, trente-six heures me paraît être le délai maximum pour les appendicites aiguës, graves, et quarante-huit heures me paraît être le délai maximum pour les appendicites de moindre intensité. Cette formule, je crois, donne toute sécurité. Grâce à ces préceptes, on supprime le foyer appendiculaire, ce foyer toxi-infectieux au premier chef, avant que des désordres irréparables d'infection et de toxicité aient eu le temps de se produire.

Un mot encore relativement à la conduite à tenir après une attaque d'appendicite qui n'a pas été opérée.

Je ne saurais partager la placidité de quelques confrères

---

1. *Académie de médecine*, séance du 15 juillet 1902, et *Journal de médecine et de chirurgie pratiques*, 10 août 1902.

qui abandonnent toute crainte dès que leurs malades sont sortis triomphants d'une attaque d'appendicite. Trop souvent même après guérison apparente, le feu couve sous la cendre, l'appendice est là menaçant, prêt aux récidives, prêt à la perforation, prêt aux infections secondaires :

Hæret lateri lethalis arundo.

Il est donc une formule que je voudrais bien graver dans l'esprit de ceux qui pourraient être encore hésitants : on ne se repent jamais d'avoir opéré l'appendicite, on se repent souvent de ne pas avoir opéré ou d'avoir opéré trop tard. Avec un bon diagnostic et avec une opération faite en temps voulu et suivant les règles de l'art, *on ne devrait pas mourir d'appendicite*. Une telle affirmation est consolante.

Résumé. — L'évolution qui est en train de se faire relativement aux indications opératoires de l'appendicite est la conséquence naturelle des travaux qui, depuis quelques années, ont éclairé la question. De là, une nouvelle orientation.

Si nous portons, en effet, nos regards en arrière, nous voyons qu'à une époque qui n'est pas encore bien éloignée de nous, le danger de l'appendicite ne semblait résider que dans la perforation de l'appendice (la *perforite*, comme l'appelait Peter), avec la péritonite qui en était la conséquence. Aussi tout l'intérêt se concentrait alors sur la péritonite par perforation que l'on considérait comme le seul accident redoutable de l'appendicite et il suffisait, croyait-on, de surveiller l'entrée en scène de cette péritonite, pour intervenir utilement.

Mais on vit bientôt que la question de l'appendicite est autrement compliquée. D'abord, dans bien des cas, les symptômes de l'appendicite et de la péritonite sont similaires, fusionnés, subintrants, si bien qu'il n'est guère possible de dire à quel moment commence la péritonite; on ne peut donc prétendre en surveiller l'entrée en scène. De plus, il me fut possible de démontrer, pièces histologiques et bactériologiques en mains, que les agents pathogènes, dont la virulence a été exaltée en cavité close appendiculaire, migrent à travers les parois de l'appendice *non perforé* et vont ainsi provoquer des péritonites parfois terribles qui n'ont pas la brusquerie des péritonites par perforation et dont « l'entrée en scène » peut échapper au clinicien le plus sagace. On commença dès lors à se faire à cette idée, que l'opération ne doit pas viser seulement la péritonite, accident secondaire, mais qu'elle doit viser avant tout, et sans tarder, le foyer appendiculaire, accident primitif.

Puis, on étudia de plus près les infections lointaines, non plus les infections proches du péritoine, mais les terribles infections purulentes du foie (foie appendiculaire), les infections putrides si souvent mortelles de la plèvre (pleurésie appendiculaire), les infections du péricarde, du poumon, etc. La pathogénie de ces infections lointaines fut dépistée. On les surprit en flagrant délit; on vit qu'elles naissent non pas de la péritonite, mais du foyer appendiculaire. Ce qui importait donc, de plus en plus, au point de vue du succès opératoire, ce n'était pas seulement d'attaquer le péritoine, mais c'était, surtout, *d'enlever à temps* le foyer appendiculaire, origine de toutes ces infections. Pièces en main nous pûmes le démontrer.

Enfin, il nous fut permis de mettre en évidence la *toxicité* de l'appendicite et de démontrer que le foyer appendiculaire, ce foyer clos, intra-caniculaire à flore microbienne intestinale, *peut tuer par la toxine qu'il élabore, autant que par les agents infectieux dont il exalte la virulence. C'est cette toxine* qui cree les lesions précoces des reins, du foie, de l'estomac, etc., et qui entre pour une large part dans les accidents rapidements mortels de l'appendicite. Par le poison qu'elle déverse dans le sang, l'appendicite est toxémique. A cette toxémie d'origine appendiculaire, j'ai donné le nom d'*appendicémie*. Le péritoine n'a rien à y voir.

Dès lors, la péritonite était déchue de la situation prépondérante qu'elle avait occupée jadis ; elle n'était plus l'unique point de mire de l'opérateur ; elle restait, il est vrai, une des complications les plus redoutables de l'appendicite, mais elle était singulièrement devancée par l'importance primordiale et prédominante du foyer appendiculaire, *origine de l'infection et du poison*. Il devint alors évident que le danger n'est pas seulement au péritoine, il est partout, l'économie entière pouvant être intoxiquée par le foyer appendiculaire (appendicémie) pendant que la péritonite parfois circonscrite et momentanément inoffensive peut n'occuper que le second plan. Aussi l'intervention chirurgicale doit-elle viser d'une façon systématique et sans retard ce terrible foyer, *primum movens* de toute l'épopée appendiculaire.

On ne saurait trop le proclamer : se laisser hypnotiser par la péritonite et méconnaître les accidents rapidement mortels dus aux toxines appendiculaires, c'est ne voir qu'un des côtés de la question; attendre pour opérer que l'appendicite soit refroidie, c'est faire fausse route, c'est exposer le malade à la mort. Agir ainsi, c'est donner à la terrible toxi-infection appendiculaire le temps de diffuser un mal trop souvent irrémédiable. Nous en avons tous les jours de lamentables exemples.

§ 4. ENTÉRO-TYPHLO-COLITES, GLAIREUSES MEMBRANEUSES, SABLEUSES — LITHIASE INTESTINALE

Je réunis dans ce chapitre la description des entéro-typhlo-colites glaireuses, membraneuses et sableuses, parce que toutes ces entéro-typhlo-colites peuvent se traduire par les mêmes symptômes et coexister ou se succéder chez le même individu. Il n'y a donc pas lieu de scinder cette étude. Un chapitre de pathologie qui ne viserait que l'entéro-colite muco-membraneuse et qui négligerait l'entéro-colite sableuse serait un chapitre fort incomplet. L'ancienne dénomination d'entéro-colite m'a toujours paru insuffisante car elle ne vise que l'intestin grêle et le côlon; elle a l'air de délaisser le cæcum qui joue dans l'espèce un rôle fort important; c'est pour cette raison que je lui ai substitué la dénomination d'entéro-typhlo-colite qui comprend toutes les parties de l'intestin. Chaque associé, l'intestin grêle (entérite), le cæcum (typhlite), le gros intestin (colite), prend sa part à la maladie qui nous occupe; néanmoins c'est le côlon qui a la part prépondérante, tandis que l'intestin grêle a un rôle assez effacé. Avant d'entreprendre la description des entéro-typhlo-colites je crois utile d'en faire connaître quelques exemples que j'emprunte à l'une de mes leçons cliniques[1].

La première observation concerne une jeune femme de mon service, atteinte de crises abdominales très douloureuses, surtout à la région iliaque droite, un peu à la façon de l'appendicite. C'est quelques mois avant, qu'a débuté cet état intestinal caractérisé par des coliques avec émission de selles *glaireuses* et de *membranes* « semblables à des peaux ». La poussée de colite muco-membraneuse fut suivie d'entérite aiguë, et plus tard de constipation qui est restée l'état habituel de la malade. Depuis cette époque, apparaissent de temps en temps des crises intestinales fort pénibles; la crise éclate le jour ou la nuit; les douleurs sont accompagnées de tympanisme abdominal, elles durent plusieurs heures, elles se généralisent à toutes les régions du ventre; parfois, cependant, elles sont plus accentuées à la fosse iliaque droite, localisation qui rappelle un peu l'appendicite. Après examen, et pour des raisons que je développerai plus loin, j'éloignai ici l'idée de l'appendicite, et je pensai que cette femme était atteinte de typhlo-colite muco-membraneuse qui pouvait également être sableuse. Je fis donc examiner les déjections et l'hypothèse se trouva vérifiée; outre les membranes il y avait du sable en quantité.

J'ai eu à l'Hôtel-Dieu un tout jeune garçon, atteint depuis un an de vives douleurs intestinales, revenant sous forme de crises dans la région du côlon descendant. Ses

1. *Clinique médicale de l'Hôtel-Dieu*, 1897. Quatorzième leçon.

parents s'étaient aperçus que ces crises étaient suivies de l'émission de *glaires* et de *membranes* dans les déjections. Supposant que cette colite muco-membraneuse pouvait également être sableuse, je fis pratiquer l'examen des garde-robes; elles contenaient en effet une énorme quantité de sable. Plusieurs fois nous avons assisté à ces crises : les douleurs intestinales ne se généralisent pas à tout l'abdomen; elles se cantonnent surtout à la fosse iliaque gauche, dans la région du côlon descendant. Les crises durent quelques heures, une journée et au delà; elles sont parfois aussi douloureuses que les coliques néphrétiques, elles arrachent au malade des larmes et des gémissements.

En 1892, je voyais une dame âgée d'une cinquantaine d'années atteinte de douleurs abdominales qui survenaient sans cause appréciable, à époques indéterminées; elles étaient accompagnées de ballonnement du ventre, d'état nauséeux et de constipation. En 1895, ces crises douloureuses devinrent plus fréquentes et plus fortes. Pendant des heures et des jours, les douleurs se succédaient, parfois si violentes, qu'elles rappelaient par leur intensité les souffrances des coliques hépatiques; la malade réclamait avec insistance des piqûres de morphine. Souvent l'accès douloureux était accompagné de sensation de défaillance et d'anéantissement. En face de crises si pénibles, toutes les suppositions venaient à l'esprit; on pensait aux coliques hépatiques, aux attaques appendiculaires, à l'ulcère de l'estomac et du duodénum; mais on ne s'arrêtait pas longtemps à ces suppositions, car la localisation des douleurs et les symptômes concomitants ne justifiaient aucune de ces hypothèses. La douleur ne se cantonnait, en effet, en aucun lieu précis; elle semblait débuter de préférence à la région épigastrique, mais elle ne tardait pas à envahir les hypochondres, les flancs, l'hypogastre, elle remontait même jusqu'au thorax.

Sur ces entrefaites, la malade me montra un jour, après une violente crise, quelques fragments pierreux et une quantité de gros sable qu'elle avait rendu « par paquets » en allant à la garde-robe. Il n'y avait pas à douter, nous avions affaire à une lithiase intestinale, et depuis ce moment, à plusieurs reprises, j'ai constaté *de vraies débâcles de sable intestinal* chez cette dame que j'ai envoyée faire une cure à Châtel-Guyon. J'ajoute que cette malade était depuis bien des années sujette à des poussées de *colite muco-membraneuse*; les garde-robes contenaient fréquemment des matières glaireuses et des membranes. Je priai Berlioz d'analyser le sable et les fragments pierreux; le sable était formé de matières organiques associées à des sels de chaux en petite quantité; les fragments plus volumineux étaient constitués par du phosphate de chaux et par des matières organiques en plus faible proportion.

Les deux cas suivants ont été publiés par Mathieu qui a étudié tout spécialement la question des entéro-colites. L'un concerne une jeune femme de vingt-huit ans, qui fut prise, en décembre 1891, de vives douleurs à l'hypochondre droit, douleurs qui furent confondues avec des coliques hépatiques. En 1892, à la suite de crises semblables, qui furent encore rapportées à la lithiase biliaire, on trouva, dans les selles, des glaires, des fausses membranes et du sable, dont l'origine fut méconnue. Depuis cette époque, le sable n'a presque jamais cessé de se montrer, en quantité variable, et quand cette lithiase intestinale fut reconnue par Mathieu, la malade, dyspeptique et très amaigrie, éprouvait, après ses repas, du ballonnement, de la pesanteur, des tiraillements douloureux au creux épigastrique. Parfois, la douleur, qui procédait sous forme de crises, paraissait localisée à la moitié droite du côlon; la constipation était habituelle, les matières étaient dures et contenaient des *glaires*, des *membranes* et du *sable*.

Dans le deuxième cas, rapporté par Mathieu, il est question d'une femme de cinquante-deux ans, qui souffrait du ventre depuis une dizaine d'années. Chez cette malade, les selles sont formées de matières assez dures, avec *glaires* et *membranes*; on y trouve assez souvent du *sable* d'aspect plâtreux, dont la quantité est évaluée au moins à une cuillerée à soupe. Le malade accuse, au flanc et à la région iliaque gauche, une sensation de pesanteur et d'endolorissement, souvent accompagnée de douleurs vives et de crises très pénibles. Dans ces deux cas, l'analyse du sable intestinal a donné, en proportions diverses, des matières organiques et des sels de chaux[1].

Mongour a publié l'observation suivante : Une jeune femme arthritique, atteinte depuis quelques années de troubles gastro-intestinaux, fut prise brusquement, en janvier 1895, de vives douleurs abdominales, surtout au niveau des portions ascendante et descendante du côlon, avec constipation opiniâtre et selles *muco-membraneuses*. En novembre de la même année, on constata, dans les selles, une multitude de petits graviers, du volume d'un pépin d'orange ; les plus volumineux avaient les dimensions d'une noisette. Cette émission de calculs intestinaux dura trois semaines. Les concrétions, d'une coloration blanc jaunâtre, très friables, étaient composées de matières organiques, de sels de chaux et de sels de magnésie[2].

Oddo a rapporté le cas suivant : Une dame d'une cinquantaine d'années, de race goutteuse, était, depuis quarante ans, sujette à des crises intestinales fort douloureuses, survenant subitement, sans cause apparente, et se terminant par des évacuations abondantes. Bien que la malade eût remarqué depuis longtemps que ses évacuations lui donnaient parfois la sensation du passage à travers l'anus d'une grande quantité de terre, ce fait n'avait pas attiré l'attention des différents médecins qui l'avaient soignée, et c'est Oddo qui, tenant compte de ses remarques, fit examiner les garde-robes et constata une énorme quantité de sable intestinal. Chaque crise abdominale, douleurs et débâcle, dure, en moyenne, dix-huit à vingt-quatre heures ; la

1. A. Mathieu et A. Richard. Deux cas de sable intestinal et d'entérite muco-membraneuse. *Bull. et Mém. de la Société médicale des hôpitaux*, 28 mai 1896.

2. Mongour. Note sur un cas de lithiase intestinale. *Comptes rendus de la Société de biologie*, 28 février 1896, n° 7, p. 205.

crise est souvent accompagnée de vomissements, les garde-
robes sont abondantes et répétées, et la malade affirme que
la quantité de sable rendu dans le cours d'une de ces crises
pourrait remplir plusieurs vases. Ce sable, examiné par
Robert, a l'aspect de graviers, dont les plus volumineux
atteignent la dimension d'une petite lentille. Les concrétions sableuses ont une forme généralement arrondie;
elles sont composées de matières organiques stercorales,
de sels de chaux et de magnésie. Il est remarquable que,
chez cette dame, les débâcles de sable intestinal se firent,
pendant une quarantaine d'années, sans glaires, ni membranes. C'est plus tard qu'ont apparu des membranes ayant
l'aspect rubané de *l'entérocolite muco-membraneuse* [1].

Description. — Inutile de multiplier les citations, car
c'est par centaines, par milliers, qu'on pourrait citer des
cas d'entéro-typhlo-colites. Cette maladie revêt des allures
diverses que je vais esquisser dans les exemples suivants :

Il y a une forme chronique de colite qui a pour caractère
principal la *constipation* (*colite sèche*). Les douleurs sont
parfois très vives, apparaissent quelques heures après les
repas, tantôt tous les jours, tantôt de loin en loin; elles
se localisent de préférence à la région du côlon transverse et donnent la sensation d'une barre douloureuse en
haut du ventre. La constipation est si opiniâtre qu'elle peut
durer huit jours, quinze jours et au delà. Le sujet se plaint
de lourdeur de tête; pour vaincre la constipation qui l'obsède,
il fait un usage immodéré de lavements et de purgatifs les
plus variés; aux repas il choisit les aliments « les plus ra-
fraîchissants », il est morose, il a la nostalgie de la garde-
robe, il en devient hypochondriaque et neurasthénique. C'est
dans le cours de cette constipation invétérée qu'apparaissent au milieu de matières dures et marronnées des *mucosités* sanguinolentes et des *membranes* qui n'ont ici que la
valeur d'un épiphénomène.

Dans une autre variété il ne s'agit pas d'entéro-colite

1. Oddo. Sable intestinal. *Société médicale des hôp.*. 25 juin 1896, p. 539.

sèche, c'est le contraire, il s'agit d'entéro-colite avec diarrhée fréquente, parfois continuelle. Cette forme est rarement
chronique d'emblée, elle est presque toujours précédée
d'une phase aiguë ou de poussées subaiguës. Les coliques
peuvent ne pas exister et la *diarrhée* est le symptôme dominant. Cette diarrhée avec ou sans borborygmes survient
surtout après les repas, il y a plusieurs garde-robes par
vingt-quatre heures. Le caractère des déjections est variable; souvent elles sont bilieuses, jaunâtres, verdâtres
et d'une horrible fétidité. Parfois on y constate des *mucosités*
gélatineuses striées de sang et des rubans *membraniformes*.
Quand les selles contiennent des aliments ingérés depuis
peu et incomplètement digérés, on dit qu'il y a *lientérie*
(laxitas intestinorum; λειος, glissant, ἔντερον, intestin). Il y
a des périodes de rémission et d'exacerbation; mais pour
peu que la maladie se prolonge, elle entraîne un état de
dépérissement et d'amaigrissement qui n'est pas sans
préoccuper et qui fait penser à la tuberculose intestinale.

Chez les enfants, les entéro-typhlo-colites muco-membraneuses et sableuses sont loin d'être rares; j'ai vu, avec Hutinel et Valmont, une fillette de quatre ans et demi qui était
atteinte depuis longtemps de *colite muco-membraneuse*, avec
débâcles de *sable* intestinal. Ce sable, rendu en quantité
parfois considérable, fut analysé par Berlioz, qui le trouva
composé de matières organiques, de sels de chaux et de
magnésie.

L'entérite dite *folliculaire* à marche subaiguë est le type le
plus net et le mieux caractérisé de l'entéro-colite des enfants. Assez fréquentes d'un an à cinq ans, ces entéro-
colites, bien étudiées par Hutinel, durent parfois des mois et
des années; elles présentent souvent des poussées aiguës,
véritables crises d'infection intestinale, accompagnées de
symptômes alarmants et même d'érythème infectieux, de
fièvre, de vomissements alimentaires, muqueux, bilieux,
verdâtres, de selles fétides, *glaireuses*, sanguinolentes, de
douleurs abdominales, de douleurs vives, surtout au niveau
du côlon descendant, souvent aussi au niveau du cæcum.

Tel est l'ensemble des symptômes qui caractérisent ces crises de typhlo-colite. C'est dans le cas où la localisation prédomine à la région cæcale, (typhlite), que, faute d'un bon diagnostic, *on peut croire à l'existence d'une appendicite* et proposer l'opération, *alors que l'appendicite n'existe pas.*

L'évolution de l'entéro-typho-colite est variable; tantôt elle fait son apparition sous forme de crises aiguës qui se renouvellent pendant des années, tantôt elle s'installe lentement avec prédominance de diarrhée ou de constipation, avec épisodes fébriles, ou non fébriles, et avec débâcles muco-membraneuses et sableuses. La typhlo-colite peut être sableuse sans être muco-membraneuse; il est plus fréquent qu'elle soit muco-membraneuse sans être sableuse. Toutefois, cette dernière éventualité est sujette à revision, car rien ne dit que tel malade, qui avait depuis longtemps des glaires et des membranes dans ses déjections, n'ait eu, dès cette époque, du sable intestinal passé inaperçu. En effet, glaires et membranes, par leur forme, par leur coloration, tranchent facilement sur le reste des matières fécales; elles trahissent leur présence bien plus aisément que le sable et les petits graviers qui, eux, sont mélangés d'une façon plus ou moins intime aux déjections au milieu desquelles ils sont facilement méconnus.

Les douleurs des typhlo-colites n'ont pas de siège précis; suivant le cas, elles dominent au côlon transverse à la façon d'une barre douloureuse; au cæcum (rappelant un peu l'appendicite), à l'angle du côlon ascendant et du côlon transverse, à la région iliaque gauche sur le trajet du côlon descendant. Il est rare toutefois que les douleurs restent localisées à l'une de ces régions; le plus souvent elles se généralisent à une partie de l'abdomen; j'ai même vu des malades, qui, pendant leurs crises, éprouvaient des douleurs aux régions lombaires, un peu à la façon de coliques néphrétiques, et jusqu'aux régions thoracique et précordiale, un peu comme l'angine de poitrine. Ces faits avaient déjà été signalés par Potain dans sa remarquable étude sur la colite.

La crise douloureuse de l'entéro-typhlo-colite n'éclate
pas toujours brusquement; elle est souvent précédée d'une
sensation de langueur, de malaise, de fatigue et de ballonnement du ventre. Je dirai même que le tympanisme abdominal, avec ou sans éructations, est un des symptômes les
plus fréquents et les plus accusés. C'est au milieu de ces
quelques signes précurseurs qu'éclate la crise douloureuse.
Cette crise dure, suivant le cas, quelques heures ou une
journée; il est même des circonstances où elle persiste
vingt-quatre ou trente-six heures. Ces coliques intestinales,
dont l'intensité, je le répète, est quelquefois assez violente
pour arracher des gémissements au malade, sont souvent
suivies de l'expulsion de matières fécales, plus souvent
dures que diarrhéiques, auxquelles sont associées des
glaires, des membranes et du sable.

Les crises douloureuses peuvent se répéter plusieurs
jours de suite, à heure fixe, quelques heures après le repas.
Elles reparaissent plusieurs fois par mois, plusieurs fois
dans l'année. Tel individu, par exemple, aura une série de
crises qui durera quelques jours ou quelques semaines,
et en sera quitte ensuite pour longtemps; tel autre, au
contraire, aura de loin en loin une crise durant quelques
heures ou une journée, se répétant tous les mois ou plusieurs fois par mois, pendant des années, pendant quinze
et vingt ans, comme l'une de mes malades; pendant quarante ans (Oddo).

Les entéro-typhlo-colites sont souvent associées à des troubles gastriques : dilatation de l'estomac, flatulence, perte de
l'appétit; il semble même que les troubles gastriques précèdent parfois les troubles intestinaux. Le malade est enclin
à des troubles nerveux (hypochondrie, neurasthénie, mélancolie) et à des troubles réflexes bien étudiés par Potain[1].
Ces troubles réflexes sont la *dyspnée*, des symptômes *d'insuffisance tricuspidienne* passagère, des douleurs précordia-
les, analogues à *l'angine de poitrine*, des vertiges et des

1. Potain, *Clin. méd. Semaine méd.*, 31 août 1887.

tremblements, qui surviennent pendant la digestion intestinale.

Certains malades supportent sans grand dommage leur entéro-colite, ils finissent par guérir. D'autres sont plus sérieusement atteints, ils maigrissent, dépérissent et prennent l'apparence de tuberculeux.

Bien des causes ont été invoquées pour expliquer l'infection intestinale que nous venons d'étudier. Elle est héréditaire, et j'ai vu plusieurs fois l'entéro-colite dans une même famille. On a prétendu que l'entéro-colite est plus fréquente chez les gens qui ont une vie sédentaire et qui se livrent à des travaux intellectuels exagérés; je ne dis pas non. La colite muco-membraneuse est souvent associée aux lésions utérines; on a dit qu'elle tient en pareil cas à la propagation d'une infection génitale à l'intestin. Nous verrons plus loin le rôle qui peut être assigné à l'arthritisme.

Les membranes et le sable qui font partie de cette infection intestinale doivent fixer notre attention. Les *pseudomembranes* rendues avec les déjections sont fragmentées ou réunies en paquet. Elles sont blanchâtres, résistantes, épaisses, *rubanées*, si bien que les malades les prennent pour des vers intestinaux, *pour des fragments de tænia*. Ces matières rubanées peuvent avoir un centimètre de large, et dix quinze centimètres de long, elles sont muqueuses et non fibrineuses; leur constitution est toujours identique; elles sont formées de mucus, de cellules épithéliales cylindriques déformées, de sels, et exceptionnellement de cholestérine.

Le sable intestinal se présente sous différents aspects; le plus souvent c'est un sable jaunâtre ou brunâtre, mélangé aux matières dont il faut le séparer au moyen du lavage et du tamis; parfois ce n'est pas seulement du sable, ce sont de vrais graviers de la dimension d'un pépin de raisin, d'une lentille (obs. Oddo et obs. personnelle); d'un pépin d'orange et d'une petite noisette (Mongour). La composition chimique est toujours identique (Méhu, Berlioz

Richard, Robert). Le sable, les graviers, les calculs intestinaux sont invariablement formés de deux éléments qui entrent en proportion variable dans leur composition : un élément organique de nature stercorale et un élément inorganique représenté par les sels de chaux et de magnésie avec traces de silice et de chlorures. Ils ne contiennent pas de cholestérine comme les calculs et le sable biliaire Par contre, les calculs biliaires et le sable biliaire ne contiennent jamais de matière organique d'origine stercorale.

On peut dire, par conséquent, sans crainte de se tromper que tout sable, tout gravier, tout calcul, composé en proportions diverses de matières organiques d'origine stercorale et de sels de chaux et de magnésie, rentre dans le cadre de la lithiase intestinale. On pourrait néanmoins trouver des calculs mixtes, contenant à la fois de la cholestérine, des sels de chaux et des matières organiques stercorales ; mais, en pareil cas, il s'agirait de sable ou de calculs, ayant pris naissance dans la vésicule biliaire, et s'étant adjoint plus tard, dans leur migration à travers l'intestin, des matières organiques d'origine stercorale. J'ajouterai, toutefois, que cette lithiase mixte, sable ou gravier, contenant à la fois les éléments de la lithiase biliaire et les éléments de la lithiase intestinale, doit être excessivement rare ; je parlerai dans un instant d'une malade chez laquelle les crises de lithiase biliaire et intestinale se combinent ou se succèdent, et cependant calculs biliaires et graviers intestinaux analysés par Berlioz gardent leur autonomie et ne donnent jamais à l'analyse la composition mixte à laquelle je faisais allusion.

Lithiase intestinale. — Dans l'étude que nous venons de faire sur les entéro-typhlo-colites, le sable intestinal joue un rôle un peu effacé ; nous l'avons toujours vu associé à la colite muco-membraneuse. On pourrait admettre, en pareil cas, une sorte de catarrhe intestinal infectieux, sous la dépendance d'agents microbiens ; catarrhe dont l'aboutissant serait, beaucoup plus souvent qu'on ne l'avait supposé jusqu'ici, le sable intestinal et les graviers intestinaux (catarrhe lithogène). On retrouve parfois, dans les antécédents pathologiques de ces malades, la fièvre typhoïde, un catarrhe dysentériforme, des diarrhées profuses et des constipations opiniâtres. Ainsi envisagée, la production de sable intestinal ne serait autre chose qu'un épiphénomène associé à des lésions infectieuses de l'intestin. Cette manière de comprendre la question est parfaitement admissible, et je crois, pour ma part, que dans bien des cas la présence de sable intestinal fait partie de cet état particulier de l'intestin bien étudié sous les dénominations de colite chronique ou d'entéro-colite muco-membraneuse, sans autre désignation.

Mais, dans d'autres circonstances, on peut, je crois, interpréter différemment les faits, et faire de la lithiase intestinale l'une des manifestations les plus intéressantes de la *diathèse goutteuse* (Mongour, Fontet[1]). La question a été posée, et je voudrais ajouter quelques explications tendant à démontrer que parfois, la lithiase intestinale est, en effet, une gravelle *diathésique, goutteuse*, ayant son autonomie tout aussi bien que la gravelle du rein, tout aussi bien que le tophus, cette gravelle de la peau. Voici mes preuves :

Laboulbène[2] rapporte le cas d'un homme arthritique, ayant eu, comme témoins multiples de sa *diathèse goutteuse*, les hémorrhoïdes, l'asthme et les coliques néphrétiques. A l'âge de quarante ans, cet homme avait été envoyé à Vichy pour sa gravelle phosphatique du rein, et, lorsque la gravelle eut disparu des urines, survinrent des accès d'entéralgie avec sable intestinal, formé de matières organiques, de phosphates de chaux et de magnésie.

J'ai vu, avec mon élève Charrier, une dame d'origine goutteuse qui est sujette à des crises abdominales fort douloureuses, qui se terminent tantôt par l'expulsion de calculs biliaires, tantôt par l'expulsion de gros sable intestinal. Ces calculs biliaires et ce sable intestinal ont été analysés par Berlioz ; et ce qui est intéressant, c'est que chacune de ces productions diathésiques conserve sa composition auto-

1. Fontet. *Lithiase intestinale.* Thèse de Bordeaux, 1896.
2. *Académie de médecine,* 18 novembre 1875.

nome, cholestérine pour la lithiase biliaire, matières organiques stercorales et sels de chaux pour la gravelle intestinale. Le frère de cette dame a rendu plusieurs fois des
calculs du rein et a même subi l'opération de la lithotritie
pour un calcul vésical. Leurs parents sont *goutteux*, et
hémorrhoïdaires.

J'ai observé, avec mon élève Rénon, le cas suivant : Il
s'agit d'un homme de trente-trois ans dont la famille est
éminemment arthritique, le père et la mère ayant dans
leur passé pathologique la migraine, l'eczéma et la lithiase
biliaire, les grands-parents ayant été rhumatisants, obèses,
diabétiques et *goutteux*. Le malade en question est sujet à
des migraines violentes depuis l'âge de cinq ans. L'eczéma
a fait son apparition, il y a peu d'années, aux mains et à
la face; cet eczéma, fort tenace, ne cède à aucun traitement. Une crise hémorrhoïdaire étant survenue il y a trois
ans, les migraines ont complètement disparu. Au mois de
juillet dernier, le malade s'aperçut, en allant à la garde-
robe, qu'il rendait parfois des *mucosités glaireuses* semblables à de l'albumine d'œuf mal cuit. Les selles furent
examinées avec soin et on y constata la présence de gravelle intestinale, caractérisée par une quarantaine de graviers calcaires de la dimension d'un pépin de raisin. Cette
émission de *gravelle intestinale* n'était précédée ni accompagnée des douleurs abdominales, qui sont habituellement
si fréquentes chez les gens atteints de colite sableuse. Chose
essentielle à noter, le malade ne s'était jamais trouvé en
si bon état que pendant cette période de gravelle intestinale. Par contre, les migraines et l'eczéma reparurent à la
main et aux commissures labiales, six semaines après la
disparition de la gravelle intestinale.

Le Dr Roussel (de Rouen) m'a conduit une dame atteinte,
depuis vingt ans, d'accès fort douloureux de colite *muco-
membraneuse*. Elle avait en même temps remarqué qu'elle
rendait dans ses garde-robes une quantité de *sable* et de gravier dont l'origine intestinale a été démontrée à l'analyse faite
par Berlioz. La preuve qu'il s'agit bien encore, dans ce cas,

de lithiase intestinale diathésique, goutteuse, c'est que la malade a, depuis une trentaine d'années, de terribles coliques néphrétiques avec sable et gravier dans les urines. Elle a eu également, depuis dix-huit à vingt ans, plusieurs accès de goutte aiguë durant cinq et six semaines. La souche *goutteuse* héréditaire est des plus manifestes dans sa famille, car la mère de la malade a été longtemps à Vichy pour des coliques hépatiques, son père a eu des coliques néphrétiques, et la pierre dans la vessie; et son grand-père a souffert, pendant un grand nombre d'années, d'accès de goutte classique. J'ajouterai enfin que la fille de cette dame est elle-même atteinte, depuis quelques mois, de colite *muco-membraneuse*. Il n'est pas possible de trouver une diathèse et une hérédité plus complètes.

Ces observations démontrent, d'une façon indéniable, les connexions étroites qui relient les entéro-colites, la lithiase intestinale et la diathèse goutteuse; elles prouvent que goutte, lithiase du rein, lithiase biliaire et lithiase intestinale sont autant de manifestations qui peuvent survenir chez le même individu, à différentes époques de sa vie, ou qui existent dans une même famille sous forme de manifestations héréditaires. De tels exemples sont concluants; l'émission de sable et de graviers intestinaux peut concorder ou alterner avec les autres manifestations de l'arthritisme; parfois elle les remplace, et ainsi que le disais dans ma communication à l'Académie de médecine[1], je propose de faire rentrer à l'avenir la lithiase intestinale dans le cadre de la diathèse goutteuse; elle en fait partie au même titre que les lithiases du rein et du foie. Je ne dis pas, bien entendu, que toute lithiase intestinale soit de nature goutteuse. Ici comme ailleurs (lithiase du foie ou du rein), la lithiase peut être indépendante de la diathèse goutteuse. On voit des malades qui ont des coliques néphrétiques, sans qu'il soit possible de retrouver la goutte dans leurs antécédents personnels ou héréditaires, de même pour la lithiase intesti-

---

1. La lithiase intestinale et la gravelle de l'intestin. *Académie de médecine*. Séance du 9 mars 1897.

nale; tantôt elle est indépendante de la diathèse goutteuse; c'est un accident intestinal purement local, presque toujours associé à la colite muco-membraneuse; tantôt il s'agit d'une *vraie gravelle diathésique de l'intestin* avec ou sans catarrhe muco-membraneux, d'origine essentiellement goutteuse.

A ce point de vue, la composition phosphatique de la lithiase intestinale avait jeté quelques doutes dans l'esprit de Mathieu, qui se demandait si des concrétions, principalement formées de sels de chaux et de magnésie, pouvaient être considérées comme diathésiques, à l'égal des concrétions du rein, riches en urates, ou à l'égal des concrétions biliaires, riches ou cholestérine. Il me semble que la composition des graviers intestinaux, n'a qu'une importance fort secondaire dans le débat actuel, d'abord, parce que les faits cliniques sont là pour affirmer chez certains malades la nature diathésique et goutteuse de la gravelle intestinale, et, en second lieu, parce que les exemples ne sont pas rares, de gens manifestement goutteux, atteints de coliques néphrétiques et rendant des graviers du rein, uniquement formés, non pas de concrétions uratiques, mais de concrétions phosphatées. La question me paraît donc jugée : il y a une entéro-typhlo-colite et une gravelle intestinale d'origine diathésique goutteuse.

Diagnostic des entéro-typhlo-colites. — Je ne m'attarderai pas à diagnostiquer l'entéro-typhlo-colite et ses crises douloureuses de toutes les douleurs abdominales qui, de près ou de loin, peuvent la simuler; mais il est deux diagnostics qu'il faut serrer de près : le diagnostic avec la colique hépatique et le diagnostic avec l'appendicite. Bon nombre de soi-disant coliques hépatiques sans ictère ne sont autre chose que des crises d'entéro-colite; on peut s'en convaincre à la lecture des observations, où l'erreur de diagnostic a été commise. Dans les deux cas, en effet, la douleur peut avoir son maximum d'intensité dans une région qui confine à l'angle du côlon ascendant et du côlon transverse; dans les deux cas, il peut y avoir vomissement alimentaire ou bilieux. Mais les irradiations douloureuses ne se font pas dans le même sens, elles sont plutôt thoraciques et scapulaires au cas de colique hépatique; elles sont plutôt abdominales, au cas d'entéro-typhlo-colite. Le tympanisme est beaucoup plus accusé dans l'accès d'entéro-colite que dans la colique hépatique, mais, malgré tout, le vrai moyen de diagnostic consiste à examiner, de parti pris, les garde-robes et à y rechercher les membranes, le sable ou les graviers dont l'analyse chimique révélera l'origine.

Le diagnostic avec l'*appendicite* nous a longuement occupé au dernier chapitre; je n'y reviens pas. Mais ce qui va m'arrêter c'est la discussion concernant les relations qu'on a voulu voir entre les entéro-colites et l'appendicite.

L'appendicite n'est pas l'aboutissant des entéro-colites. — C'est le moment de discuter une question de pathogénie des plus importantes : les entérites, les typhlo-colites de toute nature ont-elles une influence directe sur la production de l'appendicite; en un mot, l'appendicite est-elle tributaire, ou non, des inflammations, des infections du reste de l'intestin? C'est ce que je vais examiner. Dans une communication à l'Académie de médecine, le 9 mars 1897, et dans la discussion qui a suivi, ainsi que dans mes leçons cliniques de l'Hôtel-Dieu, il est un fait que j'ai essayé de bien mettre en relief, c'est que les malades qui ont de l'entéro-typhlo-colite membraneuse ou sableuse (ils sont légion) sont si rarement atteints d'appendicite, que ceci prouve que l'appendicite n'est ni la conséquence ni l'aboutissant des entéro-colites; elle est autre chose. Bien entendu, cette règle n'est pas absolue. Ainsi Reclus[1] et d'autres auteurs ont réuni quelques observations qui prouvent qu'un même sujet peut être pris, à différentes époques, d'entérite muco-membraneuse et d'appendicite. Mais la question n'est pas de savoir si l'entéro-colite et l'appendicite peuvent, de près ou de loin, se succéder chez le même individu; la question est de savoir dans quelles proportions elles peuvent

_____

1. Reclus, Académie de médecine, 1897, 16 mars, 15 avril et juin 1906.

coexister ou se succéder; car si les gens atteints d'entéro-
colite étaient vraiment menacés d'accidents appendiculaires,
les entéro-colites, maladies réputées jusqu'ici fort bénignes,
auraient à leur actif la perspective de terribles complications. Pour résoudre cette question, dont l'intérêt pratique
est considérable, je ne me suis pas contenté de mes observations personnelles, j'ai consulté les travaux publiés sur
l'entéro-colite membraneuse et sableuse, et j'y ai recherché
dans quelle proportion l'appendicite s'y trouve signalée.

Comby a consacré un chapitre aux entéro-colites muco-
membraneuses dans le *Traité des maladies de l'enfance*;
mais il faut croire que les rapports de l'appendicite et des
entérites lui ont paru bien exceptionnels, car Comby n'y
soulève même pas la question des accidents appendiculaires, le mot « appendicite » n'y est pas prononcé. Letcheff[1]
rapporte dans sa thèse 24 observations d'entéro-colite muco-
membraneuse, et dans aucun cas il n'est fait mention
d'appendicite ou d'accidents appendiculaires.

Potain[2], dans une leçon remarquable à tous égards sur
la colite chronique muco-membraneuse, ne fait aucune
allusion aux accidents appendiculaires, et cependant il base
sa description sur une statistique fort imposante de
103 malades atteints de colite muco-membraneuse; aussi
a-t-il pu dire, lors de la discussion à l'Académie : « Je suis
tout à fait d'accord avec M. Dieulafoy pour considérer
l'appendicite, au cours de l'entéro-colite, non comme la
règle, mais comme une rarissime exception[3]. »

Bottentuit[4], publiant le résultat de ses observations,
durant une vingtaine d'années, à Plombières, a vu 460 malades atteints d'entéro-colite muco-membraneuse. Sur ces
460 malades, pas un, à sa connaissance, n'a été atteint
d'appendicite; et ils ont été revus plusieurs années de suite.

1. Letcheff. *Entérite muco-membraneuse chez les utérines*. Thèse, Paris.
1895.
2. Potain. *Semaine médicale*, 31 août 1897.
3. Potain. Académie de médecine, séance du 6 avril 1897.
4. Bottentuit. Catarrhal enteritis. *British medical Journal*, 16 avril 1892.

J'ajoute, qu'étant donnée la quantité de malades atteints d'entéro-colite qui font tous les ans la cure de Plombières, il faudrait là un chirurgien en permanence, si les entéro-colites conduisaient vraiment à l'appendicite.

Glénard a fait la déclaration suivante : « Sur les cent derniers cas que j'ai observés de colite glaireuse ou membraneuse, je n'ai pas trouvé un seul exemple de complication appendiculaire, je n'ai pas souvenir d'en avoir observé auparavant[1]. » Tanche (de Lille) m'a fait connaître les observations de trois personnes, sujettes, depuis dix ans, à des crises d'entéro-colite muco-membraneuse, « aucune des trois n'a eu la moindre atteinte d'appendicite ». Chabert (de Bagnères-de-Bigorre) m'a communiqué les observations de trente-six personnes atteintes de colite muco-membraneuse, depuis une douzaine d'années, « sans que jamais aucune ait présenté le moindre symptôme dénotant l'infection de l'appendice ».

Langenhagen[2] arrive aux conclusions suivantes : « Pour résumer le débat, je ne puis mieux faire que de reproduire les conclusions de Dieulafoy, dont les idées sont admises par Potain, Duguet, Hutinel, Glénard, Berger, Hirtz, Hudelo, etc. » L'appendicite, j'entends non pas la pseudo-appendicite (crises douloureuses à localisation iléo-cæcale), mais l'appendicite vraie, vérifiée par l'opération, ne survient que très rarement et à titre tout à fait exceptionnel dans le cours des entéro-colites. » Ewald (de Berlin) est du même avis; il n'y a pour lui aucune relation entre l'appendicite et la colite muco-membraneuse[3].

Je cite textuellement l'opinion de Pinard[4] : « Depuis plus de vingt ans j'ai pu voir et suivre un nombre considérable de femmes atteintes d'entéro-colite, de typhlo-colite membraneuse, et chez elles l'appendicite a été extraordinairement rare. Ce que j'ai vu confirme absolument ce qui a été mis en relief par mon ami Dieulafoy. Depuis plusieurs an-

1. Glénard. Académie de médecine, séance du 20 avril 1897.
2. De Langenhagen. *La Semaine médicale*, 1898, p. 1.
3. Ewald. Congrès de médecine de Paris, 1900.
4. Pinard. Académie de médecine, séance du 26 juin 1906.

nées j'ai vu, j'ai revu, j'ai suivi de près plus de 200 malades atteints des diverses formes de l'entéro-typhlo-colite; deux seulement ont été après plusieurs années atteints d'appendicite.

En réunissant les cas que je viens de citer, j'arrive à une statistique qui n'est pas à dédaigner, je pense, puisqu'elle repose sur le chiffre d'un millier d'observations; un grand nombre des malades qui composent cette statistique ont été vus plusieurs fois et à plusieurs années de distance, et c'est à peine si l'on signale quelques rarissimes cas d'appendicite; entendons-nous bien, je ne parle pas de *fausse* appendicite. Tel est le fait clinique, et pour si étrange, pour si paradoxal qu'il paraisse (car j'en suis moi-même surpris), il n'en faut pas moins l'admettre, car rien n'est plus brutal qu'un fait. Or, si l'appendicite était réellement la suite ou l'aboutissant des entéro-colites, il serait bien surprenant que, sur des séries aussi imposantes, on ne l'eût pas observée un grand nombre de fois. S'il est une maladie propice à l'entérite et aux ulcérations intestinales, c'est bien la fièvre typhoïde; les lésions typhiques ont justement une prédilection marquée pour la région iléocæcale, laquelle confine à l'appendice; or, si l'appendicite était souvent la suite des entéro-typhlites elle aurait là une une belle occasion de dévoiler sa pathogénie; eh bien, il est extrêmement rare de voir éclater une appendicite au cours de la fièvre typhoïde; on le verra quand nous étudierons la fièvre typhoïde et l'appendicite que j'ai nommée paratyphoïde. Même remarque pour l'entéro-typhlite tuberculeuse.

Après avoir démontré que les entéro-typhlo-colites ne provoquent que très rarement l'appendicite, il est intéressant de faire la contre-épreuve. Dans quelle proportion l'appendicite *dûment constatée par l'opération* est-elle précédée d'entéro-colite? En consultant ma statistique personnelle qui comprend plus de deux cents cas d'appendicites que j'ai fait opérer, je ne trouve que quatre malades ayant eu antérieurement des symptômes d'entéro-colite, j'y ai déjà fait allusion plus haut.

D'où vient donc alors que quelques auteurs aient si facilement admis que les entéro-colites peuvent conduire tout naturellement à l'appendicite? Cela vient, d'abord, des idées erronées qu'on s'était faites sur la pathogénie de l'appendicite; cela vient, ensuite, ayons la franchise de le dire, de diagnostics un peu... insuffisants qui voient l'appendicite là où il n'y en a pas, et là où il n'y a que des fausses appendicites. J'ai discuté cette question au chapitre de l'Appendicite. Nous y reviendrons au chapitre suivant.

De la discussion que je viens d'entreprendre ressort un intérêt pratique de premier ordre, et, il m'est permis, je pense, de reprendre ma phrase : « L'appendicite (non pas *la pseudo-appendicite*, mais l'appendicite vraie) ne survient qu'à titre tout à fait exceptionnel, dans le cours des entéro-colites ». La conclusion, c'est que les gens atteints d'entéro-typhlo-colite muco-membraneuse ou sableuse n'ont pas à redouter, plus que d'autres, l'éventualité parfois si terrible de l'appendicite. Leurs crises intestinales, membraneuses ou lithiasiques, pourront dominer à la région cæcale (typhlite), à la région épigastrique (côlon transverse), à la fosse iliaque gauche (côlon descendant), mais ils sauront, ou du moins leur médecin saura (A LA CONDITION QUE LE DIAGNOSTIC SOIT BIEN FAIT), qu'il s'agit là de localisations d'entéro-typhlocolite, maladie sans gravité, et non pas d'appendicite, affection redoutable au premier chef. En résumé, sachons réduire les choses à leurs vraies proportions, consignons avec soin les exceptions quand elles se présentent, mais gardons-nous de donner à ces exceptions une importance exagérée; elles ne constituent en somme qu'une minorité, et, pas plus ici qu'ailleurs, *les exceptions ne doivent faire dévier les grandes lignes de la clinique.*

Traitement des entéro-typhlocolites. — On a beaucoup écrit sur le traitement des entéro-colites; en voici les traits les plus saillants.

Régime alimentaire. — Lait, cure de lait caillé, farinages, œufs, soupes, légumes farineux en purée, peu de légumes verts, peu de pain, peu de viande, pas de vin, pas de charcuterie, pas de gibier, pas d'aliments acides, pas d'aliments gras.

Médications pour les formes diarrhéiques. — Je recommande la préparation suivante : Eau de chaux, 200 grammes; chlorhydrate de cocaïne, 2 centigrammes; chlorhydrate de morphine, 1 centigramme; à prendre quatre à cinq grandes cuillerées par jour (une par tasse de lait ou par repas). Dans certains cas, la viande crue peut être associée au régime lacté ou le remplacer. Les purgatifs salins à très petite dose, 5 grammes de sulfate de soude tous les matins, donnent de bons résultats. On a préconisé le bismuth, la craie préparée, le talc pur (Debove); les opiacés, les astringents. J'ai constaté l'efficacité de l'ipéca à petites doses; je donne tous les jours quatre ou cinq pilules contenant chacune 3 centigrammes d'ipéca et un demi-centigramme d'opium.

Médication pour les constipations opiniâtres. — Huile de ricin, 5 à 10 grammes plusieurs fois par semaine; 40 centigrammes de rhubarbe avant chaque repas; cascarine ou poudre laxative de Vichy avant de se coucher; crème de tartre, soufre et magnésie; petits lavements glycérinés huileux ou savonneux.

Bonnier a obtenu dans les entéro-colites des succès importants par la cautérisation de certaine région de la muqueuse nasale [2].

Médication pour les douleurs. — Antipyrine, pilules d'opium de 1 centigramme, cuillerées à café de sirop de codéine, petites injections de morphine, compresses échauffantes sur le ventre.

Médication locale. — Grands lavements (un litre à deux litres) d'eau à 40 degrés (Mahieu [1]). Lavements d'infusion de mauve et de guimauve; se méfier des lavements médicamenteux; porter une ceinture pour éviter l'entéroptose (Glénard).

Traitement hydrominéral. — Cures de Pougues, de Châtel-Guyon et de Plombières.

1. *Congrès de Paris*, 1900. — Boas. *Congrès de Paris*, 1900.
2. Bonnier. Entérite réflexe d'origine nasale. *Soc. de biologie*, 29 février 1908. — L'entérite et la muqueuse nasale. *Arch. de méd.*, mai 1908.

§ 5. LES FAUSSES APPENDICITES
BON NOMBRE DE GENS SIMPLEMENT ATTEINTS DE TYPHLO-COLITE GLAIREUSE, MEMBRANEUSE OU SABLEUSE, SONT INDUMENT OPÉRÉS D'APPENDICITE QU'ILS N'ONT PAS

Ce chapitre est le complément des deux chapitres précédents; il va me permettre de revenir sur les erreurs de diagnostic qui concernent l'appendicite et les typhlo-colites. Il y a là une question médico-chirurgicale du plus haut intérêt, puisqu'une erreur de diagnostic peut conduire, d'une part, à une opération inutile, et, d'autre part, à une abstention qui peut être néfaste.

Depuis des années, je m'efforce, avec preuves |à l'appui, de mettre mes confrères en garde contre certaines doctrines qui jettent le trouble dans la question, doctrines qui déclarent que l'appendicite est couramment engendrée par les typhlo-colites, et qui décorent du nom d'appendicite des appendicites qui n'en sont pas.

Je ne sais jusqu'à quel point pareilles doctrines sont responsables de ce qui se passe depuis quelque temps, mais je suis vraiment frappé de la quantité de gens qui, étant simplement atteints de typhlo-colite muco-membraneuse ou sableuse, sont indûment opérés d'appendicite. Et l'on dirait que ce nombre va toujours grandissant.

Je suis l'un des partisans les plus acharnés de l'intervention chirurgicale dans le traitement de l'appendicite. Enlever le foyer toxi-infectieux, sans tarder, avant qu'il puisse devenir mortel, c'est une règle de simple bon sens que l'expérience de tous les jours a confirmée.

Mais quand j'ai vu que cette question de l'appendicite déviait de son vrai chemin, quand j'ai constaté qu'une quantité de gens simplement atteints de typhlo-colite étaient opérés d'appendicite qu'ils n'avaient pas, quand j'ai vu les erreurs de diagnostic et les erreurs opératoires s'abriter derrière de fausses appendicites, pour lesquelles, *au mépris de la clinique, l'examen histologique se chargeait de tout absoudre*, alors j'ai pensé que mon devoir était de parler, et j'ai soulevé à l'Académie de médecine une discussion à laquelle ont pris part, avec toute leur autorité, plusieurs de nos distingués collègues et amis[1].

A titre de pièces à conviction je vais d'abord citer un certain nombre d'observations qui ont la valeur de documents irréfutables :

I. — Je suis appelé en consultation à la maison de santé de la rue Blomet, pour une jeune fille qui est tourmentée depuis deux ans par une typhlo-colite muco-membraneuse. Par moments, sans cause appréciable, surviennent des crises extrêmement douloureuses, au cours desquelles sont expulsées des selles diarrhéiques, avec mucosités et abondantes membranes. Lors des dernières crises, la douleur a été prédominante à la fosse iliaque droite, et le diagnostic d'appendicite a été posé par un de nos confrères et par un chirurgien des hôpitaux.

En conséquence, on a proposé l'opération, et cette perspective n'a pas déplu à la patiente, qui espère obtenir de la chirurgie une guérison que la médecine ne lui a pas encore donnée. A mon tour, j'examine la malade, qui vient d'avoir récemment une crise violente. Le ventre est souple et les parois sont flasques. A la pression, les douleurs sont vives au côlon transverse et à l'angle du côlon ascendant, mais elles sont encore plus vives à la fosse iliaque droite. Toutefois, cette prédominance des douleurs à la fosse iliaque droite ne me parut pas suffisante, il s'en faut, pour m'engager à admettre l'appendicite. Je ne suis pas de ceux qui croient que l'appendicite est la suite fréquente des entérocolites. Une longue expérience m'a prouvé que la prédominance des douleurs à la fosse iliaque droite, au cours d'une crise de tiphlo-colite muco-membraneuse, est pour ainsi dire toujours imputable à la typhlite et non pas à l'appendicite. Pour faire une appendicite, il faut un tout autre tableau clinique qui n'existait pas chez la malade que je venais

1. A cette discussion de mai et juin 1906 ont pris part : MM. Lancereaux, Cornil Reclus, Le Dentu, Richelot, Revnier, Pinard et Duret.

d'examiner. Aussi, chez cette jeune fille, je portai le diagnostic de typhlo-colite muco-membraneuse avec typhlite prédominante; je rejetai le diagnostic d'appendicite et, par conséquent, je rejetai également l'opération.

Mais nos confrères étaient d'un avis tout opposé; pour eux, l'appendicite ne faisait aucun doute et l'opération fut décidée. L'opérateur m'offrit de faire venir un de mes élèves qui recueillerait l'appendice après ablation. L'opération fut faite et l'appendice me fut apporté à l'Hôtel-Dieu où je l'examinai avec un de mes chefs de laboratoire, M. Jolly. Cet appendice était *absolument sain*, le canal appendiculaire et les parois étaient indemnes. L'examen histologique fait par M. Jolly démontra qu'il n'y avait aucune lésion. En résumé, la malade avait, depuis deux ans, des crises plus ou moins violentes de typhlo-colite muco-membraneuse avec prédominance de typhlite et, comme tant d'autres, elle a été opérée pour une appendicite *qu'elle n'avait pas*.

II. — Il y a quelques années, j'ai été appelé, avenue Bosquet, par un homme jeune qui se plaignait depuis longtemps de typhlo-colite muco-membraneuse. Par moments survenaient des crises très douloureuses, avec débâcle de glaires et de membranes. Au moment où j'examine l'abdomen, j'aperçois à la fosse iliaque droite une cicatrice caractéristique. Je dis aussitôt au malade: « Vous avez été opéré d'appendicite? — Oui, me répond-il, d'une appendicite que je n'avais pas; on m'a ouvert le ventre par erreur, et les crises d'entéro-colite ont continué après comme avant, sans aucune modification. »

III. — Le 15 octobre 1905, je vois une dame habitant le département de Seine-et-Oise. Elle me décrit tous les symptômes d'une typhlo-colite muco-membraneuse qui dure depuis plusieurs années et, actuellement, elle est encore sous le coup d'une crise récente. J'examine la malade, et je constate à la fosse iliaque droite une cicatrice sur laquelle il n'était pas possible de se méprendre : « Mais, dis-je à cette dame, vous avez été opérée d'appendicite ? — Oui, me dit-elle, j'ai été opérée d'une appendicite que je n'avais pas, et je continue à être tout aussi malade qu'avant l'opération : « j'ai les mêmes douleurs, dans les mêmes endroits du ventre, je rends les mêmes glaires et les mêmes peaux. » C'était pour moi une bonne occasion d'examiner un cæcum douloureux, alors que l'appendice avait été enlevé dix mois auparavant : je constatai à la fosse iliaque droite une douleur de typhlite comparable à la douleur de bon nombre d'appendicites, et je m'expliquai l'erreur de ceux qui, faisant abstraction des autres éléments de diagnostic, *confondent la typhlite avec l'appendicite* et font ouvrir le ventre de leur malade pour une appendicite qui n'existe pas.

IV, V et VI. — *Observations* Thiroloix. — Mme C... a, depuis l'âge de dix-sept ans, une typhlo-colite muco-membraneuse et sableuse. En avril 1900, survient une crise violente. Contre l'opinion de M. Thiroloix, un chirurgien porte le diagnostic d'appendicite et pratique l'opération. Or, il n'y avait pas d'appendicite : *l'appendice examiné fut trouvé sain.* Il s'agissait de typhlo-colite muco-membraneuse qui continua, du reste, après comme avant l'opération.

Un homme d'une quarantaine d'années est atteint de typhlo-colite muco-membraneuse depuis 1892. Les douleurs sont surtout accentuées à la fosse iliaque droite ; les garde-robes contiennent des membranes et des mucosités. Plusieurs médecins ont fait le diagnostic d'appendicite. Tel n'est pas l'avis de M. Thiroloix, qui maintient le diagnostic de typhlo-colite muco-membraneuse sans appendicite. Le malade demande alors l'avis de chirurgiens, qui affirment l'existence de l'appendicite, et l'opération est pratiquée le 1ᵉʳ mai 1900. Or, on constate que *l'appendice est absolument sain.*

En 1896, M. Thiroloix voit un monsieur atteint de typhlo-colite muco-membraneuse. Les crises durent plusieurs semaines ; la fièvre est constante. Dans l'intervalle des crises, le ventre reste sensible et le palper dénote une dilatation du cæcum. Fatigué de la répétition de ses crises, et convaincu qu'il a une appendicite, M. D... demande à être opéré. L'opération est pratiquée en janvier 1898 ; mais il ne s'agissait nullement d'appendicite, *l'appendice était normal.*

VII. — *Observation* Divaris. — Le 7 août 1902, notre confrère voit un jeune homme de vingt-six ans chez lequel il fait le diagnostic de typhlo-colite muco-membraneuse; il écarte le diagnostic d'appendicite et il s'oppose par conséquent à toute intervention chirurgicale. D'autres confrères admettent l'appendicite et conseillent l'opération. Le malade est opéré le 12 mai 1904. On trouve l'appendice *absolument sain*.

VIII. *Observation* Quiserne. — Il s'agit d'une dame qui a eu déjà de nombreuses crises de typhlo-colite muco-membraneuse. En mai 1905 éclate une crise violente avec douleur prédominante à la fosse iliaque droite. Un médecin croit à une complication d'appendicite et fait opérer la malade le 29 juin. L'appendice est *absolument sain*. Ici encore, la typhlite a été prise à tort pour une appendicite.

IX. — Un de nos confrères, ancien interne des hôpitaux, m'a communiqué sa propre observation que voici : Depuis bien des années, il était sujet à des crises de constipation suivies de débâcles. Les douleurs étaient surtout vives à gauche sur le trajet du côlon descendant; plus tard, elles suivirent le trajet du côlon transverse et en 1903, elles furent dominantes à la fosse iliaque droite, au niveau du cæcum. Le diagnostic de typhlo-colite avait été posé. En avril et mai, survinrent de nouvelles crises avec vomissements, fièvre à 58°,5 et douleurs vives à la fosse iliaque droite. Cette fois, un médecin et, deux chirurgiens firent le diagnostic d'appendicite. L'opération fut pratiquée le 4 juillet 1904. *L'appendice était sain.* L'examen histologique fut fait par un chef de laboratoire des hôpitaux, et les coupes de cet appendice *sont montrées depuis lors comme type d'appendice normal.* L'opération n'a du reste nullement modifié le retour des crises douloureuses.

X et XI. — *Observations* P. Vergely (de Bordeaux). — Il s'agit de deux malades atteints de typho-colite et opérés d'appendicite *qu'ils n'avaient pas.* C'est Vergely qui a fait lui-même l'examen macroscopique et microscopique de ces appendices, et, dans la lettre qu'il m'a écrite à ce sujet, il associe son

opinion à la mienne, affirmant comme moi que l'appendicite n'est que très rarement associée aux typhlo-colites.

XII. — J'ai vu, le 1ᵉʳ juin 1906, un monsieur qui habite
Amiens et qui est atteint depuis plusieurs années de typhlo-
colite muco-membraneuse classique avec prédominance de
typhlite; on lui a fait le diagnostic d'appendicite et on l'a
opéré d'une appendicite qu'il n'avait pas. « La preuve que je
ne l'avais pas, dit-il, c'est que je continue à avoir les mêmes
douleurs dans le même endroit, et les crises douloureuses
sont suivies des mêmes débâcles avec glaires. » Je l'examine :
le cæcum était distendu, très douloureux et je constate sur
le ventre la *balafre* caractéristique; il avait été indûment
opéré d'appendicite.

XIII et XIV. — *Observations* Regnault. — Chez une jeune
femme atteinte de typhlo-colite muco-membraneuse on
diagnostique une appendicite; on fait l'opération et l'appendice est trouvé *sain*. Pendant trois ans, les crises continuèrent
comme par le passé et disparurent après plusieurs saisons
à Luxeuil. Une autre jeune femme fut opérée dans les mêmes
conditions pour une appendicite qu'elle n'avait pas ; l'appendice était *sain* et les crises de typhlo-colite muco-membraneuse continuèrent après comme avant l'opération.

XV. — Un de nos collègues, qui occupe une place élevée
dans l'enseignement, fut pris au commencement du mois
de mars de typhlo-colite muco-membraneuse avec prédominance de typhlite. Un chirurgien porta le diagnostic d'appendicite et fut d'avis d'opérer. L'idée d'appendicite devint pour
le malade une obsession. L'opération fut faite à la fin du
mois de mars, et notre confrères, comme tous les malades
qui composent cette statistique, n'avait pas d'appendicite ;
son appendice fut trouvé *absolument sain*.

XVI. — Le 7 juillet 1906, un monsieur habitant la province
vient me trouver pour me demander un traitement contre
sa typhlo-colite muco-membraneuse. Je l'examine et je
trouve sur le ventre une cicatrice avec quelques points de
suppuration. « J'ai été opéré, me dit-il, pour une appendicite *que je n'avais pas* : mon chirurgien s'est trompé et il

m'a avoué son erreur. Je ne lui en veux pas, car il était aussi contrarié que moi. » J'envoyai ce balafré chez M. Legueu afin de supprimer les causes de la suppuration de la plaie.

XVII. — J'ai vu, le 6 juin 1906, une jeune femme, de condition moyenne, qui venait me demander conseil. Elle a, depuis des années, des crises de typhlo-colite muco-membraneuse et, dans certaines crises les douleurs s'exaspèrent à la fosse iliaque droite. Elle est entrée dans un service de chirurgie que je n'ai pas besoin de nommer ; on a fait le diagnostic d'appendicite, et on l'a opérée, le 19 octobre 1905, d'une appendicite qu'elle n'avait pas. Sept semaines après l'opération, les crises de typhlo-colite muco-membraneuse ont reparu. Quand ces malades vous racontent leur histoire, on entend toujours le même refrain : « Je vois bien, monsieur, que je n'avais pas l'appendicite, car ça n'a servi à rien de m'opérer, j'ai les mêmes crises douloureuses dans les mêmes endroits ». Et la pauvre femme ajoutait : « Depuis l'opération, mon ventre n'a plus la même résistance ; il me semble que mes organes vont tomber ».

XVIII. — On fait passer un jour dans mon service, à l'Hôtel-Dieu, un malade qu'on avait opéré d'une soi-disant appendicite, alors qu'il n'avait qu'une typhlo-colite muco-membraneuse. Le chirurgien avait eu la délicatesse de m'envoyer le malade et son appendice. *L'appendice était sain* ; quant au malade, sa crise de typhlo-colite muco-membraneuse suivit son cours, après comme avant l'opération.

Discussion. — Toutes les erreurs de diagnostic que je viens de signaler sont pour ainsi dire calquées les unes sur les autres ; on peut les résumer de la façon suivante : il y a des malades atteints de typhlo-colite muco-membraneuse ou sableuse, chez lesquels la typhlite est dominante. En pareil cas, la douleur s'accuse plus vivement à la fosse iliaque droite. Alors, à force d'entendre dire et répéter que l'appendice est la suite fréquente des entéro-colites, on se laisse aller à un *diagnostic de tendance*, on méconnaît la typhlite, et l'on opère une appendicite qui n'existe pas. Pareilles erreurs de diagnostic, doublées d'erreurs opératoires, se sont multipliées ces dernières années d'une façon invraisemblable, surtout depuis que de différents côtés on a pris l'habitude *de confier*, *après coup*, *à l'examen histologique*, le diagnostic de certaines soi-disant appendicites. Je m'explique :

Vous êtes mandé par un malade qui a une forte crise d'entéro-colite muco-membraneuse ; il sait que son état ne présente aucune gravité, mais il souffre beaucoup et il vous demande aide et assistance. Vous palpez méthodiquement le ventre, que vous trouvez très sensible, notamment sur le trajet des côlons, et quand vous arrivez à l'examen de la fosse iliaque droite, le patient se récrie, car votre pression détermine en cette région une douleur plus vive que partout ailleurs. Alors, si vous êtes imbu des doctrines regrettables qui proclament que l'appendicite « succède couramment » à l'entéro-colite, vous tombez dans le diagnostic de tendance que je signalais il y a un instant, vous méconnaissez la typhlite, vous déclarez à votre malade qu'il a une complication d'appendicite, vous parlez d'opération, et vous demandez une consultation chirurgicale. Grand émoi chez le malade et dans la famille. Cependant l'opération est décidée. Suivant que le chirurgien est ou n'est pas temporisateur, l'opération est faite, un peu plus tôt, un peu plus tard, mais à l'ouverture du ventre, votre diagnostic reçoit un démenti formel : *l'appendice est complètement sain*, la typhlite a été prise à tort pour une appendicite et votre client n'aurait pas dû être opéré. Comment arranger tout cela avec le malade et avec la famille ?....

Attendez ! Le dernier mot n'est pas encore dit. C'est ici qu'intervient le microscope, et nous allons voir surgir une nouvelle variété d'appendicite, appendicite inexistante, que j'ai appelée ironiquement *appendicite microscopique*, et qui va sauver le diagnostic et la situation.

Si vous voulez la connaître, cette appendicite microscopique, vous n'avez qu'à consulter certaines thèses de notre Faculté, dans lesquelles sont publiées des observations où l'examen histologique de l'appendice a la *prétention injustifiée de se substituer à tout autre diagnostic*. C'est à croire que la clinique impuissante passe la main à l'histologie, pour savoir, *après opération faite*, s'il y avait ou non appendicite. Quand on lit ces observations, on voit que l'appendice enlevé présente tous les attributs d'un appendice sain, trop sain même, au gré de celui qui a fait le diagnostic ; aussi fait-on intervenir l'examen histologique, qui révèle des choses sur lesquelles il est indispensable de s'expliquer.

Travées scléreuses, hypertrophie des follicules clos, et folliculite hémorrhagique, telles sont les principales trouvailles que dans bien des cas on décore du nom d'appendicite dans le diagnostic *post-opératoire* qui est confié au microscope. Or, ces trouvailles histologiques n'ont nullement la signification qu'on voudrait leur donner. Pour s'en convaincre, il suffit de lire l'important travail de M. Letulle, si compétent en pareille matière[1]. Qu'on prenne au hasard des appendices d'adultes, et il est rare qu'on ne trouve pas dans ces appendices, ou du tissu de sclérose en évolution, ou un épaississement des follicules lymphatiques, en particulier dans le segment inférieur de l'organe. Il s'agit là de modifications presque banales que subit le tissu de l'appendice, et il faut en finir avec la légende qui nous donne ces altérations comme autant d'appendicites consécutives aux entéro-colites. Sous le nom de *folliculite*, l'hypertrophie vulgaire des follicules clos de l'appendice avait acquis une importance qui a trop duré. J'ai souvent entendu la phrase suivante : « Tel malade qui a été opéré avait-il bien une appendicite ? Pas précisément, mais il avait une folliculite. » Faute d'appendicite on se contente de folliculite. Nous savons maintenant ce que cela veut dire ; cette variété de folliculite usurpatrice doit rentrer dans l'oubli.

Dans une communication récente (10 juillet 1906) à la Société de Médecine berlinoise[2], au sujet de l'appendicite,

---

1. Letulle. L'appendice vermiforme de l'homme. *Comptes rendus de la Société de Biologie*, n° 18, 1906.

2. Orth. *Société de médecine berlinoise*, 10 juillet 1906. Communication reproduite dans la *Presse médicale*, 22 septembre 1906.

Orth reprend, lui aussi, cette question de la folliculite, et
voici son opinion : Il est toujours difficile de dire, en présence d'une coupe d'appendice, si les follicules lymphatiques ont subi une augmentation pathologique, ou si l'on
se trouve seulement en présence d'un appendice normal
particulièrement riche en follicules lymphatiques ; et Orth
a constaté que 9 à 10 pour 100 des appendices examinés
par lui, et qui avaient été extirpés avec le diagnostic clinique d'appendicite, présentaient un aspect macroscopique
et microscopique *absolument normal*. Les choses se passent
donc à Berlin comme à Paris, et j'espère bien qu'à l'avenir,
en face d'un appendice sain, opéré par erreur, on ne viendra plus s'abriter derrière une banale hypertrophie des
follicules pour dire que l'opéré était atteint d'appendicite.

Ce n'est pas fini. Il est encore une lésion que les examens
histologiques nous avaient donnée comme partie intégrante
des soi-disant appendicites consécutives aux entéro-colites
muco-membraneuses ; je veux parler de la *folliculite hémo-
rhagique*.

Eh bien, cette interprétation est encore une erreur ; les
hémorrhagies folliculaires considérées comme lésion d'appendicite sont tout simplement fabriquées par le chirurgien,
elles sont le résultat du traumatisme opératoire. Voici ce que
M. Letulle dit à ce sujet : « Je n'ai jamais trouvé la folliculite hémorrhagique ailleurs que sur des appendices opérés.
La ligature violente subie par l'organe avant son ablation explique fort bien, à mon avis, les suffusions sanguines circonscrites ou diffuses dans le tissu réticulé du follicule. »

Il est bien entendu que nous ne faisons pas allusion ici
aux hémorrhagies qui accompagnent parfois les lésions
grossières et inflammatoires des appendicites vraies. Nous
n'avons en vue que les hémorrhagies folliculaires qu'on
trouve dans des appendices *sains, opérés*, et qui sont considérées bien à tort comme des lésions d'appendicite par
ceux qui patronnent la soi-disant appendicite microscopique que je démolis en ce moment.

La figure ci-dessous (Letulle) ne laisse aucun doute. Elle représente l'hémorrhagie traumatique des parois d'un appendice sain opéré. La coupe passe par un follicule sous-muqueux :

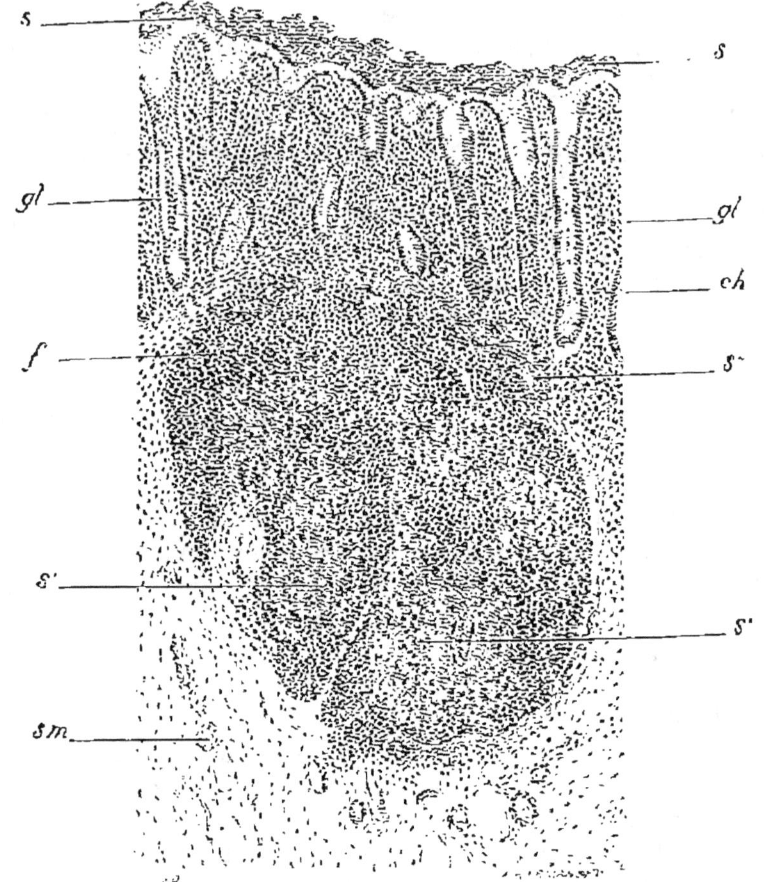

sm, sous-muqueuse exempte de toute lésion inflammatoire aiguë, pas de diapédèse, pas de lymphangite; — *gl*, tubes glandulaires de la muqueuse normale; — *ch*, chorion de la muqueuse sans lésions inflammatoires; — *f*, follicule sous-muqueux dont le tissu est dissocié par un épanchement hémorrhagique *s'*, *s'*, uniquement composé de globules rouges (apoplexie folliculaire). En haut et à droite *s''*, l'hémorrhagie a dépassé les limites de la capsule folliculaire; — *s*, globules rouges épanchés dans la cavité de l'appendicite à la surface de la muqueuse normale.

La figure ci-dessous, également due à M. Letulle, représente une coupe longitudinale du méso-appendice au-dessus de la ligature faite par le chirurgien. Les tissus sont sains, sans aucune trace d'appendicite; c'est la ligature chirurgicale qui a provoqué les foyers hémorrhagiques.

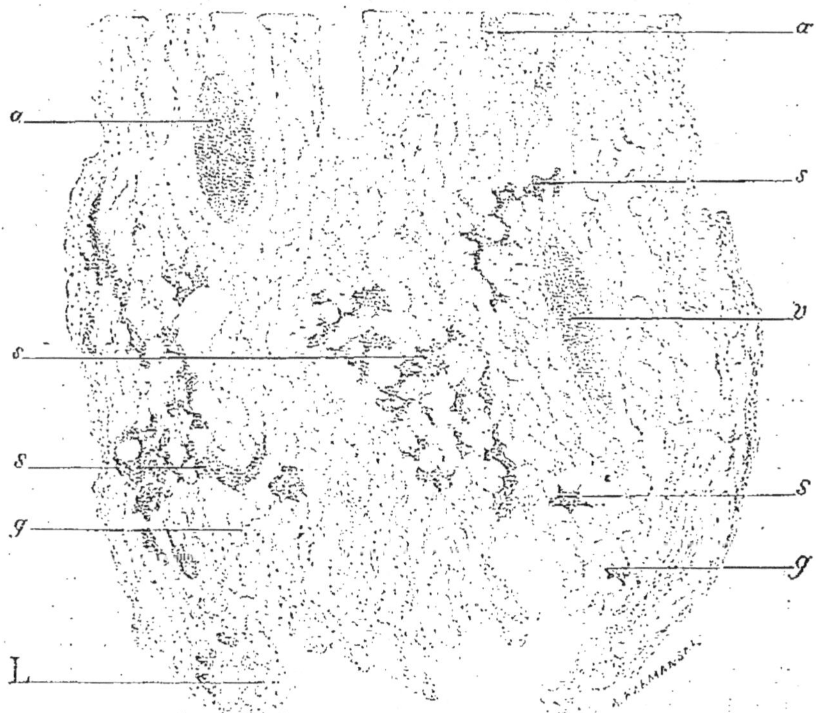

L, limite de la ligature chirurgicale; — a', a', artères distendues par le sang; — v, veine gorgée de sang; — g, g, cellules adipeuses et tissu conjonctif lâche de l'épiploon exempts de toute lésion inflammatoire; —s, s, s, foyers hémorrhagiques entre les mailles du tissu cellulo-adipeux de l'épiploon.

Donc, nous savons maintenant que les foyers hémorrhagiques folliculaires et extra-folliculaires que M. Letulle a si bien mis en valeur, dans des appendices sains, opérés, sont le résultat, non pas d'une appendicite, mais d'une manœuvre opératoire. Dans une des séances de la Société de Médecine berlinoise (19 juillet 1906), Heubner, ayant étudié la question au point de vue expérimental, arrive aux mêmes conclusions[1].

Alors que reste-t-il de la soi-disant appendicite qui trouvait un refuge dans l'examen microscopique? Rien; anatomiquement elle ne compte pas, cliniquement elle est inexistante, et c'est elle cependant qu'on range dans le cadre des appendicites chroniques, c'est elle, enfin, qui a fourni le plus gros appoint à la théorie qui proclame que l'appendicite est « couramment » la conséquence des entérocolites.

Mais si cette variété d'appendicite est inexistante, je demande aux opérateurs qui la patronnent de vouloir bien me dire d'après quels symptômes ils en font le diagnostic. Un malade est atteint de typhlo-colite muco-membraneuse, quelles sont, je vous prie, les indications cliniques qui autorisent à opérer ce malade? Je n'insiste pas. Nous nous expliquons maintenant les nombreuses erreurs opératoires qui ont été commises. A l'Académie de médecine, Richelot s'est rangé à mon opinion dans les termes que voici : « Comment ne pas dire, avec Dieulafoy, que des lésions microscopiques banales peuvent se rencontrer dans les appendices les plus innocents, et que leur constatation après coup, sur un appendice indûment enlevé, est pour le chirurgien une mauvaise excuse? »

Du reste, une bonne et saine clinique aurait dû suffire à démontrer qu'on s'était engagé dans une mauvaise voie en opérant tant de gens atteints d'entéro-colite sous prétexte qu'ils avaient une complication d'appendicite; il suffisait de voir ce qui se passe après les opérations. On aurait facilement constaté que les opérations ne remédient à rien et ne

1. Heubner. *Société de médecine berlinoise*, 10 juillet 1906. Communication reproduite dans *la Presse médicale*, 22 septembre 1906.

modifient rien. A part quelques neurasthéniques qui se déclarent soulagés, la typhlo-colite muco-membraneuse suit son cours après comme avant l'ablation de l'appendice. J'ai fait à ce sujet une enquête qui ne laisse aucun doute dans mon esprit. Presque tous les malades indûment opérés dont j'ai rapporté plus haut les observations ont continué à avoir les mêmes crises douloureuses, avec glaires et membranes. Certains malades que l'on proclame comme guéris au moment où l'on publie leur observation sont repris quelques semaines ou quelques mois plus tard de crises semblables à celles qui existaient avant leur opération. Ainsi Wagon[1] cite l'observation d'un enfant classé comme guéri de son entéro-colite muco-membraneuse après ablation de l'appendice; mais Esmonet a soigné ce même petit malade à Châtel-Guyon pour des crises absolument semblables à celles qui avaient précédé l'opération. Apert a vu, à l'hôpital Tenon, une femme atteinte d'entéro-colite glaireuse, très douloureuse, qu'on avait opérée d'une appendicite qu'elle n'avait pas; après ablation de l'appendice, les crises ont reparu avec le même cortège de symptômes et de douleurs. Deléage a soigné à Vichy une dame dont les crises de typhlo-colite muco-membraneuse n'avaient nullement été améliorées par l'ablation de l'appendice. Esmonet a vu à Châtel-Guyon une jeune fille à qui l'on avait fait l'ablation de l'appendice, sous prétexte de complication d'appendicite, alors qu'elle n'avait qu'une typhlo-colite muco-membraneuse; les crises ont continué, après comme avant l'opération. Chez deux malades soignés à Châtel-Guyon par Conchon[2], l'appendicectomie, pratiquée parce qu'on avait cru, à tort, à une complication d'appendicite, n'a nullement modifié les crises d'entéro-colite.

Ces dernières années, M. Bottentuit a réuni à Plombières vingt-huit observations concernant des malades atteints

1. Wagon. *Appendicite chronique d'emblée.* Thèse, Paris, 1901.
2. Ehrhann. *Rapports de l'appendicite avec l'entéro-colite muco-membraneuse.* Paris, 1905.

depuis plus ou moins longtemps de typhlo-colite muco-membraneuse ou sableuse, et opérés pour appendicite *qu'ils n'avaient pas.* J'ai entre les mains les observations détaillées de ces malades; à peu de chose près, elles se ressemblent toutes ; on y voit que l'ablation de l'appendice, pratiquée par erreur, n'a nullement modifié les caractères des crises douloureuses, qui ont persisté après comme avant l'opération, avec rejet de mucosités et de membranes, et les patients sont venus à Plombières demander à la cure thermale d'améliorer leur situation.

Voilà donc une quantité de gens (et ils sont légion) qui rentrent dans la même catégorie. Ils ont une typhlo-colite muco-membraneuse, ou sableuse, on croit à tort à une appendicite ou à une complication d'appendicite, on les opère, mais la typhlo-colite persiste comme par le passé, et ils n'ont gagné à l'opération que d'avoir une balafre sur le ventre. Je les ai surnommés « *les balafrés* ». Ils font partie de la même famille pathologique, et sur leur ventre est inscrite en caractères indélébiles l'erreur de diagnostic : balafrés de Plombières et de Châtel-Guyon !

Les erreurs de diagnostic concernant les fausses appendicites peuvent retentir d'une façon fâcheuse sur la vie de bien des gens atteints de typhlo-colite muco-membraneuse ; on leur parle à tort d'appendicite, et on leur fait entrevoir l'opération ; dès lors, ils deviennent tristes, neurasthéniques ; ils n'osent plus se mettre en voyage, ils sont méticuleux sur le choix de leurs aliments, ils maigrissent, ils surveillent continuellement leur fosse iliaque droite, la constipation les effraye ; ils passent par toutes les alternatives : tantôt ils désirent l'opération, tantôt ils la redoutent ; leur existence est empoisonnée. Certains même finissent par aller trouver le chirurgien : « J'aime mieux en finir, disent-ils, débarrassez-moi de mon obsession et enlevez-moi mon appendice. On les débarrasse en effet de leur obsession et de leur appendice, mais ils continuent à éprouver les mêmes crises, les mêmes douleurs, et ils comprennent qu'on avait à tort diagnostiqué une appendicite.

Si je parle ainsi, c'est que j'ai pu étudier de près cette question qui m'occupe depuis bien des années. Que de fois il m'est arrivé d'arrêter net l'intervention chirurgicale chez des personnes qu'on allait opérer ! On devait les opérer dès le lendemain, ou dans la huitaine. Les années se sont écoulées et le temps a prouvé que mon diagnostic n'était pas erroné.

En résumé, de par la clinique, et de par les récentes acquisitions histologiques, nous savons maintenant que bon nombre de gens simplement atteints de typhlo-colite sont indûment opérés d'appendicite[1]. Il faut donc faire un bon diagnostic afin de ne pas s'exposer à pareilles erreurs de diagnostic, je l'ai longuement étudié au chapitre de l'appendicite. Une croyance dont il faut se débarrasser, c'est la croyance que l'appendicite « succède couramment » aux typhlo-colites; j'ai discuté cette question en détail dans le dernier chapitre consacré aux typhlo-colites muco-membraneuses.

La clinique nous apprend que dans les entéro-typhlocolites muco-membraneuses ou sableuses, à typhlite prépondérante, *c'est à la typhlite* qu'il faut rapporter les symptômes qui prédominent à la fosse iliaque, et non pas à l'appendicite. Les cas observés et les examens anatomiques de tant d'appendices indûment opérés confirment ce jugement. Si par hasard survient un jour une appendicite subintrante, une vraie appendicite, le diagnostic de cette complication pourra présenter, j'en conviens, quelques difficultés, mais ces difficultés ne sont pas insurmontables; dans ce cas l'opération s'impose, et sans tarder on fait appel au chirurgien.

---

1. M. Achard me disait dernièrement qu'un chirurgien des hôpitaux lui avait demandé de faire l'examen histologique des appendices qu'il enlevait; M. Achard a fait ces examens histologiques, et il lui est assez souvent arrivé, me disait-il, de trouver des appendices absolument sains.

M. Hartmann a signalé, dans un article, les erreurs de diagnostic relatives à l'appendicite et à l'entéro-colite (*Revue gén. des sciences*, 1905, p. 1000).

§ 6. TUBERCULOSE INTESTINALE — ENTÉRITE TUBERCULEUSE

Étiologie. — La tuberculose intestinale peut être la première localisation de l'infection tuberculeuse; mais, habituellement, l'entérite tuberculeuse est devancée par la tuberculose pulmonaire, surtout par la phthisie pulmonaire chronique. Dans quelques cas, la tuberculose intestinale est le résultat d'une auto-infection, le bacille pénétrant dans les voies digestives avec des crachats avalés. Dans d'autres circonstances le bacille pénètre dans les voies digestives avec le lait de vaches tuberculeuses[1]. A côté de ces infections qui se font par la surface de la muqueuse intestinale, signalons les infections qui se font par la profondeur des tissus, le bacille étant transporté par les vaisseaux lymphatiques et par les vaisseaux sanguins, surtout au cas de granulose. D'après Tchistovitch[2], quand l'infection a lieu par la surface de la muqueuse intestinale, les bacilles traversent la couche épithéliale, atteignent les parois de l'intestin au moyen des lymphatiques et progressent dans le tissu adénoïde sous-muqueux qui entoure les vaisseaux sanguins. La direction *transversale* de ces vaisseaux explique la forme de certaines ulcérations. Les bacilles de Koch sont surtout nombreux au niveau des ulcérations.

Anatomie pathologique. — A l'ouverture de l'intestin, on découvre deux ordres de lésions : les unes sont des lésions d'inflammation vulgaire, les autres sont tuberculeuses. Les *lésions tuberculeuses* de la muqueuse intestinale ont pour siège de prédilection la dernière portion de l'iléon et le cæcum; on les retrouve néanmoins dans toutes les autres parties de l'intestin. A l'autopsie, ces lésions se présentent sous forme de *granulations* et d'*ulcérations* dont la forme et les dimensions sont variables. Ces ulcérations

1. Voir le chapitre concernant la tuberculose larvée des trois amygdales.
2. *Annales de l'Institut Pasteur*, 1889.

sont arrondies quand elles occupent les follicules isolés;
elles sont longitudinales ou ovalaires quand elles ont pour
siège les plaques de Peyer; souvent elles sont transversales,
annulaires, et entourent l'intestin comme un anneau. Étudions ces différentes altérations.

Les lésions tuberculeuses de l'intestin sont constituées
par des *granulations* et par des *inflammations tuberculeuses
ulcéreuses*. Les granulations tuberculeuses naissent dans
les parois des vaisseaux, dans le tissu conjonctif, qui
entoure le cul-de-sac des glandes en tubes, ou dans le tissu
conjonctif des villosités; leur présence provoque dans les
villosités et dans les glandes un travail phlegmasique.

Les *villosités intestinales*, tuméfiées et infiltrées de cellules rondes, s'unissent les unes aux autres par leur base
et forment ainsi une excroissance ayant l'aspect d'un nodule tuberculeux. Les glandes en tubes s'allongent et se
remplissent de cellules cylindriques. La petite masse tuberculeuse devient opaque, caséeuse, et s'ulcère. Voilà un
premier mode d'ulcération intestinale; nous allons voir un
autre processus dans lequel les ulcérations ont pour origine
la phlegmasie tuberculeuse qui frappe les follicules clos et
les glandes de Peyer.

Au début, l'aspect des *follicules lymphatiques* atteints
d'inflammation tuberculeuse ne diffère pas de la psorentérie simple; le follicule est augmenté de volume et infiltré
d'éléments lymphoïdes; bientôt son centre devient opaque
et grisâtre, il se ramollit et se transforme en un petit abcès
folliculaire qui ne tarde pas à s'ulcérer. « Souvent, plusieurs follicules altérés siégeant soit sur une plaque de
Peyer, soit sur un autre point de la muqueuse, entourés
par une inflammation diffuse du tissu conjonctif sous-
muqueux et par une inflammation des villosités et des
glandes, se réunissent pour former une plaque saillante qui
s'ulcère[1]. » C'est là un autre mode d'ulcération dans la
tuberculose intestinale; mais, quelle que soit l'origine de

1. Cornil et Ranvier. *Manuel d'histologie*, p. 852. — Colin. *Arch. de méd.*,
1874. — Laveran. *Progrès méd.*, 1877.

l'ulcération, qu'elle ait pour origine des granulations ou l'inflammation tuberculeuse des follicules, « son développement ultérieur et ses conséquences sont les mêmes ».

Les ulcérations tuberculeuses se réunissent et prennent souvent une forme *annulaire*; on trouve alors sur la muqueuse des segments d'anneaux ou des anneaux complets ayant chacun une largeur de 1 à 2 centimètres et distants les uns des autres de plusieurs centimètres. Cette disposition *annulaire* des ulcérations tient probablement à une disposition analogue des territoires vasculaires[1], les vaisseaux étant, eux aussi, disposés en anneaux autour de l'intestin, et leurs parois étant infiltrées de granulations tuberculeuses. Les plaques de Peyer ulcérées ne sont pas tuméfiées comme dans la fièvre typhoïde, elles sont peu saillantes et semées d'ulcérations cratériformes. Ces deux types d'ulcérations, les ulcérations annulaires et les ulcérations des plaques de Peyer, sont isolés, ou réunis chez le même sujet.

Les bords et le fond des ulcères tuberculeux sont souvent parsemés de granulations tuberculeuses, granulations qu'on retrouve dans les diverses couches de tissu conjonctif des parois intestinales, entre les fibres musculaires et dans le tissu sous-muqueux profond.

Le *système lymphatique* participe largement au processus tuberculeux. Les vaisseaux lymphatiques qui partent des plaques de Peyer ulcérées sont injectés de matière tuberculeuse. Les points de la surface *péritonéale* de l'intestin qui répondent aux ulcérations de la muqueuse offrent toujours un certain nombre de granulations tuberculeuses qui se détachent sur le fond rouge de la séreuse enflammée; les vaisseaux lymphatiques qui en émergent, pour se rendre aux ganglions mésentériques sont blanchâtres, noueux, volumineux et infiltrés de granulations tuberculeuses.

Les ulcérations tuberculeuses de l'intestin aboutissent quelquefois au *rétrécissement* et rarement à la *perforation*; elles

1. Spillmann. *Tuberculose du tube digestif*. Paris. thèse d'agrégat., 1878.

existent parfois au cæcum, dans cette forme de tuberculose hypertrophique du cæcum que nous allons étudier dans le chapitre suivant. Dans le gros intestin, les ulcérations peuvent avoir une *telle étendue* qu'au premier abord la *colite tuberculeuse* n'est pas sans analogie avec les lésions de la dysenterie.

Les ulcérations tuberculeuses peuvent se développer également sur l'*appendice*; ces ulcérations coexistent en général avec des ulcérations tuberculeuses de l'intestin grêle, du cæcum et du côlon. J'ai observé, à l'Hôtel-Dieu, un cas de ce genre, où les lésions étaient des plus intenses[1]. Les ulcérations creusaient profondément les parois de l'appendice, mais la lumière du canal appendiculaire avait conservé intégralement sa perméabilité; aussi, n'y avait-il jamais eu de symptômes d'appendicite.

Pourquoi cette latence de la tuberculose appendiculaire malgré des lésions considérables des parois, tandis que, dans l'appendicite, il suffit de si petites lésions pour causer de terribles accidents toxi-infectieux? C'est parce que dans la tuberculose appendiculaire (du moins tant que l'appendice reste perméable) il n'y a pas de cavité close; par suite, pas d'exaltation de virulence, pas de migration coli-bacillaire à travers les parois appendiculaires. Cette absence de migration microbienne a été constatée sur les coupes de l'appendice tuberculeux dont je viens de parler; les microbes n'y dépassaient pas la couche superficielle de l'ulcération; ils n'avaient pas exalté leur virulence parce que les lésions n'avaient pas abouti à la formation d'une cavité close. Chez le malade en question, les ulcérations tuberculeuses de l'intestin n'avaient pas provoqué de phénomènes péritonéaux; sur les coupes de ces ulcérations intestinales, comme sur les coupes des ulcérations appendiculaires, les microbes n'avaient pas dépassé les anfractuosités de la

1. Cette observation a été publiée par mon chef de clinique Apert. *Presse médicale*, 1898, n° 102 : « Tuberculose de l'intestin et de l'appendice; lésions considérables de l'appendice; pas de cavité close; aucun symptôme d'appendicite. »

surface. En somme les lésions tuberculeuses de l'appendice ne sont pas rares. Letulle, dans une statistique récente[1], a noté la fréquence des lésions de l'appendice chez les tuberculeux; mais un fait nous a frappés, lui et moi, c'est combien est rare chez ces malades la toxi-infection, qui cliniquement, mérite seule le nom d'appendicite.

Description. — L'*entérite* est une manifestation presque constante de la tuberculose de l'intestin. On a rarement l'occasion d'étudier l'entérite tuberculeuse à titre de maladie isolée, parce qu'elle est presque toujours liée à la phthisie pulmonaire, dans le cours de la phthisie ou à sa période ultime. L'intensité des symptômes est subordonnée à l'étendue des lésions intestinales; parfois, l'entérite est passagère; elle est caractérisée par une diarrhée curable; plus souvent, les évacuations sont abondantes, tenaces, accompagnées de douleurs abdominales, et quelquefois teintées de sang. Elles prennent alors une teinte brunâtre, noirâtre, qu'on peut comparer, dit Girode, au vomissement noir du carcinome gastrique. Cette *diarrhée noire* peut persister pendant plusieurs semaines sans aucune modification, elle est fétide et elle n'apparaît généralement qu'à une phase avancée de la tuberculose intestinale. Dans quelques cas, lorsque le gros intestin est ulcéré, aux symptômes habituels de l'entérite se joignent des phénomènes *dysentériformes* avec *épreintes* et *ténesme*. Chez les tuberculeux, l'entérite est un signe de mauvais augure : elle annonce souvent la période cachectique, elle est une cause puissante de dénutrition, elle précipite le dénouement fatal.

Les hémorrhagies intestinales tuberculeuses sont très rarement mortelles; néanmoins, dans le cas de Chandèze, le malade est pris de plusieurs hémorrhagies si abondantes qu'il succombe en douze heures, et l'on constate à l'autopsie l'ulcération des vaisseaux, cause de l'hémorrhagie; dans le cas de Vallin, l'hémorrhagie intestinale tue le malade en quelques heures; dans le cas de Honot, les hémorrhagies

---

1. Lesueur, thèse de Paris, 1903.

intestinales se succedent coup sur coup et le malade succombe en deux jours[1].

Chez les *enfants*, l'entérite tuberculeuse est toujours associée à une tuberculisation des ganglions mésentériques (Parrot). Cette tuberculose *entéro-mésentérique* a longtemps été désignée sous le nom de *carreau* : elle est caractérisée par les symptômes de l'entérite, auxquels s'ajoutent d'autres signes tels que le développement du ventre, la dilatation des veines sous-cutanées abdominales, la formation d'un épanchement dans le péritoine.

La perforation intestinale et la péritonite consécutive sont des complications extrêmement rares. Il semblerait au premier abord que les ulcérations tuberculeuses intestinales soient une cause de perforation ; il n'en est rien. Nous étudierons cette question au sujet de la péritonite tuberculeuse.

Dans la tuberculose ulcéreuse intestinale chronique, les bacilles de Koch peuvent suivre les veines originaires de la veine porte et aboutir au *foie*, où ils déterminent une hépatite interstitielle, périportale, subaiguë, des lésions secondaires de *cirrhose* et d'infiltration graisseuse périlobulaire.

Diagnostic. — Dans quelques cas de granulie, les troubles intestinaux joints aux symptômes généraux donnent à la maladie les apparences de la fièvre typhoïde. Dans l'entérite tuberculeuse chronique, le diagnostic est d'autant plus difficile que le sujet atteint d'entérite chronique n'a pas toujours les apparences d'un tuberculeux: pendant des mois, et pendant des années, avec des phases d'amélioration, avec suspension momentanée des accidents, il est atteint de troubles entériformes ou diarrhéiques qu'on met sur le compte d'une dyspepsie gastro-intestinale et qui sont quelquefois dus à une suralimentation; mais il faut se méfier : ces diarrhées interminables, ces entérites qui semblent guérir à Plombières ou ailleurs, et qui reparaissent après

1. Ces observations sont consignées dans la thèse de Degail : *Hémorrhagies intestinales des tuberculeux*. Paris, 1888.

disparition momentanée, sont le plus souvent tributaires de la tuberculose. Dans quelques cas exceptionnels, on a pu déceler dans les selles le bacille tuberculeux.

L'entérite tuberculeuse est souvent rebelle au *traitement*. Le sous-nitrate de bismuth à haute dose, 10 à 20 grammes par jour, l'eau de chaux très légèrement morphinée, les boissons albumineuses, le nitrate d'argent en pilules, sont les moyens habituellement mis en usage : on leur associe avec avantage une alimentation dans laquelle la *viande crue* convenablement préparée joue le principal rôle. L'acide lactique (Hayem), la poudre de talc à la dose de 40 grammes par jour (Debove), ont été préconisés. La cure de Plombières rend de réels services.

§ 7. TUBERCULOME HYPERTROPHIQUE DU CÆCUM
DIAGNOSTIC DES TUMEURS DE LA FOSSE ILIAQUE DROITE

Je viens d'étudier au chapitre précédent la forme vulgaire et banale de la tuberculose intestinale, caractérisée par des ulcérations tuberculeuses qui occupent l'iléon, parfois aussi le cæcum, le côlon et même le rectum. Cette forme vulgaire est très rarement primitive; elle survient dans le cours d'une tuberculose pulmonaire plus ou moins avancée; la diarrhée, la diarrhée noire (melæna), la diarrhée dysentériforme avec douleurs et coliques, sont les symptômes principaux de cette entérite tuberculo-ulcéreuse.

Tout autre est la variété de tuberculose que nous allons étudier dans ce chapitre. Cette tuberculose, qui débute par le cæcum, ou par l'angle iléo-cæcal, revêt une marche lente et chronique; elle est le plus souvent primitive, elle est hypertrophiante, elle forme tumeur, elle simule le lymphadénome, elle est souvent opérable et curable.

Cette tuberculose chronique du cæcum avait été indiquée

par Duguet[1], les chirurgiens ont appelé sur elle l'attention
(Terrier[2]); et dès leurs premières opérations, ils crurent
souvent avoir affaire à un lymphosarcome du cæcum (Bas-
sini, 1887; Bouilly, 1889). Je citerai les travaux de Billroth
(1891), de Hartmann, Pilliet et Broca (1891), de Roux (1892),
les thèses de Le Bayon (1892) et de Benoît (1895).

J'ai vu plusieurs fois cette lésion tuberculeuse du cæcum;
mes élèves Caussade et Charrier en ont publié un cas dont
il sera question plus loin; j'en ai réuni un grand nombre
d'observations dans les leçons cliniques que j'ai faites à
ce sujet à l'Hôtel-Dieu[3] et j'ai proposé de donner à cette
maladie le nom de *Tuberculome hypertrophique du cæcum*.

Hartmann et Pilliet dans leurs premiers travaux l'avaient
décrite sous le nom de « typhlite tuberculeuse chronique et
tuberculose cæcale »; cette dénomination a l'avantage de
laisser à la lésion du cæcum son importance prépondérante.
D'autres auteurs l'ont décrite sous le nom de « tuberculose
iléo-cæcale chronique ». J'aime moins cette dénomination,
elle tend à faire croire que la lésion débute par l'iléon pour
gagner ensuite le cæcum, ce qui n'est pas toujours vrai il
s'en faut. Parfois, en effet, les parois de l'iléon sont hypertrophiées, ce qui pourrait faire croire au premier abord à
une lésion tuberculeuse de ce segment intestinal; mais, en
y regardant de près, on voit que ce n'est parfois qu'une
hypertrophie compensatrice, provoquée par un rétrécissement de la valvule de Bauhin ou de la cavité cæcale, hypertrophie qui ne doit pas être confondue avec une lésion tuberculeuse. Bref, ce n'est pas habituellement par l'iléon que
débute la tuberculose hypertrophique, c'est par la partie du
cæcum qui confine à la valvule iléo-cæcale (Hartmann,
Broca); c'est là son lieu d'élection, c'est là que les lésions
sont le plus accentuées, c'est là que les parois cæcales

---

1. Duguet. *Bull. de la Soc. de biol.*, mai 1869.
2. *Société de chirurgie*, 24 février 1892.
3. Dieulafoy. Tuberculome hypertrophique du cæcum. Diagnostic des
tumeurs de la fosse iliaque droite. *Clinique médicale de l'Hôtel-Dieu*,
1905. XIVe et XVe Leçons.

atteignent leur plus grande épaisseur; voilà pourquoi la dénomination de *tuberculome hypertrophique du cæcum* me paraît répondre à la majorité des cas.

Parfois, ce tuberculome hypertrophique peut rester confinée au cæcum, sans empiéter sur le côlon, comme chez un de nos malades. Mais ce n'est pas là le fait habituel, et, si nous reprenons une à une les observations publiées, nous voyons que, le plus souvent, le tuberculome cæcal se propage dans le sens du courant intestinal et finit, à la longue, par atteindre le côlon ascendant et même une partie du côlon transverse. Ainsi chez une de nos malades opérée par Legueu la lésion partie du cæcum avait envahi le côlon ascendant et empiétait sur le côlon transverse; chez une petite malade de Broca, la lésion cæcale avait gagné le côlon dont la muqueuse était lésée et polypeuse sur une hauteur de 6 à 8 centimètres; chez un malade de Marion, la lésion partie du cæcum, s'était propagée au côlon ascendant et au côlon transverse; dans un cas de Bouilly, la lésion cæcale avait empiété sur le côlon ascendant; dans le cas de Gussenbauer, la lésion du cæcum avait envahi le côlon; chez le malade de Roux, la lésion partie du cæcum s'était généralisée au côlon ascendant et au côlon transverse. Donc, dans la grande majorité des cas, le tuberculome hypertrophique ne reste pas cantonné au cæcum; il finit, à la longue, par atteindre le côlon. Cette distinction est importante; en effet, on pourrait croire s'engager dans une opération qui ne concerne que le cæcum, et l'on se trouve en face d'une lésion qui a gagné le côlon et le côlon transverse, si bien qu'au lieu de n'enlever que le cæcum, le chirurgien est obligé d'enlever 20, 25, 30 centimètres d'intestin, comme chez une de nos malades.

Anatomie pathologique. — Supposons le cas où le chirurgien vient de faire l'opération. Souvent elle a été laborieuse cette opération, car la tumeur présentait des adhérences avec les organes contenus dans la fosse iliaque, parfois même avec le péritoine, avec la paroi abdominale antérieure; des chapelets ganglionnaires partaient de la tumeur et remontaient vers la colonne vertébrale ou s'étalaient dans la fosse iliaque.

Enfin la tumeur est enlevée ; au premier abord, on dirait un lymphosarcome, un cancer, tant à cause de son apparence extérieure que de son aspect intérieur. Ainsi, quand on eut en mains la tumeur de la malade opérée par Bouilly, on crut à un cancer du cæcum : à un premier examen microscopique Pilliet crut à un lymphosarcome ; ce n'est que plus tard, à un nouvel examen de cette tumeur, que Pilliet reconnut qu'il s'agissait là de cette tuberculose hypertrophique qu'il devait ensuite si bien décrire. Dans un cas rapporté par Chavannaz et Carrière[1] on crut à un cancer du cæcum, même quand on eut la pièce sous les yeux ; c'est à l'examen histologique qu'on reconnut la nature tuberculeuse de la tumeur. Il y a peu de temps, le Dr Antipas (de Constantinople) m'envoyait le cæcum d'un malade opéré par lui et guéri. Il s'agissait d'après lui d'un tuberculome hypertrophique. Quand la pièce arriva au laboratoire, chacun eut d'abord l'idée que c'était un lymphosarcome ; l'examen histologique fait par Natton-Larrier démontra que c'était bien un tuberculome avec bacilles. Il est probable que bon nombre de cas autrefois étiquetés cancer du cæcum étaient en réalité de la tuberculose hypertrophique.

La tumeur est formée par le cæcum très épaissi, déformé, bosselé, entouré de ganglions caséeux et plongé dans une masse épaisse et résistante de tissu scléro-adipeux, véritable *pérityphlite scléro-adipeuse* tout à fait comparable à l'épaisse périnéphrite scléro-adipeuse qui se développe autour du rein calculeux ou tuberculeux. Ce manchon lipomateux était énorme sur la pièce anatomique de nos deux malades. Il est signalé dans bon nombre de cas, et Hartmann et Pilliet[2] ont parfaitement décrit cette adipose péri-cæcale dans leur travail de 1891

1. *Société d'anatomie et de physiologie de Bordeaux*, 1er mars 1897.
2. Hartman et Pilliet. Variété de typhlite tuberculeuse simulant les cancers de la région. *Société anatomique*, 1891, p. 471.— Pilliet. Typhlite tuberculeuse chronique. *Société anatomique*, 1891, p. 656.

Les parois du cæcum sont parfois énormes. Elles sont lardacées, fibroïdes et crient sous le scalpel; elles avaient 2 centimètres et demi chez notre femme, 5 centimètres chez notre homme, 1 centimètre et demi dans le cas de Marion, 4 centimètres dans le cas de Gussenbauer. Cette hypertrophie est due en partie à la transformation tuberculeuse fibroïde des parois.

Après incision du cæcum, la surface interne présente des aspects variés, des saillies, des cycles en forme de piliers et de colonnes, comme chez l'un de nos malades; parfois, on voit des végétations d'apparence polypeuse, papillomateuse, verruqueuse, comme dans certaines tuberculoses végétantes du larynx; çà et là, des ulcérations. La valvule iléo-cæcale est tantôt ulcérée, détruite, tantôt indurée, rigide, avec son orifice très rétréci. Toutes ces lésions provoquent souvent des rétrécissements du calibre de l'intestin qui siègent en deux points principaux : au niveau de la valvule et dans la cavité même du cæcum. Ce sont ces rétrécissements qui causent des symptômes de constipation et d'obstruction intestinale. Au cas de fort rétrecissement iléocæcal, la dernière portion de l'iléon est très dilatée et le côlon ascendant est comme contracté.

A l'examen histologique, on voit que l'épaississement du cæcum est dû à une infiltration considérable de cellules embryonnaires qui donne l'apparence d'un tissu sarcomateux. Cette infiltration embryonnaire se substitue à la tunique muqueuse et envahit la tunique musculeuse dont elle dissocie les faisceaux. Dans la couche celluleuse on peut trouver des granulations tuberculeuses et des tubercules massifs; mais tout ce processus tuberculeux, au lieu d'aboutir à la caséification, aboutit à la transformation fibrioïde qui donne à la paroi sa consistance rigide et son épaisseur. Les bacilles de Koch étaient très abondants sur les préparations du cæcum d'un de nos malades.

La tuberculose cæcale provoque toujours des *adénopathies* sur lesquelles je reviendrai plus loin au sujet du diagnostic. Les ganglions, plus ou moins nombreux et volumineux, indurés, caséeux, tuberculeux, occupent principalement l'angle iléo-cæcal; on en trouve au mésentère, près du pancréas, à la région sus-claviculaire, à la région inguinale.

Appendice iléo-cæcal. — Chez les gens atteints de tuberculome chronique du cæcum, les parois de l'appendice sont presque toujours hypertrophiées, souvent tuberculisées, et cependant le malade n'a pas d'appendicite au sens clinique du mot, il a des lésions tuberculeuses de l'appendice, mais ces lésions n'aboutissent pas à la formation du foyer clos canaliculaire, qui provoque l'explosion des symptômes toxi-infectieux qui seuls méritent le nom d'appendicite.

Je ne dis pas que la chose ne soit pas possible, mais je ne la constate dans aucune des observations que j'ai consultées. Je ne vois signalés nulle part, ni les péritonites purulentes, ni les abcès à distance, ni l'empyème sous-phrénique, ni l'infection purulente du foie (foie appendiculaire), ni la pleurésie putride (pleurésie appendiculaire), ni aucune des lésions toxiques des reins, du foie et de l'estomac qui sont l'apanage de l'appendicite.

De sorte qu'un individu peut avoir, pendant des années, des lésions tuberculeuses du cæcum, son appendice peut participer à ces lésions, et être englobé dans le foyer tuberculeux, sans qu'il ait à redouter les terribles effets de l'appendicite. Tel est le fait indéniable, pour si paradoxal qu'il paraisse au premier abord.

Ce qui est vrai pour le tuberculome hypertrophique est également vrai pour la tuberculose ulcéreuse iléo-cæcale. Je rappelle le cas d'un de nos phthisiques, atteint de tuberculose ulcéreuse de l'intestin : l'appendice était énorme et déformé par des lésions tuberculeuses, mais ces lésions pariétales n'avaient pas abouti à la formation d'un foyer clos intracanaliculaire : aussi notre homme n'eut-il jamais aucun symptôme d'appendicite et l'examen histologique et bactériologique confirma l'absence de tout foyer toxi-infectieux appendiculaire[1].

1: Apert. Tuberculose de l'intestin et de l'appendice. Lésions considé-

Autrement dit, tuberculose de l'appendice et appendicite sont des mots qui représentent des idées bien différentes. On aurait tort d'englober sous une même dénomination des choses dissemblables. La tuberculose des parois de l'appendice est assez fréquente, tandis que l'appendicite tuberculeuse est infiniment rare. C'est également l'opinion de Letulle, dont la compétence est si grande en la matière. D'une façon générale, les lésions de l'appendice (tuberculose, actinomycose, cancer) qui restent cantonnées aux parois de l'appendice ne créent pas l'appendicite ; ces lésions peuvent avoir un retentissement péri-appendiculaire de voisinage (fausses membranes, adhérences, abcès, adénopathies), mais elles ne sont pas capables d'infecter et d'intoxiquer l'économie à l'égal du foyer de l'appendicite, qui, lui, *est un foyer clos, intra-canaliculaire, à flore microbienne intestinale.* Ce qui est certain, c'est que les malades atteints de tuberculome hypertrophique du cæcum *ne succombent pas à l'appendicite* ; le pronostic en est allégé d'autant.

Faits cliniques. — Voici quelques observations de tuberculome hypertrophique du cæcum.

Il y a deux ans, je reçois à l'Hôtel-Dieu une femme de 59 ans atteinte depuis dix-huit mois de diarrhée chronique et de vives douleurs abdominales, surtout à la région iliaque droite. Depuis le début de la maladie, la diarrhée n'a jamais cessé. Il y a souvent six ou huit selles par jour. Cette diarrhée n'est pas toujours précédée de coliques, elle n'a aucun caractère particulier, elle n'est pas sanguinolente, elle n'est mélangée ni à des mucosités, ni à des membranes.

Les douleurs sont extrêmement vives, elles sont continues ou paroxystiques et nous ne constatons dans l'apparition de ces douleurs aucune péridiocité en rapport avec les heures qui suivent le moment des repas et qui puisse nous guider sur la localisation d'une lésion intestinale. Elles ont pour siège de prédilection la fosse iliaque droite.

rables de l'appendice ; pas de cavité close ; aucun symptôme d'appendicite. *La Presse médicale*, 14 novembre 1898.

Malgré la durée de la maladie, cette femme n'a pas trop mauvaise mine; néanmoins, elle se sent gravement atteinte et depuis deux mois elle dépérit, elle souffre cruellement et la diarrhée est incessante. Les différents traitements médicaux dont elle a fait usage sont restés sans résultat.

Quelle est donc l'affection abdominale qui depuis dix-huit mois détermine chez cette femme douleurs et diarrhée? La fièvre est nulle, l'utérus et les annexes sont en état normal. L'exploration du ventre fait percevoir à la fosse iliaque droite une tumeur du volume et de la forme d'une poire. Cette tumeur, douloureuse à la pression, est assez mobile, indurée, mais non bosselée; sa partie inférieure, évasée, se rapproche de l'arcade crurale; sa partie supérieure, étroite, remonte dans la direction du côlon ascendant; en dedans, elle n'atteint pas la ligne médiane. Étant donnés ces signes et cette localisation, nous ne voyons que le cæcum qui puisse être mis en cause; tout indique que cette tumeur est d'origine cæcale ou péricæcale, mais ce diagnostic topographique ne résout qu'une partie de la question, il faut arriver à connaître la nature de cette tumeur, et les tumeurs de la fosse iliaque droite sont des plus diverses.

Je m'arrêtai ici au diagnostic de tuberculome hypertrophique du cæcum, et ce qui m'engagea à repousser l'idée du cancer c'est que cette femme, bien que malade depuis longtemps, ne commençait à maigrir que depuis quelques semaines, ce qui s'explique mieux avec le tuberculome qu'avec le cancer. De plus, le séro-diagnostic de la tuberculose fut positif et vint confirmer le diagnostic clinique. Les poumons étaient indemnes, il s'agissait donc de tuberculome cæcal primitif.

Dans ces conditions, l'opération me parut absolument indiquée et je priai Legueu de vouloir bien s'en charger.

Sur le bord externe du muscle droit, on pratique une incision de 15 centimètres. Une fois le péritoine ouvert, la lésion, c'est-à-dire la partie indurée et épaissie de l'intestin, est extériorisée. A l'exploration de l'intestin, on voit que la principale lésion siège au cæcum, qui forme une volumineuse tumeur, mais le cæcum n'est pas seul en cause et Legueu constate que l'induration et l'épaississement des parois intestinales se poursuivent sur le côlon ascendant et sur l'angle du côlon transverse. L'iléon est sain. Après avoir protégé par des compresses la cavité péritonéale et préparé le champ opératoire, la coprostase est réalisée du côté de l'intestin grêle et du côté du côlon.

L'intestin grêle est sectionné en avant du cæcum, puis, *tout l'intestin reconnu malade, épaissi et induré* (cæcum, côlon ascendant et angle du côlon), est séparé de son méso. L'intestin malade est séparé du côlon transverse, et les deux orifices de section provenant de l'intestin grêle (bout supérieur) et du côlon transverse (bout inférieur) paraissent absolument sains; ils sont rapprochés et suturés.

Une fois la continuité de l'intestin rétablie, on enlève quelques gros ganglions du mésentère. On pratique un surjet au catgut sur le bord libre du méso, de manière à adosser à eux-mêmes les deux feuillets qui le composent. Puis on termine par la suture de la paroi abdominale avec maintien d'un seul drain.

Au troisième jour, la malade va à la selle; on commence à l'alimenter avec du lait et des bouillons, le drain est retiré. A dater du huitième jour, les progrès sont rapides.

Cinq semaines après l'opération, cette femme est complètement guérie et engraissée; on lui a réséqué 27 centimètres d'intestin, on l'a débarrassée d'une lésion tuberculeuse à échéance mortelle qui évoluait depuis dix-huit mois, et actuellement l'appétit est excellent, les digestions sont normales, les douleurs abdominales et la diarrhée ont complètement disparu. Il semble, dit cette femme, qu'elle n'a jamais été malade.

Huit mois plus tard, cette femme est revenue nous voir à l'Hôtel-Dieu; les élèves qui l'avaient vue lors de sa maladie avaient peine à la reconnaître tant sa mine était florissante; elle avait engraissé d'une dizaine de kilogrammes. Depuis l'opération, elle n'avait jamais ressenti le moindre malaise, preuve que la lésion avait été enlevée dans son entier; il lui manquait le cæcum, la valvule iléo-cæcale, le côlon ascendant, une partie du côlon transverse, et cependant les digestions étaient aussi régulières qu'avec un intestin normal.

Aussitôt après l'opération, nous avons examiné la pièce anatomique. La partie enlevée par Legueu comprend la fin de l'iléon, le cæcum, le côlon ascendant, l'angle du côlon et un fragment du côlon transverse, en tout 27 centimètres d'intestin. La planche ci-dessous reproduit en détail la lésion intestinale.

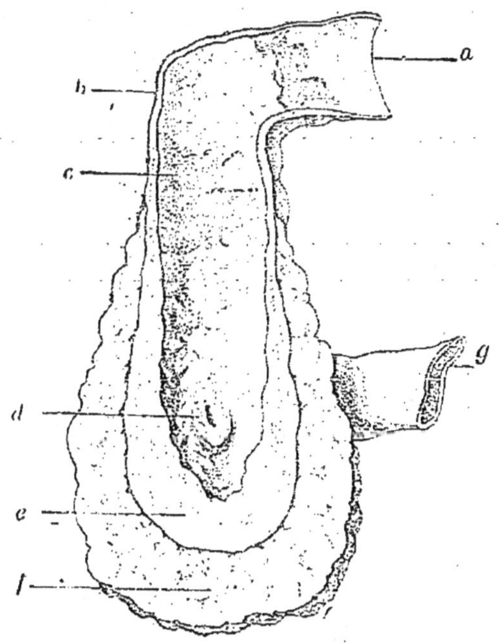

L'iléon est tout à fait normal, ce n'est pas lui qui a été le point de départ de la tuberculose cæcale.

Le cæcum forme une grosse tumeur, dont le volume est accru par une gaine scléro-lipomateuse, f, qui lui adhère, et dont la surface bossuée donne au premier abord l'impression d'un sarcome. En différents points sont des ganglions caséeux.

Après ouverture de la pièce anatomique, nous constatons les détails suivants : les parois du cæcum sont dures et fibroïdes ; elles ont 2 centimètres et demi d'épaisseur en bas, *e*, et 11 millimètres un peu plus haut ; les parois du côlon ascendant ont 6 millimètres d'épaisseur, et les parois de l'angle du côlon, *b*, ont 5 millimètres et demi. Partie du fond du cæcum, où elle atteint son maximum, la lésion diminue à mesure qu'elle s'étend au côlon. La cavité du cæcum est rétrécie par l'épaisseur des parois ; c'est une hypertrophie concentrique.

La surface interne du cæcum est irrégulièrement vallonnée. La vulve iléo-cæcale, *a*, est indurée, béante et rétrécie. On constate deux ulcérations superficielles, l'une, *c*, sur le côlon ascendant, l'autre sur le côlon transverse. L'appendice iléo-cæcal est légèrement induré, hypertrophié, mais non déformé.

L'examen histologique du cæcum, fait par un de nos chefs de laboratoire, Nattan-Larrier, présente les détails suivants : l'hypertrophie des parois du cæcum porte principalement sur la couche cellulo-fibreuse sous-péritonéale, et sur la couche sous-muqueuse, où les lésions tuberculeuses sont au maximum.

L'épithélium de surface est partout conservé sans trace d'ulcération. Les glandes de la muqueuse sont très hypertrophiées. Dans la couche sous-muqueuse existe une notable infiltration leucocytaire, et une quantité considérable de petits tubercules isolés ou agglomérés. La couche musculaire est dissociée par un œdème abondant, et, sur quelques points, existe une infiltration embryonnaire. La couche sous-séreuse est très riche en tissu cellulo-adipeux ; on y trouve des placards de tissu fibreux très dense, et quelques petits tubercules. Des frottis sur lamelles ont décelé la présence de bacilles de Koch. L'examen histologique de l'appendice a démontré la présence d'une hypertrophie non tuberculeuse des parois, avec oblitération du canal dans toute sa hauteur.

Voici un autre cas de tuberculome hypertrophique du

cæcum, que nous avons eu en 1896, dans le service de la clinique, et dont l'observation fort complète a été publiée par mes élèves Caussade et Charrier[1]. Le malade dont il s'agit, atteint de diarrhée continuelle et ne pouvant supporter aucun aliment, ne pesait plus que 40 kilos, alors que trois ans avant il pesait 65 kilos. Il avait, à la fosse iliaque droite, une tumeur d'autant plus appréciable que les parois abdominales étaient fort émaciées. L'exploration de la région n'était pas douloureuse ; la tumeur, de consistance ligneuse, avait le volume d'une grosse orange, et paraissait adhérente au bassin. Elle était distante de 4 centimètres de la ligne blanche, et de 8 centimètres des fausses côtes ; en bas, elle n'atteignait pas l'arcade de Fallope ; à la région inguinale, on percevait des ganglions indurés et non douloureux.

Il nous parut évident que la tumeur avait pour siège le cæcum ; mais, comment savoir si elle était cancéreuse ou tuberculeuse ? L'induration de la tumeur, la présence de ganglions inguinaux, l'état d'amaigrissement et de cachexie, ne suffisaient pas pour établir un diagnostic différentiel. Mais l'évolution du mal pouvait nous aider dans ce diagnostic. Notre homme était malade depuis trois ans. A cette époque était survenue une diarrhée abondante, parfois sanguinolente, qui depuis lors n'a jamais cessé et qui reparaissait aussitôt après l'ingestion des aliments. Mais tous ces symptômes, diarrhée, douleurs abdominales, anorexie, amaigrissement, cachexie, pouvaient tenir indistinctement à la tuberculose ou au cancer cæcal ; néanmoins, j'éloignai l'idée de cancer à cause de la longue durée de la maladie, car s'il n'est pas rare de voir la tuberculose du cæcum durer plusieurs années avant de provoquer la mort, il est exceptionnel de voir le cancer permettre la survie après un temps aussi long. De plus, nous avions un autre argument en faveur de la tuberculose du cæcum : notre homme était atteint de tuberculose pulmonaire. Toutefois, la tuberculose pulmo-

---

1. Gaussade et Charrier. Un cas de tuberculose iléo-cæcale à forme hypertrophique. *Archives de médecine.* avril 1899.

naire n'avait pas été chez lui la première en date ; elle était consécutive à la tuberculose du cæcum. En effet, le malade avait été examiné plusieurs fois, depuis trois ans, à la consultation de l'Hôtel-Dieu, et ses poumons avaient toujours été trouvés indemnes.

Lors d'une première consultation, il y a deux ans et demi, on le soigna pour des troubles intestinaux, mais on ne trouva rien aux poumons ; sa maladie s'accentuant, il demanda de nouveaux conseils un an plus tard, et cette fois encore on constata la prédominance des symptômes intestinaux sans aucun indice de tuberculose pulmonaire. Enfin il fit l'année suivante un séjour de trois mois à l'hôpital et il arriva chez nous dans les conditions que j'ai relatées plus haut. Nous avons donc fait le diagnostic de tuberculose hypertrophique du cæcum avec tuberculose pulmonaire secondaire.

Si cet homme était venu nous trouver plus tôt, avant la complication pulmonaire et avant la période cachectique, je n'aurais pas hésité à le faire opérer, et l'opération eût été probablement, comme chez notre femme, suivie de succès. Mais, dans l'état actuel, il n'y avait pas à songer à une intervention chirurgicale. On essaya vainement d'alimenter le malade ; il succomba six semaines après son arrivée dans le service.

Voici les résultats de l'autopsie : Il s'agissait bien, en effet, d'une tuberculose hypertrophique du cæcum ; tumeur bosselée, du volume d'une orange, et simulant au premier abord un lymphosarcome. La tumeur cæcale était accrue par un manchon scléro-lipomateux. Débarrassées de cette enveloppe, les parois du cæcum, *b*, ainsi qu'on le voit sur la planche suivante, sont très hypertrophiées, elles sont fibroïdes et lardacées. La lésion est absolument cantonnée au cæcum ; l'iléon, *d*, et le côlon, *a*, n'y prennent aucune part. La délimitation de la lésion cæcale est aussi nette à l'intérieur qu'à l'extérieur ; une large ulcération, *c*, d'aspect caséeux, a détruit la valvule de Bauhin et occupe le fond de la cavité cæcale. Ailleurs, la surface interne du cæcum

est tomenteuse, hérissée de plis formant des brides, des
piliers, des colonnes.

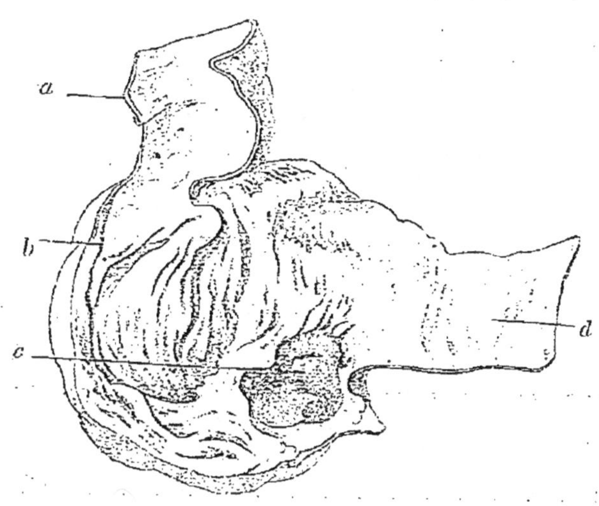

Les ganglions sont peu nombreux. L'appendice, quoique
épaissi et baignant dans l'atmosphère péri-cæcale scléro-
adipeuse, a conservé son calibre normal. Sur les préparations histologiques du cæcum on trouve des bacilles de Koch
en abondance.

Marion m'a fait part du cas suivant : un homme jeune
non tuberculeux a été pris, il y a deux ans, de douleurs
abdominales avec alternatives de diarrhée et de constipation. Pendant les crises douloureuses, les anses intestinales, surtout à la fosse iliaque droite, se contracturaient à
la façon de crampes douloureuses et faisaient saillie sous la
paroi abdominale avec borborygmes et mouvements péristaltiques. Le malade était très amaigri. On sentait à la fosse
iliaque droite une tumeur indurée, volumineuse, médiocrement mobile. L'opération fut pratiquée. On croyait d'abord
n'avoir à réséquer que le cæcum, et il fallut enlever le
cæcum, le côlon ascendant et la moitié du côlon transverse. A l'examen de la pièce anatomique, on trouva un
tuberculome hypertrophique du cæcum, du côlon ascen-

dant et d'une partie du côlon transverse. La valvule iléo-cæcale était épaisse, rigide et indurée. La cavité du cæcum était réduite au volume d'une noix. L'iléon était sain. Le malade succomba, et, à l'autopsie, on vérifia l'absence de tuberculose pulmonaire.

L'observation de Bouilly[1] (le premier cas opéré en France) concerne une femme atteinte depuis cinq ans de troubles gastro-intestinaux. On perçoit à la fosse iliaque droite une tumeur douloureuse, non mobilisable, du volume d'une orange, qu'on suppose être un cancer iléo-cæcal. On pratique l'opération et l'on enlève la tumeur. A l'examen de la pièce anatomique, on constate l'épaisseur des parois du cæcum; la valvule de Bauhin est méconnaissable et la muqueuse cæcale est hérissée de végétations qui font une forte saillie dans la cavité. Il s'agit d'un tuberculome. L'appendice est gros, le canal appendiculaire est libre. A l'angle de l'iléon et du cæcum existent des ganglions. Quatre ans après l'opération, cette malade était en bonne santé.

Une des observations de Billroth[2] concerne un enfant de dix ans ayant depuis deux ans des troubles intestinaux. A la région cæcale, on sent une tumeur du volume d'une pomme, sensible à la pression, mobile en toutes directions et de consistance ligneuse. Afin d'éclairer le diagnostic, on pratique une injection de tuberculine, qui provoque une réaction de 40 degrés et l'on conclut à la tuberculose. L'opération est pratiquée. A l'examen de la pièce anatomique, la tumeur cæcale a 10 centimètres de long. La valvule de Bauhin est très rétrécie. La muqueuse du cæcum est recouverte de végétations polypeuses entourées d'une zone calleuse. A l'examen histologique, on trouve une infiltration de petites cellules groupées en tubercules et des cellules géantes. L'opération a été suivie de guérison.

Gussenbauer a publié l'observation d'un homme qui avait depuis un an des douleurs à la fosse iliaque droite et

<hr>

1. Bouilly. *Congrès français de chirurgie*, 1889.
2. Thèse de Benoît. *Tuberculose chronique de la région iléo-cæcale.* Paris, 1893.

des selles souvent sanguinolentes. On constate une tumeur
à la fosse iliaque droite et l'on pense à un cancer du cæcum.
On pratique l'opération. A l'examen de la pièce anatomique,
on trouve les parois du cæcum extrêmement épaisses. La
valvule iléo-cæcale est très indurée et rétrécie. La muqueuse
du côlon est hérissée d'excroissances papillaires. Les parois
de l'appendice sont hypertrophiées. L'examen histologique
dénote une infiltration tuberculeuse de la paroi de l'intestin.
L'opération a été suivie de guérison.

Dans un des cas publiés par Roux, il est question d'une
jeune femme, très amaigrie, atteinte depuis longtemps. de
diarrhée et de douleur à la fosse iliaque droite. On trouve à
la région cæcale une tumeur ovoïde, assez mobile et sensible
à la pression. On diagnostique une pérityphlite appendiculaire
avec tuberculose cæcale probable et l'on pratique l'opération.
A l'examen de la pièce anatomique, on constate une tuberculose hypertrophique du cæcum et du côlon ascendant. Les
parois sont très épaisses, la valvule de Bauhin est rigide et
rétrécie, la muqueuse est papillomateuse, les ganglions lymphatiques adjacents sont tuberculeux. L'opération a été
suivie de guérison.

Une observation de Broca concerne un enfant de douze
ans. On dut réséquer 20 centimètres de l'intestin, côlon,
cæcum méconnaissable et iléon. L'iléon était dilaté, mais la
muqueuse était normale tandis que le côlon était induré et
à muqueuse polypeuse sur une hauteur de 6 à 8 centimètres. Quelques semaines plus tard, l'enfant avait engraissé, sa mine était excellente, les selles étaient régulières.
L'examen de la pièce anatomique fait par Pilliet démontra
l'existence d'une tuberculose hypertrophique et végétante.

J'arrête là mes citations, elles vont faciliter la description
de la maladie qui fait l'objet de ce chapitre.

Description. — Le début du tuberculome hypertrophique
du cæcum est habituellement lent et insidieux. Le malade
se plaint de douleurs abdominales avec alternative de diarrhée et de constipation. Les douleurs, parfois très vives,
peuvent affecter la forme de coliques et prédominent à la

fosse iliaque droite. La diarrhée est tantôt intermittente, tantôt aussi tenace que celle de l'entérite tuberculeuse vulgaire ; elle est rarement sanguinolente, contrairement à ce qu'on observe dans la tuberculose banale ulcéreuse de l'intestin. Pendant cette première période le malade maigrit peu.

La *période d'état*, pendant laquelle les lésions évoluent et se constituent définitivement, a une durée qui varie de quelques mois à plusieurs années. Pendant cette période, les symptômes sont à peu près invariables : troubles intestinaux, douleurs prédominantes à la fosse iliaque droite, diarrhée, constipation, vomissements, amaigrissement. Avant d'examiner le malade, il est utile de le purger. L'exploration du ventre permet de constater une sensibilité prédominante à la fosse iliaque droite ; on perçoit dans cette région une induration, une masse, un gâteau, une tumeur du volume d'une noix à une orange. Tantôt l'induration paraît diffuse, inégale, bosselée, tantôt c'est une tumeur assez nettement circonscrite, mobile en tous sens ou mobile dans le sens transversal, ou immobilisée par des adhérences aux tissus de la fosse iliaque et à la paroi abdominale. Les ganglions de l'aine droite sont souvent volumineux. Parfois, un ou plusieurs trajets fistuleux viennent s'ouvrir à la peau de la région iliaque.

Que nous apprend l'examen général du malade ? Chez la femme, le toucher vaginal permet de constater l'intégrité des organes pelviens. Les poumons sont habituellement sains ; on n'a signalé la tuberculose pulmonaire que *cinq fois sur trente cas* (Benoît) ; encore même les signes de tuberculose pulmonaire étaient-ils parfois assez discrets. La fièvre est généralement nulle ou ne survient que dans quelques complications aiguës. L'appendicite est une complication qui ne se voit pour ainsi dire jamais ; je n'en ai pas trouvé un seul cas. La gravité du pronostic ne vient pas seulement du tuberculome cæcal, il est singulièrement aggravé par la tuberculose pulmonaire, primitive ou secondaire, quand elle existe

Diagnostic. — Faire le diagnostic du tuberculome hypertrophique du cæcum, c'est entreprendre le *diagnostic des tumeurs de la fosse iliaque droite*. On comprend toute l'importance de cette étude. Pendant la première phase de la maladie, alors qu'il n'y a pas encore tumeur, le diagnostic est extrêmement difficile, car il ne repose que sur deux symptômes, les douleurs et la diarrhée, symptômes communs à un grand nombre de lésions de cette région. Plus tard, quand une tumeur est formée à la fosse iliaque droite, le diagnostic ne gagne pas beaucoup en simplicité, puisque des tumeurs de toute nature peuvent occuper cette région. Néanmoins, discutons le diagnostic en ayant soin de nous confiner au diagnostic des tumeurs nées sur place, sans nous occuper de tumeurs venues des régions voisines.

1° *Adénopathies de la fosse iliaque droite*. — En août 1898, je voyais, avec Toledo, une jeune Cubaine atteinte depuis plusieurs mois de troubles intestinaux. La jeune fille se plaignait de douleurs abdominales principalement à la fosse iliaque droite ; à différentes reprises, les crises douloureuses, accompagnées de vomissements, avaient pris une notable intensité et avaient éveillé l'idée d'appendicite. La diarrhée était fréquente et dans l'intervalle des crises douloureuses, elle était même le symptôme dominant; on n'avait jamais constaté de mélæna. Les digestions étaient pénibles et l'alimentation était insuffisante. Quand je vis la jeune fille, je la trouvai très amaigrie. Elle n'avait pas de fièvre, mais elle gardait souvent le lit parce que la marche et les mouvements réveillaient volontiers les douleurs abdominales.

A l'exploration du ventre, qui était fort émacié, je constatai, dans la fosse iliaque droite, une tumeur du volume d'une noix; cette tumeur était indurée, mobile et très douloureuse; par sa situation, elle paraissait faire partie du cæcum. Le père de cette enfant était mort tuberculeux et, bien qu'elle ne présentât elle-même aucun signe de tuberculose pulmonaire, elle avait les apparences d'une petite phthisique. J'étais fort hésitant sur le diagnostic; j'éloignai néanmoins l'idée d'appendicite, je pensai à la possibilité d'un tuberculome hypertrophique du cæcum, et je conseillai à la famille de faire appeler Gérard Marchant[1].

Notre collègue examina la malade, parla de tuberculose cæcale et pratiqua l'opération dont voici le compte rendu, donné par lui, à la Société de chirurgie : « Le péritoine ouvert, le cæcum découvert, ce qui frappait, c'était l'existence, sur le cæcum, près de sa circonférence interne, dans le voisinage de l'abouchement de l'intestin grêle (c'est-à-dire là où l'anatomie normale révèle des ganglions), de deux masses ganglionnaires, dont l'une était plus volumineuse que l'autre, et juxtaposées. Un de ces ganglions présentait, près de sa surface, un point jaunâtre : nulle part d'adhérences, et je pus facilement énucléer ces ganglions sans intéresser les tuniques du cæcum. Bien que l'appendice parût sain, il fut réséqué. »

Ganglions et appendice ont été examinés dans mon laboratoire ; l'appendice ne présentait aucune lésion ; les ganglions étaient caséeux. La planche ci-dessous représente cette *tumeur ganglionnaire pré-cæcale*. L'opération fut suivie d'une amélioration rapide, douleurs et diarrhée disparurent et, cinq ans plus tard, je viens de revoir la jeune fille en bonne santé.

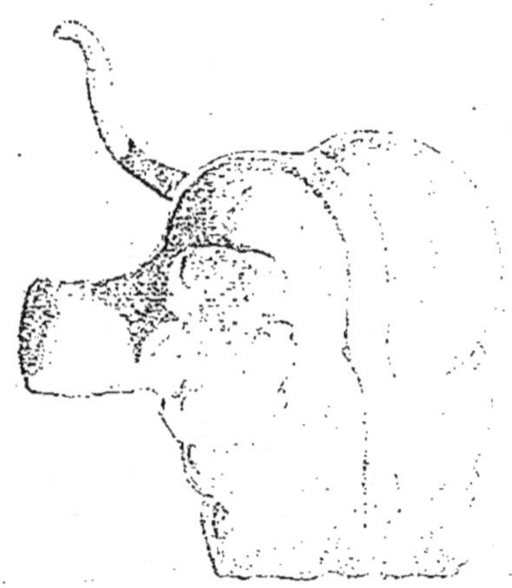

1. Cette observation et les deux observations suivantes ont été rapportées par Gérard Marchant à la Société de chirurgie, séance du 24 janvier 1900.

Voici deux autres observations d'*adénites pré-cæcales* rapportées par Gérard Marchant : Le 14 novembre 1899, notre collègue opéra une jeune fille qui avait, tous les deux ou trois mois, dans la fosse iliaque droite, une douleur vive, sans vomissements, qui se calmait par un repos de quelques heures. La première grande crise eut lieu en juillet 1899, avec fièvre vive, vomissements qui durèrent quatre jours et douleur violente au lieu d'élection. Cette crise dura quinze jours et céda à la glace, à l'opium et à la diète absolue. Néanmoins, la malade garda toujours une sensation douloureuse à la fosse iliaque droite. La deuxième grande crise survint dans la nuit du 2 novembre avec nausées, lypothymies, angoisse extrême, mais sans fièvre. Dix jours plus tard, Marchant constata une tuméfaction bien nette dans la région cæcale; il crut à une appendicite, et, à l'opération, il fut surpris de trouver un appendice, d'apparence normale; mais, à la face antérieure du cæcum, était un gros ganglion suppuré, ayant contracté avec le cæcum de telles adhérences qu'il fallut renoncer à l'extirpation. Cette adénite suppurée fut incisée et traitée par le grattage et la thermo-cautérisation; puis le foyer septique fut isolé de la grande cavité péritonéale par une suture cæcale à la lèvre interne de l'incision du péritoine. Il n'est pas sans intérêt de savoir que cette jeune fille avait une sœur atteinte de coxalgie et un frère phthisique. L'opération fut suivie de guérison. L'examen histologique de l'appendice démontra une folliculite des parois, il n'y avait pas d'appendicite.

Un autre cas relaté par Gérard Marchant concerne une petite malade chez laquelle on avait diagnostiqué une soidisant appendicite, avec douleurs constantes et persistantes au niveau du cæcum et amaigrissement rapide. L'opération révéla l'intégrité de l'appendice qui fut cependant réséqué, mais l'opérateur trouva une quantité de petits ganglions, hyperplasiés, indurés, qui n'étaient pas seulement limités au cæcum et qui existaient sur le méso-appendice, sur le grand épiploon et sur le feuillet droit du mésentère. On ne toucha à aucun de ces ganglions; le ventre fut suturé et la malade se rétablit sous l'influence d'un traitement général.

Dans les considérations dont il fait suivre ces observations, Marchant pense, non sans raison, que ces adénopathies pré-cæcales peuvent être consécutives à des lésions préexistantes, tuberculeuses ou infectieuses, du cæcum ou de la valvule iléo-cæcale. C'est là un fait des plus intéressants qu'il a le mérite d'avoir bien mis en relief. On peut même admettre, à mon sens, qu'il est des adénopathies pré-cæcales qui deviennent la lésion dominante, alors que la lésion cæcale ou iléo-cæcale qui en est l'origine s'est immobilisée dans son évolution. L'histoire des adénopathies scrofulo-tuberculeuses cervicales et médiastines nous fournit des exemples semblables. Il suffit, parfois, qu'un organe soit atteint d'une lésion tuberculeuse, en apparence insignifiante, pour qu'une explosion de tuberculose ganglionnaire atteigne les ganglions lymphatiques correspondants voisins ou éloignés. Certaines végétations adénoïdes, certaines lésions amygdaliennes que j'ai étudiées autrefois sous le nom de tuberculose larvée des amygdales[1], peuvent susciter des adénopathies scrofulo-tuberculeuses cervicales qui, par leur importance, attirent sur elles l'attention, tandis que la lésion génératrice s'immobilise dans son évolution ou passe presque inaperçue.

Mêmes réflexions me paraissent applicables à la forme de tuberculose cæcale qui nous occupe en ce moment. En étudiant la forme classique du tuberculome chronique et hypertrophique du cæcum, nous avons vu qu'elle est toujours accompagnée d'adénopathies qui peuvent s'étendre au loin, bien que leur siège de prédilection soit la face antérieure du cæcum et l'angle iléo-cæcal. Or, à côté de la forme classique du tuberculome hypertrophique du cæcum qui se traduit par les symptômes que nous avons énumérés dans le courant de ce chapitre, il est permis de se demander

---

1. Dieulafoy. Tuberculose larvée des trois amygdales. *Académie da médecine*, séance du 50 avril 1895.

s'il n'existe pas une tuberculose cæcale ou iléo-cæcale *atténuée* et comme *larvée*, se démasquant, non pas par les symptômes de la forme classique, mais par des *adénopathies*
douloureuses, caséeuses, suppurées, de la fosse iliaque
droite, atteignant surtout les ganglions de la face antérieure du cæcum et de l'angle iléo-cæcal.

Ces adénopathies, plus ou moins appréciables à la palpation, suivant qu'elles sont, ou non, agglomérées sous forme
de *tumeur*, occupent la région cæco-appendiculaire, région
qui est également commune aux lésions chroniques de
l'appendicite et aux lésions du cæcum. De plus, ces adénopathies pré-cæcales empruntent aux organes du voisinage
(péritoine et intestin) des symptômes qui rendent le diagnostic fort hésitant : elles sont accompagnées de douleurs
permanentes ou paroxystiques un peu à la façon de certaines appendicites chroniques, elles suscitent des crises
diarrhéiques qui font dévier l'attention sur l'intestin et elles
forment à la fosse iliaque droite une tumeur douloureuse à
la façon du tuberculome hypertrophique du cæcum. En
sorte que voilà trois genres de lésions : tuberculome cæcal,
appendicite chronique et adénopathie pré-cæcale, qui occupent la même région et qui ont des symptômes communs.
On conviendra que le diagnostic différentiel entre ces trois
ordres de lésions est extrêmement difficile, et le plus souvent ce n'est qu'à l'opération qu'on peut préciser ce diagnostic. Ajoutons du reste que, chez pareils malades, ce diagnostic différentiel n'a qu'une importance relative, car, dans
les trois hypothèses, l'intervention chirurgicale s'impose.

2° *Tuberculose hypertrophique de l'iléon*. — Il est un autre
diagnostic différentiel dont je dois parler, c'est le diagnostic
entre le tuberculome hypertrophique du cæcum et la tuberculose hypertrophique de l'intestin grêle occupant la
région iliaque droite. Bernay[1], en étudiant les sténoses
tuberculeuses de l'intestin grêle, classe ces sténoses en trois
groupes, suivant que le rétrécissement de l'intestin tuber-

1. Bernay. Thèse, Lyon, 1899.

culeux est fibreux, cicatriciel et hypertrophique. Les rétrécissements tuberculeux, fibreux et cicatriciels occupent
presque toujours les trois quarts supérieurs de l'intestin
grêle, tandis que le rétrécissement tuberculeux hypertrophique se rencontre principalement dans le quart inférieur
de cet intestin. Cette dernière forme est beaucoup plus rare,
puisqu'elle n'existait que huit fois sur soixante-dix cas de
rétrécissement tuberculeux; encore, même, ne se propage-
t-elle pas toujours au cæcum.

Un cas très net de cette tuberculose hypertrophique sténosante de l'iléon formant tumeur à la fosse iliaque droite
a été publié par Tuffier[1]. Ce cas concerne une femme non
poitrinaire, non syphilitique, et atteinte depuis deux ans
de coliques apparaissant quatre ou cinq heures après le repas
et se terminant par des selles liquides sans trace de melæna.
Bien que cette femme eût bon appétit, elle mangeait fort peu,
dans la crainte des douleurs intestinales, et elle avait maigri
considérablement. A l'exploration de l'abdomen, on constatait à la fosse iliaque droite une tumeur du volume d'une
petite mandarine; cette tumeur n'était pas douloureuse,
elle était mobile et de consistance rénitente. On posa le
diagnostic de tuberculose sténosante de l'intestin grêle, et
Tuffier pratiqua l'opération.

Il s'agissait en effet d'une tuberculose hypertrophique de
l'intestin grêle. On résèque 35 centimètres d'intestin, et,
quelques semaines plus tard, la malade était guérie et
n'éprouvait plus les symptômes qui avaient nécessité l'opération. A l'examen de la pièce anatomique, on constata que la
tuberculose était à la fois ulcéreuse, hypertrophique et sténosante; la sténose était le résultat d'une véritable entérite
fongueuse. Les préparations histologiques démontraient une
hypertrophie considérable des différentes couches de l'intestin, principalement de la sous-muqueuse. A la partie profonde
de cette couche sous-muqueuse étaient de volumineux follicules tuberculeux avec cellules géantes et bacilles tuberculeux.

1. *La Presse médicale*, 21 février 1900.

En somme, la *tuberculose hypertrophique de l'iléon* occupant la fosse iliaque droite peut former une tumeur qui, on le voit, n'est pas sans analogie avec le tuberculome hypertrophique du cæcum.

3° *Appendicite chronique.* — Occupons-nous maintenant des tumeurs de la fosse iliaque droite consécutives à une *ancienne appendicite*. Je ne parle pas ici des collections purulentes, pérityphlite, abcès iliaque, qui font partie d'un processus appendiculaire aboutissant à la suppuration, je fais allusion à ces amas fibroïdes, à évolution lente et progressive, et à ces tumeurs d'aspect néoplasique, qui constituent un chapitre encore peu étudié de l'appendicite chronique.

Dans sa migration extra-appendiculaire, l'infection peut rester cantonnée à la fosse iliaque droite et elle n'aboutit pas toujours, je le répète, à la formation de pus (pérityphlite suppurée); elle aboutit parfois à la formation d'une tumeur inflammatoire, à la production de fausses membranes et d'adhérences exubérantes qui prennent l'aspect et la consistance de tissu fibroïde et lardacé. Ce processus peut gagner le mésentère et s'étaler au loin[1]. « Des tractus fibreux, durs, résistants, irrégulièrement distribués, rattachent l'appendice aux organes voisins, cæcum, iléon, mésentère, péritoine iliaque[2]. » Des adhérences épaisses peuvent couder la terminaison de l'intestin grêle à son abouchement dans le cæcum et comprimer la valvule iléocæcale. Parfois le cæcum, enserré dans le tissu inflammatoire, est méconnaissable, la portion du gros intestin étant remplacée par une masse conjonctive et fibreuse où se fondent l'iléon et le côlon ascendant[3]. A la palpation de la fosse iliaque droite, on a parfois la sensation d'une *tumeur* péricæcale ou iléo-cæcale.

Ce processus extra-appendiculaire est lent dans son évolution et les symptômes rappellent beaucoup ceux du tuber-

1. Karewski, *Soc. de médecine berlinoise*, 25 juin 1902.
2. Tuffier et Marchand. Les lésions appendiculaires dans les autopsies banales. *La Presse médicale*, 10 septembre 1902.
3. Gérard Marchant et Demoulin. Tumeurs et rétrécissements inflam-

culome hypertrophique du cæcum. Le malade se plaint de pesanteur, de tiraillements, de douleurs à la fosse iliaque droite. Ces douleurs consistent en un simple endolorissement ou éclatent sous forme de crises aiguës analogues à celles de l'appendicite et qui peuvent n'être dues qu'à des brides et à des adhérences. Ici comme ailleurs (péricholécystite fibreuse), les adhérences peuvent être l'origine de crises extrêmement douloureuses. Parfois le malade se plaint de troubles gastriques et intestinaux : dyspepsie[1], anorexie, vomissements. La diarrhée est fréquente ; la constipation peut être opiniâtre et accompagnée de symptômes d'occlusion intestinale. Le malade maigrit. Ou bien encore ce sont des troubles cardiaques réflexes, des palpitations, ainsi que je l'ai constaté (cœur appendiculaire), qui peuvent faire dévier le diagnostic en portant toute l'attention sur le cœur.

En réalité, c'est de la lésion appendiculaire chronique que vient tout le mal ; il faut y penser. A l'inspection de la fosse iliaque droite, on sent une induration, une tumeur douloureuse, qui après ablation présente parfois au premier abord les apparences d'un néoplasme[2]. A l'examen du malade, pareille tumeur occupe le siège des tumeurs cæcales ou péri-cæcales. Si le début de la maladie a été nettement caractérisé par une ou plusieurs crises d'appendicite, on pense avec raison aux lésions chroniques de l'appendicite et le diagnostic est fait. Mais si ce guide fait défaut, on n'arrive qu'à un diagnostic approximatif, on pense au tuberculome cæcal, au cancer du cæcum, et l'on conseille en tout cas l'opération. Le chirurgien, arrivé sur la tumeur, constate des lésions variées : masse informe dans laquelle se fusionnent l'iléon et le côlon ascendant, coudure de l'iléon à son entrée dans le cæcum, rétrécissement de la valvule iléo-cæcale, infiltra-

matoires de la région pylorique de l'estomac et du segment iléo-cæcal de l'intestin. *Revue de gynécol. et de chirur. abdominale*, septembre 1899.

1. Longuet. La dyspepsie appendiculaire. *Semaine médicale*, 4 juin 1902.
2. Richard. Appendicite subaiguë avec volumineuse tumeur inflammatoire latéro-cæcale d'apparence néoplasique. Th. de Paris, 1903.

tion hypertrophique des parois intestinales, magma caséeux, collection purulente, brides, adhérences, gros ganglions, tumeur d'aspect néoplasique, le tout résultant d'une ancienne appendicite. L'opération est souvent suivie de succès. Voilà comment des lésions chroniques consécutives à l'appendicite deviennent l'origine de tumeur à la fosse iliaque droite.

4° *Tumeurs dites inflammatoires.* — Outre les tumeurs cæcales, iléo-cæcales et péricæcales que nous avons étudiées jusqu'ici, tumeurs qui sont dues au tuberculome hypertrophique du cæcum et de l'iléon, aux adénopathies pré-cæcales et aux lésions chroniques de l'appendicite, il est d'autres tumeurs de la fosse iliaque droite, beaucoup plus rares il est vrai, dont la cause nous échappe; on ne trouve ici ni tuberculose, ni appendicite, et faute de mieux la tumeur iléo-cæcale est dite « purement inflammatoire ». Dans cet ordre d'idées, Marchant et Demoulin citent les cas de Hartmann, de Boiffin, de Julliard; mais certains de ces cas laissent des doutes sur leur origine « purement inflammatoire ». Ainsi, dans le cas de Boiffin, l'examen de la tumeur n'a pas été fait; rien ne dit alors qu'il ne s'agissait pas là de tuberculome. Dans le cas de Julliard, « l'appendice était déformé et presque méconnaissable », ce qui laisse supposer que la tumeur dite inflammatoire avait pour origine une infection appendiculaire.

Marchant a cité un cas de ces tumeurs dites inflammatoires. Il s'agit d'une tumeur latérale du cæcum qui avait le volume d'une noix; l'appendice était sain. L'examen histologique démontra que ce n'était ni un néoplasme, ni de la tuberculose, ni du lymphadénome, mais simplement un épaississement soi-disant inflammatoire de la tunique sous-muqueuse.

Schwartz a communiqué le cas suivant[1] : Une jeune femme était atteinte d'une tumeur de la fosse iliaque droite. Cette tumeur, depuis longtemps douloureuse, était dure et

---

1. Schwartz. *Congrès de médecine de Paris*, 1900. Section de chirurgie générale, a. 693.

relativement mobile. L'opération est pratiquée et l'on enlève une tumeur qui a le volume du poing et qui est constituée par le cœcum et par la portion terminale de l'iléon. En incisant avec des ciseaux la pièce anatomique, on est frappé de la résistance des tissus; le cœcum est tellement hypertrophié que sa paroi mesure 2 à 5 centimètres; la valvule iléo-cœcale est épaissie, mais non rétrécie; la muqueuse est partout normale sans trace d'ulcération. Cette tumeur n'était, paraît-il, ni tuberculeuse, ni cancéreuse, ni d'origine appendiculaire. Dans quelle catégorie la classer? L'examen histologique fait par M. Cornil démontra une hypertrophie considérable de la musculature de l'intestin.

5° *Actinomycose.* — L'*actinomycose* appendiculaire et appendiculo-cœcale peut déterminer à la fosse iliaque droite une *tumeur* dont je vais m'occuper. J'ai eu l'occasion d'en observer récemment un cas avec Widal et Segond. Il s'agit d'un malade qui depuis un an avait de loin en loin des crises très douloureuses rappelant un peu l'appendicite à répétition. Les crises débutaient par une pneumatose gastro-intestinale des plus pénibles avec tympanisme et constipation opiniâtre. Les douleurs, bien que généralisées à tout le ventre, se fixaient de préférence à la région iliaque droite. Malgré la vivacité de ces douleurs, il n'y avait ni vomissements ni fièvre. La crise durait quelques jours, et se terminait sans laisser après elle aucun reliquat, aucun endolorissement de la région cœco-appendiculaire. Dans l'intervalle de ces épisodes aiguës, la santé restait bonne.

Bien que ces crises douloureuses principalement localisées à la fosse iliaque droite ne fussent pas sans analogie avec l'appendicite, elles en différaient néanmoins par plusieurs côtés. Ainsi, il n'est pas d'usage que l'appendicite s'annonce par une pneumatose intense gastro-intestinale; de plus, on ne voit guère une violente crise d'appendicite n'être accompagnée ni de fièvre ni de vomissements; enfin des crises très intenses d'appendicite laissent après elles, pendant quelque temps, un endolorissement de la fosse iliaque droite facile à réveiller par la pression. Or, rien de

tout cela n'existait chez notre malade, aussi n'étais-je pas
disposé à admettre chez lui l'appendicite. J'avais pensé à des
crises de typhlocolite, mais ce diagnostic devait être abandonné, car, en pareil cas, ces crises sont suivies de l'expulsion de mucosités, de membranes, de sable intestinal. Dès
lors, on pouvait se livrer à toutes les hypothèses et penser
à une adénite pré-cæcale, à un début de tuberculose ou de
cancer; j'avoue que je n'avais pas songé à l'actinomycose.

Cependant, une tumeur s'était formée à la région iléo-cæcale. Cette tumeur, dure, allongée, mobile et sensible à la
pression, n'éclairait pas le diagnostic; on aurait dit un
cancer. L'état général restait bon; toutefois, l'intervention
chirurgicale s'imposait, et d'un commun accord l'opération
fut décidée. Elle fut pratiquée par Segond, qui enleva un
appendice énorme entouré de membranes et d'adhérences
sans la moindre suppuration, sans trace de péritonite. Les
parois de l'appendice étaient très épaisses, dures et comme
lardacées, la muqueuse était saine; pareille lésion ne mé-
ritait pas le nom d'appendicite au vrai sens du mot : c'était
de l'actinomycose appendiculaire, ainsi que le constata Widal
à l'examen histologique.

Cette actinomycose appendiculaire ou appendiculo-cæcale
a été bien étudiée ces derniers temps [1], notamment dans le
Traité de Poncet et Bérard. Dans une première phase, qui
dure une ou deux années, cette localisation actinomyco-
sique rappelle assez bien les symptômes de l'appendicite à
répétition : le malade a des douleurs continues ou paroxystiques qui se localisent surtout à la fosse iliaque droite; il a
des crises de tympanisme gastro-intestinal, de la constipation, plus souvent de la diarrhée, parfois des selles sanguinolentes et du ténesme. Plus tard, on commence à sentir à
la région cæco-appendiculaire une tuméfaction ligneuse,

<hr>

1. Poncet et Bérard. *Traité clinique de l'actinomycose humaine*, 1898,
p. 274. — Ninglais. Actinomycose appendiculo-cæcale, Thèse de Lyon,
1897. — Lebreton. De l'actinomycose dans le département de la Seine,
Thèse de Paris, 1902. — Thévenot. Actinomycose appendiculaire, *Gazette
des hôpitaux*, 12 août 1902.

une induration donnant la sensation d'un fibrome profond à contours mal limités. Pendant des mois, cet état peut rester stationnaire, mais vient un moment où l'actinomycose prend contact avec le péritoine, avec la paroi qu'elle infiltre à la façon d'un plastron, et alors survient la phase de ramollissement, d'ulcération et de fistules.

Il faut convenir qu'aux premières phases de la maladie, le diagnostic est des plus difficiles; on n'a pour se guider que deux symptômes cardinaux, la localisation des douleurs et plus tard l'apparition de la tumeur; on pense alors à des lésions appendiculaires chroniques ou à un début de tuberculome cæcal, ou à autre chose, mais rien encore ne permet d'affirmer l'existence de l'actinomycose. Peut-être au cas de diarrhée chronique pourra-t-on constater le parasite dans les selles.

6° *Cancer du cæcum.* — Terminons cette étude par le diagnostic du tuberculome du cæcum avec le cancer iléo-cæcal. Voici un malade amaigri, plus ou moins cachectisé, qui, depuis longtemps, est atteint de douleurs abdominales, d'épisodes diarrhéiques ; on sent dans la fosse iliaque droite une tumeur irrégulière, peu mobile ; ce malade a-t-il un cancer ou une tuberculose chronique; sur quels signes se baser pour faire un diagnostic ? Des épisodes de constipation opiniâtre et d'obstruction intestinale peuvent exister dans les deux cas. Des épisodes de diarrhée avec ou sans hémorrhagie intestinale sont également communs aux deux cas; cependant le melæna, fort rare dans le tuberculome hypertrophique est plus fréquent dans la tumeur cancéreuse. La douleur spontanée ou provoquée ne fournit aucun renseignement suffisant ; la dimension, la forme, la mobilité ou l'immobilité de la tumeur ne nous donnent rien de positif. La présence de ganglions durs et hypertrophiés à l'aine et même au creux sus-claviculaire[1] s'observe dans les deux cas. L'apparition d'une phlegmatia albas dolens[2] peut aussi s'observer dans les deux cas. La recherche d'une tuberculose pulmonaire

1. Anscher. *Société anatomique,* 29 novembre 1895.
2. Anscher. *Idem.*

n'a qu'un intérêt secondaire, car cinq fois sur six, la tuberculose chronique du cæcum est une tuberculose *primitive*, locale, survenant chez des gens indemnes de toute autre lésion tuberculeuse. En fait de signes en faveur de la tumeur tuberculeuse, nous n'avons donc que la longue durée de la maladie, plus compatible avec l'hypothèse du tuberculome, et la constatation du bacille dans les matières fécales. Une fois, Billroth arriva au diagnostic en provoquant, par la tuberculine, une réaction de 40 degrés. Je préférerais recourir au séro-diagnostic de la tuberculose.

7° Enfin, voici un malade qui a, lui, une ou plusieurs fistules avec écoulement purulent à la peau de la région iliaque. D'où vient ce pus et quelle est la nature de la lésion ? S'agit-il ou non d'une lésion osseuse ? Alors même qu'on décèlerait le bacille tuberculeux dans la sécrétion purulente, alors même que la nature tuberculeuse de la lésion serait démontrée par l'expérimentation ou par la réaction de la tuberculine, on ne saurait, en tout cas, qu'une chose, c'est qu'il s'agit d'une lésion tuberculeuse, et c'est tout. La présence de matières fécales à travers les fistules pourrait lever tous les doutes et démontrer que le cæcum est l'origine des lésions.

Terminaison. — La tuberculose chronique du cæcum peut aboutir à différents modes de terminaison. Elle peut guérir sans opération, grâce à un processus fibreux curateur, analogue au processus fibroïde curateur de la tuberculose pulmonaire. Dans quelques cas, le rétrécissement de la valvule iléo-cæcale et du cæcum atteint un tel degré que le malade succombe à l'obstruction intestinale. Le phlegmon iliaque, le phlegmon pyo-stercoral, les trajets purulents aboutissant à la fosse ischio-rectale, à la marge de l'anus, à l'aine droite, sont autant de complications possibles.

Étiologie. — La tuberculose chronique du cæcum, je l'ai déjà dit, est le plus souvent primitive ; elle évolue à titre de tuberculose locale, comme la tuberculose d'une articulation ou d'un os. Toutes les hypothèses émises pour expliquer la tuberculose primitive des voies digestives peuvent trouver leur place ici. Il est probable que la région iléo-cæcale, par son rétrécissement naturel, offre un asile favorable aux agents tuberculeux.

Traitement. — Le pronostic du tuberculome hypertrophique du cæcum s'est complètement modifié depuis quelques années. Autrefois, un individu atteint de cette tuberculose cæcale était considéré comme atteint d'une maladie mortelle; aujourd'hui, il est considéré comme atteint d'une maladie opérable et souvent curable. Toutefois, la guérison ne peut être obtenue qu'à certaines conditions. Il est nécessaire d'opérer en temps voulu, il ne faut pas attendre que le sujet soit déjà cachectisé; aussi, dès que la maladie est reconnue ou même soupçonnée, il faut agir. La coexistence de la tuberculose pulmonaire aggrave d'autant plus le pronostic que cette complication est une contre-indication opératoire; mais n'oublions pas que la tuberculose pulmonaire est rarement la source de la tuberculose du cæcum, elle en est quelquefois la conséquence, ce qui est une raison de plus pour ne pas différer outre mesure l'intervention chirurgicale. Faite en temps opportun, l'opération donne de nombreux succès.

§ 8. TUBERCULOSE ANO-RECTALE

Lupus de la région anale. — Le lupus, relativement fréquent au visage, est extrêmement rare à l'anus; il y est habituellement associé au lupus des organes génitaux de la femme. Dans deux cas, le lupus s'était développé au niveau de l'orifice externe d'une fistule[1]. L'un de ces cas, communiqué par Besnier, est écrit par lui de la façon suivante : Le lupus consistait en une surface cicatricielle étendue, fibroïde au centre, papillomateuse à la périphérie et bordée de tubercules ulcérés, qui formaient autour quelques larges festons. Le diagnostic du lupus ne pouvait être douteux : affection cutanée chronique évoluant sur place depuis dix-huit ans, autour d'une fistule anale; cicatrisation fibroïde

1. Quénu et Hartmann, *Chirurgie du rectum*, 1895, p. 102.

des points atteints d'abord et évolution excentrique par poussées tuberculeuses lentes. Ni le syphiloderme, ni le cancer épithélial cutané n'évoluent de cette manière, n'ont cette lenteur de processus. Une seule circonstance objective pouvait faire penser à la syphilis, c'était la bordure polycyclique, mais la disposition annulaire figurée se rencontre dans quelques cas de lupus.

Tuberculose verruqueuse de l'anus. — Il est probable que cette forme verruqueuse de tuberculose a été autrefois confondue avec l'épithélioma et les papillomes. Elle est bien connue depuis les travaux de Hartmann[1]. Routier et Toupet[2]. La lésion se présente autour de l'anus et empiétant sur la fesse, sous forme de plaque hérissée de mamelons non ulcérés et de croûtes. Entre les mamelons sont des sillons érodés, qui suintent. Les ganglions inguinaux sont tantôt sains, tantôt engorgés. L'examen histologique fait découvrir des cellules géantes, au milieu d'amas de cellules, et l'examen bactériologique fait découvrir le bacille de la tuberculose. Sans les recherches bactériologiques ou sans l'inoculation au cobaye, il n'est guère possible de différencier la tuberculose verruqueuse du papillome ou du cancroïde.

Ulcérations tuberculeuses anales. — Hartmann en a réuni une trentaine d'observations[3] : après quelques mois de démangeaisons, de suintement, de douleurs de défécation, une plaie superficielle se forme autour de l'anus. C'est une nappe de scrofulome diffus qui s'ulcère. L'ulcération se localise à la marge de l'anus sans empiéter sur la fesse, mais elle remonte fréquemment dans le canal anal, jusqu'à l'extrémité inférieure du rectum. L'ulcération saigne peu ; ses bords sont souvent polycycliques, tantôt décollés, tantôt nettement taillés ; le fond en est anfractueux, bourgeonnant, souvent semé de grains jaunes. L'ulcération

1. Hartmann. *Revue de chirurgie*, janvier 1894.
2. Routier et Toupet. *Congrès pour l'étude de la tuberculose*, 1893, p. 506.
3. *Chirurgie du rectum*, p. 108.

sécrète un liquide muco-purulent, elle est parfois croûteuse. Autour de la surface ulcérée, on constate quelques tubercules saillants.

En examinant l'anus au spéculum, on voit sur la muqueuse des lésions analogues à celles de la peau; le toucher rectal permet d'apprécier les limites du mal. Presque toujours les ganglions inguinaux sont engorgés. Ces ulcérations sont d'autant plus douloureuses que la douleur est à chaque instant réveillée par le passage des matières fécales, par la marche, par le frottement. Dans quelques cas, cependant, elles sont presque indolentes.

L'ulcération tuberculeuse anale a une marche extrêmement lente; elle n'a aucune tendance à la cicatrisation; elle coïncide parfois avec des ulcérations tuberculeuses des autres parties de l'intestin. La recherche des bacilles dans les sécrétions de la surface ulcérée est le mode le plus positif du diagnostic.

Abcès et fistule à l'anus. — La fistule à l'anus, d'origine tuberculeuse, succède toujours à un abcès; elle n'est pas le résultat d'une ulcération qui creuse, elle est le résultat d'un abcès. Sur 12 abcès de la région anale, étudiés au point de vue bactériologique, Hartmann et Lieffring[1] ont trouvé 7 fois le bacille tuberculeux avec adjonction de différents microbes.

L'abcès tuberculeux sous-cutané s'ouvre en dehors à la peau, ou en dedans dans le canal ano-rectal, ou bien il s'ouvre à la fois à la peau et dans l'intestin. Si le trajet consécutif à l'abcès devient persistant, la fistule est constituée. La fistule est un ulcère canaliculé qui n'a aucune tendance spontanée à la guérison; elle commence quand le travail de réparation s'arrête. La fistule complète suppose un trajet et deux orifices, l'un cutané, l'autre intestinal; on dit que la fistule est borgne externe si elle ne possède que l'orifice cutané; on dit qu'elle est borgne interne si elle ne possède que l'orifice intestinal.

Les *symptômes* de la fistule sont précédés des symptômes

---

1. *Société anatomique*, 1895, p. 69, 161 et 527.

de l'abcès. Au cas de fistule borgne externe, le mal n'est qu'une simple infirmité entraînant du prurit, du suintement, de la suppuration et la souillure des linges. Au cas de fistule complète, la souillure des linges par des matières fécales, l'odeur stercorale, le ténesme parfois douloureux, compliquent la situation. A certains moments, le malade est sous le coup de poussées inflammatoires; dès qu'il se fait un obstacle à l'écoulement des liquides infectieux, dès que le trajet fistuleux est transformé en cavité close (quelle qu'en soit la cause), les microbes (coli-bacille, streptocoque) exaltent leur virulence. Ces « réchauffements » de la fistule occasionnent de nouveaux abcès péri-fistuleux avec fièvre, irradiations douloureuses anales, périnéales, etc.

Chez les tuberculeux, la fistule à l'anus existe dans les proportions de 12 pour 100 (Cripps), de 14 pour 100 (Allingham), de 16 pour 100 (Geffrart), de 50 pour 100 (Hartmann[1]) de 15 pour 100 (observations personnelles). Habituellement, l'abcès et la fistule qui en est la conséquence se développent pendant l'évolution de la tuberculose pulmonaire ou à une époque avancée de la maladie. Mais, dans quelques circonstances, l'abcès semble précéder la tuberculose pulmonaire[2]. Il n'est pas rare de voir des gens qui toussaient depuis des années, se croyant atteints d'un simple emphysème pulmonaire avec catarrhe bronchique, et chez lesquels l'apparition d'un abcès tuberculeux de l'anus vient révéler la vraie nature du soi-disant catarrhe. Il n'est pas rare, dans une famille de tuberculeux, de voir un des membres de la famille, un des enfants, n'avoir, en fait de lésions tuberculeuses, que l'abcès anal tuberculeux.

Au sujet de ces fistules, une question importante se présente : peut-on les opérer sans qu'il en résulte aucun inconvénient pour le malade, ou bien doit-on les respecter sous peine d'accidents? Généralement, on considère la fistule anale chez les tuberculeux comme une sorte d'émonctoire qu'il faut respecter sous peine de recrudescence dans

1. Statistique de « la chirurgie du rectum », p. 180.
2. D. Mollière. *Maladies du rectum et de l'anus.* Paris, 1877.

la marche des accidents pulmonaires. Cette assertion est fort exagérée; aussi faut-il s'inspirer, avant de prendre une décision, de l'état du malade et opérer la fistule, à moins que les lésions pulmonaires soient assez avancées.

Je pense, pour ma part, que, chez un phthisique arrivé à une période avancée de sa maladie, il faut s'abstenir, mais dans tous les autres cas on doit opérer, car je n'ai jamais vu qu'il en résultât un inconvénient sérieux.

§ 9. ULCÈRE SIMPLE DU DUODÉNUM
PERFORATION — PÉRITONITE SUBAIGUË

Anatomie pathologique [1]. — *L'ulcère simple du duodénum* a les plus grandes analogies avec l'ulcère de l'estomac et de l'œsophage, il occupe principalement la première portion du duodénum, plus souvent sa face antérieure que sa face postérieure, et il empiète parfois sur le pylore. Quand il y a plusieurs ulcères, ils se fusionnent et donnent à l'ulcération une forme irrégulière. Il n'est pas rare de trouver à la fois l'ulcère de l'estomac et du duodénum. La pathogénie, l'évolution, la cicatrisation, la perforation de l'ulcère duodénal, la pathogénie des hémorrhagies et de la péritonite, sont comparables au processus de l'ulcère stomacal. Des adhérences et des trajets fistuleux peuvent s'établir entre le duodénum et les organes voisins. J'ai consacré un chapitre spécial à l'ulcère perforé du duodénum et de l'estomac associé à *l'appendicite.*

Symptômes. — L'ulcère simple du duodénum évolue généralement d'une façon presque latente comme certains ulcères de l'estomac; il est même plus souvent latent que l'ulcère de l'estomac. Ses symptômes les plus habituels sont : la douleur, les vomissements, le melæna, l'hématémèse [2].

Les *douleurs* se retrouvent ici, avec quelques-uns des

---

1. Letulle. *La Presse médicale,* 1894, p. 555. R. Gaultier. Maladies du duodénum et leur traitement. Paris, 1910.

2. Bucquoy. *Arch. de méd.,* avril, mai, juin 1837.

caractères signalés au sujet de l'ulcère stomacal, elles ont
un siège un peu différent, les points xiphoïdien et rachidien font souvent défaut, et la crise douloureuse n'apparait
que deux ou trois heures après les repas, dans une région
voisine du pylore, au-dessous du bord inférieur du foie.

Les *hémorrhagies intestinales* peuvent être foudroyantes
si un gros vaisseau a été lésé : ulcérations de l'artère
gastro-épiploïque (Broussais), de l'artère pancréatico-duodénale (Knecht), de l'aorte (Stich), de la veine porte (Rayer).
Dans les cas ordinaires, le mélæna se répète à intervalles
plus ou moins rapprochés, avec ou sans douleurs, et parfois avec hématémèses si le sang a reflué dans l'estomac.
La pâleur du visage, la décoloration des téguments, la tendance aux défaillances, à la syncope, sont la conséquence
de ces hémorrhagies.

Perforation de l'ulcère. — L'ulcère du duodénum aboutit très souvent à la perforation; on a compté 181 fois
la perforation sur 262 ulcères. La perforation avait
provoqué 125 fois la péritonite généralisée; dans les autres
cas, la péritonite était localisée grâce à des adhérences,
ou bien la perforation n'avait pas eu de conséquences,
grâce à des organes qui formaient tampon (Collin); ces
organes sont le foie et surtout le pancréas[1].

Les péritonites partielles, les abcès enkystés du péritoine
dus à des adhérences, sont beaucoup plus rares au cas
d'ulcère perforant de l'estomac. Ils peuvent s'ouvrir à
l'ombilic ou dans un espace intercostal.

La *perforation* de l'ulcus duodénal avec *péritonite suraiguë* est un accident terrible; on en aura une idée par le
cas suivant consigné dans une de mes leçons cliniques sur
la perforation de l'ulcère simple du duodénum[2].

Le 18 janvier 1897, à cinq heures du soir, on portait dans
mes salles de l'Hôtel-Dieu un malade qui ne cessait de
pousser des cris plaintifs et des gémissements. On le cou-

---

1. Collin. *Ulcère simple du duodénum.* Thèse de Paris, 1894.
2. *Clinique médicale de l'Hôtel-Dieu*, 1897. Perforation de l'ulcère
simple du duodénum. Douzième leçon.

cha aussitôt et mon chef de clinique Charrier fit le diagnostic de péritonite aiguë. Le malade, le facies grippé, les yeux excavés, était en proie à une anxiété profonde. Il avait du hoquet et des vomissements porracés. Sa respiration était saccadée, interrompue par la douleur. Le ventre était très météorisé, excessivement douloureux et partout sonore, excepté à l'hypogastre et aux flancs.

Toujours bien portant, jusqu'à l'avant-veille de son entrée à l'hôpital, cet homme, dont les fonctions digestives étaient irréprochables, fut pris brusquement, le samedi 16 janvier, à cinq heures du soir, au moment où il montait la garde au poste de police, d'une douleur tellement atroce, qu'il la compare à un coup de poignard. Il en fut terrassé sur place. On s'empressa auprès de lui, et grâce à l'obligeance du Dr Beausse, qui fut mandé aussitôt, nous savons ce qui s'est passé dès ce moment. Notre confrère trouva le malade se tordant de douleur et poussant des hurlements. Le pauvre homme était debout, soutenu par deux collègues, et, quand on voulut le coucher pour le mieux examiner, il s'y refusa, craignant d'exaspérer les douleurs; il préféra rester debout, moitié plié, courbé.

Beausse pratiqua aussitôt une piqûre de morphine et obtint ainsi un soulagement qui permit de faire transporter le malade à son domicile. Alors l'examen devint possible[1]. Le ventre était rétracté et dur, la palpation était très douloureuse, particulièrement à l'hypochondre droit, d'où les douleurs irradiaient vers le creux épigastrique et jusqu'à la colonne vertébrale. La palpation profonde était impraticable à cause de la défense musculaire, qui donnait à la paroi abdominale sa dureté ligneuse. Cependant, le point de Mac Burney n'était pas particulièrement douloureux et le diagnostic d'appendicite fut avec raison écarté. Le lendemain matin dimanche, le ventre était toujours douloureux et rétracté, mais le malade était plus calme et la fièvre était nulle, la température ne dépassait pas 37°,8.

1. Cette partie de l'observation a été publiée par le Dr Beausse. *Journal de médecine de Paris*, 21 mars 1897.

Dans la journée, il y eut une selle assez abondante. Le dimanche soir, apparence d'amélioration ; les douleurs sont moins vives, le ventre est toujours rétracté. Mais, le lundi matin, apparaissent des vomissements verdâtres, les yeux s'excavent, le nez se pince, le ventre préalablement rétracté commence à se météoriser ; bref, la situation devient menaçante. C'est alors que cet homme est transporté à l'Hôtel-Dieu.

Le malade arrive dans mon service, ainsi que je l'ai dit plus haut, en pleine péritonite aiguë, la douleur ayant toujours son maximum d'intensité, comme au début, sous les côtes du côté droit, entre l'hypochondre et l'épigastre. Bien que le pronostic fût presque fatal, bien que la péritonite fût certainement généralisée, l'intervention chirurgicale s'imposait comme unique ressource. Elle fut pratiquée par Cazin, chef de clinique de Duplay. Pas un instant ne fut perdu, car, cinquante minutes après son entrée à l'hôpital, le malade était sur la table d'opération. La péritonite était en effet intense et généralisée, le bassin était plein de pus ; il n'y avait pas d'appendicite. L'opération durant déjà depuis longtemps et l'état du malade donnant les plus sérieuses inquiétudes, on décida fort sagement de ne pas poursuivre l'exploration abdominale et on pratiqua le pansement. Le malade succomba quelques heures plus tard.

Le lendemain matin, à mon arrivée à l'Hôtel-Dieu, j'appris du même coup l'arrivée du malade dans nos salles, la décision qui avait été prise et l'opération qui avait été pratiquée. Non seulement je donnai mon entière approbation à ce qu'on avait fait, mais mon opinion est qu'on ne pouvait mieux faire. Quand un malade est atteint de péritonite aiguë, et qu'il en est peut-être temps encore, il faut prendre une décision rapide et lui donner la seule chance de salut, l'opération. Certes, on ne réussit pas toujours, il s'en faut ; mais je citerai des cas, en apparence désespérés, où l'intervention chirurgicale eût eu un plein succès. Au récit qui me fut fait de la maladie de notre homme, je fis part de mes impressions concernant la cause de péritonite et je crus pouvoir affirmer qu'il avait succombé à la perforation d'un ulcère latent du duodénum ou de l'estomac. Je dirai plus loin sur quoi je basai ce diagnostic rétrospectif.

Voici les résultats de l'autopsie : Péritonite généralisée. L'examen méthodique de l'intestin fait découvrir la cause de la péritonite : à la face postérieure du duodénum, à deux centimètres au-dessous du pylore, on trouve *un ulcère simple perforé à son centre* ainsi qu'on le voit sur la planche ci-dessous.

Vu par la face intestinale, l'ulcère a la forme d'un entonnoir, dont la partie évasée mesure un centimètre de diamètre. Les parois de cet entonnoir sont déclives et formées de deux gradins. Au fond de l'ulcère existe la perforation, véritable trou, qui a un demi-centimètre de diamètre ; ses contours sont circulaires, indurés, épais, formés par des bords arrondis. Vue du côté du péritoine, la perforation est tellement nette, qu'elle semble avoir été faite à l'emporte-pièce, en plein tissu sain. Le duodénum dans le reste de son étendue est absolument normal. A la face antérieure de l'estomac, on trouve la cicatrice radiée d'un ulcère guéri.

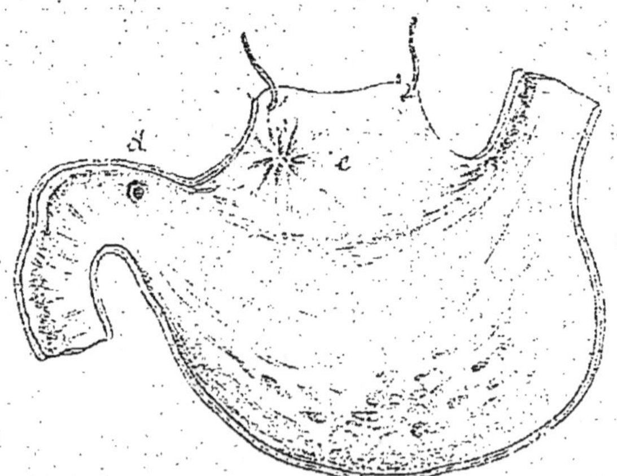

d, perforation de l'ulcère duodénal. — *e*, cicatrice d'un ancien ulcère stomacal.

En résumé, notre malade a succombé en moins de trois

jours à une péritonite suraiguë, due à la perforation d'un
ulcère duodénal dont l'évolution avait été *absolument latente.*

Analyse des symptômes. — Premier point à signaler,
c'est que, dans la très grande majorité des cas, l'ulcère du
duodénum évolue à l'état *latent.* Dans toutes les observations
que j'ai réunies dans ma leçon clinique, l'ulcus duodénal
a été *absolument latent*; il n'a provoqué, pendant son évolution, ni douleurs, ni hémorrhagies intestinales; il s'est
révélé brusquement, par la perforation, chez des gens en
pleine santé, qui n'avaient jamais éprouvé quoi que ce
soit, qui eût pu faire songer à la présence d'une aussi terrible lésion. C'est donc par la perforation que s'annonce
habituellement l'ulcus duodénal.

Cette perforation, ici comme à l'estomac, provoque une
douleur atroce et soudaine que j'ai nommée le *coup de
poignard péritonéal.* Sans avertissement, sans prodromes,
le sujet est pris « de son coup de poignard ». Je retrouve
cette même entrée en scène dans toutes les observations
consignées dans ma leçon clinique. Ainsi notre malade,
en parfaite santé, montait tout tranquillement la garde
devant le poste de police du deuxième arrondissement,
quand soudainement il fut comme terrassé par une atroce
douleur à la région sous-hépatique; on ne peut rien voir
de plus subit. Le malade de Dutil[1] est pris, inopinément, à sept heures du soir, de douleurs abdominales
tellement intenses, qu'il se laisse tomber à terre en poussant des gémissements; il succombe en 18 heures; on
trouve à l'autopsie un ulcus duodénal perforé. Le malade
de Vermorel et Marie[2], lui aussi, était tout à fait bien
portant, quand il éprouva brusquement, sans aucun avertissement, à quatre heures de l'après-midi, les terribles
douleurs de sa perforation duodénale; il succombe en
27 heures et on trouve à l'autopsie un ulcus duodénal
perforé. Le malade de Brouardel s'était couché, la veille,

1. Dutil. *Bulletin de la Société anatomique*, 1887, p. 478.
2. Vermorel et Marie. *Bulletin de la Société anatomique*, 1895, p. 555.

dans les meilleures conditions de santé[1], quand il fut réveillé tout à coup, à trois heures de la nuit, par une atroce douleur entre le foie et l'estomac; il succombe en 28 heures et on trouve à l'autopsie un ulcus duodénal perforé. Le malade de Lardennois et Levrey[2] se rendait le matin, frais et dispos, à son travail, quand il éprouva soudainement, à dix heures, une douleur atroce et déchirante à la partie gauche de l'abdomen; il succombe en 36 heures et on trouve à l'autopsie un ulcus duodénal perforé. Le malade de Banzet et Lardennois[3] venait de déjeuner, le matin, avec son appétit habituel, quand, à la dernière bouchée, il fut pris brutalement d'une terrible douleur abdominale, aussitôt suivie de vomissements alimentaires et bilieux; il succombe, malgré l'opération, à la perforation de son ulcus duodénal. Le malade de Lockwood était en pleine santé, quand il fut pris subitement, en prenant une tasse de thé, des douleurs terribles de sa perforation duodénale[4].

Un autre point à préciser c'est l'état du ventre après la perforation pendant la première phase de la péritonite. Je vais répéter ce que j'ai dit au sujet de la perforation de l'ulcus stomacal. On est généralement trop imbu de l'idée que la péritonite par perforation est suivie de météorisme abdominal; il n'en est pas toujours ainsi, et ce serait une erreur d'exclure la péritonite, pour la raison que le ventre est dur, plat et rétracté. Il est des malades atteints de perforation duodénale chez lesquels la péritonite, à son début, provoque par action réflexe une telle contracture des muscles abdominaux, que loin d'être météorisé le ventre est comme sanglé, il est *plat* et *dur*. Le ventre était dur et plat chez les malades de Letulle, de Brouardel, de Vermorel et Marie, de Lardennois et Levrey, de Banzet et Lardennois. Le ventre était également rétracté et d'une dureté ligneuse

1. Brouardel. *La mort et la mort subite.* Paris, 1895.
2. Lardennois et Levrey. *Bulletin de la Société anatomique*, 1897, p. 46.
3. Banzet et Lardennois. *Bulletin de la Société anatomique*, 1897, p. 479.
4. Observations citées dans la thèse de M. Collin.

quand le Dr Beausse fut appelé auprès du malade dont je viens de rapporter l'histoire. C'est là un signe important à connaître. Toutefois, ces deux états peuvent se succéder chez le même sujet. Tel malade, dont le ventre est dur et plat au début de sa péritonite, aura le ventre tympanisé et météorisé quelques heures plus tard ou le lendemain.

La discussion que j'ai entreprise relativement au diagnostic de la perforation de l'ulcus stomacal est absolument applicable au diagnostic de l'ulcus duodénal. La soudaineté, l'intensité de la douleur, le *coup de poignard péritonéal* est l'apanage de la perforation de l'ulcus duodénal ou stomacal. Ce symptôme, quand il est bien établi, permet déjà, à lui seul, d'éliminer les coliques hépatiques, l'occlusion intestinale, l'appendicite, et autres états morbides à retentissement péritonéal, *qui ne débutent jamais* par des douleurs aussi violentes et aussi inopinées.

Les douleurs de la colique hépatique et de la perforation duodénale débutent dans les mêmes parages, mais regardez-y de près, et vous verrez que les douleurs de la colique hépatique, même quand elles sont intenses, n'ont pas la soudaine intensité des douleurs péritonéales consécutives à la perforation du duodénum. De plus, l'homme qui a une colique hépatique, malgré ses souffrances, malgré ses vomissements, n'a jamais, au bout d'une heure ou deux, le masque péritonéal de l'homme qui vient d'avoir une perforation duodénale avec début de péritonite suraiguë. Chez celui-ci, en effet, tout indique l'imminence du péril. Examinez avec attention son visage, il porte déjà la griffe péritonéale; les traits sont tirés; le teint est d'une pâleur terreuse; tantôt le ventre est dur et rétracté par la contraction des muscles abdominaux qui se défendent, tantôt il est tympanisé, par la distension des anses intestinales paralysées et par le passage de gaz dans la cavité péritonéale ; le moindre attouchement, la palpation la plus légère réveillent souvent des douleurs atroces. Le pouls est petit et rapide, peut-être le malade a-t-il déjà le hoquet. Rien de tout cela ne se voit dans la colique hépatique. Je ne parle pas de la teinte ictérique et de la présence de la bile dans les urines, car ces signes, habituels à la colique hépatique, ne sont pas précoces et surviennent à un moment où le diagnostic doit être déjà fait.

Les renseignements fournis par la température n'ont pas une grande valeur diagnostique : on croit trop généralement que la colique hépatique est apyrétique et que la péritonite due à une perforation duodénale ou stomacale est fébrile. Cela est vrai dans bien des cas; mais le contraire se voit également; telle péritonite se fait sans élévation de température, et, par contre, telle colique hépatique est accompagnée de frissons violents et de fièvre à 39 et 40 degrés. Je décrirai aux maladies du foie cette fièvre « hépatalgique », pour me servir de l'expression de Charcot, fièvre satellite de la migration de calculs biliaires, qu'il ne faut pas confondre avec la fièvre hépatique bilio-septique.

Je renvoie au chapitre de l'appendicite pour le diagnostic de l'appendicite avec la perforation de l'ulcus stomacal.

En face d'un malade atteint de *tympanisme* abdominal, avec douleurs, vomissements, arrêt au cours des matières et des gaz, on a quelquefois pris la péritonite par perforation pour une occlusion intestinale. Cette erreur me paraît facile à éviter, car l'occlusion, quelle que soit sa cause, ne débute jamais par « le coup de poignard ». Ses symptômes sont graduels et progressifs, il y a une période de constipation qui a précédé de plusieurs jours les symptômes d'occlusion; rien de pareil dans la perforation duodénale.

Il est presque impossible de dire si l'ulcère qui vient de se perforer siège au duodénum ou à l'estomac. On ne peut le localiser à l'estomac que si la perforation a été précédée des signes classiques de l'ulcus stomacal. Et, encore même, il se peut qu'il y ait eu deux ulcères, comme chez notre malade, l'un à l'estomac, qui s'est cicatrisé, l'autre au duodénum, qui s'est perforé. Mais ce diagnostic topographique n'a qu'une médiocre importance, puisque les mêmes indications opératoires sont applicables aux deux cas.

Une dernière remarque : la brusquerie et la violence des

douleurs, l'intensité et la généralisation de la péritonite, au cas de perforation d'ulcère duodénal ou stomacal, tiennent à la dimension de ces perforations et à la rigidité des tissus qui forment paroi. Le trou est large et béant, les bords indurés n'ont aucune tendance à combler le vide, ainsi que pourraient le faire des tissus flasques ; aussi les produits de la digestion, microbes et toxines, sont-ils rapidement déversés dans le péritoine en quantité considérable. Sous ce rapport, la perforation duodénale me paraît plus redoutable encore que la perforation stomacale, car les matières toxi-infectieuses de la digestion peuvent passer dans le péritoine sous forme de chyme venu de l'estomac et sous forme de matières fécales remontant de l'intestin par mouvements antipéristaltiques. Le péritoine subit un tel assaut qu'en moins de vingt heures la péritonite est généralisée, et le malade peut succomber d'une façon presque foudroyante.

Quelle différence avec la péritonite consécutive aux petites perforations intestinales de la fièvre typhoïde, lesquelles ont les dimensions d'une fissure, d'une tête d'épingle, et peuvent être si minimes que, à l'autopsie, il est souvent nécessaire, pour les découvrir, de distendre l'intestin sous un courant d'eau.

Arrivons maintenant au *traitement*. En face d'une péritonite suraiguë consécutive à la perforation d'un ulcère duodénal, un seul traitement s'impose : c'est l'intervention chirurgicale. Dans les 9 cas publiés dans le *Medical News*[1], l'opération a été suivie 9 fois de mort ; il est juste de dire que tous ces malades ont été opérés trop tard. Le cas de guérison publié par Landerer et Glücksmann[2] concerne un homme qui fut opéré douze heures après sa perforation duodénale. La conclusion qui s'impose, c'est qu'en fait de perforation du duodénum, comme en fait de perforation de l'estomac, il faut faire un diagnostic précis, prendre une décision rapide et opérer sans retard.

1. *The medical News*, 1895, p. 460.
2. *Revue internationale de thérapeutique et pharmacologie*, 1896, p. 409.

Je viens de parler des cas où l'ulcère duodénal se perfore ; il est des cas où il guérit et se cicatrise comme l'ulcère stomacal ; cependant la cicatrice peut déterminer un rétrécissement du pylore avec dilatation consécutive de l'estomac, une occlusion du canal cholédoque avec ictère chronique, une thrombose de la veine porte.

§ 10. CANCER DE L'INTESTIN

Par sa fréquence, le *cancer de l'intestin* vient après le cancer de l'estomac, du foie, et du sein ; il présente cette particularité d'être assez fréquent chez l'adulte.

Anatomie pathologique. — Les différentes parties de l'intestin ne sont pas également envahies par le cancer ; ce sont, par ordre de fréquence, le rectum[1], l'S iliaque[2], le côlon, le cæcum[3] et l'intestin grêle ; autrement dit, le cancer devient plus rare à mesure qu'on se rapproche de la partie supérieure de l'intestin. Primitif ou secondaire, et ce dernier se développe à la suite d'un cancer de l'estomac, de l'utérus, le cancer intestinal offre les variétés suivantes : l'épithéliome cylindrique, l'encéphaloïde, le squirrhe. Qu'il prenne naissance dans la couche muqueuse de l'intestin, aux dépens de l'épithélium des glandes, ou dans la couche sous-muqueuse, le cancer, une fois constitué, se présente sous forme de *plaque*, de *noyau* et *d'anneau*.

Les *plaques cancéreuses* transforment parfois un segment d'intestin en un tube rigide ; les *anneaux cancéreux* rétrécissent le diamètre de l'intestin au point de permettre à peine le passage d'une plume d'oie. Vu par sa face interne, le cancer est fongueux, bourgeonnant, ulcéré, saignant, ou bien dur et squirrheux. Habituellement, l'intestin présente au-dessus du point rétréci une dilatation qui peut

---

1. D. Mollière. *Traité des maladies du rectum et de l'anus.* Paris, 1880.
2. Giamboni. *Cancer de l'S iliaque.* Th. de Paris, 1880.
3. Sarazin. *Cancer du cæcum.* Th. de Paris, 1880.

acquérir de fortes proportions, et ses couches musculeuses acquièrent une *épaisseur* parfois considérable. La péritonite cancéreuse, la dégénérescence cancéreuse des ganglions mésentériques, sont des complications fréquentes, habituellement associées à un épanchement péritonéal séreux ou *hématique*. Les perforations de l'intestin et les communications avec les organes voisins sont des complications plus rares.

Symptômes. — Voici comment procède habituellement le cancer intestinal : le début est insidieux; pendant plusieurs semaines ou plusieurs mois, le sujet n'accuse que des douleurs plus ou moins vives, fixes ou erratiques; les fonctions digestives sont troublées; la constipation est la règle, et les *débâcles*, c'est-à-dire l'évacuation d'une grande quantité de matières plus ou moins liquides, alternent souvent avec la constipation. Si le cancer occupe la partie inférieure du gros intestin, et s'il a provoqué un rétrécissement notable, les matières fécales sont effilées, rubanées, et comme passées à la filière. Le *melæna* est un symptôme fréquent; le sang rendu dans les garde-robes conserve sa coloration rouge si la lésion occupe les régions inférieures de l'intestin ou si l'hémorrhagie est abondante et rapidement rejetée au dehors; il est noir et analogue à du goudron s'il a séjourné dans l'intestin au contact des liquides et des résidus de la digestion. Le ventre est souvent ballonné, condition peu favorable à la recherche de la tumeur cancéreuse. Dans le cas de *rétrécissement* cancéreux, il y a parfois des accès douloureux pendant lesquels les anses intestinales contracturées font relief et se dessinent sous les parois abdominales.

L'induration cancéreuse n'est pas toujours accessible à la palpation abdominale; si le sujet est amaigri, si le ventre est rétracté, on perçoit la tumeur, et l'on constate généralement qu'elle est mobile; mais si le ventre est ballonné, s'il y a de l'épanchement péritonéal, la recherche de la tumeur devient très difficile.

Ici, comme dans tout cancer, les symptômes généraux

se traduisent par une anémie progressive et par un amaigrissement et un dépérissement graduels. A la teinte pâle des téguments fait suite la teinte jaune pâle du cancer, le dégoût des aliments s'accuse tous les jours, l'émaciation devient extrême et la cachexie avec ses œdèmes et ses hydropisies annonce la fin prochaine. La mort survient tantôt du fait de la *cachexie* (hydropisies, muguet, diarrhée), tantôt à la suite d'une *complication* (péritonite, obstruction intestinale, perforation, hémorrhagie).

Telle est la marche *habituelle* du cancer intestinal, mais les *exceptions* sont nombreuses. Dans certains cas le développement du cancer est latent, et c'est dans le cours d'une santé en apparence excellente, qu'éclatent brusquement les symptômes d'une *occlusion intestinale*; la soudaineté des accidents fait supposer une lésion d'un autre genre : on pratique la laparotomie, et l'on se trouve en face d'un rétrécissement cancéreux de l'intestin[1]. Dans d'autres circonstances, le cancer de l'intestin reste au second plan; et, avant qu'il ait provoqué des symptômes généraux, une péritonite chronique se déclare, un épanchement abondant envahit la cavité péritonéale, et l'on pense volontiers à une maladie du péritoine ou à une maladie du foie avec ascite; mais on pratique la ponction abdominale, on retire un liquide coloré, hématique; la palpation, devenue plus facile après l'évacuation du liquide, permet de constater de plus près l'état du péritoine et de l'intestin (péritonite cancéreuse), et on fait, en seconde analyse, un diagnostic qu'il n'eût pas été possible d'établir du premier coup, avant l'évacuation du liquide péritonéal.

Le *cancer du rectum*, que j'ai laissé de côté, avec intention, appartient plutôt à la chirurgie qu'à la médecine, et si quelques erreurs se commettent au sujet du siège de ce cancer, c'est qu'on néglige trop souvent de pratiquer le *toucher rectal*. C'est, en effet, le *toucher rectal* qui seul permet d'affirmer l'existence et le siège du cancer du rectum.

1. Robert. *Cancer de l'S iliaque*. Th. de Paris, 1880.

Diagnostic. — Le *diagnostic* du cancer intestinal est facile quand sa marche est classique ; les douleurs abdominales, les alternatives de constipation et de diarrhée, le melæna, la constatation de la tumeur, la cachexie envahissante, ne laissent place à aucune erreur ; le diagnostic est plus difficile quand la lésion est masquée par des complications (péritonite cancéreuse, épanchement abdominal) qui accompagnent ou qui cachent le cancer intestinal. Ce diagnostic sera fait au sujet de la *péritonite chronique tuberculeuse.* Le diagnostic peut être difficile avec la sténose du jéjunum. Rénon a rapporté un cas curieux de sténose double du jéjunum avec syndrome de König, ulcère simple en amont de chaque sténose et perforation au niveau d'un des ulcères[1].

Le *traitement* du cancer intestinal est d'ordre chirurgical

§ 11. DE L'OCCLUSION INTESTINALE

Définition. — Sous le nom d'*iléus*, de *volvulus*, de *passion iliaque*, de *colique de miserere*, on désignait autrefois un état morbide, caractérisé par l'arrêt complet des évacuations alvines, accompagné de ballonnement du ventre, de vomissements incoercibles, de douleurs vives, accidents qui se terminent généralement par la mort quand le malade est abandonné à lui-même[2]. Longtemps cette maladie fut considérée comme le résultat d'un état *spasmodique* de l'intestin, plus tard on lui donna le nom d'*étranglement interne*, dénomination qui a le tort de n'envisager qu'une partie de la question, aussi doit-on lui préférer la dénomination d'*occlusion intestinale* (O. Masson[3]), qui a l'avantage de s'adresser à tous les cas d'oblitération de l'intestin.

Étiologie. — Les différents mécanismes qui produisent l'occlusion intestinale constituent les variétés suivantes (Jaccoud) :

1° *Occlusion par rétrécissement.* Le rétrécissement de l'in-

---

1. L. Rénon Géraudel et Marre, *Société médicale des Hôpitaux,* 11 mars 1910.

2. Trousseau. *Clin. de l'Hôtel-Dieu,* t. III, p. 192.

3. O. Masson. *Occlusion intestinale.* Th. de Paris, 1857.

testin peut être dû à une compression exercée sur ses parois par une tumeur du voisinage, tumeur kystique ou cancéreuse du péritoine, des ovaires, des ganglions mésentériques, corps fibreux de l'utérus, anévrysme de l'aorte abdominale. Le rétrécissement peut tenir à une altération des parois intestinales (cancer, polypes), aux cicatrices causées par les ulcérations de la dysenterie et de la tuberculose[1]. La syphilis produit surtout les rétrécissements du rectum[2]; les rétrécissements cancéreux sont très rares à l'intestin grêle; 72 fois sur 108 cas ils siégeaient à l'S iliaque et au rectum (Bulteau). L'occlusion consécutive à un rétrécissement spasmodique de l'intestin (iléus nerveux, passion iliaque) est considérée comme fort rare depuis que les autres mécanismes d'occlusion sont mieux connus; néanmoins elle ne doit pas être absolument rejetée; elle existe, j'en ai vu un cas qui ne laisse aucun doute, pendant mon internat chez Jaccoud[3], et j'en ai observé un autre exemple dans mon service à l'hôpital Tenon.

2° *Occlusion par étranglement.* Ce mode d'occlusion est fréquent; c'est un étranglement *interne* analogue à l'étranglement herniaire. L'intestin s'engage dans un orifice anormal du mésentère, de l'épiploon, ou dans l'hiatus de Winslow; d'autres fois l'étranglement de l'intestin est produit par une *bride* (souvent vestige de péritonite chronique), et étendue d'une anse à une autre anse intestinale; de l'intestin à l'abdomen, au mésentère, à l'utérus[4]; de l'épiploon au péritoine; de l'appendice iléo-cæcal à une anse intestinale, d'un diverticulum intestinal à la paroi de l'abdomen[5]. Il y a même des cas où le diverticule de Meckel, qui avoisine la terminaison de l'intestin grêle et qui est considéré comme un reste du conduit omphalo-mésentérique, atteint une telle longueur qu'il forme des nœuds autour de l'in-

1. Leudet. *Clin de l'Hôtel-Dieu de Rouen.*
2. Fournier. *Rétréc. syphilit. du rectum.* Paris, 1875.
3. Jaccoud. *Pathologie interne*, t. II, p. 271.
4. Nouet. Th. de Paris, 1874.
5. Anffret. *Arch. de méd. nav.*. t. XXIV, juillet.

testin[1]. Dans ces différentes variétés, l'étranglement atteint presque toujours la fin de l'iléon; sur 151 cas relevés par Bulteau, l'étranglement siège 133 fois sur l'intestin grêle et 18 fois seulement sur le gros intestin.

3° *Occlusion par volvulus.* Le volvulus résulte de la torsion ou de la rotation de l'intestin[1]; la laxité du mésentère favorise la torsion du cæcum et de l'S iliaque, l'intestin grêle s'enroule et s'étrangle sur un repli mésentérique qui lui sert d'axe. Parfois il n'y a qu'une simple *flexion*, l'anse intestinale *forme un coude*: c'est l'obstruction intestinale par *coudure*.

4° *Occlusion par invagination.* On appelle invagination la pénétration d'une portion de l'intestin dans une autre portion qui lui est supérieure ou inférieure; le plus souvent c'est la partie supérieure qui pénètre dans la partie inférieure. Le canal du segment invaginé est rétréci, et la nouvelle paroi est formée des trois parois intestinales emboîtées. Entre la paroi moyenne et l'interne est le mésentère qui a suivi la partie invaginée. Si l'invagination n'est pas suivie d'accidents d'étranglement, elle peut persister à l'état d'invagination chronique, et l'occlusion intestinale est incomplète. Les accidents d'étranglement qui accompagnent l'invagination sont dus au bout du segment invaginant, qui joue pour ainsi dire le *rôle d'un anneau*, par rapport au segment invaginé; et il est probable que le mésentère, qui attire à lui le cylindre invaginé, n'est pas étranger aux phénomènes d'occlusion.

La partie invaginée, comprimée par la partie engainante, se congestionne, se tuméfie et s'enflamme; les séreuses s'accolent, et ce travail phlegmasique engendre l'une des terminaisons suivantes :

a. L'inflammation et les accidents aigus peuvent disparaître et faire place à une invagination chronique qui rétrécit le calibre de l'intestin, et qui devient l'origine d'accidents nouveaux. — *b.* Le cylindre invaginé se gangrène, il est éliminé avec son repli mésentérique et rendu par les

É. Parisse. *Bull. de l'Acad. de méd.*, 1851, t. XVI, p. 373.

voies inférieures, pendant que les adhérences des parois préviennent les accidents de perforation intestinale et rendent la guérison possible[1]. — *c.* Autour du segment intestinal, siège de l'invagination, se développe une péritonite partielle et subaiguë, qui n'est pas exempte de dangers, ou bien une perforation intestinale se produit, et une péritonite suraiguë rapidement mortelle en est la conséquence.

Relativement au *siège* de l'invagination, sur un total de 763 cas, on trouve 392 invaginations iléo-cæcales, 220 invaginations de l'intestin grêle, et 151 invaginations du gros intestin[2]. L'invagination constitue chez l'*enfant* la cause presque unique de l'occlusion intestinale. La longueur du cylindre invaginé est très variable, elle atteint de grandes dimensions dans le gros intestin, et il n'est pas rare qu'un second segment intestinal pénètre dans le cylindre invaginé; on a même vu un troisième segment pénétrer dans les deux autres.

5° *Occlusion par obstruction.* L'accumulation de matières fécales dans le cæcum ou dans le gros intestin, les concrétions intestinales (entérolithes), les gros calculs biliaires, les ascarides lombricoïdes réunis en paquets, les corps étrangers introduits dans le rectum (Verneuil), sont autant de causes qui favorisent l'occlusion intestinale.

6° *Occlusion par pseudo-étranglement.* L'arrêt au cours des matières fécales par paralysie intestinale peut s'observer pendant l'évolution de toutes les *péritonites.* Je signale tout particulièrement la pseudo-occlusion intestinale qu'on trouvera décrite aux chapitres de l'*appendicite* et de la *pancréatite.* On croit à tort à une occlusion, on opère et on reconnaît l'erreur du diagnostic. Certains cas de pseudo-occlusion sont sans doute dus à une paralysie de l'intestin[3].

Symptômes. — Le *début* de l'occlusion intestinale est des plus variables. Dans certains cas l'occlusion se révèle avec

1. Besnier. *Étrangl. int. de l'intest.* Paris, 1860.
2. M. Bulteau. Th. de Paris, 1878.
3. Henrot. *Des pseudo-étranglem.*, etc. Th. de Paris, 1863.

une certaine *brusquerie*. Assez rapidement, sans cause apparente, un individu est pris d'une douleur vive, en un point de l'abdomen, avec irradiations multiples. Plus tard, surviennent des nausées, du hoquet, des vomissements d'abord alimentaires, puis bilieux, qui prennent les jours suivants le caractère des vomissements *fécaloïdes*. Le ventre, d'abord rétracté, ne tarde pas à se ballonner, et les anses intestinales se dessinent en relief plus ou moins considérable. Les selles se suppriment, le malade ne rend plus *ni matière ni gaz*. La prostration des forces apparaît rapidement, la température baisse, les symptômes généraux s'aggravent, le pouls devient petit, irrégulier, et la mort peut survenir en trois ou quatre jours. Cette variété, dont les symptômes rappellent un peu ceux de la hernie étranglée ou de la péritonite aiguë, n'est pas la plus fréquente. Nous allons l'étudier plus loin avec les péritonites tuberculeuses; elle est même assez souvent le premier indice d'une péritonite tuberculeuse qui évoluait à l'*état latent*.

Dans la grande majorité des cas, les symptômes de l'occlusion intestinale se succèdent *plus lentement*. La douleur n'a ni la brusquerie ni la vivacité du cas précédent; tantôt elle est circonscrite à la région malade, tantôt elle irradie en divers sens. La constipation ou, pour mieux dire, la suppression des garde-robes et des gaz, n'est complète que le deuxième ou troisième jour, lorsque le malade a vidé le bout inférieur de l'intestin. A partir de ce moment, si l'occlusion est complète, le malade ne rend plus ni matières ni gaz; à peine a-t-il quelques évacuations séro-muqueuses insignifiantes, résultat de sécrétions intestinales. Le rejet d'un peu de sang ou de quelques lambeaux (détritus de la muqueuse) est l'indice du sphacèle dans le cas d'invagination.

Les *vomissements*, d'abord alimentaires et muco-bilieux, prennent, dès le troisième, quatrième jour, ou plus tard, l'aspect et l'odeur des déjections diarrhéiques; ce sont les vomissements *fécaloïdes*. Ils sont très liquides, parce qu'ils sont mélangés aux boissons avalées par le malade, et ils sont formés par les matières contenues dans le bout supérieur de l'intestin, refoulées dans l'estomac par des contractions anti-péristaltiques de l'intestin. Dès le début de l'occlusion, le ventre se ballonne, puis le météorisme devient excessif, et parfois, surtout au moment des paroxysmes douloureux. on voit se dessiner en relief les anses intestinales, qui, suivant les cas, font saillie autour de l'ombilic ou dans les flancs. Les urines sont rares, surtout si l'obstacle siège près de l'estomac (Barlow), la soif est vive, et l'ingestion de la moindre quantité de liquide provoque des vomissements.

L'abattement, la prostration, la perte des forces, sont des symptômes précoces. Le pouls est petit, fréquent; la face est pâle, amaigrie, grippée; la peau est froide, ridée; la voix est affaiblie, grêle, cassée.

Plusieurs *terminaisons* sont possibles : dans les cas les plus heureux, mais les plus rares, les vomissements fécaloïdes s'arrêtent, le malade rend par les voies inférieures quelques gaz suivis de quelques déjections; le météorisme diminue, les symptômes généraux s'amendent, le cours des matières se rétablit et, finalement, le malade guérit. Dans d'autres circonstances, les symptômes aigus de l'occlusion disparaissent, mais le malade n'est pas guéri : il conserve des symptômes d'*invagination chronique*[1], ce qui constitue un danger permanent. La perforation intestinale et la péritonite aiguë survenant dans le cours d'une occlusion intestinale sont des accidents rapidement mortels; mais d'habitude ce n'est pas ainsi que la mort survient : les symptômes aigus du début se sont amendés, la douleur abdominale est moins vive, les vomissements sont moins fréquents; on serait presque tenté de voir dans cet état une amélioration : mais le malade se refroidit, il s'affaiblit, la voix s'éteint, le pouls devient irrégulier, insaisissable; il y a de la dyspnée, du hoquet, des spasmes musculaires, les extrémités se cyanosent, et la mort arrive, après

1. Rafinesque. *Invagin. intestin. chron.* Th. de Paris, 1878.

dix, douze jours, non par le fait d'une péritonite, mais au milieu de phénomènes d'*auto-intoxication*, ou au milieu de symptômes que Gubler a si bien caractérisés du nom de *péritonisme* et dont l'origine est dans le sympathique abdominal.

Diagnostic. Pronostic. — Pour ne pas confondre l'occlusion intestinale avec une *hernie étranglée*, il faut explorer minutieusement les régions qui sont le siège habituel ou insolite des hernies. Il ne faut pas confondre l'occlusion intestinale avec la péritonite consécutive aux perforations des ulcères simples de l'estomac et du duodénum. J'ai insisté sur ce diagnostic au chapitre concernant la perforation de ces ulcères ; je n'y reviens pas. L'appendicite est parfois accompagnée d'un fort tympanisme avec arrêt des matières et des gaz ; je renvoie au chapitre de l'appendicite pour l'étude de ce diagnostic. On ne confondra pas l'occlusion intestinale avec la *colique saturnine* ou avec une intoxication aiguë. Les obstacles siégeant au niveau du *rectum* seront reconnus par le *toucher rectal.*

Reconnaître la cause qui a provoqué l'occlusion intestinale est un diagnostic souvent difficile. Le mode de début est un guide insuffisant ; on a dit que les accidents brusques appartiennent surtout à l'étranglement, au volvulus, et les accidents lents et progressifs à la compression de l'intestin, au développement d'une tumeur dans ses parois, etc ; ces assertions ne sont pas toujours vraies, et il n'est pas rare de voir les accidents apparaître avec toute la brusquerie d'un étranglement, alors qu'il s'agit d'une occlusion consécutive à un cancer de l'intestin[1] ; c'est un fait dont j'ai plusieurs fois été témoin.

Néanmoins, il faut dire que le *diagnostic de la cause* est possible dans certains cas. Si l'occlusion survient chez un malade atteint depuis quelque temps d'alternatives de diarrhée et de constipation, de melæna, d'amaigrissement, on poussera à un cancer intestinal, alors même

1. Robert. *Cancer de l'S iliaque.* Th. de Paris, 1880.

que la tumeur ne serait pas appréciable par le toucher rectal ou par le palper abdominal. Si l'occlusion survient brusquement, dans le cours d'une bonne santé, avec douleurs très vives, vomissements rapidement fécaloïdes, constipation absolue, on supposera un étranglement interne de l'intestin ou un volvulus. Si le début est moins brusque, les douleurs moins vives, les vomissements fécaloïdes moins précoces, si la suppression des selles est plus lente à s'établir, si l'on constate un empâtement limité en un point de l'abdomen, il est probable qu'on a affaire à une invagination. Si les symptômes de l'occlusion ont été précédés par une constipation opiniâtre, si la palpation de l'abdomen permet de constater dans les régions du cæcum ou de l'S iliaque une masse molle et pâteuse, non douloureuse, on affirmera la présence de tumeur stercorale.

Reconnaître le siège de la lésion est encore un diagnostic difficile. Il faut toujours pratiquer le *toucher vaginal* et le *toucher rectal*, et remonter aussi haut que possible dans le rectum, ce qui permet souvent de constater un rétrécissement cicatriciel, un cancer, une tumeur stercorale, une invagination de cette région. Le siège initial de la douleur est un signe précieux, mais incertain ; l'absence de vomissements fécaloïdes prouverait que l'intestin est oblitéré en un point très élevé, au voisinage du duodénum ; le ballonnement du ventre plus accusé au centre de l'abdomen que dans les flancs indiquerait que l'obstacle réside dans l'intestin grêle ; le météorisme rapidement généralisé à tout l'abdomen plaide en faveur d'une obstruction du gros intestin, la précocité et l'intensité des symptômes généraux (dépression des forces, péritonisme) s'explique mieux avec une lésion de l'intestin grêle, si riche en plexus nerveux.

Le *pronostic* de l'occlusion intestinale est toujours redoutable, alors même que les symptômes sont peu intenses et l'obstruction incomplète. L'occlusion par matières stercorales est la seule variété dont le pronostic soit bénin, parce que d'habitude elle cède assez facilement aux moyens employés ; les autres variétés, l'invagination, le volvulus et surtout l'étranglement, doivent être considérées comme fort graves.

Traitement. — Les moyens en usage pour combattre l'occlusion intestinale sont médicaux ou chirurgicaux. Les *purgatifs* de toute nature, les sels neutres, les purgatifs drastiques (25 grammes d'eau-de-vie allemande), l'huile de croton tiglium (1 à 2 gouttes en pilules), donnent de bons résultats quand l'occlusion est consécutive à un amas de matières fécales, à une parésie intestinale, à un coude de l'intestin, mais, dans d'autres circonstances, ils me paraissent plus nuisibles qu'utiles; il ne faut donc pas les appliquer au hasard à toute occlusion, et surtout il n'en faut pas prolonger trop longtemps l'usage.

Les *lavements* purgatifs avec le sulfate de soude, le sirop de nerprun, l'infusion de séné, les lavements *gazogènes*[1] contenant chacun 20 grammes de bicarbonate de soude et 10 grammes d'acide tartrique, et répétés deux ou trois fois dans la même journée, ont donné quelques bons résultats. J'en dirai autant des *injections forcées* (Cantani), injections que l'on pratique au moyen d'une sonde profondément introduite dans le rectum, et reliée par un tube de caoutchouc à un réservoir d'eau placé plus ou moins haut.

L'*électricité*, et l'on emploie aujourd'hui les courants continus, est un moyen qui a plusieurs fois réussi (Lacaille), à la condition qu'il soit appliqué dès le début, sans perte de temps, et avant toute complication inflammatoire (*lavements électriques*).

Mais trop souvent on perd à ces traitements médicaux un temps précieux; le vrai traitement dans la majorité des cas, c'est l'*intervention chirurgicale*.

§ 12. CANCER DE L'AMPOULE DE VATER

Discussion. — Par sa topographie, par ses symptômes, le cancer de l'ampoule de Vater mérite une mention spé-

---

1. *Gaz hebdomad.* 1875, n° 53.

ciale. En 1890, Busson [1] en avait réuni une dizaine d'observations ; de nouveaux cas ont été publiés [2].

Ainsi que son nom l'indique, ce cancer a pour siège l'ampoule de Vater. Mais l'ampoule de Vater est une sorte de carrefour, à la fois intestinal, biliaire et pancréatique [3]; ce carrefour est intestinal par les parois duodénales qui forment l'ampoule; il est biliaire par la terminaison du canal cholédoque et il est pancréatique par la terminaison

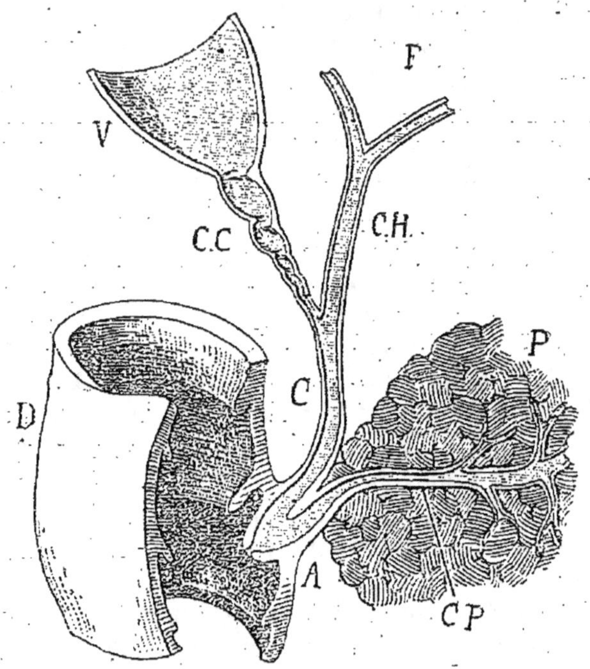

A. Ampoule de Vater. — CP. Canal pancréatique. — C. Canal cholédoque. — CC. Canal cystique. — CH. Canal hépatique. — V. Vésicule biliaire. — F. Foie. — P. Pancréas. — D. Duodénum.

1. Busson. *Cancer de l'ampoule de Vater*. Th. de Paris, 1890.

2. Hanot. *Soc. méd. des hôpit.*, 24 avril 1896. — Rendu. *Soc. méd. des hôpit.*, 1ᵉʳ mai 1896. — Durand-Fardel. *Presse médicale*, juin 1896, p. 285. — Vincent. *Cancer de l'ampoule de Vater*. Th. de Paris, 1896.

3. Chambras. *Le cancer de l'ampoule de Vater*. Th. de Paris, 1906. — Souques et Aynaud. *Cancer cholédocien de l'ampoule de Vater*. Soc. méd. des hôpit., séance du 25 janvier 1907.

du canal de Wirsung. Eh bien, le cancer de l'ampoule de
Vater prend-il naissance dans le tissu de l'intestin, dans le
tissu du canal cholédoque, ou dans le tissu du canal pancréatique; en un mot, est-il un cancer intestinal, biliaire
ou pancréatique? Il serait intestinal pour Rendu, pancréatico-
biliaire pour Hanot, pancréatique pour Bard, biliaire pour
Durand-Fardel.

Dans un cas récent, publié par Dominici[1], il s'agissait
d'un épithélioma primitif développé aux dépens des canaux
excrétoires biliaires et pancréatiques (type excrétoire de
Bar) qu'on doit opposer au cancer de la tête du pancréas
(cancer alvéolaire) dérivant des acini pancréatiques.

Anatomie pathologique. — Le cancer primitif de l'ampoule de Vater se présente sous forme d'une plaque cancéreuse, ou plus souvent sous forme d'une masse végétante,
d'un champignon du volume d'une noisette à une noix.
Cette tumeur fait saillie dans la cavité du duodénum; elle
est blanchâtre, assez molle et rarement ulcérée. Les orifices
du canal cholédoque et du canal pancréatique viennent
aboutir à la tumeur qui les oblitère plus ou moins complètement. Dans quelques cas, on peut retrouver l'orifice du
canal pancréatique ou du canal cholédoque à travers le
champignon cancéreux. Le bourgeon cancéreux peut absorber l'orifice du cholédoque et s'engager dans l'ouverture de
ce canal, comme si le cancer avait débuté par l'orifice du
cholédoque pour envahir ensuite l'ampoule de Vater (observation de Durand-Fardel). Quand l'ouverture du canal cholédoque est oblitérée, ce cancer, ainsi que les canaux cystique,
hépatique, et la vésicule biliaire, peuvent être fort dilatés.

Le cancer de l'ampoule de Vater est presque toujours un
épithélioma à cellules cylindriques; il reste nettement cantonné à l'ampoule, il n'a aucune tendance à se généraliser,
il n'envahit ni le pancréas, ni le foie, c'est à peine s'il
détermine de l'adénite de quelques ganglions pancréatiques
et mésentériques.

1. *La Presse médicale*, 26 juillet 1899.

Le pancréas n'offre aucune lésion cancéreuse; il est tantôt normal, tantôt volumineux.

Le foie n'est pas envahi par le cancer; il est augmenté de volume, infiltré de pigment biliaire, et souvent le siège d'une sclérose commençante, à point de départ périportal (Hanot). La vésicule biliaire est souvent distendue, pleine de bile; mais, chose remarquable, elle ne contient jamais de calculs biliaires (une fois sur quinze observations); cette rareté de la lithiase biliaire au cas de cancer de l'ampoule mérite d'être comparée avec l'extrême fréquence de la lithiase biliaire au cas de cancer primitif des voies biliaires.

La rate est souvent augmentée de volume.

En résumé, que le cancer de l'ampoule de Vater ait pour origine l'orifice pancréatico-biliaire (cancer orificiel) ou qu'il ait pour origine la muqueuse intestinale de l'ampoule, il n'en est pas moins vrai qu'il se comporte « comme les plaques d'épithélioma intestinal que l'on rencontre au niveau de la valvule iléo-cæcale ou sur la flexion de l'S iliaque. C'est la même disposition superficielle, la même marche lente, avec peu de tendance à s'ulcérer, à se généraliser, et même à se propager aux ganglions adjacents » (Rendu).

Symptômes. — Le petit cancer de l'ampoule de Vater trahit vite sa présence par l'ictère. On peut même dire que l'ictère est le premier symptôme apparent; il est dû à l'obstruction de l'orifice du canal cholédoque par la tumeur épithéliomateuse. Cet ictère a donc tous les attributs des ictères par oblitération du cholédoque; ictère progressivement accentué, depuis la teinte jaune de la peau jusqu'à la teinte olivâtre; urines fortement ictériques, matières fécales décolorées. Cet ictère n'est pas toujours continu; par moments, la teinte ictérique est moins accusée, la peau reprend sa teinte naturelle et les matières fécales se recolorent; cette intermission de l'ictère, notée dans quelques observations, prouve que l'orifice du cholédoque retrouve pour un temps sa perméabilité. A l'ictère sont associées des démangeaisons parfois terribles qui, jour et nuit, tourmentent les malades; on a noté des taches pigmentaires, et du xanthélasma.

La douleur, spontanée ou provoquée, est un symptôme rare, néanmoins elle est signalée dans quelques observations; le malade de Rendu avait des crises douloureuses vives dans l'hypochondre droit et à l'épigastre, la palpation était très douloureuse au creux épigastrique, dans la région correspondant au lobe gauche du foie, si bien qu'on se demandait si ce malade n'avait pas un calcul engagé dans le canal cholédoque.

Le vomissement alimentaire est un symptôme assez fréquent. La diarrhée est habituellement tardive, elle alterne parfois avec la constipation.

A l'examen du malade, on constate que le foie est volumineux, dans quelques cas très volumineux; la vésicule biliaire est souvent très distendue et appréciable à travers la paroi abdominale.

A un moment donné, peu de mois après le début de la maladie, les symptômes généraux entrent en scène; l'appétit faiblit et disparaît, le malade maigrit et se cachectise: l'un est pris d'accès de fièvre, l'autre a des hémorrhagies intestinales (observations de Féréol et de Rendu); des œdèmes surviennent, parfois même un œdème unilatéral droit (observation de Hanot); enfin après une durée qui varie de cinq à dix-huit mois, le malade succombe, dans la cachexie, dans le marasme, ou bien il est emporté par quelque complication.

Diagnostic. — Le diagnostic du cancer de l'ampoule de Vater présente parfois des difficultés insurmontables. Sur quoi se baser en effet pour formuler ce diagnostic? L'ictère, qui en est le premier et le principal symptôme, existe avec ses mêmes caractères dans une foule de circonstances: que le canal cholédoque soit comprimé, oblitéré, par un cancer de la tête du pancréas, par un cancer des voies biliaires, par un cancer de l'ampoule de Vater, par un ou plusieurs calculs, par la tuméfaction oblitérante des parois qui caractérisent l'ictère infectieux bénin que j'ai nommé ictère catarrhal prolongé, peu importe ; dans tous ces cas-là, l'ictère et son cortège (urines bilieuses, décoloration des selles, gros foie, etc.) restent pendant plusieurs semaines, pendant deux mois, le symptôme unique, le symptôme abdominant.

On objectera, il est vrai, qu'au cas de cancer de l'ampoule de Vater, l'ictère et la décoloration des selles subissent parfois des rémissions et des intermittences, mais pareilles intermittences s'observent également au cas de calcul du cholédoque et au cas d'ictère catarrhal prolongé ; on a signalé, et j'ai publié des observations où ce même phénomène, débâcles bilieuses et suspension momentanée de l'ictère, se montrait au cas de cancer de la tête du pancréas ; donc il n'y a là rien de spécial au cancer de l'ampoule de Vater.

On dira d'autre part, que la douleur spontanée ou provoquée est surtout le fait des calculs du cholédoque, mais je ferai remarquer que le cancer primitif des voies biliaires et le cancer de l'ampoule de Vater provoquent parfois, eux aussi, de très vives douleurs, spontanées ou provoquées, témoin l'observation de Rendu. La diarrhée, a-t-on dit, est un symptôme important ; mais en réalité ce symptôme n'a pas plus de valeur que les précédents quand il s'agit d'affirmer ou de rejeter l'hypothèse du cancer de l'ampoule de Vater, et le plus souvent, il faut le dire, le diagnostic est livré à des conjectures.

Je n'ai rien à dire du *traitement*, sinon qu'on pourrait penser à une intervention chirurgicale.

§ 15. DYSENTERIE BACILLAIRE ET DYSENTERIE AMIBIENNE

Étiologie. — La *dysenterie* a toutes les allures des maladies *infectieuses microbiennes*. Elle se présente sous deux formes : la dysenterie *amibienne* due à un protozoaire et la dysenterie *bacillaire* due à un bacille.

La dysenterie bacillaire appartient à la zone des pays

tempérés, elle est fréquente en France, mais elle existe également dans les pays tropicaux concurremment avec la forme amibienne.

La dysenterie amibienne, celle qui engendre les abcès du foie, ne prend pour ainsi dire jamais naissance dans les pays tempérés, elle est l'apanage des régions chaudes ou tropicales avec ou sans association de la forme bacillaire. Bien que leurs agents microbiens puissent être distincts, ces dysenteries ont fréquemment une même apparence symptomatique.

La dysenterie est *sporadique, endémique, et épidémique*; *aiguë* ou *chronique*, et ses allures sont différentes suivant qu'elle appartient à l'une ou à l'autre de ces variétés.

La dysenterie *sporadique* [1] éclate au moment des grandes chaleurs et disparaît vers la fin de l'automne; on a prétendu que l'eau de mauvaise qualité, l'usage des boissons froides et des fruits verts, favorisent son développement.

La dysenterie *endémique* [2] s'observe surtout dans les pays chauds, elle règne continuellement dans certaines contrées, comme la fièvre typhoïde règne à Paris. Ces contrées sont le Sénégal, la Cochinchine, le Mexique, les Antilles, les Indes, l'Algérie, etc. Faut-il invoquer comme étiologie les conditions *climatériques* et les chaleurs excessives de ces pays? On doit en tenir compte évidemment, mais ce n'est pas le seul facteur. Faut-il mettre en cause les conditions *telluriques* et la *malaria*, et admettre avec Cambay et Dutrouleau [3] que la dysenterie, comme l'hépatite et les fièvres palustres, ne sont que des manifestations multiples de l'intoxication paludéenne? Mais à cela on peut répondre que dans certaines contrées où la *malaria* est endémique, la dysenterie est inconnue ou exceptionnelle; ainsi la Guade-

1. *Sporadique* (σποραδικος, de σπειρειν, disperser) se dit des maladies qui n'attaquent qu'un ou plusieurs individus, isolément, indépendamment des influences épidémiques.

2. *Endémique* (εν, dans, δημος, peuple), maladie locale, particulière à certaines contrées.

3. Dutrouleau. *Mal. des Européens dans les pays chauds*. Paris, 1861.

loupe et la Pointe-à-Pitre sont décimées par les fièvres palustres, et la dysenterie y est assez rare; on en peut dire autant pour les départements de l'Aunis et de la Saintonge.

Du reste, ce qui coupe court à toute discussion, c'est que chacune de ces maladies, malaria et dysenterie, possède son microbe spécifique.

La dysenterie *épidémique* qu'il s'agisse de pays chauds, ou de pays tempérés, est favorisée par les conditions étiologiques des deux variétés précédentes; mais l'épidémicité reconnaît en plus des causes spéciales qu'on a mises sur le compte de l'encombrement, de la misère, de la famine, des eaux de mauvaise qualité, des conditions hygiéniques défectueuses, comme cela s'observe dans les armées en campagne, dans les villes assiégées, etc. « Mais, dit Trousseau, ce ne sont là que des causes occasionnelles : indépendamment d'elles, il faut quelque chose de plus, et ce quelque chose, que nous ne connaissons que par ses effets, est ce que nous appelons la constitution épidémique. » La découverte des micro-organismes de la dysenterie a confirmé les vues pénétrantes de Trousseau.

La dysenterie est *contagieuse*; le fait est bien prouvé[1] et la contagion est probablement due aux déjections dysentériques. L'eau paraît jouer un rôle considérable dans la dissémination de la dysenterie; ce rôle de l'eau a été nettement démontré par les médecins de nos troupes de Cochinchine.

Anatomie pathologique. — Anatomiquement, la dysenterie se traduit comme lésion principale, par une inflammation ulcéreuse du gros intestin. Les lésions de la dysenterie ont pour siège de prédilection le rectum et l'S iliaque, et dans les cas intenses les lésions envahissent tout le gros intestin. Ces lésions offrent des degrés divers suivant que la dysenterie est légère (sporadique de nos climats) ou suivant qu'elle est grave (endémique des pays tropicaux et épidémique), mais au fond elles ont une complète analogie et

---

1. Kelsch et Kiener. *Traité des maladies des pays chauds*

nous allons les étudier successivement dans les formes légères et graves de la dysenterie aiguë et de la dysenterie chronique. Mais d'abord rappelons en quelques mots la *structure* normale du gros intestin.

Le gros intestin est composé de plusieurs tuniques qui sont, de dehors en dedans : une tunique séreuse péritonéale, formée de cellules plates et de tissu conjonctif, puis deux couches de muscles lisses, l'une à faisceaux longitudinaux, l'autre à faisceaux annulaires, puis une tunique interne ou muqueuse. Ces deux dernières tuniques, la celluleuse et la muqueuse, présentent les particularités suivantes : dans la partie voisine de sa surface, la muqueuse est composée de glandes en tube, analogues aux glandes de Lieberkühn de l'intestin grêle, mais un peu plus longues; ces glandes sont réunies par une trame fibro-vasculaire très fine, et leur épithélium cylindrique se continue avec l'épithélium de la muqueuse. Au-dessus de cette couche glanduleuse, on trouve des fibres musculaires lisses et du tissu conjonctif (tunique celluleuse) qui, par sa structure, est plus analogue au tissu conjonctif ordinaire qu'au tissu réticulé de l'intestin grêle. Les follicules clos, follicules isolés contenus dans cette tunique celluleuse, sont moins nombreux mais plus volumineux que ceux de l'intestin grêle. La tunique celluleuse est traversée par des branches vasculaires volumineuses qui forment au niveau de la limite interne de la celluleuse un plexus serré (membrane vasculaire de Dœllinger) d'où partent des rameaux perpendiculaires qui vont ramper entre les glandes en tube. Les lymphatiques sont beaucoup moins abondants que dans l'intestin grêle.

Ces notions anatomiques étant posées, étudions maintenant les lésions de la dysenterie.

A. *Dysenterie bénigne.* — Les lésions atteignent le rectum et l'S iliaque. Dès le début, la muqueuse est rouge, épaissie, ecchymosée, et comme bourgeonnante ; elle est couverte d'une exsudation muqueuse jaunâtre, puriforme, striée de sang, analogue aux déjections qui caractérisent à cette période les selles des dysentériques ; elle présente des reliefs formés par les follicules lymphatiques hypertrophiés. Après peu de jours, on trouve sur la muqueuse des *ulcérations* arrondies, taillées comme à l'emporte-pièce, et d'autres ulcérations plus larges et plus irrégulières. A l'examen microscopique, les vaisseaux de la couche glandulaire apparaissent turgides et entourés d'un tissu conjonctif infiltré de cellules embryonnaires; les glandes en tube sont comprimées et allongées. Le réseau vasculaire sous-jacent est également entouré d'un exsudat fibrineux et d'un tissu conjonctif infiltré de cellules embryonnaires; les follicules clos, tuméfiés, infiltrés eux aussi de cellules lymphatiques, font saillie à la surface de la muqueuse. Les *ulcérations* arrondies[1], folliculaires, sont dues au ramollissement central et à la suppuration des follicules; les ulcérations plus étendues viennent de la gangrène de la muqueuse qui n'est plus suffisamment nourrie par le réseau vasculaire que des éléments nouveaux infiltrent et compriment. Une fois formées, les ulcérations s'étendent et suppurent ; mais, dans les cas légers, le processus aboutit assez rapidement à la guérison.

B. *Dysenterie grave*. — Les lésions de la dysenterie grave sont celles que je viens d'indiquer, mais avec une intensité bien supérieure. Les lésions se généralisent à tout le gros intestin, et même elles ne respectent pas toujours l'intestin grêle. Les *ulcérations*[2] sont étendues, profondes et réparties à tout le gros intestin. Par places, la muqueuse ressemble à un morceau de bois rongé par les vers (Kelsch); dans d'autres cas, la muqueuse est enlevée par lambeaux dans une grande étendue, et sur la tunique celluleuse on ne trouve plus que quelques bouquets de glandes en tubes, rares témoins de la muqueuse exfoliée. Les surfaces ulcérées sont rougeâtres, bourgeonnantes et recouvertes de débris infiltrés de pus : le bord des ulcérations est taillé à pic. Le réseau vasculaire sous-jacent à la couche glandu-

1. Voyez à ce sujet le remarquable travail de M. Kelsch. *Arch. de physiologie*, 1875.

2. Cornil. *Arch. de physiol.*, 1875.

laire (membrane vasculaire de Dœllinger) est infiltré d'éléments nouveaux embryonnaires et de fibrine coagulée, les vaisseaux sont dilatés et gorgés de sang, leurs parois sont revenues à l'état embryonnaire, le tissu cellulaire sous-muqueux ressemble à un véritable phlegmon étendu en nappe au-dessus de la couche glandulaire[1]. Ces altérations vasculaires résument la lésion principale de la dysenterie ; le travail morbide se concentre sur la zone vasculaire de la tunique celluleuse et sur son expansion périphérique dans la muqueuse (Kelsch) ; il en résulte que la muqueuse, privée de ses moyens de nutrition, se nécrose en bloc et est expulsée sous forme de lambeaux et d'eschares.

Les parties sous-jacentes à la couche glanduleuse (tunique celluleuse) sont deux ou trois fois plus épaisses qu'à l'état normal. Cette tuméfaction est due à la réplétion des vaisseaux sanguins, à l'engorgement des lymphatiques et à l'infiltration du tissu conjonctif ; il en résulte des épaississements irrégulièrement disséminés qui simulent une sorte de *mamelonnement*. La *perforation* de l'intestin est fort rare ; les *cicatrices* sont une des terminaisons du processus ulcéreux, elles peuvent déterminer le rétrécissement de l'intestin. L'*iléon* est souvent altéré dans les formes graves de la dysenterie, il est le siège d'une entérite catarrhale diffuse : les glandes de Lieberkuhn sont en partie remplacées par du tissu embryonnaire, les parois vasculaires sont également transformées en tissu nouveau, mais les altérations n'atteignent pas la couche celluleuse ; les follicules et les glandes de Peyer sont respectés.

À la dysenterie aiguë appartiennent les adénites suppurées des *ganglions mésentériques*, le ramollissement et l'hypertrophie de la rate. L'hépatite et les abcès du foie seront étudiés plus tard avec les maladies du foie.

C. *Dysenterie chronique*. — La dysenterie chronique et les diarrhées chroniques des pays chauds présentent des altérations analogues, les divergences entre ces deux

1. Cornil et Ranvier. *Man. d'histol.*, p. 823.

états morbides existent surtout au point de vue symptomatique.

Dans la dysenterie chronique, la muqueuse du gros intestin est congestionnée par places ; dans certains points, il y a de petites ulcérations arrondies, peu profondes, à surface brune ou ardoisée. Ces ulcérations siègent au niveau des follicules clos ; elles sont l'aboutissant d'*orifices* qui conduisent dans de petites cavités. Ces cavités, ou dépressions folliculaires sont elliptiques ou arrondies ; elles sont formées d'une ou plusieurs loges et contiennent un mucus gélatiniforme qu'on peut faire sortir par la pression. Il est probable que le *diverticulum folliculaire* occupe la place du follicule clos détruit.

Le *tissu conjonctif* sous-muqueux, le tissu conjonctif qui sépare les couches musculeuses de l'intestin et le tissu sous-séreux, sont épaissis, fibreux, sclérosés, de sorte que l'intestin tend à se transformer en un canal à parois rigides. Dans les *diarrhées chroniques* des pays chauds, cette transformation atteint aussi l'*intestin grêle*.

Bactériologie. — Le bacille dysentérique (dysenterie *bacillaire*) découvert par Chantemesse et Widal[1] est un bâtonnet court, à peine mobile, qui ne se colore pas par le gram et qui ne liquéfie pas la gélatine. Il ne coagule pas le lait, il ne fait pas fermenter le sucre et il ne produit jamais d'indol. Il se rapproche donc du bacille typhique. Shiga a démontré la spécificité de ce bacille en obtenant l'agglutination de ses cultures exclusivement par le sérum sanguin des gens affectés de dysenterie. D'autres auteurs, Krase en Allemagne, Flexner aux Philippines, Strong et Murgrave à Manille, Rosenthal à Moscou, Vaillard et Dœpter, ont trouvé le même bacille à quelques variantes près. Ce bacille est extrêmement abondant dans les selles sanguinolentes, mais il n'y est pas à l'état de pureté ; il reste habituellement localisé au côlon et il sécrète une substance toxique.

---

1. Chantemesse et Widal. Microbe de la dysenterie. *Bulletin de l'Académie de médecine*, 1888.

Vaillard et Dœpter[1], par l'inoculation sous-cutanée du bacille ou de sa toxine, ont déterminé chez certaines espèces animales les symptômes et surtout les lésions caractéristiques de la dysenterie épidémique et ont apporté ainsi une nouvelle preuve de la spécificité de ce bacille.

La dysenterie *amibienne*, beaucoup plus rare, ne s'observe guère que dans les pays chauds. *C'est elle surtout qui se complique d'abcès du foie.* Le sang des sujets atteints de dysenterie amibienne n'agglutine pas le bacille de Chantemesse et Widal.

Symptômes. — La description de la dysenterie varie suivant que la maladie est bénigne ou grave ; elle varie également ment suivant les *épidémies*; aussi prendrai-je pour type un cas de moyenne intensité, me réservant d'indiquer ensuite les différentes formes de la maladie.

Au début[2], les individus sont pris de *diarrhée* et de douleurs abdominales ; au bout de vingt-quatre ou quarante-huit heures, les gardes-robes *changent de nature* et deviennent *dysentériques*; elles contiennent des mucosités glaireuses d'un blanc jaunâtre et analogues à l'albumine mal cuite ; parfois, ces glaires sont transparentes, mêlées de filets de sang, ou encore elles ont l'apparence rouillée des crachats pneumoniques. Jusque-là, les ulcérations intestinales ne sont pas constituées.

Les évacuations sont précédées d'un sentiment très douloureux de tension et de constrictions à l'anus (*épreintes* et *ténesme*) et d'envies incessantes, que le malade ne peut satisfaire, et qui n'aboutissent qu'à lui faire rendre à la fois, tout au plus, la valeur d'une cuillerée à café de matière. Les épreintes, vives et douloureuses, se propagent parfois du rectum à la vessie (dysurie). Le ténesme, phénomène extrêmement pénible, n'est pas dû, comme on l'avait supposé, à la contracture convulsive du sphincter, car

---

1. Vaillant et Dœpter. La dysenterie épidémique. *Annales de l'Institut Pasteur*, 1903, p. 403.

2. Trousseau. *Clin. méd.*, t. III, p. 163.

l'anus est béant et largement ouvert, il est dû à la violente inflammation du conduit.

En outre, il y a des coliques autour du nombril et sur le trajet du gros intestin. Ces douleurs sont exagérées par la pression, surtout au niveau de la fosse iliaque gauche.

Avec les ulcérations intestinales, les garde-robes se modifient ; outre les matières glaireuses, elles contiennent du sang pur, et des membranes nommées vulgairement *raclure de boyaux*, qui sont en réalité des lambeaux de muqueuse ulcérée, ainsi que le démontre l'examen microscopique. Au milieu de ces garde-robes, il n'est pas rare de rencontrer de véritables matières fécales moulées. A cette période, les efforts de défécation se répètent plusieurs fois par heure, et dans les cas très graves, épidémiques, les malades ont jusqu'à cinquante, cent et deux cents selles par vingt-quatre heures, et la masse totale des matières rendues peut s'élever à trois, quatre et cinq litres.

Vers le huitième, dixième, quatorzième jour, les garde-robes, d'une fétidité horrible, ne contiennent presque plus de mucus, puisque les glandes muqueuses sont en partie détruites, elles sont constituées par un liquide séreux et rougeâtre au milieu duquel nagent des lambeaux de membranes. Alors aussi les garde-robes contiennent du pus en quantité notable.

Tel est l'exposé des phénomènes *locaux* de la dyssenterie ; leur intensité dépend de la gravité de la maladie. Je vais exposer maintenant les symptômes *généraux*, qui varient avec les épidémies, et suivant les contrées

a. Dans les formes *bénignes* (sporadiques de nos contrées), la dysenterie est peu fébrile, la température ne dépasse pas 38 degrés et les évacuations alvines ne vont pas au delà de 12 à 15 par jour. Néanmoins, l'amaigrissement du malade est rapide et sa figure s'altère vite. Ces cas-là guérissent en une huitaine de jours. Dans les formes *graves* (sporadiques des pays tropicaux et formes épidémiques), les symptômes généraux sont rapidement inquiétants ; la soif est vive, la peau est sèche et le pouls va-

.riable; les évacuations sont incessantes, des douleurs intolérables épuisent le malade, les forces déclinent brusquement, l'amaigrissement est considérable; la prostration, la somnolence et le refroidissement complètent souvent ce tableau, et la mort peut survenir du quatrième au vingtième jour de la maladie.

- *b.* La forme *inflammatoire* est caractérisée par une forte réaction fébrile, avec fréquence et dureté du pouls. La langue, au lieu d'être saburrale, est rouge, sèche et sans enduit; les garde-robes sont rares, et, quand elles deviennent plus fréquentes, la fièvre ne tarde pas à tomber.

c. Dans la forme *bilieuse*, contrairement à ce qu'on observe dans la dysenterie, il y a conjointement de la diarrhée, et les selles dysentériques sont mélangées de matières bilieuses jaunâtres et verdâtres. Les malades se plaignent de nausées, de vomissements, la langue est couverte d'un enduit saburral, le mouvement fébrile est peu intense.

d. La forme *rhumatismale*, disait Stoll[1], est remarquable par les métastases qui se produisent sur les *articulations*. Dans le langage médical actuel, nous disons : L'infection dysentérique provoque des arthropathies qui font partie de la classe des pseudo-rhumatismes. Ces arthropathies dysentériques s'observent dans les formes légères de la dysenterie plus que dans ses formes graves; elles apparaissent surtout au déclin de la maladie, aux environs de la convalescence; elles débutent habituellement par le genou et se généralisent ensuite à plusieurs jointures, au cou-de-pied, aux épaules, aux petites articulations des doigts[2]. L'arthropathie dysentérique survient soudainement, elle ne provoque ni fièvre ni douleur vive; dans quelques cas, son apparition coïncide avec l'arrêt du flux dysentérique; l'alternance des localisations intestinales et articulaires a été observée deux ou trois fois chez les mêmes individus[3]. Ces ar-

1. Quinquaud. Manifest. rhum. de la dysent. *Gaz. hôp.*, 1874.
2. *Arthralgie infectieuse de la dysenterie.* — Deweire. *Arch. de méd.* juillet, août, octobre 1886.
3. Huette. *Arch. de méd.*, août 1869.

thralgies sont tenaces, elles peuvent durer des semaines et des mois, elles ne sont accompagnées d'aucune des complications viscérales du vrai rhumatisme. Dans une épidémie observée à Montargis (Huette). les accidents rhumatismaux avaient pris la forme d'arthrites analogues aux arthrites blennorrhagiques.

c. La forme *intermittente* est caractérisée par des rémissions suivies d'exacerbations; il ne faut pas la confondre avec la *fièvre pernicieuse* dysentérique.

f. Les formes *adynamique* et *ataxique* sont caractérisées, la première par la prostration et un abattement qui conduisent rapidement au coma; la seconde par du délire, de l'agitation, de la carphologie, des soubresauts de tendons. Ce sont des formes terribles qui s'associent, se succèdent et constituent la dysenterie dite *maligne*.

g. La *dysenterie chronique* s'observe fréquemment dans les pays chauds; elle fait suite habituellement à plusieurs attaques aiguës; elle est caractérisée par les symptômes de la dysenterie aiguë notablement modifiés. Ainsi les évacuations sont séreuses, puriformes, rarement sanguinolentes; l'anus est béant et le ténesme est remplacé par une pesanteur douloureuse. Le ventre est plat, rétracté, douloureux à la pression. L'apyrexie est complète et l'appétit est conservé ou exagéré. Malgré cela, l'amaigrissement fait des progrès et le sujet arrive graduellement à la cachexie. La maladie dure des mois et des années et sa marche est quelquefois entrecoupée par des *poussées aiguës*; la guérison est possible, mais la mort est la terminaison la plus fréquente.

Complications. — Les *complications* de la dysenterie sont les suivantes : *perforation* de l'intestin, qui provoque, suivant le cas, une péritonite limitée, une péritonite généralisée, un phlegmon localisé autour du rectum ou du cæcum; les *hémorrhagies* intestinales, qui peuvent être assez abondantes pour entraîner la mort; les *parotides*, caractérisées par l'inflammation et par la suppuration des glandes parotides et du tissu cellulaire ambiant, suppuration qui peut envahir le tissu cellulaire du cou dont elle dissèque les masses musculaires; les *paralysies* partielles et passagères, qui rentrent dans la catégorie des paralysies qu'on observe à la suite des maladies aiguës graves[1]; les *cicatrices* de l'intestin, complication tardive qui peut déterminer un rétrécissement intestinal et les symptômes de l'occlusion intestinale.

L'*abcès du foie*, qui est la complication la plus typique de la dysenterie amibienne, sera étudié avec les maladies du foie.

Diagnostic. — Le *diagnostic* de la dysenterie aiguë n'offre pas de difficulté. Du reste, la recherche du microbe dans les selles et surtout le séro-diagnostic sont autant de signes spécifiques qui, dans les cas difficiles, permettent actuellement d'affirmer le diagnostic de la dysenterie. La *diarrhée chronique de Cochinchine* ne doit pas être confondue avec la dysenterie chronique. Dans cette forme de diarrhée chronique, on ne trouve ni selles sanglantes ni ténesme, les déjections sont muqueuses ou même bilieuses, et la marche de la maladie n'est pas entrecoupée par des phases aiguës comme dans la dysenterie[2].

Le *pronostic*, habituellement bénin dans la dysenterie sporadique, est beaucoup plus grave dans la forme endémique et devient terrible dans certaines épidémies. En France, notamment en Bretagne, on a vu la mortalité de la dysenterie bacillaire s'élever à 30 et même à 50 pour 100.

Traitement. — Voici les préceptes formulés par Trousseau contre la dysenterie épidémique : au début, on prescrit l'ipécacuanha à dose vomitive, 3 grammes divisés en quatre paquets à prendre à dix minutes d'intervalle jusqu'au vomissement. A partir du lendemain, on donne un sel neutre, sulfate de soude, sel de Seignette, à la dose de 15 ou 20 grammes, et l'on continue la purgation tous les jours, ou deux fois par jour, jusqu'à ce que les garde-robes

1. Pugibet. *Revue de médecine*, février 1888
2. Kelsch. *Arch. de physiologie*, 1875.

soient devenues diarrhéiques. En même temps, on attaque le mal au moyen de lavements composés de 20 à 50 centigrammes de nitrate d'argent pour 250 grammes d'eau. Les malades doivent être alimentés avec des potages, des panades épaisses, des œufs battus dans du bouillon; on leur donne comme boisson l'eau de riz, l'eau albumineuse, la décoction blanche de Sydenham. Des quarts de lavement avec quelques gouttes de laudanum peuvent servir à calmer les épreintes et le ténesme.

Le traitement de la dysenterie chronique est différent : les lavements au nitrate d'argent et les purgatifs salins à petite dose (5 à 10 grammes) doivent être conseillés; à ces moyens on ajoute le sous-nitrate de bismuth à haute dose, 10 à 20 grammes par jour. Le régime lacté et l'usage de la viande crue constituent la partie la plus essentielle du régime.

Comme traitement *prophylactique* on doit surveiller les boissons, faire bouillir l'eau, éviter les brusques changements de température, supprimer autant que possible les foyers putrides, isoler les malades, éviter la contagion, désinfecter les linges souillés et les matières fécales.

Vaillard et Dopter ont immunisé des chevaux contre le bacille de la dysenterie et ont obtenu un sérum qui a donné de bons résultats au cas de dysenterie *bacillaire*[1].

Voici le résumé de leurs conclusions : Pour l'adulte, dans les dysenteries d'*intensité moyenne*, prises au début, 20 centimètres cubes de sérum suffisent habituellement pour assurer la sédation immédiate de tous les symptômes et la guérison rapide. Si, après vingt-quatre heures écoulées, les symptômes persistent avec leur intensité première, on renouvelle l'injection le lendemain et les jours suivants à dose décroissante.

Dans les dysenteries *graves*, il faut injecter d'emblée 40 à 60 centimètres cubes, réitérer cette dose le lendemain si c'est nécessaire, et continuer à doses décroissantes.

1. Vaillard et Dopter. La dysenterie bacillaire. Son traitement par la sérothérapie. *La Presse médicale*, 5 juin 1907.

Dans les formes les *plus graves*, surtout quand l'intervention est tardive, il est nécessaire de recourir d'emblée à des doses massives, 80, 90 et même 100 centimètres cubes répartis en deux injections au cours de la journée, jusqu'à ce que les troubles intestinaux s'amendent. Comme précédemment, le sérum sera ensuite continué à doses décroissantes. Pour les enfants, les doses seront réduites de moitié. Grâce à ce traitement on a obtenu des résultats très satisfaisants.

À titre *préventif*, employé à la dose de 10 centimètres cubes, le sérum donne une immunité passagère contre la dysenterie; cette immunité dure de dix à douze jours environ.

§ 14. VERS INTESTINAUX — CESTOÏDES ET NÉMATOÏDES TŒNIAS — CACHEXIE BOTHRIOCÉPHALIQUE

Les *vers* (helminthes) qui vivent dans l'intestin de l'homme sont les uns rubanés (*cestoïdes*, de κεστός, festonné), les autres cylindriques (*nématoïdes*, de νῆμα, fil). Les vers rubanés sont les tænias (de ταινία, ruban); les vers cylindriques sont l'ascaride lombricoïde, l'oxyure vermiculaire et le trichocéphale.

Ascaride lombricoïde. — Ce ver, blanc ou rosé, cylindrique, effilé à ses deux extrémités, atteint 15 à 20 centimètres de longueur. Les ascarides habitent l'intestin grêle, où ils peuvent s'élever au nombre de plusieurs centaines; on a même cité des faits d'occlusion intestinale due à des pelotons d'ascarides. Souvent ils passent inaperçus, et leur présence n'est révélée que par l'issue d'un ver qui s'échappe par l'anus ou par la bouche; d'autres fois, ils provoquent des troubles gastro-intestinaux, vomissements, ballonnement du ventre, coliques, diarrhée, et des accidents nerveux réflexes, tels que convulsions, troubles intellectuels, paralysies. Il est probable que les ascarides pénètrent dans le tube digestif à l'état d'œufs contenus dans les eaux non filtrées (Davaine). Les anthelminthiques les plus usités contre les lombrics sont : le semen-contra (50 centigrammes à 2 grammes), la santonine (5 à 25 centigrammes), la mousse de Corse (2 à 4 grammes).

Oxyure vermiculaire. — L'oxyure est un petit ver blanc. qui n'a que 5 à 10 millimètres de longueur. Il est très commun chez l'enfant, et son siège habituel est le rectum et l'anus, où il provoque de vives démangeaisons. Néanmoins l'oxyure peut pénétrer dans d'autres régions, il peut envahir la vulve et le vagin, le prépuce et l'urèthre, il peut remonter le long du tube digestif et être rendu par la bouche (Pomper), ainsi que j'en ai observé un cas. Le symptôme dominant des oxyures, c'est le *prurit*, qui devient parfois insupportable au moment où l'on vient de se coucher. Les lavements d'eau salée, 40 grammes de sel pour 200 grammes d'eau, ou les lavements vinaigrés, suffisent habituellement pour détruire et chasser les oxyures. Si ce traitement n'était pas efficace, on aurait recours aux lavements composés du mucilage de gomme tenant en suspension 5 à 20 centigrammes de calomel.

Trichocéphale. — C'est un petit ver de 5 à 5 centimètres de long, dont l'extrémité postérieure est renflée. Il siège habituellement dans le cæcum, et sa présence ne se révèle par aucun symptôme spécial. Metchnikoff a voulu lui faire jouer un rôle dans l'appendicite.

Trichine. — La trichine est un parasite des muscles, et ce n'est que dans le tube digestif qu'il atteint son état parfait. La trichinose est commune chez le porc ; chez l'homme, la *trichine* ingérée est mise en liberté dans le tube digestif et elle donne naissance à des trichines rectilignes qui perforent l'intestin et vont se loger dans les muscles.

Tænias[1]. — Les *tænias* qu'on rencontre dans l'intestin de l'homme sont : le tænia *inerme* et le tænia *armé* ou tænia solium ; j'emprunte au mémoire de M. Laboulbène les traits

1. Davaine. Article CESTOÏDES. *Dict. des sc. méd.*, t. XIV, p 564.

principaux de cette description [1]. Un individu vient vous trouver et vous porte dans un flacon les fragments d'un ver qu'il a rendus. À première vue on peut dire s'il s'agit d'un tænia inerme ou d'un tænia solium : si les anneaux du ver sont séparés ou isolés, s'ils sont rendus malgré la volonté du malade et à son insu, il s'agit d'un tænia inerme ; si, au contraire, les fragments rendus se composent de cinq, six, dix anneaux, si ces fragments ne sont pas sortis à l'insu du malade, mais ont été expulsés au moment des garde-robes, il s'agit d'un tænia solium. Voici maintenant les caractères distinctifs.

Le *tænia inerme* (*medio-canellata*), vingt fois plus fréquent que le tænia armé, a l'aspect d'un ruban de 4 à 5 mètres de longueur. Une de ses extrémités est très effilée et terminée par un petit renflement : c'est la tête. La *tête* ou *scolex* est pourvue de quatre ventouses, par lesquelles l'animal adhère à l'intestin, et le corps est formé d'anneaux, dont les derniers, plus longs que larges, et nommés *cucurbitins*, à cause de leur ressemblance avec une graine de courge, sont remplis d'œufs. Chaque anneau contient à la fois l'organe mâle et l'organe femelle de la reproduction, excepté les anneaux postérieurs ou cucurbitins, dans lesquels l'organe mâle est atrophié. Les pores génitaux existent sur les côtés des anneaux. Le tænia inerme de l'homme provient du cysticerque du bœuf ou du veau ladre.

Le *tænia solium* ou *tænia armé*, est plus grêle que le tænia inerme ; sa tête est munie de quatre ventouses et de *crochets* en double couronne. Chacun des anneaux qui forment le corps de l'animal contient à la fois l'organe mâle et l'organe femelle, et les pores génitaux sont le plus souvent alternes, tandis qu'ils sont placés par séries du même côté dans le tænia inerme. Le tænia solium provient du cysticerque du porc, chez lequel il constitue la *ladrerie*.

Les *symptômes* occasionnés par les tænias sont multiples.

---

1. Laboulbène. Les tænias, etc. *Société méd. des hôp.*, 13 octobre 1876.

Au nombre des troubles digestifs, je citerai la salivation, les nausées, les vomissements, les troubles dyspeptiques gastro-intestinaux. Au nombre des troubles nerveux, d'ordre réflexe et toxique, prennent place les vertiges, les spasmes laryngés, le prurit nasal, la toux spasmodique, les convulsions épileptiformes[1] (épilepsie vermineuse).

L'éosinophilie n'a pas l'importance diagnostique qu'on lui avait attribuée[2].

Bothriocéphale. — **Cachexie bothriocéphalique.** — Le bothriocéphale, ainsi nommé parce qu'il a deux fossettes (βόθριον, fossette) sur les parties latérales de la tête, est très fréquent en Suisse, en Finlande, en Livonie, etc., mais il est assez rare en France ; aussi, ne pense-t-on pas assez à ce parasite intestinal, lorsqu'il s'agit d'expliquer une cachexie à marche rapide, dont les signes rappellent, à la fois, ceux du cancer de l'estomac et ceux de l'anémie pernicieuse. Pourtant, il serait bien important d'en poser le diagnostic, puisqu'il permet de guérir rapidement un malade qui semblait voué à une mort prochaine. Nous avons observé un cas de ce genre à la clinique de l'Hôtel-Dieu, il a été discuté et publié par un de nos chefs de clinique Nattan-Larrier[3]. En voici le résumé :

Un malade entre dans notre service avec des douleurs gastriques très pénibles ; il vomit après chaque repas ; il a maigri de 8 kilogrammes et son affaiblissement est extrême. Son teint est d'une pâleur de cire, ses yeux sont bistrés, ses conjonctives et ses lèvres décolorées, ses jambes légèrement œdématiées. On a fait en ville le diagnostic de cancer.

La maladie paraît avoir débuté il y a cinq mois par des douleurs épigastriques suivies de diarrhée, anorexie, pâleur, vertiges, vomissements quotidiens, affaiblissement, amaigrissement. Pas d'hématémèse, pas de mélæna, pas

1. Martha. Attaques épileptiformes dues à la présence du tænia. *Arch. génér. de méd.*, novembre et décembre 1892.

2. Lœper. *Arch. de parasitologie*, décembre 1902.

3. Nattan-Larrier. Un cas de cachexie bothriocéphalique. *Clinique de l'Hôtel-Dieu. Conférences du mercredi*, 1906, p. 14.

d'induration à l'estomac qui permît de diagnostiquer un cancer. La formule hématologique s'éloignait aussi de celle des anémies cancéreuses. La numération donnait : *globules rouges*, 1 400 000 ; *globules blancs*, 2 500 ; *pourcentage des globules blancs* : polynucléaires, 48 pour 100 ; mononucléaires, 52 pour 100 ; pas d'éosinophiles, pas de myélocytes, pas de globules rouges nucléés : quelques rares globules rouges déformés — *valeur globulaire*, 1,2, légèrement supérieure à la normale. Le nombre des globules rouges, pour petit qu'il fût, ne rendait pas inadmissible l'hypothèse d'un cancer ; mais les autres caractères de la formule hématologique s'en éloignaient. Dans les anémies cancéreuses, en effet, la valeur globulaire est toujours inférieure à la normale ; or, chez notre malade, elle lui était supérieure. Dans un tiers des cas d'anémie néoplasique, on trouve des globules rouges nucléés ; dans notre cas, on ne découvrait ni normoblastes, ni mégaloblastes. Dans l'anémie cancéreuse, l'hyperleucocytose est assez fréquente ; or, le nombre des globules blancs de notre malade était diminué.

Si cette formule hématologique ne convenait pas à l'anémie des cancéreux, pouvait-elle du moins se rapporter à l'anémie pernicieuse ? Dans cette maladie, on retrouve tous les caractères de l'anémie de notre malade, mais ils s'y présentent sous un aspect bien mieux tranché. Le nombre des globules rouges s'abaisse jusqu'au million et même au-dessous ; la valeur globulaire s'élève fort au-dessus de la normale ; le sang contient des éléments, myélocytes et hématies nucléées, qui n'existaient pas chez notre malade ; enfin, dans l'anémie pernicieuse, la morphologie des globules rouges est bien plus profondément modifiée qu'elle ne l'était dans le cas actuel.

Cette affection n'était-elle pas une anémie grave secondaire (saturnisme, malaria, syphilis) ? Mais notre malade n'était ni syphilitique ni paludéen, et il n'avait jamais manié le plomb. Restait à savoir si sa cachexie n'était pas due à un parasite animal, ankylostome ou bothriocéphale.

Ni le métier ni l'origine du malade ne permettaient de

supposer qu'il pût être infecté par l'ankylostome. Était-il donc atteint d'anémie bothriocéphalique? Aux premières questions, cet homme déclare qu'il a depuis de longues années « un ver solitaire ». Nous lui donnons 20 grammes d'huile de ricin et il rend un helminthe, long de 25 centimètres, large de 1 centimètre, d'une coloration grisâtre : ce ver est caractérisé par l'aspect de ses anneaux, larges, très courts, tous semblables, et par la position des pores génitaux, situés sur la ligne médiane. La tête est allongée en amande, sans crochets, et munie de deux fentes latérales. Les selles du malade contiennent une quantité innombrable d'œufs elliptiques, longs de 70 µ et larges de 45 µ, pourvus d'une double paroi et d'un clapet, situé à l'un de leurs pôles. Ce ver et ces œufs sont typiques : le malade est porteur d'un *bothriocéphale*.

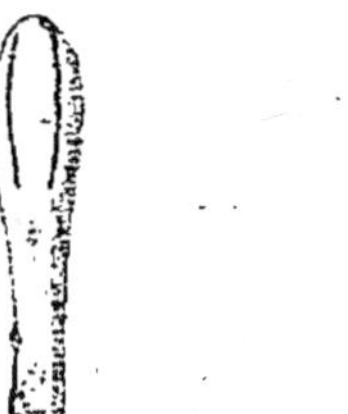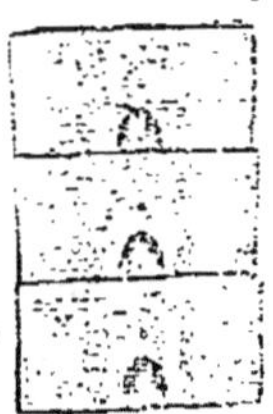

La planche ci-dessus représente la tête et les anneaux du bothriocéphale.

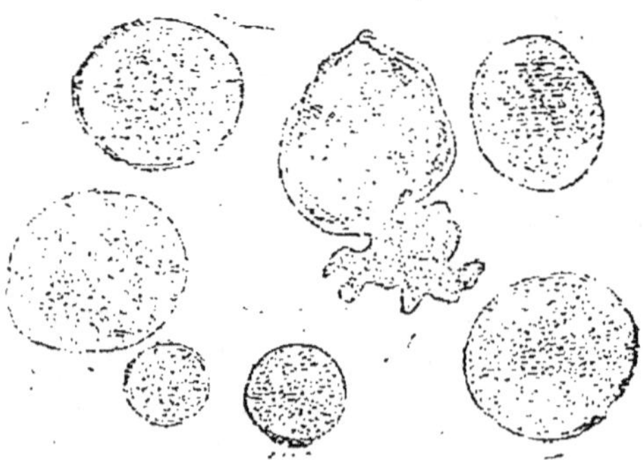

Œufs de bothriocéphale. Dissociation dans la glycérine des selles du malade et fixation à l'acide osmique.

Je fais alors administrer à cet homme l'extrait éthéré de fougère mâle suivant les préceptes qu'on trouvera décrits à la fin de ce chapitre, et, peu d'heures après, le malade rendait *huit bothriocéphales* dont les dimensions variaient de 4 à 12 mètres. Dès le lendemain, l'amélioration était manifeste et l'appétit était excellent. Dans le cours de la semaine, cet homme engraissait de 1500 grammes. Le 7 mai, le nombre de ses globules rouges s'était élevé à 3 000 000 et celui des globules blancs dépassait 4000 ; l'étude des préparations montrait des globules rouges nucléés et des myélocytes : la crise normoblastique et leucopoiétique s'était produite. Le 10 juin, le malade quittait le service : il avait engraissé de 12 kilogrammes ; son teint avait pris une coloration rosée ; ses jambes n'étaient plus œdématiées ; ses forces étaient revenues : et lui, qui, deux mois plus tôt, était entré à l'hôpital, cachectique et comme moribond, il en sortait en pleine santé.

Description générale[1]. — Chez bien des gens, l'intoxication bothriocéphalique peut durer pendant des années sans produire autre chose que des troubles intestinaux et une anémie modérée. Parfois la scène change brusquement et la *cachexie* bothriocéphalique s'installe en deux semaines (Vlaiev), en trente jonrs (Courmont et André), en trois mois (Bard), en six mois (Vlaiev). Mais, par un examen attentif, on voit que le malade, depuis deux ou trois ans déjà, éprouve une faiblesse générale, des céphalées, des vertiges, des bourdonnements d'oreille, avant que l'anémie légère se soit transformée en anémie grave et en cachexie.

La *cachexie* bothriocéphalique confirmée simule la cachexie cancéreuse, par ses *symptômes gastro-intestinaux*, qui souvent égarent le diagnostic. Par son *anémie à marche rapide*, elle en impose pour une anémie pernicieuse essentielle. Le teint du malade est d'un blanc d'ivoire, ses mu-

1. Pour l'historique de la question, voir le travail de M. Nattan-Larrier. A la littérature française appartiennent les observations de Bard : *Semaine médicale*, 23 juillet 1902, et de Courmont. *Journal de phys. et path. générale*, mars 1903.

queuses sont décolorées. On trouve des souffles anémiques à la région précordiale et dans les vaisseaux du cou. Il existe souvent des hémorragies rétiniennes. En quelques mois, parfois en quelques semaines, le malade subit un *amaigrissement* considérable (atteignant jusqu'à 25 kilogrammes). Dans plus de la moitié des cas, on note un léger œdème malléolaire. En même temps, les troubles dyspeptiques s'aggravent : l'anorexie est constante, les vomissements sont fréquents, la diarrhée est habituelle.

Le nombre des globules rouges peut tomber au-dessous d'un million. La richesse globulaire est rarement diminuée et jamais fortement accrue. Les globules sont rarement très déformés, les microcytes sont nombreux, tandis que, d'après Schaumann, les macrocytes seraient rares. Les globules rouges nucléés, normoblastes ou mégaloblastes ont été souvent signalés, mais ils n'existaient pas chez notre malade; quelquefois, des myélocytes démontrent la participation de la moelle osseuse dans les réactions hématologiques du malade. Notons, enfin, que jamais à la période d'état on n'a signalé l'augmentation du nombre des éosinophiles[1].

On voit que bien des nuances distinguent cette formule hématologique de celle de l'anémie pernicieuse. Il suffit du reste d'examiner les selles du malade; les œufs de tænia s'y retrouvent toujours tant que le parasite n'a pas été expulsé; leur nombre est tel que leur recherche est très aisée; leur aspect est si caractéristique qu'on ne peut se méprendre sur leur nature. Si le malade vient à rendre des fragments du ver, leur examen fixera définitivement le diagnostic.

La pathogénie de l'anémie et de la cachexie bothriocéphalique est livrée à des hypothèses. Il s'agit évidemment d'intoxication, mais le mécanisme de cette intoxication est mal connu, et malgré des expériences intéressantes (Nattan-Larrier et Lœpèr) on ne voit pas pourquoi un bothriocéphale qui était bien toléré depuis des années, peut devenir tout à coup la cause d'une cachexie rapide, on ne s'explique pas

---

1. J. Courmont et André ont montré qu'une crise éosinophilique se produit au moment de la réparation du sang.

davantage pourquoi dans certains pays (Finlande, Livonie), le bothriocéphale est souvent accompagné d'anémie et de cachexie, et pourquoi, dans d'autres pays (Suisse), le bothriocéphale expose rarement à ces complications.

Ankylostome. — Ankylostomiase. — C'est encore par une *anémie pernicieuse progressive* que se marque l'invasion de l'organisme par l'ankylostome duodénal (αγκυλος, courbé et στομα, bouche). Cette anémie a tous les caractères que nous venons de décrire avec la cachexie bothriocéphalique; les éosinophiles y sont même beaucoup plus nombreux. Toutefois l'absence d'éosinophiles ne doit pas faire éliminer la recherche des œufs du parasite dans les selles du malade[1].

Cette recherche est des plus faciles, il suffit de placer entre lamelles une parcelle de matières fécales pour voir les œufs caractéristiques.

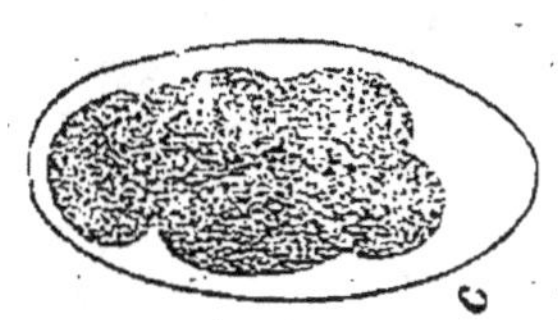

Œufs d'ankylostome.

(Jeanselme et Rist).

« Les œufs d'ankylostomes, de forme ovale, mesurent 55 à 65 μ sur 52 à 45 μ de largeur. Leur enveloppe délicate laisse voir, par transparence, leur contenu divisé en 2 ou 4 segments. »

Cette recherche s'impose chez tout sujet anémique venant des régions tropicales (Inde, Amérique centrale, etc.) qui, on le sait, sont dévastées par l'ankylostome. Ces pays sont également ravagés par le paludisme, et, en présence de cachectiques paludéens venant de ces contrées, il est indispensable de rechercher dans les selles la présence d'œufs d'ankylostomes. N'oublions pas, toutefois, que l'Europe n'est pas indemne d'ankylostomiase, que ce fléau sévit dans un grand nombre de bassins houillers de France (Calmette), d'Allemagne, de Belgique et d'Autriche-Hongrie.

1. R. Gaultier. Les maladies du duodénum et leur traitement. Paris, 1910.

Le diagnostic de l'ankylostomiase se fait donc presque uniquement par l'examen des selles. On en comprend toute l'importance pronostique, car la disparition des parasites, par un traitement approprié, est suivie à brève échéance de la guérison du malade.

C'est après l'administration du thymol qu'il est possible d'étudier dans les selles le parasite dont voici la description :

L'ankylostome est un ver nématode. « Le mâle, long de 8 à 11 millimètres, porte à son extrémité postérieure une bourse trilobée, B, pareille à une ombrelle, qui possède onze rayons. La femelle, de taille un peu plus considérable, se termine par une extrémité obtuse. La vulve, V, s'ouvre vers le tiers postérieur du corps. Dans l'un et l'autre sexe, le corps va en s'atténuant à partir de l'extrémité caudale jusqu'au cou. Celui-ci est muni d'une « capsule buccale puissamment armée qui fait une saillie distincte. Le bord libre de cet organe remarquable possède quatre crochets puissants pareils à des griffes et deux dents coniques ».

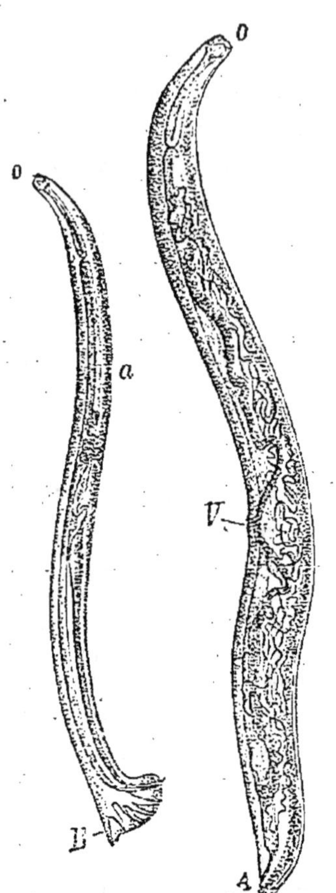

Ankylostome mâle et femelle.
(Jeanselme et Rist).

Traitement. — Les vermifuges habituellement employés contre les tænias sont : l'huile éthérée de fougère mâle; la racine de grenadier sauvage, à la dose de 60 grammes en décoction; le kousso, la pelletiérine. Avec la fougère mâle, que j'administre d'après les préceptes de Trousseau, j'obtiens des succès presque constants; voici le mode d'administration que j'ai adopté:

Le sujet atteint du tænia est mis au régime lacté pendant vingt-quatre heures. Le lendemain matin, il prend à jeun 12 à 15 capsules contenant chacune 50 centigrammes d'huile éthérée de fougère mâle : ces capsules sont prises une par une, toutes les trois minutes. Un quart d'heure après la dernière capsule, il prend 8 perles d'éther une à une, toutes les trois minutes. Après la dernière perle d'éther, il prend 15 grammes d'huile de ricin, et une demi-heure plus tard il prend encore 25 grammes d'huile de ricin. C'est la médication que j'avais établie à l'hôpital Necker, où je voyais tous les ans plus de cent malades atteints de tænia; elle réussit dans des cas où d'autres médications avaient échoué. C'est la médication qui a si bien réussi dans le cas de bothriocéphalie que j'ai rapporté plus haut. Les doses que j'ai indiquées sont celles que je donne à un adulte, on les modifie s'il s'agit d'un enfant.

La fougère mâle réussit bien dans l'ankylostomiase, néanmoins le thymol est le médicament de choix. Il se donne, suivant l'âge, à la dose de 4 à 8 grammes en un jour ou en quatre jours. Chaque dose du médicament doit être de 0,25 à 0,50 centigrammes. La dernière dose sera suivie d'un purgatif non huileux. Il faut savoir que le thymol est toxique, et partant ne doit pas être absorbé par la muqueuse intestinale; aussi faut-il prendre les précautions suivantes : 1° laisser le malade à la diète pendant un ou deux jours; 2° ne donner ni médicament, ni aliment capable de solubiliser le thymol (graisse, huile, éther, alcool, chloroforme).

Il faut surveiller les urines du malade et cesser la médication à la première apparition d'une coloration noirâtre.

Pour vérifier l'effet du médicament, il suffit de réexaminer les matières fécales huit jours après la fin de l'administration du thymol. S'il subsistait encore des œufs d'ankylostome, il faudrait reprendre le traitement thymolé.

CHAPITRE VI

MALADIES DU PÉRITOINE

§ 1. QUELQUES MOTS D'INTRODUCTION A L'ÉTUDE DES PÉRITONITES

En quelques années, un changement radical s'est accompli dans l'étude des péritonites. Du chaos péritonéal se sont dégagés des types nettement déterminés qui ont pris leur place dans le cadre nosologique et qui se sont substitués aux errements du passé.

L'ancienne classification des péritonites comportait deux groupes : d'une part, les péritonites secondaires; d'autre part, la péritonite dite primitive ou idiopathique. Au nombre des causes capables d'engendrer les péritonites secondaires, figuraient toutes les perforations, estomac, intestin, voies biliaires; les lésions de l'utérus et des annexes, l'infection puerpérale, la tuberculose, le cancer, etc. Quant à l'une des péritonites secondaires, la plus fréquente de toutes, la péritonite appendiculaire, son existence et sa pathogénie étaient inconnues. Le cæcum concentrait alors toute l'attention; Grisolles écrivait sur la typhlite, la péri-typhlite et le phlegmon iliaque un long chapitre qui eut son heure de succès, mais l'appendicite, cause de tout le mal, et la péritonite appendiculaire y étaient passées sous silence. Quelques lignes à peine, concernant les perforations de l'appendice par corps étrangers, étaient relégués au chapitre des perforations intestinales[1]. Et c'était tout; voilà où en était la question.

---

1. Grisolles. *Pathologie interne*, t. II p. 408.

Au groupe disparate des péritonites secondaires, on oppo
sait la péritonite dite primitive, ou idiopathique, que certains auteurs croyaient être *a frigore*, et que Grisolles[1]
avait nommée « péritonite aiguë simple »; c'est elle qui
servait de modèle et de type à la description classique de
la péritonite; elle était « la péritonite aiguë » sans autre
désignation.

Or, cette péritonite dite simple ou idiopathique n'existe
pas. D'abord bon nombre de péritonites jadis nommées
idiopathiques sont, en réalité, des péritonites appendiculaires. Nous savons maintenant comment la toxi-infection
élaborée en cavité close peut traverser les parois de l'appendice et déterminer une péritonite aiguë sans perforation
apparente. Ces notions étaient autrefois inconnues; on
constatait une péritonite et on la qualifiait de péritonite
simple ou idiopathique parce que le foyer originel appendiculaire passait inaperçu.

On mettait encore à l'actif de la péritonite simple aiguë les
infections péritonéales qui sont étiquetées aujourd'hui sous
le nom de péritonites pneumococcique et streptococcique
primitives, cette épithète de « primitive » s'appliquant aux
cas où la porte d'entrée de l'agent infectieux reste ignorée.

De tout ceci, il résulte qu'on ne peut plus consacrer
aujourd'hui un chapitre à la description en bloc de la péritonite aiguë; ce chapitre doit être démembré suivant l'ori
gine des péritonites aiguës, car chacune de ces péritonites
peut présenter un tableau clinique qui est différent suivant
les causes qui lui ont donné naissance. En voici quelques
exemples :

Infection péritonéale puerpérale. — La cavité utérine, à
l'état normal, ou après l'accouchement, ne contient pas de
microbes; par conséquent, les agents habituels des péritonites puerpérales, le streptocoque, le coli-bacille, ou autres
microbes, doivent avoir été transmis à la femme par l'accou-
cheur, par la garde-malade, par les instruments, par les

1. Grisolles. *Pathologie interne*, t. I, p. 568.

linges, par les objets de pansement, par les manœuvres abortives ou par un érysipèle. Une fois dans la place, les microbes suivent 11 fois sur 12 (Widal) la voie des vaisseaux lymphatiques et, dans quelques cas, la voie muqueuse de la trompe. Cette variété d'infection péritonéale est devenue extrêmement rare.

Au nombre des péritonites spéciales à la femme et aux petites filles (vulvo-vaginite blennorrhagique), je citerai les inflammations consécutives aux *salpingites suppurées*. La péritonite *blennorrhagique* a été nettement démontrée dans la remarquable thèse de mon élève Charrier[1]. Cette péritonite éclate d'habitude par une douleur atroce dans le bas-ventre (cri d'alarme de Bernutz). Ce début coïncide souvent avec la fin des premières règles qui suivent l'infection de l'utérus par le gonocoque. Outre les symptômes habituels de la péritonite, on perçoit par l'examen local l'empâtement des culs-de-sac et l'immobilité des organes pelviens comme fixés au milieu d'adhérences. Cette périmétro-salpingite dont le pronostic est bénin, quant à la vie, est une cause possible de stérilité (Charrier). La vulvo-vaginite blennorrhagique des petites filles est également une cause de péritonite[2]. La description détaillée de la péritonite blennorrhagique sera faite au chapitre concernant la blennorrhagie.

Péritonites appendiculaires. — J'ai si longuement étudié les péritonites appendiculaires au chapitre de l'appendicite, que je me contente de les signaler ici. Péritonites généralisées, péritonites partielles, abcès péritonéaux à distance, tout se voit au cours de l'appendicite, que l'appendice soit ou non perforé. J'en ai expliqué le mécanisme en étudiant la *cavité close* appendiculaire.

Infection péritonéale par perforations d'organes. — Dans ce groupe rentrent les péritonites consécutives au traumatisme, à la perforation de l'estomac (ulcère simple), à la perforation de l'intestin (ulcus du duodénum, ulcérations

<hr>

1. *De la péritonite blennorrhagique chez la femme.* Paris, 1892.
2. Rousseau. Th. de Bordeaux, 1899.

typhoïdes et tuberculeuses). Je me contente de signaler ici ces péritonites; on en trouvera l'étude détaillée aux chapitres concernant l'ulcère de l'estomac, l'ulcère du duodénum, la fièvre typhoïde, etc.

- Dans ce groupe rentrent les péritonites consécutives à la perforation des *voies biliaires*. La bile par elle-même est inoffensive et stérile[1] et le passage de la bile aseptique dans le péritoine ne détermine pas de péritonite, mais une péritonite aiguë se déclare si la bile était contaminée de microbes pathogènes (rupture de la vésicule biliaire ou du canal cholédoque, obturation calculeuse).

Même remarque pour l'*urine*. L'urine physiologique est inoffensive pour le péritoine comme pour tous les tissus, parce qu'elle ne contient pas de microbes, mais que les voies urinaires soient infectées par le streptocoque ou par le coli-bacille et la perforation de la vessie, du bassinet, sera suivie de péritonite.

Infection péritonéale tributaire de collections purulentes. — A cette catégorie appartiennent les péritonites consécutives au voisinage ou à la rupture des suppurations péri-rénales (Albarran), des abcès du foie, des phlegmons iliaques, des phlegmons de la paroi abdominale, des pleurésies purulentes, etc.

Péritonites primitives. — Nous décrirons aux chapitres suivants les péritonites *primitives pneumococcique* et *streptococcique*.

Anatomie du péritoine. — Je crois utile de rappeler sommairement quelques *notions anatomiques* dont la connaissance est indispensable à l'étude des maladies du péritoine.

Comme toute séreuse, le péritoine présente un feuillet *pariétal* et un feuillet *viscéral*. Le feuillet *pariétal* est plus résistant et plus épais; il est doublé d'un tissu cellulaire qui joue un rôle important dans certaines régions. Ce tissu cellulaire est lâche à la paroi abdominale antérieure, où il constitue le *fascia propria*; il est abondant au niveau des

1. Dupré. *Les infections biliaires.* Th. de Paris.

fosses iliaques et du petit bassin, où il s'enflamme assez facilement ; plus abondant encore au niveau des reins, où son inflammation constitue la *périnéphrite*. Le feuillet pariétal se sépare assez facilement du diaphragme, et plus aisément des autres régions que je viens d'énumérer.

Le péritoine *viscéral* est mince et transparent : il est si intimement uni à certains viscères (rate, foie, ovaire) qu'il fait pour ainsi dire partie de leur structure ; ailleurs il est séparable en un mince feuillet (estomac, intestins).

Le péritoine forme dans la cavité abdominale trois espèces de replis :

1° Il y a des replis qui vont des parois postérieures de l'abdomen aux organes digestifs ; on leur a donné le nom de l'organe auquel ils s'insèrent, en le faisant précéder du mot *méso*. Ainsi ont été créées les dénominations de *méso-côlon*, *méso-rectum*, *mésentère*.

2° Il y a des replis qui vont des parois de l'abdomen aux organes autres que le tube digestif ; on leur a donné le nom de ligaments : ligament *coronaire*, ligaments *triangulaires* droit et gauche qui vont au foie, *ligaments larges* qui vont à l'utérus.

3° Il y a des replis qui s'étendent d'un viscère à un autre viscère ; ils sont au nombre de trois et se nomment *épiploons* (ἐπὶ πλέω, je flotte au-dessus). Ce sont : le petit épiploon ou épiploon *gastro-hépatique*, qui rattache l'estomac au foie ; le grand épiploon ou épiploon *gastro-colique*, qui rattache l'estomac au côlon transverse ; l'épiploon *gastro-splénique*, qui va de l'estomac à la rate.

Tous les replis du péritoine sont formés par les deux feuillets de la séreuse adossés. Entre les feuillets il y a du tissu cellulo-graisseux dans lequel rampent les vaisseaux et les nerfs.

A l'état normal, la cavité péritonéale ne contient *aucun microbe*.

Ces quelques notions étant posées, jetons un coup d'œil d'ensemble sur les péritonites.

Description. — Les symptômes des péritonites étant dif

férents suivant la cause qui leur a donné naissance, j'ébaucherai trois types principaux qui répondent à peu près aux tableaux cliniques des péritonites aiguës.

a. Dans un premier type, la péritonite éclate brusquement; elle est aiguë ou même suraiguë; elle succède à un traumatisme, à la perforation d'un organe (ulcère de l'estomac, du duodénum), à l'ouverture d'une poche purulente, à la rupture du bassinet ou de la vessie, à l'appendicite perforée. Une douleur violente, avec ou sans frissons, ouvre la scène: la *douleur*, d'abord localisée, s'étend rapidement à tout l'abdomen; elle est aiguë, parfois terrible; le moindre mouvement, le contact des couvertures, la toux, le hoquet, le vomissement, les contractions intestinales, tout exaspère la douleur.

En peu de temps, le ventre est tendu, ballonné, et le *météorisme* devient excessif. Au début cependant, le ventre est *plat*, dur, tendu, les muscles sont contracturés. Le *hoquet* est fréquent, les *vomissements* se répètent à intervalles plus ou moins rapprochés; les matières vomies sont d'abord muqueuses, puis elles deviennent bilieuses, et le malade vomit, au milieu d'efforts et de terribles souffrances, des jets de liquide amer et verdâtre (*vomissement porracé*). La *constipation* est la règle, la *dysurie* est fréquente, les urines sont rares.

Parfois la fièvre est vive, parfois aussi la température tombe au-dessous de la normale. Du liquide en quantité variable s'accumule dans le péritoine.

Les *symptômes généraux* acquièrent rapidement une notable intensité; dès le deuxième, troisième jour, le pouls devient très fréquent, filiforme, la langue est sèche et fendillée, la soif est vive; la face est amaigrie, grippée, le nez est froid et effilé, les yeux sont excavés, la prostration est excessive, les extrémités se refroidissent, la respiration est courte et saccadée, la voix grêle, cassée, le collapsus est imminent.

Tous ces symptômes s'accentuent, excepté la douleur qui s'amende ou qui disparaît. Les malades ayant conservé leur intelligence se félicitent de cette disparition de la douleur, mais habituellement cette accalmie est le prélude de la mort, et les malheureux, suivant l'expression de Grisolles, meurent en parlant. Dans cette variété de péritonite, la guérison est l'exception (à moins que la chirurgie n'intervienne rapidement) ; la mort peut survenir dès le premier, deuxième, troisième jour (péritonite par perforation) ; en tout cas, il est rare qu'elle ait lieu avant le sixième ou septième jour. Dans quelques circonstances, surtout chez les enfants (péritonite pneumococcique), une phase lente fait suite au début brusque, et souvent la suppuration péritonéale se fraye une issue à travers la cicatrice ombilicale : la guérison peut en être la conséquence.

b. Dans un deuxième type, il s'agit bien encore de péritonite aiguë diffuse, mais l'accident se déclare chez des sujets *déjà malades*, atteints, par exemple, de fièvre typhoïde. En pareil cas, surtout chez les typhiques, les symptômes de péritonite sont peu accusés, les réactions sont moins vives, la douleur, le hoquet, les vomissements n'ont pas l'intensité que nous avons observée dans le type précédent ; la chute brusque de la température et l'hypothermie sont fréquentes et le météorisme abdominal est très accentué.

c. Dans un troisième type, les différents symptômes de la péritonite aiguë sont moins accusés, et ce qui domine c'est l'*état général* du sujet, c'est la tendance rapide à l'*algidité*, au *collapsus*, à la *syncope* (péritonite primitive streptococcique).

Péritonites partielles. — Les péritonites partielles ont pour siège de prédilection les fosses iliaques, la région sous-phrénique et la région péri-utérine. Elles n'ont ni l'acuité, ni l'intensité, ni la gravité des péritonites généralisées. Elles aboutissent souvent à une formation purulente dans l'une des régions que je viens de signaler. Le palper abdominal, le toucher vaginal et rectal aideront au diagnostic de ces péritonites partielles. On trouvera la description de ces péritonites partielles, enkystées, aux chapitres concernant l'Appendicite et l'Ulcère simple de l'estomac.

Péritonites chroniques. — La péritonite généralisée ne passe pas à l'état chronique; la chronicité s'observe avec les péritonites partielles (adhérences, indurations, abcès, et avec les péritonites *tuberculeuses* et *cancéreuses*, que nous étudierons dans les chapitres suivants.

Je renvoie au chapitre de l'*Appendicite* pour ce qui concerne les péritonites appendiculaires qui, de toutes, sont les plus fréquentes.

Anatomie pathologique. — A l'autopsie d'un individu mort de péritonite aiguë, on trouve le péritoine injecté, épaissi, infiltré de pus. L'infiltration fibrino-purulente existe dans les mailles du grand épiploon et des mésos, dans le tissu conjonctif de la séreuse et sa surface. Des adhérences fibrineuses se produisent rapidement entre les anses intestinales, entre les différents organes de l'abdomen et entre le feuillet pariétal et le feuillet viscéral. Le grand épiploon est épaissi, vascularisé, adhérent à l'intestin et à la paroi abdominale. Les fausses membranes sont fibrineuses, molles, infiltrées de pus. Les anses intestinales sont distendues par les gaz, leurs parois sont ramollies, la muqueuse est couverte d'un mucus puriforme. On trouve dans la cavité péritonéale une quantité de liquide fibrino-purulent, qui varie de quelques centaines de grammes à plusieurs litres. Ce liquide est parfois très fétide. A ces lésions il faut ajouter les altérations des organes qui ont provoqué la péritonite.

Traitement. — Il n'y a pas de traitement médical des péritonites aiguës. On combat la douleur au moyen d'injections de morphine; on applique sur le ventre des compresses glacées, on donne à prendre au malade quelques fragments de glace, et c'est tout. Le vrai traitement, le seul traitement efficace, est *chirurgical*; la chirurgie peut tout oser et tout espérer, mais il faut savoir agir sans tarder; et si l'on n'a pas perdu un temps précieux à faire usage des moyens médicaux trop souvent inutiles, on a les plus grandes chances de sauver le malade. Cette question du traitement chirurgical est étudiée en détail dans les chapitres concernant l'appendicite, l'ulcère de l'estomac et du duodénum, les péritonites primitives pneumococcique e streptococcique, la péritonite de la fièvre typhoïde, etc.

§ 2. PÉRITONITES TUBERCULEUSES AIGUË ET SUBAIGUË

Les péritonites tuberculeuses peuvent être partielles ou généralisées, elles peuvent être aiguës ou chroniques. Je vais m'occuper d'abord des péritonites tuberculeuses généralisées, aiguë et subaiguë.

Péritonite tuberculeuse par perforation. — Voici un malade atteint d'entérite tuberculeuse avec ulcérations tuberculeuses de l'intestin. Soudain, ce malade est pris des symptômes d'une péritonite aiguë par perforation : douleur terrible au ventre, vomissements porracés, hoquet, etc., et il succombe en quelques jours. A l'autopsie, on constate une péritonite aiguë généralisée, due à la perforation d'une ulcération tuberculeuse de l'iléon. Bien qu'en pareille occurrence la péritonite ne soit pas tuberculeuse au vrai sens du mot, puisqu'elle est due, non pas au bacille tuberculeux, mais aux agents virulents qui sont passés de l'intestin dans le péritoine, il n'en est pas moins vrai que c'est la lésion tuberculeuse de l'intestin qui a été la cause de la perforation, ce qui permet de ranger cliniquement cette péritonite dans le cas des péritonites tuberculeuses.

Qu'on ne suppose pas toutefois que ce soit là un cas fréquent; pour ma part je ne l'ai jamais vu; les ulcérations tuberculeuses de l'intestin, bien que très fréquentes, aboutissent *très rarement* à la perforation et à la péritonite Barbe, dans sa thèse sur les perforations de l'intestin grêle[1] n'en cite que deux observations, l'une de Lancereaux

1. Paris, 1895.

l'autre de Letulle, et il ajoute que la moyenne de ces perforations chez les tuberculeux, d'après Potain, ne serait que
de 2 pour 100.

Péritonite granulique. — Une seconde forme de péritonite tuberculeuse aiguë, c'est la *granulie péritonéale* ;
mais ici le processus tuberculeux n'affecte pas uniquement
le péritoine, il fait partie d'une granulie plus ou moins
généralisée. Voici le cas : une maladie aiguë, fébrile, se
déclare ; elle simule souvent la fièvre typhoïde chez l'adulte[1]
et la méningite chez l'enfant les symptômes typhiques
chez l'un, et les symptômes typho-méningitiques chez
l'autre, sont si accentués, que les symptômes péritonéaux
peuvent presque passer inaperçus ; parfois cependant ces
symptômes péritonéaux revêtent une certaine intensité : les
douleurs abdominales, les vomissements porracés, le météorisme et l'ascite sont la preuve que le péritoine est
atteint. Le malade succombe, et à l'autopsie on trouve dans
le péritoine une quantité généralement peu abondante de
liquide séro-fibrineux ou séro-purulent, rarement hémorrhagique. La cavité péritonéale n'est pas cloisonnée par des
fausses membranes ; sur les feuillets du péritoine, notamment sur le feuillet pariétal, on aperçoit un semis de
granulations tuberculeuses très petites, discrètes ou confluentes, comparables à des grains de semoule et souvent
entourées de taches ecchymotiques. Les anses intestinales
sont plus ou moins congestionnées et agglutinées par un
exsudat fibrineux. Dans les autres organes, poumons,
plèvres, méninges, péricarde, etc., on retrouve également
un semis de granulations miliaires. La granulie péritonéale
n'est donc, en pareil cas, qu'une des localisations d'une
granulie généralisée (tuberculose par infection sanguine).
Ainsi que le fait observer Marfan[2], lorsque la granulie

---

1. Le diagnostic, parfois si difficile, est maintenant d'une extrême simplicité, grâce au procédé de Widal, procédé qu'on trouvera à l'article
Fièvre typhoïde.

2. Péritonite tuberculeuse chez les enfants. *Presse médicale*, 1894,
p. 151 et 155.

atteint la seconde enfance, « le bacille paraît avoir une certaine affinité pour les membranes séreuses, péritoine, plèvre, méninges, péricarde ».

Tuberculose pleuro-péritonéale subaiguë. — Chez l'adulte, les choses se passent un peu différemment ; il est assez fréquent de constater chez lui une variété de granulie, à forme subaiguë, prenant son origine dans une tuberculose plus ou moins avérée du poumon et envahissant successivement la plèvre et le peritoine. Cette variété de granulie, qui a été décrite par Fernet sous le nom de tuberculose pleuro-péritonéale subaiguë[1], est beaucoup plus rare chez l'enfant que chez l'adulte ; elle est beaucoup moins grave que la granulie généralisée ; elle est moins fébrile, plus tranquille, plus lente dans ses allures ; la genèse elle-même en est différente, car tandis que la granulie généralisée est le résultat d'une infection qui se fait par la voie sanguine, dans la tuberculose pleuro-péritonéale l'agent tuberculeux paraît suivre les voies lymphatiques et passer de la plèvre au péritoine en traversant le diaphragme.

Chez un homme mort dans mon service à la suite de tuberculose pleuro-péritonéale subaiguë, nous avons pu saisir sur le fait, à l'autopsie, ce mode d'extension de la tuberculose de la plèvre au péritoine à travers les puits lymphatiques du diaphragme. Les détails histologiques de cette observation ont été publiés par mon chef de clinique Apert[2].

En consultant les observations publiées à ce sujet, on voit que le plus souvent le malade était déjà en pleine étape pleurale quand l'étape péritonéale a éclaté. Tantôt l'étape pleurale se manifeste avec les symptômes d'une pleurésie qui ne peut passer inaperçue (douleur de côté, frottements pleuraux, liquide pleural, etc.), tantôt cette étape pleurale

1. Fernet. *Soc. méd. des hôp.*, 8 février 1894. — Boulland, *Tuberculose du péritoine et des plèvres chez l'adulte.* Th. de Paris, 1885. — Lasserre. *Tuberculose péritonéo-pleurale subaiguë*, Th. de Paris, 1894.

2. Apert. *Arch. de méd expérimentale*, mai 1898.

passe presque inaperçue, elle est insidieuse, latente, et on ne la recherche ou on ne la constate que lorsque l'éveil a été donné par les symptômes péritonéaux.

L'évolution de cette pleurésie ne diffère pas de l'évolution des pleurésies tuberculeuses avec toutes leurs variétés : liquide plus ou moins abondant, parfois hémorrhagique, très rarement purulent, reproduction de l'épanchement après la thoracentèse, etc.

Quant à l'étape péritonéale, elle est plus souvent insidieuse que bruyante : bruyante avec douleurs, fièvre, vomissements, ballonnement du ventre, apparition de l'ascite ; insidieuse, lorsque la péritonite est peu douloureuse et ne se trahit que par quelques troubles digestifs et le développement de l'abdomen. Le liquide est généralement libre dans la cavité péritonéale ; il est citrin, rarement hémorrhagique, et peut atteindre 6 ou 8 litres et au delà.

Lorsque le malade succombe, on constate, à l'autopsie, non seulement des lésions de tuberculose pleuro-péritonéale, mais des lésions tuberculeuses des poumons, du foie (gros foie tuberculeux), de la périhépatite, de la périsplénite, etc.

Le diagnostic de la tuberculose pleuro-péritonéale est souvent fort difficile, car la cirrhose hépatique peut donner naissance au même syndrome, épanchement péritonéal et épanchement pleural ; mais, au cas de cirrhose, la phase douloureuse pleurale ou péritonéale fait absolument défaut, la circulation collatérale est autrement développée ; le malade a des signes de cirrhose ou de pré-cirrhose.

On peut du reste utiliser pour le diagnostic des épanchements péritonéaux les moyens de laboratoire que j'ai longuement décrits au chapitre de la Pleurésie tuberculeuse. Bien que les liquides du péritoine se prêtent un peu moins bien que les liquides pleuraux aux investigations, ils fournissent néanmoins des renseignements précieux, que j'ai eu l'occasion de constater plusieurs fois dans mon service, où nous avons fait usage du cyto-diagnostic, du séro-diagnostic et des injections du liquide dans la mamelle de femelles de cobaye en lactation (Nattan-Larrier).

En résumé, je viens de passer en revue trois variétés de péritonites tuberculeuses, l'une suraiguë et très rare, due à la perforation d'un intestin tuberculeux ; l'autre, aiguë et assez fréquente chez les enfants, caractérisée par l'épisode péritonéal d'une granulie généralisée ; enfin une troisième variété, à forme subaiguë, *souvent curable*, plus fréquente chez l'adulte, et caractérisée par le syndrome pleuro-péritonéal.

§ 5. PÉRITONITE TUBERCULEUSE CHRONIQUE

La péritonite tuberculeuse chronique comprend trois ordres de lésions : 1° un épanchement péritonéal plus ou moins abondant ; 2° des lésions caséeuses, ulcéro-caséeuses, fibro-caséeuses, plus ou moins accentuées, et qui constituent le processus tuberculeux destructif ; 3° des lésions fibro-scléreuses, fibro-adhésives, qui constituent un processus cicatriciel à tendance curative, dépassant parfois le but en créant des adhérences vicieuses.

Ces trois ordres de lésions se retrouvent dans toute péritonite tuberculeuse chronique et y sont combinées en proportions variables ; parfois, cependant, l'une de ces lésions prend une telle prépondérance qu'elle imprime à la péritonite chronique un caractère particulier. Voilà pourquoi je vais décrire séparément une forme ascitique et une forme ulcéro-fibro-caséeuse.

A. Péritonite tuberculeuse chronique a forme ascitique

Dans quelques cas, qui sont loin d'être rares, la quantité de liquide épanché dans le péritoine prend de telles proportions qu'au premier abord la péritonite tuberculeuse a les apparences d'une ascite vulgaire ; c'est la *péritonite tuberculeuse à forme ascitique.* Ces péritonites, chroniques d'emblée, dans lesquelles l'épanchement péritonéal est le symptôme dominant, sont comparables aux pleurésies tuberculeuses à grand épanchement, la tuberculose pleurale ne se révélant par aucun autre signe que par le liquide épanché. Dans l'un et dans l'autre cas, on peut se trouver en face de tuberculose *locale*, limitée à la séreuse, tuberculose souvent curable. Cette forme ascitique de la tuberculose péritonéale est beaucoup plus fréquente chez l'enfant que chez l'adulte; elle est même la forme *la plus commune* de la péritonite tuberculeuse de la deuxième enfance; on la nomme parfois ascite tuberculeuse chronique; elle peut simuler l'ascite dite essentielle, qui n'est en somme qu'une ascite tuberculeuse[1].

Anatomie pathologique. — C'est en pratiquant la laparotomie que les chirurgiens nous ont bien démontré les lésions de cette forme de péritonite tuberculeuse : liquide abondant, citrin, transparent, presque jamais séro-purulent ou séro-sanguinolent; rarement le liquide atteint la proportion de l'ascite d'origine hépatique; rarement aussi il nécessite d'urgence la ponction. Le liquide est libre dans la cavité péritonéale, qui ne présente pas de cloisonnements. Le péritoine est injecté, dépoli, recouvert par places d'exsudats fibrineux. Sur le péritoine, plus ou moins vascularisé, on découvre un semis de granulations tuberculeuses de volume et d'âge différents; ces granulations, grisâtres, jaunâtres, sont superficielles ou enchâssées dans la paroi. Les lésions caséeuses et fibreuses n'existent pas ou n'existent qu'à l'état d'ébauche.

Description. — Le début de la tuberculose ascitique infantile est souvent fébrile; la température atteint 58 et 59 degrés; l'enfant se plaint de coliques, de nausées, de vomissements, le ventre est douloureux et se ballonne. Bientôt un examen attentif permet de constater l'ascite sans dilatation des veines abdominales et parfois un peu

---

1. Marfan. Péritonite tuberculeuse chez les enfants. *Presse médicale*, 1894, p. 131 et 133.

de liquide dans les plèvres. Après ce début fébrile et douloureux, la maladie entre dans une phase plus silencieuse, les douleurs et la fièvre disparaissent, seule l'ascite persiste, tantôt augmentant, tantôt diminuant, mais sans atteindre, du moins chez l'enfant, des proportions qui nécessitent la ponction. Pendant cette période d'état, qui peut durer plusieurs mois, l'enfant pâlit et maigrit, l'appétit est insuffisant, et cependant la situation n'empire pas, car les autres organes restent généralement indemnes. Assez souvent le liquide ascitique finit par se résorber spontanément, et la guérison survient dans plus de la moitié des cas. La maladie mérite bien alors la dénomination d'*ascite chronique tuberculeuse bénigne de la seconde enfance* (Marfan); elle guérit comme guérissent, avec ou sans thoracentèse, des pleurésies tuberculeuses à épanchement plus ou moins considérable. Néanmoins, dans quelques cas, beaucoup plus rares chez l'enfant que chez l'adulte, les autres lésions de la péritonite tuberculeuse, lésions fibro-caséeuses, peuvent s'associer à la forme ascitique; on pratique la ponction du péritoine, et quand le liquide a été évacué, on constate les indurations épiploïques et péritonéales que nous étudierons plus loin.

Le *diagnostic* de l'ascite tuberculeuse chronique est souvent fort difficile : l'ascite cirrhotique, l'ascite cardio-hépatique et l'ascite hépato-brightique présentent quelques analogies; cependant, dans ces différentes variétés d'ascite, on ne constate pas un début fébrile et douloureux; de plus, dans l'ascite cirrhotique, le foie est petit et la circulation collatérale est très développée : dans l'ascite d'origine cardio-hépatique, on constate au cœur la lésion qui a été cause du foie cardiaque et de l'ascite : enfin, dans l'ascite hépato-brightique, on est mis sur la voie du diagnostic par les symptômes du brightisme et par l'albuminurie. Le diagnostic de l'ascite tuberculeuse peut être confirmé par les recherches de laboratoire que j'ai décrites, au chapitre des pleurésies tuberculeuses; cyto-diagnostic, séro-diagnostic, injection de liquide ascitique dans la mamelle de cobayes. etc.

B. Péritonite chronique vulgaire — forme fibro-caséeuse

Cette forme de péritonite tuberculeuse chronique est la forme vulgaire, autrefois la mieux décrite (Grisolle) : c'est la forme banale des adultes, c'est la forme qui répond à la dénomination de péritonite tuberculeuse chronique sans autre désignation.

Anatomie pathologique. — A l'autopsie, à l'ouverture du ventre, on n'aperçoit parfois aucun viscère, à cause des fausses membranes qui les recouvrent. Ces membranes, épaisses, grisâtres, quelquefois hémorrhagiques, sont accumulées en certains points, sous forme de tumeurs ou bosselures qui, pendant la vie, peuvent donner lieu à des erreurs de diagnostic. Le péritoine, le méso-côlon, le mésentère, le grand épiploon, sont si *épaissis*, que le grand épiploon et le mésentère peuvent acquérir une épaisseur d'un centimètre et demi. Cet épaississement tient à l'infiltration séro-purulente, aux granulations tuberculeuses et au tissu tuberculeux embryonnaire, qui siègent entre les feuillets de ces membranes. Parfois le grand épiploon, épaissi et induré, forme comme une corde transversale qu'on sent fort bien pendant la vie (corde épiploïque).

La paroi abdominale antérieure adhère souvent à l'épiploon et aux intestins. Des *adhérences* s'établissent entre les feuillets du péritoine, entre l'épiploon et l'intestin, entre les anses intestinales qui sont agglutinées et qu'on ne peut pas toujours séparer sans les déchirer. En séparant ainsi les adhérences, on tombe parfois sur de petites cavernes remplies de sérosité et de sang altéré, de pus mélangé à des matières fécales, ou bien encore sur des cavernes remplies de matières caséeuses, véritables abcès froids du péritoine. Le diamètre de l'intestin est rétréci, ses parois sont imbibées, friables et atrophiées. Le canal intestinal peut être diminué de la moitié ou même des deux tiers de sa longueur (Grisolie). On trouve souvent à sa surface des ulcérations tuberculeuses. L'épiploon se rétracte, le mésentère attire à lui l'intestin grêle. Cette agglomération des anses intestinales réunies en paquet peut simuler une tumeur siégeant au-dessous de l'ombilic. Les fausses membranes peuvent déterminer par compression une thrombose de la veine porte [1].

On rencontre parfois des perforations intestinales et des communications entre deux anses intestinales accolées. Exceptionnellement, quand les adhérences n'ont pas eu le temps de s'établir, la rupture d'une ulcération intestinale peut provoquer une péritonite suraiguë.

Le liquide épanché dans le péritoine n'atteint pas en général de fortes proportions, parfois même il fait complètement défaut. Ce liquide est séreux, séro-purulent, floconneux, il s'enkyste dans la partie déclive et devient caséeux. Il n'est pas rare que le liquide prenne une teinte hémorrhagique. Quelquefois il se fait de véritables hémorrhagies dans le péritoine. Baumgarten rapporte un cas où l'hémorrhagie avait été assez abondante pour former de gros caillots dans la cavité abdominale.

Les vaisseaux et les ganglions lymphatiques participent toujours au processus tuberculeux. Les ganglions sont quelquefois si volumineux (phthisie mésentérique) qu'ils peuvent, par compression de la veine cave, déterminer l'œdème des membres inférieurs. On découvre souvent des tubercules dans les autres organes de l'abdomen (foie, rate, organes génitaux chez la femme, vessie et uretères chez l'enfant). Les poumons renferment souvent des tubercules, mais peu abondants et peu avancés en âge. Quand les lésions tuberculeuses aboutissent au processus *scléreux, fibro-adhésif,* on trouve une symphyse presque complète entre les intestins et la paroi abdominale, le grand épiploon tendu et rétracté refoule en arrière le côlon transverse et l'estomac, le mésentère se ratatine et attire à lui l'intestin grêle en favorisant l'occlusion intestinale.

Description. — Cette péritonite tuberculeuse est presque

1. Achard. *Arch. de physiol.*, 1884.

toujours *chronique* d'emblée, et l'on peut dire qu'à quelques
exceptions près, et en dehors du cancer, elle résume l'histoire de la péritonite chronique généralisée. Sur douze cas
de péritonite chronique, dit Grisolle, onze fois la péritonite
était tuberculeuse. Cette maladie frappe principalement les
jeunes gens et les adultes, non pas les phthisiques avancés,
mais de préférence ceux qui sont au début de la phthisie ;
il en résulte que les lésions abdominales prennent une *importance dominante*, et la péritonite tuberculeuse paraît être
la maladie tout entière, alors qu'elle n'est parfois qu'un
épisode saillant de la phthisie.

Dans quelques cas, la péritonite tuberculeuse chronique
est précédée d'une phase aiguë ou subaiguë (forme ascitique, forme granulique); mais habituellement, je le répète,
elle est *chronique d'emblée*. Les malades se plaignent de
douleurs abdominales avec alternatives de diarrhée et de
constipation; le ventre est sensible à la pression, on
constate du météorisme et de l'ascite. L'épanchement péritonéal n'est pas abondant; en explorant l'abdomen on a la
sensation de *dureté*, d'*empâtement*, surtout aux régions ombilicale et hypogastrique, parfois même on perçoit des indurations qui sont dues à l'agglutination des anses intestinales
(*gâteau péritonéal* de la région ombilicale) : l'épaississement
fibroïde de l'épiploon donne naissance à la *corde épiploïque*
étendue transversalement d'un hypochondre à l'autre. Le
liquide se déplace difficilement dans la cavité péritonéale,
il est souvent enkysté par les fausses membranes. Dans les
points où les membranes glissent les unes sur les autres,
on perçoit au toucher et à l'auscultation une sorte de
froissement.

Dès le début, les *fonctions digestives* sont altérées (vomissements, diarrhée, lientérie); l'appétit se perd et l'amaigrissement fait des progrès. Les autres symptômes généraux,
fièvre, sueurs, œdèmes, cachexie, s'observent surtout quand
la phthisie pulmonaire est concomitante de la péritonite tuberculeuse.

La *marche* et la *durée* de la maladie dépendent beaucoup

de l'état des poumons. La péritonite tuberculeuse chronique a une marche lente, entrecoupée parfois de poussées subaiguës; elle dure de un à deux ans; la mort en est souvent la conséquence : toutefois la *guérison est possible*, surtout lorsque la tuberculose reste localisée à l'abdomen, le poumon restant indemne ou à peu près indemne.

Abcès péritonéaux et phlegmon stercoral. — Au cours de la péritonite chronique, des clapiers purulents, des abcès péritonéaux peuvent se former en différentes régions, au voisinage du foie (périhépatite), au voisinage de la rate (périsplénite), au voisinage du cæcum (pérityphlite), dans le bassin (pelvipéritonite), dans l'épiploon (épiploïte), entre deux anses intestinales. Ces abcès péritonéaux, enkystés, contiennent du pus et des matières caséeuses. Ils peuvent évoluer silencieusement, sans fièvre, à la façon d'un abcès froid; souvent la fièvre se déclare avec frissons, exaspérations vespérales, douleurs, vomissements. Ces poussées infectieuses peuvent se terminer par résolution et guérir, mais plus souvent elles aboutissent à la perforation d'un organe voisin et à l'évacuation du foyer par l'iléon, par le côlon, par le cæcum, par les bronches (Caussade).

Dans quelques cas les matières intestinales pénètrent dans le clapier ouvert, il en résulte un phlegmon stercoral qui peut s'ouvrir à la région ombilicale ou en d'autres régions. Ces ouvertures à la peau sont souvent l'origine de fistules qui donnent passage à des matières fécales et purulentes.

Occlusion intestinale. — Lejars, étudiant les causes de l'arrêt stercoral au cours de la péritonite tuberculeuse, admet quatre modalités que nous allons passer en revue[1] : Dans une première variété, l'occlusion intestinale est due à une *bride* qui étrangle l'intestin; la bride est une de ces adhérences scléreuses, fibroïdes, si fréquentes au cours de la péritonite tuberculeuse. L'étranglement se fait sur l'intestin

----

1. Lejars. L'occlusion intestinale au cours de la péritonite tuberculeuse *Gaz. des hôpit.*, 5 décembre 1891.

grêle ou sur le gros intestin. Cette occlusion intestinale par bride peut survenir à toutes les périodes de la péritonite tuberculeuse, elle peut être le premier indice d'une péritonite tuberculeuse qui jusque-là évoluait silencieusement, à l'état latent (observation de Kummel); elle peut enfin survenir, la péritonite tuberculeuse étant guérie, la bride fibreuse étant un reliquat de cette péritonite. J'ai été témoin d'un fait de ce genre : une jeune femme avait été opérée et guérie d'une péritonite tuberculeuse par G. Marchant; quatre ans plus tard cette femme vient dans mon service à l'hôpital Necker pour une occlusion intestinale; je la fais opérer par Routier, qui trouve un étranglement dû à une bride, et la malade guérit.

Dans une deuxième variété, il s'agit d'occlusion intestinale par *coudure* de l'intestin; Lejars en a fait reproduire une planche fort démonstrative : l'intestin est à cheval sur une bride et l'occlusion en est la conséquence; ici encore les symptômes d'occlusion furent le premier signal d'une péritonite tuberculeuse qui évoluait à l'état latent.

Dans une troisième variété l'occlusion est due à une agglutination en paquet des anses intestinales. Dans ce paquet intestinal il y a des adhérences, des brides, des coudures, des compressions par masses tuberculeuses ou par collection enkystée. L'intervention chirurgicale, si favorable dans les variétés précédentes, est ici rarement suivie de succès.

Dans une dernière variété il s'agit de paralysie intestinale; les matières fécales ne cheminent plus faute de contractilité de l'intestin; c'est un pseudo-étranglement, si fréquent du reste, dans toutes les variétés de péritonite.

Les symptômes d'occlusion intestinale, au cours de la péritonite tuberculeuse, sont brusques ou lents dans leur apparition (Lejars). L'occlusion à début brusque survient presque toujours comme le premier signal d'une tuberculose *latente* du péritoine. « Le malade est pris brusquement d'occlusion intestinale, rien ne peut faire soupçonner chez lui une péritonite tuberculeuse; on ouvre le ventre, et on trouve une bride, une couxure, une paralysie de l'intestin, un semis de granulations tuberculeuses surtout sur le feuillet pariétal du péritoine. » Tout ceci nous prouve, une fois de plus, que les péritonites tuberculeuses *latentes* sont oin d'être rares pendant la première phase de leur évolution.

Les symptômes de l'occlusion brusque sont l'arrêt complet des matières et des gaz, le ballonnement du ventre, les vomissements de toute nature y compris les vomissements fécaloïdes, les douleurs abdominales, l'abaissement de la température. Néanmoins le tympanisme abdominal et les vomissements fécaloïdes peuvent manquer si l'occlusion intestinale siège très haut, au duodénum par exemple, comme dans un cas de Lejars.

L'occlusion intestinale à *forme lente* s'observe surtout quand la péritonite tuberculeuse est confirmée; elle se fait par poussées, par étapes; elle débute par la constipation; elle continue par le tympanisme; elle subit un temps d'arrêt, à chaque nouvelle poussée; la situation s'aggrave, et l'occlusion se complète. Cette forme lente est presque toujours due à l'agglutination d'un paquet intestinal, elle offre donc bien moins de chance à l'opérateur que la variété précédente.

Diagnostic. — Le *diagnostic* de la péritonite tuberculeuse chronique est fort difficile au début; il est encore fort difficile plus tard, lorsque les parois abdominales se déforment, lorsque les indurations apparaissent, avec ou sans épanchement ascitique. Parfois, la péritonite tuberculeuse est si insidieuse à son début, le sujet chez lequel elle se développe semblait jouir d'une telle santé, les poumons paraissaient en si bon état, qu'on ne peut se résoudre à admettre l'existence d'une péritonite tuberculeuse.

On verra plus loin, au sujet des kystes hydatiques du péritoine, que le diagnostic avec la péritonite tuberculeuse est parfois fort difficile.

On ne confondra pas la péritonite chronique tuberculeuse avec la péritonite des alcooliques[1], avec les très rares péritonites des brightiques[2].

Lorsque l'épanchement est abondant, on peut croire à une ascite symptomatique d'une *cirrhose atrophique* du foie. Mais dans la cirrhose, l'ascite n'est pas cloisonnée, la fluctuation n'est pas limitée, la circulation collatérale est développée, le foie est petit, la rate est hypertrophiée; d'autre part, dans la forme ascitique de la péritonite tuberculeuse, l'épiploon induré et revenu sur lui-même donne parfois la sensation d'une corde tendue transversalement dans la région ombilicale (Aran). Enfin, il faut savoir que péritonite tuberculeuse et tuberculose cirrhotique du foie peuvent coïncider. Dans ce cas le diagnostic est particulièrement difficile (Hanot)[3].

Dans la forme sèche de la maladie, les paquets de fausses membranes, ou les amas d'anses intestinales agglutinées, peuvent simuler une tumeur solide, un kyste de l'ovaire par exemple. Le diagnostic avec un kyste ovarique, en général aisé, est dans certains cas entouré des plus grandes difficultés. Il suffit de rappeler à ce propos le cas célèbre de Spencer Wells, qui, pratiquant une laparotomie pour un kyste de l'ovaire, trouva une péritonite tuberculeuse; on évacua le liquide, la plaie fut suturée et la malade guérit.

Le diagnostic doit être fait avec le cancer du péritoine. Dans ce dernier cas, la teinte jaune paille est caractéristique, les ganglions inguinaux sont très souvent développés, les douleurs abdominales sont vives, et s'il survient un épanchement, il est habituellement hémorrhagique.

Étiologie. — La péritonite tuberculeuse frappe principalement les enfants entre six et douze ans ainsi que les jeunes gens; elle n'est pas rare chez l'adulte, surtout chez les jeunes soldats; elle est exceptionnelle chez le vieillard.

---

1. Leudet. Lésions du péritoine chez les alcooliques. *Gaz. hebdom.*, 1870.

2. Delpeuch. Péritonites chroniques dites simples. *Arch. de méd*, janvier 1884.

3. Voyez le chapitre consacré à la tuberculose du foie.

La misère, le surmenage, une alimentation insuffisante, les traumatismes de la région abdominale (cas de Broussais, de Cruveilhier, de Gérard Marchand), les refroidissements, l'alcoolisme, sont autant de causes favorisant l'éclosion de la maladie.

La péritonite tuberculeuse est due au bacille de Koch. Mais comment le bacille tuberculeux arrive-t-il dans le péritoine?

Lors de la discussion que j'ai entreprise à ce sujet, dans mon cours à la Faculté, je suis arrivé aux mêmes conclusions que Marfan : il semble au premier abord que les ulcérations tuberculeuses de l'intestin soient la voie la plus naturelle ouverte au développement de la péritonite tuberculeuse, cette opinion a été soutenue par beaucoup d'auteurs (Grancher, Kœnig), et cependant je ne peux adopter cette pathogénie. Pour si paradoxale que semble cette assertion, je pense que ce n'est pas dans les lésions tuberculeuses de l'intestin que la péritonite tuberculeuse puise ses origines.

En effet, que nous enseigne la clinique? Elle nous enseigne qu'on peut voir un bon nombre de malades atteints de péritonite tuberculeuse qui ne présentent aucun des symptômes de l'entérite tuberculeuse; et par contre on voit bon nombre de phthisiques atteints d'entérite tuberculeuse qui ne sont nullement atteints de péritonite.

Que nous enseigne l'anatomie pathologique? Elle nous enseigne que le plus grand nombre des phthisiques qui succombent avec des ulcérations tuberculeuses intestinales, n'ont ni péritonite généralisée, ni péritonite partielle; on trouve bien au niveau de leurs ulcérations tuberculeuses intestinales, des traînées de lymphangite tuberculeuse, on trouve bien, des chaînes de ganglions mésentériques volumineux, caséeux, mais de péritonite point, ou du moins on ne constate que des ébauches insignifiantes de péritonite. En faveur de cette assertion, je ne connais pas de plus puissant argument que le travail de Tchistovitch. Dans son mémoire sur la tuberculose intestinale de l'homme, Tchistovitch[1] ne s'occupant nullement de tuberculose péritonéale, recherche comment se fait l'infection intestinale et comment s'opère la migration des bacilles tuberculeux à travers les parois intestinales, en suivant la voie des lymphatiques. Or, en lisant la relation des dix autopsies sur lesquelles est basé ce travail, je vois que sur ces dix cas, sept fois, l'intestin (iléon, cæcum, gros intestin) était le siège d'ulcérations tuberculeuses profondes, étendues, serpigineuses, et justement dans ces sept cas, en apparence favorables au développement d'une péritonite tuberculeuse, la péritonite faisait absolument défaut, tandis que dans les trois autres cas où l'on ne constatait aucune lésion tuberculeuse de l'intestin, il y avait péritonite tuberculeuse; il est vrai que dans ces trois derniers cas, on constatait également de la pleurésie tuberculeuse (tuberculose pleuropéritonéale).

De l'examen attentif de ces dix autopsies je tire donc les conclusions suivantes : La péritonite tuberculeuse chronique n'est pas engendrée par la tuberculose intestinale, le processus qui lui donne naissance suit un autre chemin, c'est le plus souvent le chemin des tuberculoses pleuro-péritonéales, de séreuse à séreuse, de plèvre à péritoine, par voie lymphatique à travers le diaphragme.

Traitement. — Il est une notion dont il faut se bien pénétrer, c'est que la péritonite chronique tuberculeuse, surtout quand elle est primitive, guérit assez souvent, sans intervention chirurgicale, par l'hygiène et par les soins médicaux (suralimentation, injections de cacodylate de soude, etc.). Et quand je dis que la péritonite chronique tuberculeuse est assez souvent curable par les moyens médicaux et hygiéniques, je ne fais pas seulement allusion aux péritonites à forme ascitique, beaucoup plus communes et beaucoup plus bénignes chez les jeunes sujets de la seconde enfance, je fais également allusion à ces péritonites tuberculeuses des adultes présentant, outre le liquide péritonéal, des lésions fibro-caséeuses de l'épiploon et du mésentère,

1. *Annales de l'Institut Pasteur*, 1889, p. 209.

des épaississements péritonéaux, des agglutinations intestinales. Bon nombre d'observations de ce genre ont été
publiées. Nous en avons tous constaté. Je me rappelle un
officier de cavalerie atteint de péritonite chronique tuberculeuse avec abcès péritonéal et fistule pyo-stercorale péri-
ombilicale qui a complètement guéri. Nous avons vu, il y a
quelques années, avec Berger et Barth une jeune fille atteinte de péritonite chronique tuberculeuse avec gâteau péritonéal et fausse fluctuation dans la fosse iliaque droite,
chez laquelle toutes ces lésions ont abouti à la guérison sans
aucune intervention chirurgicale. Je donne mes soins depuis
deux ans à une jeune femme atteinte de péritonite chronique tuberculeuse, chez laquelle les soins hygiéniques,
l'huile de foie de morue à très forte dose, les bains salés et
une suralimentation ont amené une amélioration et une
guérison actuellement définitive. J'ai vu avec Hammonic
une jeune fille atteinte de péritonite chronique tuberculeuse, à forme fébrile, à pronostic fort grave, qui est
actuellement en pleine convalescence. C'est donc un fait
acquis, et bien intéressant, que les différentes variétés
de péritonite chronique tuberculeuse peuvent guérir sans
opération.

Mais dans d'autres circonstances l'intervention chirurgicale est indiquée. Cette question a été bien discutée par
Legueu[1], à qui j'emprunte les conclusions suivantes : La
forme *ascitique* des péritonites tuberculeuses chronique
et subaiguë est naturellement celle où l'on obtient les
meilleurs résultats : chez l'enfant au-dessous de quinze
ans, 40 opérations ont donné 55 guérisons, dont 4 constatées après un an, 1 après deux ans et 2 après quatorze ans.
Chez l'adulte on a obtenu, sur 151 cas, 99 guérisons dont 56
persistaient après un an et 25 après plus de deux ans. Sur
la totalité des guérisons (enfants et adultes) la récidive a
été observée 17 fois.

La forme fibro-caséeuse de la péritonite chronique tuber-

1. Legueu. *La Semaine médicale*, 1894, p. 67.

culeuse se prête moins à l'intervention chirurgicale. Sur
22 malades opérés, 15 ont guéri et plusieurs fois la guérison s'est fait attendre avec un reliquat de fistule stercorale. La forme scléro-adhésive a permis d'obtenir la
guérison dans un tiers des cas en moyenne.

En résumé, l'intervention chirurgicale, quand les cas
sont bien choisis, quand les indications sont nettement
posées, donne des succès fort encourageants et permet
de sauver des gens voués à la mort. Mais il est des cas
dans lesquels la laparotomie n'est pas indispensable, et
la ponction du péritoine suivie d'injections de différente
nature a donné de très bons résultats. Il suffit, pour s'en
convaincre, de lire les discussions de la Société médicale
des hôpitaux.

En 1890, Debove[1] rapporte une observation de péritonite
tuberculeuse guérie par la ponction et par l'injection de
deux litres d'eau bouillie saturée d'acide borique. En 1893,
Rendu[2] rapporte un cas de tuberculose péritonéale guérie
par des injections de naphtol camphré. En 1895, Caubet[3]
obtient la guérison au moyen d'une injection et d'un lavage
avec dix litres d'eau stérilisée portée à la température de
46 degrés. D'une façon générale, je dirai qu'il faut se
méfier des injections *médicamenteuses* faites dans le péritoine.

§ 4. PÉRITONITE PRIMITIVE A PNEUMOCOQUES
ASSOCIATION DU COLIBACILLE

La *péritonite pneumococcique* est presque toujours *primitive*, surtout *chez les enfants*; ce qui veut dire qu'elle éclate
en pleine santé chez des sujets qui n'avaient, en apparence
du moins, aucune autre infection à pneumocoques. La forme

1. *Soc. méd. des hôp.*, séance du 10 octobre 1890.
2. *Soc. méd. des hôp.*, séance du 27 octobre 1893.
3. *Soc. méd. des hôp.*, séance du 20 décembre 1895.

secondaire, beaucoup plus rare que la forme primitive, se voit de préférence chez l'adulte. Il suffit de rappeler ses souvenirs pour voir combien est exceptionnelle l'éclosion d'une péritonite pneumococcique au cours d'une pleurésie[1] ou d'une peumonie. Je l'ai observée deux fois chez des malades atteints de pneumococcie généralisée; j'en ai rapporté l'histoire au chapitre des Ulcérations gastriques pneumococciques. Chez l'un de ces malades, nous avons pu constater que la péritonite était en voie de guérison; preuve que la péritonite secondaire peut se terminer par résolution. La péritonite secondaire ne figure que 5 fois sur les 27 cas que j'ai réunis; 22 fois la péritonite était primitive.

Ce n'est pas que le pneumocoque n'aborde pas facilement le péritoine; dans bon nombre d'autopsies concernant des malades ayant succombé à une pneumonie, on a pu constater la présence du pneumocoque sur le péritoine; mais il semble, dit Boulay[2], que cette séreuse s'oppose au développement du pneumocoque, ou du moins que ce microbe n'ait pas prise sur elle; le péritoine se défend victorieusement. Donc chez un homme déjà infecté d'une lésion pneumococcique, le pneumocoque peut bien émigrer dans le péritoine, mais il n'y engendre pas la péritonite. Pareille chose se produit dans les expériences : on infecte un animal par injection sous-cutanée, l'animal meurt, on trouve bien des pneumocoques dans son péritoine, mais point de péritonite. On injecte des pneumocoques dans le péritoine d'un animal, cobaye ou lapin : l'animal meurt d'infection généralisée, mais habituellement il meurt sans péritonite.

La péritonite pneumococcique primitive étant beaucoup plus fréquente que la forme secondaire, c'est la péritonite primitive que je décrirai dans ce chapitre, mais au préalable je crois utile de faire connaître une observation qui

---

1. Dogliotti (de Turin) a publié plusieurs cas de péritonite pneumococcique consécutive à la pleuro-pneumonie. *La médication martiale*, 1898, p. 205.

2. Boulay. *Les affections à pneumocoques.* Thèse de Paris, 1891.

contribuera à bien montrer l'entrée en scène et l'évolution de cette péritonite pneumococcique. Voici le cas[1] :

Une fillette de huit ans avait passé à sa pension la journée du 25 novembre 1896, en parfaite santé. Elle était partie dans la matinée et revenue le soir dans sa famille aussi gaie que d'habitude. Elle avait bien dîné et s'était endormie à neuf heures. Dans la nuit, vers deux heures du matin, elle est réveillée par une douleur très vive dans le ventre et elle se met à vomir. Les vomissements sont incessants; d'abord alimentaires, ils deviennent bilieux, puis franchement verdâtres, porracés; chaque nausée arrache des cris à la petite malade, qui ne tarde pas à être prise d'une diarrhée très abondante. Les déjections se répètent aussi souvent que les vomissements; la famille s'affole, craint un empoisonnement et envoie chercher un médecin. La fièvre est insignifiante. Le docteur Schmidt arrive bientôt après : en raison des symptômes et des douleurs abdominales, il pense tout d'abord à une appendicite; cependant l'existence de la diarrhée et l'absence de localisation bien nette à la région appendiculaire lui font réserver le diagnostic.

Le lendemain, 26 novembre, vers sept heures du matin, l'orage se calme et l'enfant peut dormir quelques heures; les vomissements cessent, mais la diarrhée persiste; on prononce le mot d'entérite folliculaire. Le 27 novembre au matin, l'enfant a 38°,2. Rénon, qui la voit le soir à six heures, trouve le ventre à peine ballonné, mais partout douloureux à la pression; la diarrhée persiste. Malgré l'absence de taches rosées lenticulaires, on pense à la possibilité d'une fièvre typhoïde, et on fait pratiquer des lotions froides sur le ventre.

Le 28, persistance de la diarrhée; l'état général est satisfaisant, la température matin et soir est de 38°,4. Le 29, le ténesme rectal, qui avait fait une apparition l'avant-veille, devient de plus en plus pénible, au point de pro-

1. Cette observation est tirée de ma leçon sur la péritonite pneumococcique. *Clinique médicale de l'Hôtel-Dieu*, 1897, p. 395.

voquer jusqu'à huit et dix fois par heure des besoins d'évacuation; les douleurs de ventre sont stationnaires; les urines ne sont pas albumineuses. On croit de plus en plus à une fièvre typhoïde, et pour élucider la question, on pratique le séro-diagnostic qui est *négatif*.

Qu'avait donc cet enfant? La maladie suit son cours. Dans les premiers jours de décembre, le ventre est plus ballonné, plus empâté, surtout à la fosse iliaque droite, ce qui fait revenir un instant au diagnostic primitif d'appendicite, compliquée maintenant d'un abcès à la région cœcale. En présence de ces symptômes, je suis appelé en consultation avec Routier, et le 13 décembre, nous nous rendons chez la petite malade avec Schmidt et Rénon. En arrivant près de cette enfant, je suis frappé de sa bonne mine, elle n'a nullement le masque péritonéal, elle est presque gaie et cause volontiers, elle donne elle-même d'une façon précise des renseignements sur son état. Le ventre est saillant, augmenté de volume, du côté droit plus que du côté gauche. On constate une submatité étendue mais difficile à délimiter; la palpation donne la sensation d'une vaste collection liquide qui bombe sous la main. Étant donné le début et l'évolution de la maladie, j'émets l'idée que la petite malade est atteinte d'une péritonite à pneumocoques, je me base sur l'âge de l'enfant, sur le début brusque, sur la *diarrhée*, sur la présence d'une collection péritonéale qui, bien qu'étendue, paraît avoir une tendance à se localiser; je demande qu'on fasse une ponction exploratrice et que le liquide soit porté à mon laboratoire afin d'y étudier la virulence du pneumocoque. La ponction est faite le lendemain 14 décembre, à huit heures du matin, par Routier; on retire un litre de pus crémeux, bien lié, verdâtre, sans odeur et contenant une quantité de flocons fibrineux. L'examen bactériologique pratiqué une heure après, décèle l'existence du pneumocoque à l'état de pureté. Une souris inoculée avec deux gouttes de pus meurt en quarante-huit heures : son sang contient du pneumocoque.

Le diagnostic de péritonite à pneumocoques étant confirmé, nous décidons aussitôt la laparotomie, qui fut pratiquée par Routier. Quelques semaines plus tard, je revoyais l'enfant qui était complètement guérie.

Parmi les nombreuses observations publiées sur la péritonite pneumococcique, je citerai celles de Sevestre, Moizard, Gaillard, Kirmisson, Ménétrier, etc., et surtout les intéressantes publications de Brun dont nous reparlerons au cours de ce chapitre.

Description. — La péritonite pneumococcique est rare chez l'adulte[1], je ne la trouve signalée que cinq fois sur vingt-sept cas. Elle est surtout fréquente entre les âges de trois et douze ans. La fillette qui fait le sujet de mon observation avait huit ans. Les deux observations de Sevestre[2] concernent deux fillettes, l'une de sept ans, l'autre de huit ans. Dans l'observation de Moizard[3], la fillette a sept ans. L'observation de Gaillard[4] concerne une fillette de onze ans. Les cinq observations de Brun[5] concernent des fillettes de quatre ans, de trois ans, de sept ans, de huit ans, de quatre ans et demi. Dans l'observation de Kirmisson[6], l'enfant a sept ans. Les trois observations de Goriastsckine[7] concernent deux fillettes, l'une de neuf ans, l'autre de sept ans et un garçon de dix ans. Dans l'observation de Pochon, la fillette a deux ans et demi[8]. L'observation de Remy concerne un enfant de onze ans[9].

Presque tous ces cas se rapportent à des petites filles : les petits garçons y sont en très infime minorité. Peut-être pourrait-on incriminer la vulvite (Marfan) signalée dans plu-

1. Arnozan et Cassaët. *Société médicale des hôpitaux*, 18 janvier 1891.
2. Sevestre. *Société médicale des hôpitaux*, 1890, et thèse de Morisse. *Péritonite à pneumocoques*. Paris, 1892.
3. Lecoq. *Péritonite à pneumocoques*. Thèse de Paris, 1895.
4. Gaillard. *Société médicale des hôpitaux*, novembre 1890.
5. Brun. *La Presse médicale*, janvier 1896.
6. Kirmisson. *Société de chirurgie*, 8 mai 1895.
7. Degos. *Péritonite à pneumocoques*. Thèse de Bordeaux, 1895.
8. Pochon. *La médecine infantile*, 15 juin 1895.
9. Remy et Courdoux. *Journal de clinique et de thérapeutique infantiles* 30 avril 1896.

sieurs observations[1]; d'autre part, la présence du pneumocoque ayant été constatée dans la cavité utérine (Boulay),
« il est permis de se demander, dit Brun, si la péritonite
pneumococcique ne pourrait pas, à la rigueur, reconnaître
la même pathogénie que d'autres péritonites; passage du
micro-organisme de l'utérus dans la cavité péritonéale par
les lymphatiques ou par les trompes. Tout hypothétique
qu'elle soit, cette opinion pourrait encore s'appuyer sur ce
fait que, dans tous les cas où la localisation des lésions a
été nettement indiquée, c'est toujours dans la partie inférieure de la séreuse, dans les fosses iliaques, dans le petit
bassin qu'elles ont été rencontrées ». Pour si séduisante
que soit cette théorie, elle ne rend nullement compte de
péritonites pneumococciques observées chez les garçons.

La description que je vais entreprendre vise le cas le
plus habituel, la péritonite pneumococcique primitive de
l'enfant, car chez l'adulte la maladie se comporte un peu
différemment, elle est plus souvent secondaire, elle est
plus sujette aux complications extra-péritonéales, elle peut
être accompagnée de thromboses multiples[2] (artères syl-
vienne, radiale, poplitée).

Un premier point domine la description de la péritonite
primitive pneumococcique, c'est la *brusquerie du début*; elle
éclate tout à coup, dans le cours d'une excellente santé,
par une vive douleur de ventre, véritable *point de côté abdominal*, comparable au point de côté de la pneumonie.
Reprenons les observations que j'ai rassemblées dans ma
leçon clinique et nous trouvons presque partout ce début
soudain, douloureux et fébrile : la petite malade, qui fait
le sujet de mon observation, avait dîné de bon appétit et
s'était endormie tranquillement vers neuf heures, quand
elle fut réveillée, vers deux heures du matin, par une très
vive douleur abdominale bientôt suivie de vomissements.

1. A. Martin. *Propagation des affections vulvo-vaginales de l'enfance
au péritoine*. Thèse de Paris, 1894.
2. Ménétrier et Legroux. *Société médicale des hôpitaux*, séance du
13 juillet 1900.

— La fillette de la deuxième observation s'était couchée, elle aussi, bien portante; elle fut réveillée soudainement au milieu de la nuit par de violentes douleurs de ventre avec vomissements. — La petite malade de la troisième observa tion fut prise brusquement à son réveil d'une vive douleur abdominale suivie de vomissements. — La jeune enfant de la cinquième observation déjeunait de fort bon appétit quand, vers la fin du repas, elle éprouva une douleur abdominale si vive qu'on craignit une syncope; et ainsi de suite pour la plupart des observations : même début soudain avec douleurs de ventre et vomissements.

Supposez que cette douleur de ventre ait son siège dans les parages de la fosse iliaque droite, hypothèse qui s'est plusieurs fois réalisée, et vous conviendrez qu'au premier abord la péritonite pneumococcique, avec sa douleur et ses vomissements, simule singulièrement l'appendicite. Nous verrons plus loin comment on peut les différencier. Le début de la maladie est habituellement fébrile, parfois très fébrile: on a même comparé l'élévation brusque de la température (39 et 40 degrés) à l'élévation brusque et similaire de la température au cas de pneumonie. La comparaison n'est pas absolument justifiée, car s'il est des cas où la température de la péritonite pneumococcique[1] est d'emblée fort élevée, il en est d'autres, comme chez la fillette de notre observation où, pendant les deux premiers jours, la température n'a pas dépassé 37°,6.

Le début de la péritonite pneumococcique est encore caractérisé par des *vomissements* alimentaires et bilieux, qui ne manquent pour ainsi dire jamais et qui sont parfois répétés et incessants. Dans aucune des observations, chose étrange, je ne vois signalé le hoquet, ce symptôme si habituel à d'autres péritonites, et par contre, dans presque toutes les observations, une mention toute spéciale est réservée à la *diarrhée*, symptôme exceptionnel dans les autres variétés de péritonite. Sans que je puisse m'expliquer la

1. E. Cassaët. De la péritonite à pneumocoques. *Archives cliniques de Bordeaux*, 1896, nʳˢ 3, 4 et 5.

cause de cette diarrhée qui fait partie des symptômes initiaux, il est certain que sa constance et ses caractères lui assignent une place importante dans la péritonite pneumococcique; elle a même, nous le verrons plus loin, une valeur prépondérante au point de vue du diagnostic. Consultons les observations : chez notre petite malade, la diarrhée apparaît dès le début de la maladie, elle est intense et ne disparaît qu'après une huitaine de jours. — Chez la fillette de la deuxième observation, la diarrhée survient en même temps que les vomissements, elle est verdâtre, très fétide, elle persiste pendant huit jours. — Chez la malade de la quatrième observation, la diarrhée fait partie des symptômes initiaux, et elle persiste alors que les vomissements ont cessé. — Chez les enfants des quatrième, sixième et septième observations, nous trouvons encore la diarrhée, marquant le début de la maladie, avec les douleurs de ventre et les vomissements.

On peut dire, par conséquent, que la douleur de ventre (le point de côté abdominal), les vomissements et la diarrhée, avec fièvre plus ou moins élevée, forment le *syndrome* soudain et caractéristique de la péritonite à pneumocoques; la connaissance de ce syndrome simplifie beaucoup le diagnostic. Parfois cependant, le diagnostic de la péritonite pneumococcique *à ses débuts* n'est pas exempt de difficultés, surtout parce qu'on n'y pense pas assez. Ce début simule assez bien l'appendicite et, dans la plupart des observations, c'est tout d'abord à l'appendicite qu'on a songé; cela est d'autant plus compréhensible, que le jeune âge auquel on voit la péritonite pneumococcique est également l'âge le plus favorable à l'appendicite; néanmoins, en y regardant de près, il y a quelque différence entre ces deux affections : les douleurs de la péritonite pneumococcique, quoique pouvant débuter par la région iliaque, n'ont habituellement, ni la netteté, ni la localisation précise des symptômes appendiculaires au point de Mac Burney; de plus, la diarrhée, qui ne manque presque jamais au début de la péritonite pneumococcique, est absolument rare au cas d'appendicite.

Tels sont les symptômes et tel est le diagnostic de la péritonite pneumococcique *à ses débuts*. Suivons-la maintenant dans son évolution.

Évolution de la péritonite pneumococcique. — Pendant quelques jours, les symptômes restent sensiblement les mêmes; souvent la fièvre est assez forte et la température avoisine 39 degrés, les douleurs abdominales persistent ou se modèrent, les vomissements deviennent plus rares et cessent, mais généralement la diarrhée continue. L'enfant arrive ainsi au quatrième, cinquième, sixième jour de sa maladie, avec fièvre, diarrhée, douleurs abdominales, ballonnement du ventre et, si l'on n'a le soin de s'orienter en faisant appel *au syndrome du début*, on ne peut se défendre de l'idée de la fièvre typhoïde, idée que nous trouvons émise dans bon nombre d'observations. Il faut convenir que ce diagnostic serait parfois assez embarrassant, au moins pendant quelques jours, si le séro-diagnostic de Widal ne levait tous les doutes.

La maladie continuant son évolution, de nouveaux symptômes apparaissent. A cette phase, la fièvre a quelquefois disparu; elle a même pu cesser avec la brusquerie de la défervescence pneumonique; toutefois, cette défervescence brusque, considérée par quelques auteurs comme un des signes de la péritonite pneumococcique, manque dans bon nombre de cas; elle n'existait pas chez notre fillette. A mesure que le ventre se tuméfie, la matité se cantonne habituellement à la région hypogastrique et aux flancs; la palpation dénote l'empâtement et la rénitence des mêmes régions et on y perçoit du liquide. Alors le diagnostic de péritonite s'impose; si cette péritonite se circonscrit à la région ilio-inguinale droite on revient volontiers au diagnostic d'appendicite avec abcès péritonéal. Toutefois, il est un signe qui, à cette période de la maladie, donne un appoint au diagnostic, c'est le déplissement de l'ombilic (Brun), c'est la saillie et la rougeur du nombril, qui s'abcède et livre passage à une quantité de pus plus ou moins considérable.

Dans bien des cas, en effet, la péritonite à pneumocoques aboutit à une ouverture ombilicale. Trois, quatre, cinq semaines après le début de la péritonite, une saillie rougeâtre, luisante, fluctuante, du volume d'une noix, apparaît à la région ombilicale; si l'on n'intervient pas à temps, l'abcès s'ouvre et le pus péritonéal est évacué par un processus qui rappelle la vomique consécutive à la pleurésie métapneumonique; on pourrait dire en forçant l'analogie qu'il se fait là une *vomique péritonéale*. Le pus qui s'écoule est habituellement un pus verdâtre, crémeux, inodore et mélangé à des fausses membranes fibrineuses. L'ouverture spontanée à l'ombilic se retrouve dans la moitié des cas (observations de Brun, Moizart, Kirmisson, Pochon, Sevestre); elle pourrait être évitée si l'opération était faite à temps. On a même publié des cas où l'ouverture spontanée s'est faite non seulement à l'ombilic, mais au vagin (Brun, Pochon[1]). Le liquide de la péritonite pneumococcique est quelquefois très abondant, puisqu'on a constaté jusqu'à trois litres dans le ventre de petits enfants de huit à dix ans. Mais ce liquide n'a pas, il s'en faut, la mobilité du liquide ascitique; il s'enkyste, il se collecte en foyers limités par d'épaisses fausses membranes; bien que parfois étendu à une partie de l'abdomen, l'enkystement du foyer est consigné dans toutes les observations.

Livrée à elle-même, la péritonite pneumococcique primitive peut guérir par évacuation spontanée du pus comme guérissent certaines pleurésies purulentes par vomique. Mais dans d'autres circonstances, moins favorables, elle détermine une infection pneumococcique, plus ou moins généralisée, pneumonie, pleurésie, endo-péricardite, otite, et la mort en est la conséquence. D'où le précepte d'opérer les péritonites à pneumocoques avant que l'infection ait eu le temps de se généraliser; c'est une condition essentielle de succès.

Dans quelques cas, la péritonite pneumococcique livrée à

---

1. Pochon. *La médecine infantile*, 15 juin 1895.

elle-même traîne en longueur; le pus ne se fait pas jour, le ventre reste volumineux, la fièvre reparaît tous les soirs, l'enfant maigrit, se cachectise et prend les apparences d'un petit tuberculeux (Brun); on fait à tort le diagnostic de péritonite tuberculeuse et, faute de se renseigner ou faute d'opérer à temps, on laisse mourir le malade.

Telle est l'évolution de la péritonite à pneumocoques. J'ai déjà indiqué, chemin faisant, comment il est possible d'en faire le diagnostic à chacune des étapes de la maladie; je reviens en quelques mots, sur cette question. Début soudain, très vive douleur de ventre, vomissements alimentaires et bilieux, diarrhée abondante et fétide, élévation de température, tel est le *syndrome*, telle est l'entrée en scène de la péritonite à pneumocoques. Ce syndrome du début, on ne le retrouve guère dans d'autres maladies abdomino-péritonéales; il sera donc notre guide, quelle que soit la période à laquelle on ait à faire le diagnostic. *Dès que le liquide péritonéal est appréciable*, il faut en extraire quelques grammes au moyen d'une aspiration exploratrice, et rechercher le pneumocoque. Il serait préférable d'opérer sans retard.

La péritonite pneumococcique, ai-je dit, est souvent *enkystée*, la collection purulente occupant une grande loge ou plusieurs loges; c'est une notion que le chirurgien ne doit pas oublier au moment de l'opération. Dans un cas de Brun, la masse des viscères abdominaux était tapissée à sa face antérieure par une large fausse membrane plus épaisse sur ses parties latérales qu'à sa partie moyenne, circonscrivant une grande cavité suppurante qui s'étendait en haut et à gauche jusqu'au diaphragme, en haut et à droite jusqu'au bord antérieur du foie, et descendait dans le petit bassin jusqu'à la partie la plus déclive du cul-de-sac de Douglas. Dans un cas de Brault, la péritonite occupait la moitié inférieure droite de l'abdomen. Dans un cas de Sevestre, la péritonite opérée par Lucas-Championnière s'était enkystée au-dessous de l'ombilic. Dans un cas de Gaillard, la péritonite était cloisonnée et Jalaguier eut plusieurs poches à ouvrir.

Le liquide péritonéal est verdâtre, épais, crémeux, fibrino-purulent; il a tous les caractères du pus pneumococcique; une fois cependant il n'était pas purulent, il était séro-fibrineux (observation de Weichselbaum), exception qu'on a constatée également dans la pleurésie pneumococcique, qui, on le sait, peut n'être pas purulente. Dans le liquide nagent de nombreux flocons et d'épaisses membranes.

Formes très graves. — Bien que la péritonite pneumococcique soit, ainsi qu'on vient de le voir, une des péritonites les moins graves, il est des cas où elle revêt une très redoutable intensité. En voici deux exemples rapportés par Brun [1].

Une fillette se réveille à 6 heures du matin avec une douleur abdominale accompagnée de vomissements et de diarrhée. Le lendemain, les vomissements persistent et l'enfant est envoyée à l'hôpital. A ce moment, l'état général est déjà très mauvais, le facies est péritonéal, les yeux sont excavés, le pouls est à 160, la température à 38, le ventre est peu ballonné mais tendu et douloureux surtout à droite. Une intervention immédiate est décidée; c'était le troisième jour de la maladie, et Brun trouve dans le péritoine un peu de liquide louche, sans odeur, et quelques fausses membranes disséminées sur les anses intestinales. L'appendice, sain d'apparence, est réséqué. Après l'opération, on pratique une injection de sérum. La petite malade passe une nuit agitée, et elle meurt à 5 heures, le lendemain matin, quatrième jour de la maladie, le tableau clinique rappelant l'infection péritonéale primitive streptococcique.

A l'autopsie, on ne trouve presque pas de liquide dans le péritoine, excepté à la face postérieure de l'estomac et au niveau de la rate, où l'on découvre du pus verdâtre; des fausses membranes sont disséminées un peu partout. Le mésentère est farci de ganglions; la trompe droite est congestionnée. Quelques fausses membranes tapissent la plèvre

---

1. Brun. Péritonite septique diffuse à pneumocoque chez l'enfant. *La Presse médicale*, 27 février 1901.

droite, moins abondantes, toutefois, qu'au péritoine. Les poumons sont sains. L'examen histologique de l'appendice a démontré son intégrité.

L'étude bactériologique du pus péritonéal a été faite par Zuber. Sur lamelles, on n'a trouvé que des diplocoques encapsulés, lancéolés, restant colorés par le Gram. Le pus, ensemencé sur tubes de gélose en surface, après dilutions successives, donne des colonies constituées par les mêmes diplocoques, à l'exclusion de toute autre espèce de colonie. Le pus ensemencé sur des tubes de gélose, semé en profondeur pour la recherche des espèces microbiennes anaérobies, ne donne encore que des colonies du même diplocoque. L'inoculation du pus sous la peau de la cuisse d'une souris détermine la mort en vingt-quatre heures, et dans le sang du cœur on trouve le pneumocoque à l'état de pureté. La fillette a donc succombé à une péritonite pneumococcique primitive *suraiguë*, ce qui est exceptionnel.

Voici le second cas, de Brun : Une fillette de quatre ans et demi est prise, le 9 avril, de mal de gorge avec fièvre, dysphagie et céphalalgie; on constate sur les amygdales un exsudat blanchâtre. Le 14 avril, les phénomènes d'angine s'atténuent, mais, à ce moment, l'enfant est prise de douleurs abdominales avec vomissements fréquents; le ventre est ballonné, les symptômes s'aggravent et la petite malade est reçue à l'hôpital le 16 avril, à 8 heures du matin. Son état est des plus mauvais : oppression, pouls incomptable; les yeux sont cerclés de noir, le regard est éteint, le ventre est ballonné et partout douloureux; on n'y trouve pas de zones de matité. Une demi-heure après son entrée à l'hôpital, l'enfant est prise de vomissements abondants, elle est agonique; on lui fait une injection de sérum.

A 10 heures, Brun fait l'opération. A l'ouverture du péritoine, il s'écoule un peu de pus verdâtre sans odeur; cette petite collection ne siège pas au niveau de l'appendice; les anses intestinales sont parsemées de fausses membranes minces et peu abondantes. Aussitôt après l'opération, on pratique des injections de sérum, d'éther et de caféine pour relever l'état de la malade, qui succombe dans l'après-midi, au troisième jour de sa péritonite *suraiguë*, ce qui est tout à fait exceptionnel, le tableau clinique rappelant encore ici l'infection péritonéale primitive streptococcique.

A l'autopsie, on trouve quelques cuillerées de pus dans le petit bassin, et des fausses membranes adhérentes sur tout l'intestin. L'appendice est normal. Tous les viscères sont sains. L'examen bactériologique du pus prélevé pendant l'opération a été fait par Bernheim, qui a conclu à la présence certaine et exclusive du pneumocoque.

Voilà donc deux cas de péritonite pneumococcique primitive, *suraiguë*, qui s'écartent singulièrement, sans qu'on sache pourquoi, des allures habituelles de cette péritonite. Cliniquement, la précoce intensité des symptômes, la rapidité de l'infection, l'extrème gravité du pronostic, rapprochent cette variété de péritonite pneumococcique de la péritonite streptococcique. Je ne vois qu'une seule manière d'arriver vite au diagnostic, c'est de pratiquer sans perdre un instant le séro-diagnostic et de rechercher l'agglutination pneumococcique suivant le procédé indiqué par Bezançon et Griffon, procédé que j'ai étudié au chapitre de la pneumonie.

Association du coli-bacille. — Le pneumocoque est le seul microbe de la péritonite pneumococcique, mais à l'autopsie on constate assez souvent que le coli-bacille a envahi *post mortem* le péritoine. Au *cas de fistule ombilicale*, d'autres microbes peuvent également envahir la cavité péritonéale (infection secondaire).

Il ne m'est pas prouvé cependant que le coli-bacille ne puisse s'adjoindre au pneumocoque pendant la vie. Le cas que voici donne singulièrement à réfléchir. Le 16 mai 1898, je voyais avec Blache un enfant de neuf ans atteint depuis trois jours de symptômes abdominaux dans les circonstances suivantes. Plusieurs enfants de la même famille étaient atteints de grippe et le petit malade dont je vais parler avait été lui-même effleuré. Dans la nuit du 14 mars, cet enfant se réveilla avec des douleurs du ventre. Le lendemain, les douleurs persistent sans localisation précise, l'enfant a des vomissements et la température atteint 59 degrés. Le surlendemain, 16 mars, je vois le malade avec Blache. Chez un enfant pris de vives douleurs de ventre avec fièvre et vomissements, on pense tout d'abord à l'appendicite. Mais, dans le cas actuel, il n'y avait vraiment pas de localisation au point de Mac-Burney, il n'y avait là ni douleur élective ni défense musculaire; la douleur était diffuse dans tout le bas-ventre; la région sous-ombilicale était saillante, douloureuse, tympanisée, mais pas uniformément sonore; le pouls était accéléré; l'enfant avait encore vomi, la nuit avait été mauvaise, le facies était altéré. Nous étions en face d'une infection péritonéale, mais quelle était cette infection? Le diagnostic d'appendicite fut éliminé; nous n'avions pas là les signes de l'appendicite. Et cependant l'enfant était atteint de péritonite : douleurs vives, vomissements, fièvre, ballonnement du ventre, tympanisme sous-ombilical.

Eh bien, chez un enfant qui est atteint *brusquement* du syndrome péritonéal, douleurs abdominales, vomissements, tympanisme et fièvre, lorsque cet enfant n'a pas d'appendicite, à quelle maladie faut-il penser? A la péritonite primitive à pneumocoques. L'âge de l'enfant, la brusquerie du début, la fièvre, l'intensité de la douleur, les vomissements, la prédominance de la péritonite au bas-ventre, tout cela plaidait ici en faveur de la péritonite primitive à pneumocoques.

Un seul symptôme manquait au tableau : la diarrhée. En effet, la *diarrhée* existe presque toujours dès le début, ou dès les premiers jours. Et je disais à Blache : « Si l'enfant avait la diarrhée, il n'y aurait aucune hésitation sur le diagnostic de la péritonite pneumococcique ». Bien que la péritonite à pneumocoques ne soit pas redoutable dès les premiers jours, l'idée de l'intervention chirurgicale se présentait déjà à mon esprit. Il fut convenu que nous reverrions l'enfant le lendemain. Dès que j'arrivai, on m'annonça l'apparition du symptôme attendu : la diarrhée. L'enfant avait eu dans la nuit une quinzaine de selles diarrhéiques jaunâtres, et l'on étala devant nous une quantité de linges qui nous permirent de juger de l'intensité de la diarrhée.

Le diagnostic était certain : il s'agissait bien d'une péritonite pneumococcique primitive; il fallait dès lors songer à l'opération. Toutefois, cette opération n'était pas absolument urgente, car la péritonite à pneumocoques n'a pas la gravité des péritonites appendiculaires et des péritonites primitives à streptocoques. La péritonite à streptocoques, elle, détermine dès les premiers jours des symptômes alarmants : facies grippé, accélération du pouls, délire, prostration, qui aboutissent rapidement au collapsus; aussi l'opération doit-elle être des plus hâtives. Quant à la péritonite appendiculaire, le danger ne vient pas seulement de la péritonite, il vient de la toxi-infection appendiculaire, qui réclame également une intervention hâtive.

Tout autre est la péritonite pneumococcique. Nous venons de voir au cours de ce chapitre que l'évolution de cette péritonite est assez lente et que des petits malades opérés au huitième, dixième, quinzième jour ont parfaitement guéri.

Donc, chez notre enfant, je ne voyais aucun inconvénient à renvoyer l'opération au lendemain, sixième jour de la maladie; je crois même qu'il n'existe aucune observation, où l'opération, pour une péritonite pneumococcique, ait été pratiquée avant le dixième ou douzième jour. La décision fut donc renvoyée au lendemain 18 mars. Mais voilà qu'en arrivant le matin du 18 mars chez notre petit malade, je suis tout surpris du changement qui s'est fait; c'est un changement à vue. On nous raconte que la nuit a été très mauvaise, l'insomnie presque complète, l'agitation continuelle, l'enfant gémissait et pleurait. Sa physionomie s'est modifiée, elle a pris le masque péritonéal; le pouls est très accéléré, le tympanisme douloureux s'est généralisé. J'ai beau rappeler mes souvenirs, le tableau que j'ai sous les yeux ne me rappelle en rien la première phase de la péritonite pneumococcique. Y aurait-il erreur de diagnostic et la péritonite en question ne serait-elle pas pneumococ-

cique? Un doute s'élevait dans mon esprit. En tout cas,
l'opération était urgente ; elle fut pratiquée le jour même
par Routier. Dès que la cavité péritonéale fut ouverte, il se
répandit une odeur infecte qui témoignait déjà que le coli-
bacille était en cause. Alors nous vîmes s'écouler du péritoine une assez grande quantité de liquide séro-purulent,
mal lié, fétide, avec amas de liquide épais, verdâtre, et
quelques membranes fibrineuses. Routier, à ce moment,
eut quelque hésitation et se demanda si l'appendice n'était
pas l'origine de cette péritonite, mais, vérification faite,
l'appendice était sain, il n'était pour rien dans l'infection
péritonéale.

A première vue, les membranes fibrineuses et les amas
de pus bien lié donnaient l'idée d'une péritonite à pneumocoques. D'autre part, le liquide fétide, séro-purulent, témoignait d'une péritonite à coli-bacille. Des échantillons furent
prélevés séance tenante, et l'examen bactériologique, fait
par mon chef de clinique Kahn, démontra l'existence des
deux microbes, pneumocoque et coli-bacille ; il n'y avait pas
d'autre variété. La situation resta grave pendant quelques
jours ; la guérison survint, mais lentement.

Voilà donc une péritonite à infection mixte qui s'est faite
en deux étapes. Pendant la première étape, la péritonite a
été pneumococcique ; elle en a eu la brusquerie, la douleur,
les vomissements, la localisation douloureuse sous-ombilicale et la diarrhée. L'état général n'était pas mauvais, et à
ne voir que la figure de l'enfant on n'aurait pas cru qu'il
fût atteint de péritonite. Mais voilà qu'au cinquième jour, la
scène change, *le facies devient péritonéal, l'état général devient rapidement alarmant*, c'est le coli-bacille qui entre en
scène.

Eh bien, que savons-nous actuellement des péritonites
primitives coli-bacillaires? Rien. Je n'en connais pas un
seul cas publié. De toutes les péritonites secondaires, la
péritonite à coli-bacille est la plus fréquente ; c'est la péritonite des perforations de l'intestin, c'est surtout la péritonite de l'appendicite, qu'il y ait perforation de l'appendice,

ou migration des microbes à travers les parois de l'appendice non perforées.

Mais ce n'etait pas ici le cas. Alors comment expliquer la poly-infection de notre petit malade? Je l'ignore; on dirait que c'est à la faveur du pneumocoque que le coli-bacille a pénétré dans la cavité péritonéale.

Charrin et Veillon[1] ont publié un cas de péritonite pneumococcique pure qui fut envahie *après la mort* par les colibacilles, mais il ne s'agissait pas là d'association microbienne survenue pendant la vie, comme chez notre petit malade, il s'agissait d'adjonction microbienne *post mortem*.

Traitement. — Livrée à elle-même, la péritonite pneumococcique est souvent mortelle. Le sujet succombe par cachexie ou par infection plus ou moins généralisée, avec localisations secondaires (plèvre, poumon, cœur, etc.), parfois même la mort est très rapide (cas de Brun). Il est donc utile d'intervenir *en temps voulu* et de ne pas attendre les infections secondaires. Les cas de guérison, et ils sont nombreux, ont été obtenus lorsque l'intervention chirurgicale a été faite en temps opportun; les insuccès, au contraire, doivent être mis sur le compte de l'opération tardive; le malade opéré tardivement est sous le coup d'une toxi-infection qui pardonne rarement : il succombe à une infection du poumon, comme un des petits malades de Brun, à une infection du péricarde et des plèvres, comme un des petits malades de Jalaguier. *Dès que la péritonite est reconnue*, il faut opérer. A quoi sert d'attendre?

Dans le cas où la péritonite s'est spontanément ouverte à l'extérieur, faut-il s'abstenir de pratiquer la laparotomie? On cite quelques cas de guérison, mais l'évacuation spontanée du pus ne m'inspire qu'une médiocre sécurité. Deux complications, en effet, sont à craindre après l'évacuation spontanée du pus : l'une c'est la pénétration, dans le foyer, d'un nouveau microbe redoutable, streptocoque ou staphylocoque, comme chez la petite malade de Moizart; l'autre, c'est la reprise de l'infection dans des clapiers péritonéaux

<hr>

1. Charrin et Veillon. *Société de biologie*, 1894, p. 1057.

incomplètement vidés, comme chez la fillette opérée par Lucas-Championnière. L'intervention chirurgicale pratiquée en temps opportun est donc, en toute circonstance, le seul traitement rationnel à opposer à la péritonite pneumococcique.

§ 5. PÉRITONITE PRIMITIVE A STREPTOCOQUES

J'ai eu dans mon service de l'Hôtel-Dieu une jeune fille atteinte de péritonite primitive streptococcique et j'ai consacré à cette maladie une leçon clinique[1] qui va me servir à écrire ce chapitre de pathologie. Voici d'abord le cas de notre malade.

Une jeune fille est prise, le 9 janvier 1900, d'un vulgaire « mal de gorge » avec fièvre et courbature. Elle garde le lit pendant trois jours sans faire appeler le médecin. Le 12, elle se croit mieux et se lève dans sa chambre. Le 13, elle sort en voiture pour aller voir une amie, mais elle est prise d'un tel malaise qu'il faut la ramener chez elle. Le 14, un médecin est appelé, il croit à une grippe et conseille à la malade de se rendre à l'hôpital. La journée du 15 est mauvaise et la malade arrive le soir dans nos salles. A ce moment, la température atteint 40°,6. Dans la nuit éclatent des vomissements porracés, la scène change rapidement et le 16 au matin, quand j'arrive à l'hôpital, je trouve cette pauvre jeune fille en pleine péritonite; elle est prostrée, incapable de donner le moindre renseignement; elle a les yeux excavés et le faciès péritonéal; les selles sont liquides et inconscientes, la température est à 39°,6, le pouls est incomptable, les extrémités sont cyanosées et refroidies, le collapsus est proche.

Sur la planchette du lit est une cuvette remplie des vomissements porracés rendus pendant la nuit. Le ventre

1. *Clinique médicale de l'Hôtel-Dieu*, 1905. XI° Leçon.

est peu ballonné, il n'est pas dur et rétracté comme dans les péritonites qui suivent la perforation de l'ulcus stomacal ou duodénal; il est douloureux à l'exploration, autant qu'on en peut juger par les plaintes de la malade. Arrêt des matières et des gaz. Au bas-ventre existent des traces récentes de sangsues. Par la vulve s'écoule une sérosité sanguinolente.

Je porte le diagnostic de péritonite suraiguë généralisée; l'utérus et les annexes paraissent sains; j'éloigne les hypotèses de péritonite appendiculaire et de péritonite consécutive à la perforation d'ulcères de l'estomac et du duodénum, j'écarte également l'idée d'une péritonite pneumococcique, vu la rapidité et l'intensité des accidents. Je fais injecter un litre de sérum artificiel et je prie Marion de pratiquer, séance tenante, la laparotomie. Le ventre ouvert, on tombe sur le grand épiploon qui est adhérent; au-dessous existe une nappe de pus, non fétide, bien lié mais peu épais. Les anses de l'intestin grêle ne forment pas de paquets recouverts de couenne épaisse comme dans la péritonite pneumococcique. L'appendice est sain. Dans le petit bassin, on trouve du pus autour de la trompe droite mais pas de poche salpingienne. Les annexes sont *saines*. L'utérus est *normal*; le cul-de-sac de Douglas est effacé par des adhérences molles et purulentes. On termine l'opération et l'on fait le pansement.

Dans la soirée, la température descend à 37, le pouls est mauvais, la malade est en collapsus. La nuit est très agitée; la température monte à 39 et la malade succombe le lendemain dans le coma.

A l'autopsie, nous trouvons une péritonite généralisée, mais on ne constate *nulle part* une lésion capable d'expliquer cette péritonite. Rien à l'estomac ni à l'intestin. L'*utérus*, les *trompes* et les *ovaires* sont *sains*. La vésicule biliaire et le foie sont normaux. Rien aux reins. Les organes de la cavité thoracique, cœur, plèvre et poumons, n'ont pas la moindre lésion. En résumé, aucune lésion nulle part, *péritonite primitive*.

L'analyse bactériologique du pus recueilli au moment de

l'opération a démontré à mon interne Griffon la présence
unique du streptocoque (longues chaînettes flexueuses, sans
capsule). Pas de trace de pneumocoque.

Le pus est ensemencé sur gélose, en bouillon et en sérum
de lapin. A la surface de la gélose poussent des colonies très
fines, moins transparentes que les cultures de pneumocoque.
Il n'y a pas d'autres colonies étrangères. Au microscope, on
constate que ces colonies sont formées de streptocoque. Dans
la culture en bouillon, on voit les grumeaux caractéristiques
du streptocoque. En sérum de lapin, il ne pousse également
que du streptocoque sous forme de longues chaînettes
flexueuses sans capsules. Pas trace de pneumocoque. L'absence d'autre forme microbienne à l'examen direct du pus
a dispensé de pratiquer des cultures anaérobies.

En résumé, cette femme a succombé en peu de jours à
une péritonite streptococcique, le streptocoque étant ici à
l'état de pureté, sans adjonction d'autres microbes. L'intensité des symptômes et l'évolution suraiguë de la maladie
disent assez quelle devait être la virulence de l'infection.

Quelle avait été dans ce cas la porte d'entrée des agents
pathogènes ? peut-on incriminer l'angine que la malade avait
eue quelques jours avant ? N'ayant pas vu cette femme avant
sa péritonite et n'ayant pas vérifié la phase angineuse dont
on nous a parlé, je n'ose me prononcer sur cette pathogénie
de l'infection péritonéale ; toutefois, c'est là une hypothèse
qui n'est pas à rejeter.

J'ai réuni quelques observations de péritonite streptococcique primitive qui ont, avec notre cas, de grandes analogies ; elles vont nous servir à connaître dans tous ses
détails cette terrible infection.

Le fait suivant a été publié par Milian et Herrenschmidt[1].
Le 13 juin 1899, à 11 heures du matin, on transporte
dans le service de M. Landrieux, à l'hôpital Lariboisière,
une jeune fille de dix-neuf ans, malade depuis quelques
jours. On l'examine à 2 heures de l'après-midi. Elle est

---

1. *La Presse médicale*, 21 mars 1900.

étendue sur le dos, prostrée : les lèvres et les pommettes sont cyanosées, la peau visqueuse, les extrémités froides, le pouls incomptable ; la langue est rôtie, la respiration est très fréquente, la température est à 56°,5.

Une diarrhée fétide souille la malade, qui fait sous elle. Le ventre est douloureux, hyperesthésié, modérément tympanisé. Il n'y a ni hoquet ni vomissements. La malade étant presque en collapsus répond à peine aux questions. Toutefois, on arrive à savoir qu'elle est malade depuis huit jours et la maladie aurait débuté par une angine. En présence de cette adynamie avec diarrhée, ventre ballonné et douloureux, on pense à une fièvre typhoïde avec collapsus cardiaque. On a appris plus tard, par les parents, l'existence des vomissements porracés avec constipation opiniâtre. La malade meurt dans la nuit.

A l'autopsie, on trouve une péritonite avec 600 grammes de pus ; ce pus est louche, mal lié. Une couche minime de fibrine enveloppe les anses intestinales. Malgré toutes les recherches, *il est impossible* de trouver une lésion qui puisse expliquer la péritonite. Tous les organes sont sains. Il s'agit donc d'une péritonite *primitive*. L'examen bactériologique a démontré que cette péritonite primitive était *streptococcique*. L'angine avait-elle été la porte d'entrée du microbe? C'est possible.

L'observation suivante a été publiée par Meunier[1]. Une jeune fille entre dans le service de Millard. L'avant-veille de son entrée à l'hôpital elle a été prise brusquement d'un violent frisson suivi de céphalalgie, d'abattement, de vomissements répétés et de diarrhée intense. Dans la nuit, éclate le délire ; l'agitation est extrême, les règles, qui avaient débuté deux jours auparavant, s'arrêtent brusquement. Le lendemain (deuxième jour), vomissements, diarrhée, douleurs abdominales. Le troisième jour, aggravation et entrée à l'hôpital. Dès le premier examen, la prostration de la malade rend l'interrogatoire fort difficile et ne permet pas de loca-

1. *La Presse médicale*, 29 septembre 1894.

liser l'origine et la nature de cet état infectieux. Les lèvres sont fuligineuses, le facies est vultueux, la parole brève, haletante, le pouls est à 156, la température à 38°,7. Le ventre un peu ballonné est légèrement sensible à la pression dans la fosse iliaque gauche. Une diarrhée tout à fait liquide souille la malade à son insu. Rien à l'auscultation du cœur et des poumons. Pendant la nuit, même état et délire. Le lendemain de l'entrée à l'hôpital (quatrième jour de la maladie), prostration complète, sueurs froides, visage cyanosé. Le surlendemain (cinquième jour de la maladie), les événements se précipitent et la malade succombe.

À l'autopsie, on trouve une péritonite aiguë séro-purulente ; fausses membranes peu épaisses sans adhérence ni agglutination. Dans le creux pelvien, 200 à 300 grammes de liquide louche non fétide. On ne trouve *nulle part* une lésion qui puisse expliquer cette péritonite. Il s'agit donc d'une péritonite d'apparence *primitive*.

Les recherches bactériologiques ont porté sur un échantillon de liquide péritonéal prélevé une heure après la mort. A l'examen direct, après coloration au violet de gentiane, on a constaté d'innombrables chaînettes de streptocoques ; chaînettes de 15 à 20 grains, petits et gros, résistants au Gram. L'ensemencement sur gélose a donné une riche culture ayant tous les caractères des colonies de streptocoques. Tous les essais positifs ont fourni du streptocoque. La péritonite suraiguë à laquelle cette jeune fille a succombé était donc une péritonite streptococcique primitive.

Toutefois, l'épithète de primitive n'est peut-être pas rigou reusement applicable à ce cas, car, ainsi que l'a fait remarquer Meunier, on a pu soupçonner ici la cause et l'origine de l'infection péritonéale. En effet, cette jeune fille était domestique et donnait ses soins à une dame atteinte d'érysipèle de la face ; cet érysipèle avait les caractères d'une infection très virulente : fièvre violente, envahissement de la face et du cuir chevelu, suppuration et complications oculaires qui avaient nécessité une intervention chirurgicale. Sur ces entrefaites, apparition des règles chez la domestique,

« qui emploie pour se garnir une serviette dont elle se servait quotidiennement pour s'essuyer les mains après les
pansements faits à sa maîtresse ». C'est dans ces conditions
que la jeune fille, sortie quelques heures pour prendre l'air,
est subitement prise d'un frisson violent accompagné de
céphalalgie et de vomissements. Ramenée chez elle en voiture, elle se couche; la fièvre, la diarrhée, l'agitation, le
délire éclatent, les règles s'arrêtent brusquement , et, ainsi
que je le disais il y a un instant, la mort survient en cinq
jours.

Il est vraisemblable que, dans le cas actuel, c'est le streptocoque très virulent de l'érysipèle qui a été l'agent pathogène de la péritonite, ce streptocoque ayant été véhiculé par
la serviette contaminée dont s'est garnie la jeune fille
au moment de ses règles. Cette pathogénie est fort acceptable, car nous savons, d'une part, qu'un même agent pathogène, le streptocoque, peut déterminer l'érysipèle et la purulence (Widal), et nous savons, d'autre part, que la contagion immédiate par la muqueuse utérine peut se faire pendant la menstruation à la faveur de la plaie menstruelle
(Doléris). Du reste, ce cas d'infection péritonéale streptococcique consécutive à une infection érysipélateuse est à rapprocher des idées autrefois émises par mon illustre maître
Trousseau[1]. Devançant les notions actuelles, Trousseau avait
écrit un admirable chapitre sur les connexions qui existent
entre l'état puerpéral, l'érysipèle et la péritonite; il avait
même remarqué que l'enfant nouveau-né atteint d'érysipèle
de la face peut succomber à la péritonite.

Il est intéressant d'assimiler à l'observation de Meunier
deux cas de Tarnier qui démontrent également que la plaie
menstruelle, l'utérus étant d'ailleurs absolument sain, peut
être la porte d'entrée d'une infection péritonéale ou de
septicémie. Tarnier rapporte dans sa thèse que, pendant
une épidémie de fièvre puerpérale, deux élèves sages-femmes,
au moment de leurs règles, furent prises de septicémie avec

---

1. Trousseau. *Clinique médicale de l'Hôtel-Dieu*, t. I, p. 187.

frissons, fièvre et symptômes nerveux ; l'une des deux mourut de péritonite, et le diagnostic fut vérifié à l'autopsie.

J'ai encore à citer deux observations de péritonite primitive à streptocoques. La première est de Cornil[1]. Le 26 janvier 1901, on reçoit d'urgence à l'Hôtel-Dieu, à 10 heures du soir, une femme de cinquante-six ans, qui marchait pliée en deux, tant elle souffrait du ventre ; les douleurs duraient depuis trois jours. Dans le service de chirurgie où elle fut admise, on pensa d'abord à une appendicite ou à un iléus. La malade avait le facies grippé, le pouls filiforme, les extrémités couvertes de sueur froide ; la température était à 37. Le ventre était ballonné, très douloureux à la palpation, sans épanchement liquide appréciable. On ne trouvait pas de douleur limitée au point de Mac Burney. Rien aux organes génitaux. La malade avait eu la veille des nausées, des vomissements et deux selles liquides. On posa le diagnostic de péritonite, sans qu'on pût en déterminer la cause. La malade était dans un tel état de prostration, qu'on ne pouvait songer à l'opérer. Le lendemain 27, à six heures du matin, Celos, interne du service, est appelé auprès de la malade, qui venait d'avoir une hématémèse très abondante ; les draps du lit et le parquet étaient souillés d'un liquide noirâtre analogue à du marc de café. La mort survint quelques instants après.

A l'autopsie, on trouve une péritonite aiguë caractérisée par la rougeur diffuse du péritoine pariétal, les anses de l'intestin grêle sont congestionnées et recouvertes par places de minces fausses membranes fibrineuses infiltrées de pus. Il n'y a pas de gaz ; le liquide n'est pas en quantité appréciable. L'appendice est normal ; les organes génitaux sont sains. L'estomac ne contient pas de sang ; sur la muqueuse existent quelques petites ecchymoses. L'examen bactériologique décèle la présence de streptocoques en chaînettes non capsulés. Une souris inoculée avec le bouillon de culture meurt en douze heures ; son sang contient des diplo-coques sans capsules. « Nous avons donc eu affaire, dans cette observation, à une *péritonite purulente à streptocoques, primitive*, ou du moins, sans que nous ayons pu en découvrir la cause, péritonite infectieuse avec hématémèse très abondante. »

Je termine cet exposé par l'observation de Leyden [1], qui date de 1884, et qui est le premier cas de péritonite streptococcique primitive confirmé par la bactériologie : une jeune femme est prise, le 28 janvier, de frissons, de vomissements verts, abondants et répétés, et de vives douleurs en différentes régions de l'abdomen. La malade ne sait à quoi attribuer son état ; on n'en trouve pas la cause. Trois jours plus tard, le 31 janvier, on la transporte à l'hôpital. La fièvre est peu élevée, les vomissements verdâtres persistent, l'abattement est grand, la voix est faible, la respiration est superficielle et fréquente. Le ventre est ballonné. Les douleurs sont vives, surtout aux hypocondres. Les selles sont diarrhéiques, les urines albumineuses. La température est à 38°,2, le pouls à 116. Dans la nuit du 31 janvier, les vomissements verdâtres se répètent plusieurs fois en abondance.

Le 1er février, la malade a les yeux excavés et le pouls très petit. Le ventre est très douloureux. L'ingestion de la moindre quantité de liquide est suivie de vomissements. La respiration est à 44, le pouls à 144. La nuit suivante, la malade est en plein délire. Le matin, le collapsus est complet, le pouls est à peine perceptible, les extrémités sont froides, le visage est décomposé, la mort arrive à sept heures du soir. Le diagnostic porté était le suivant : péritonite diffuse ; toutefois la persistance de la diarrhée fit penser à une fièvre typhoïde avec perforation de l'intestin.

L'autopsie démontra qu'il s'agissait, non pas d'une fièvre typhoïde, mais d'une péritonite généralisée. Le liquide péritonéal est abondant, purulent, sans odeur ; il contient quel-

---

1. Cette observation est consignée dans la thèse de M. Herrenschmidt. *Streptococcie péritonéale par apport vasculaire*, Paris. 1900.

ques flocons fibrineux. Les intestins et l'épiploon sont recouverts de dépôts fibrino-purulents. L'estomac, l'intestin, l'appendice, ne présentent aucune lésion ; tous les organes sont sains. On émet l'opinion que cette péritonite purulente généralisée est primitive. L'examen bactériologique décèle la présence du streptocoque à chaînettes droites et contournées.

Toutes les observations précédentes concernent des péritonites streptococciques, à évolution très rapide, à pronostic extrêmement grave. J'ai réservé une place à part au cas exceptionnel de Lorrain qui diffère des autres par la bénignité relative, par la marche lente de la maladie, et par l'heureuse terminaison qui succéda à une double opération. Voici cette observation [1] :

Une fillette de huit ans entre le 21 novembre 1896 dans le service de d'Heilly. Cette enfant n'a pas eu de maladies antérieures. Sa mère est morte *en couches* il y a une quinzaine de jours. La fillette est malade depuis trois semaines ; on n'a sur son compte aucun renseignement précis : le père étant occupé auprès de sa femme mourante. Ce qu'on sait, c'est qu'elle souffrait du ventre, et un médecin qui la vit plusieurs fois porta le diagnostic de fièvre typhoïde. Actuellement, l'enfant se plaint toujours du ventre ; elle est amaigrie, la peau est sèche, le nez légèrement pincé, les yeux sont excavés. Le ventre est ballonné, dur, la pression est douloureuse et détermine la défense musculaire.

Nulle part on ne sent ni tumeur ni empâtement. La fosse iliaque droite est libre. La rate n'est pas grosse, on ne trouve pas de taches rosées lenticulaires. La malade a des alternatives de diarrhée et de constipation, elle a quelques vomissements. À l'auscultation, les poumons et le cœur sont normaux. Les urines sont albumineuses. La température oscille entre 57 et 38°,5. L'état général est mauvais. Les jours suivants, pas de changement ; les vomissements cessent, mais la diarrhée persiste. Le ventre reste ballonné

---

1. *La Presse médicale.* 24 septembre 1898.

et douloureux à la pression. En présence de ces symptômes : amaigrissement, fièvre vespérale, diarrhée, ballonnement du ventre, on pense à une entérite tuberculeuse avec propagation probable au péritoine.

Le 2 décembre, on perçoit dans la fosse iliaque gauche une masse dure qui augmente rapidement de volume et gagne la surface. Le 6 décembre, la tumeur est nettement localisée à la fosse iliaque gauche, elle n'est pas douloureuse. Le 7 décembre, l'opération est pratiquée par Brun.

On trouve une collection purulente enkystée. Le pus est jaunâtre, sans odeur, bien lié. On ne constate pas de fausses membranes. La quantité de pus évacué est évaluée à un litre. Les jours suivants, la température fait de grandes oscillations, 40°,2 le soir et 37°,2 le matin. A dater du 1er janvier, on sent dans la fosse iliaque droite une induration. On pratique alors une deuxième opération; on trouve l'appendice sain, mais le cæcum est adhérent à l'intestin grêle. Après quelques incidents, entre autres la rougeole, l'enfant quitte l'hôpital complètement guérie.

Il est certain que cette péritonite rappelle absolument la péritonite pneumococcique; l'enkystement de la poche purulente, la nature du pus bien lié, la lenteur de l'infection péritonéale, la bénignité relative de la péritonite, la guérison, tout cela diffère des notions que nous possédons sur la péritonite streptococcique. Et cependant la bactériologie a prouvé que cette péritonite était streptococcique. L'examen direct du pus sur lamelles a démontré la présence de diplocoques en chaînettes restant colorés par le Gram, et l'absence d'autres espèces microbiennes. Le pus, ensemencé sur bouillon et sur gélose, a donné au bout de vingt-quatre heures des cultures pures de streptocoques. L'inoculation des cultures au lapin a déterminé une infection à streptocoques. On doit donc admettre dans le cas actuel, et par exception, une péritonite streptococcique primitive relativement bénigne.

Description. — Étudions maintenant dans son ensemble la *péritonite streptococcique primitive*. Elle est beaucoup plus rare que la péritonite pneumococcique primitive. De plus, la péritonite streptococcique mérite moins bien que la péritonite pneumococcique l'épithète de primitive. Si l'on veut bien se reporter au chapitre de la péritonite pneumococcique primitive, on y voit que dans presque tous les cas, surtout chez les enfants, il est impossible de constater la porte d'entrée du pneumocoque qui va provoquer la péritonite; celle-ci éclate en pleine santé, sans qu'il soit possible de trouver trace de la petite lésion qui a ouvert la porte à l'infection.

Il n'en est pas toujours de même pour la péritonite streptococcique dite primitive. Certes, dans bien des cas, cette dénomination de primitive lui est parfaitement applicable en ce sens que la péritonite éclate chez un sujet bien portant, sans que l'examen le plus minutieux puisse faire découvrir chez lui la source initiale de l'infection. Ainsi, dans les deux cas de Cornil et de Leyden, la dénomination de primitive persiste dans toute son intégrité. Dans notre cas et dans celui de Milian et Herrenschmidt, la péritonite streptococcique était également primitive; peut-être pourrait-on incriminer l'amygdale comme porte d'entrée de l'infection; mais c'est là une simple hypothèse. Dans le cas de Meunier, la péritonite streptococcique était primitive, en ce sens qu'il n'a été possible de trouver nulle part une lésion qui aurait pu lui donner naissance, mais en réalité, il est bien vraisemblable qu'elle était due au transport du streptocoque de l'érysipèle par une serviette contaminée. Dans le cas de Lorrain, la péritonite streptococcique peut être considérée comme primitive, car elle n'a été engendrée par aucune lésion; toutefois, la fillette vivait dans un milieu infecté par sa mère, plus tard morte en couches, et ici encore il est permis de penser à une contagiosité qui, pour être difficile à expliquer dans le cas de Meunier, n'en est pas moins acceptable.

La péritonite primitive streptococcique, comme la péritonite primitive pneumococcique, est surtout l'apanage du sexe féminin; mais l'une atteint de préférence les adultes, tandis que l'autre est beaucoup plus fréquente chez les enfants. Les lésions péritonéales sont différentes dans les deux cas. La péritonite pneumococcique tend à s'enkyster sous forme de loges purulentes parfois étendues et multiples; mais elle est rarement généralisée; elle engendre des fausses membranes épaisses et fibrineuses qui font adhérer les anses intestinales et les organes; son pus est verdâtre, épais, homogène, louable. La péritonite streptococcique, au contraire, n'a pas de tendance à s'enkyster, elle tend à se généraliser; elle provoque des membranes minces, peu fibrineuses, qui ne suscitent que de faibles adhérences; son pus n'est ni épais, ni homogène; c'est un liquide séropurulent, comparable à du bouillon sale.

L'entrée en scène de ces deux variétés de péritonites peut être également brusque et bruyante : de part et d'autre, le malade est atteint en pleine santé; les frissons, la fièvre, les vomissements, la douleur abdominale, sont les premiers symptômes; toutefois, « le point de côté abdominal » me paraît plus accentué au cas de pneumococcie; par contre, les vomissements verdâtres, porracés, me paraissent être plus fréquents au cas de streptococcie. Le hoquet est rare dans les deux cas.

J'appelle tout spécialement l'attention sur la diarrhée. On croit trop volontiers que la constipation est un symptôme habituel des péritonites; il faut s'entendre : la constipation est surtout fréquente dans la péritonite appendiculaire et dans la péritonite consécutive aux perforations de l'estomac et du duodénum, mais dans les péritonites pneumococcique et streptococcique la diarrhée est la règle. Dans la péritonite pneumococcique, la diarrhée apparaît dès le début de l'infection, les selles sont liquides, fréquentes, bilieuses, pendant plusieurs jours. Dans la péritonite streptococcique, la diarrhée est signalée dans presque toutes les observations. Parfois, même, la diarrhée a faussement orienté le diagnostic vers l'hypothèse de la fièvre typhoïde.

En somme, les péritonites pneumococcique et streptococcique ont un début analogue, début brusque et soudain; elles ont aussi bien des symptômes communs : douleurs, vomissements, diarrhée. Ce qui distingue vraiment ces deux variétés de péritonite primitive, c'est l'état général du malade, qui, *d'emblée*, diffère dans les deux cas. Dans la péritonite streptococcique, les symptômes généraux, la prostration, l'abattement, l'accélération et la petitesse du pouls, le délire, l'ataxodynamie, la tendance rapide au collapsus et au coma, prennent en peu de jours, parfois dès le début, une situation prépondérante. A part quelques exceptions, rien de pareil dans la péritonite pneumococcique, qui peut évoluer pendant des semaines sans échéance fatale.

Le pronostic de la péritonite streptococcique est donc autrement grave que le pronostic de la péritonite pneumococcique. Au cas de péritonite pneumococcique, la toxi-infection reste longtemps abdominale, sans retentir sur le reste de l'économie, tandis qu'au cas de péritonite strepto-coccique, la toxi-infection est d'emblée terrible; ce qui domine, c'est l'empoisonnement rapide, qui aboutit, en quelques jours, au collapsus, au coma et à la mort.

Ce parallèle entre les péritonites pneumococcique et strep-tococcique primitives s'applique à la grande majorité des cas. Néanmoins, il y a des exceptions. D'une part, la péritonite streptecoccique peut n'être ni très virulente, ni suraiguë; elle peut évoluer lentement et guérir après opération, comme dans le cas, *extrêmement rare* il est vrai, rapporté par Lorrain. D'autre part, la péritonite pneumococcique, par sa grande virulence ou par adjonction microbienne, peut revêtir les allures suraiguës et l'extrême gravité de la péritonite streptococcique. Des cas de ce genre sont exposés au chapitre de la péritonite pneumococcique.

Le seul *traitement* de la péritonite primitive streptococcique est l'intervention chirurgicale *hâtive*. Il faut opérer *aussitôt que possible*, sans renvoyer au lendemain. Si l'opération est faite en temps voulu, on peut espérer la guérison.

§ 6. CANCER DU PÉRITOINE — PÉRITONITE CANCÉREUSE

Étiologie. — L'épiploon est le seul repli péritonéal qui puisse être atteint de cancer primitif; quant au cancer du péritoine, il est toujours secondaire, il reproduit exactement le cancer de l'organe qui lui a donné naissance (carcinomes, épithéliomas, sarcomes, lymphadénomes). Cette question a été fort bien étudiée dans la thèse d'Aslanian[1], à laquelle je vais emprunter les statistiques suivantes :

Le cancer de l'estomac envahit le péritoine, dans la proportion de 1 sur 4. Le cancer de l'intestin envahit le péritoine dans la proportion de 1 sur 8. Le cancer primitif du foie[2] envahit le péritoine, dans la proportion de 1 sur 8. Le cancer primitif des voies biliaires envahit le péritoine dans la proportion de 1 sur 2. Le cancer du pancréas envahit le péritoine dans la proportion de 1 sur 5. Le cancer de la rate envahit le péritoine dans la proportion de 1 sur 13. Le cancer du rein envahit le péritoine dans la proportion de 1 sur 15. Le cancer de l'utérus envahit le péritoine dans la proportion de 1 sur 18. Le carcinome et le sarcome sont rares aux ovaires, mais l'épithélium à forme végétante, papilliforme, y est fréquent: il envahit le péritoine dans la proportion de 1 sur 5. Les cancers de la cavité thoracique ne se propagent pour ainsi dire jamais au péritoine, tandis que les cancers du péritoine se propagent souvent aux organes thoraciques, ganglions, plèvres et poumons; je viens d'en observer deux cas dans mon service à l'hôpital Necker.

Anatomie pathologique. — Le processus cancéreux péritonéal se fait en deux étapes; il se localise d'abord sous forme d'une infection de voisinage, puis il se généralise; c'est la péritonite proprement dite. La cavité péritonéale ne peut être infectée que lorsque la séreuse qui entoure l'organe cancéreux est envahie; les lieux d'élection de l'infection péritonéale sont : le péritoine pariétal antérieur, le péritoine diaphragmatique, le péritoine pelvien, le grand épiploon.

Dans la forme *miliaire*, le cancer a l'aspect de tubercules

1. Aslanian. *Péritonite cancéreuse.* Thèse de Paris, 1895.
2. Hanot et Gilbert. *Études sur les maladies du foie.* Paris, 1888.

du volume d'un pois, d'une lentille, d'une noix. Dans la forme *ulcéreuse*, les tumeurs cancéreuses présentent des ulcérations cratériformes. Dans la forme *végétante* qui s'observe surtout à la suite de l'épithéliome végétant des ovaires, le cancer ressemble à des champignons mollasses, hérissés de papilles du volume d'une noisette, d'une noix et au delà. Dans la forme *kystique* qu'on rencontre surtout à la suite du cancer des ovaires, et qui peut aussi se développer primitivement au grand épiploon, le cancer revêt la forme de kystes du volume d'un pois à une pomme. Dans la forme *infiltrante* qui se voit surtout au péritoine pariétal et à l'épiploon, le cancer prend la forme de plaques dures, épaisses, de nappes infiltrées. Toutes ces formes, bien entendu, peuvent être combinées.

Les carcinomes du péritoine sont accompagnés d'inflammation plus ou moins intense du péritoine. Tantôt il ne s'agit que de quelques exsudats fibrineux avec agglutination de quelques anses intestinales et production de liquide citrin, tantôt la *péritonite cancéreuse* est franchement accusée, il y a des adhérences nombreuses entre les feuillets du péritoine et entre les organes abdominaux; ces néomembranes sont vascularisées, parfois hémorrhagiques, et souvent envahies par la production cancéreuse.

Ces gâteaux cancéreux fusionnés avec les organes et avec les ganglions atteints eux-mêmes de dégénérescence cancéreuse forment parfois d'énormes tumeurs.

L'*ascite* de la péritonite cancéreuse peut atteindre plusieurs litres; le liquide est tantôt citrin, séro-fibrineux, tantôt hémorrhagique; le liquide hémorrhagique ne manque pour ainsi dire jamais avec le cancer papillomateux ovaro-péritonéal (Terrier). L'épanchement séro-purulent est beaucoup plus rare. Telle ascite, citrine à une première ponction, peut, comme un liquide pleural, devenir hémorrhagique plus tard, et réciproquement.

Le liquide hémorrhagique est rosé, rougeâtre, brunâtre, noirâtre. L'ascite, que le liquide soit citrin ou hémorrhagique, est une complication beaucoup plus fréquente des néoplasmes abdominaux que l'envahissement du péritoine par le cancer. « Pour les kystes ovariques, Terrier a constaté 29 cas d'épanchement ascitique quand il n'a rencontré que 6 cas de métastase péritonéale sur 175 ovariotomies. »

Hanot et Gilbert, dans leurs études sur les maladies du foie, constatent que, sur 15 observations de cancer du foie, le cancer est dix fois compliqué d'ascite, tandis que la généralisation du cancer au péritoine n'existe que dans trois cas. « Quel que soit l'organe envahi par le cancer, nous avons toujours trouvé la prédominance de l'ascite sur la métastase péritonéale. » (Aslanian.) Non seulement l'ascite est plus fréquente que la métastase cancéreuse au péritoine, mais elle est encore le premier phénomène en date; elle semble précéder l'apparition péritonéale du cancer.

Description. — La péritonite cancéreuse a un début insidieux, elle n'est annoncée par aucun symptôme bruyant; le ventre se ballonne, l'ascite apparaît, le malade se plaint de quelque douleur, et on peut dire que les symptômes de péritonite sont subintrants aux symptômes de généralisation cancéreuse.

Un peu plus tard, à la période d'état, ces symptômes sont plus nettement accusés, l'abdomen est plus développé, l'ascite est plus considérable, une circulation collatérale apparaît souvent sur les parois du ventre, le palper est rarement douloureux, mais il permet de constater, surtout après évacuation du liquide, des indurations, des tumeurs, de forme et de dimensions diverses. Le liquide ascitique est généralement libre dans la cavité péritonéale, on obtient facilement la sensation de flot. Les ganglions inguinaux peuvent être atteints par la dégénérescence cancéreuse; les adénopathies cancéreuses peuvent également se rencontrer en d'autres régions (ganglions sus-claviculaires). Des complications nombreuses (occlusion intestinale, ictère par compression, rétention d'urine) peuvent surgir d'un instant à l'autre. Il faut compter également avec les complications thoraciques, pleurésie cancéreuse, cancer du poumon et du médiastin; j'en ai observé deux cas bien remarquables qui ont été consignés dans la thèse de J. Vergely [1]

L'hémorrhagie intra-péritonéale est si fréquente qu'on peut la regarder comme un symptôme plutôt que comme une complication. La fièvre est loin d'être constante; après une période complètement apyrétique, on voit parfois la température s'élever à 59 et 40 degrés.

Le malade arrive très vite à la cachexie; l'amaigrissement, l'asthénie, font des progrès rapides, la teinte jaune paille s'accuse, des œdèmes périphériques apparaissent et la mort survient quelques mois ou un an après le début de l'envahissement du péritoine.

§ 7. KYSTES HYDATIQUES DU PÉRITOINE

Pathogénie. — Les kystes hydatiques du péritoine sont assez fréquents. On pense que l'embryon exacanthe pénètre dans le péritoine, directement en perforant les parois de l'intestin, ou indirectement en suivant la voie des vaisseaux sanguins et lymphatiques. Parfois aussi les kystes péritonéaux viennent d'un kyste antérieurement développé dans un autre organe. Dans quelques cas, on peut invoquer la greffe péritonéale par les têtes de tænia mises en liberté à la suite de la rupture naturelle ou artificielle d'un kyste (Soupault) [2] : il s'agit alors d'echinococcose secondaire [3].

Anatomie pathologique. — Le kyste hydatique du péritoine est rarement unique; habituellement, il y a trois, quatre, dix, vingt kystes, quelquefois même cinquante et soixante kystes; on en a compté jusqu'à deux cents et au

---

1. Vergely. *Pleurésie hémorrhagique*. Thèse de Bordeaux, 1896.
2. Soupault. Kystes hydatiques du péritoine. *Gazette des hôpitaux*, 27 juillet 1895. — Ferval. *Kystes hydatiques intra-péritonéaux*. Thèse de Paris, 1900.
3. Divé. *Échinococcose secondaire*. Thèse de Paris, 1901.

delà. Leur volume varie à l'infini; plus ils sont nombreux, plus ils sont petits; ils n'ont jamais un volume égal, ils présentent tous des dimensions différentes. Souvent on constate un ou deux kystes de la dimension d'une orange et d'autres kystes plus ou moins nombreux, ayant les dimensions d'une lentille, d'un grain de raisin, d'une noix.

L'hydatite péritonéal a pour siège de prédilection les épiploons, puis le mésentère, le mésocôlon, les replis péritonéaux du petit bassin, les ligaments larges. Les kystes hydatiques affectent des dispositions différentes; ils sont discrets ou confluents, tantôt alignés en chapelet à la façon du streptocoque, tantôt agglomérés en sorte de grappes à la façon du staphylocoque, tantôt entassés et bosselés.

Davaine et Charcot ont démontré que le kyste ne se développe *jamais* dans la cavité péritonéale, il se développe dans le tissu cellulaire sous-séreux; le péritoine recouvre le kyste, il le coiffe et contribue à former son pédicule lorsque le kyste s'éloigne de son point d'origine pour aller plonger jusque dans le petit bassin.

La structure du kyste est celle qu'on trouvera décrite en détail à l'article concernant les kystes hydatiques du foie, mais le kyste péritonéal est en plus entouré d'une membrane formée par le tissu cellulaire sous-péritonéal revêtu de la séreuse. Cette enveloppe peut devenir épaisse et fibreuse, elle contribue à isoler et à fixer le kyste.

Le kyste hydatique peut déterminer des lésions péritonéales, des fausses membranes plus ou moins épaisses avec agglutination des anses intestinales, des brides fibreuses qui ne sont pas en analogie avec les brides de la péritonite tuberculeuse. Il n'est pas rare de trouver un épanchement ascitique dû à une compression de la veine porte.

Description. — Les kystes hydatiques du péritoine évoluent silencieusement pendant un certain temps; le développement du ventre est habituellement le premier signe qui trahit leur présence. Le ventre se développe et se déforme tantôt dans une région, tantôt dans une autre. Cet accroissement du ventre est bientôt suivi de douleurs

continues ou paroxystiques. Quelles que soient les causes de
ces douleurs (torsion des épiploons, tractions péritonéales,
poussées de péritonites), elles peuvent survenir par crise
accompagnées de vomissements et de constipation.

Par son développement, le kyste hydatique provoque des
symptômes de compression multiples et variés : la compression de l'intestin est cause de constipation et d'occlusion intestinale. La compression de la veine porte est cause
d'ascite et de circulation collatérale. La compression d'un gros
canal biliaire est cause d'ictère. La compression de la veine
cave intérieure est cause d'un œdème localisé à la moitié
inférieure du corps. La compression des uretères est cause
d'anurie et d'urémie. La compression des branches nerveuses du plexus sacré est cause de douleurs névralgiques
intenses.

En examinant le ventre, on le trouve souvent déformé,
bosselé et la percussion permet de délimiter des régions
mates et sonores. Les kystes très volumineux peuvent donner une sensation de fluctuation.

Quand les kystes péritonéaux se développent vers le diaphragme, ils peuvent le refouler dans la cavité thoracique
et ils provoquent ainsi des symptômes dyspnéiques.

La *grossesse* survenant chez une femme atteinte de kystes
hydatiques péritonéaux aggrave singulièrement le pronostic.
Porak nous a fait connaître à ce sujet le résumé de 24 observations[1]; on y constate les résultats suivants : 2 fois
l'accouchement a été prématuré; 5 fois l'accouchement a
été spontané mais difficile; 8 fois on a dû ponctionner le
kyste pendant le travail; 5 fois le kyste s'est rompu; 2 fois
on a pratiqué l'embryotomie et 2 fois l'opération césa-
rienne; 1 fois on a pratiqué la céphalotripsie; 2 fois l'accouchement a été impossible.

L'évolution des hydatides du péritoine est généralement
fort lente; pendant toute la première partie de leur développement ils n'occasionnent aucun trouble appréciable;

1. Porak. *Gazette hebdomadaire*, 1884.

plus tard apparaissent les symptômes de compression et ce n'est qu'après plusieurs années que la maladie aboutit à la phase *cachectique*, perte de l'appétit, amaigrissement progressif, affaiblissement, perte des forces; œdèmes périphériques.

L'apparition des symptômes fébriles, fièvre et frissons, est l'indice de la purulence d'un ou de plusieurs kystes. Les sueurs et la diarrhée complètent le tableau de l'hecticité, cet état aboutit au marasme et à la mort.

La rupture d'un kyste hydatique dans le péritoine est souvent accompagnée d'*urticaire* et de symptômes de péritonite qui ne sont pas toujours mortels.

Ce qui fait l'excessive gravité des kystes hydatiques du péritoine, c'est qu'ils sont presque toujours *multiples*, et à supposer que l'un d'eux puisse guérir, soit spontanément, soit par intervention chirurgicale, les autres kystes continuent leur évolution et deviennent un jour ou l'autre la cause des accidents que nous venons de signaler.

Diagnostic. — Le diagnostic des kystes hydatiques du péritoine se heurte à des difficultés extrêmes; les indurations, les saillies, les tumeurs que forment les hydatides ressemblent aux indurations et aux tumeurs des péritonites tuberculeuse et cancéreuse. Tantôt les kystes donnent la sensation de tumeurs molles, fluctuantes, tantôt elles donnent l'impression des tumeurs indurées et adhérentes aux organes voisins. « On conçoit que la tumeur hydatique ait été prise pour la tumeur distendue par l'urine, pour l'utérus gravide, pour des tumeurs fibreuses fibro-kystiques, pour des collections péri-utérines, pour des trompes kystiques, ou des kystes de l'ovaire. » (Soupault.) La ponction aspiratrice est en somme le seul moyen d'arriver au diagnostic.

Traitement. — Le traitement est bien loin de donner ici les résultats qu'on obtient avec les kystes du foie, et la raison, c'est que les kystes du péritoine sont multiples, d'âges différents, se développant les uns après les autres, et à supposer que, par ponction aspiratrice ou par laparatomie, on arrive à obtenir la guérison du kyste principal, ou de deux ou trois kystes principaux, il est bien à craindre que les autres kystes n'entrent à leur tour en évolution : *Uno avulso, non deficit alter*.

§ 8. ASCITE

Étiologie. — L'*ascite* est l'hydropisie du péritoine; on l'observe à tous les âges, même chez le très jeune enfant[1]. Elle est consécutive à des troubles mécaniques et à des troubles dyscrasiques. Les troubles *mécaniques* sont ceux qui opposent un obstacle à la circulation dans les vaisseaux portes, cirrhose atrophique du foie, pyléphlébite, compression de la veine porte par tumeurs du péritoine, tumeurs du foie, de la rate, du pancréas, du mésentère[2]. Les troubles *dyscrasiques* sont ceux qu'on observe dans la maladie de Bright. J'ai décrit une ascite sucrée chez les diabétiques.

Anatomie pathologique. — La quantité de liquide épanché dans le péritoine peut atteindre 15 et 20 litres : on a même cité des cas de 30 litres et au delà. Le liquide a tous les caractères des liquides des hydropisies; il est transparent, fluide, légèrement citrin; il contient de l'albumine en petite quantité.

Description. — J'ai décrit les symptômes et les signes de l'ascite, au sujet de la cirrhose atrophique de Laënnec, et au sujet de la péritonite tuberculeuse à forme ascitique, aussi je renvoie à ces maladies, afin d'éviter les répétitions. Dans quelques cas (tuberculose, cirrhose alcoolique hypertrophique), l'ascite peut guérir sans intervention chirurgicale; mais le plus souvent elle est persistante, et le liquide est soumis à des oscillations qui se terminent rarement par la guérison. Le *diagnostic* de l'ascite comprend le diagnostic du symptôme et de la cause. On ne confondra pas l'ascite avec un *kyste de l'ovaire*, avec la *distension de la vessie* par l'urine, avec la *péritonite chronique*. Le diagnostic de la

---

1. Barès. *Ascite chez l'enfant*, Th. de Paris, 1887.
2. Augagneur. *Tumeurs du mésentère*. Th. d'agrég. Paris, 1886.

cause n'est souvent possible qu'après l'évacuation du liquide. Le traitement de l'ascite a été exposé au chapitre de la cirrhose atrophique.

L'idée de traiter les épanchements séreux du péritoine et de la plèvre par l'*auto-sérothérapie* a suscité de nombreux travaux. Par une ponction dans la cavité séreuse incriminée on retire cinq à dix centimètres cubes de liquide et on réinjecte ce liquide dans le tissu cellulaire sous-cutané. S'agit-il d'un épanchement d'origine tuberculeuse, cirrhotique ou cardiaque, peu importe, le traitement ne varie pas; c'est de l'empirisme au premier chef. Les résultats sont assez discordants. Certains auteurs se félicitent du succès obtenu pour les épanchements pleurétiques, tandis que, chez trois malades de mon service observés par mon chef de clinique Le Play[1], le résultat a été nul. De même pour les ascites; les uns se louent de cette thérapeutique, les autres la considèrent comme quantité négligeable. Ce qu'on peut dire, c'est qu'elle est inoffensive. Dans bien des cas elle provoque une abondante diurèse, ce qui n'est pas à négliger.

§ 9. ASCITE CHYLEUSE, CHYLIFORME, LACTESCENTE

Outre l'ascite chyleuse, proprement dite, il y a une ascite chyliforme, d'apparence laiteuse. Dissemblables dans leur nature intime, ces diverses formes d'ascites sont à peu près identiques comme évolution; c'est pourquoi la distinction doit rester purement histochimique; elle n'a guère d'importance sur le terrain de la clinique et de l'anatomie pathologique. Aussi croyons-nous utile d'adopter une dénomination unique, celle *d'ascite lactescente*, employée par Widal.

Historique. C'est en 1700 que nous trouvons les premières observations d'ascite lactescente. Vernage fait une communication à l'Académie royale des sciences sur un cas

---

1. Le Play. Auto-sérothérapie des épanchements séreux. *Bulletin médical*, 27 juillet 1910.

d'hydropisie singulière. On venait de découvrir les vaisseaux
chylifères et on fut vite porté à considérer l'épanchement chyleux péritonéal comme provenant de la rupture
d'un chylifère. Depuis, plusieurs observations furent publiées; mais ces faits étaient restés isolés; on ne les avait
ni réunis ni comparés, on n'en avait tiré aucune déduction
relative à leur pathogénie. En 1874, Guéneau de Mussy[1],
à propos de deux cas d'épanchement pleural analogue à
une émulsion graisseuse, attribue l'aspect du liquide à
la transformation graisseuse des leucocytes et des exsudats fibrineux. A cette opinion se rallient Veil[2] et Letulle[3]. En 1880, Debove[4] conclut à l'existence d'une variété
spéciale d'épanchement formé de graisses émulsionnées
et tout à fait distinct des épanchements séreux, séro-
fibrineux et purulents. Cette théorie est soutenue dans la
thèse de Mad. Perrée[5]. En 1896, Strauss[6] donne une observation typique d'ascite chyleuse due à la communication des chylifères avec la cavité péritonéale, communication qui avait été reconnue pendant la vie au moyen
d'une expérience ingénieuse, reproduite par Depoix[7]. Lion[8]
décrit une nouvelle variété d'ascite qui n'a de commun
avec le chyle que l'aspect laiteux, rien dans sa composition ne rappelant ce liquide organique; la coloration est
due à la présence d'une albumine spéciale voisine de
la caséine. D'autres observations viennent à l'appui de

1. Guéneau de Mussy. *Leçons cliniques*, t. I, p. 658.
2. Veil. *Étude sur la pathogénie des ascites chyliformes*. Th. de Paris,
1882, n° 21.
3. Letulle. Note sur un cas d'épanchement chyliforme du péritoine chez
un enfant. *Revue de médecine*, 1884, p. 722.
4. Debove. *Bull. de la soc. méd. des hôp.*, 1881, p. 49.
5. Mad. Perrée. *Étude sur les épanchements chyliformes du péritoine*.
Th. de Paris, 1881, n° 582.
6. Strauss. Sur un cas d'ascite chyleuse. *Arch. de physiol.*, t. VII, 1886,
p. 567.
7. Depoix. *Étude des épanchements chyliformes du péritoine*. Th. de
Paris, 1889, n° 119.
8. Lion. Note sur un cas d'ascite laiteuse non chyleuse. *Arch. de méd.
expérim.*, 1893, p. 627.

cette interprétation (Achard[1], Merklen[2], Sainton[3], Apert[4]).

Widal et Prosper Merklen[5] ont démontré que la morphologie des leucocytes qui sont dans l'épanchement a une grande importance pour le diagnostic des variétés d'ascite lactescente. Mon chef de clinique, Kahn[6], a récemment publié deux cas d'ascite chyliforme observés dans mon service de l'Hôtel-Dieu. Dans ces deux cas il s'agissait de cancer secondaire du péritoine et des premières voies lymphatiques et dans l'un d'eux il a constaté la présence des leucocytes mononucléaires signalés par Widal. Signalons au sujet des ascites laiteuses une revue générale de François[7].

Examen du liquide lactescent. — La quantité du liquide péritonéal n'est habituelllement pas aussi considérable que dans les ascites vulgaires. Elle varie de 1 litre et demi à 2 litres (Letulle), jusqu'à 6 et 10 litres (Schmidt, Quincke, Kahn); dans un seul cas (Schramm), elle a atteint 16 litres. Le liquide a tendance à se reproduire facilement. Comme son nom l'indique, il a l'aspect du liquide qui circule dans les vaisseaux chylifères. Il est blanc bleuâtre (Quincke), blanc laiteux, crémeux, semblable à un loch (Debove), à une émulsion d'amandes (Marshall Hughes). Sa densité est inférieure à celle du sérum du sang qui est de 1028.

Hirtz[8], Merklen donnent les chiffres suivants : 1007, 1023,

1. Achard. Sur le sérum lactescent et l'ascite laiteuse non chyleuse. *Bull. de la soc. méd. des hôp.*, 15 novembre 1896, p. 715.

2. Merklen. Ascite chyliforme et cirrhose atrophique du foie à marche rapide. *Sem. méd.*, 1897, p. 181.

3. Sainton. Un cas d'ascite lactescente non chyleuse. *Gaz. hebd. de méd. et de chirurgie*, 1897, p. 61.

4. Apert. Un nouveau cas d'ascite laiteuse non chyleuse. *Bull. de la soc. anat.*, 12 février 1897, p. 187.

5. Widal et Prosper Merklen. Ascite lactescente à leucocytes d'origine ymphatique. *Presse médicale*, 24 février 1900, p. 97.

6. Kahn. Sur un cas d'ascite chyliforme. *Bulletin médical*, 11 avril 1900, p. 521.

7. François. Les ascites laiteuses. *Gaz. des hôp.*, 21 octobre 1899, p. 1115.

8. Hirtz et Luys. Ascite chyliforme au cours d'un cancer de l'estomac. *Soc. méd. des hôpit.*, 1897, p. 1148.

1020, 1015. A peu près tous les auteurs s'accordent à reconnaître que le liquide lactescent est d'une grande homogénéité qui persiste parfois quinze jours (Kahn). Un de ses caractères les plus remarquables est sa grande résistance à la putréfaction. Des échantillons ont pu être gardés pendant plusieurs semaines, en été, sans présenter la moindre mauvaise odeur. A la longue, le liquide se sépare en deux couches : l'inférieure, séreuse, presque limpide ; la supérieure, blanchâtre, crémeuse. La réaction est neutre ou légèrement alcaline.

A l'examen chimique du liquide lactescent, les matières grasses sont en notable proportion (15 grammes pour 1000) ; mais elles peuvent exister en quantité beaucoup plus faible. Elles sont en général facilement solubles dans l'éther. Les matières albuminoïdes entrent aussi pour une bonne part dans la composition du liquide (56 gr. pour 1000). Le poids des sels minéraux s'élève en moyenne à 5 grammes pour 1000, ils sont composés en grande partie de chlorures, de phosphates et d'une faible proportion de sulfates. Dans de très rares observations on a noté la présence de la cholestérine. Le sucre se rencontre assez fréquemment ; Bargebuhr avait voulu faire de la présence du sucre un signe distinctif entre les ascites chyleuses vraies et les ascites chyliformes, mais ce signe a perdu sa valeur depuis que Richard, Reichel et Rotman ont montré que tous les liquides pathologiques exsudés soit dans les cavités séreuses, soit dans le tissu cellulaire sous-cutané à l'exception du pus peuvent contenir du sucre en proportion variable.

A l'examen microscopique, l'épanchement lactescent est constitué par une grande abondance de granulations très fines, arrondies, isolées les unes des autres, réfringentes, animées de mouvements browniens. Elles sont généralement très petites, mais on observe parfois de véritables gouttelettes huileuses. Elles se dissolvent par l'éther. L'acide osmique les colore en brun. Il est rare qu'on ne rencontre pas de leucocytes, en voie de dégénérescence. Widal et

Merklen[1] ont montré l'importance de la formule leucocytaire de l'épanchement, relativement à l'origine de certaines ascites lactescentes. La constatation des leucocytes mononucléaires, à l'exclusion de toute autre variété de globules blancs, permet d'affirmer la nature lymphatique de ces ascites; les globules blancs mononucléaires sont les seuls charriés par la lymphe. On observe parfois quelques globules rouges.

Dans deux cas (Achard[2], Lenoble[3]), le sérum du malade fut trouvé lactescent. Ces dernières années, quelques observations ont été publiées en France sous le nom d'ascite laiteuse non chyleuse. La première est due à Lion[4] qui a montré qu'une ascite peut être lactescente sans contenir aucun des éléments du chyle. Dans le cas en question, l'épanchement s'était développé chez une femme atteinte d'un cancer de l'ovaire. Le liquide analysé par Winter ne contenait pas de graisse, mais renfermait une substance albuminoïde analogue à la caséine et qui pouvait être rangée parmi les glycoprotéides d'Hammerstein. Sous le nom d'ascite laiteuse non chyleuse, Achard[5] a rapporté un cas où le liquide ne renfermait qu'une quantité tout à fait minime de graisse, mais présentait au microscope d'innombrables granulations fines, réfringentes, non colorables à l'acide osmique et semblables à celles que Widal et Siccard[6] ont décrites dans le sérum lactescent de certains albuminuriques. Les mêmes granulations ont été retrouvées par Sainton[7] dans le liquide d'une ascite laiteuse non chyleuse, développée chez une malade atteinte d'un cancer du pylore. Enfin, une qua-

1. Widal et Merklen. *Loco citato.*
2. Achard. *Loco citato.*
3. Lenoble. *Caractères séméiologiques du caillot et du sérum.* Thèse de aris. Observ. 101, p. 208; observ. 112, p. 224.
4. Lion. *Loco citato.*
5. Achard. *Loco citato.*
6. Widal et Siccard. Opalescence et lactescence du sérum de certains lbuminuriques. *Bull. de la soc. méd. des hôp.*, 1896, 6 novembre, p. 767.
7. Sainton. *Loco citato.*

trième observation intitulée ascite laiteuse non chyleuse à été publiée par mon chef de clinique Apert[1]. Il s'agit dans ce cas d'une ascite laiteuse survenue chez une cardiaque de mon service, ascite laiteuse caractérisée par l'absence absolue de globules graisseux et par la présence d'une fine poussière perceptible seulement à un fort grossissement.

Anatomie pathologique. — L'ascite lactescente n'appartient en propre à aucune lésion abdominale. Elle peut s'observer dans presque toutes les affections qui provoquent l'ascite, avec ou sans lésions du péritoine. On l'a signalée dans la cirrhose atrophique alcoolique sans péritonite (Depoix, Merklen et Widal). Dans un autre cas, Remond et Rispal[2] ne trouvèrent à l'autopsie que des lésions de néphrite chronique. Habituellement, on trouve associées les lésions d'une affection concomitante et des lésions du système lymphatique, rupture des voies lymphatiques, compression par tumeur ou par ganglions. La tuberculose et le cancer du péritoine sont les causes les plus fréquentes des ascites lactescentes. Dans la tuberculose, on voit une injection, une pigmentation de la séreuse; vers la valvule de Bauhin, prédomine souvent une injection très fine de chylifères, sans lésions appendiculaires. Le péritoine et les anses intestinales adhèrent au niveau des deux feuillets du mésentère. Les lésions du système lymphatique sont multiples : rétrécissement, obstruction des vaisseaux chylifères qui sont tordus, distendus, rarement rompus; présence d'un caillot dans le canal thoracique, réplétion des villosités intestinales. Les adénopathies sont constantes.

Au cas de cancer, on trouve pour ainsi dire toujours, dans un des organes abdominaux, un cancer primitif qui s'est propagé aux voies lymphatiques. J'ai eu cette année dans mon service une femme atteinte d'ascite lactescente cancéreuse; l'origine avait été un tout petit cancer de

---

1. Apert. *Loco citato.*
2. Remond et Rispal. *Midi méd.*, 1892, p. 65.

l'ovaire. Mes élèves Kahn et Nattan-Larier en ont pris l'observation ; voici les résultats de l'autopsie : Le mésentère dans son ensemble était très épaissi. A la coupe il était farci de ganglions du volume d'une noisette à une petite noix. Ces ganglions étaient durs et donnaient peu de suc au raclage. C'étaient des ganglions cancéreux. Au niveau de l'insertion de l'intestin grêle sur le mésentère, les chylifères qui étaient eux-mêmes cancéreux affectaient trois types principaux : a — le lymphatique est comme injecté, gros comme un fil de fouet, bosselé, irrégulier, flexueux ; il est cancéreux bien que ne correspondant à aucune lésion cancéreuse de la muqueuse ; b — il y a distension mais non cancérisation des lymphatiques ; ils sont distendus, atteignent le volume d'une corde de violon, se dessinent en blanc à la surface de la séreuse ; ils présentent des étranglements symétriques qui marquent nettement l'emplacement des valvules ; c — les deux aspects précédents se combinent ; parfois une lymphangite cancéreuse se continue à la surface de l'intestin par un gros lymphatique distendu par la lymphe ; parfois les lymphatiques forment de longues et fines arcades, interrompues en un point par une courte portion envahie par le cancer. En certains points on voit des placards jaunâtres diffus, qui ressemblent à un épaississement de la séreuse, mais qui sont dus à une dilatation en masse des fins capillaires lymphatiques. Les troncs lymphatiques qui viennent aboutir à la citerne de Pecquet, sans être envahis par le cancer, sont pourtant distendus. La citerne elle-même est fortement infectée par le néoplasme et se présente sous la forme d'un canal bosselé de la dimension d'un porte-plume. Cet envahissement s'étend sur une longueur de 3 à 4 centimètres. Nulle part on ne constate trace de rupture.

Dans certains cas, une déchirure du canal thoracique ou des chylifères met en communication la cavité péritonéale et la circulation lymphatique. Certes il ne faut pas accepter sans réserves les conclusions de Busey[1], qui, sur

1. Busey. *Revue des sc. médic.*, 1890. p. 283.

28 cas rapportés par lui, dit qu'on en peut attribuer 27 à
la rupture de quelque vaisseau chylifère. Il est bon de faire
la part des déchirures produites à l'autopsie; mais il est des
observations indiscutables où cette lésion existe, témoin
le cas de Whitla : « Le canal thoracique dans son tiers
inférieur était transformé en un ardon fibreux oblitéré; au-
dessus, il était très dilaté et au-dessous existait une perforation de la grosseur d'un pois, en un point où les parois
s'étaient graduellement amincies. »

Dans le cas de Straus[1] : « On n'aperçoit pas au premier
aspect de vaisseaux chylifères se dessinant en blanc à la
surface du mésentère, mais par un examen attentif, à deux
endroits différents, on voit s'écouler, par deux petits pertuis existant sur la lame antérieure du mésentère, un
liquide blanchâtre ressemblant tout à fait à du lait ou à du
chyle et d'une coloration plus franchement laiteuse que le
liquide de l'ascite. Ce sont des ruptures des chylifères dans
le péritoine. La pointe d'une pipette est introduite à plusieurs reprises dans ces petites ouvertures des chylifères et
on aspire ainsi près d'un centimètre cube de chyle. Je rappelle ici que cette constatation a été faite sans que l'on ait
touché l'intestin, afin d'éviter de tirailler les anses
intestinales et de produire des déchirures du mésentère. Il
est certain que ces deux petits orifices n'ont pas été
déterminés par des manœuvres de l'autopsie. »

Quincke en a observé un cas semblable. C'est d'après ces
quelques observations qu'a été édifiée une des nombreuses
théories pathogéniques que nous allons étudier maintenant[2].

Pathogénie des ascites lactescentes. — A. — L'épanchement *est dû au passage du chyle dans la cavité péritonéale*

---

1. Straus. *Loco citato.*

2. Il semble qu'une affection, entre toutes, devrait s'accompagner
d'ascite lactescente. C'est le *cancer du canal thoracique*. Or, d'après nos
recherches bibliographiques, il n'existe que deux cas de cancer du canal
thoracique avec ascite lactescente. Par contre, nous connaissons des
observations de cancer de ce conduit sans ascite lactescente. (Troisier,
Soc. méd. des hôp., 26 février 1897). La rareté de cette complication est
intéressante à signaler dans cette affection.

soit par déchirure, soit par obstacle en un point du système lymphatique. Cette manière de voir s'appuie sur des faits d'une incontestable valeur (Straus Whelatunke). Un artifice des plus ingénieux a été employé par Straus, pour s'assurer sur le vivant de la réalité du passage du chyle dans le péritoine. Le malade soumis à l'alimentation ordinaire est ponctionné et le liquide ascitique est analysé. Le malade, dès lors, est mis au régime lacté absolu et on a soin d'émulsionner dans le lait autant de beurre, que le malade en pouvait supporter. L'épanchement se reproduit au bout de quelques jours, on fait une nouvelle ponction et l'analyse du liquide décèle une quantité de matières grasses beaucoup plus considérable que lors de la première ponction. Dans ces matières grasses, on constate en même temps une quantité bien plus grande de butyrine. Il est donc hors de doute que la graisse absorbée par le malade a passé dans les chylifères et des chylifères dans la cavité du péritoine.

En dehors des cas où la rupture des vaisseaux lymphatiques a été constatée, la transsudation du chyle hors des chylifères peut-elle être invoquée pour expliquer les ascites lactescentes ? — Rokitanski, Whetla, Verdelli, Bargebuhr, Widal l'admettent, mais on objecte à cette théorie que l'expérimentation n'est jamais arrivée à reproduire des epanchements chyleux. Potain[1] insiste, à ce sujet, sur les nombreuses anastomoses des gros lymphatiques.

B. — *L'ascite lactescente est la transformation graisseuse d'un épanchement péritonéal (purulent ou fibrineux).* — Guéneau de Mussy[2] admet que l'épanchement chyliforme de la plèvre provient de la liquéfaction lente des leucocytes du pus en amas granulo-graisseux, ou résulte d'une lipémie exagérée. D'après Robin, lorsque le pus (qui contient les éléments du liquide chyliforme) ne peut être évacué au dehors, il subit des modifications parmi lesquelles une des

---

1. Potain. Art. LYMPHATIQUES, in *Dict. des sc. méd.*, p. 254.
2. Guéneau de Mussy. *Loco citato.*

plus fréquentes est la dégénérescence graisseuse. La sérosité péritonéale aurait une action émulsionnante (Veil).

Letulle[1] donne les conclusions suivantes : 1° tous les faits d'ascite chyliforme connus jusqu'à ce jour et suivis d'autopsie, sont des cas de péritonite chronique, tuberculeuse, cancéreuse, ou simplement néo-membraneuse ; 2° l'existence de lésions inflammatoires chroniques représente donc l'un des éléments les plus constants des péritonites avec épanchement chyliforme ; 3° la régression granulo-graisseuse des produits inflammatoires épanchés (fibrine et leucocytes) suffit peut-être pour composer la totalité de la graisse émulsionnée en suspension dans la sérosité péritonéale. Cette conception permet d'expliquer la présence de graisse dans des séreuses chroniquement enflammées au niveau desquelles n'existent pas de vaisseaux chylifères.

C. — Debove oppose à cette théorie un argument de grande valeur : comment expliquer que le liquide conserve ses caractères de liquide chyliforme, alors qu'il se reforme très promptement après les ponctions ? Pour expliquer ces faits il propose une théorie qui a l'avantage de réunir tous les cas sans rien préjuger. Ces épanchements chyliformes, dit-il, sont des épanchements chyliformes d'emblée, comme ils auraient pu être séreux ou purulents. Le mot chyliforme indique uniquement que l'aspect et la couleur du liquide ont quelques rapports avec ceux du chyle.

D. — *Théorie parasitaire et microbienne.* — Winckel a observé, dans quelques ascites chyliformes, des entozoaires très petits doués de mouvements énergiques qui seraient des filaires du sang, analogues aux espèces de Bancroft. C'est par leur présence que Lancereaux explique les hydrocèles laiteuses et Levois la lymphurie. Pour Lancereaux, le parasite déterminerait la rupture d'une chylifère.

Enfin les expériences de Desombry et Porcher[2], celles de

---

1. Letulle. *Loco citato.*
2. Desombry et Porcher. *Soc. de biol.*, 1895, p, 187.

Nocard, montrent que les microbes intestinaux traversent la paroi intestinale saine et pénètrent dans le sérum quand on a fait ingérer de la graisse aux animaux. Peut-être est-il réservé à quelque théorie nouvelle de répondre victorieusement aux attaques qui ébranlent toutes celles qui précèdent. (François.)

Symptômes. — D'après ce que nous a appris l'anatomie pathologique, l'ascite lactescente n'appartient en propre à aucune affection abdominale et elle peut s'associer à toutes celles qui s'accompagnent d'épanchement péritonéal; aussi n'a-t-elle pas de symptomatologie propre. La ponction et l'examen du liquide permettent seuls de la reconnaître. A la période d'état, l'inspection, la palpation, la percussion font constater les signes physiques de toute ascite vulgaire. Les varices lymphatiques ne sont signalées dans aucune observation.

Après la ponction on peut percevoir des tumeurs péritonéales cancéreuses ou tuberculeuses. L'ascite qui est lactescente à une première ponction reste lactescente aux autres ponctions. Cependant elle a été signalée limpide d'abord puis laiteuse (Méry-Letulle), laiteuse puis limpide (Siredey[1]), limpide puis laiteuse et redevenue limpide (Rendu[2]). Quenette l'a observée associée à une pleurésie de même nature.

Marche. — **Durée.** — **Terminaison.** — La variété des affections qui s'accompagnent d'ascite lactescente explique la variabilité de l'évolution de ce syndrome. Jamais cette ascite ne procède d'une façon identique. Les étapes du processus diffèrent d'aspect et de durée, mais la terminaison est toujours fatale. On a noté des cas avec arrêts momentanés et rémissions. Le plus souvent, après un an, dix-huit mois, pendant lesquels les ponctions se succèdent à intervalles assez rapprochés, le malade meurt dans la cachexie. Ce pronostic, toujours fatal, est peut-être le seul point qui différencie l'ascite lactescente de l'ascite vulgaire. Une

1. Siredey. *Bull. de la Soc. méd. des hôp.*, séance du 23 février 1900.
2. Rendu. *Bull. de la Soc. méd. des hôp.*. 1897, p. 87.

ascite citrine peut guérir avec la lésion qui l'a produite. Les cas n'en sont pas rares[1]. L'ascite lactescente ne guérit jamais.

Diagnostic. — Le diagnostic de l'ascite lactescente se fera par l'examen du liquide pratiqué comme nous l'avons dit plus haut. On recherchera les granulations graisseuses et les leucocytes dont on déterminera la formule. L'expérience de Straus (ingestion de beurre en grande quantité) pourra être pratiquée; elle ne présente pas le moindre danger. Quant à la valeur diagnostique de l'ascite lactescente, elle est peu importante. Cependant il faut retenir qu'elle a été observée surtout dans la tuberculose et dans le cancer du péritoine.

[1]. Dieulafoy. *Cliniques de l'Hôtel-Dieu,* 1898-1899. Leçon XIX.

CHAPITRE VII

MALADIES DU FOIE

§ 1. APERÇU GÉNÉRAL DE L'ANATOMIE ET DE LA PHYSIOLOGIE DU FOIE

Anatomie. — Avant de décrire les lésions du foie, les cirrhoses, qui jouent dans la pathologie de cet organe un rôle si considérable, les dégénérescences de toute nature (graisseuse, pigmentaire, amyloïde) qui frappent la cellule à des titres divers, les altérations des canaux sanguins et des canaux biliaires, etc., il est essentiel de rappeler en quelques mots la structure normale et les fonctions de la glande hépatique.

Le foie, contenu dans l'hypochondre droit, pèse environ 1450 grammes. Il reçoit deux ordres de vaisseaux afférents : 1° l'artère hépatique, qui est le vaisseau de nutrition ; 2° la veine porte, qui ramène au foie le sang veineux de l'intestin, de l'estomac et de la rate. Il n'émet qu'un seul ordre de vaisseaux efférents, les veines sus-hépatiques, qui déversent dans la veine cave le sang recueilli dans le foie. Sur une section du foie, on peut facilement distinguer les veines portes et les veines hépatiques ; les veines portes sont accompagnées par les expansions de la capsule de Glisson, ne sont pas adhérentes au tissu du foie et s'affaissent ; les veines hépatiques adhèrent au tissu du foie et restent béantes. Sur une coupe du foie on aperçoit à l'œil nu ou à un faible grossissement une foule de petits îlots plus foncés au centre qu'à la périphérie, qui donnent au foie un aspect granité. Ces îlots représentent les lobules hépatiques. Qu'est-ce donc que le *lobule hépatique*?

Le foie est formé par la réunion de lobules, il en contien-

drait douze cent mille d'après Sappey ; connaître la structure d'un de ces lobules, c'est connaître la structure du foie
tout entier. Les *lobules hépatiques*, ou îlots hépatiques, sont
de petites masses ayant 1 millimètre de large sur 2 millimètres de long, et appendues aux divisions de la veine
hépatique, comme des globules glandulaires à leurs conduits excréteurs. La forme polyédrique des lobules est due
à leur pression réciproque ; ils sont séparés les uns des
autres par des *fissures* et par des *espaces* triangulaires qui
résultent de l'émoussement de leurs angles. Au centre du
lobule est une veine, la veine sus-hépatique, adhérente au
tissu du foie, et qui pénètre dans le lobule après être née
à court trajet d'une veine hépatique extra-lobulaire. La
veine sus-hépatique est formée de tissu fibro-élastique avec
quelques fibres musculaires lisses, et doublée d'un endothélium. A l'état pathologique cette veine sus-hépatique,
fibreuse et épaissie, est un point de repère important pour
les examens histologiques. Autour du lobule, dans les
espaces *triangulaires* et dans les *fissures*, sont les veines
portes, l'artère hépatique, les canaux biliaires, les vaisseaux
lymphatiques ; tout cela plongé dans une gangue de tissu
conjonctif. On comprend déjà toute l'importance des *fissures* et des *espaces* dans l'anatomie pathologique de l'organe. Entre la veine hépatique, qui est centrale, et les
veines portes, qui sont périphériques, existent des capillaires qui transportent le sang de la périphérie au centre
du lobule, qui forment à l'intérieur du lobule un réseau
veineux à forme radiée et qui sont reliés entre eux par des
anastomoses transversales. A l'état pathologique ces capillaires sont souvent encombrés de globules rouges et de
microbes. Dans les mailles de ce réseau capillaire sont contenues les cellules hépatiques, qui ont des rapports immédiats avec le réseau des canalicules biliaires. Mais tout ceci
demande quelques explications : nous connaissons le lobule
hépatique, étudions maintenant chacun des éléments qui
concourent à sa formation.

a. Les *cellules hépatiques* constituent l'élément essentiel, l'élément spécifique du foie ; ce sont de petits blocs de substance molle et granuleuse ; la variété de leur forme tient à la pression qu'exercent sur elles les cellules et les vaisseaux qui les entourent. A l'état de jeûne les cellules sont petites et assez mal délimitées, mais pendant la. digestion elles sont volumineuses et très distinctes. On les isole facilement ; elles sont aplaties, polygonales et à plusieurs faces, ce qui fait que chaque cellule est en rapport avec six ou sept de ses voisines, avec des capillaires sanguins et avec des capillaires biliaires. La cellule hépatique ne paraît pas avoir d'enveloppe ; elle est formée d'un protoplasma granuleux possédant un ou deux noyaux ; elle contient des granulations jaunes de pigment biliaire qui sont en rapport avec la fonction *biligénique*, des granulations rouges de pigment sanguin, et des granulations graisseuses. Elle renferme de la substance glycogène et la matière fermentescible par laquelle la substance glycogène se transforme en sucre. Cette matière glycogène est surtout abondante dans les cellules du centre des lobules ; elle apparaît sous forme de petites masses amorphes, presque fluides, se colorant en rouge acajou avec la teinture d'iode. La disposition des cellules dans le lobule est remarquable : elles rayonnent du centre vers la circonférence, suivant en cela la disposition *radiée* des mailles vasculaires, et elles se disposent en réseau à la périphérie du lobule (Frey [1]).

La disposition radiée des cellules s'étageant du centre à la périphérie du lobule leur donne l'aspect de petites colonnettes qu'on désigne parfois du nom de travées ou trabécules (*trabecula*, petite poutre, de *trabes*, poutre). Eberth avait même comparé ces trabécules à des tubes, le tube étant formé des cellules hépatiques radiées entourées par une membrane. Cette disposition tubulaire du foie biliaire qui existe chez quelques animaux, surtout chez le phoque, est réalisée chez l'homme à l'état pathologique.

b. Les *veines portes* qui entourent le lobule hépatique

1. Frey. *Traité d'histologie.* p. 604.

(veines interlobulaires de Kiernan, périphériques de Gerlach) cheminent dans les *espaces* (*espaces portes*) et dans les
fissures que laissent entre eux les groupes de lobules et les
lobules. Chaque lobule est pénétré par des capillaires qui
émanent de plusieurs vaisseaux portes : ces capillaires cheminent en rayonnant de la périphérie vers le centre du
lobule (Kolliker[1]) ; ils sont unis entre eux par des anastomoses transversales et ils s'anastomosent avec les capillaires
de la veine hépatique centrale. C'est par ce réseau que le
sang des veines portes périphériques, après avoir traversé
la masse des cellules, vient se déverser dans la veine hépatique ; c'est dans ce réseau à mailles allongées et comme
radiées que sont contenues les cellules hépatiques. Les capillaires sanguins cheminent dans des gouttières creusées
au point de jonction des arêtes verticales des cellules hépatiques : ainsi, sur une coupe du foie qui sectionne perpen-
diculairement les capillaires du lobule, les cellules hépatiques se présentent sous forme de quadrilatères dont les
angles excavés reçoivent un capillaire sanguin, tandis que
les capillaires biliaires parcourent les faces et non pas les
angles des cellules.

c. Les *canaux biliaires* qui entourent le lobule hépatique
(canaux biliaires périlobulaires) sont formés par une membrane d'enveloppe mince, tapissée à l'intérieur d'un revêtement complet de cellules épithéliales cubiques munies d'un
noyau. Ces canaux biliaires sont l'aboutissant des canalicules
biliaires intra-lobulaires. Les canalicules *intra-lobulaires*, ou
capillaires biliaires, cheminent à travers les cellules hépatiques en formant des mailles étroites ; leur trajet est recti-
ligne, et leurs mailles sont un peu allongées, comme celles
des capillaires sanguins. « Les canalicules biliaires cheminent au milieu des faces des cellules, et par conséquent
ils ne rencontrent pas les capillaires sanguins, dont ils sont
distants au moins de la moitié de la face d'une cellule
hépatique[2]. »

1. Kolliker. *Traité d'histologie*, p. 159.
2. Cornil et Ranvier. *Man. d'hist.*, p. 559.

On n'est pas encore bien fixé sur la structure des canalicules biliaires intra-lobulaires; certains auteurs leur accordent une paroi propre, constituée par des cellules plates juxtaposées (Legros[1]); d'autres la leur refusent et n'admettent qu'une paroi d'emprunt « formée uniquement par la condensation en cuticule de la surface des cellules hépatiques ». La cellule hépatique, sans paroi propre, serait une simple modification de l'épithélium des canalicules biliaires et circonscrirait ces canalicules à la façon des cellules sécrétantes (Farabeuf). Dans tous les cas, ces canalicules biliaires intra-lobulaires ne sont pour rien dans la sécrétion biliaire, ils reçoivent la bile sécrétée par la cellule hépatique.

d. Le *tissu conjonctif* du lobule hépatique émane de la capsule de Glisson. A la surface du foie, cette enveloppe est formée de deux couches : l'une superficielle, séreuse, recouverte par les cellules endothéliales du péritoine; l'autre profonde, plus épaisse, formée de tissu fibreux. De cette capsule émanent des faisceaux du tissu conjonctif qui accompagnent les vaisseaux interlobulaires et contribuent à combler les *fissures* et les *espaces* (*espaces portes*), laissés entre les lobules et les groupes de lobules. Le tissu conjonctif périlobulaire envoie à son tour un réseau intra-lobulaire qui s'accole à la paroi des capillaires, ou qui s'étend entre les capillaires sous forme de tissu réticulé. Ce tissu, uni aux capillaires sanguins, forme la trame qui soutient les cellules hépatiques.

Les *vaisseaux lymphatiques périlobulaires* forment des réseaux qui accompagnent les veines portes. Ces vaisseaux lymphatiques sont probablement formés par des capillaires lymphatiques nés à l'intérieur du lobule (Mac Gillavry). L'artère hépatique, vaisseau de nutrition, alimente les lobules, les parois des veines et des canaux biliaires.

Le lobule hépatique tel que je viens de le décrire forme l'*unité anatomique*, mais cette unité anatomique ne répond

1. *Journal de l'anat. et de la physiol.*, 1874.

nullement à l'ordination des lésions pathologiques. Si l'on veut s'orienter dans un grand nombre de lésions du foie, il faut revenir à la conception d'Eberth, qui considérait cet organe comme une glande en tubes, conception démontrée acceptable par l'anatomie comparée et par l'embryologie. Le lobule hépatique constitue donc dans l'espèce humaine l'unité anatomique, mais l'unité pathologique, c'est le *lobule biliaire* (Sabourin[1]). Le lobule biliaire, qui consiste à considérer le foie comme une glande biliaire tubulée, ce lobule biliaire « a pour domaine glandulaire tout le parenchyme groupé autour d'un espace porte, domaine qui s'étend excentriquement jusqu'au premier système de veines sus-hépatiques. Mais ce domaine n'est pas homogène, puisqu'il est formé aux dépens de plusieurs lobules hépatiques. Chaque lobule hépatique est donc formé de segments distincts appartenant chacun à des *lobules biliaires* différents » (Sabourin).

Physiologie. — Le foie a des fonctions multiples, les unes bien connues, les autres encore à l'étude; nous allons les passer rapidement en revue.

1° Le foie fabrique la *bile*, mais il ne la fabrique pas, comme on le croyait il y a quelques années, au moyen des glandules biliaires contenues dans les canaux biliaires; les canaux biliaires, quel que soit leur volume, canaux extra-lobulaires et capillaires intra-lobulaires, ne sont que des conduits *excréteurs* : l'organe *sécréteur* de la bile, c'est la cellule hépatique; la *biligénie* est une des fonctions les plus importantes de la cellule hépatique, qui, imprégnée du sang de la veine porte, extrait et élabore les matières premières des excréments biliaires. La bile fabriquée par la cellule est déversée dans les canalicules biliaires, qui la conduisent à leur tour dans les canaux excréteurs plus volumineux.

C'est surtout pendant les phases de jeûne, entre les repas, que le foie accomplit sa fonction biligénique, et c'est vers la fin des repas que se fait l'excrétion de la bile dans

1. *La glande biliaire de l'homme.* Paris, 1888.

l'intestin. L'homme sécrète 1200 grammes de bile environ par 24 heures, mais une partie de cette bile est résorbée. La bile fraîche a une belle coloration jaune due à la bilirubine; sous l'influence d'un premier degré d'oxydation, la bile jaune devient verte, la bilirubine passe à la biliverdine. La bilirubine vient de l'hémoglobine du sang qui sous l'influence des acides biliaires se transforme en hématine, s'hydrate et perd ses éléments ferrugineux. L'hémoglobine n'existe plus dans la bile normale. Examinée au spectroscope, la bilirubine, ou pigment biliaire, atteint et dépasse vers la gauche la raie B de Fraüenhofer.

Les acides biliaires sont également formés par les cellules hépatiques; les acides cholique et choléique sont éliminés comme sels de soude.

La bile partage avec le suc pancréatique le pouvoir d'émulsion et d'absorption des graisses; aussi l'état graisseux des matières fécales accompagne-t-il les ictères par rétention biliaire.

Dans son trajet intestinal, la bile a été considérée comme jouant un rôle antiseptique (Charrin et Roger[1]).

La bile est un liquide très toxique; il suffit d'injecter dans les veines d'un animal 5 à 6 grammes de bile par kilogramme d'animal pour provoquer la mort avec symptômes convulsifs. La bile est surtout toxique par ses acides et par sa matière colorante.

2° Le foie fabrique de la *matière glycogène*, et c'est encore la cellule hépatique qui est chargée de cette importante fonction. Cette grande question de la glycogénie hépatique, due tout entière au génie de Cl. Bernard, sera traitée plus en détail au sujet du diabète; je me contente d'en esquisser ici les traits principaux :

Le foie possède la propriété de fabriquer de toutes pièces de la matière *glycogène*. Je dis de toutes pièces, parce que la formation de la matière glycogène se fait dans la cellule hépatique, quel que soit le genre de l'alimentation de l'in-

---

1. *Soc. de biol.*, 18 juin 1887.

dividu et en dehors de toute alimentation féculente et sucrée.

Le glycogène, ou amidon animal, n'est pas le simple résultat d'une transformation : il est le résultat d'une formation qui s'effectue dans toute la série animale par un mécanisme analogue à celui qu'on observe dans le règne végétal.

Les matières sucrées absorbées dans l'intestin ne séjournent pas dans le foie à l'état de sucre, elles s'y transforment aussitôt en substance glycogène qui, à son tour, sera transformée en glycose qui est déversée dans la circulation générale, à mesure que l'économie en a besoin pour les phénomènes de nutrition et de calorification.

Il y a dans la formation et dans l'évolution du principe immédiat *sucre* deux phénomènes distincts : 1° la création de la matière amylacée dans la cellule hépatique, c'est-à-dire la sécrétion du glycogène ; 2° le phénomène chimique qui fait subir à ce principe immédiat des transformations successives. Une partie du glycogène contenu dans la cellule s'y emmagasine comme aliment d'épargne, une autre partie y subit continuellement l'action d'un ferment né dans le foie, et, sous l'influence de ce ferment, le glycogène, *transformé en glycose*, passe dans les veines hépatiques et dans l'économie tout entière, pour concourir à la nutrition générale et à l'entretien de la chaleur animale. Le glycogène paraît encore subir d'autres transformations successives (acide carbonique, acide lactique et sans doute graisse).

Pendant la vie, ces deux ordres de phénomènes, la sécrétion du glycogène et sa transformation au contact du ferment, se font en même temps ; mais, après la mort, la sécrétion du glycogène, qui est l'acte vital, s'arrête, tandis que sa décomposition en produits secondaires, qui est l'acte chimique, se continue. Voilà pourquoi on peut laver à plusieurs reprises le foie d'un animal, et constater qu'il continue, après des lavages successifs, à donner des tracés de glycose.

On a voulu généraliser la fonction glycogénique. Rouget,

ayant constaté de la matière glycogène dans d'autres tissus, dans les muscles, par exemple, bien qu'en faible proportion, a voulu faire de la glycogénie un acte nutritif général, et non une fonction particulière du foie. Je ne peux entrer ici dans tous les détails de cette discussion[1], mais il est certain que la présence de la substance glycogène dans un grand nombre de tissus, muscles (Rouget), testicule, ovaire (Lœper et Esmonet), placenta (Claude Bernard Brault et Lœper), n'a pas l'importance qu'on avait voulu lui assigner : « Ce sont là des phénomènes soumis à toutes les éventualités de l'alimentation et à toutes les variétés qui s'observent dans les phénomènes accidentels de l'économie, qu'il faut bien distinguer des fonctions constantes » (Cl. Bernard). Or, la fonction constante, invariable, nécessaire, est dévolue au foie.

3° La formation de *graisse* dans le foie (je parle du fait physiologique et non de dégénérescence graisseuse) paraît résulter d'une transformation de la substance glycogène, témoin la production de cire par les abeilles, qui se nourrissent de principes sucrés, et la production de graisse chez les oies, qui, nourries exclusivement d'aliments féculents et sucrés, finissent par avoir un foie gras colossal (Persoz). La formation de la graisse n'a pas, bien entendu, son siège exclusif dans le foie, mais cet organe y participe largement.

4° Le rôle que Lehmann avait voulu faire jouer au foie dans la production des globules rouges n'est plus admis aujourd'hui ; on suppose plutôt que le foie est un organe dans lequel les hématies se détruisent.

5° La théorie avancée par plusieurs auteurs, et notamment par Murchison, que le foie serait presque chargé de la fabrication de l'*urée*, a été soutenue en France (Brouardel[2]). D'après l'ancienne théorie, l'urée, considérée comme un phénomène de combustion ou comme le résultat de dédoublements organiques, prenait naissance dans l'intimité

1. Chrétien. *Dictionn. des sc. méd.*, art. Foie, 4e série, t. II, p. 593.
2. Brouardel. L'urée et le foie, etc. *Archives de physiol.*, 1876. — Michel. *Gaz. hebdomad.*, 1877, p. 1.

des tissus de toute l'économie ; d'après la théorie nouvelle
de l'urée, considérée comme le résultat de dédoublements
organiques, elle prendrait naissance presque exclusivement
dans le foie. On voit quelles sont les déductions qui en
résultent ; les états pathologiques qui exagèrent les fonctions normales de l'organe favorisent la production parfois
considérable de l'urée ; les états pathologiques qui tendent
à amoindrir ou à détruire la fonction du foie (atrophie
aiguë) produisent un abaissement notable de la quantité
d'urée excrétée par les urines. Nous verrons dans le cours
des articles suivants que cette théorie n'est pas absolument
d'accord avec les faits ; il faut reconnaître néanmoins que,
physiologiquement, le foie prend une part active à l'*uréo-
génie*.

6° D'après Schiff, le foie aurait encore pour fonction d'arrêter au passage, de neutraliser ou de détruire les substances
toxiques absorbées dans l'intestin et contenues dans la veine
porte[1]. La cellule hépatique a la mission d'arrêter en partie les alcaloïdes issus des fermentations putrides qui sont
le résultat de la digestion intestinale.

« Dans l'intestin, l'infection est constante ; chez tout
homme et à toute heure les agents de la putréfaction intestinale se trouvent dans la cavité intestinale, donnant naissance à des produits toxiques que l'intestin absorbe, et
l'intoxication à des degrés divers est extrêmement fréquente. Si cette intoxication n'est pas plus fréquente
encore, si elle n'est pas quotidienne, c'est que l'organisme
est outillé pour s'en préserver. Le foie arrête, détruit
ou transforme une partie des poisons absorbés par l'intestin ; le sang en brûle une partie, le rein élimine le surplus[2]. »

« Les poisons du tractus gastro-intestinal sont en grande
partie produits par les microbes qui décomposent les substances ternaires et quaternaires de l'alimentation. D'autre
part, les mêmes microbes produisent directement des

1. Schiff. *Arch. des sc. physiol. et natur. de Genève*, 1877.
2. Bouchard. *Thérapeutique des maladies infectieuses*, p. 47.

toxines; ainsi l'infection et l'intoxication sont intimement confondues[1]. »

« L'intestin est la porte la plus largement ouverte pour les poisons d'intoxication; le foie, lui, protège l'organisme en arrêtant au passage les poisons pour les neutraliser ou les rejeter dans l'intestin[2]. »

« Ainsi donc, le foie n'est pas seulement le grenier d'abondance de l'organisme, il est aussi la place forte avancée contre l'intoxication. La connaissance du pouvoir anti-toxique du foie et la connaissance de l'auto-intoxication d'origine intestinale tracent le cadre des relations pathologiques du foie et de l'intestin. » (Hanot.) Le foie arrête dans la proportion de 50 pour 100 les alloïdes végétaux (morphine, quinine, curare[3]); il arrête les substances toxiques de la bile résorbées dans l'intestin.

§ 2. CONGESTION DU FOIE

La vascularisation spéciale du foie et la richesse de son double système de capillaires interposés entre la circulation veineuse générale et le cœur sont autant de conditions favorables aux congestions de cet organe. Mais il en est de la congestion du foie comme des congestions du poumon ou des autres viscères; la description de la congestion d'un organe ne s'adresse pas à une entité morbide définie, elle s'adresse à un état morbide formé d'éléments disparates. Aussi ce chapitre de pathologie n'est-il qu'une énumération de faits dont la plupart n'ont entre eux aucun rapport, et, pour essayer de grouper ces faits, il est d'usage de les réunir en deux classes, suivant qu'ils appartiennent aux congestions dites *actives* (*fluxions*) ou aux congestions dites *passives* (*stases*).

1. Hanot. Rapports de l'intestin et du foie. *Congrès français de méd.*, 1895, p. 96.
2. Bouchard. *Auto-intoxication*, p. 509.
3. Roger. *Action du foie sur les poisons*. Th. de Paris, 1887.

J'étudierai donc successivement : les congestions actives et les congestions passives du foie. Mais les congestions passives du foie ont acquis une telle importance depuis les recherches qui ont été faites « sur le foie cardiaque », que je consacrerai à cette dernière forme de congestion hépatique un chapitre spécial.

Congestion active. Fluxion. — La congestion active ou fluxion est déterminée par un excès de pression dans les vaisseaux afférents (veines portes); sous l'influence de la réplétion de ces vaisseaux, le volume du foie augmente en proportion notable. Les repas copieux, les écarts de régime, l'usage des boissons spiritueuses, les purgatifs, modifient la circulation porte, excitent la cellule hépatique, provoquent la vaso-dilatation et favorisent la fluxion hépatique; j'en dirai autant des affections de l'intestin grêle (tuberculose) et du gros intestin (dysenterie), qui agissent sur le foie par les substances irritantes (microbes ou toxines) charriées par le *sang porte*. La congestion du foie est fréquente dans les fièvres intermittentes, dans les fièvres rémittentes à forme bilieuse des pays chauds (Dutrouleau); elle est le premier stade de certaines maladies hépatiques (cirrhose, hépatite). La suppression des règles ou d'un flux hémorrhoïdaire peut déterminer une fluxion hépatique. L'accès de *goutte* est quelquefois précédé d'une congestion du foie.

Au nombre des causes qui produisent les congestions du foie, je citerai les troubles dyspeptiques gastro-intestinaux, les auto-intoxications d'origine gastro-intestinale, que nous allons retrouver à l'un des chapitres suivants, au sujet de la pathogénie des cirrhoses.

La dilatation de l'estomac rentre dans la pathogénie de la congestion hépatique. Sur 589 observations personnelles de dilatation de l'estomac, dit Bouchard, j'ai reconnu que la tuméfaction du foie s'observe dans la proportion de 25 pour 100.

La *fluxion hépatique* se produit par une sensation d'endoorissement, de gêne, de pesanteur; à l'hypochondre droit, il y a parfois une teinte subictérique ou urobilinique, l'urine contient de l'urobiline ou des pigments biliaires, le foie est sensible à la pression, il est augmenté de volume, il déborde les fausses côtes, et la percussion dénote une augmentation de plusieurs centimètres de son diamètre vertical.

Cette tuméfaction augmente ou diminue, elle est sujette aux récidives, elle est parfois la première phase d'une cirrhose commençante.

Le *traitement* des fluxions hépatiques varie suivant la cause qui leur a donné naissance.

§ 5. CONGESTION PASSIVE — FOIE CARDIAQUE

Pathogénie. — La congestion passive du foie est déterminée par un accès de pression dans les vaisseaux efférents (veines sus-hépatiques, veine cave). Cette stase veineuse est due à des causes multiples : aux maladies du cœur (lésions de l'orifice mitral et de l'orifice tricuspide [1]), aux maladies des poumons qui diminuent le champ de l'hématose (emphysème, sclérose), aux tumeurs intrathoraciques qui gênent la circulation de la veine cave inférieure. Mais, de toutes ces causes, la plus fréquente a pour origine les lésions de l'*orifice mitral* et les altérations de la *fibre musculaire cardiaque*. Quand les lésions mitrales sont mal compensées, quand le muscle cardiaque est atteint, quand l'oreillette gauche se vide mal ou incomplètement, il en résulte un engorgement qui s'étend à toute la petite circulation, aux vaisseaux du poumon, au ventricule droit et à l'oreillette droite ; cette stase sanguine gêne la circulation en retour de la veine cave inférieure et des veines sus-hépatiques, d'où l'engorgement du foie et sa congestion. Cette congestion, passagère d'abord, finit par devenir permanente et provoque des modifications anatomiques, qu'on désigne, par abréviation, sous le nom de *foie cardiaque.*

1. Parmentier. *Foie cardiaque.* Th. de Paris, 1890.

Il ne faudrait pas exagérer la valeur de cette théorie mécanique du foie cardiaque, telle qu'elle a été créée par Beau et Gendrin. Les conditions défectueuses d'hydraulique dues à la lésion cardiaque ont certainement une large part dans la détermination des altérations hépatiques, mais la gêne mécanique de la circulation *n'est pas seule en cause*. Il n'est pas rare de voir des gens atteints de maladie du cœur chez lesquels le foie est atteint, *avant* que es circulations intermédiaires, celle du poumon, par exemple, et avant que la circulation périphérique (œdème des jambes) aient éprouvé le contre-coup [1] de la lésion cardiaque. On dirait en pareil cas que le foie, devenu sous l'influence des causes multiples un organe de *minoris resistentiæ*, est plus apte que les autres organes à se ressentir des lésions cardiaques.

Ces considérations sont absolument applicables aux auto-intoxications d'origine intestinale, aux dyspepsies gastro-intestinales prolongées, à l'alcoolisme, à l'impaludisme, à la lithiase biliaire, à l'artério-sclérose plus ou moins généralisée. Le foie reçoit d'autant mieux le contre-coup des lésions cardiaques, qu'il est préparé par des associations.

Symptômes. — Le tableau clinique du foie cardiaque présente des aspects différents. Choisissons les types les plus habituels : dans une première variété, la lésion cardiaque est encore peu avancée, le malade a quelques palpitations, il ne peut ni monter un escalier ni marcher vite sans être essoufflé, l'œdème malléolaire est habituel mais rien de tout cela n'est encore grave. Puis voilà qu'à la suite de fatigues, d'excès de boissons, de repas copieux, ou même sans cause appréciable, le malade éprouve des troubles digestifs, du ballonnement du ventre, une pesanteur au foie ; il se plaint de douleurs vives à l'hypochondre droit, il a « comme une barre sur le ventre » : L'oppression et l'arythmie cardiaque augmentent d'intensité, comme si le foie retentissait à son tour sur la circulation cardio-pulmo-

1. Rendu. *De l'influence des maladies du cœur sur les maladies du foie et réciproquement.* Paris, 1885.

naire (Potain). En examinant le malade, on constate une teinte subictérique des conjonctives et du visage, ictère vrai, ou ictère hémaphéique, les urines ne contenant pas toujours de pigment biliaire. Le foie est *volumineux et douloureux* à la pression. Il n'y a pas d'ascite, mais l'œdème des membres inférieurs fait des progrès. A l'auscultation du cœur, on trouve une lésion mitrale ; aux poumons, ou perçoit des râles de congestion et d'œdème aux deux bases. Les urines sont peu abondantes et d'une coloration rouge brun, on y constate rarement les réactions de l'ictère biliphéique, elles contiennent de l'urobiline, un pigment brunâtre ; elles donnent la réaction de l'ictère hémaphéique.

Voilà bien le *foie cardiaque*. A cette période le foie est gros et peu induré ; il n'est encore que congestionné : c'est le *foie muscade* ; il ne deviendra dur et cirrhotique que plus tard (atrophie rouge), si la lésion hépatique persiste ou si elle se complique de nouvelles altérations. Mais qu'on agisse efficacement, qu'on applique des sangsues ou des ventouses scarifiées à la région hépatique, qu'on soumette le malade au régime lacté, au vin diurétique, à la digitale à faible dose, et en peu de temps cette poussée congestive du foie va s'amender ou disparaître (le foie fait accordéon, Hanot), le danger est momentanèment conjuré de ce côté.

Chez un autre malade les choses se passent autrement : celui-ci n'en est pas au début des accidents hépatiques, sa lésion mitrale est déjà d'ancienne date et son muscle cardiaque perd sa vigueur ; il s'achemine lentement vers l'asystolie ; les poumons sont fortement congestionnés, les reins fonctionnent mal, les urines sont foncées et contiennent du pigment brunâtre, la teinte ictérique des téguments est plus nettement accentuée, les œdèmes tendent à se généraliser. On percute le foie, on le palpe pour en délimiter le contour : il est dur et douloureux ; son volume est accru ou normal, souvent même une *ascite* assez abondante ne permet pas d'en préciser exactement les limites. Le traitement indiqué plus haut est mis en vigueur, mais il n'a plus ici la même efficacité, parce que dans le cas actuel le foie cardiaque n'est plus seulement représenté par l'élément congestif, il est envahi par la cirrhose, et nous allons voir, en étudiant l'anatomie pathologique, quelle est la nature de cette cirrhose hépatique d'origine cardiaque.

En somme, la congestion hépatique des cardiaques est passagère avant de devenir permanente; elle peut être considérable pendant les attaques d'*asystolie*. Les sensations de pesanteur et de douleur à l'hypochondre, la teinte subictérique de la peau, les troubles dyspeptiques, sont des symptômes qui font rarement défaut. Le foie est sensible, souvent même très sensible à la pression et augmenté de volume. Plus tard, le foie cirrhosé peut diminuer de volume, les désordres deviennent plus intenses, l'ascite est fréquente, et l'on voit survenir assez souvent des symptômes d'*ictère grave*.

Chez certains cardiaques, les troubles hépatiques sont *précoces* et devancent les autres manifestations de la maladie du cœur; chez d'autres (insuffisance tricuspide), le reflux du sang jusqu'au foie provoque de vrais battements hépatiques (Potain)[1].

Anatomie pathologique. — A l'autopsie, le *foie cardiaque* se présente sous des aspects divers, *suivant la période* à laquelle on l'examine. A une première période, il est congestionné, hypertrophié, il pèse 2 à 5 kilos, son bord tranchant s'arrondit et sa surface est lisse. A la coupe, les lobules sont augmentés de volume, et forment autant d'îlots, *rouges* au centre et *grisâtres* à la périphérie. Cette double coloration, qui n'est que l'exagération de l'état normal, donne au foie un aspect granité qu'on a comparé à la noix muscade, d'où le nom de *foie muscade*. Au microscope, on se rend compte de la disposition de ces deux colorations. La partie centrale du lobule, d'un rouge acajou, est due à la dilatation et à la congestion de la

---

1. Mahot. *Battem. du foie dans l'ins. tricusp.* Th. Paris, 1869.

veine sus-hépatique, à l'élargissement et à la réplétion des capillaires qui l'avoisinent, aux modifications des cellules hépatiques, aplaties et atrophiées, dont le protoplasma est souvent encombré de granulations pigmentaires et de cristaux d'hématoïdine[1]. La partie périphérique du lobule est grisâtre et opaque, parce qu'elle est anémiée, relativement à la partie centrale, et parce que beaucoup de cellules hépatiques sont sphériques et riches en granulations graisseuses, le sang des veines portes stagnant à la périphérie du lobule, et abandonnant aux cellules périphériques la graisse qui vient de la digestion.

A une période plus avancée, le foie peut s'atrophier (*atrophie rouge*), sa surface devient légèrement granuleuse et la double coloration des îlots est moins nettement délimitée. Au microscope, on constate que la veine centrale et les capillaires centraux sont dilatés et gorgés de sang, au point de ressembler aux tumeurs sanguines du foie, d'où le nom d'atrophie rouge, donné à cette phase du foie cardiaque. Les cellules hépatiques de la zone centrale ont en partie disparu, et sont remplacées par un tissu conjonctif de nouvelle formation (sclérose centrale) avec périphlébite, et épaississement de la tunique externe du vaisseau[2]. Aussi le foie est-il induré, et cette transformation du foie cardiaque congestif en foie cardiaque conjonctif et scléreux a valu à la lésion la dénomination de *cirrhose cardiaque*.

Certains auteurs n'admettent pas cette sclérose centrale du lobule hépatique, ou du moins ils la considèrent comme inconstante, rudimentaire et limitée aux seules parois de la veine sus-hépatique, tandis qu'il y a, disent-ils, à la périphérie du lobule hépatique, une sclérose qui accompagne les ramifications de la veine porte et qui n'est pas sans analogie avec les lésions de la cirrhose atrophique de Laënnec. Ainsi comprise, la cirrhose du foie cardiaque serait une cirrhose *bi-veineuse*, et le lobule hépatique serait

1. Vulpian. *Soc. de biol.*, 1858, p. 145.
2. Cornil et Ranvier. *Man. d'histol.*, p. 577 et 450.

envahi de tous côtés : à son centre, au niveau de la veine hépatique, et à sa périphérie au niveau des veines portes. On trouverait enfin de l'*endo-périartérite* des artérioles hépatiques. Cette opinion a été soutenue par Wickham Legg[1] et défendue par Talamon[2].

Des travaux récents ont rendu à chacune de ces altérations leur juste valeur. On trouve en effet des altérations de sclérose péri-lobulaire et des traces d'endo-périartérite au nombre des lésions du foie cardiaque, mais cette sclérose périphérique n'est pas directement associée aux lésions du foie cardiaque proprement dites, ce sont des lésions scléreuses surajoutées et qui font partie d'un processus scléreux plus généralisé. Ainsi, pour prendre des exemples, les malades atteints de ces formes bâtardes de cirrhose cardiaque sont en même temps, ou des brightiques ou des alcooliques, et ont par conséquent des lésions d'artériosclérose plus ou moins généralisées. Mais la lésion caractéristique du foie cardiaque, foie muscade (période d'ectasie vasculaire) et le foie cirrhotique (période de formation conjonctive), cette lésion a pour siège dominant le centre du lobule hépatique, c'est-à-dire le domaine des veines sus-hépatiques. Les lésions sont plus ou moins étendues, suivant que le processus qui détermine le foie cardiaque est cortical, sous-capsulaire ou généralisé.

Au milieu « de ce *remaniement* complet du parenchyme hépatique » (Chauffard), l'aspect des coupes, à l'examen histologique, présente en quelques points des particularités qui ont été bien étudiées par Sabourin. On voit des îlots hépatiques qui ont pour centre, non plus une veine sus-hépatique, mais un espace porto-biliaire, et, autour de ces îlots, des zones d'atrophie trabéculaire forment un réseau dans lequel on retrouve, aux points de convergence, les veines sus-hépatiques. Le type du lobule hépatique normal

<hr>

1. On the histology of the nutmeg liver. *Med.-chir. trans.*, 1865, p. 345.
2. *Foie cardiaque*, Paris, 1881. — De Beurmann et Sabourin. Foie cardiaque. *Revue de méd.*, janvier 1886. — Gaume. Foie cardiaque. *Arch. de méd.*, septembre 1887.

est donc renversé; le canal porto-biliaire forme actuellement le centre de la figure, c'est un type « de foie interverti ».

Les lésions du foie cardiaque sont quelquefois accompagnées de catarrhe des radicules biliaires avec ictère consécutif.

Le *traitement* de la congestion passive du foie consiste à abaisser la pression sanguine dans les veines cave et sushépatiques : les boissons diurétiques, le *régime lacté* sur lequel j'insiste ut spécialement, le vin diurétique de Trousseau, la digitale les sangsues à l'anus les sangsues et les *ventouses scarifiées à la région du foie*, les purgatifs salins, les eaux de Vichy, de Carlsbad, de Tharasp, sont les moyens mis en usage.

§ 4. DES CIRRHOSES DU FOIE EN GÉNÉRAL

On a conservé le mot de *cirrhose* pour se conformer à l'usage établi par Laënnec. Les cirrhoses du foie, autrement dit les scléroses ou *hépatites chroniques*, forment une large part de la pathologie de cet organe; elles sont constituées par l'exubérance et par la transformation du tissu conjonctif normal, qui s'étend de la capsule de Glisson aux lobules hépatiques et à l'intérieur de ces lobules. A la première période de son évolution, le tissu de sclérose est un tissu embryonnaire formé d'éléments analogues aux leucocytes. Dans ce tissu conjonctif embryonnaire apparaissent des cellules plates, des faisceaux de fibrilles, et le processus morbide poursuivant son évolution aboutit à un tissu morbide qui est, suivant le cas, plus ou moins envahissant, plus ou moins dense, plus ou moins fibreux et rétractile.

La formation du tissu de cirrhose n'est pas livrée au hasard; le tissu scléreux ne naît pas ici ou là, d'une façon indéterminée : il est presque toujours *systématique* dans son envahissement. Ainsi, selon le cas, la cirrhose suit le trajet des veines, des canalicules biliaires et des artérioles. La cirrhose veineuse est associée soit aux lésions de la veine centrale du lobule (foie cardiaque, cirrhose cardiaque), soit aux lésions combinées des veines portes périphériques, soit aux lésions combinées des veines centrales et périphériques (cirrhose bi-veineuse, cirrhose atrophique de Laënnec, cirrhose alcoolique hypertrophique). La cirrhose biliaire est associée aux lésions des canaux biliaires, et l'une de ses variétés, la plus importante, est connue sous le nom de cirrhose hypertrophique biliaire.

Dans bien des circonstances l'agent sclérogène toxi-infectieux attaque les éléments propres du foie, les cellules hépatiques, et leur fait subir des altérations diverses. On avait même admis autrefois qu'une partie des lésions scléreuses pouvait provenir de la transformation des cellules du lobule hépatique; il y aurait alors une double lésion : l'une, l'*hépatite interstitielle*, ayant son origine dans le tissu conjonctif de l'organe, l'autre, l'*hépatite parenchymateuse* ou *cirrhose viscérale*, ayant son origine dans les cellules hépatiques. Ce rôle des épithéliums n'est guère plus admis aujourd'hui. « En réalité la doctrine des cirrhoses épithéliales a fait son temps. » (Letulle[1].)

Ce sont ces diverses modalités dans l'origine, dans l'extension, dans la topographie, dans l'évolution du tissu conjonctif morbide, auxquelles viennent s'associer l'état des cellules (atrophie, disparition, état graisseux, pigmentation, adénome), qui impriment aux scléroses du foie leurs caractères particuliers.

Division. — Les scléroses du foie sont *partielles* ou *générales*, *primitives* ou *secondaires*, *isolées* ou *associées* à d'autres maladies telles que la syphilis, l'alcoolisme, l'impaludisme, le diabète, l'artério-sclérose, les maladies du cœur et du rein.

A. Les scléroses *partielles* s'observent à titre de lésions *secondaires* dans un bon nombre de maladies du foie ; on trouve du tissu de sclérose autour des tumeurs, au voisinage des gommes syphilitiques, des hydatides, des angiomes.

---

1. Letulle. *L'inflammation*. Paris, 1893.

Ce sont là des exemples de scléroses partielles, secondaires, dans lesquelles l'évolution exubérante du tissu conjonctif n'offre qu'un médiocre intérêt.

B. La sclérose évolue dans quelques circonstances en même temps qu'une autre lésion du foie. On rencontre des foies *gras* qui sont également sclérosés, et à côté de cellules remplies de graisse on voit une hyperplasie du tissu conjonctif qui pénètre parfois à l'intérieur du lobule ; le foie est induré, lisse à la coupe et volumineux. Nous décrirons plus loin un type de cette variété, sous le nom de *cirrhose graisseuse hypertrophique* (type Hutinel-Sabourin). Nous décrirons également la cirrhose associée à la *tuberculose* du foie. Quand la sclérose se combine avec la dégénérescence *amyloïde*, le foie n'a pas l'énorme volume de l'amyloïde pure, il peut même être au-dessous du volume normal.

C. Il y a des scléroses *secondaires*, *bâtardes*, dans lesquelles la lésion du foie est associée aux lésions du cœur et du rein. J'ai décrit ailleurs les altérations du foie qu'on désigne sous le nom de *foie cardiaque* et de *cirrhose cardiaque*, je n'y reviens pas. Nous verrons plus tard, au sujet des maladies du rein, qu'il y a des cirrhoses hépatiques qui accompagnent le processus si complexe de la *maladie de Bright*. Ces cirrhoses, ainsi que la cirrhose *paludéenne* et la cirrhose *diabétique*, seront décrites au moment voulu.

D. Pour le moment je limite l'étude des cirrhoses du foie aux hépatites chroniques qui forment des variétés bien définies, à savoir : la cirrhose atrophique de Laënnec, la cirrhose alcoolique hypertrophique, la cirrhose hypertrophique biliaire, la cirrhose syphilitique ; et encore, quelques-unes de ces variétés, nous le verrons, ne sont-elles pas toujours nettement tranchées, car elles peuvent donner naissance à des formes mixtes ou intermédiaires.

E. L'*adénome* est dans quelques cas associé aux lésions cirrhotiques. Parfois l'adénome est discret ; parfois il prend une place importante, il devient prépondérant.

La question de la *régénération* du foie devra également nous occuper (*hyperplasie compensatrice*).

Avant de commencer l'étude des cirrhoses du foie, il me paraît utile de présenter un aperçu *historique* de cette question.

Historique. — L'histoire des cirrhoses du foie date de Laënnec; il faut même dire que pendant longtemps, à l'exemple de Laënnec, on n'a décrit qu'une variété d'hépatite, la *cirrhose atrophique*. Laënnec lui avait donné le nom de *cirrhose* (κιῤῥός, roux), à cause de la coloration que présente souvent le foie cirrhotique. Bien que cette désignation soit insuffisante, puisqu'elle ne rappelle qu'un des traits inconstants et peu saillants de la lésion, bien qu'on puisse lui substituer les désignations de *sclérose* (σκληρός, dur), ou d'*hépatite* chonique, je la conserverai néanmoins pour me conformer à l'usage. Laënnec s'était mépris sur la nature de la lésion, car la cirrhose représentait à son esprit une production qu'il appelait « les cirrhoses », et qu'il croyait analogues au squirrhe; mais sur tous les autres points sa description est typique, et c'est avec une admirable précision qu'il esquisse à grands traits, en quelques lignes et du premier coup, les caractères et l'évolution de cette maladie inconnue avant lui[1]! Aussi, Hanot a-t-il eu l'heureuse inspiration de donner à cette maladie le nom de cirrhose de Laënnec.

Dès 1827, l'illustre Bright, ainsi que le fait observer Chauffard, avait sur l'hépatie scléreuse des notions fort positives; comme causes il signale l'alcoolisme, comme lésions il décrit les altérations du foie, la péritonite fibreuse, la sclérose de l'intestin, et les planches de son ouvrage

---

1. A l'autopsie, dit Laënnec, « le foie réduit au tiers de son volume se trouvait caché dans la région qu'il occupe; incisé, il paraissait entièrement composé d'une multitude de grains de la grosseur d'un grain de chènevis ou de millet, de couleur jaune ou jaune roux ». Et en note, il ajoute, en parlant de cette production : « Je la désignerai sous le nom de *cirrhose* à cause de sa couleur. Son développement dans le foie est une des causes les plus communes de l'ascite. Un foie qui contient des cirrhoses perd de son volume au lieu de s'accroître d'autant. » *Traité de l'auscultation*. 1819, sect. IV, chap. I, art. 6, obs. XXXV, et édition de 1826, t. II, p. 196.

reproduisent plusieurs types de cirrhoses. Il voit que ces lésions « produisent une obstruction très générale de la circulation à travers les branches de la veine porte, et deviennent ainsi la cause immédiate de l'ascite, indépendamment des conditions morbides qui peuvent résulter pour le sang de ce fait, qu'il n'a pas abandonné dans le foie les substances qui doivent être éliminées par la sécrétion biliaire ».

Avec Kiernan[1], l'anatomie pathologique de la cirrhose fait un pas décisif. L'auteur anglais, dans ses remarquables *Recherches sur la structure du foie*, démontre l'existence normale d'une trame conjonctive qui entoure et pénètre le lobule hépatique, et il attribue au développement anormal de cette trame le processus de la cirrhose. La thèse d'agrégation de Gubler[2], qui date de 1853, résume les idées en vogue à cette époque; elle nous montre que jusque-là, à quelques exceptions près, on n'admettait qu'une seule variété de cirrhose, celle qui aboutit à l'atrophie du foie; nous y voyons que le foie cirrhosé peut bien se montrer sous la forme hypertrophique, mais pendant longtemps encore la *cirrhose atrophique* de Laënnec fut seule bien connue.

Cependant on rencontrait, dans les autopsies, des foies *gros* et cirrhosés, qui n'avaient nullement l'aspect de la cirrhose vulgaire, mais comme on était convaincu que la cirrhose, même quand elle commence par une période hypertrophique, doit finir par une période atrophique, on considérait tous les foies volumineux comme représentant la phase initiale d'une cirrhose vulgaire, le processus morbide débutant par l'hypertrophie de l'organe et aboutissant à son atrophie. Du reste cette manière de voir a été encore admise et professée par quelques auteurs allemands (Birch-Hirschfeld). Cette interprétation consacre une erreur. Je ne dis pas que la cirrhose atrophique ne puisse débuter par une phase morbide qui augmente momentanément le

1. Kiernan. *Philosophical Transactions*, 1833.
2. *Théorie de la cirrhose.* Paris, 1853.

volume du foie, je ne dis pas que dans quelques formes *mixtes* que nous étudierons plus loin, le foie cirrhotique de Laënnec ne puisse peser quelque cent grammes de plus qu'à l'état normal, mais ces cas ne sont nullement en opposition avec l'existence de cirrhoses, dites *hypertrophiques*, où le foie est volumineux et *reste volumineux* pendant toute la durée de la maladie. Ce sont là des variétés distinctes.

L'autonomie des *cirrhoses hypertrophiques* avait été entrevue par Requin [1] et nettement formulée par Told [2]. Jaccoud [3] l'avait observée et discutée, mais elle ne fut acceptée chez nous qu'à partir du mémoire d'Ollivier (de Rouen) [4], mémoire où l'auteur mit en relief les caractères cliniques de cette affection, et lui assigna des caractères anatomiques précédemment indiqués par Charcot et Luys.

A dater de cette époque, la cirrhose hypertrophique sert de texte à de nombreux travaux. Hayem [5] étudie la répartition du tissu scléreux. Cornil [6] constate l'inflammation, la dilatation des canicules biliaires et la formation d'un réseau biliaire intra et extra-lobulaire. Hanot [7], dans un important travail, démontre que l'inflammation des petits canaux biliaires des espaces portes est le point de départ des lésions, et il crée un type nettement classé, la cirrhose hypertrophique biliaire, à laquelle on a donné, avec juste raison, la dénomination de « maladie de Hanot »

D'autre part, des expériences entreprises par Leeg et complétées par Charcot et Gombault [8], démontrent que la ligature permanente du canal cholédoque détermine chez les animaux une angiocholite, une périangiocholite, et consé-

1. *Union méd.*, 1849.
2. *Medic. Times*, p. 541, décembre 1856.
3. Jaccoud. *Clin. méd.*, 1867, p. 515.
4. *Union méd.*, 1871.
5. *Arch. de physiol.*, janvier 1874.
6. *Ibid.*, mars et mai 1874.
7. *Essai sur une cirrhose hypertrophique du foie avec ictère.* Thèse de Paris, 1876.
8. *Arch. de physiol.*, 1876, p. 272.

cutivement une hyperplasie conjonctive un peu analogue à celles des foies atteints de cirrhose hypertrophique biliaire.

Alors, la cirrhose hypertrophique biliaire jouit d'une telle faveur qu'elle semble former une espèce absolument distincte à laquelle on ne doit pas toucher; sa pathogénie, ses caractères anatomiques et cliniques la différencient de la cirrhose atrophique de Laënnec et sont si fortement accentués, qu'il ne paraît pas possible de tenter entre ces deux espèces le moindre rapprochement. Sous une forme claire et consise on formule ainsi leurs caractères distintifs ;

1º La *cirrhose atrophique* de Laënnec est d'*origine veineuse* (nous dirons aujourd'hui, *bi-veineuse*, péri-portale et sus-hépatique). Cette cirrhose est annulaire, multilobulaire et extra-lobulaire. Le foie est atrophié, déformé et granuleux. Les caractères cliniques sont les suivants : ascite, développement d'une circulation abdominale supplémentaire, hémorrhagies fréquentes, absence d'ictère, durée moyenne de 12 à 18 mois.

2º La *cirrhose hypertrophique biliaire* est d'*origine biliaire*, c'est-à-dire que le processus débute par une angio-cholite des petits conduits biliaires. La sclérose est mono-lobulaire, insulaire, extra- et intra-lobulaire. Le foie est très volumineux et non déformé. Les caractères cliniques sont les suivants ; ictère progressif et persistant, accroissement énorme du foie ; grosse rate, absence d'ascite et de circulation abdominale supplémentaire : peu d'hémorrhagies, durée moyenne de trois à huit ans. Ces deux cirrhoses forment-elles réellement deux espèces distinctes, la scission doit-elle être aussi nettement accentuée, leurs lésions et leurs symptômes ne sont-ils pas souvent combinés, ne peuvent-ils pas donner naissance à des formes mixtes et variées? Telles sont les questions auxquelles j'essayerai de répondre, mais je le dis à l'avance :

1º A côté de la cirrhose atrophique de Laënnec il y a place pour d'autres variétes de foie cirrhosé avec atrophie.

2º A côté de la cirrhose hypertrophique biliaire, il y a

place pour d'autres formes de cirrhose hypertrophique avec ou sans ictère.

3° Entre la cirrhose bi-veineuse atrophique et la cirrhose hypertrophique biliaire type il y a place pour des formes *intermédiaires*. Cette discussion sera entreprise au sujet des *cirrhoses mixtes*, à l'un des chapitres suivants.

§ 5. CIRRHOSES VEINEUSES
CIRRHOSE ATROPHIQUE DE LAËNNEC
CIRRHOSE PAR AUTO-INTOXICATION GASTRO-INTESTINALE

Occupons-nous d'abord de la cirrhose atrophique de Laënnec, sur laquelle se concentre l'intérêt principal de ce chapitre. L'historique en a été retracé au chapitre précédent.

Anatomie pathologique. — *Autopsie.* — Dans la cirrhose atrophique de Laënnec le foie est toujours diminué de volume et l'atrophie porte principalement sur le lobe gauche (Freichs). Cependant la théorie d'après laquelle la cirrhose atrophique débuterait par une période hypertrophique ne doit pas être complètement rejetée, car il est des cas, rares il est vrai, où la phase initiale congestive accroît le volume de l'organe. A une période avancée, le foie est totalement *déformé* et *atrophié*, parfois même il ne pèse plus que 700 ou 800 grammes au lieu de 1450, son poids normal. Sa coloration est brune, rousse (κιρρός, roux), jaunâtre, grisâtre, suivant la prédominance des éléments biliaires ou graisseux. Le bord du foie n'est plus tranchant, il est mousse et souvent labouré par des brides fibreuses qui tendent à le segmenter. La surface du foie est bosselée, lobulée, *granuleuse*, hérissée de petites masses dures, mamelonnées, d'un jaune roux (cirrhoses de Laënnec), du volume d'une tête d'épingle, d'une lentille, d'un pois, d'une noisette. Ces *granulations* sont formées par des amas plus ou moins considérables de lobules hépatiques, entourés de tractus fibreux de tissu conjonctif sclérosé. On voit mieux ces détails quand on a enlevé la capsule de Glisson, généralement adhérente, opaque et épaissie. Parfois les granulations ressemblent à de grosses têtes de clous, d'où le nom de *foie clouté* donné par les Anglais. Dans quelques cas le parenchyme étranglé et énucléé par les zones sclérogènes fait saillie sous forme de chou-fleur [1], le foie est divisé en lobes par les tractus fibreux ; c'est le *foie lobé.*

Le tissu de foie cirrhosé se déchire difficilement, il est dur, il crie sous le scalpel, l'ongle l'entame à peine, et à la coupe on retrouve, comme à la surface, des granulations de dimensions variables, entourées par des travées de tissu fibreux qui leur forment un anneau, d'où elles émergent comme si elles allaient s'énucléer. On parvient du reste à énucléer les granulations quand on fait macérer la pièce dans l'eau.

Examen histologique. — La sclérose atrophique du foie est constituée par une hyperplasie du tissu conjonctif *aux diverses phases de son évolution* : cellules embryonnaires, cellules fusiformes, tissu fibrillaire et tissus fibreux de rétraction. Le processus débute par une néoplasie embryonnaire et aboutit à un tissu *fibreux rétractile.* Etudions la marche et l'évolution de ce processus.

Le tissu scléreux de la cirrhose atrophique naît dans les *espaces portes, au niveau des veines portes,* et au centre des lobules au niveau des *veines sus-hépatiques.* Ces deux systèmes cirrhotique, l'un périphérique, l'autre central, évoluent en même temps et sont reliés entre eux par des anastomoses nombreuses. La cirrhose est donc *bi-veineuse* [2].

Au milieu du tissu conjonctif scléreux qui encombre les espaces portes et qui, sur une préparation histologique, apparaît coloré en rouge par le picro-carmin, on voit des veines portes, des canalicules biliaires et des capillaires. Ce qui frappe surtout, ce sont les veines portes atteintes de phlébite et de péri-phlébite, tandis que les canalicules biliaires si prédominants dans la cirrhose hypertrophique,

---

1. Luzet. *Arch. de méd. expérimentale,* mars 1890.
2. Sabourin. *Revue de médecine,* 1882, p. 465.

où ils sont atteints d'angiocholite, sont ici relégués au second plan et beaucoup moins apparents que les veines.

Le tissu scléreux entoure, en bloc, un certain nombre de lobules hépatiques, et forme ainsi des granulations volumineuses, d'où naissent des tractus secondaires qui forment des granulations plus petites. Ces granulations, même les plus petites, sont presque toujours constituées par un *groupe* de plusieurs lobules hépatiques, d'où le nom de sclérose *multilobulaire*, et souvent entourés par un anneau de tissu scléreux : d'où le nom de sclérose *annulaire*[1].

Sur bon nombre de préparations il est impossible de s'orienter, parce que la topographie normale du lobule hépatique est totalement modifiée. Les lobules hépatiques qui constituent les granulations de la cirrhose sont plus ou moins fondus ensemble ; aussi les espaces et les fissures ne s'y voient plus comme à l'état normal, « l'orientation est rendue d'autant plus laborieuse que la veine centrale, ce point de repère par excellence dans les conditions physiologiques, est ici très difficile à retrouver »[2]. A l'intérieur des lobules, même désordre ; les trabécules n'ont plus leur disposition rayonnée, les colonnettes formées par les cellules hépatiques sont bouleversées, certains lobules sont morcelés, scindés et représentés seulement par quelques cellules.

Il résulte de ce remaniement complet des lobules, que la topographie de ces lobules, je le répète, est absolument dénaturée, et cela dès le début des lésions.

Sous l'influence du processus sclérogène, que deviennent les différents éléments qui composent le lobule hépatique, que deviennent les cellules, les vaisseaux sanguins et les canalicules biliaires ?

a. Les *cellules hépatiques* perdent la disposition rayonnée qu'elles occupent dans le lobule et ne laissent aucun espace libre entre leurs travées ; elles sont tassées, bousculées,

1. Charcot. *Leçons sur les maladies du foie.*
2. Kelsch et Vannebroucq. *Arch. de physiol.*, sept. 1881.

déformées, surtout à la périphérie; certaines *s'atrophient* par atrophie simple, d'autres sont infiltrées de graisse et de pigment biliaire. Cette atrophie des cellules, qui est la règle à une certaine période de la cirrhose atrophique, est l'exception dans la cirrhose hypertrophique biliaire, où les cellules sont plutôt hypertrophiées, conservent en grand nombre leurs caractères normaux et ne sont infiltrées ni de graisse ni de pigment (Hanot).

b. Les *ramifications de la veine porte* des espaces portes sont atteintes de phlébite et de périphlébite; elles sont dilatées[1], au début de la cirrhose, pendant la période du tissu embryonnaire; plus tard, elles sont indurées, épaissies, elles perdent leur élasticité, elles sont le siège de coagulations et de thromboses parfois très étendues. Quand le tissu cirrhotique est devenu scléreux, on trouve encore une vascularisation très accentuée, le tissu est envahi par des vaisseaux tortueux, volumineux, de formation nouvelle : « ce sont des canaux creusés dans un tissu conjonctif induré, et dont les parois, modifiées d'abord par l'inflammation, se sont confondues avec le tissu voisin et font corps avec lui ». Pour la plupart des auteurs ce réseau vasculaire serait formé aux dépens de la veine porte; pour d'autres (Frerichs, Ackermann), il se fait une raréfaction du réseau porte, et une extension du réseau artériel (artère hépatique) qui tendrait à se substituer aux veinules portes dont la circulation est entravée. Quoi qu'il en soit, *l'obstacle* au cours du sang dans le foie provient de plusieurs causes : des lésions des veines portes, des thromboses qui se font à l'intérieur de ces veines et de la modification de structure des parois vasculaires, qui entraîne la perte de l'élasticité et de la contractilité des vaisseaux. Aussi, les injections faites à travers le foie cirrhotique pénètrent assez difficilement des veines portes dans les veines hépatiques, et c'est en partie sous l'influence de la gêne circulatoire dans le système de la veine porte que se fait un développement

1. Cornil. *Arch. de physiol.*, 1874.

collatéral de *veines supplémentaires*, qui sera étudié plus loin avec la symptomatologie.

c. Les veines *sus-hépatiques* sont atteintes de phlébite oblitérante; leur tunique interne est fibroïde, bourgeonnante, leur lumière est rétrécie ou oblitérée. Dans quelques cas, la cirrhose, au lieu d'être *bi-veineuse*, se localise avec une telle prédominance à l'un des systèmes porte ou sus-hépatique, qu'elle peut être nommée *mono-veineuse*.

d. On voit dans les espaces portes sclérosés une formation assez considérable de *canalicules biliaires*. Les canalicules d'un certain volume ne sont pas atteints d'angiocholite et de péri-angiocholite comme dans la cirrhose hypertrophique biliaire, mais le développement de capillaires biliaires se retrouve ici comme dans toutes les hépatites. Le mode de formation de ce réseau biliaire sera étudié plus loin au sujet de la cirrhose hypertrophique biliaire, où il acquiert son plus grand développement. Le catarrhe plus ou moins oblitérant qu'on rencontre dans quelques canalicules biliaires explique le léger ictère qui se produit chez quelques malades au cours de la cirrhose atrophique (Hanot).

e. La cirrhose est parfois associée à des nodules formant tumeur, qu'on a décrits sous le nom d'*adénomes*. Suivant le cas, l'adénome a les dimensions de grains de mil, de noisettes, de petits œufs, il envahit le foie en quantité plus ou moins considérable. Les îlots d'adénome, discrets ou confluents, ne sont pas saillants à la coupe comme les îlots de sclérose; ils sont homogènes, jaunâtres, vieil or (Sabourin[1]), mous comme du mastic et parfois si peu adhérents à la paroi qui les entoure, qu'ils s'en échappent sous un filet d'eau.

L'adénome est une production essentiellement *infectante*, d'origine *épithéliale*, qui sera étudiée plus loin avec le *cancer primitif* du foie. La preuve de l'infectiosité de l'adénome, c'est la généralisation au péritoine, aux poumons.

---

1. Sabourin. *Lésions du parenchyme hépatique dans la cirrhose.* Thèse de Paris, 1881.

Cependant, les ganglions lymphatiques sont respectés. Au foie comme ailleurs (rein, sein, estomac), l'association de la cirrhose et de l'adénome n'est pas chose rare, et c'est l'association de l'adénome à la cirrhose hépatique qui précipite l'évolution de la maladie et qui aggrave le pronostic.

La *systématisation* de la cirrhose, son début par l'appareil *vasculaire* du foie, sont des notions actuellement attaquées. Plusieurs auteurs voudraient donner à la cellule hépatique un rôle moins effacé, et même un rôle prépondérant : « Dans la plupart des maladies du foie, la sclérose n'est pas systématisable, elle reconnaît toujours pour cause *primordiale* une altération de la cellule hépatique[1]. »

En résumé, ainsi que l'a dit Brault[2], il n'est pas absolument nécessaire de faire dériver la sclérose d'un viscère de la sclérose de ses vaisseaux, il est même beaucoup plus naturel d'admettre la *simultanéité* des processus fibroïdes frappant en même temps les parois vasculaires et la gangue interstitielle de ce viscère. Certes « on doit accepter le retentissement des lésions interstitielles sur les lésions épithéliales, et réciproquement[3] », mais il est plus naturel d'admettre que les différentes parties du viscère, ses épithéliums, ses vaisseaux et son tissu conjonctif sont atteints simultanément par le processus toxi-infectieux qui se traduit différemment suivant l'élément envahi.

En fin de compte, pour ce qui est de la cirrhose alcoolique, que le poison (alcool) attaque la cellule, avec ou avant les veines, avec ou après le tissu conjonctif, il n'en est pas moins transporté au foie par les veines portes, la cirrhose est d'*origine veineuse*.

f. Après les lésions hépatiques que je viens de décrire, il me reste à dire quelques mots des autres organes. La quantité de liquide contenue dans la séreuse péritonéale

1. De Grandmaison. *Du rôle de la cellule hépatique dans les scléroses du foie.* Th. de Paris, 1892.
2. Brault. L'inflammation. *Arch. génér. de médecine*, 1885.
3. Letulle. *L'inflammation.* Paris, 1893.

(*ascite*) est plus ou moins considérable. Le *péritoine* péri-hépatique est presque toujours intéressé; cette péritonite partielle est caractérisée tantôt par de petites végétations, par des filaments villeux, tantôt par des fausses membranes libres ou adhérentes. La péritonite péri-hépatique adhésive établit des communications entre le foie et le diaphragme, entre le foie et les parois abdominales, et ces adhérences sont sillonnées de veines qui servent, pour leur part, au rétablissement de la circulation complémentaire. Tout le système radiculaire de la veine porte peut présenter des altérations sur lesquelles je vais revenir au sujet de l'ascite. L'*intestin* est parfois diminué de longueur, épaissi; le *mésentère* est rétracté.

La *pleurésie* doit être signalée; elle est sèche ou avec épanchement, rarement elle est hémorrhagique[1]. La *rate* est tuméfiée dans la moitié des cas (Frerichs), bien moins, toutefois, que dans la cirrhose hypertrophique; cette tuméfaction ne tient pas seulement à un phénomène mécanique de stase sanguine dans le système porte, il s'y ajoute un processus actif, une splénite. Les lésions du *rein* (sclérose rénale) sont concomitantes et nullement dépendantes de celles du foie. La dilatation variqueuse des veines de l'*œsophage* s'explique par ce fait que les veines des deux tiers inférieurs de l'œsophage se jettent dans la veine porte; il en résulte parfois de graves hémorrhagies[2].

Symptômes. — Les symptômes initiaux de la cirrhose atrophique sont *insidieux* et *variables*[3]. Le plus souvent, le sujet n'éprouve pendant cette phase indécise que des troubles digestifs sans signification précise : anorexie, nausées, pesanteur à l'hypochondre droit, alternatives de diarrhée et de constipation. Les démangeaisons, les épistaxis, les hémorrhoïdes font souvent partie de cette phase

1. Jean. *Pleurésie hémorrhagique dans la cirrhose alcoolique.* Thèse de Paris, 1891.
2. Dusaussy. *Varices de l'œsoph. dans la cirr.* Th. de Paris, 1885.
3. Chauffard. *Formes cliniques des cirrhoses du foie.* Congrès de Moscou 1897.

initiale. Chez quelques malades, la cirrhose s'annonce par des poussées congestives et douloureuses du foie[1]; j'ai plusieurs fois observé ce mode de début. Souvent, avant toute trace d'ascite, le ventre est ballonné, tympanisé ; *les vents précèdent la pluie*, suivant le mot de Portal, et en effet rien n'est plus fréquent que ce tympanisme initial. Déjà, dès cette période initiale, la déchéance de la cellule hépatique peut être décelée par la glycosurie alimentaire, par la présence de l'urobiline dans l'urine, par l'acholie pigmentaire.

En résumé, « troubles dyspeptiques, météorisme, constipation, urobilinurie, teinte urobilinique du tégument, quelquefois teinte bronzée, acholie pigmentaire, glycosurie alimentaire, prurit, épistaxis, hémorrhagies gingivales, hémorrhoïdes, œdèmes localisés, crises de diarrhée », tels sont ⊥es symptômes de la période précirrhotique que Hanot[2] a réunis sous la dénomination de petits signes ou petits accidents de l'*hépatisme* (Glénard), par analogie aux symptômes que j'ai décrits sous la dénomination de petits accidents du *brightisme*.

Dans quelques cas, les symptômes habituels du début font défaut, ou du moins ils passent presque inaperçus, et l'*ascite* semble apparaître d'*emblée*, accompagnée ou non de tympanisme abdominal et de circulation complémentaire. Parfois l'œdème des membres inférieurs est le premier symptôme apparent[5]. L'amaigrissement peut également devancer les autres symptômes.

Quel que soit le mode de début, il arrive un moment, et ce moment n'est pas éloigné, où le malade prend un aspect caractéristique : la peau est sèche, terreuse, la face est sillonnée de veinules dilatées, l'amaigrissement fait de rapides progrès, les troubles digestifs augmentent d'intensité, le ventre est tendu et ballonné, des œdèmes envahissent les membres inférieurs, les urines sont brunes, riches en

1. Rendu. *Clin. méd.*, t. I, p. 17.
2. Hanot. *Sem. méd.*, 1893, p. 209.
5. Presle. Th. de Paris, 1892.

sédiments uratiques, pauvres en urée (Brouardel), et à une époque variable, précoce ou tardive, apparaissent trois grands symptômes qui font rarement défaut : 1° l'*ascite*; 2° le *développement d'une circulation complémentaire*; 3° la *diminution du volume du foie*. La rate augmente parfois de volume.

1° *Ascite*. — L'ascite doit d'abord nous occuper. Mais l'ascite, je le répète, est presque toujours précédée ou accompagnée d'un *tympanisme abdominal* auquel j'attache une grande valeur. Parfois le météorisme abdominal prend une telle importance que l'ascite est reléguée au second rang. Ce tympanisme donne à la percussion une sonorité exagérée qui gêne la délimitation exacte du foie. L'*ascite* met généralement plusieurs semaines à se développer; elle s'accroît lentement; parfois cependant son apparition est si brusque qu'elle prend en quelques jours, en une ou deux semaines, un grand développement. Quand l'ascite est considérable (de 10 à 18 litres), l'abdomen a une forme particulière; faites coucher le malade; la cicatrice ombilicale fait saillie et les flancs élargis et étalés rappellent assez bien le ventre des batraciens. Un léger choc, un frôlement pratiqué sur l'un des côtés de l'abdomen, pendant que l'autre main est appliquée sur le côté opposé, fait nettement percevoir la sensation d'ondulation du liquide. La matité est absolue dans toute la région envahie par le liquide, et, à moins de réplétion exagérée, le liquide ascitique se déplace avec facilité; on peut s'en convaincre en faisant coucher alternativement le malade sur le côté gauche et sur le côté droit; on constate alors, par la percussion pratiquée au niveau des flancs, que chaque côté est alternativement mat et sonore. La forme et la limite de la matité changent, si le malade est debout.

L'auscultation de l'abdomen permet quelquefois d'entendre les bruits cardiaques et pulmonaires qui se transmettent jusqu'à la partie inférieure du ventre chez les malades atteints d'ascite (Vidal[2]).

1. Jaccoud. *Leçons clin. de la Charité*, p. 115.
2. Vidal. *Acad. de méd.*, 21 septembre 1880.

Par son accroissement, l'ascite devient un des symptômes les plus pénibles; elle gêne les mouvements et la respiration; elle a peu de tendance à se résorber; cependant on l'a vue diminuer et même disparaître momentanément ou définitivement, à la suite de flux intestinaux et de médications diurétiques. Elle peut guérir à la suite de ponctions abdominales[1].

La *pathogénie* de l'ascite dans la cirrhose atrophique est loin d'être élucidée. Pendant longtemps on s'est contenté d'une théorie toute mécanique, et voici comment on la formulait : Les altérations des veines portes dans le foie, la transformation de leurs parois, le rétrécissement de leur calibre, leur oblitération par des thromboses, tout cela est un obstacle à la circulation veineuse intra-hépatique, aussi un épanchement peut-il se faire dans le péritoine, comme un œdème se fait dans le tissu cellulaire de la jambe lorsque les veines principales sont oblitérées. Il y a cependant, disait-on, un correctif à cet obstacle de la circulation intra-hépatique, c'est la formation d'une circulation veineuse extra-hépatique, circulation supplémentaire, qui retarde ou amoindrit la production de l'épanchement ascitique. Et pour que la théorie fût complète, on admettait une sorte de balancement entre la production de l'ascite et la formation de cette circulation complémentaire, l'ascite devant être d'autant moins abondante que la circulation collatérale était plus développée.

Certes, on ne peut nier l'influence que doivent avoir sur la production de l'ascite les causes mécaniques que je viens d'énumérer, et cependant il faut bien reconnaître que cette théorie est souvent en défaut. D'abord, l'ascite apparaît quelquefois *dès le début* de la cirrhose, presque comme un symptôme initial, alors que la circulation intra-hépatique est si peu compromise, si peu gênée, qu'elle ne suscite encore aucune circulation extra-hépatique complémentaire. On ne peut donc pas dire, en pareil cas,

____

1. Troisier. *Soc. méd des hôpit.*, bulletin du 4 août 1880.

que l'ascite vient d'un « obstacle mécanique ». D'autre
part, la cirrhose du foie peut parcourir toute son évolution et arriver à la période la plus atrophique sans produire la moindre ascite; il suffit pour s'en convaincre de
lire les observations suivies d'autopsie publiées à ce sujet
(Hanot[1], Lécorché[2]). Si l'ascite n'était vraiment que le
résultat d'un obstacle mécanique à la circulation intra-
hépatique, elle se serait produite dans les cas en question,
elle se serait produite d'autant mieux, que dans ces observations il n'y avait même pas de circulation complémentaire.

Si l'obstacle mécanique à la circulation intra-hépatique
ne peut à lui seul expliquer la formation de l'ascite, où
donc en rechercher les causes? On a invoqué les lésions
péritonéales. En effet, on trouve presque toujours à l'autopsie des lésions de péri-hépatite, des lésions péritonéales
capables d'apporter leur appoint à la genèse de l'ascite.
Outre les inflammations péritonéales qui sont directement
associées à la cirrhose hépatique, Leudet[3] a décrit, chez
les alcooliques, des péritonites chroniques qui évoluent pour
leur compte (le foie n'étant pas en cause), ou qui peuvent
évoluer en même temps que des lésions cirrhotiques du
foie. Ces péritonites, presque latentes, se traduisent un
jour ou l'autre par une ascite abondante.

Autre cause d'ascite : la cirrhose du foie est assez fréquemment associée à la *tuberculose.* Je ne fais pas seulement allusion à l'une des formes de cirrhose hypertrophique que nous étudierons au chapitre suivant; je parle
de ces cas où l'on trouve à l'autopsie une ancienne tuberculose du poumon, parfois fort limitée, ou même des
poumons indemnes, la lésion tuberculeuse ne siégeant
qu'au foie et au péritoine. Cette lésion consiste parfois
en quelques granulations miliaires, en quelques taches
grisâtres à peine visibles à l'œil nu, et qui apparaissent

---

1. Hanot. *Arch. de méd.*, novembre 1886, p. 602.
2. Lécorché. *Études méd.*, Paris, 1881, p. 215.
3. Leudet. *Gaz. hebdom.*, 1879 et *Clin. méd.*, p. 547.

au microscope sous forme de follicules tuberculeux avec cellules géantes et bacilles tuberculeux[1]. Ces lésions péritonéales entrent pour une part dans la formation de l'ascite.

La connaissance de tous ces faits met en évidence le rôle du péritoine dans la genèse de l'ascite, au cas de cirrhose atrophique. Mais la question n'est pas épuisée. Je me demande si l'ascite chez les cirrhotiques ne tient pas également à des lésions intéressant directement les origines mésentériques et péritonéales de la veine porte. Les recherches que nous avons entreprises sur ce sujet avec M. Giraudeau ne permettent pas d'être affirmatif, mais elles méritent d'être connues. Chez un malade mort de cirrhose atrophique sans péritonite, il y avait à l'estomac, à l'intestin, au mésentère, des phlébites atteignant des veinules ayant moins de deux millimètres de diamètre. En quelques points la tunique externe des veinules était doublée, triplée de volume; les autres tuniques étaient atrophiées ou disparues. Dans les territoires les plus malades, la périphlébite des branches d'origine de la veine porte donnait naissance à des prolongements fibreux qui rejoignaient les tractus nés autour de veines voisines et qui englobaient dans leur épaisseur l'artériole et les nerfs du voisinage. Si de nouvelles recherches confirmaient ces données, elles prouveraient peut-être que l'inflammation veineuse systématique qui domine le processus de la cirrhose atrophique, frappe le système porte, *aussi bien dans ses branches d'origine* (rameaux extra-hépatiques) que *dans ses branches de terminaison* (rameaux intra-hépatiques); elles contribueraient à expliquer quelques symptômes, parfois précoces (hémorrhagies de l'œsophage, de l'estomac, de l'intestin; flux intestinal), qu'on ne mettrait plus uniquement sur le compte de la stase sanguine; elles entreraient pour une part dans la pathogénie de l'ascite.

Ajoutons enfin que l'action du *froid* peut n'être pas

---

1. Cornil et Ranvier. *Manuel d'histol.*, t. II, p. 442.

etrangère à la production de l'ascite au cours de la cirrhose (Potain).

2° *Circulation supplémentaire.* — Pendant que la circulation est entravée à l'intérieur du foie cirrhosé, il se produit en dehors de l'organe malade une *circulation collatérale, circulation supplémentaire* qui a pour but de ramener
au cœur par une voie détournée le sang du système porte,
en partie arrêté au niveau du foie. Voici comment s'établit
cette circulation complémentaire : outre le sang que le foie
reçoit de la veine porte, il reçoit encore, normalement, du
sang veineux provenant de veinules nées à des sources diverses. Ces veinules, que Sappey a réunies en cinq groupes,
forment le système des *veines portes accessoires*[1].

Ces veines portes accessoires naissent d'organes ou de
régions autres que l'appareil digestif, et elles vont aboutir au
foie ou à la veine porte à son entrée dans le foie, de sorte que
chacune de ces veines accessoires représente, elle aussi, un
petit système porte. Parmi ces veines portes accessoires, il y
a un groupe (quatrième groupe) qui prend naissance dans
l'épaisseur du diaphragme, se réunit en troncules pour traverser le ligament suspenseur du foie, et va se jeter sur les
lobules du foie auxquels adhère ce ligament. Ce groupe
s'anastomose, d'une part, dans le foie, avec les rameaux de
la veine porte, et d'autre part, à son origine, avec les veines
diaphragmatiques et sous-cutanées thoraciques : il peut
donc servir à établir une circulation entre le foie et les
veines du thorax. Il y a un autre groupe (cinquième groupe)
qui naît de la partie sus-ombilicale de la paroi antérieure de
l'abdomen, et qui va se jeter en partie dans la branche
gauche de la veine porte. Les veinules de ce groupe font
communiquer le tronc de la veine porte avec les veines épigastriques et les mammaires internes (veines profondes) et
avec les veines tégumenteuses de l'abdomen (veines superficielles).

Ces veines portes accessoires, très peu développées à l'état

---

1. Sappey. *Splanchnologie*, p. 200.

normal, acquièrent, dans le cas d'obstacle au courant de la veine porte, un volume parfois considérable : c'est par elles que se rétablit en partie la circulation[1]. Supposons un obstacle causé par la cirrhose : le sang de la veine porte va se créer des routes diverses; une partie du sang reflue du foie dans les veines accessoires du quatrième groupe, lesquelles le conduisent aux veines mammaire et intercostale, qui le déversent dans le système des veines azygos. Dans la circulation collatérale opérée par ce groupe, la marche du sang se fait de bas en haut. Une autre partie du sang de la veine porte se crée une route en refluant du tronc de la veine porte dans les veines du cinquième groupe, lesquelles le conduisent aux veines épigastriques et sous-cutanées abdominales, qui le déversent, les premières dans la veine iliaque, les autres dans la veine saphène. Dans la circulation collatérale opérée par ce groupe, la marche du sang dans les veines des parois abdominales se fait de haut en bas. Signalons enfin, dans la circulation collatérale, les veines qui sillonnent les *adhérences* qui se forment parfois entre le péritoine et les parois abdominale et diaphragmatique.

De la dilatation des veines sous-cutanées de l'abdomen résultent, chez quelques sujets, un plexus variqueux au voisinage de l'ombilic, et un réseau veineux très prononcé entre l'appendice xiphoïde et le pubis, surtout du côté droit et vers la moitié supérieure de l'abdomen. Dans certains cas on perçoit un frémissement et l'on entend un souffle au niveau des veines dilatées. L'engorgement par contre-coup de la veine saphène n'est peut-être pas étranger à l'œdème des membres inférieurs.

Cette circulation complémentaire peut retarder l'apparition de l'ascite, mais elle ne la supprime pas, et, bien que ces dilatations veineuses paraissent être le résultat de l'obstacle mécanique qu'éprouve le sang à son passage dans le foie, il y a néanmoins des cas de cirrhose atrophique où la circulation supplémentaire fait défaut[2]. De

1. Sappey. *Bull. de l'Acad. de méd.*, 8 mars 1859.
2. Lécorché. *Études méd.*, p. 500

plus, il n'y a pas toujours entre l'ascite et la circulation supplémentaire cette sorte de *balancement* qu'une théorie toute mécanique ferait admettre. Il semblerait en effet, en se basant sur la production purement mécanique de l'ascite et de la circulation collatérale, que ces deux symptômes dussent avoir entre eux les liens les plus étroits; il n'en est rien, et, en observant les faits de plus près, on voit que chacun d'eux jouit d'une certaine indépendance.

3° L'*atrophie du foie* qui, soit dit en passant, tient moins à la rétractilité du tissu de sclérose qu'à la disparition ou à l'atrophie d'un grand nombre de cellules hépatiques, l'atrophie du foie est un symptôme constant à une période avancée de la cirrhose, mais cette atrophie n'est pas toujours facile à constater, à cause de la tympanite abdominale et de l'ascite. Il est quelquefois possible de sentir le bord inférieur du foie et de s'assurer qu'il est devenu mousse et irrégulier.

Outre les symptômes que je viens de décrire, il y a dans le cours de la cirrhose atrophique d'autres symptômes qui ont une grande valeur : la *rate* est hypertrophiée dans la moitié des cas (Frerichs) et quelquefois atrophiée. Certains sujets ont un *œdème* des membres inférieurs qui, je l'ai déjà dit, précède ou accompagne le développement de l'ascite. Parfois même cet œdème prend un développement précoce et considérable qui peut faire supposer, faute d'attention, une lésion cardiaque qui n'existe pas.

4° Les *hémorrhagies*[1] sont fréquentes; telles sont l'épistaxis, l'hématémèse, le melæna, le purpura, l'hémoptysie, les hémorrhagies de la plèvre et du péritoine. Les hémorrhagies apparaissent à toutes les périodes de la maladie, elles peuvent même être précoces et survenir comme symptôme du *début*. Les plus terribles sont les hémorrhagies *gastro-intestinales*[2]; l'hématémèse peut être foudroyante. J'ai eu, à l'hôpital, un cirrhotique qui a succombé en un

---

1. Ahmed Azmi. *Hémorrh. dans la cirrhose.* Th. de Paris, 1874.
2. Ehrardt. Th. de Paris, 1891.

quart d'heure à de terribles hématémèses provoquées par la rupture de varices œsophagiennes. Chez d'autres malades l'hématémèse se reproduit plusieurs fois dans une journée, plusieurs jours de suite, puis elle cède définitivement ou elle reparaît quelques jours, quelques semaines plus tard. J'ai eu dans mon service un cirrhotique chez lequel l'ascite et des hématémèses extrêmement abondantes étaient les deux symptômes principaux. Aussitôt après l'évacuation du liquide ascitique les hématémèses cessèrent, le liquide ne se reproduisit pas, et le malade, fort amélioré, put quitter l'hôpital.

Les *nævi* sont fréquents chez les cirrhotiques. J'ai été témoin chez un de mes malades de l'hôpital Necker d'hémorrhagies rebelles et très abondantes qui se faisaient par un nævus ulcéré situé à l'angle de la narine. J'ai eu à l'Hôtel-Dieu un cirrhotique atteint d'hémorragies du larynx constatées au laryngoscope par Bonnier. Un autre cas de ce genre a été publié par Lubet-Barbon[1].

A quoi sont dues les hémorrhagies des cirrhotiques? Pour certains auteurs, l'obstacle que rencontre le sang dans le foie déterminerait des stases sanguines dans l'estomac, dans l'intestin, et consécutivement l'hémorragie. Il est certain qu'on ne peut méconnaître l'influence mécanique de la gène circulatoire dans le système porte : les érosions hémorrhagiques de la muqueuse de l'estomac[2], les varices de l'œsophage[3], les varices de l'estomac[4] sont là pour l'attester; mais cette cause mécanique ne me paraît entrer que pour une part dans la pathogénie des hémorrhagies de la cirrhose atrophique. Il y a des hémorrhagies qui sont si voisines du début de la maladie, qu'on ne peut, à leur égard, invoquer une stase mécanique sanguine. Ainsi, certains individus sont pris d'hématémèse, de melæna, avant tout autre symptôme, et comme *signe avant-coureur*, à une

<hr>

1. *Annales de laryngologie et d'otologie*, juillet, août 1897.
2. Balzer. *Revue mensuelle*, 1877, p. 514.
3. Audibert. Th. de Paris, 1874. — Dussauzay. *Loc. cit.*
4. Letulle. *Phys. médicale*, novembre 1898.

époque où il n'existe encore ni circulation supplémentaire, ni ascite, ni aucun des signes qu'il est d'usage de regarder comme un indice d'obstacle à la circulation hépatique. Alors, pour expliquer ces hémorrhagies, on invoque une *dyscrasie* sanguine due à l'altération des fonctions hépatiques. Cette dyscrasie sanguine, qu'on retrouve à son *maximum* dans l'ictère grave, et qu'on ne peut contester dans les cas de cirrhose avancée, me paraît peu admissible au début même de la lésion hépatique. Il faut donc invoquer d'autres causes, et l'on peut se demander si les origines du système porte, veinules périphériques de l'estomac et de l'intestin, ne peuvent pas être, dès le début de la maladie, le siège d'altérations qui créent la fragilité de ces vaisseaux.

L'ictère n'est pas un symptôme de la cirrhose atrophique, et quand il apparaît, c'est habituellement un ictère léger urobilinique (hémaphéique).

Certains malades atteints de cirrhose atrophique, à qui l'on fait avaler 150 grammes de sirop de sucre, deviennent *temporairement glycosuriques*. Le sucre absorbé dans l'intestin passe dans la circulation générale et dans l'urine sans avoir été arrêté dans le foie ; cette glycosurie expérimentale tient soit à l'obstruction du système porte, soit à l'altération des cellules hépatiques[1]. L'abaissement du chiffre de l'urée est encore un signe d'insuffisance hépatique[2].

Hanot[3] a signalé l'existence de *varices lymphatiques* abdominales, à direction transversale avec arborisations.

Marche. Terminaison. Durée. — Dans ses formes classiques, la cirrhose atrophique est une maladie *apyrétique* et *chronique*. Il y a des cas, rares il est vrai, où elle parcourt son évolution sans révéler sa présence par des symptômes bruyants, et l'on est surpris, à l'autopsie, de découvrir une cirrhose atrophique chez des gens qui ont succombé à une autre maladie. Habituellement elle dure une ou deux années,

---

1. Roger. Glycosurie hépatique. *Rev. de méd.*, novembre 1886.
2. Gouraud. Soc. de biologie, 8 novembre 1902.
3. *Congrès de méd. int.* Lyon, 1894

et dans quelques circonstances, sous l'influence d'un traitement efficace, elle peut être enrayée. Tantôt le malade meurt du fait de la cachexie (amaigrissement, diarrhée, œdème, muguet); tantôt sa fin est hâtée par l'adénome hépatique, par une *complication*, par une maladie intercurrente : *péritonite, pneumonie*, érysipèle, endocardite infectieuse, cholécystique suppurée, abcès du foie, néphrite, phlébites, *hémorrhagies*, par la *tuberculose*, qui est fréquente et dont les localisations sont multiples : foie, péritoine (Rendu[1]). Quelques malades succombent avec les signes d'un vrai choléra, diarrhée profuse, algidité, coma, infection secondaire due au coli-bacille (Hanot). Parfois enfin éclatent des symptômes d'*ictère grave* qui enlèvent rapidement le malade. On verra, au chapitre de l'ictère grave, comment le foie, déjà altéré et devenu impropre à la défense, se laisse envahir par les toxines et par les infections qui créent les ictères graves secondaires.

La cirrhose atrophique n'est pas fatalement mortelle : dans quelques cas, elle peut rétrocéder et guérir, mais ces cas heureux se voient surtout avec les formes *hypertrophiques* de la cirrhose alcoolique que je vais décrire au chapitre suivant.

Cirrhose atrophique aiguë. — La cirrhose atrophique n'a pas toujours la forme vulgaire et chronique que je viens de décrire. Hanot a publié quatre observations dans lesquelles la cirrhose avait suivit une marche fébrile et rapide d'une durée comprise entre deux et six mois. Dès le début, dit Hanot à qui j'emprunte cette description[2], on note des douleurs plus ou moins vives dans l'hypochondre droit; l'ascite est précoce et peut apparaître avant tout développement anormal les veines abdominales sous-cutanées. Il s'y joint bientôt un œdème assez considérable des membres inférieurs, voire même des supérieurs. La teinte subictérique, les hémorrhagies des muqueuses, les suffusions san-

1. Rendu. Article Foie, *loco citato*, p. 109.

2. Hanot. Cirrhose atrophique à marche rapide. *Arch. de méd.*, juin et uillet 1892.

guines sous-cutanées, sans avoir l'intensité qu'elles présentent dans l'atrophie jaune aiguë, sont plus fréquentes et plus accusées que dans la cirrhose atrophique ordinaire. La mort survient au milieu de l'ensemble symptomatique décrit sous le nom d'*acholie*.

A l'autopsie, on trouve le foie plus ou moins atrophié, granuleux, dur, et par conséquent comparable au foie de la cirrhose atrophique vulgaire. Mais l'examen histologique révèle des différences essentielles. Ces différences ne s'accusent pas dans le mode de répartition du tissu scléreux, car ce tissu scléreux est *systématiquement* réparti suivant le processus de la cirrhose vulgaire; les différences tiennent aux lésions des cellules hépatiques. Tandis que dans la cirrhose vulgaire l'altération du protoplasma des cellules est lente à se produire, tardive et incomplète, dans la cirrhose atrophique aiguë la dégénérescence cellulaire est rapide, généralisée et complète. Un grand nombre de cellules sont converties en véritables gouttelettes graisseuses, et l'on dirait que l'atrophie jaune est venue compliquer la cirrhose. Aussi les importantes fonctions du foie étant rapidement anéanties, on voit survenir le tableau clinique de l'ictère grave et de l'acholie. Ceci prouve, une fois de plus, que, « dans les cirrhoses, au point de vue anatomo-pathologique, le diagnostic est lié à la topographie de la néoformation conjonctive, le *pronostic à l'état de la cellule hépatique* » (Hanot).

Diagnostic. — Au début, le diagnostic de la cirrhose atrophique du foie c'est guère possible, faute de signes suffisants; plus tard, il s'accuse plus nettement, dès l'apparition de l'ascite et de la circulation complémentaire, et néanmoins il offre encore quelques difficultés. Ainsi la *péritonite tuberculeuse chronique*[1] a bien fait des symptômes communs avec la cirrhose : mêmes troubles digestifs, amaigrissement progressif, météorisme abdominal, ascite, et, comme il n'est pas toujours possible de constater d'une

---

1. Jaccoud. *Clin. de la Charité*, p. 110.

part, l'atrophie du foie, et d'autre part, les lésions du péritoine, il faut rechercher ailleurs les éléments du diagnostic. Dans la péritonite chronique tuberculeuse, le liquide péritonéal est moins abondant, moins facile à déplacer que dans la cirrhose ; les flancs sont moins étalés, la région péri-ombilicale est moins saillante, la sensation d'ondulation liquide est moins nette. La circulation complémentaire, qui n'est qu'à l'état d'ébauche dans la péritonite, est souvent très développée dans la cirrhose. Les hémorrhagies, l'hypertrophie de la rate et la teinte subictérique des téguments appartiennent plutôt à la cirrhose. Enfin, le sujet atteint de tuberculose abdominale est habituellement atteint de *tuberculose pulmonaire.*

La péritonite chronique des *alcooliques* que j'ai signalée dans le cours de cet article a également plusieurs signes communs avec la cirrhose du foie (ascite, troubles dyspeptiques) ; l'erreur est parfois d'autant plus difficile à éviter que les cirrhotiques sont le plus souvent des alcooliques.

Le *cancer du péritoine* (péritonite cancéreuse) peut être accompagné d'ascite et de circulation collatérale, mais ces symptômes sont beaucoup moins développés que dans la cirrhose, la palpation permet de constater des nodosités ou des indurations, et le liquide ascitique retiré par la ponction a souvent une teinte hémorrhagique.

La précocité ou l'importance de l'*hématémèse* et du *melæna* est parfois une cause d'erreur ; trop souvent on met ces symptômes sur le compte de lésions ulcéreuses ou cancéreuses de l'estomac et de l'intestin, alors qu'ils sont les signes avant-coureurs de la cirrhose hépatique. J'en dirai autant de l'*œdème* des membres inférieurs, œdème qui est parfois précoce et qui ne doit pas être rattaché à une lésion cardiaque.

La *pyléphlébite* (inflammation de la veine porte) provoque une ascite considérable et une circulation collatérale très développée : mais la *marche aiguë* de la pyléphlébite et l'ictère qui accompagne parfois cette lésion sont des éléments suffisants de diagnostic.

Enfin il faut distinguer la cirrhose trophique vraie des hépatites scléreuses qui sont associées aux maladies des reins et du cœur.

- **Étiologie.** — La cirrhose atrophique est une maladie de l'âge adulte; fréquente chez nous, plus fréquente encore chez les peuples du Nord, notamment en Angleterre. Au nombre de ses causes il en est une qui est dominante, c'est l'*alcoolisme* sous toutes ses formes, aussi la maladie est-elle décrite sous le nom de *cirrhose alcoolique*. Le *mécanisme* de la lésion est facile à saisir, le poison étant transporté au foie par les veines portes.

Tantôt l'alcoolisme est produit par le vin, par le *vinisme* (Lancereaux), et le malade, avant l'éclosion de sa cirrhose, présente souvent des pituites matinales, du tremblement des mains, des rêvasseries nocturnes; tantôt l'alcoolisme est produit par des liqueurs spiritueuses et riches en essences aromatiques. Ces deux causes sont souvent réunies, et mieux l'individu supporte la boisson, plus il en prend, et plus sûrement il arrivera à la cirrhose. Les enfants ne sont pas à l'abri de la cirrhose alcoolique[1].

De nombreuses expériences ont été faites pour reproduire sur les animaux la cirrhose alcoolique, mais les résultats qu'elles ont donnés ne sont pas concordants, preuve nouvelle qu'il est souvent difficile de conclure des animaux à l'homme. Sabourin ayant alcoolisé des cobayes, à dose croissante, pendant plusieurs semaines, a constaté à l'examen du foie, une phlébite capillaire autour des veines sus-hépatiques avec stéatose centro-lobulaire. Les résultats obtenus par Straus et Blocq sont différents[2]; une intoxication *alcoolique*, lente et très prolongée, est produite chez des lapins; l'examen histologique du foie de ces animaux met en évidence une cirrhose systématique portale, tandis qu'on ne trouve *aucune trace* de cirrhose centrale sus-hépatique. Laffile, dans ses expériences sur des

1. Saunal. *Cirrhose alcoolique chez les enfants*. Th. de Paris, 1892.
2. Straus et Blocq. Étude expérimentale sur la cirrhose alcoolique du foie. *Arch de physiol.*, octobre 1887.

lapins alcoolisés, a trouvé à l'examen du foie des lésions cellulaires sans lésions vasculaires[1].

Cirrhose par auto-infection gastro-intestinale. — On a fait jouer à l'alcoolisme une part trop prépondérante dans la pathogénie des cirrhoses du foie. Que l'alcool soit un facteur sclérogène, d'accord; mais il est loin d'être le seul; on s'est trop hâté de voir partout et toujours l'alcoolisme. Bon nombre de cirrhotiques ne sont nullement alcooliques, il faut donc chercher ailleurs la cause de leur cirrhose. Cette cause paraît exister dans les poisons qui s'étalaient sur toute la longueur du tractus gastro-intestinal, et qui deviennent dans quelques circonstances la source d'une auto-intoxication qui retentit directement sur le foie.

Les poisons du tube digestif ont des origines multiples[2]; certains viennent des aliments : viandes putréfiées, charcuterie, poissons et crustacés avariés, eaux putrides, etc. Sous l'influence des microbes du tube digestif, les fermentations gastro-intestinales donnent naissance à une série de poisons : acide butyrique, acide acétique, acide valérianique, acide lactique, acide oxalique, etc., sans compter l'indol, le scatol, les phénols, et les toxines fabriquées par les agents microbiens, notamment par le coli-bacille.

Boix a expérimenté l'action de tous ces poisons sur des lapins, en ayant soin de les faire ingérer à doses peu élevées et longtemps prolongées[3]. Par l'ingestion de l'acide butyrique il a pu réaliser la cirrhose atrophique de Laënnec; par l'ingestion des acides lactique et valérianique il a déterminé également des lésions cirrhotiques; par l'ingestion de l'acide acétique il a provoqué des lésions scléreuses du foie encore plus accentuées. Des résultats analogues ont été obtenus avec des cultures vivantes et avec les toxines de coli-bacille. En résumé, dit Hanot, « les très intéressantes recherches de Boix prouvent que les acides organiques de

1. Laffite. Th. de Paris, 1892.
2. Charrin. *Poisons de "organisme.* Paris, 1893.
3. Boix. *Le foie des ayspeptiques et la cirrhose par auto-intoxication d'origine gastro-intestinale.* Th. de Paris, 1895.

la digestion peuvent produire par ingestion une cirrhose
hépatique, les uns plus facilement que les autres. A l'état
normal, le foie résiste à ces poisons journaliers, s'il faiblit,
ou s'il est déjà affaibli, *ab ovo*, l'action toxique se produit
et la cirrhose hépatique par auto-intoxication d'origine
gastro-intestinale survient[1] ».

Il est évident que chez l'homme les choses se passent
un peu différemment que chez le lapin en expérience; il
faut compter, chez l'homme, avec des facteurs multiples,
avec l'hérédité, avec l'adultération du foie par des infections antérieures ou concomitantes, avec la tendance, issue
peut-être de l'arthritisme, à fabriquer des tissus scléreux;
ici comme ailleurs le problème pathogénique est souvent complexe, et cependant, logiquement et expérimentalement, on
ne peut refuser une part bien importante à l'intoxication gastro-intestino-hépatique dans la détermination des cirrhoses.

Le processus infectieux gastro-intestino-hépatique n'a-
boutit pas toujours à la cirrhose confirmée, il détermine
dans le foie une série de lésions congestives, phlegmasiques,
cirrhotiques dont voici les principales variétés :

Dans une première variété, le foie est plus congestionné
que cirrhosé, il est gros, il est sensible à la pression; le
malade éprouve une sensation de pesanteur et de gêne à
l'hypochondre droit, il a facilement une teinte subictérique;
le volume de son foie augmente ou diminue suivant que le
sujet traverse des phases de dyspepsie plus ou moins
accentuées. « Sur 389 observations personnelles de dilatation
de l'estomac, dit Bouchard, j'ai reconnu que la tuméfaction
du foie s'observe dans la proportion de 23 pour 100; pour
ne rien préjuger je donne à cette altération le nom de
gros foie. C'est là un exemple de *gros foie dyspeptique* (Boix),
la dénomination de dyspepsie voulant dire, par abréviation,
altération du foie consécutive à des troubles dyspeptiques.

Dans cette variété de gros foie dyspeptique aussi bien
chez les adultes que chez les enfants[2], le foie subit de véri-

1. Hanot. *Congrès de Bordeaux*, 1895, p. 158.
2. Millon. Th. de Paris, 1894.

tables poussées congestives et ce n'est qu'à la longue qu'il peut aboutir à un véritable état cirrhotique.

Le foie cirrhotique par auto-intoxication intestinale est un foie gros, dur, peu ou pas douloureux, sans ictère, sans ascite, sans circulation collatérale, sans splénomégalie. Le foie déborde les fausses côtes de plusieurs centimètres, et mesure 20 à 25 centimètres de hauteur sur la ligne mamelonnaire : il a une surface lisse et sans bosselures, « il est remarquablement dur, *on le dirait en bois*[1] ». Cette hypertrophie ligneuse du foie persiste pendant des années sans entraîner aucune gravité, l'organe continuant à remplir suffisamment bien ses fonctions. Parfois cependant on constate quelques poussées aiguës caractérisées par des troubles dyspeptiques, par des douleurs à l'hypocondre, par l'apparition de l'urobiline dans les urines. Dans cette variété de cirrhose, le foie reste gros et ne paraît pas devoir aboutir à l'atrophie (tandis que le foie expérimental est atrophié). Chez les malades en question, on ne trouve ni alcoolisme, ni paludisme, ni syphilis, ni diabète, ni tuberculose, ni aucune cause, en en mot, qui puisse expliquer cette cirrhose.

Et c'est bien d'une cirrhose qu'il s'agit, car dans un cas[2] il a été possible de faire l'examen histologique d'un de ces foies cirrhosés par auto-intoxication intestinale. On a constaté toutes les lésions des cirrhoses biveineuses, une véritable cirrhose monocellulaire : sclérose des espaces porto-biliaires envahissant l'intérieur du lobule hépatique ; le processus atteint les veines portes péri-lobulaires, la veine centrale du lobule et les capillaires portes ; par place, la lumière de la veine porte a complètement disparu.

Étant données les relations qui existent entre l'*appendicite* et le foie (voyez le chapitre du Foie appendiculaire), je serais tout disposé à joindre l'intoxication appendiculaire aux intoxications intestinales qui apportent leur contingent aux cirrhoses du foie.

1. Cette description a été présentée au Congrès de Rome par Hanot et Boix. Th. de Boix, p. 118.
2. Examen fait par Suchard, relaté dans la thèse de Boix.

On a décrit une cirrhose du foie d'origine *saturnine*[1].

Traitement. — Le *pronostic* des cirrhoses du foie n'est pas aussi fatal qu'on le supposait il y a quelques années, à la condition toutefois de faire intervenir un traitement efficace. Il ne faut pas dédaigner le traitement *local* : ventouses sèches, pointes de feu, vésicatoires, cautères suppurés, appliqués à la région hépatique. Le régime lacté, l'iodure de potassium, l'hydrothérapie, forment l'ensemble du traitement général.

Pour ma part, je ne connais aucun traitement qui ait l'efficacité du *régime lacté* : tous les jours trois litres de lait et des laitages, pendant six mois. Je reviendrai sur ce traitement à l'un des chapitres suivants consacré à la curabilité des cirrhoses du foie. Je prescris volontiers l'iodure de potassium, *mais à très faible dose*, 20 centigrammes par jour, en deux fois, sans jamais cesser pendant un an. Il est évident qu'on a d'autant plus de chance de réussir que la maladie est soignée plus près de son début.

Au cas d'*ascite*, quelle conduite faut-il tenir? Si l'épanchement péritonéal atteint de fortes proportions, si le diaphragme refoulé entrave le fonctionnement normal des poumons, il faut pratiquer la ponction et retirer le liquide. Le lieu d'élection de la *paracentèse* abdominale est le milieu d'une ligne qui joindrait l'ombilic à l'épine iliaque antéro-supérieure. Je conseille de pratiquer la ponction avec un trocart de *petite dimension*, préalablement stérilisé. Une fois la ponction pratiquée, on adapte à la canule de ce trocart un tube en caoutchouc qui pend jusque dans le vase destiné à recevoir le liquide, et qui, par son rôle de siphon, vide le liquide péritonéal d'une façon *lente* et *continue*. Cette opération, toute bénigne qu'elle est, a parfois été suivie de quelques accidents, les uns immédiats, tels que la syncope, les autres tardifs, tels que l'érysipèle, débutant par l'orifice cutané de la plaie et se propageant jusqu'au péritoine. Ces accidents sont toujours évités si l'on pratique la paracentèse abdo

1. Fialon. *Cirrhose hépatique d'origine saturnine.* Th. de Paris, 1897.

minale avec un trocart de *moyenne dimension* et avec les précautions aseptiques voulues. Avec un gros trocart, l'opération est plus vite terminée, j'en conviens, mais c'est au détriment du malade, car l'écoulement rapide du liquide entraîne plus facilement la syncope, la plaie reste plus facilement béante et fistuleuse, et une infection secondaire, faute de soins, se propage plus aisément de l'orifice cutané à l'orifice péritonéal. L'opération terminée, on fait le pansement. Le malade doit rester pendant quelques heures couché sur le dos, ou incliné du côté opposé à la ponction. Cette position du malade a pour but d'empêcher le suintement qui pourrait se produire par la petite ouverture de la plaie si le malade s'inclinait du côté de la ponction.

L'évacuation de l'ascite donne au malade un très grand soulagement, mais le plus souvent l'ascite se reproduit après quelques jours ou quelques semaines ; on recommence alors l'opération dès qu'on la juge nécessaire. Cependant, il est des cas où, après une, deux, trois ponctions, l'ascite ne reparaît pas ; il y a même des cas où le malade s'améliore au point que la guérison semble possible. Cette question de la disparition définitive de l'ascite et de la curabilité de la cirrhose sera reprise à l'un des chapitres suivants spécialement consacré à cette étude.

On a mis en usage un traitement *chirurgical* de la cirrhose du foie et de l'ascite cirrhotique (opération de Talma et Morisson). On a pensé qu'on pourrait obtenir un bon résultat si l'on trouvait le moyen de détourner en partie la circulation de la veine porte en l'affranchissant des obstacles qu'elle trouve dans le foie cirrhosé. Cette hypothèse laissait du reste à désirer. Quoi qu'il en soit, on a essayé de créer des voies de dérivation. Eck a proposé d'établir une communication directe entre la veine porte et la veine cave inférieure ; on n'a pas donné suite à ce genre d'opération.

Talma a eu l'idée de remédier aux obstacles de la circulation porte en établissant des anastomoses veineuses de dérivation entre les veines portes splanchniques et les veines des parois abdominales. Pour cela, il a fixé le grand épiploon à la paroi de l'abdomen. Morisson a cherché à obtenir une plus large soudure. Les résultats de l'opération ont été diversement interprétés ; ils ont été favorables, disent les uns ; ils ont été mauvais, disent les autres. Il s'en faut que la question soit jugée.

§ 6. CIRRHOSE ALCOOLIQUE HYPERTROPHIQUF RÉGÉNÉRATION DU FOIE

La cirrhose alcoolique hypertrophique[1] ne forme pas une entité morbide nettement définie. Entre la cirrhose alcoolique à foies atrophiés et à foies volumineux, il y a place pour une foule d'intermédiaires. Toutefois, je ne vois pas bien comment un même facteur (boissons alcooliques) peut provoquer tantôt le foie atrophié et quasi mortel de la cirrhose de Laënnec, tantôt le gros foie souvent curable de la cirrhose hypertrophique. Il y a là une pathogénie qui ne me satisfait pas. La clinique nous apprend que le gros foie alcoolique reste souvent gros après la guérison de l'ascite, et l'expérimentation nous enseigne que les urines habituellement hypertoxiques et convulsivantes au cas de cirrhose atrophique ont une toxicité normale au cas de cirrhose alcoolique hypertrophique.

Si l'existence d'une hypertrophie initiale dans la cirrhose atrophique n'est pas improbable, elle peut être considérée comme exceptionnelle. Lorsque, chez des alcooliques, le foie est hypertrophié, tantôt l'organe se rétracte et reprend son volume normal, tantôt il conserve ses dimensions exagérées. Dans ce dernier cas, la cirrhose alcoolique hypertrophique est constituée (Hanot et Gilbert).

Les symptômes initiaux aussi bien que l'étiologie diffèrent peu de ceux de la cirrhose vulgaire. Plus tard, à sa période d'état, la cirrhose hypertrophique, comme l'atrophique, peut être latente ou fruste, sans symptômes cardinaux tels que la circulation collatérale ou l'ascite. Elle peut être

1. Hanot et Gilbert. De la cirrhose alcoolique hypertrophique. *Soc. méd. des hôpit.*, 25 mai 1890.

riche en symptômes. « Les troubles dyspeptiques, le changement de coloration des fèces, les modifications physiologiques et chimiques de l'urine, la teinte jaunâtre des téguments, l'apparition de varicosités et de nævi vasculaires, les hémorrhagies par diverses voies, et particulièrement les épistaxis et les gastrorrhagies, l'ascite, la dilatation des veines sous-cutanées abdominales, les varices hémorrhoïdales, la splénomégalie, la diminution des forces et de l'embonpoint, appartiennent également aux formes hypertrophique et atrophique de la cirrhose alcoolique » (Hanot et Gilbert). La dilatation des veines sous-cutanées abdominales est assez faible. Elle ne présente que par exception un grand développement.

Le foie dépasse le rebord costal de plusieurs travers de doigt; il est ferme, son rebord est mousse et sa surface est parfois hérissée d'inégalités. Son diagnostic est à faire avec le foie syphilitique, le foie paludéen et graisseux.

La connaissance de la cirrhose alcoolique hypertrophique est surtout intéressante au point de vue du *pronostic*. On sait que dans ces derniers temps la curabilité de la cirrhose a été à l'ordre du jour; or les deux tiers des cas publiés de cirrhoses améliorées ou guéries se rattachent à la forme que nous étudions (cas de Troisier, de Semnola, Dujardin-Beaumetz, Bouchard, Proust, Rendu, Gaucher, Millard, Dieulafoy, Lancereaux). L'ascite rétrocède, les veines sous-cutanées et hémorrhoïdales s'affaissent. Le foie peut se rétracter, mais le plus souvent incomplètement. Millard a cité un cas où la rate elle-même s'était rétractée. Il faut savoir que parfois la curabilité est passagère et l'ascite peut reparaître sous l'influence d'excès alcooliques. Enfin, il est des cas où la cirrhose avec gros foie peut entraîner la mort à la façon de la cirrhose atrophique.

Les caractères *anatomiques* sont les suivants. Le poids du foie peut varier entre 2 et 3 kilos; ses bords sont mousses, sa couleur est jaune rosé. Sa surface, après arrachement de la capsule de Glisson, est hérissée de saillies inégales, mais moins nombreuses que dans la cirrhose atrophique. La surface de

la section est plus lisse que celle de la cirrhose de Laënnec,
mais se montre divisée en granulations jaunâtres par des
anneaux fibreux rosés. « Les anneaux cirrhotiques contiennent la totalité des espaces portes et la majorité des veines
du système sus-hépatique. » Le tissu scléreux est sillonné
d'angiectasies capillaires et de néo-canalicules biliaires.

La cirrhose alcoolique hypertrophique est donc, comme la
cirrhose atrophique, une *sclérose annulaire et péri-veineuse.*
Où donc chercher la raison de l'hypermégalie du foie? Peut-
être dans les nombreuses angiectasies capillaires qui sillonnent les anneaux fibreux, peut-être encore dans l'hypertrophie des cellules hépatiques, qui tendent à l'orientation
concentrique que l'on observe dans l'hépatite nodulaire.

La première condition du traitement est la suppression
de l'alcool. Le régime lacté aussi exclusif que possible et
longtemps prolongé, les iodures à très faible dose, les diurétiques, l'hydrothérapie, peuvent opérer la guérison et
amener la rétrocession de l'ascite.

Régénération du foie. — La cirrhose hypertrophique que
je viens de décrire est de même nature que la cirrhose
atrophique. Toutes deux présentent la même topographie
de néoformation conjonctive, toutes deux ont même étiologie, souvent l'alcoolisme; toutes deux ont même symptomatologie (ascite, dilatation des veines sous-cutanées
abdominales, splénomégalie, etc.); et leur évolution seule
est différente. La cirrhose hypertrophique, comme le démontrent les exemples que nous venons de citer, possède
une tendance naturelle à la guérison. Quelle peut être la
cause de cette bénignité relative? Des recherches récentes
se sont efforcées de l'expliquer[1]. Mon interne Kahn[2] a
fait sur ce sujet une thèse remarquable.

S'appuyant sur l'expérimentation, comparant les faits
observés dans certaines affections du foie, les auteurs qui
ont étudié cette question admettent que la cirrhose alcoo-

1. Hanot. *Bull. de la Soc. méd. des hôpit.*, 10 juillet 1896. — *Presse
méd.*, avril 1895.
2. Kahn. *De la régénération du foie.* Th. de Paris, 1896.

lique hypertrophique est un exemple d'hyperplasie compensatrice, qu'il s'agit là d'un phénomène de régénération, bien mis en lumière ces derniers temps. Il est utile de donner quelques détails sur cette notion qui nous paraît devoir jouer un grand rôle dans la conception et dans la classification des cirrhoses.

L'expérimentation prouve que la glande hépatique possède à un haut degré la faculté de se régénérer. Ponfick le premier, von Merster, Plœck, Kretz, montrent qu'il est possible de pratiquer, sans danger pour la vie de l'animal (chien, lapin, rat), l'ablation de la moitié et même des trois quarts du foie. L'animal reprend l'appétit et se rétablit peu à peu au bout de quelques jours. On voit alors le reste du foie s'hypertrophier de manière à doubler ou à tripler de volume en 3 ou 4 semaines. Au bout de 36 jours, en moyenne, le tissu hépatique est régénéré, de telle façon que la partie néoformée atteint un poids qui dépasse même quelquefois celui d'un foie normal. Cette régénération résulte de l'hypertrophie de l'organe et surtout de l'hypertrophie des cellules hépatiques. Les lobules atteignent des dimensions trois ou quatre fois plus considérables que les lobules normaux. On peut les reconnaître à l'œil nu. La prolifération cellulaire débute par la périphérie du lobule et gagne progressivement vers le centre. Cette prolifération est régulière et les parties néoformées gardent le type anatomique primitif. L'étude histologique prouve qu'il s'agit bien d'hyperplasie proprement dite et les dosages de l'urée semblent bien justifier la désignation de compensatrice. A la suite de l'ablation du foie, le chiffre de l'urée s'abaisse. Cette diminution est proportionnelle à la quantité de foie enlevée. Quelque temps après l'opération (10 à 15 jours) on voit le taux de l'urée s'élever progressivement et atteindre même le chiffre antérieur.

Ce sont ces résultats expérimentaux qu'on a transportés dans le domaine de la pathologie humaine. Les kystes hydatiques du foie ont fourni les premiers exemples de régénération (Durug, Hanot, Chauffard, Kahn). C'est qu'en effet ces affections parasitaires réalisent à peu près les conditions des expériences de Ponfick. Une partie du parenchyme hépatique, le lobe droit le plus souvent, se trouve détruit par la tumeur. Dans tous les cas observés, il existe une hypertrophie *vicariante* du lobe gauche. Dans un des cas, ce lobe à lui seul pèse plus qu'un foie normal entier. A l'œil nu on distingue l'augmentation de volume des lobules. Au microscope, les trabécules hépatiques sont hypertrophiées, composées de cellules plus grandes que normalement, contenant 2, 5, même 4 noyaux, où l'on peut constater des figures de karyokinèse. Fait remarquable, les colonnettes hépatiques ne conservent plus leur ordination normale; ici comme dans les expériences, le lobule n'existe plus. Les travées dans certains cas sont flexueuses, disposées sans ordre, irrégulièrement; dans d'autres cas, les plus fréquents, les travées tendent à l'orientation concentrique que l'on observe dans l'hyperplasie nodulaire.

Ce processus de régénération, qui existe dans le kyste hydatique du foie et que j'ai décrit dans le kyste hydatique de la rate, a été retrouvé à un haut degré par Hanot dans la cirrhose hypertrophique qui nous occupe. Il nous donne la clef de l'évolution différente des deux formes, atrophique et hypertrophique, des cirrhoses dites alcooliques. Dans la première, la plupart des cellules sont détruites ou en voie de dégénérescence graisseuse; dans la seconde, non seulement les cellules ne présentent pas d'altération, mais encore trouve-t-on, par places, des foyers d'hyperplasie; des cellules en voie de prolifération karyokinétique et des formations nodulaires concentriques, comparables en tous points à celles qui existent dans les cas de kystes hydatiques. Ici encore, la conception de la compensation dans la cirrhose alcoolique hypertrophique est contrôlée par la clinique. Nous avons vu, en effet, que la toxicité urinaire, au lieu d'être augmentée comme dans la forme atrophique, reste normale. De plus les recherches faites sur l'urobilinurie et la glycosurie alimentaire montrent le parfait état de la cellule. Dans la cirrhose alcoolique, cette régénération peut être diffuse et donner l'aspect microscopique que nous venons de décrire; le foie est augmenté dans toute sa masse, se localise soit à un lobe (cirrhose atropho-hypertrophique), soit à une partie d'un lobe (cirrhose à gros bourgeonnements). Toutes ces modalités d'un même état pathologique diffèrent par leur aspect microscopique, mais elles se confondent par l'état de la cellule vivante et régénérée qui les caractérise. C'est surtout l'état de la cellule qui doit servir à classer les cirrhoses, il en commande l'évolution et le pronostic lui est intimement lié. Quant aux causes prochaines de cette réaction de l'organisme, de cette défense, elles restent dans certains cas assez obscures. Ce processus régénératif a surtout été constaté chez des individus jeunes, arthritiques.

Cette régénération, cette hyperplasie compensatrice, nous la retrouverons encore dans l'étude des autres cirrhoses, dans la cirrhose hypertrophique biliaire dont, pour Hanot, elle explique l'évolution. Elle se manifeste surtout par ces formations nodulaires concentriques. « De même, il est admissible que la lésion décrite par Kelsch et Kiener, par Sabourin, sous le nom d'hépatite nodulaire hyperplasique, dans certaines cirrhoses paludéennes, tuberculeuses, à gros foie, n'est que l'expression d'un processus de régénération plus ou moins développé, souvent insuffisant. »

L'ascite cirrhotique et la cirrhose elle-même sont curables, ainsi qu'on va le voir au chapitre suivant.

§ 7. CURABILITÉ DES ASCITES CIRRHOTIQUES ET DES CIRRHOSES DU FOIE

Il fut un temps où cirrhose et ascite cirrhotique étaient considérées comme incurables[1]; tout individu atteint de cirrhose du foie était condamné, au même titre, ou à peu près, qu'un individu atteint de cancer. Ces opinions devaient se modifier. Dès 1886, Troisier[2] faisait à la Société médicale

1. Saucerotte. *Gazette hebdomadaire*, 20 août 1886.
2. Troisier. *Société médicale des hôpitaux*, séance du 9 juillet 1886.

des hôpitaux d'intéressantes communications sur la curabilité de l'ascite cirrhotique, et rappelait à ce sujet les travaux de Lendet[1] et la thèse de M. Ribeton. Voici quelques
exemples qui donnent une idée de ce processus de curabilité.

(Troisier). Un homme entre à l'hôpital pour une ascite
avec œdème des membres inférieurs et circulation complémentaire abdominale; la quantité de liquide péritonéal est
évaluée à sept ou huit litres; le foie paraît augmenté de
volume, la rate est hypertrophiée. On porte le diagnostic de
cirrhose alcoolique et on prescrit le régime lacté absolu.
Sous l'influence de ce régime, les urines, qui ne dépassaient pas un demi-litre, montent à 5 litres, l'ascite diminue et en quelques semaines elle disparaît ainsi que
l'œdème des membres inférieurs. Depuis lors, l'ascite ne
s'est pas reproduite et l'état du malade est excellent.

(Descoust). Il s'agit d'un malade atteint d'ascite considérable avec œdème des jambes et teinte ictérique. Les urines
sont rares et non albumineuses, le cœur est sain. Chez cet
homme, adonné depuis longtemps aux boissons alcooliques,
on fait le diagnostic de cirrhose avec ascite. Les mêmes accidents, ascite, œdème des membres inférieurs, ictère,
existaient déjà quatre ans avant, puis avaient disparu
aussi longtemps que le malade cessa ses abus alcooliques.
Vulpian qui vit le malade lors de sa seconde attaque
cirrhotique, porta un pronostic fort grave. Peu de temps
après cette consultation, cet homme partit pour la campagne, on n'en eut plus de nouvelles et l'on supposa qu'il
était mort. Quelle fut la surprise de Descoust de le voir
entrer dans son cabinet, complètement rétabli, n'ayant plus
ni ascite, ni cirrhose, mais ayant absolument abandonné
l'usage du vin et des boissons alcooliques!

(Séailles). Un forgeron, ayant des habitudes alcooliques,
fut pris d'ascite et d'œdème des jambes. Le foie était volumineux et débordait les fausses côtes de 4 à 5 centimètres.

1. Lendet. *Clinique médicale de l'Hôtel-Dieu de Rouen*, 1874, p. 540.

C'était une cirrhose alcoolique à gros foie. On pratiqua la ponction abdominale qui donna issue à dix litres de liquide citrin. La reproduction du liquide fut si rapide, que du 28 janvier 1885 au 5 novembre de la même année, on dut pratiquer dix-huit ponctions qui donnèrent issue à 165 litres de liquide. Chaque ponction était suivie de soulagement, mais l'état cachectique s'accentuait et le malade dépérissait. Dès le début du traitement, on avait prescrit le régime lacté absolu. Après la dix-huitième ponction, l'ascite se reproduisait encore lorsque les urines devinrent abondantes, la circonférence de l'abdomen tomba de 114 centimètres à 102 et le liquide ascitique disparut complètement, bien que le foie restât hypertrophié. En quelques semaines, cet homme revenait à la santé; il reprenait son métier de forgeron et mangeait de bon appétit, mais, en fait de boisson, il avait remplacé le vin par le lait.

(Millard[1]). Il s'agit d'un homme d'habitudes alcooliques. Après une phase prodromique qui avait duré un an et demi (diarrhée, tympanisme abdominal, teinte jaunâtre, émaciation), apparaît un œdème des membres inférieurs et bientôt après l'ascite. Un médecin pratique la ponction et retire 10 litres de liquide clair. L'épanchement se reproduit rapidement. Millard constate une ascite considérable; le foie est volumineux, la rate est hypertrophiée. On prescrit le régime lacté exclusif. Dès lors l'ascite décroît progressivement, le foie et la rate diminuent de volume, l'amélioration suit son cours. En quelques mois la guérison est obtenue, l'ascite a complètement disparu, le foie et la rate ont repris leur volume normal, cet homme a retrouvé la santé; il est guéri de son ascite et de sa cirrhose alcoolique.

Un de nos confrères, ayant exercé autrefois la profession médicale en Bourgogne et faisant aujourd'hui de la médecine en amateur, vient parfois suivre ma visite à l'Hôtel-Dieu. Il a été atteint il y a une dizaine d'années d'ascite et de cirrhose alcoolique dont il est complètement guéri. Il

1. Millard. Note sur trois cas de guérison de cirrhose alcoolique (présentation des malades); *Soc. méd. des hôp.*, séance du 23 novembre 1888.

se plaît à raconter son histoire, comme preuve de la curabilité de l'ascite et de la cirrhose. On lui avait fait la ponction abdominale douze fois en deux ans et, se fiant aux
opinions anciennes sur le pronostic de la cirrhose, il se
crut perdu. Toutefois, il s'était mis au régime lacté exclusif
et il avait abandonné définitivement le bon vin de Bourgogne qu'il avait tant aimé. Progressivement l'œdème des
membres inférieurs disparut, les ponctions devinrent inutiles, l'ascite se résorba et en moins de deux années il
était complètement guéri.

(Kahn[1]). Une femme ayant des habitudes alcooliques
s'aperçoit un jour du développement progressif de son
ventre; bientôt après, elle est prise de légères poussées
ictériques, d'œdème des membres inférieurs et d'essoufflement. Elle entre dans le service de Hanot. On constate
une ascite considérable avec développement de la circulation supplémentaire; les membres inférieurs sont œdéma-
tiés, la teinte du visage est subictérique, ses selles sont
peu colorées, au moindre effort apparaît l'anhélation. Les
urines ne contiennent ni albumine, ni sucre; on y trouve
l'urobiline et le pigment rouge. On pratique la ponction
abdominale et on retire 15 litres de liquide citrin. La
malade est mise au régime lacté exclusif. Après la ponction, on peut apprécier plus facilement le volume du
foie qui est très volumineux. On fait le diagnostic de cirrhose alcoolique hypertrophique. Le liquide se reproduit si
rapidement qu'on est obligé de pratiquer une nouvelle
ponction à trois semaines de distance et on retire 17 litres.
Plusieurs autres ponctions sont faites aux dates suivantes :
Le 3 avril, issue de 24 litres. Le 20 avril, issue de 20 litres 1/2.
Le 6 mai, issue de 20 litres 1/2. Le 25 mai, issue de
20 litres. Le 26 juin, issue de 18 litres 1/2. Le 16 août, issue
de 17 litres. Le 10 octobre, neuvième et dernière ponction avec issue de 18 litres. A dater de ce moment, l'ascite
ne se reproduit pas, le foie diminue progressivement de

1. Kahn. *Étude sur la régénération du foie dans les états pathologiques.*
Th. de Paris, 1897.

volume, l'état général devient excellent et la malade finit par guérir. Chose essentielle, elle a été revue trois ans après; la guérison s'était maintenue.

J'ai eu, à l'Hôtel-Dieu, deux malades dont j'ai rapporté l'histoire dans une de mes leçons cliniques[1] consacrée à la curabilité de l'ascite et de la cirrhose. Voici le résumé de ces deux cas. Une femme arrive dans nos salles avec une ascite considérable que nous évaluons à une douzaine de litres. Interrogée sur l'évolution de sa maladie, elle nous raconte que le début des accidents remonte à sept mois, c'est-à-dire fin août 1897. A cette époque, elle remarqua qu'elle avait peine à mettre son corset, le ventre était plus tendu, plus développé que d'habitude. En fait de troubles digestifs, elles n'eut que quelques rares vomissements. En novembre apparaît un léger œdème des membres inférieurs, qui augmente bientôt au point de rendre la marche impossible. La miction devient difficile. C'est dans cet état qu'elle entre, le 2 février 1898, dans un service de chirurgie. On fait le diagnostic d'ascite consécutive à une lésion kystique de l'ovaire.

Le 5 février, on pratique une incision sur la partie médiane sous-ombilicale du ventre, et on retire une quinzaine de litres de liquide séreux. On examine les ovaires; ils sont sains; l'ascite n'est donc pas due à une lésion ovarique; on examine avec soin le péritoine, il est sain; il n'y a donc pas à penser à la forme ascitique de la péritonite tuberculeuse. On s'arrête alors au diagnostic d'ascite d'origine cirrhotique et, aussitôt la plaie abdominale cicatrisée, on fait passer la malade en médecine, dans le service de Chauffard. Les jours qui suivent l'évacuation du liquide ascitique, la malade se sent mieux, elle respire plus librement, les jambes sont moins œdématiées. On la soumet au régime lacté, et on prescrit l'oxymel scillitique. A dater du 15 février (dix jours après la laparotomie), l'ascite se reforme, l'œdème des jambes reprend son ampleur, les

---

1. *Clinique médicale de l'Hôtel-Dieu*, 1897. Dix-neuvième leçon.

urines sont moins abondantes. Le 2 mars, on retire
15 litres 1/2 de liquide citrin. L'œdème des jambes diminue
rapidement, et la malade quitte l'hôpital Cochin le 6 mars
pour rentrer chez elle. A son grand désespoir, l'œdème
reparaît aux jambes, le ventre se développe de nouveau, si
bien qu'elle doit garder le lit.

Le 15 mars, cette femme entre dans nos salles, se plai-
gnant, comme précédemment, du volume de son ventre, de
l'œdème des jambes et de difficulté à uriner. A l'examen
nous constatons la cicatrice récente de la laparotomie médiane; le liquide ascitique est très abondant et libre dans
la cavité péritonéale; le développement de l'abdomen et le
refoulement des anses intestinales rendent impossible, pour
le moment, la mensuration du foie. Le palper ne décèle ni
tumeur ni induration. Au flanc droit et à l'épigastre se
dessine une circulation collatérale assez développée. Les
urines ne contiennent ni albumine, ni sucre, ni urobiline;
l'épreuve de la glycosurie alimentaire reste négative. On
note l'existence de quelques hémorrhoïdes.

La constatation qui avait été faite, le ventre ouvert, sim-
plifiait singulièrement notre diagnostic; nous savions qu'on
n'avait trouvé ni dégénérescence kystique, ni tuberculose
péritonéale, et nous n'avions qu'à nous ranger au diagnostic d'ascite cirrhotique porté avant nous. Du reste, la
malade avait « un passé hépatique » avec lequel il faut
toujours compter; elle avait eu un ictère quelques années
avant. De plus, elle avait dirigé un débit de vin, ce qui est
une invite à l'alcoolisme. Quoi qu'il en soit, notre diagnostic
fut le suivant : ascite abondante liée à une cirrhose hépatique; intégrité relative de la cellule hépatique; troubles
vésicaux dus à l'abondance de l'ascite. La malade fut mise
au régime lacté absolu. L'iodure de potassium ne fut donné
que peu de temps.

Le 27 mars, l'ascite a pris de telles proportions qu'il faut
pratiquer la ponction. On retire seize litres d'un liquide
citrin très albumineux. Après évacuation, on sent fort bien
le bord inférieur du foie lisse et net; la percussion donne

une matité de 12 centimètres en hauteur. La cirrhose n'est donc pas atrophique, elle a plutôt une tendance hypertrophique. Les semaines suivantes, l'ascite se reproduit lentement; l'œdème des jambes persiste toujours. Le 16 mai, on fait une nouvelle ponction et on retire 15 litres 1/2 de liquide citrin. La malade continue son régime lacté, et se sent fort améliorée. Les mois suivants la situation est totalement modifiée; l'œdème des jambes est insignifiant et l'accroissement du liquide péritonéal est si lent qu'en deux mois et demi le ventre ne contient que quelques litres de liquide. Néanmoins, je fais pratiquer, le 2 août, une ponction qui donne issue à cinq litres de liquide. Depuis lors, on n'a plus constaté le moindre épanchement péritonéal, l'œdème des jambes a complètement disparu et cette femme se sent en parfait état. Cependant, je la laisse toujours au lit et au régime lacté. Le 15 octobre, c'est-à-dire deux mois et demi après la dernière ponction, je lui permets de se lever et j'ajoute à son régime lacté des œufs et des légumes. Elle quitte l'hôpital le 1er novembre, avec la promesse de continuer son régime. Elle est revenue nous voir à plusieurs reprises, et nous l'avons trouvée en pleine santé; elle mange à peu près tous les aliments, mais elle ne boit que du lait. Aux jambes, il n'y a plus trace d'œdème, l'ascite n'a jamais reparu, le foie a son volume normal. En résumé, chez cette femme atteinte d'ascite cirrhotique, on a retiré 67 litres de liquide en six mois, à savoir : Le 5 février, laparotomie, 15 litres. — Le 2 mars, 13 litres et demi. — Le 27 mars, 16 litres. — Le 16 mai, 15 litres et demi. — Le 2 août, 5 litres. — Depuis la dernière ponction (il y a sept mois et demi), la guérison ne s'est pas démentie.

J'ai observé un cas analogue chez un autre de mes malades de l'Hôtel-Dieu. Cet homme, courtier en vins, est entré dans notre service avec une ascite considérable. Interrogé sur le début de sa maladie, il raconte que le ventre a commencé à se développer il y a trois mois et a

acquis en six semaines un volume énorme. L'apparition de
l'ascite a été précédée de symptômes précirrhotiques :
troubles dyspeptiques, diminution de l'appétit, irrégularité
des selles, apparition d'hémorrhoïdes, tympanisme abdominal, épistaxis, amaigrissement, diminution des forces.
A notre examen nous trouvons le teint terreux, les conjonctives subictériques. Le ventre est très développé, il mesure
128 centimètres de circonférence au niveau de l'ombilic qui
est fort saillant; les flancs sont étalés, la peau est parcourue de veines dilatées, témoins de circulation complémentaire. La matité est complète aux flancs et à l'hypogastre, la sonorité n'apparaît qu'à partir de l'ombilic. La
sensation de flot est très nette. Nous évaluons à une
dizaine de litres la quantité de liquide ascitique épanché
dans le péritoine. Malgré le développement de l'abdomen,
on perçoit l'accroissement de volume du foie. En déprimant
brusquement la paroi avec les doigts placés verticalement,
on a, très nettement, la sensation du foie qui déborde les
fausses côtes de deux ou trois centimètres. L'hypertrophie
du foie est également démontrée par la matité qui atteint
15 centimètres dans le diamètre vertical. La rate est grosse.
Les urines sont en quantité normale et contiennent de
l'urobiline en faible proportion. Chose insolite, les jambes
ne sont pas œdématiées. Le cœur est normal.

Cet homme est un alcoolique; il est employé dans une
maison de vins et de spiritueux; il lui arrive de boire avec
les clients, dans une journée, six litres de vin et une
douzaine de petits verres de liqueurs. Voilà vingt-cinq ans
qu'il fait ce métier. L'alcoolisme chronique se traduit chez
lui par des symptômes tels que troubles dyspeptiques, cau-
chemars, douleurs et crampes dans les jambes, tremblement des mains et de la langue. Le diagnostic d'ascite
associée à une cirrhose alcoolique hypertrophique s'imposait; je ne vois même pas quel autre diagnostic on aurait
pu proposer. Le gros volume du foie ne venait pas à l'encontre de ce diagnostic; au contraire, le gros foie étant
souvent la caractéristique de la cirrhose alcoolique.

Malgré l'abondance de l'ascite, j'ajourne la ponction et je soumets le malade au repos complet et au régime lacté exclusif, auquel on ajoute tous les jours une cuillerée de vin diurétique de Trousseau. Cet homme qui, depuis vingt-cinq ans, absorbait tous les jours plusieurs litres de vin, sans compter les liqueurs, accepte fort docilement de se nourrir avec trois ou quatre litres de lait. Sous l'influence de ce régime, les urines deviennent plus abondantes et l'état général s'améliore. Après un mois de traitement, le ventre est plus souple, son volume est moindre, le traitement est continué dans toute sa rigueur et nous assistons à la guérison progressive de l'ascite et de la cirrhose. Pendant que le volume du ventre diminuait, les urines, dont l'émission journalière s'était élevée à 2 litres et demi, ne contenaient plus d'urobiline.

Après la disparition du liquide, on a pu sentir d'autant mieux le foie hypertrophié. L'amélioration a fini par aboutir à la guérison; quand le malade a quitté l'hôpital, le liquide péritonéal avait complètement disparu, l'état général était excellent, l'alimentation se composait de viandes blanches, pain et légumes; le vin était totalement supprimé et remplacé par 2 litres de lait. Nous avons revu le malade après sa sortie de l'hôpital; le foie avait repris son volume normal, la guérison ne s'était pas démentie et elle se maintiendra pourvu que cet ancien buveur ne reprenne pas ses habitudes alcooliques.

Les nombreuses observations que je viens de citer prouvent que l'ascite cirrhotique est curable; elle guérit après cinq ponctions (notre première malade); après douze ponctions (notre confrère de Bourgogne); après dix-huit ponctions (Séailles); après neuf ponctions (Kahn); après une ponction (Millard); parfois elle guérit sans ponction (cas de Troisier et notre second malade). Cette guérison de l'ascite n'est pas spontanée; elle est due au traitement, régime lacté, exclusif, boissons et médicaments diurétiques, suppression absolue de boissons vineuses et alcooliques. Deux facteurs contribuent à la guérison de l'ascite: d'une part,

le diurèse (la quantité des urines augmentant chez les gens
en traitement); d'autre part, la suppression totale des
boissons alcooliques, cause du mal

L'ascite cirrhotique est curable [1], fort bien, mais la cir-
hose du foie est-elle susceptible de guérison? Oui, la cir-
hose du foie peut guérir; je pense qu'elle est d'autant
lus curable qu'elle se rapproche davantage du type décrit
par Hanot et Gilbert sous le nom de « cirrhose alcoolique
et hypertrophique [2] » (type qui a fait l'objet du précédent
chapitre); elle est d'autant moins curable qu'elle s'éloigne
de ce type. Je m'explique : dans les cirrhoses à tendance
atrophique, dont le type est la cirrhose de Laënnec, les
lobules hépatiques subissent une telle destruction que la
maladie est incurable, mais il y a des cirrhoses alcooliques
à tendance hypertrophique, avec hyperplasie compensatrice
des éléments de l'organe. Grâce à cette hypertrophie compensatrice [1], mise en relief par Hanot [2], dans ses beaux travaux, et par mon chef de clinique Kahn [3], dans sa thèse,
les pertes subies par les territoires hépatiques cirrhosés
sont compensées, et au delà, par des territoires hépatiques
de formation nouvelle. C'est ce qui a été constaté chez un
malade de mon service qui était guéri de son ascite et de sa
cirrhose et qui succomba ultérieurement à un érysipèle.
L'étude anatomique de son foie présentait un intérêt de
premier ordre. Le foie pesait 2600 grammes. L'examen histologique pratiqué par un de mes chefs de clinique, Apert [4], a
démontré l'existence d'une cirrhose bi-veineuse à prédominance postale avec quelques particularités intéressantes.
Ainsi les capillaires intra-hépatiques s'étaient extrêmement
développés, tant dans le tissu scléreux que dans les lobules;
de cette façon la circulation porte s'était rétablie complète-

1. Villemin. *Curabilité des accidents péritonéo-hépatiques d'origine
hépatique.* Th. de Paris, 1890.

2. Hanot. De l'hypertrophie compensatrice dans la cirrhose alcoolique
hypertrophique. *Soc. méd. des hôp.*, séance du 10 juillet 1896.

3. Kahn. *Étude sur la régénération du foie dans les états pathologiques.*
Th. de Paris, 1897.

4. Apert. *Soc. méd. des hôpit.*, 16 janvier 1903.

ment. De plus, de nombreux centres de régénération cellulaire étaient apparus, ce qui expliquait la disparition des signes d'insuffisance hépatique.

Ainsi le remède est à côté du mal; le processus de régénération supplée au processus dégénératif, et, au lieu d'aboutir à l'atrophie de l'organe, le foie cirrhotique alcoolique peut aboutir à une hypertrophie telle que son poids dépasse de beaucoup le volume normal. La curabilité de l'ascite et de la cirrhose hépatique, sous l'influence d'un traitement approprié, est d'autant plus probable que la cirrhose se rapproche davantage du type de la cirrhose alcoolique à gros foie. Cliniquement, ce type diffère un peu de la cirrhose de Laënnec; la marché en est moins rapide, moins cachectisante, enfin et surtout le foie est gros.

Si nous reprenons les observations précédentes qui démontrent la curabilité de l'ascite et même de la cirrhose, nous voyons que dans ces cas-là l'hypertrophie du foie a été notée. Chez le malade de Troisier, le foie paraissait augmenté de volume. — Chez un des malades de Letulle, le foie était très gros et donnait à la percussion sur la ligne mamelonnaire une matité de 12 à 13 centimètres. — Chez le malade de Séailles, le foie était plus volumineux qu'à l'état normal, il débordait les fausses côtes de 4 à 5 centimètres. — Chez les trois malades de Millard, le foie était très gros; chez le malade de Hanot, le foie était très hypertrophié — Chez deux de nos trois malades, le foie était augmenté de volume.

La curabilité ne porte pas seulement sur l'ascite, elle porte également sur la cirrhose du foie pourvu que le traitement soit très longtemps continué. Néanmoins, toutes les cirrhoses, je le répète, ne sont pas aptes à guérir, la guérison est d'autant plus probable, que la cirrhose se rapproche davantage du type alcoolique hypertrophique.

Le *traitement* est bien simple. Il consiste à supprimer, *complètement* les boissons alcooliques de toute nature, vins, liqueurs, même les vins médicamenteux (Millard). Le malade doit être mis *au régime lacté absolu* lait et eau (eau de Vittel, eau d'Évian), avec ou sans lactose. Le malade

doit garder le repos. Si l'ascite est considérable, on donne
issue au liquide: si elle se reproduit avec intensité, on
pratique la ponction abdominale aussi souvent que c'est
nécessaire. L'amélioration et la guérison sont parfois faciles
à obtenir, parfois au contraire la guérison ne survient que
tardivement, après la cinquième ponction, comme chez
notre premier malade; après la neuvième, comme chez le
malade de Hanot; après la douzième, comme chez notre
confrère de Bourgogne; après la dix-huitième, comme chez
le malade de Séailles.

§ 8. CIRRHOSES HYPERTROPHIQUES

La *cirrhose hypertrophique biliaire*, qui fera l'objet du
chapitre suivant, ne résume pas, il s'en faut, toute l'histoire des cirrhoses hypertrophiques. En dehors de la cirrhose hypertrophique biliaire, il y a d'autres variétés de
foies hypertrophiés, avec ou sans ictère, qui méritent, elles
aussi, de nous arrêter, et que je vais esquisser dans les
exemples suivants :

1° Il y a d'abord une cirrhose hypertrophique *paludéenne*
dont le type est réalisé dans l'intoxication palustre, bien
étudiée par Kelsch et Kiener[1]. Ils ont constaté, dans le
foie d'individus morts de fièvre pernicieuse, « que non
seulement les vaisseaux portes et les capillaires des îlots
charriaient des globules blancs pigmentés, mais que les
cellules endothéliales de ces vaisseaux contenaient aussi
du pigment noir. Chez les malades qui succombent à la
suite de fièvres intermittentes de longue durée, ou avec la
cachexie palustre, ces auteurs ont vu les différentes formes
de cirrhose, généralement avec une *hypertrophie* du foie,
avec les lobules affectés d'hépatite parenchymateuse nodulaire (régénération du foie), avec des noyaux d'adénome

---

1. Kiener et Kelsch. Affections paludéennes du foie. *Arch. de physiol.*,
1878 et 1879. — Sabourin. Hépatite parenchym. nodulaire. *Arch. de physiol.*, novembre 1880, p. 925.

en même temps qu'avec la pigmentation plus ou moins marquée du tissu conjonctif de nouvelle formation et des cellules hépatiques ». (Cornil et Ranvier.)

2° Il y a une cirrhose *alcoolique hypertrophique*, biveineuse, que je viens de décrire à l'un des chapitres précédents.

3° Il y a une cirrhose hypertrophique biveineuse par auto-intoxication d'origine gastro-intestinale.

4° La *dégénérescence graisseuse* du foie avec augmentation du volume de l'organe est parfois accompagnée de lésion cirrhotique qui permet de décrire une variété de *cirrhose hypertrophique graisseuse*[1]. Cette variété s'observe surtout chez les alcooliques, ou chez des individus qui sont à la fois alcooliques et tuberculeux, que ce soit l'un ou l'autre de ces deux états qui ait ouvert la scène morbide[2]. Je n'insiste pas plus longuement sur cette variété, qui sera décrite à l'un des chapitres suivants avec le gros foie tuberculeux.

5° La *dégénérescence amyloïde* du foie, avec ou sans syphilis antérieure, sera étudiée plus loin. Elle est parfois associée à un certain degré de cirrhose qui fait de cette lésion une variété de cirrhose, tantôt hypertrophique, tantôt atrophique.

6° On trouve chez quelques malades atteints ou non, de *diabète sucré* une cirrhose presque toujours hypertrophique, à caractères spéciaux. Elle va faire l'objet du chapitre suivant.

§ 9. CIRRHOSE HYPERTROPHIQUE PIGMENTAIRE
DIABÈTE BRONZÉ — CACHEXIE PIGMENTAIRE

La maladie dont je vais m'occuper dans ce chapitre a reçu des noms divers. On l'a nommée cirrhose hypertro-

---

1. Hutinel. *France méd.*, 1881, n°ᵉ 50 et suiv. — Sabourin. *Arch. de physiol.*, juillet 1885.
2. Hayem et Giraudeau. *Gaz. hebd.*, 1883.

phique pigmentaire, ce qui n'est pas absolument vrai, car le foie pigmentaire peut n'être pas hypertrophié. On l'a encore nommée diabète bronzé, ce qui ne répond pas à la totalité des cas, car diabète et teinte bronzée des téguments peuvent faire défaut dans la cirrhose pigmentaire. La dénomination plus vague de cachexie pigmentaire serait mieux en rapport avec la réalité des faits.

J'ai eu l'an dernier, dans mon service, un malade atteint de cette cachexie pigmentaire. A son entrée, nous sommes frappé de la pâleur blafarde de son visage, la face est décolorée, mais la peau du front, des orbites et des pommettes ont une coloration bistrée qui rappelle un peu la teinte bronzée d'Addison. Cet homme peut à peine se tenir debout tant il est faible et cachectique. Nous l'examinons et nous nous trouvons en face d'un diagnostic des plus difficiles. D'une part le malade est couvert de larges ecchymoses purpuriques et d'autre part le foie est énorme. Les urines ne contiennent ni sucre ni albumine. L'analyse du sang montre qu'il n'y a pas d'augmentation de leucocytes; le caillot se rétracte normalement. Cet énorme foie et la teinte bistrée d'une partie du visage rappellent assez bien la cirrhose hypertrophique bronzée; toutefois je ne porte qu'avec réserve ce diagnostic qui cependant était le vrai. Quelques jours plus tard le malade succombe.

L'autopsie présente des particularités intéressantes. Le foie est gros, mais il est plus lourd que gros, car il pèse 3500 grammes au lieu de 1400 à 1500. Il est dur, il crie sous le couteau plus encore qu'un foie cirrhotique vulgaire; il semble que le couteau écrase des grains de sable. Enfin, et c'est là particularité qui arrête le plus notre attention, ce foie a une teinte tout à fait spéciale, *il est couleur de rouille*. Sur les coupes, de teinte rouillée, on voit des grains de cirrhose; ces grains et le tissu intermédiaire sont colorés de deux teintes rouille différentes. Ces caractères macroscopiques permettent déjà d'affirmer que ce foie est atteint de la curieuse lésion appelée cirrhose pigmentaire.

A l'examen microscopique et chimique fait par mon chef de clinique Apert[1], le diagnostic de foie pigmentaire est pleinement confirmé. Sur les coupes, on voit de larges bandes de tissu scléreux, irrégulièrement annulaires, fragmentant les lobules, englobant les veines sus-hépatiques aussi bien que les espaces portes; en un mot, c'est l'aspect d'une cirrhose biveineuse. Les lobules hépatiques sont enserrés dans ce tissu cirrhotique, et leurs cellules sont, par places, atteintes de dégénérescence vésiculo-graisseuse. Mais, ce qui est tout à fait spécial, et bien caractéristique de la lésion qui nous occupe, c'est la présence, dans les bandes de sclérose, de gros grains irrégulièrement polysphériques, de couleur jaune doré; à l'intérieur des cellules hépatiques, on trouve des grains de même couleur, mais beaucoup plus fins. Dans les cellules ils sont à peu près régulièrement répartis; dans les bandes de sclérose, au contraire, ils forment des traînées dans le sens des bandes scléreuses, et, par places, ils se réunissent en amas compacts.

Ces grains ont des caractères micro-chimiques bien particuliers: quel que soit le colorant employé, *ils gardent leur couleur jaune* et apparaissent en jaune au milieu des tissus colorés en rose, rouge ou bleu par les différents réactifs: même sur des coupes très minces et éclaircies au baume, ils apparaissent en beau jaune au milieu des tissus devenus tellement transparents qu'ils sont presque invisibles. Traités par les acides, par les alcalis, ces grains gardent cette même couleur jaune. Ils sont donc rebelles à tous les colorants et décolorants des matières organiques. En revanche, si on les traite par le sulfhydrate d'ammoniaque, ils prennent la teinte noire du sulfure de fer; si on les traite par le ferrocyanure de potassium et l'acide chlorhydrique, ils donnent la belle coloration bleue du ferrocyanure de fer (bleu de Prusse); ces grains sont donc formés de pigment ferrique.

1. Apert. Foie pigmentaire à la suite de purpuras répétés. *Bull. méd.* 1898, p. 665.

En résumé, ce foie est atteint de cirrhose hypertrophique et est infiltré d'un pigment donnant les réactions du fer. Il n'y a donc aucun doute, il s'agit du pigment appelé *pigment ocre*, et de la lésion connue sous le nom de *cirrhose hypertrophique pigmentaire*.

Cette lésion et la maladie dont elle relève ont fait l'objet, depuis quelques années, de nombreux travaux qui tendent à en modifier l'ancienne conception. Une discussion récente, à la Société médicale des hôpitaux, a toutefois démontré que l'accord est loin d'être fait sur ce sujet. Dans cette maladie, il est de règle que le foie ne soit pas le seul organe infiltré de pigment; le pancréas, les glandes salivaires, les capsules surrénales, le myocarde, les ganglions lymphatiques correspondants aux organes malades sont souvent infiltrés de pigment. Plus les cellules ont une activité vitale intense (parenchymes glandulaires, myocarde), plus elles semblent aptes à se charger de pigment ferrique[1].

Description. — C'est à mon maître Trousseau qu'est due la première description de cette maladie. Chez un homme devenu diabétique, à la suite de surmenage, de fatigue, de misère, Trousseau avait été frappé de la *coloration presque bronzée* du visage et de la couleur noirâtre du pénis. « A l'autopsie, nous ne trouvâmes, dit Trousseau, aucune lésion des capsules surrénales. Mais le foie avait au moins *doublé* de volume; l'organe était granuleux dans toute sa surface; sa couleur était d'un *gris jaunâtre* uniforme, sa densité considérable; il résistait à la pression et ne se laissait pas pénétrer par le doigt. Il criait sous le scalpel, et la surface de coupe, au lieu d'être lisse, était *granuleuse* elle-même. Il y avait une cirrhose évidente, mais une cirrhose hypertrophique[2]. »

Dans un mémoire paru en 1882, Hanot et Chauffard[3] résument la symptomatologie de la maladie dans la triade sui-

---

1. Rendu et de Massary. *Soc. méd. des hôp.*, 1897.
2. Trousseau. *Clinique médicale de l'Hôtel-Dieu*, t. II, p. 781.
3. Hanot et Chauffard. *Revue de médecine*, 1882, p. 585.

vante : 1° *Signes de diabète* (glycosurie, polyurie, polyphagie, polydipsie; impuissance, furoncles, gingivite, etc.);
2° *Signes de cirrhose* (ascite, développement des veines sous-cutanées, troubles digestifs; augmentation de volume du foie, urobilinurie, subictère, hémorrhagies, etc.);
3° *Coloration bronzée de la peau*, prononcée surtout au visage, aux organes génitaux, aux plis de flexion des membres. Les taches pigmentaires sont rares aux muqueuses[1], contrairement à la pigmentation de la maladie d'Addison.

La cirrhose hypertrophique pigmentaire ne s'observe guère que chez les gens débilités, cachectiques, tuberculeux[2], alcooliques[3], paludéens[4], cancéreux[5], etc. Chez ces individus, déjà malades, les signes de cirrhose et la teinte bronzée se développent insidieusement, et l'examen des urines révèle la présence de glycose. L'amaigrissement est rapide, la diarrhée apparaît; la fièvre est fréquente, la température oscille entre 37°,5 et 38°,5; le malade s'affaiblit, se cachectise, et habituellement la mort arrive quelques mois après l'apparition de la teinte bronzée et du diabète. La terminaison fatale est fréquemment hâtée par des complications infectieuses : gangrène humide, érysipèle étendu, pneumonie, bronchopneumonie, granulie.

Tel est le tableau clinique le plus habituel. Néanmoins tous les symptômes ne sont pas constants, il s'en faut. Ainsi, le diabète peut manquer[6], comme chez notre malade; la teinte bronzée de la peau peut également faire défaut. La dénomination de diabète bronzé n'est donc pas applicable à tous les cas de cachexie pigmentaire. L'hypertrophie

1. Caramanos. *Des cachexies pigmentaires*. Th. de Paris, 1897, p. 9.

2. Weinberg. *Société anatomique*, 1895, p. 589.

3. Letulle. Cirrhose hyperthrophique pigmentaire alcoolique. *Presse médicale*, 1897, p. 132.

4. Gonzalez Hernandez. Th. de Montpellier, 1892.

5. Letulle, in th. de Caramanos, obs. II. — Milian. *Société anatomique*, 1897, p. 256.

6. Letulle. Note sur trois observations de cirrhose hypertrophique pigmentaire non diabétique. *Société médicale des hôpitaux*, 1897.

du foie n'est pas constante, l'organe peut être atrophié. Il y
a même des foies infiltrés de pigment ocré, avec cirrhose
très peu développée, sans ascite et sans circulation collatérale[1]. Il y a donc des formes incomplètes, des formes
latentes, et la cirrhose bronzée n'est souvent qu'une trou-
vaille d'autopsie. Si l'on a soin de soumettre systématiquement les foies de toutes les nécropsies à l'épreuve du
sulfhydrate d'ammoniaque ou du ferrocyanure, on trouve
que le pigment donnant les réactions du fer est relativement
fréquent[2].

Pathogénie. — Les premiers auteurs qui se occupés de
cette question, avaient cru que la cirrhose hypertrophique
bronzée est toujours la conséquence du diabète; ils expli-
quaient la formation du pigment par un fonctionnement
défectueux du foie des diabétiques. Pour P. Marie[3] pareil diabète est secondaire; le phénomène primitif est
l'altération des globules du sang et la transformation de
leur hémoglobine en pigment ferrique. Ce pigment s'accumule ensuite dans les parenchymes; dans le foie, où il produit la cirrhose; dans le pancréas, dont les altérations
entraînent le diabète. Expérimentalement, Auscher et
Lapicque[4] ont montré que si l'on injecte dans le péritoine
d'un chien du sang d'un animal de même espèce, et si l'on
sacrifie le chien quelques jours après, on trouve le foie
infiltré de pigment ferrique. J'ai pu saisir pour ainsi dire
sur le fait la formation de ce pigment aux dépens de
l'hémoglobine dans le cas suivant : une femme de mon
service ayant succombé en pleine crise hémoglobinurique,
Widal, alors mon interne, constata à l'autopsie une infiltration cellulaire des tubes contournés des reins par du
pigment ferrique.

Dans le cas de cirrhose pigmentaire dont j'ai parlé plus

1. Letulle, in th. de Caramanos. Paris, 1897, obs. IV.
2. Brault. *Bulletin de la Société anatomique*, 1895, p. 472.
3. P. Maris. *Semaine médicale*, 1895.
4. Auscher et Lapicque. *Société médicale des hôpitaux*, 1897. — Meunier.
Th. de Paris, 1898. *Étude expérimentale de la cirrhose pigmentaire.*

haut, il n'existait ni diabète, ni alcoolisme, ni paludisme, ni tuberculose, mais le malade avait depuis des mois du purpura à répétition avec suffusions hémorrhagiques souscutanées. Le pigment ocre s'observe du reste autour des foyers hémorrhagiques[1], mais, chez les individus en bonne santé, il ne tarde pas à se résorber. Il en est de même pour le foie des chiens en expérience (Auscher et Lapicque), si on attend plusieurs mois avant de sacrifier l'animal. On dirait que des altérations viscérales antérieures sont nécessaires pour que le pigment reste fixé dans les organes; c'est ce qui explique qu'on n'observe guère la maladie que chez des individus déjà cachectisés par la tuberculose, l'alcoolisme, le cancer, le paludisme. Le traitement de la cachexie pigmentaire est purement symptomatique; nous ne connaissons aucun moyen capable d'empêcher la formation du pigment ferrique ou de hâter sa résorption.

§ 10. CIRRHOSE HYPERTROPHIQUE BILIAIRE — MALADIE DE HANOT

En étudiant les cirrhoses alcooliques veineuses, nous avons vu que le processus morbide atteint d'abord les veines portes, les veines sus-hépatiques, et secondairement la cellule hépatique. Dans la cirrhose biliaire hypertrophique, que nous allons maintenant étudier, le processus débute par la cellule hépatique et par les canalicules biliaires; la réaction de l'élément noble précédant ou accompagnant les lésions du tissu conjonctif.

Mais toute cirrhose dans laquelle l'appareil biliaire est altéré ne mérite pas de rentrer dans le cadre des cirrhoses dites *biliaires*. Le symptôme ictère peut apparaître dans le cours de la cirrhose atrophique avec néoformation de canalicules biliaires; l'ictère fait partie intégrante de la

1. Brault. *Société anatomique*, 1895, p. 474. — Langhans. *Virchows Archiv*, 1870. — Apert. *Société anatomique*, 1897, p. 714. — Cardeilhac. *De la cachexie pigmentaire consécutive aux purpuras*. Th. de Paris, 1898.

cirrhose biliaire calculeuse; le symptôme ictère peut apparaître dans le cours des cirrhoses hypertrophiques alcoolique, graisseuse, pigmentaire et paludéenne, ce qui prouve qu'il y a *plusieurs variétés de cirrhose hypertrophique avec ictère.*

Mais il est un type de cirrhose hypertrophique biliaire qui a été décrit en 1876 par Hanot[1]. « Ictère chronique, hypertrophie considérable du foie, souvent aussi de la rate; absence d'ascite et de développement normal des veines abdominales sous-cutanées, phénomènes de l'ictère grave comme terminaison la plus habituelle », tels sont les caractères cardinaux assignés par Hanot à la maladie qu'il a créée et ce n'est que justice de la nommer « maladie de Hanot ». Je vais choisir pour ma description un cas *type* de cirrhose hypertrophique biliaire.

Anatomie pathologique. — *Autopsie.* — Le volume du foie est considérable. Son poids, qui est normalement de 1450 grammes, peut atteindre et dépasser 3000 grammes. Sa forme n'est pas modifiée, son bord reste tranchant, sa surface conserve un aspect lisse, ou du moins elle n'est que légèrement granuleuse ou à peine mamelonnée, caractères différents de la cirrhose atrophique dont le foie est atrophié, bosselé, clouté, granuleux.

Extérieurement, le foie hypertrophié est d'un gris verdâtre, olivâtre, surtout au niveau des parties saillantes. A la coupe, il est ferme et résistant, mais il ne crie pas sous le scalpel comme le foie de la cirrhose atrophique; sa coloration est brun foncé ou verdâtre, suivant la quantité de bile qui l'imprègne; sa surface de section est parcourue de larges bandes de tissu conjonctif et hérissée de granulations peu saillantes, espacées, impossibles à énucléer, bien différentes, par conséquent, des granulations du foie atrophique. Il n'y a pas de dégénérescence amyloïde. La capsule de Glisson est souvent enflammée, épaissie, adhérente aux organes voisins (périhépatite).

1. Hanot. *Étude sur une forme de cirrhose hypertrophique du foie* (*cirr. hypertr. avec ictère chron.*). Th. de Paris, 1876.

Les vaisseaux sanguins et les gros canaux biliaires du hile sont normaux. La vésicule biliaire ne présente aucune lésion ; elle est parfois petite, contient peu de bile, mais pas de calculs. Les ganglions du hile ne sont pas habituellement tuméfiés. L'*hypertrophie* du foie tient à plusieurs causes : à l'abondance du tissu conjonctif, qui est moins scléreux, moins rétractile que celui de la cirrhose atrophique, à l'intégrité d'un grand nombre de cellules hépatiques, à l'hypertrophie fréquente de ces cellules et à la formation des canalicules biliaires.

Examen histologique. — a. *Espaces portes.* — Sur des coupes colorées au picro-carmin, et à un faible grossissement, le tissu de cirrhose apparaît sous forme de plaques, d'étoiles, d'archipels, d'*îlots* irréguliers, d'où le nom de *cirrhose insulaire.* De ces îlots partent des tractus qui pénètrent dans les fissures qui séparent les lobules hépatiques. Ces tractus entourent incomplètement un îlot ou un groupe d'îlots, côtoient les lobules, les ébrèchent, et les lobules hépatiques prennent la forme d'un ovale échancré, d'un haricot. Les travées conjonctives pénètrent habituellement le lobule, le labourent, se recourbent, où se terminent par une extrémité renflée sans arriver jusqu'à la veine centrale du lobule.

Ce tissu de sclérose est peu dense, *peu fibreux*, peu élastique, peu rétractile ; il a été comparé à la névroglie de la sclérose en plaques (Brissaud) ; il ne ressemble pas au tissu scléreux des cirrhoses veineuses.

Au milieu de la néoformation conjonctive qui encombre les espaces portes, on aperçoit des coupes de canaux biliaires, de veines portes, et de capillaires. Ce qui frappe, c'est la dimension et la prédominance des *canaux biliaires*; on en compte plusieurs dans chaque espace porte, et l'on voit, d'après la quantité de cellules embryonnaires dont ils sont entourés, qu'ils sont un *centre* de formation scléreuse. On les reconnaît à l'épaisseur de leurs parois, à leur forte gaine conjonctive, à leur coloration intense, à leur lumière qui est bordée par une ou deux rangées de cellules cubiques fortement colorées. Cette épaisseur, cette coloration des canaucules biliaires, tranche avec l'aspect des veines portes, dont les parois, bien que plus épaisses qu'à l'état normal, sont deux fois moins épaisses que les parois des canaux biliaires. C'est là une différence essentielle avec la cirrhose atrophique, qui présente des lésions inverses, c'est-à-dire des veines portes plus épaisses, plus colorées que les canaux biliaires. Ces veines portes, dilatées et gorgées de sang dans la cirrhose atrophique, sont souvent vides de sang dans la cirrhose hypertrophique biliaire. En un mot, ce qui domine dans la cirrhose hypertrophique biliaire, c'est l'angiocholite et la péri-angiocholite ; ce qui domine dans la cirrhose atrophique, c'est la phlébite et la périphlébite bi-veineuse.

b. *Lobules hépatiques.* — Nous venons de voir que les lobules hépatiques sont échancrés, pénétrés, labourés par le tissu conjonctif, né sous forme d'*îlots* dans les espaces portes. Tantôt le tissu conjonctif intra-lobulaire est une émanation directe du tissu péri-lobulaire, tantôt il en paraît *indépendant* ; mais, quelle que soit sa provenance, la cirrhose est extra et intra-lobulaire[1].

Plusieurs auteurs admettent que la cirrhose *intra-lobulaire* se fait non pas aux dépens du tissu conjonctif du lobule, mais aux dépens de l'élément épithélial (cirrhose épithéliale). C'est la cellule hépatique elle-même, c'est le parenchyme qui, par sa métamorphose, donnerait naissance au nouveau tissu (inflammation parenchymateuse) ; la cirrhose serait donc à la fois *interstitielle* et *parenchymateuse*, elle rentrerait dans le cadre des cirrhoses épithéliales[2]. Telle n'est pas l'opinion actuelle, « la doctrine des cirrhoses épithéliales a fait son temps » (Letulle[3]). Quoi qu'il en soit, dans la cirrhose hypertrophique biliaire, la veine centrale du lobule n'est jamais sclérosée ; suivant que le lobule a été plus ou moins déformé, la topographie du lobule hépatique est modifiée, la veine sus-hépatique perd sa situation centrale, elle se rapproche d'un bord

1. Hayem. *Arch. de physiol.*, 1874, p. 126.
2. Vannebroucq et Kelsch. *Arch. de physiol.*, septembre 1880.
3. Letulle. *L'inflammation.* Paris, 1893.

échancré, elle peut même disparaître. Quand les lobules sont fort maltraités, les cellules sont dissociées, déformées, mais la dégénérescence des cellules, leur atrophie, si fréquente dans la cirrhose atrophique, est exceptionnelle dans la cirrhose hypertrophique. Un des caractères les plus saillants de cette cirrhose hypertrophique, dit M. Hanot, c'est l'*intégrité* du plus grand nombre des cellules hépatiques. Dans certains lobules, même ceux qui sont atteints par la sclérose, les cellules ont conservé leur disposition en colonnettes, elles ne sont pas tassées comme dans la cirrhose atrophique, mais chaque rayon cellulaire est séparé de son voisin par un espace vide, et ces espaces rayonnent comme les colonnettes. Les cellules ont conservé leur forme et leur dimension normales; certaines paraissent même hypertrophiées; elles se colorent par le carmin, elles sont rarement infiltrées de graisse ou de pigment biliaire. Telles sont les altérations saillantes et caractéristiques de lac irrhose hypertrophique biliaire. Complétons cette étude en discutant les questions suivantes :

c. *Réseau biliaire.* — Les canaux biliaires de gros calibre, ceux qui sont visibles à l'œil nu, ne subissent aucune modification notable, le processus s'attaque primitivement aux canalicules des espaces portes et y détermine l'angiocholite que nous venons d'étudier. De plus, on voit dans le tissu conjonctif hyperplasié un grand nombre de canalicules beaucoup plus fins, allongés, ramifiés et formant des mailles par leurs anastomoses.

Parfois ces canalicules dilatés forment des *angiomes biliaires*, qui peuvent devenir *kystiques* (Sabourin). On a même constaté de vrais petits *abcès biliaires* consécutifs à des lésions d'angiocholite suppurée[1]. Les canalicules sont formés, les uns d'une paroi tapissée d'un épithélium cubique, les autres, vrais capillaires biliaires, ont un épithélium aplati; en tout cas, ce ne sont pas des pseudo-canalicules, mais bien des canalicules, car les plus fins ont

---

1. Sabourin. Abcès biliaires dans la cirrhose sans colélithiase. *Progrès méd.*, 1884.

une lumière. Sur quelques préparations on peut les voir
pénétrer dans les lobules hépatiques au niveau des espaces
qui séparent les colonnettes cellulaires.

Ce développement considérable de canalicules biliaires
se rencontre dans toutes les cirrhoses, dans les hépatites
aiguës comme dans les hépatites chroniques (Cornil [1]), mais
il n'est nulle part aussi marqué que dans la cirrhose hypertrophique. D'où viennent ces canalicules biliaires? Sont-ils
formés de toutes pièces, ou bien, peu visibles à l'état normal, sont-ils mis en évidence par l'inflammation des tissus
qui les entourent?

Sur un foie sain on ne trouve pas ce réseau de canalicules, mais on peut l'obtenir expérimentalement. Dans leurs
expériences sur la cirrhose biliaire provoquée par la ligature du canal cholédoque, MM. Charcot et Gombault ont
constaté le développement d'un riche réseau canaliculaire
biliaire, à épithélium cubique, et par plusieurs préparations
ils ont pu constater l'abouchement des canalicules extra-
lobulaires avec des canalicules intra-lobulaires. Ils ont
pensé que les canalicules intra-lobulaires n'étaient autre
chose que la transformation de ceux qui existaient dans le
lobule à l'état normal; mais comment expliquer la présence
de l'épithélium cubique dans ces nouveaux canalicules?
MM. Kiener et Kelsch ont répondu à cette question; ils ont
admis que les canalicules biliaires intra-lobulaires sont formés, eux et leur épithélium cubique, *aux dépens des cellules hépatiques*, « les cellules hépatiques revenant à l'état
embryonnaire après avoir été préalablement le siège d'une
irritation nutritive [1] ». Cette opinion avait été adoptée par
plusieurs auteurs (Charcot [2]), mais on tend actuellement à
la rejeter. L'atrophie progressive des épithéliums, dit
Letulle [3], constatée jadis par les histologistes, mais faussement interprétée, avait servi de base à la doctrine du

1. Kelsch et Kiener. *Arch. de physiol.*, 1876, p. 721, et octobre 1881.
2. Charcot. Des cirrhoses viscérales épithéliales. *Progrès méd.*, 1898,
p. 81.
3. Letulle. *L'inflammation*. Paris, 1893.

retour possible des épithéliums à l'état embryonnaire;
mais les faits bien observés (Brault) l'ont rejetée dans
l'ombre. « La fréquence des canalicules biliaires dans
toutes les affections hépatiques, quelle que soit leur
nature, leurs rapports directs avec les canaux biliaires des
espaces portes et avec les canalicules intra-lobulaires, nous
conduiraient plutôt à les considérer comme d'anciens canalicules mis en évidence soit par le retrait des lobules hépatiques, soit par l'inflammation du tissu conjonctif au milieu
duquel ils se trouvent[1]. »

d. *Vaisseaux sanguins*. — En décrivant les lésions des
espaces portes, j'ai dit qu'on peut y rencontrer quelques
traces de phlébites et de périphlébites portales, mais ces
phlébites ne sont ici qu'à l'état d'ébauche, au lieu de constituer la lésion principale, comme dans la cirrhose atrophique. L'intégrité de la circulation porte assurant la fonction de la cellule hépatique, qui est longtemps conservée,
explique pourquoi la cirrhose hypertrophique peut évoluer
pendant des années sans compromettre la vie du malade.
En outre, le tissu fibreux nouvellement formé contient un
réseau vasculaire très développé qui fait communiquer les
vaisseaux portes avec les capillaires du lobule altéré. Ce
réseau ne serait pas de nouvelle formation, « il représente-
rait tout simplement cette portion du réseau capillaire hépatique dont les mailles sont occupées par du tissu conjonctif substitué aux cellules glandulaires » (Ackermann).

Quoi qu'il en soit, les communications sont larges entre
les veines portes et les veines sus-hépatiques qui sont intactes, et les injections pratiquées par la veine porte ne
rencontrent pas ici l'obstacle qu'elles rencontrent dans la
cirrhose atrophique.

e. *Processus*. — Je viens de passer en revue les différentes altérations de la cirrhose hypertrophique biliaire, mais
par où débute le processus? Il débute par les canalicules
biliaires des espaces portes (cirrhose biliaire), tandis que le

---

1. Hanot et Schachmann, *loco citato*, p. 25.

processus de la cirrhose de Laënnec débute par les veines
portes et sus-hépatiques (cirrhose bi-veineuse). Les indices
du processus inflammatoire, cellules embryonnaires, tractus conjonctifs, étant beaucoup plus accusés au voisinage
immédiat des canaux biliaires des espaces portes, M. Hanot
a supposé, et avec raison, que la lésion se localise d'abord
dans ces canaux (*angiocholite* et *périangiocholite*). Ce processus inflammatoire est *systématique*; il débute par les voies
biliaires interlobulaires, presque en même temps dans
toute l'étendue du foie, et il se propage de là, suivant la
marche que nous venons d'étudier.

Peut-être même le processus débute-t-il par les cellules
hépatiques dont l'hypertrophie et la suractivité provoquent
une sorte de diabète biliaire ; cette polycholie déterminerait
un élargissement des canalicules biliaires intra-lobulaires,
une stagnation de la bile dans les canalicules extra-lobulaires et une angiocholite consécutive (Schachmann).

La théorie qui fait débuter le processus phlegmasique de
la cirrhose hypertrophique par l'inflammation des canalicules
biliaires est confirmée par les faits suivants : l'oblitération
persistante du canal cholédoque par un calcul ou par un
cancer du pancréas [1], la ligature expérimentale de ce canal
chez les animaux, provoquent des lésions de sclérose qui
ont une grande analogie avec celles de la cirrhose hypertrophique. Il y a des différences évidemment : ainsi la cirrhose biliaire *expérimentale* n'est point hypertrophique,
ou du moins l'hypertrophie n'est que passagère; de plus
elle est accompagnée de l'altération rapide des cellules
hépatiques et de lésions des gros canaux biliaires, ce qui
n'a pas lieu dans la cirrhose hypertrophique, mais elle
permet de saisir sur le fait la marche et la formation du
tissu de cirrhose qui débute par les vaisseaux biliaires pour
se propager ensuite au tissu conjonctif. A cette théorie on
a objecté que la formation du réseau biliaire, très développé, il est vrai, dans la cirrhose hypertrophique, existe

1. Ramoz et Cochez. *Revue de méd.*, septembre 1887.

aussi dans l'atrophie aiguë du foie et dans toutes les formes de cirrhose; on le retrouve, ce réseau biliaire, « au milieu du tissu fibreux pathologique de la glande, quelle que soit l'origine ou la nature du processus morbide ». Mais ce réseau biliaire, alors même qu'on l'a constaté dans plusieurs affections du foie, ne diminue en rien la valeur de la localisation initiale de la cirrhose hypertrophique biliaire sur les canalicules des espaces portes.

f. Les *lésions accessoires* de la cirrhose hypertrophique sont l'hypertrophie de la *rate*, qui fait rarement défaut. La rate, au lieu de peser 190 grammes, son poids normal, peut atteindre un poids quatre et cinq fois plus considérable. Je signale encore la périhépatite (péritonite partielle), et parfois la dilatation du cœur droit avec insuffisance tricuspidienne (Potain).

Symptômes. — La cirrhose hypertrophique biliaire confirmée est caractérisée par trois symptômes essentiels : l'augmentation considérable du volume du foie, un ictère persistant, et l'hypertrophie parfois énorme de la rate. Les troubles du *début* sont variables; dans quelques cas, c'est un état dyspeptique qui ouvre la scène : flatulence, éructations, inappétence, gêne épigastrique, sensation de pesanteur à l'hypochondre droit; tantôt la maladie s'annonce par des congestions du foie avec ou sans fièvre. Ces poussées congestives du foie suivies d'ictère simulent un *ictère catarrhal*; quand elles sont accompagnées de *douleurs*, elles simulent une *colique hépatique*. Mais ces différents modes de début, troubles dyspeptiques avec ou sans ictère, congestions du foie avec ou sans fièvre, avec ou sans douleurs, ne se rencontrent que dans quelques observations. Habituellement, c'est l'ictère, et l'*ictère seul*, qui ouvre la scène, sans fièvre, sans douleurs, sans troubles dyspeptiques. Mais, quel que soit le début de la maladie, l'ictère est d'abord le symptôme dominant, et c'est lui qui doit, le premier, attirer notre attention.

L'*ictère* est dû au catarrhe des canalicules biliaires et à la rétention de bile qui en est la conséquence. Dès son apparition, l'ictère peut être léger ou intense ; il peut varier, depuis la teinte subictérique jusqu'aux teintes olivâtres qu'il acquiert généralement à une période avancée de la maladie ; mais il persiste pendant des mois et des années, sans disparaître jamais complètement, parce que le catarrhe des canalicules biliaires est en permanence. Sous l'influence de la rétention biliaire les urines sont plus ou moins chargées de pigment.

Le catarrhe des canalicules biliaires n'oblitérant qu'une partie de ces canaux, la bile continue à s'écouler en quantité suffisante dans l'intestin. Aussi les matières fécales ne sont pas décolorées comme elles le sont dans l'ictère catarrhal vulgaire, où le canal cholédoque est momentanément oblitéré. Sur 26 observations de cirrhose hypertrophique biliaire[1], on n'a signalé que deux fois la décoloration des matières fécales, et encore cette décoloration, quand elle existe, est-elle incomplète ou transitoire ; pour être complète, il faudrait une obstruction des canaux biliaires, ou un arrêt dans la sécrétion de la bile, c'est-à-dire l'*acholie* sous ses différentes formes[2]. Les poussées d'ictère sont dans quelques cas précédées de douleurs hépatiques et de fièvre. L'ictère est parfois accompagné de prurit et de xanthélasma[3].

L'examen des *urines* révèle autre chose que la présence du pigment biliaire ; on y trouve un peu moins d'urée que dans les urines normales. Cette diminution de l'urée ne vient pas de la diminution des aliments azotés, car les malades continuent généralement à se bien nourrir ; il vient de ce que le foie remplit un peu moins bien ses fonctions. L'urine ne contient ni albumine, ni sucre. Le malade peut ingérer une certaine quantité de sucre sans que l'urine devienne glycosurique, preuve que les cellules hépatiques

---

1. Schachmann. *Cirrh. hypertr. du foie avec ictère chron.* Th. de Paris, 1887.

2. Hanot. De l'acholie. *Arch. de méd.*, janvier 1885.

3. Xanthélasma est un mot mal composé : ξανθός, jaune, μέλασμα, tache noire.

sont peu altérées et continuent à transformer le sucre alimentaire[1].

L'*hypertrophie du foie* est comme l'ictère un symptôme constant, elle peut se faire graduellement ou par poussées, elle peut subir des oscillations, mais elle est persistante et n'a aucune tendance à se terminer par atrophie, quelle que soit la durée de la maladie. Le foie finit par acquérir d'énormes proportions, mais il conserve sa forme et son bord reste tranchant ; il est dur et lisse au toucher, il remonte dans la cavité thoracique au delà du cinquième espace intercostal, il fait saillie dans l'abdomen jusqu'à la région ombilicale, son lobe gauche se prolonge dans l'hypochondre jusqu'au voisinage de la rate. Cette hypertrophie détermine la voussure des derniers espaces intercostaux et la déformation de la région.

L'exploration du foie ne provoque aucune douleur ; dans quelques cas, cependant, la région hépatique est sensible à cause de la périhépatite qui accompagne souvent la cirrhose.

La *rate* est presque toujours, on pourrait dire toujours, très hypertrophiée, et ses dimensions sont d'autant plus faciles à apprécier qu'elle atteint le double ou le triple de son volume normal. L'hypertrophie du foie et de la rate explique l'ampliation et la déformation de l'abdomen à la région sus-ombilicale.

L'*absence d'ascite* et l'*absence de circulation complémentaire abdominale* sont des symptômes *négatifs* d'une grande valeur. L'absence d'ascite ne doit pas nous étonner, puisque le système de la veine porte est indemne. Quand l'ascite existe, c'est habituellement à une période avancée de la maladie, contrairement à l'ascite de la cirrhose atrophique, qui peut acquérir de bonne heure tout son développement. Nous verrons au chapitre suivant, à propos des *cirrhoses mixtes*, ce qu'il faut penser de l'apparition de ces symptômes.

---

1. Roger. Glycosurie hépatique. *Revue de méd.*, novembre 1886.

Durée. — Terminaison. — La cirrhose hypertrophique, maladie chronique et fatalement mortelle, dure de trois à dix ans. On voit des malades qui pendant des années présentent les grands symptômes de cette affection, l'hypertrophie du foie et de la rate, l'ictère chronique, sans en être autrement incommodés. Plusieurs conservent indéfiniment leur appétit et leurs forces. Parfois cependant, surtout chez les alcooliques, chez les surmenés, apparaissent des phases aiguës, caractérisées par de la fièvre, avec douleur hépatique et accroissement de l'ictère. A la longue, et quelquefois rapidement, vient une période d'amaigrissement, d'émaciation, de cachexie (sécheresse de la peau, anorexie, diarrhée, éruptions cutanées) qui se termine par la mort. Dans d'autres cas la mort est hâtée par une *attaque cholériforme* due sans doute à une infection secondaire provoquée par le coli-bacille[1]. Parfois ce sont des complications pulmonaires qui hâtent la terminaison fatale. Dans quelques cas enfin, le foie étant sans défense et la porte étant ouverte aux toxines et aux agents infectieux, la cellule hépatique est anéantie, frappée de déchéance, et parfois brusquement éclatent des symptômes d'*ictère grave*, hémorrhagies multiples, accidents nerveux, coma, qui tuent rapidement le malade.

Diagnostic. — Tant que le foie n'est pas hypertrophié et tant que l'ictère permanent n'est pas constitué, le diagnostic n'est pas possible, puisque la maladie repose sur ces deux symptômes fondamentaux. Les douleurs associées à l'ictère simulent des coliques hépatiques, et les poussées d'ictère avec troubles dyspeptiques ressemblent à l'ictère catarrhal. Cette dernière méprise est d'autant plus compréhensible que l'ictère catarrhal, ainsi que nous le verrons à l'un des chapitres suivants, peut durer deux mois et au delà (ictère catarrhal prolongé) avec hypertrophie du foie et avec ictère persistant; il est vrai que, dans l'ictère catarrhal, la décoloration des matières fécales est la règle,

1. Hanot. *Semaine médicale*, 1893, p. 211.

tandis qu'elle est l'exception dans la cirrhose hypertrophique.

Plus tard, quand le foie est devenu volumineux et l'ictère permanent, le diagnostic présente encore des difficultés.

Le *cancer* primitif du foie, le cancer massif, ressemble à la cirrhose hypertrophique par son foie très volumineux et non déformé, mais il en diffère par l'absence d'ictère. Le cancer secondaire est souvent accompagné d'ictère, mais la tumeur formée par le cancer est inégale et bosselée. Dans les cancers du foie, la rate n'est pas hypertrophiée, et la maladie arrive en quelques mois à la période de cachexie. Le cancer mélanique présente cette particularité que le foie hypertrophié n'est ni déformé, ni bosselé, c'est un élément de moins pour le diagnostic, mais les autres signes distinctifs persistent, et l'ictère fait généralement défaut (Straus).

Dans la *leucocythémie*, le foie est souvent volumineux et la rate hypertrophiée, mais l'ictère manque et l'examen du sang permet de constater la leucémie.

Les malades atteints de *cachexie paludéenne* peuvent avoir le foie et la rate hypertrophiés comme dans un cas de cirrhose hypertrophique; mais chez ces malades l'ictère est beaucoup moins accusé, les accidents actuels ont été précédés, à d'autres époques, d'accès palustres, et le traitement (quinine et quinquina) a une influence qu'il n'a pas dans la cirrhose hypertrophique.

La cirrhose hypertrophique a de grandes analogies avec les *kystes hydatiques* du foie, et la preuve, c'est que des ponctions exploratrices ont été faites plusieurs fois, par erreur ou par insuffisance de diagnostic, mais le kyste hydatique n'a pas, à la palpation, la dureté scléreuse du foie hypertrophié : la rate est normale et l'ictère est l'exception.

Le *foie amyloïde* peut atteindre la dimension du foie biliaire hypertrophié, mais il n'est pas accompagné d'ictère, et il se rattache presque toujours à des causes (syphilis, suppurations chroniques) qui favorisent le développement de l'amyloïde dans l'économie.

Dans le *diabète bronzé*, on peut constater une hypertrophie notable du foie, mais la peau du malade est plus bronzée qu'ictérique (diabète bronzé); la rate n'est pas volumineuse, la présence du sucre dans l'urine et les symptômes concomitants permettent de faire le diagnostic différentiel.

Le diagnostic est quelquefois difficile entre la cirrhose hypertrophique et le *gros foie syphilitique*. Voici comment se comporte cette hépatite syphilitique[1] : « Peu douloureuse, l'hépatite syphilitique se caractérise par des malaises vagues et des troubles digestifs. Elle s'accompagne de diarrhée et d'albuminurie, presque jamais elle n'entraîne d'ictère. Localement, on constate habituellement une hypertrophie notable du foie et de la rate, sans ascite ou avec une ascite modérée. La palpation permet exceptionnellement de sentir des inégalités à la surface de la glande. » Dans tous les cas, il faut rechercher si le malade ne présente pas quelques symptômes ou quelques stigmates de syphilis; il faut, dans le doute, appliquer sans retard le traitement[2].

Entre la *cirrhose hypertrophique* type et la *cirrhose atrophique* type, la différence est telle qu'une erreur de diagnostic n'est pas possible : dans l'une, le foie est volumineux, la rate est très grosse, l'ictère est constant, il n'y a ni ascite, ni circulation complémentaire abdominale; dans l'autre, le foie est petit, il n'y a presque jamais d'ictère, l'ascite et la circulation complémentaire sont habituelles. Mais entre ces formes bien tranchées il y a des formes *mixtes*, qui seront étudiées au chapitre suivant et qui offrent quelques difficultés de diagnostic.

Forme hypersplénomégalique. — La cirrhose hypertrophique biliaire de Hanot peut se présenter sous des aspects qui sortent un peu du type habituel. Ainsi la rate prend dans quelques circonstances des proportions inusitées. Dans les cas réputés classiques, c'est l'hypertrophie du foie qui

1. Rendu. *Dict. encycl.* Article FOIE.
2. Hayem. *Bull. de la Soc. anat.* Séance du 4 juin 1885.

prime fortement l'hypertrophie de la rate; à l'examen du malade c'est le volume du foie qui attire tout d'abord l'attention, l'hypocondre droit est plus voussuré que l'hypocondre gauche; la déformation de l'abdomen est plus hépatique que splénique. A l'autopsie, on constate que le foie pèse 2 à 5 kilos et au delà, tandis que la rate pèse en moyenne 1 kilo, ce qui suppose déjà une forte dimension.

Eh bien, dans quelques circonstances, la rate prend un accroissement si considérable qu'elle attire l'attention au moins autant que le foie; l'hypocondre gauche est aussi voussuré que l'hypocondre droit, la rate descend dans l'abdomen et y forme une tumeur considérable. Pour avoir une idée des dimensions que peut prendre la rate, il suffit de citer quelques observations où le poids des deux organes est comparativement signalé : foie 2000 grammes, rate 1900 grammes (Landrieux et Milian); foie 2150 grammes, rate 1900 grammes (Guillain); foie 1840 grammes, rate 2180 grammes (Smith), etc. Gilbert et Fournier ont décrit cette forme sous le nom de *cirrhose biliaire hypersplénomégalique* [1]. Je ne pense pas qu'il y ait lieu d'en faire une variété spéciale de cirrhose hypertrophique biliaire, car les autres symptômes, les caractères anatomiques, les conditions étiologiques, l'évolution et la terminaison sont communs [2] à ces variétés de cirrhose biliaire. Néanmoins il est important de bien connaître ces formes à prédominance splénique, afin de ne pas orienter indûment le diagnostic vers une mégalosplénie d'une tout autre nature, alors qu'il s'agit du complexus de la maladie de Hanot. En opposition avec les cas où la rate est très grosse, il y a des cas où son volume est à peine accru.

Étiologie. — Traitement. — La cirrhose hypertrophique est une maladie de l'âge adulte; l'alcoolisme ne doit être que médiocrement incriminé. L'hypothèse d'une infection est admissible mais nullement démontrée.

Le *traitement* est à peu près celui de la cirrhose atrophique : purgatifs contre les troubles dyspeptiques, diu-

1. Gilbert et Fournier. *Soc. méd. des hôpitaux*, 25 mai 1900.
2. C. Lereboullet. *Les cirrhoses biliaires*, Th. de Paris 1902.

rétiques, toniques, amers, eaux de Vichy, de Carlsbad, de Tharasp, régime lacté, iodure de potassium, hydrothérapie.

§ 11. CIRRHOSES MIXTES

Description. — Entre la cirrhose alcoolique atrophique et la cirrhose hypertrophique biliaire que je viens de décrire aux deux chapitres précédents, la différence est grande, si grande même, surtout *quand on choisit des types extrêmes*, que certains auteurs opposant l'une à l'autre ces deux cirrhoses, en ont fait deux espèces absolument différentes.

Il suffit, pour embrasser d'un coup d'œil la distance qui semble séparer ces deux cirrhoses, de se rappeler les propositions qui avaient été primitivement formulées par Charcot :

La *cirrhose atrophique* est surtout *annulaire, multilobulaire, extra-lobulaire* et *d'origine veineuse*.

La *cirrhose hypertrophique* est surtout *insulaire, monolobulaire* à la fois *extra* et *intralobulaire*, et *d'origine biliaire*.

Quoique les différents termes de ces propositions ne soient pas tous considérés aujourd'hui comme rigoureusement vrais, il n'en est pas moins certain que le processus de ces deux formes de cirrhose est différent. Dans la cirrhose atrophique la lésion débute par les veines portes et sus-hépatiques (cirrhose bi-veineuse); dans la cirrhose hypertrophique la lésion débute par les canaux biliaires et les cellules hépatiques (cirrhose biliaire, cirrhose viscérale). Dans la première, le tissu fibreux est induré et rétractile comme un tissu cicatriciel, c'est lui qui détermine l'*atrophie* de l'organe, et les cellules hépatiques sont fréquemment altérées ou détruites; dans la seconde, le tissu scléreux reste à l'état incomplet, fibroïde, il n'a pas la même importance et les cellules hépatiques sont la plupart *intactes* ou hypertrophiées.

Toutefois ces dissemblances ne permettent pas de faire de la cirrhose atrophique et de la cirrhose hypertrophique deux espèces absolument opposées. Elles forment, il est vrai, deux variétés distinctes quand on s'adresse aux *types extrêmes*, mais dans quelques cas on se trouve en face de *cas mixtes* ou intermédiaires qui *servent de transition aux types extrêmes*.

A ces cas mixtes ou intermédiaires j'ai donné le nom de *cirrhose mixte*; ils tiennent à la fois, cliniquement et anatomiquement, de la cirrhose atrophique et de la cirrhose hypertrophique. Mon interne, Guiter, en a réuni plusieurs observations dans sa thèse[1], et depuis lors des cas assez nombreux ont été observés. Deux nouvelles observations ont été recueillies cette année dans mon service à l'hôpital Necker, elles vont être publiées par mon interne du Pasquier.

Cliniquement, les *cirrhoses mixtes* déroutent un peu le praticien; on s'était tellement habitué à la classification sans partage de la cirrhose atrophique veineuse et de la cirrhose hypertrophique biliaire, que le jour où l'ictère apparaissait dans le cours d'une cirrhose qu'on croyait atrophique, le jour où l'ascite se développait dans le cours d'une cirrhose qu'on croyait hypertrophique, le diagnostic devenait hésitant, et l'on admettait difficilement qu'une cirrhose eût osé franchir les barrières que des classifications trop étroites lui avaient imposées.

Et cependant les observations ne sont pas rares de cirrhoses mixtes qui présentent à la fois les symptômes et les lésions de la cirrhose atrophique et de la cirrhose hypertrophique. Pour qu'on en puisse mieux juger, je donne ici le résumé de quelques-unes de ces observations :

Obs. 1[2]. Un homme alcoolique, non syphilitique, est atteint de cirrhose. Il présente une ascite et une circulation

1. Guiter. *Des cirrhoses mixtes*. Thèse de Paris, 1881.
2. Lécorché. *Études médic.*, p. 309.

abdominale complémentaire comme dans la cirrhose atrophique, et un ictère comme dans la cirrhose hypertrophique. A l'autopsie le foie est petit et granuleux, et à l'examen histologique on retrouve des lésions de cirrhose atrophique (sclérose fibreuse périlobulaire) et des lésions de cirrhose hypertrophique (riche réseau biliaire, envahissement du lobule par des cellules embryonnaires).

Obs. 2[1]. Un homme alcoolique, non syphilitique, est atteint de cirrhose. Le foie est volumineux, la teinte ictérique est persistante comme dans la cirrhose hypertrophique, et l'on constate également une circulation collatérale abdominale très développée et une ascite considérable comme dans la cirrhose atrophique.

Obs. 3[2]. Un homme alcoolique est atteint de cirrhose. La maladie a débuté par un ictère persistant comme dans la cirrhose hypertrophique, puis est survenue une ascite considérable comme dans la cirrhose atrophique. A l'autopsie on trouve le foie légèrement atrophié et présentant à l'examen histologique une sclérose à la fois extra et intralobulaire et un réseau biliaire très développé.

Obs. 4[3]. Un homme est atteint de cirrhose. Il présente un ictère intense et persistant, un foie volumineux, comme dans la cirrhose hypertrophique; de l'ascite et une circulation supplémentaire des veines abdominales, comme dans la cirrhose atrophique. A l'autopsie, on trouve le foie gros et scléreux, des bandes conjonctives occupent les espaces interlobulaires, le réseau biliaire est très développé.

Obs. 5. J'ai eu l'occasion de faire l'autopsie d'un malade mort dans mon service avec des symptômes de cirrhose mixte, ictère persistant, ascite et circulation abdominale complémentaire. A l'autopsie, le foie présentait les altérations de la cirrhose atrophique et hypertrophique.

Obs. 6. Cirrhose caractérisée pendant la vie par une hypertrophie du foie suivie d'atrophie, par do l'ictère et par de

1. Lécorché. *Études médic.*, p. 359.
2. Rigal. *Société anatom.*, mars 1876.
3. Pitres. *Société anatom.*, mars 1875.

l'ascite. A l'autopsie, on trouve des lésions de cirrhose biliaire et de cirrhose veineuse.

Je crois inutile de multiplier les citations; les observations de cirrhoses *mixtes* deviendront plus nombreuses à mesure qu'on les recherchera. Les conclusions que je crois pouvoir tirer de ces études sur les cirrhoses, c'est que la cirrhose atrophique veineuse et la cirrhose hypertrophique biliaire forment des variétés qui sont d'autant plus distinctes, d'autant plus accentuées, qu'on s'adresse à des types extrêmes, et c'est un grand mérite de l'école de Paris d'avoir jeté la lumière dans le chaos des hépatites chroniques. Mais il ne faut pas pousser trop loin l'esprit de systématisation et de classification; la clinique s'accommode mal de cette sélection en espèces morbides trop bien tranchées, et la lésion est ici, comme toujours, d'accord avec la clinique. Entre les types extrêmes que j'ai choisis pour la description des chapitres précédents, il y a place pour des cas *intermédiaires*, et la dénomination de *cirrhose mixte* me paraît devoir leur être appliquée.

§ 12. TUBERCULOSE DU FOIE

Les auteurs de la première moitié de ce siècle considéraient le tubercule du foie comme une exception. Pour Andral et Cruveilhier, la dégénérescence graisseuse était la lésion ordinaire de cet organe chez les phthisiques.

Thaon, en 1872, affirma que, huit fois sur dix, une observation attentive décèle des granulations dans le foie des tuberculeux; mais, plus tard, Julius Arnold exagéra cette proportion, et prétendit que les granulations se trouvent dans tous les cas de tuberculose. La vérité est que si le tubercule hépatique est fréquent dans toutes les variétés de tuberculose, il est la règle chez l'enfant et au cours des tuberculoses aiguës et abdominales. La granulation est sa forme la plus fréquente, mais il peut, par exception, suivre ses aptitudes évolutives et donner naissance à des masses caséeuses, à des cavernes (Sergent[1], Jacobson[2]) et à des abcès[3].

La stéatose et le tubercule ne sont pas les seules lésions que l'on puisse observer dans le foie des phthisiques; la sclérose peut s'y développer comme dans le poumon. L'histoire de ces cirrhoses tuberculeuses du foie, à peu près élucidée, grâce aux travaux de ces dernières années, fournir une contribution intéressante à l'histoire générale des cirrhoses d'origine infectieuse.

A côté de la cirrhose hypertrophique graisseuse et tuberculeuse de Hutinel et de Sabourin (1881), les travaux de Hanot, Lauth et Gilbert nous ont appris qu'il y a deux autres variétés de cirrhose tuberculeuse, l'une ficelée, comparable à celle des syphilitiques, l'autre offrant de grandes analogies avec la cirrhose alcoolique vulgaire.

Chez les phthisiques cachectiques, on peut trouver la dégénérescence amyloïde du foie, et chez les phthisiques à cœur forcé on peut constater la lésion dite du foie cardiaque.

Ces altérations ne sont pas spéciales aux tuberculeux et ont été décrites ailleurs. L'expérimentateur aussi bien que l'anatomo-pathologiste et le clinicien ont tiré profit de l'étude de la tuberculose du foie. Il ne faut pas oublier que le tubercule hépatique expérimental a fourni de précieux éclaircissements sur l'histogénèse si controversée du tubercule.

Anatomie pathologique. — Nous étudierons séparément la granulation tuberculeuse, la dégénérescence graisseuse, la sclérose, l'évolution nodulaire.

La *granulation tuberculeuse* est la lésion la plus caractéristique. Le foie granulique est congestionné et les granulations y sont très nombreuses, disséminés au sein des lobules et dans les espaces porto-biliaires. Elles apparaissent sous forme de petites taches rondes, grises, demi-transparentes, nécessitant souvent la loupe pour être vues.

D'après Brissaud et Toupet, la topographie du tubercule, variable pour chaque cas, serait assujettie à certaines lois.

1. Sergent. *Tubercules et cavernes biliaires.* Th. de Paris, 1895.
2. Jacobson. *Tubercules et cavernes biliaires.* Th. de Paris, 1898.
3. Lésimple. *Abcès tuberculeux du foie.* Th. de Paris, 1900.

Dans un même foie, la granulation se systématiserait toujours dans les subdivisions de même ordre de la capsule de Glisson. L'espace porte sous-lobulaire serait le siège le plus fréquent des lésions. Avec le temps, les tubercules peuvent augmenter de volume et parfois devenir caséeux. La caverne est une lésion exceptionnelle dans le foie des tuberculeux. Quand elle existe, elle est toujours *péribiliaire* et elle est le résultat d'une véritable angiocholite tuberculeuse. Les parois du canal biliaire qui lui donnent insertion sont en effet semées de fines granulations. En raison de cette localisation des cavernes hépatiques autour des canaux biliaires, Chauffard[1] suppose qu'à l'action du bacille de Koch s'ajoute l'action d'autres germes associés et de provenance intestinale. Les bacilles de Koch sont très difficiles à colorer dans la tuberculose du foie, sans doute en raison des qualités spéciales du chimisme hépatique.

Il n'est guère de foie de tuberculeux où l'on ne trouve de la *graisse*. La dégénérescence graisseuse du foie peut être systématisée ou générale. Autour des tubercules hépatiques, il est fréquent de constater une petite zone de dégénérescence graisseuse systématisée qui forme « comme une couche concentrique aux zones centrales épithélioïde et embryonnaire » (Hanot et Lauth).

Sous le nom d'évolution *nodulaire* graisseuse des tuberculeux, Sabourin a décrit une lésion évoluant systématiquement autour des espaces porto-biliaires comme centre et laissant indemne le parenchyme situé autour des veines sus-hépatiques. Que la stéatose soit localisée ou généralisée, la graisse infiltre toujours les éléments cellulaires dont le noyau est conservé avec son affinité pour les matières colorantes. Il y a, pour Hanot et Lauth, simple infiltration, et non dégénérescence. Les processus stéatosant et sclérogène peuvent se combiner de façon à donner naissance à la lésion décrite sous le nom de *cirrhose hypertrophique graisseuse*, dont l'étiologie, pour beaucoup des auteurs,

---

1. Chauffard. *Traité de médecine*, t. III, p. 915.

relève simultanément de l'alcoolisme et de la tuberculose.

Le foie est gros, ses bords sont épaissis, son poids peut s'élever à 2000 et 3500 grammes, il est de coloration jaune d'ocre, la surface de section est plane et graisseuse. De petites taches rosées, au niveau des espaces porto-biliaires, trahissent de petites néo-formations conjonctives. Au microscope, on voit qu'il s'agit d'une cirrhose porto-biliaire, à la fois insulaire et diffuse. Le tissu conjonctif ainsi développé autour des vaisseaux sanguins et biliaires a des caractères qui le différencient des autres cirrhoses, il n'aboutit pas à la phase scléreuse et fibroïde; il est parsemé de follicules tuberculeux qui pénètrent parfois les parties adjacentes du lobule; il envoie dans le lobule de fins tractus pénicillés qui dissocient et enveloppent les cellules hépatiques de façon à former une véritable cirrhose mono-cellulaire. Ici encore, les cellules hépatiques sont surchargées de graisse et non en dégénérescence.

Parmi les autres types de *cirrhose tuberculeuse*, la variété la plus intéressante est celle décrite par Hanot et Lanta[1]. Le foie est lobulé, sillonné de bandes fibreuses qui en font un véritable type de foie ficelé. La cirrhose est porto-biliaire avec nombreux canalicules biliaires. Il existe de la stéatose-périportale, avec fins rayonnements conjonctifs intercellulaires, et nombreuses granulations tuberculeuses disséminées dans le parenchyme hépatique.

Il existe encore une forme rare de tuberculose hépatique, caractérisée par de l'*hépatite nodulaire*, sans dégénérescence graisseuse, analogue à celle qui a été décrite par Kelsch et Kiener dans le foie paludéen. Cette hépatite est isolée ou associée à la cirrhose sus-hépatique. Les lésions diverses que nous avons séparées pour les besoins de la description existent souvent isolées, quelquefois différemment associées dans le foie des tuberculeux.

Expérimentation et pathogénie. — La porte d'entrée du bacille de la tuberculose dans le foie de l'homme est très

---

1. Lanta. *Essai sur la cirrhose tuberculeuse.* Th. de Paris, 1888.

variable. Le bacille peut pénétrer par la voie sanguine portale ou artérielle, par le péritoine, par les voies biliaires. Il peut suivre encore, par exception, la veine ombilicale chez le fœtus (Sabouraud). Expérimentalement, on reproduit le tubercule hépatique chez l'animal en faisant varier la voie d'apport. L'injection de substance tuberculeuse dans le péritoine d'un cobaye amène la mort entre deux à six semaines; le foie et la rate sont remplis de tubercules, quelques ganglions rétro-péritonéaux et sous-cutanés sont tuméfiés et caséeux (Straus et Gamaleia)[1]. Chez l'homme, la tuberculose du foie est souvent combinée de la même façon à la péritonite tuberculeuse.

L'inoculation de culture pure de tuberculose dans les veines mésentériques d'un lapin (Gilbert et Lion)[2] amène la mort de l'animal entre trois et cinq semaines. Le foie et la rate sont les seuls organes farcis de nodules tuberculeux. Les tubercules apparaissent seulement le septième jour autour des capillaires périportaux. Leur évolution suit la multiplication des bacilles dans les vaisseaux.

Une culture virulente de tuberculose humaine poussée dans la circulation générale par la veine marginale de l'oreille du lapin, par exemple, amène rapidement une granulie généralisée (Koch, Straus et Gamaleia). Les bacilles dans ce cas abordent le foie par l'artère hépatique pour y déterminer des tubercules.

Cornil et Yersin n'avaient déterminé, en suivant la même voie, qu'une septicémie aiguë avec gros foie et grosse rate farcis de bacilles, sans aucun tubercule apparent; c'est parce qu'ils avaient inoculé des cultures de tuberculose aviaire, et non humaine. Hanot et Gilbert[3] ont pu chez le cobaye observer une véritable sclérose tuberculeuse du foie, périlobulaire, avec bandes fibreuses pénétrant le lobule. Il n'y a là, pour eux, qu'une lésion tuberculeuse, ayant accompli une évolution fibreuse. Chez un cobaye inoculé

---

1. Strauss et Gamaleia. *Arch. de méd. expér.*, 1891
2. Gilbert et Lion. *Soc. de biologie*, 5 novembre 1881.
3. Hanot et Gilbert. *Soc. de biol.*, 25 octobre 1890.

avec du tubercule aviaire, ces mêmes auteurs[1] ont pu déterminer un véritable foie *ficelé tuberculeux expérimental.*

Enfin Pillet[2] a récemment démontré qu'une culture tuberculeuse humaine, inoculée au cobaye ou au chien, peut déterminer dans le foie de vastes lésions dégénératives par *nécrose de coagulation.* Les cellules hépatiques se gonflent, leur protoplasme se liquéfie et leur noyau perd son affinité pour les matières colorantes.

L'hépatite tuberculeuse expérimentale a contribué, avonsnous dit, à élucider l'histogenèse du tubercule en général. Cornil et Yersin, ayant pratiqué des injections intra-veineuses de culture aviaire à des lapins, ont pu saisir dans le foie la lésion à son origine. Vers le 5e ou 6e jour après leur inoculation, les bacilles déterminent uniquement de petites coagulations fibrineuses dans les capillaires, où ils se sont arrêtés près des espaces portes. Une zone de leucocytes enveloppe bientôt dans l'intérieur du vaisseau cette thrombose à la fois bacillaire et fibrineuse. Ces leucocytes à leur tour, sous l'influence, sans doute, de substances sécrétées par les bacilles, se transforment en cellules épithélioïdes et géantes. Le processus n'a pas le temps d'aller plus loin, la mort survenant vers la fin de la troisième semaine. Pour Metchnikoff, Gilbert et Girode[3], le rôle principal dans la formation de ces granulations et des cellules géantes est joué par les cellules endothéliales des vaisseaux et les grands leucocytes mononucléaires. Une des preuves de l'activité de ces éléments est la présence dans leur protoplasma de substance glycogène[4].

Ce ne sont donc pas, comme le soutient Baumgarten, les cellules h épatiques qui prennent part à la constitution initiale du tubercule. Le tubercule hépatique peut consister en

1. Hanot et Gilbert. *Soc. de biologie*, 30 janvier 1892.

2. Pillet, *Étude d'hist. pathol. sur la tuberculose expérimentale et spontanée du foie.* Th. de Paris, 1891.

3. Gilbert et Girode. Histogenèse du tubercule hépatique expérimental. *Congrès de la tuberculose*, 1891.

4. Loeper et Esmond. *Soc. anat..* mai 1902.

une simple agglomération de cellules rondes, semblables aux nodules infectieux de la fièvre typhoïde ou de la variole. L'expérimentation comme l'anatomie pathologique démontrent donc que le bacille de la tuberculose fait dans le foie de la graisse des dégénérescences cellulaires, de la sclérose, aussi bien que du tubercule. Ces lésions si diverses, comment les produit-il? est-ce par action directe ou par les toxines qu'il sécrète? Pour Hanot et Lauth, les bacilles agissent par leurs substances sécrétées, qui seraient sclérogènes pour le tissu conjonctif et stéatosantes pour la cellule hépatique. Les expériences faites avec la tuberculine de Koch n'ont pas confirmé cette hypothèse séduisante (Chauffard).

Peut-être est-il plus vraisemblable de considérer avec Hanot et Gilbert que la différence des lésions tient à une résistance individuelle anormale vis-à-vis du bacille tuberculeux, ou à une infection de l'organisme par des bacilles qui, dans l'échelle de virulence très étendue que doit avoir le bacille de Koch, occupent, eu égard à l'espèce, une place peu élevée.

Le bacille de Koch n'est peut-être pas le seul facteur en jeu. L'alcoolisme a été incriminé comme cause adjuvante dans les premiers travaux publiés sur la cirrhose hypertrophique graisseuse. Tandis que Sabourin adoptait à tort la pathogénie exclusivement alcoolique de cette lésion, Hutinel expliquait seulement la sclérose par l'alcool et l'état graisseux du foie par la tuberculose. Pour Hanot, l'alcoolisme ne joue qu'un rôle secondaire. Les observations récentes d'Hutinel, faites sur des jeunes enfants non suspects d'alcoolisme, plaident en faveur de cette opinion.

Les recherches de Hanot et Létienne ont démontré que les infections biliaires ne doivent jouer qu'un rôle tout à fait secondaire.

Symptômes. — Cliniquement, la tuberculose hépatique, qu'il s'agisse de granulations tuberculeuses, de cavernes péribiliaires, de foyers nodulaires, évolue en général à bas bruit. La symptomatologie, dans ces cas, relève de la maladie générale, la tuberculose, plutôt que de la localisation hépatique. Si l'on prend cependant l'habitude de toujours examiner de parti pris le foie des tuberculeux, certains signes permettent de découvrir que l'organe est touché. Le foie légèrement hypertrophié, dépassant de un à deux travers de doigt le rebord des fausses côtes, peut être légèrement douloureux à la pression ; la rate est aussi un peu augmentée de volume. Une légère teinte subictérique de la peau, une faible décoloration des fèces, des urines rares et briquetées, de l'urobilinurie, de la glycosurie alimentaire, sont autant de signes d'insuffisance hépatique, décelant que le foie est malade. Quant au type anatomique, il est souvent impossible à déterminer, sans compter qu'avec ces symptômes, la confusion est encore possible avec le gros foie entièrement graisseux et les foies amyloïdes. Quant aux cirrhoses tuberculeuses, elles ont une individualité clinique bien mieux marquée et qu'il convient de bien connaître pour éviter des erreurs de diagnostic.

Deux types ont été dégagés en ces dernières années : la *cirrhose hypertrophique graisseuse* (type Hutinel-Sabourin), la *cirrhose tuberculeuse* (type Hanot-Lauth).

Dans la cirrhose hypertrophique graisseuse, on peut distinguer une période prémonitoire et une période d'état. Dans la période prémonitoire, le malade est un alcoolique qui présente tous les symptômes de l'alcoolisme gastro-intestinal : pituites, anorexie, vomissement, légère tuméfaction du foie, urines rares et uratiques. Sur ces symptômes se greffent ceux de la tuberculose pulmonaire, qui deviennent le plus souvent prédominants. Après quelques mois de cet état, à l'occasion d'un coup de froid, d'une poussée nouvelle de tuberculose, d'un excès alcoolique, la cirrhose jusque-là latente jette le masque, les troubles digestifs s'accentuent, l'anorexie devient complète, la peau prend une teinte subictérique, les urines deviennent rares, très peu riches en urée, mais contiennent, par contre, du pigment biliaire, de l'urobiline, du sucre alimentaire, parfois de l'albumine.

Souvent les matières se décolorent, les membres infé-

rieurs s'œdématient, des hémorrhagies, surtout l'épistaxis et l'hématémèse, peuvent apparaître, et le malade tombe dans un état d'amaigrissement et d'asthénie
profond. A ces symptômes d'auto-intoxication s'ajoutent
un état fébrile sub-continu et une aggravation de la tuberculisation pulmonaire qui peut faire méconnaître la lésion
hépatique. L'ascite est en général négligeable et les veines
sous-cutanées sont peu ou point dilatées. Tout le diagnostic
est dans l'examen du foie, dont le volume, considérablement augmenté, dépasse alors les fausses côtes de quatre
à cinq travers de doigts. Il est dur, lisse, douloureux à la
moindre pression. La rate est également augmentée de
volume. Cette phase d'état, caractérisée par une hypertrophie douloureuse du foie, avec insuffisance hépatique,
évolue en général en cinq ou six semaines.

Pour être fréquent dans la période prémonitoire, l'alcoolisme n'est pas indispenable au développement de la cirrhose hypertrophique graisseuse, témoin les faits récents
de Laure et Honorat, d'Hutinel, observés chez des enfants.

La cirrhose tuberculeuse, type Hanot-Lauth, qui anatomiquement se rapproche de la cirrhose alcoolique par la topographie de la sclérose, peut se révéler cliniquement par le
symptôme cardinal de la cirrhose de Laënnec, l'ascite.
L'épanchement abdominal et la circulation collatérale peuvent être assez marqués pour que le diagnostic des deux
affections soit des plus délicats.

L'apparition de douleurs abdominales, la sensibilité du
foie à la pression, une teinte subictérique marquée, une
cachexie rapide, s'observent surtout dans la cirrhose tuberculeuse. Des signes avancés de tuberculose pulmonaire
ou de péritonite tuberculeuse font surtout le diagnostic.
La péritonite tuberculeuse complète souvent cette cirrhose,
et, dans nombre de cas étiquetés cliniquement péritonite
tuberculeuse à forme ascitique, l'épanchement dépend
peut-être plus d'une lésion cirrhotique que de la péritonite.
La clinique a donc gagné à l'étude anatomique du foie des
tuberculeux faite minutieusement en ces dernières années

et l'on voit que l'examen méthodique de cet organe chez les tuberculeux fournira souvent de précieuses indications au pronostic et au diagnostic.

§ 15. CANCER DU FOIE ET DES VOIES BILIAIRES

Anatomie pathologique. — Étiologie. — Le cancer du foie est primitif ou secondaire[1]. Le cancer *primitif* est fort rare, puisqu'il ne forme que la huitième partie des tumeurs cancéreuses de cet organe, mais le cancer *secondaire* est fréquent; on peut même dire que le foie est l'organe dans lequel les productions cancéreuses secondaires sont les plus communes. Les cancers de l'estomac, de l'intestin, du rectum, du péritoine, des voies biliaires, du testicule, du poumon, de l'utérus, des os, de la peau, de la choroïde, enfin toutes les manifestations cancéreuses de l'économie peuvent atteindre secondairement le foie et y développer l'épithéliome à cellules cylindriques, l'encéphaloïde, le squirrhe, le carcinome hématode, colloïde et mélanique, suivant cette règle absolue qu'un cancer secondaire représente toujours le *type du cancer primitif* qui lui a donné naissance. De toutes ces productions cancéreuses, la forme encéphaloïde et l'épithéliome à cellules cylindriques sont les plus fréquentes[2].

Étudions successivement les cancers secondaires, le cancer primitif, et discutons la question si controversée de l'adénome.

a. *Cancers secondaires.* — Je viens de dire que l'épithéliome à cellules cylindriques est une des tumeurs malignes les plus communes du foie; la raison en est bien simple, puisque cette variété de tumeur a pour lieu d'origine l'estomac, l'intestin, les canaux biliaires, dont les muqueuses sont munies d'épithélium cylindrique, et a pour moyen de transport les veines portes qui vont de ces organes au

1. Hanot et Gilbert. *Études sur les maladies du foie*, 1888.
2. Cornil et Ranvier. *Manuel d'histol.*, t. II, p. 459.

foie. Histologiquement, l'épithéliome cylindrique diffère des carcinomes encéphaloïde et colloïde avec lesquels on les confondait autrefois ; il en diffère par ses cavités tubaires ou irrégulières, tapissées de cellules cylindriques et siégeant au milieu d'un stroma fibreux, embryonnaire ou muqueux ; mais, à l'œil nu, « cet épithliome présente tout à fait la même disposition, la même dissémination, le même aspect que le carcinome encéphaloïde ».

Ces cancers *secondaires*, au lieu de former une masse considérable d'un seul bloc, comme le cancer primitif massif, se présentent sous forme d'îlots plus ou moins sphériques, mamelonnés, de toute dimension, depuis le grain de mil jusqu'à la tête de fœtus, et disséminés dans tout l'organe. Ces îlots donnent à la coupe et au raclage un suc laiteux ; leur coloration blanc jaunâtre tranche sur le fond rouge brun du parenchyme. Les nodosités qui font saillie à la surface du foie sont souvent ombiliquées, affaissées en cupule, ce qui tient à la dégénérescence et au ramollissement de leur partie centrale. Le ramollissement peut être assez complet pour transformer la tumeur cancéreuse en un kyste qui devient à son tour le siège d'hémorrhagies. Ces cancers acquièrent des proportions énormes ; certains ont pesé jusqu'à 10 kilos ; leur développement est parfois très rapide et ils peuvent n'avoir pour origine qu'une ulcération cancéreuse de l'estomac à peine large comme une pièce de cinq francs.

Le cancer *mélanique* atteint lui aussi un très grand développement ; on l'observe surtout à la suite du sarcome mélanique de la choroïde ; il n'est pas bosselé comme l'encéphaloïde, et le tissu hépatique est infiltré de pigment noir.

En étudiant au microscope les lésions cancéreuses, on voit que tous les éléments qui composent le lobule hépatique, cellules, vaisseaux, canaux biliaires, tissu conjonctif, sont atteints par le cancer. Étudions la zone hépatique voisine du cancer, celle qui sert pour ainsi dire de *tissu de transition*, nous voyons que les cellules hépatiques sont déformées, fusiformes, hypertrophiées, gonflées par des accumulations de protoplasma; le tissu conjonctif interlobulaire perd son apparence fibreuse et s'infiltre de noyaux embryonnaires; les ramifications de la veine porte et de l'artère hépatique, qui entourent le lobule, s'épaississent, leur paroi s'infiltre d'éléments cancéreux, l'endothélium du vaisseau est envahi à son tour, et il se produit dans la lumière même du vaisseau des bourgeons cancéreux. Les canalicules biliaires sont envahis par un mécanisme analogue, leur calibre est augmenté et leurs parois sont infiltrées d'éléments cancéreux. Le même processus peut atteindre des branches plus volumineuses de la veine porte, dont les parois s'ulcèrent; « il serait faux de dire que le carcinome voisin de la veine a perforé sa paroi et s'est ouvert dans la veine, c'est le bourgeon carcinomateux des parois de la veine qui s'est ulcéré » (Cornil et Ranvier). Quant à savoir quel est l'élément du foie qui est le premier atteint par le cancer, est-ce l'élément glandulaire (Rokitansky, Lancereaux), est-ce l'élément conjonctif? (Virchow, Vulpian). Les deux opinions sont admissibles, bien que l'origine épithéliale paraisse aujourd'hui démontrée. Ce qui est certain, c'est que les vaisseaux portes et les vaisseaux biliaires jouent un rôle considérable dans le transport à distance et dans la dissémination du cancer.

b. *Cancer primitif.* — Le cancer primitif est beaucoup plus rare que le cancer secondaire. Dans quelques cas il revêt la forme nodulaire habituelle au cancer secondaire, mais le plus souvent il mérite la dénomination de *cancer massif*, parce qu'il est constitué par une masse uniforme. Quand la masse cancéreuse n'arrive pas jusqu'à la surface de l'organe, le cancer est dit en *amande*. Le foie atteint de cancer massif n'offre pas à l'extérieur les bosselures et les déformations du cancer secondaire, sa surface et sa forme restent normales; mais son hypertrophie est telle, surtout au lobe droit, qu'il peut atteindre le poids de 15 à 18 livres. Par la section, on voit que le foie est transformé en une masse molle ou lardacée donnant par le raclage un peu de suc cancéreux. La surface de section est grisâtre ou jaunâtre et le centre du cancer n'est presque jamais ramolli, tandis que le ramollissement est fréquent dans les nodosités du cancer secondaire. Dans quelques cas, autour du cancer massif, gravitent quelques nodosités.

Les conduits biliaires extra-hépatiques et les gros troncs artériels et veineux sont indemnes. La périhépatite, fréquente dans le cancer secondaire, dont les nodosités sont si souvent superficielles, est rare dans le cancer massif. Ici comme dans le cancer secondaire, on constate la dégénérescence cancéreuse des *ganglions* du hile, des ganglions gastro-hépatiques, péri-pancréatiques, pré-vertébraux et médiastinaux, auxquels se rendent les lymphatiques du foie. Des embolies spécifiques peuvent suivre la voie des veines sus-hépatiques et ensemencer le cancer dans les poumons.

A première vue, le cancer massif a le plus souvent l'aspect de l'encéphaloïde avec ou sans foyers hémorrhagiques. A l'examen histologique on voit qu'il rentre dans la classe des cancers épithéliaux. Le cancer primitif du foie revêt deux formes principales : épithéliome alvéolaire et épithéliome trabéculaire. Ces deux formes peuvent se combiner et réaliser la forme trabéculo-alvéolaire, mais, dans la grande majorité des cas, l'épithéliome alvéolaire est la forme du cancer primitif, massif ou nodulaire, tandis que l'épithéliome trabéculaire est la forme du cancer primitif avec cirrhose.

c. *Adénome et cirrhose.* — En décrivant la cirrhose veineuse alcoolique du foie, j'ai dit qu'on peut rencontrer dans les foies cirrhosés des productions adénomateuses, discrètes ou confluentes, parfois minimes, parfois volumineuses. Sur une coupe du foie, ces productions adénomateuses ne font pas saillie, elles ont une consistance de mastic et une coloration gris jaunâtre parfois teintée par l'hémorrhagie. Souvent un filet d'eau peut les énucléer de la capsule qui les entoure.

Pour quelques auteurs, l'association de la cirrhose et de l'adénome du foie s'expliquerait de la façon suivante :

L'hépatite interstitielle ouvrirait la scène et produirait une irritation cellulaire, une hépatite parenchymateuse qui pourrait aboutir à la formation de tumeurs épithéliales ou adénomes. Ainsi envisagé, et jusque-là, l'adénome conserverait sa signification de tumeur *bénigne*, à l'égal des adénomes du sein dont la dénomination est l'équivalent de bénignité. Toutefois l'adénome pourrait, d'après quelques auteurs, se transformer en carcinome, c'est-à-dire en tumeur maligne. Les preuves de cette transformation seraient tirées non pas de la seule structure de la tumeur, car la structure d'une tumeur ne suffit pas à impliquer sa malignité; elles seraient tirées de la généralisation, de l'infection, de l'envahissement des ganglions du hile, de « la néoformation d'un tissu de cellules hépatiques à l'intérieur des vaisseaux portes, ce qui indique que l'adénome devient infectieux[1] ». L'adénome du foie aurait ce caractère commun avec certains adénomes du sein qui, après être restés longtemps bénins et inoffensifs, prennent les allures des tumeurs malignes. D'après M. Brissaud, la série des transformations pourrait même être plus complète : la cirrhose veineuse serait la cause première de l'adénome, et l'adénome se transformerait en carcinome, autrement dit, cirrhose, adénome et carcinome seraient les anneaux successifs d'une même chaîne pathologique[2].

M. Gilbert interprète autrement l'association de l'adénome et du cancer : pour lui il ne peut être question de transformation, car adénome et cancer ne font qu'un. « L'adénome tel qu'il a été décrit par MM. Keïsch et Kiener et par M. Sabourin, ne constituant, selon nous, qu'une forme particulière de la carcinose hépatique, ne saurait subir la transformation cancéreuse[3]. »

Telle est également l'opinion de M. Hanot : l'adénome est une variété d'épithéliome; c'est un épithéliome trabéculaire, qu'on appelle encore adéno-carcinome et qu'on

---

1. Sabourin. *Adénome du foie*, 1881.
2. Brissaud. *Arch. de méd.*, août 1885.
3. Gilbert. *Cancer primitif du foie* 1886. p. 67.

pourrait dénommer *cylindrome, épithéliome tubulé* ou *épithéliome acineux*. Ainsi que je l'ai dit précédemment, dans la grande majorité des cas, l'épithéliome alvéolaire est la forme du cancer primitif, massif ou nodulaire, tandis que l'épithéliome trabéculaire est la forme du cancer primitif avec cirrhose. « Les relations de l'épithéliome trabéculaire et de la cirrhose ont été différemment comprises par les auteurs. M. Lancereaux[1] suppose que la cirrhose est la conséquence du développement dans le foie des nodosités néoplasiques; M. Sabourin[2], par contre, place la cirrhose la première par ordre chronologique et considère l'adénome comme une complication de la cirrhose ou comme un accident au cours de la cirrhose. Nous ne pouvons accepter ni l'une ni l'autre de ces explications. Avec MM. Kelsch et Kiener[3] nous admettons le développement simultané de la cirrhose et de l'adénome; nous croyons que ces deux processus résultent de l'action du même agent irritatif sur le tissu conjonctif et sur l'épithélium hépatique, et de même que la cirrhose peut évoluer seule, de même aussi, par exception sans doute, l'épithéliome trabéculaire peut se développer isolément[4]. » Ce processus *simultané* de la cirrhose et de l'adénome est nettement indiqué dans un cas qui a été observé dans mon service[5].

L'envahissement des lymphatiques et des ganglions s'effectue rapidement dans l'épithéliome alvéolaire, tandis que l'épithéliome trabéculaire envahit les veines et respecte les lymphatiques.

L'étude de l'adénome et de la cirrhose a été reprise récemment par Rénon et ses élèves. Ils ont donné à cette

1. Lancereaux. Les cirrhoses secondaires. *Union méd.*, 1886, p. 817, 2ᵉ volume.

2. Sabourin. *Lésions du parenchyme hépatique dans la cirrhose. Essai sur l'adénome du foie.* Th. de Paris, 1881.

3. Kelsch et Kiener. Contribution à l'étude de l'adénome du foie. *Arch. de physiol.*, 1876, p. 657.

4. Hanot et Gilbert. *Étude sur les maladies du foie*, t. I, p. 47.

5. Le processus de la cirrhose et de l'adénome, au lieu d'être successif, paraît en effet simultané dans cette observation.— Giraudeau et Legrand. Adénome du foie et du rein gauche. *Gaz. hebdom.*, 14 janvier 1887.

lésion le nom d'*hépatome*. L'hépatome est une tumeur à foyers originels multiples, caractérisée par la prolifération exubérante des éléments du parenchyme hépatique suivant le type embryonnaire, avec tendance extensive locale, particulièrement intravasculaire. Cette tumeur n'est ni un adénome, ni un cancer [1].

d. La compression des vaisseaux portes par la tumeur cancéreuse est une cause d'*ascite*; la compression des conduits excréteurs de la bile au niveau du hile du foie est une cause d'*ictère*.

Entre le foie cancéreux et les organes voisins s'établissent des *adhérences* fréquemment envahies par le cancer.

Les *causes* du cancer hépatique sont aussi obscures que les causes du cancer en général; la prédisposition héréditaire joue un grand rôle, et, bien que le cancer du foie soit une maladie de l'âge avancé, on l'observe néanmoins assez fréquemment chez l'adulte et même chez l'enfant.

Symptômes. — Tantôt le cancer *secondaire* du foie se présente comme un épiphénomène tardif, aux périodes avancées des cancers de l'estomac, de l'intestin, du rectum, et le malade succombe avant que la lésion hépatique se soit révélée par des symptômes spéciaux; tantôt, au contraire, le cancer de l'estomac, de la vésicule biliaire ou de l'intestin, ne s'annonce encore que par des symptômes indécis, quand un cancer hépatique se déclare et marche avec une telle rapidité qu'il attire sur lui toute l'attention. Enfin, il est des cas, rares il est vrai, où le cancer hépatique est primitif. Dans ces différentes hypothèses, quels sont les symptômes, quels sont les signes qui permettent de reconnaître le cancer du foie?

Occupons-nous d'abord du cancer *secondaire*. Il débute souvent par une période latente, et certains malades ont déjà un cancer avancé (hypertrophie et bosselures du foie, état cachectique) sans en avoir éprouvé des symptômes manifestes. Parmi ces symptômes, les troubles digestifs ouvrent la scène; c'est un état dyspeptique avec sécheresse

1. L. Rénon, Géraudel et Monier-Vinard. L'hépatome, tumeur primitive du foie. *Académie de médecine*, 11 janvier 1910.

de la bouche, perte d'appétit, dégoût de la viande, ballonnement du ventre, garde-robes fétides. Jusque-là, rien de significatif. Le malade se plaint de pesanteur, de sensibilité, de douleurs sourdes à l'hypochondre droit. Les douleurs aiguës font défaut, à moins de complication de périhépatite. L'*ictère* est fréquent; on l'a noté 39 fois sur 91 cas (Frerichs); cet ictère varie depuis la teinte légère subictérique jusqu'à l'ictère foncé et permanent; il est dû à des causes multiples : catarrhe des voies biliaires, compression des canaux excréteurs au niveau du hile. L'*ascite* est fréquente, mais moins abondante que l'ascite de cirrhose; elle est due à des causes diverses : bouchons cancéreux qui obstruent les gros troncs de la veine porte, péritonite partielle qui se développe au niveau du foie, nodosités cancéreuses qui envahissent le péritoine et l'épiploon; dans ce dernier cas, le liquide ascitique est souvent coloré par des hémorrhagies partielles. Le *melæna* est assez fréquent quand le cancer atteint les voies biliaires, vésicule et canaux (Hanot). On observe assez souvent la dilatation des veines abdominales sous-cutanées.

Le foie est augmenté de volume dans les quatre cinquièmes des cas (Lebert); parfois même il prend de telles proportions qu'il arrive à peser 6 et 8 kilogrammes. Il déborde les fausses côtes, il forme un énorme relief sous la paroi abdominale, il atteint ou dépasse la région ombilicale et empiète sur le flanc gauche. Quand il est formé de grosses nodosités, ce qui est l'usage, sa face supérieure est dure, inégale et bosselée; son bord tranchant, au lieu d'être lisse et mince, devient mousse et irrégulier. Dans certains cas le développement du cancer *est si rapide* que d'une semaine à l'autre on constate un accroissement considérable. La rate conserve son volume normal, elle n'est jamais hypertrophiée : c'est là un signe négatif fort important.

A mesure que la maladie progresse, les symptômes généraux augmentent d'intensité : l'émaciation, la perte des forces, la teinte anémique des téguments, la diminution graduelle des globules rouges du sang, les œdèmes périphériques, constituent la cachexie cancéreuse, et le malade meurt en quelques semaines, en deux mois, si la marche du cancer est *aiguë*, en six ou huit mois, si sa marche est *chronique*. Il meurt, soit du fait de la cachexie, soit du fait de complications telles que : péritonite subaiguë, troubles cérébraux[1] et hémorrhagies multiples, symptômes d'*ictère grave*; abaissement de température[2], rupture d'un kyste hématique développé à l'intérieur d'une nodosité cancéreuse[3].

Le cancer *primitif* du foie dans sa forme *massive* offre un tableau un peu différent. Ici, comme dans le cancer secondaire, les troubles dyspeptiques, anorexie, nausées, météorisme, ouvrent la scène, les douleurs à l'hypochondre droit ne sont pas rares, mais l'ascite, la dilatation des veines abdominales sous-cutanées et l'ictère *font presque toujours défaut*. Le signe dominant, c'est l'*hypertrophie* du foie, qui est habituellement *considérable*, mais cette hypertrophie se traduit par un foie qui est dur, lisse, à bord tranchant, qui ne présente ni les bosselures ni les déformations qu'on retrouve dans le cancer secondaire. Un autre symptôme, fort important lui aussi, c'est l'*acholie* ou l'*hypocholie* : le foie fabrique peu de bile, parce que ses cellules sont en grande partie transformées en néoplasme; aussi les matières fécales sont-elles grises, presque décolorées, putréfiées et fétides. Les anses intestinales sont distendues par des gaz. La même cause, la transformation de la glande, qui crée l'acholie, s'oppose à la production de l'ictère. « L'ictère, dans ces conditions, est presque irréalisable alors même que les conduits excréteurs de la bile seraient comprimés et obturés » (Gilbert). Quoique cette acholie (acholie par sécrétion) ne soit pas absolument spéciale au cancer massif du foie, elle n'en a pas moins une grande valeur. Elle réalise le type de l'acholie par

1. Lépine. *Bull. Soc. anat.*, 1875, p. 524.
2. Joffroy. *Mém. Soc. biol.*, 1869, p. 225.
3. Rendu. *Dict. sc. méd.* Article *Foie.* série 4, t. III, p. 195.

trouble de sécrétion[1], dans laquelle la décoloration des matières fécales coïncide avec l'absence d'ictère; elle est bien différente de la fausse acholie ou acholie par *trouble d'excrétion*, par obstruction du canal cholédoque, dans laquelle la décoloration des matières fécales est accompagnée d'une teinte ictérique de la peau et des urines. Les urines sont rares, elles ne contiennent jamais d'albumine, mais elles sont pauvres en urée, ce qui tient d'une part aux lésions du foie, d'autre part à l'inanition (Robin[2]).

Les œdèmes cachectiques, la phlébite oblitérante, la diarrhée, s'observent dans toutes les formes du cancer. Dans le cours du cancer hépatique, on constate parfois un symptôme d'une grande importance, c'est la *fièvre*. La fièvre revêt le type rémittent (Monneret) ou intermittent avec accès vespéral[3]; elle est due tantôt à la périhépatite, tantôt à des poussées de vraie hépatite. Ce cancer fébrile se termine très rapidement par la mort; je viens d'en observer deux cas.

Diagnostic. — Le diagnostic du cancer du foie est surtout difficile quand il est *primitif*, massif, car il a plusieurs signes communs avec le foie amyloïde, avec certaines formes de cirrhose hypertrophique, avec les kystes hydatiques.

La dégénérescence *amyloïde* du foie détermine une hypertrophie considérable et lisse du foie, avec absence d'ictère et d'ascite, tout comme le cancer massif, mais elle en diffère par l'hypertrophie de la rate, par la présence de l'albumine dans l'urine, et par les conditions pathogéniques (scrofule, suppurations prolongées) au milieu desquelles la maladie s'est développée.

La *cirrhose hypertrophique biliaire* présente, comme le cancer massif, une hypertrophie énorme et lisse du foie, sans ascite et sans dilatation des veines abdominales, mais

---

1. Hanot. Contribution à l'étude de l'acholie. *Arch. de méd.*, janvier 1885.
2. Robin. L'urée et le cancer. *Gaz. méd. de Paris*, 1884, p. 385.
3. Murchison. *Maladies du foie*, p. 251, trad. Cyr.

elle en diffère par sa marche très lente, par la polycholie et par l'ictère persistant qui accompagne la maladie dès son début.

Les *kystes hydatiques* du foie présentent, comme le cancer massif, une tumeur volumineuse et lisse, avec absence d'ascite et d'ictère, mais ils diffèrent du cancer par les considérations suivantes : dans le kyste hydatique le foie n'est pas uniformément développé, il est tuméfié sur un point, il donne au toucher une sensation de rénitence, presque de fluctuation, et non une sensation de dureté ligneuse; il est compatible pendant longtemps avec l'intégrité presque complète de la santé. Le diagnostic est fort difficile quand il s'agit de kyste alvéolaire; la ponction est souvent le seul moyen de diagnostic.

La *leucocythémie* hépatique est caractérisée, comme le cancer massif, par une hépatomégalie lisse, sans ascite ni ictère; mais les tissus se décolorent lentement, progressivement, la rate est très volumineuse et l'examen du sang confirme le diagnostic.

Le diagnostic est parfois difficile entre le foie cancéreux et le foie *syphilitique*, car leurs caractères peuvent être communs: gros foie lobulé, déformé, ictère, ascite, œdèmes, cachexie; le seul signe distinctif, c'est que les accidents marchent vite dans le cancer et lentement dans la syphilis.

Le *pronostic* du cancer hépatique est absolument fatal, et le *traitement* est purement palliatif : il consiste à soutenir les forces du malade et à combattre les symptômes qui peuvent se présenter.

CANCER DES VOIES BILIAIRES

Le cancer de la vésicule biliaire et des voies biliaires est presque toujours *primitif*.

Le cancer *primitif de la vésicule biliaire* appartient aux variétés suivantes : épithéliome à cellules cylindriques, encéphaloïde, colloïde, squirrhe. La surface muqueuse de la vésicule est bourgeonnante et villeuse dans les points envahis par la néoformation. La cavité de la vésicule est généralement accrue; ses parois, et notamment la tunique musculeuse, sont hypertrophiées.

La bile contenue dans la vésicule est tantôt décolorée, tantôt brunâtre et épaisse. On trouve habituellement des *calculs biliaires* (14 fois sur 15 cas)[1] et il est probable que l'apparition du cancer précède la formation des calculs.

La tumeur cancéreuse née dans la vésicule envahit le canal cystique, le canal cholédoque, et rétrécit leur calibre[2]. Les ganglions lymphatiques du voisinage sont atteints; le duodénum, le côlon, l'estomac, sont le siège d'adhérences souvent infiltrées de carcinome; le foie est presque toujours cancéreux, et dans certains cas le cancer primitif de la vésicule est encore peu avancé, tandis que le foie est farci de tumeurs cancéreuses secondaires.

Le cancer peut envahir primitivement les gros canaux biliaires; Claisse a établi la statistique suivante : le cancer primitif des gros canaux excréteurs de la bile se localise souvent à l'extrémité juxta-duodénale du cholédoque. Néanmoins, la lésion cancéreuse peut avoir d'autres lieux d'élection. Dans les deux cas de Claisse, le noyau cancéreux atteint le canal hépatique et la partie moyenne du canal cholédoque. Dans le cas de Griffon et d'Artigue[3], le noyau cancéreux n'est pas loin de la terminaison du cholédoque; toutefois il n'intéresse pas l'ampoule de Vater. Hebb, Birsch Hirschfeld et Kraus ont constaté la localisation du cancer sur la partie moyenne du cholédoque. Dans l'observation de Rabé[4], le cancer siège à la partie moyenne du cholédoque et la vésicule est cancéreuse. Dans les deux cas de Naunyn et Schuppel, le cancer est localisé au canal hépatique ou à l'union des canaux hépatique et cystique. De

<hr>

1. Bertrand. Th. de Paris, 1870.

2. Lancereaux. Cancer de la vésicule biliaire. *Semaine médicale*, 1867 p. 534. — Busson. *Cancer de l'ampoule de Vater*. Th. de Paris, 1890.

3. *Soc. méd. des hôpit.* Séance du 5 novembre 1897.

4. *Société anatomique*, 1896, p. 816.

même dans un cas de Jourdan. Dans un cas de Debove[1], le cancer siège entre le canal cystique et l'ampoule de Vater. Dans une observation personnelle, le cancer siégeait à l'union du canal cystique et du canal cholédoque.

Le cancer du cholédoque détermine habituellement un ictère permanent, le diagnostic en est bien difficile ainsi que nous le verrons au chapitre concernant l'oblitération permanente du cholédoque; quand il se généralise au foie, les symptômes se confondent avec les symptômes du cancer népatique. Cependant les hémorrhagies intestinales, le *melæna*, témoignent presque toujours du cancer des voies biliaires (Hanot). Le cancer de l'ampoule de Vater a fait l'objet d'un chapitre spécial.

§ 14. SYPHILIS HÉPATIQUE

Dans ce chapitre consacré à la syphilis du foie, nous allons étudier successivement : les accidents secondaires, les accidents tertiaires et la syphilis hépatique héréditaire.

A. ACCIDENTS SECONDAIRES — ICTÈRE SYPHILITIQUE

Ictère bénin. — L'ictère apparaît dans les premiers mois qui suivent l'infection syphilitique. La teinte de la peau est tantôt légère, tantôt foncée avec ou sans décoloration des matières fécales. Cet ictère peut apparaître à l'état de symptôme isolé, plus souvent il est accompagné de troubles digestifs, de diarrhée, et surtout de symptômes généraux : fièvre, lassitude, courbature, céphalée, qui appartiennent à cette période de la syphilis. La pathogénie de cet ictère est mal connue; il est probable qu'il est dû à un catarrhe des canaux biliaires analogue au catarrhe syphilitique secondaire des muqueuses du pharynx, du larynx ou des

---

1. *Soc. méd. des hôpit.* Séance du 5 novembre 1897.

bronches, ou encore à des lésions du parenchyme sans altération des conduits biliaires[1].

Ictère grave. — A côté de cette forme assez fréquente d'ictère bénin, il existe des cas non douteux d'ictère grave au cours de la période secondaire de la syphilis (Lacombe[2], Senator[3], Roque, Devic[4], Talamon[5]). On l'observe surtout chez la femme. Dans le cas de Talamon, l'examen histologique pratiqué par Kahn a montré une hépatite aiguë diffuse, caractérisée par une infiltration embryonnaire de toute la trame conjonctive de l'organe, avec destruction plus ou moins profonde des cellules hépatiques. Ce sont les lésions de l'atrophie jaune aiguë, sans aucun caractère spécifique[6]. On peut ainsi comparer la syphilis hépatique précoce à la syphilis rénale précoce dont les lésions anatomiques sont celles d'une néphrite toxique banale. Entre les variétés bénigne et maligne de l'ictère syphilitique précoce, existent des formes intermédiaires, comme semble le montrer une des observations de Senator.

Il est important de ne pas confondre l'ictère syphilitique avec l'ictère catarrhal vulgaire. Aussi, en présence d'un ictère, il faut toujours rechercher avec soin si le sujet ne présente pas quelque manifestation syphilitique, muqueuse ou cutanée; les taches de la roséole maculeuse peuvent être cachées par la coloration de l'ictère, mais les syphilides papuleuses, squameuses, lenticulaires, sont parfaitement reconnaissables. Les syphilides de la gorge, de la bouche, de la vulve, de l'anus, les croûtes du cuir chevelu, l'adénite de l'aine, enfin tous les signes qui peuvent mettre

1. Sézary. *Lésions histologiques du foie dans la syphilis secondaire*. Soc. de biologie, 1908, p. 678.

2. Lacombe. *Accidents hépatiques de la syphilis chez l'adulte*. Thèse de Paris, 1874.

3. Senator. XII° *Congrès de méd. intern.*, avril 1893. Wiesbaden.

4. Roque et Devic. Ictère grave mortel pendant la période secondaire de la syphilis. *Congrès de méd. de Lyon*, 1884, p. 858.

5. Talamon. Syphilis hépatique précoce avec ictère grave et atrophie jaune aiguë du foie. *Méd. mod.*, 15 février 1897, p. 97.

6. Chez une malade de mon service, Sézary a noté des lésions histologiques semblables. L'absence de tréponème a permis de conclure que l'affection était due aux toxines élaborées par le parasite. Sézary. *Presse médicale*, 1908, n° 78.

sur la voie du diagnostic doivent être recherchés avec soin. La cause pathogénique de l'ictère étant reconnue, il faut aussitôt appliquer le traitement mercuriel.

B. ACCIDENTS TERTIAIRES — FOIE SYPHILITIQUE

Anatomie pathologique. — Dans la syphilis hépatique, la *périhépatite* est plus accentuée que dans n'importe quelle hépatite chronique ; elle établit des adhérences solides et résistantes entre le foie et le diaphragme. Les fausses membranes peuvent entourer le foie, englober les vaisseaux veineux et biliaires du hile, déterminer l'ascite et l'ictère.

La *syphilis du foie* (altération très fréquente) se présente sous forme de sclérose ou de gommes ; ces deux genres de lésions sont généralement associés (hépatite scléro-gommeuse) ; parfois l'une d'elles prédomine, ce qui permet de décrire : 1° une hépatite scléreuse ; 2° une hépatite nodulaire gommeuse.

1° *L'hépatite scléreuse diffuse*[1] a quelques caractères communs avec la cirrhose vulgaire : le foie est hypertrophié ou atrophié, bosselé, marronné, plus lobulé que granuleux, tandis qu'il est plus granuleux que lobulé dans la cirrhose atrophique. Dans les cas types, la lésion s'accuse de la façon suivante[2]. Les bords du foie sont anfractueux, irréguliers ; ses faces bosselées, inégales, sont labourées par des cicatrices fibreuses et *profondes*, d'où le nom de *foie ficelé*. Le tissu fibreux qui constitue des brides renferme de petites *gommes* indurées ou caséeuses. Des adhérences s'établissent entre le foie et les organes voisins (rein, côlon, diaphragme). Dans quelques cas on constate l'atrophie d'un lobe et l'hypertrophie de l'autre. Au microscope, le foie syphilitique représente un mélange de cirrhose commune et de cirrhose hypertrophique[3]. Le tissu de cirrhose entoure

1. Lacombe. *Loco citato.*
2. Lancereaux. *Traité de la syphilis*, p. 328.
3. Rendu. *Dict. des sc. méd.*, loc. cit., p. 144.

les lobules, et les pénètre[1]. Les *artérioles* hépatiques sont atteintes d'endartérite bourgeonnante; elles sont sans doute l'origine du processus scléro-gommeux. Ces lésions artérielles sont presque spéciales aux cirrhoses syphilitiques, les lésions veineuses, phlébites portales sont au second plan.

2° *L'hépatite nodulaire gommeuse* est caractérisée par la présence de *gommes* qui se développent à la surface ou dans le parenchyme du foie. Ces tumeurs gommeuses dépassent rarement le volume d'un pois ou d'une noisette; elles sont habituellement sphériques, et souvent groupées en îlots renfermant chacun plusieurs gommes. A la première période de leur évolution, les gommes sont grisâtres et résistantes; plus tard leur centre devient opaque et se ramollit, puis le tissu fibreux envahit la petite tumeur, la gomme se rétracte, et celles qui se développent à la surface du foie, sous la capsule de Glisson, se terminent souvent par des *cicatrices* étoilées et froncées sur leurs bords[2].

Quand on a fait la section d'une gomme, on observe trois zones distinctes[3]. La partie centrale, opaque et caséeuse, est souvent divisée en îlots. Autour de cette masse centrale est une coque fibreuse, composée de tissu conjonctif dont l'aspect varie suivant l'âge de la gomme. La zone la plus extérieure est formée de tissu scléreux qui s'infiltre entre les lobules hépatiques voisins.

A ces lésions, ajoutons la dégénérescence *amyloïde* qui atteint le foie à titre de lésion secondaire, comme elle atteint les reins et la rate. Hanot[4] a trouvé dans 3 cas une hépatite hypertrophique avec mégalosplénie et ictère chronique, syndrome anatomique qui se rapproche de la cirrhose hypertrophique biliaire. Il a constaté dans le lobule des capillaires dilatés à parois infiltrées de noyaux et remplies de globules blancs: des travées disloquées avec cellules atro-

1. Malassez. *Soc. anat.*, 1875.
2. Lancereaux. *Soc. anat.*, 1862, 2ᵉ série, t. III, p. 540.
3. Cornil. *Leçons sur la syphilis*, p. 576.
4. Hanot. Hépatite syphilitique hypertrophique avec ictère chronique. *Presse médicale*, 30 septembre 1896, p. 505.

ph:ées, hypertrophiées, désagrégées ; de nombreux nodules
embryonnaires dans les espaces portes, lésions, en somme,
communes à tout foie infectieux. Mais Hanot n'a constaté
sur ses préparations, ni cirrhose télangiectasique, ni angio-
cholitecatarrhale, ni néocanalicules biliaires.

Description. — Les lésions syphilitiques tertiaires du foie
sont généralement assez tardives ; néanmoins elles peuvent
apparaître dès la troisième et la quatrième année de l'infection syphilitique. Le début des accidents est habituellement fort obscur : il n'y a ni douleur vive, ni fièvre, ni
symptômes bruyants ; à peine peut-on signaler quelques
troubles digestifs. Il arrive un moment où les symptômes
s'accusent nettement : l'appétit est mauvais, les digestions
se font mal, l'amaigrissement fait des progrès, il y a de la
diarrhée, de l'œdème des pieds et des jambes, une perte
absolue des forces. Le malade a une teinte subictérique,
mais on observe rarement l'ictère vrai. L'ascite et la circulation complémentaire de l'abdomen font souvent défaut, ou
n'apparaissent qu'à une période avancée. Dans quelques
observations, la syphilis hépatique a été des plus insi-
dieuses et l'*ascite* est apparue comme premier symptôme.
L'ascite, au cours de la syphilis hépatique, tient à plusieurs
causes, soit à la compression de la veine porte par les ganglions du hile ou par une fausse membrane, soit à la compression des veines sus-hépatiques à leur embouchure dans
la veine cave (Barth).

L'exploration du foie fournit des renseignements assez
discordants. Le foie est tantôt hypertrophié, tantôt atrophié ;
il est bosselé, inégal ; l'hypertrophie peut ne porter que sur
un lobe. La rate est souvent volumineuse. Hanot a isolé
sous le nom d'hépatite hypertrophique syphilitique avec
ictère chronique une forme spéciale de syphilis hépatique
tertiaire qu'il considère comme une entité morbide. Elle
s'accompagne de mégalosplénie, ce qui lui donne une certaine analogie avec certaines formes d'hépatite paludéenne
et la maladie de Hanot proprement dite. Elle se distingue
de cette dernière par l'étiologie syphilitique, par l'absence

de crises paroxystiques, la marche plus rapide des accidents lorsque le traitement dont l'action est nette est institué trop tard. De plus la rate et le foie n'atteignent jamais le volume qu'ils ont dans la maladie de Hanot. Enfin on n'a pas constaté la leucocytose, qui est la règle dans cette dernière affection.

La syphilis hépatique a une marche fort lente; elle met des années à évoluer. Tant que le foie fonctionne suffisamment et tant que les autres viscères sont respectés, il n'y a pas de danger, mais le danger surgit lorsque le foie est atteint de dégénérescence amyloïde ou graisseuse, ce qui crée l'insuffisance hépatique, ou lorsque les reins sont envahis, ce qui crée l'insuffisance urinaire.

C. SYPHILIS HÉPATIQUE HÉRÉDITAIRE

Il faut étudier séparément la syphilis hépatique héréditaire chez le nouveau-né (héréditaire précoce) et à un âge plus avancé (héréditaire tardive).

Description. — La syphilis hépatique qui évolue pendant la vie *intra-utérine* est un obstacle à la circulation veineuse du foie; la pression augmente dans la veine ombilicale, « et une véritable *ascite extra-fœtale* se produit: c'est l'*hydramnios*. Le volume du ventre de la mère peut alors prendre des proportions énormes (jusqu'à 1 m. 24 au niveau de l'ombilic). Les mouvements du fœtus sont obscurs, mal perçus, l'utérus forme une vaste collection liquide, où l'on peut constater la sensation de flot. En même temps, surtout dans les cas d'hydramnios aigu, où la sangle abdominale ne s'est pas peu à peu laissée distendre, des troubles fonctionnels graves se montrent chez la mère : compression des organes abdominaux, des uretères, dyspnée croissante, vomissements, cyanose, douleurs lombo-abdominales » (Chauffard [1]). Le fœtus syphilitique meurt dans la proportion de 25 pour 100 (Bar) et l'accouchement, souvent avant terme, se fait dans les plus mauvaises conditions.

1. *Traité de médecine*, t. III, p. 898.

Chez le *nouveau-né*, la syphilis hépatique n'est que la continuation de la syphilis intra-utérine; tantôt l'enfant vient au monde avec la cachexie syphilitique (maigreur extrême, pemphigus palmaire et plantaire), et la mort survient en quelques jours; tantôt l'enfant nouveau-né a les apparences de la santé, et la syphilis hépatique, comme du reste toutes les autres formes d'hérédo-syphilis précoce, apparaît dans les premiers mois. Habituellement la syphilis hépatique est accompagnée des manifestations multiples de l'hérédo-syphilis précoce : coryza, syphilides muqueuses et cutanées, fissures de l'ombilic, de l'anus, des lèvres, éruptions de la peau, etc. Parfois cependant la lésion hépatique, ou hépato-splénique, est tellement dominante, qu'on a pu décrire une forme *spléno-hépatique* de l'hérédo-syphilis[1]. La peau est bistrée, subictérique, les troubles digestifs sont constants; l'amaigrissement est rapide, le foie est gros, parfois très gros, non bosselé, douloureux au toucher. Le ventre est volumineux, et sillonné de veines. Le tympanisme est parfois accompagné d'ascite. La rate est grosse et douloureuse. Le pronostic est fort grave; néanmoins, la guérison peut être obtenue.

Le *diagnostic* de la syphilis hépatique est plus facile chez l'enfant nouveau-né que chez l'adulte, car chez le nouveauné il est bien rare que l'hépato-spléno-syphilis ne soit pas accompagnée du cortège habituel de l'hérédo-syphilis précoce.

Anatomie pathologique. — La description du foie syphilitique de l'adulte n'est pas comparable à la description du foie syphilitique du fœtus ou de l'enfant nouveau-né. Cette différence anatomique provient du mode d'infection, qui est différent. Chez l'adulte, la lésion est disséminée dans le foie; elle suit en cela les artérioles hépatiques atteintes d'artérite et de péri-artérite, et par un processus plus ou moins lent elle aboutit au tissu scléro-gommeux. Chez le fœtus, au contraire, le foie qui reçoit immédiatement une partie du sang placentaire, le foie est infecté *uniformément,*

---

1. Chauffard. *Semaine médicale,* 1er juillet 1891.

en totalité; c'est lui qui « reçoit les premières atteintes de l'infection ; il est ainsi un des réactifs les plus sûrs de la syphilis congénitale » (Chauffard).

Chez l'enfant syphilitique mort-né, ou mort peu de temps après sa naissance, et atteint de syphilis hépatique, les lésions sont les suivantes : le foie a conservé sa forme et son aspect lisse, parce qu'il n'y a pas encore de formation scléreuse ; l'organe est plus volumineux qu'à l'état normal ; il est dur, élastique ; la teinte habituelle rouge brun a fait place à une teinte gris jaunâtre comme le silex, et sur la coupe du parenchyme apparaissent de petites granulations blanchâtres (gommes microscopiques) analogues à des grains de semoule (Gubler). Ces lésions ont pour siège de prédilection le lobe gauche et le bord tranchant du foie.

Cette hépatite syphilitique est une cirrhose jeune; le tissu embryonnaire n'est encore nulle part devenu fibreux, mais, histologiquement, on constate des lésions diffuses et des lésions nodulaires qui fourmillent de tréponèmes. Hutinel et Hudelo[1] ont montré que cette cirrhose péri portale au début suit les vaisseaux et pénètre avec eux dans les lobules hépatiques, où elle se diffuse. On trouve moins de périhépatite que chez l'adulte; l'ascite est souvent sanguinolente.

Syphilis héréditaire tardive. — Je réserve une mention spéciale pour la syphilis du foie apparaissant sous forme d'hérédo-syphilis tardive. Les lésions gommeuses, amyloïdes, cirrhotiques du foie peuvent être le résultat d'une syphilis héréditaire qui éclate chez l'enfant, chez l'adolescent et même chez l'adulte. M. Fournier en a réuni vingt-cinq cas[2]. Quand la lésion syphilitique affecte le type de la cirrhose, le foie est habituellement volumineux, induré, déformé; il n'y a pas d'ictère, ou du moins l'ictère est rare, mais l'ascite est un symptôme constant et parfois le symptôme a qui donne l'éveil ». Cette cirrhose syphilitique est souvent

1. *Arch. de méd. expérim.*, 1890, p. 509. — Hudelo. *Lésions du foie dans la syphilis tertiaire.* Thèse de Paris, 1890.
2. Fournier. *La syphilis héréditaire tardive*, p. 544. — Barthélemy. *Arch. de méd.*, mai et juin 1884.

associée à une hypertrophie de la rate et à des lésions rénales avec albuminurie.

On comprend toute la difficulté du *diagnostic* des cirrhoses syphilitiques, si l'on n'est pas suffisamment éclairé par les antécédents et par les commémoratifs. On peut croire à une cirrhose vulgaire, maladie habituellement incurable, tandis qu'on est en face d'accidents syphilitiques souvent *curables*. On ne saurait donc porter trop d'attention au diagnostic pathogénique et rechercher avec trop de soin les traces de syphilis *acquise* ou *héréditaire*, qui pourraient aider à la notion étiologique du mal.

La marche et l'évolution de la malade peuvent mettre sur la voie du diagnostic. La cirrhose syphilitique ressemble surtout à la cirrhose atrophique de Laënnec : ascite, œdème des membres inférieurs, météorisme abdominal, circulation collatérale, existent de part et d'autre ; mais dans la cirrhose syphilitique le foie est plus volumineux, l'ascite et les autres symptômes sont habituellement beaucoup plus lents à se développer.

Dans le cas d'hérédo-syphilis, il faut bien connaître les stigmates qui peuvent aider au diagnostic pathogénique : les altérations dentaires, la kératite diffuse, le crâne natiforme, le front bosselé, les difformités nasales avec ou sans ozène, la tuméfaction et l'incurvation du tibia, les cicatrices de la peau, le sarcocèle, les hypertrophies ganglionnaires sont autant de stigmates qu'il faut rechercher avec soin.

Le *traitement* est celui de la syphilis tertiaire. Les injections de bi-iodure d'hydrargyre avec ou sans iodure de potassium doivent être employées dès qu'on connaît ou qu'on soupçonne la cause de la maladie.

§ 15. KYSTES HYDATIQUES DU FOIE

Évolution des hydatides. — Les *kystes hydatiques du foie* [1] à l'état de complet développement, sont formés d'une

1. Devé. *Les kystes hydatiques du foie*, 1905.

enveloppe qui contient un liquide clair comme de l'eau. Dans ce liquide flottent des kystes de petite dimension (hydatides filles), des échinocoques et des crochets. Étudions en détail ces différentes parties, recherchons l'origine du kyste hydatique et poursuivons les diverses périodes de son évolution.

Il y a un petit ver rubané, qu'on appelle *tænia nana* (nain) ou *tænia echinococcus*, qui n'a que 4 millimètres de longueur, et qui n'atteint son complet développement que dans l'intestin du chien. Ce petit ver est composé d'une tête semblable à celle de l'échinocoque, et de trois segments. La tête est armée d'une double rangée de forts crochets et de quatre ventouses. Le dernier des trois segments contient un ovaire rameux, un orifice génital latéral, et plusieurs milliers d'embryons ou œufs. Ces segments ou cucurbitains rendus avec les déjections du chien se détruisent et laissent les œufs en liberté. Les œufs s'attachent aux légumes, aux herbes des pâturages, peuvent être avalés par l'homme ou par un animal herbivore, et voici alors ce qui se produit : l'œuf introduit dans les voies digestives a une paroi très épaisse qui se ramollit et met à nu l'embryon. L'embryon exacanthe, muni de spicules aiguës (ἕξ, six, ἄκανθα, épine), perfore les tissus, est peut-être entraîné par le sang de la veine porte, et arrive au foie, qui est le but le plus habituel de ses pérégrinations. Installé dans le foie, il perd ses crochets (c'est à peine s'il a le volume d'une tête d'épingle), il sécrète par sa partie postérieure et autour de lui une enveloppe dans laquelle il s'enkyste et s'invagine. Dès lors la poche hydatique est constituée ; elle est composée d'une couche interne qui n'est que la transformation de l'embryon (*membrane germinative*), et d'une couche externe, qui est un *produit* de *sécrétion*. Un liquide clair et transparent s'accumule dans sa cavité.

A une époque plus avancée de son développement, le kyste hydatique s'entoure d'une nouvelle paroi, couche péri-kystique ; c'est une paroi d'emprunt qui ne fait nullement partie du kyste et qui est due à l'irritation du tissu conjonctif hépatique environnant. Étudions donc le kyste arrivé à cette époque avancée de son évolution.

La couche péri-kystique, ai-je dit, ne fait pas partie intégrante du kyste : c'est une membrane conjonctive, fibroïde, produite après coup par l'irritation que provoque la vésicule parasitaire. Cette membrane peut acquérir un demi-centimètre d'épaisseur et au delà, elle est recouverte d'un réseau vasculaire provenant de l'artère hépatique et de la veine porte; c'est elle qui alimente la tumeur (Giraldès[1]), elle en est l'organe modificateur, elle est le siège de phénomènes de calcification et de suppuration. Cette enveloppe fibreuse est intimement unie au parenchyme du foie, mais elle peut se détacher du kyste hydatique. Le kyste, isolé, apparaît sous forme d'une masse sphéroïdale, molle, blanchâtre, tremblotante. J'ai déjà dit comment se forment les deux membranes qui composent la paroi du kyste, je vais les suivre dans leur évolution.

La membrane externe du kyste a de 1 à 3 millimètres d'épaisseur; elle est analogue à de l'albumine mal cuite; elle est opaline, demi-transparente et formée de plusieurs couches stratifiées, non vasculaires, amorphes. Ces feuillets stratifiés ont été comparés aux feuillets d'inégale épaisseur qui formeraient la tranche d'un album[2]; quand on les coupe, ils s'enroulent sur eux-mêmes comme des membranes élastiques, bien que le microscope ne décèle dans leur constitution aucune trace d'élément figuré. Cette conformation étant absolument spéciale aux kystes hydatiques, il n'est pas possible d'en méconnaître l'origine, aussi le diagnostic est-il fixé, quand on en retrouve un lambeau, une parcelle, dans un liquide pathologique (liquide d'une vomique, hémoptysie consécutive aux hydatides pleuropulmonaires). Au-dessous de cette membrane, on trouve une membrane granuleuse, framboisée, membrane *fertile* (Robin), *germinative* (Giraldès), qui donne naissance à des vésicules et à des échinocoques.

1. Giraldès. *Maladies des enfants*, p. 284.
2. Laboulbène. *Anatomie pathologique*, p. 550.

EXPLICATION DE LA PLANCHE

a) *Tænia nana* ou *echinococcus* à l'état de *strobile*, avec la tête ornée d'une double couronne de crochets et de quatre ventouses. Le dernier segment contient un ovaire avec un pore génital latéral.

b) *OEuf* dont la coque granuleuse renferme l'*embryon hexacanthe*.

c) *Embryon hexacanthe* ingéré perforant les tissus à l'aide de ses crochets.

d) *Kyste hydatique* formé par la distension de l'embryon fixé et enkysté dans le foie.

e) Sous la membrane péri-kystique stratifiée, la paroi propre, *membrane fertile* ou *proligère*, donne naissance à des bourgeonnements sessiles qui se creusent de cavités secondaires, *vésicules* ou *hydatides filles*.

f) Vésicule sans échinocoques, telle qu'en produit le *kyste acéphalocyste*.

g) Vésicule avec un échinocoque et une *hydatide petite-fille*.

h) Hydatide produisant de scolex, dont chacun a la tête de l'échinocoque.

i) Hydatide pleine d'*échinocoques* tassés.

j) Mise en liberté des *échinocoques* par l'éclatement de l'hydatide fille.

k) *Scolex* libre dans l'hydatide mère.

l) *Scolex d'échinocoque* avec ses quatre ventouses et sa couronne de crochets.

m) crochets isolés.

n) Échinocoque encore pédiculé et adhérent à la paroi fertile, et dont la trompe est évaginée.

o) Le même avec la trompe invaginée.

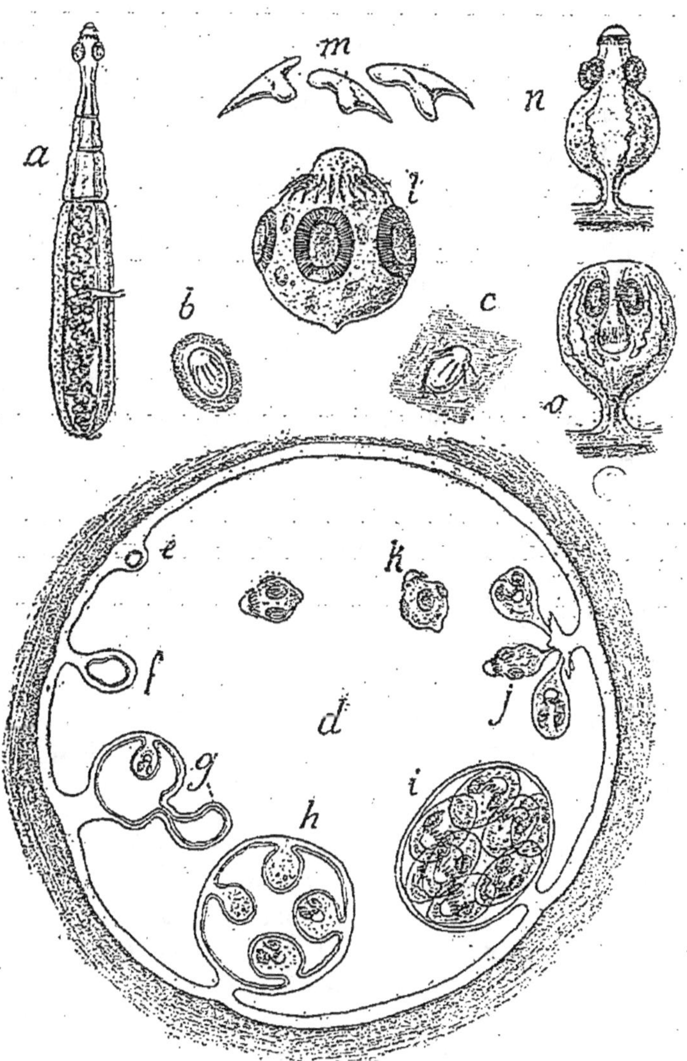

Les *vésicules* naissent sous forme de bourgeonnements sessiles, qui se pédiculisent, se remplissent de liquide, s'accroissent, se détachent et tombent à l'intérieur du kyste (*vésicules
filles*). Les vésicules filles contenues dans le kyste primitif
sont plus ou moins volumineuses, et certaines contiennent
même une troisième et une quatrième génération. Leur structure est identique à celle du kyste générateur. Tant que la
membrane germinative du kyste hydatique ne donne naissance qu'à des vésicules sans échinocoques, l'hydatide est
dite *acéphalocyste* (ἀ, κεφαλή, sans tête). Mais il arrive un moment où la vésicule germinative produit les échinocoques;
on dit alors que le kyste est *fertile*. Cette fertilité peut être
mise en évidence par la réaction dite iodophile. Avec la
gomme iodée (Loeper), on constate que la membrane germinative, les têtes d'échinocoques et les hydatides sont remplies
de glycogène quand elles sont vivantes; elles en sont dé-
pourvues quand elles sont mortes.

L'*échinocoque* (ἐχῖνος, hérisson, κόκκος, grain) ressemble
d'abord à une granulation blanchâtre qui fait saillie à la
face interne du kyste, et qui se pédiculise. Il est formé
d'une tête qui possède 4 ventouses et une double couronne
de 20 à 50 crochets; la tête est séparée du corps par un
col; le corps est arrondi et terminé par un prolongement
qui fixe l'animal à la membrane germinative. Quand ce prolongement se rompt, l'animal tombe dans le liquide du kyste.

Le *liquide* du kyste hydatique est transparent comme de
l'eau de roche, d'où le nom de ces kystes (ὑδάτις, de ὕδωρ,
eau). La quantité du liquide varie de quelques grammes à
plusieurs litres. On y découvre au microscope des crochets
d'échinocoques; il contient du chlorure de sodium, mais pas
d'albumine. La présence de l'albumine dans ce liquide indique, d'après Gubler, la mort des hydatides.

La présence de la matière *glycogène* est un indice certain
d'activité de l'hydatide. « La recherche de la réaction iodée
dans les scolex du liquide aspiré, dans la couche interne des
jeunes hydatides, dans la membrane germinale du kyste,
permet, quelle qu'en soit l'apparence, quelque louche que

soit le liquide, quelque flétries que soient les vésicules, d'affirmer la *vitalité* d'une échinococcose quelconque. » (Loeper.)

Anatomie pathologique. — L'anatomie pathologique des
kystes du foie se confond en partie avec l'évolution du kyste et
avec ses divers modes de terminaison, tels que : *perforation,
ruptures, fistules, transformations diverses*; l'auatomie pathologique sera donc faite au cours de la description.

Mais une lésion doit nous arrêter plus longuement, c'est
l'hypertrophie du foie due à *l'hyperplasie compensatrice* de
l'organe. J'ai déjà étudié cette question au sujet des gros
foies cirrhotiques des alcooliques, la même question se présente quelque peu modifiée au sujet des kystes hydatiques
du foie. Plusieurs auteurs, Ponfick, Hanot, Kahn, ont étudié cette hypertrophie vicariante qui atteint le lobe kystique
et surtout le lobe resté sain; je ne connais pas d'exemple
plus complet que celui qui a été rapporté par Chauffard[1].

Dans le cas en question, le malade ayant succombé, on
trouva que le foie atteint de kyste hydatique pesait 6500 grammes et, vidé de son kyste, il pesait encore 2600 grammes,
c'est-à-dire 1000 grammes environ de plus qu'un foie normal; le lobe gauche pesait 1200 grammes. L'hyperplasie
compensatrice avait même dépassé le but, et c'était bien du
tissu hépatique de bonne qualité qui s'était ainsi régénéré;
aussi, malgré la présence d'un énorme kyste hydatique,
le fonctionnement normal du foie était plus qu'assuré. En
effet, dit Chauffard, dans tout ce tissu hyperplasié, absence
de lésions cirrhotiques, les cellules hépatiques sont bien
conservées, leur protoplasma, leur noyau présentent l'aspect
normal. Mais l'*ordination* trabéculaire est modifiée; le parenchyme hépatique rappelle un foie fœtal au septième
mois de la vie intra-utérine; on a « l'image d'un parenchyme cellulaire presque plein »; les cellules hépatiques se
groupent en colonnettes radiées insérées sur l'îlot conjonctif, au pourtour de l'espace porto-biliaire, « comme les

---

1. Chauffard. Un cas de mort subite après ponction exploratrice d'un
kyste hydatique du foie. *La Semaine médicale*, 1896, p. 255.

nervures radiées d'une feuille de palmier autour de leur pédicule ».

Telle est l'hyperplasie compensatrice, qu'on rencontre dans le foie atteint de kyste hydatique, hyperplasie comparable à celle qu'on trouve dans le gros foie alcoolique, dans le foie palustre, dans le foie tuberculeux, où elle forme des foyers d'hyperplasie nodulaire.

Symptômes. — Pendant la première période de son évolution quelquefois pendant bien des mois, tant que le kyste hydatique du foie n'a pas atteint un certain développement, il ne révèle sa présence par aucun symptôme bruyant, et même, quand il est devenu volumineux, certains sujets vous disent qu'ils ne s'étaient aperçus de rien, sinon que leur ventre grossissait. Et cependant, avant que le kyste arrive à provoquer des troubles sérieux, il y a parfois des symptômes qui passent souvent inaperçus, et que je regarde comme très importants, parce qu'ils permettent d'arriver au diagnostic à une époque où la tumeur hydatique est *encore un peu apparente*. Ces symptômes sont : la douleur de l'épaule droite, l'apparition d'une urticaire, le dégoût des matières grasses et le développement d'une pleurésie droite.

La *douleur de l'épaule droite*, et de la région de l'omoplate, si fréquente dans quelques affections du foie, m'a paru presque constante dans le cas de kyste hydatique, surtout quand le kyste se rapproche de la face supérieure du foie.

L'apparition d'une *urticaire* (intoxication hydatique) est un symptôme curieux ; je ne parle pas de l'urticaire qui survient souvent après la ponction aspiratrice du kyste, et qui m'occupera dans un instant, mais je fais allusion à ces éruptions ortiées qui apparaissent pendant l'évolution du kyste hydatique, et dont j'ai pu recueillir jadis plusieurs observations [1].

J'ai plusieurs fois constaté un autre symptôme qui paraît accompagner le kyste hydatique à une période encore peu

1. Dieulafoy. Les kystes hydatiques et leur traitement. *Gaz. hebdom.*, 1877, n° 50.

avancée de son évolution, c'est le *dégoût des matières
grasses*. Chez un malade, ce dégoût durait depuis deux ans,
et à un tel point, que plusieurs fois il avait ordonné chez
lui de surveiller un peu mieux la graisse et le beurre employés dans la cuisine. J'ai cité ailleurs[1] d'autres observations analogues : ainsi une femme, atteinte de kyste hydatique, éprouvait dès le début de sa maladie le dégoût des
aliments gras; après ses repas, elle était prise de régurgitation, et sans nausées, sans efforts, sa bouche se remplis-
sait des parties grasses de l'alimentation qu'elle rejetait avec
sa salive. Chez une autre malade, cette régurgitation des
matières grasses était si marquée au début de sa maladie,
qu'elle les rendait aussitôt après ses repas; ses crachats
prenaient sur le papier l'apparence d'une tache d'huile, et
elle comparait sa salive à ce qu'on nomme vulgairement les
yeux du bouillon. Ce symptôme exista seul, pendant plusieurs semaines, à l'exclusion de tout autre trouble digestif,
puis il disparut avec les progrès de la maladie.

Les *pleurésies secondaires*, sèches ou avec épanchement,
qui accompagnent parfois les tumeurs des organes abdominaux (*rein, rate, foie*), sont également applicables aux kystes
hydatiques du foie ; elles sont signalées par plusieurs auteurs, et pour ma part j'en ai recueilli six observations.
Lorsque le kyste est volumineux, et surtout lorsqu'il occupe
la face convexe du foie, on comprend que le travail phlegmasique se propage de proche en proche de la séreuse péritonéale à la plèvre; mais il est des cas où le kyste est profondément situé, encore peu développé, et la pleurésie
semble apparaître comme un *signe avant-coureur*. Je voyais
tout récemment avec mon confrère M. Boulay un malade
atteint de kyste du foie, chez lequel les autres symptômes
avaient été précédés de trois ébauches de pleurésie du côté
droit. Il ne serait pas impossible que le travail inflammatoire fût transporté jusqu'à la plèvre par la voie des lymphatiques (Schweiger-Seidel, Recklinghausen) les cavités

---

1. Diculafoy *Traité de l'aspiration*, p. 67.

séreuses de la plèvre et du péritoine communiquant entre elles par les vaisseaux lymphatiques et par des espaces ou puits si bien décrits par M. Ranvier. Du reste, si le travail inflammatoire est susceptible, dans quelques circonstances, de se propager du péritoine à la plèvre, la réciproque est vraie : témoin les observations de pleurésie diaphragmatique suivies de péritonite[1].

Le développement d'une pleurésie semble quelquefois hâter le développement du kyste (Verneuil) : un malade a un kyste hydatique encore peu développé, sur ces entrefaites il prend une pleurésie, et sous l'influence de la pleurésie le kyste (*pars minoris resistentiæ*) subit un accroissement.

Les épistaxis, les sensations de tiraillement, de pesanteur aux creux épigastrique et à l'hypochondre, sont des symptômes qui appartiennent également à cette première période de l'évolution du kyste hydatique.

Quand le kyste a pris un grand développement, il suit *deux directions principales* : tantôt il proémine à la face convexe du foie, il refoule de diaphragme, mais il abaisse peu le foie[2], il fait saillie dans la cavité thoracique et simule un épanchement de la plèvre droite, tantôt il proémine du côté de l'abdomen, et dans ce dernier cas il forme *voussure* ou revêt les caractères d'une *tumeur*. Ce n'est pas un accroissement uniforme du foie comme dans l'hypertrophie de l'organe, c'est une tumeur plus ou moins bien limitée, qui souvent fait saillie à la région épigastrique, qui dans d'autres cas soulève les fausses côtes, dilate les derniers espaces intercostaux et déforme le thorax du côté droit. Parfois la tumeur hydatique apparaît à l'hypochondre droit, prend une forme allongée ou bilobée, empiète sur la ligne blanche, à la façon d'une tumeur pédiculisée, et arrive jusqu'à l'hypochondre gauche. Toutes ces modalités sont possibles, il suffit de jeter un coup d'œil sur les planches de

1. Caillette. *Propagation des affect. de la plèvre au péritoine.* Thèse de Paris, 1874.

2. Cécile Dylion. *Kyste hydat. de la portion antéro-supér. du foie.* Th. de Paris, 1890.

l'ouvrage de Frerichs pour comprendre, à ne considérer que
la situation de la tumeur, que des kystes du foie aient été
pris pour des tumeurs du péritoine, de la rate et de
l'ovaire. La palpation et la percussion permettent de cir-
conscrire la tumeur, qui est lisse, uniforme, rénitente, et
qui donne parfois une sensation de fluctuation. A moins de
complication (périhépatite), le kyste hydatique se développe
sans douleur.

Le *frémissement hydatique* (Boinet), qui serait dû à l'élasticité des parois du kyste ou à la collision des hydatides au
moment où l'on pratique la percussion, est un signe fort
rare. L'*ascite* et l'*ictère* font habituellement défaut, à moins
de complications, telles que la compression de la veine
porte, la compression des vaisseaux biliaires, le développement d'un ictère catarrhal.

Les veines de l'abdomen sont légèrement dilatées, la circulation collatérale ne s'établit que dans les cas exceptionnels de compression de la veine porte.

Marche. Durée. Terminaison. — Livré à lui-même,
le kyste hydatique du foie peut s'accroître pendant une
période de deux à six ans, et plus longtemps encore,
sans entraîner d'accidents sérieux; mais un moment arrive,
et ce moment est plus ou moins éloigné, où l'état général
du sujet devient mauvais, l'appétit se perd, les digestions
sont pénibles, l'amaigrissement est considérable, il y a des
hémorrhagies, des épistaxis, des métrorrhagies, on dirait
une sorte de *cachexie hydatique*. Cette cachexie hydatique
peut même être précoce, ainsi que je l'ai constaté plusieurs
fois; on dirait que les malades s'intoxiquent par leur hydatide.

La dyspnée fait d'incessants progrès, si le kyste refoule
le diaphragme et gêne le fonctionnement du poumon. Certains malades éprouvent des douleurs à l'abdomen, aux
lombes, au thorax, ne peuvent trouver de position dans
leur lit et ont une insomnie fatigante. Dans bien des cas,
arrivé à une certaine période de son évolution, et souvent
même *avant* que les symptômes généraux aient acquis une

notable intensité, le kyste *suppure* et aboutit à la *perfora-tion*.

Mais quelles sont les causes et le mécanisme de la *suppu-ration* des kystes hydatiques? Cette question a été élucidée par MM. Chauffard et Widal[1] dans un fort intéressant travail dont voici les conclusions :

Le liquide de l'hydatide est aseptique, mais il est un milieu de culture favorable pour les microbes pyogènes. L'*imperméabilité* absolue de la membrane hydatique vis-à-vis des microbes met le kyste à l'abri des infections, la membrane arrête les microbes comme un filtre parfait. Mais la membrane hydatique laisse dialyser dans la vésicule les substances solubles ambiantes, sublimé, iodure de potassium, pyocianine, sérine de l'urine brightique. Les agents de la suppuration ne peuvent donc pénétrer dans l'intérieur du kyste que par effraction, la poche kystique étant altérée, la brèche étant ouverte par des lésions péri-kystiques. C'est justement par cette poche péri-kystique, si riche en vaisseaux, que se fait l'envahissement pyogène. La péri-kystite suppurative détermine la nécrobiose de la membrane hydatique sous-jacente, et l'ennemi pénètre dans la place. Le kyste est infecté. Les agents pyogènes peuvent arriver à la poche péri-kystique par les voies biliaires (angiocholite ascendante) ou par les vaisseaux sanguins et lymphatiques[2]. Ces agents pyogènes sont probablement ceux de toute suppuration, mais il est remarquable que, dans quelques cas, le pus a été trouvé *amicrobien* ; il avait perdu sa virulence; ce qui est du reste assez dans les allures du pus hépatique.

Kyste hydatique gazeux. — Pyopneumohydatide. — Dans quelques cas, des *gaz* se développent dans le kyste hydatique suppuré; ce sont des gaz nés sur place et qui ne sont pas

---

1. Chauffard et Widal. Recherches expérimentales sur les processus infectieux et dialytiques dans les kystes hydatiques du foie. *Soc. méd. des hôp.*, 17 avril 1891.

2. Raffi. *Pathogénie clinique de la suppuration des kystes hydatiques du foie.* Th. de Paris, 1891.

dus à une suppuration du kyste. Nous en avons eu à l'Hôtel-Dieu un exemple qui a fait l'objet d'une publication de mon chef de clinique Griffon[1]. Voici le cas : il s'agit d'une femme qui se plaint depuis quelque temps d'une vive douleur à l'hypochondre droit. On constate à la région diaphragmatique droite une voussure oblongue avec œdème et circulation collatérale. La percussion de cette région donne un véritable tympanisme. Au-dessous de la voussure, le foie, volumineux, donne une zone de matité qui descend vers l'ombilic. La fièvre est vive, la température vespérale atteint 40°, la dyspnée est intense.

A la base de la poitrine, à droite et en arrière, la percussion dénote du tympanisme avec bruit d'airain et l'auscultation fait entendre une respiration à timbre métallique. Il n'y a pas de succussion hippocratique. Comment arriver à faire un diagnostic? Les signes constatés sont ceux d'une cavité gazeuse occupant en arrière et à droite la base du thorax et en avant l'étage hépatogastrique. Un pneumothorax, un pyopneumothorax juxtadiaphragmatique semble très admissible, mais il reste à préciser les rapports de la collection gazeuse avec le diaphragme. Est-elle au-dessus, est-elle au-dessous de la cloison diaphragmatique?

La malade ne tousse pas et n'a jamais eu d'expectoration. L'hypothèse d'un pneumothorax tuberculeux n'est pas à retenir, d'autant plus qu'elle n'expliquerait pas le siège de la voussure à la région gastrohépatique. C'est *sous* le diaphragme qu'est tout le mal.

L'interrogatoire n'a pas révélé d'antécédents gastriques, ulcère de l'estomac ou du duodénum, qui en se perforant aurait amené le développement d'un pyopneumothorax sous-phrénique. Il ne s'agit pas davantage d'un empyème gazeux sous-phrénique consécutif à l'appendicite; d'abord la malade n'a eu aucun symptôme d'appendicite, et de plus, ainsi que je l'ai démontré au chapitre de la pleurésie appendiculaire, l'appendicite, qui crée assez souvent un épanchement pu-

---

1. Griffon. *Clinique de l'Hôtel-Dieu. Conférences du mercredi*, 1906. Pyopneumohydatide, page 67.

tride avec dégagement de gaz dans la cavité thoracique (pyopneumothorax), ne provoque pas de dégagement gazeux quand il s'agit de collections purulentes de la cavité abdominale et de la région sous-phrénique. Pressée de questions, la malade a fini par nous apprendre qu'il y a une vingtaine d'années, M. Le Dentu lui a fait une ponction et a retiré d'un kyste hydatique deux litres environ d'un liquide *trouble*.

En tout cas, une laparotomie s'imposait. Elle fut pratiquée par M. Mauclaire. L'incision de la paroi abdominale mit à nu un foie flanqué d'un kyste hydatique. Logée dans la portion supérieure du lobe droit du foie, la tumeur avait abaissé l'organe et s'était développée vers la cavité thoracique. Dès que sa paroi, épaisse et scléreuse, fut éventrée par une large boutonnière, il s'échappa en abondance des gaz très fétides, du pus fluide, sale, et des fragments de membranes d'hydatides flétries. Du pus fut prélevé dans des pipettes stérilisées, pour l'analyse bactériologique.

La malade a succombé et à l'autopsie on a pu voir que le kyste n'était en connexion, en aucun point, avec le tractus gastro-intestinal, et les gaz fétides dont ce kyste était le siège s'étaient développés sûrement sur place, par fermentation du pus.

L'étude bactérioscopique de ce pus a donné les raisons de sa putridité. Streptocoque et divers anaérobies étaient associés dans le processus de cette suppuration gazeuse. (Griffon.)

Une symbiose microbienne, aérobique et anaérobique, existait dans le pus d'un kyste hydatique du foie à suppuration fétide observé par Hallé et Bacaloglu. La poche était infectée à la fois par le streptocoque et le colibacille en quantité minime, et surtout par une grande abondance de microbes anaérobies (staphylococcus parvulus et bacillus fragilis). Mais il ne s'était pas produit de dégagement de gaz. La suppuration était fétide, mais non putride.

Dans un cas de kyste hydatique suppuré gazeux, analogue cliniquement au nôtre, Gilbert et Weil[1] ont incriminé le seul colibacille comme agent de cette suppuration avec gaz. Le seul fait, antérieurement publié, superposable au nôtre, est dû à Lippmann[2]. L'examen bactériologique complet du pus permit d'isoler diverses variétés microbiennes exclusivement anaérobies. Enfin, Dévé[3], dans son ouvrage sur les kystes hydatiques du foie, et plus tard dans un important travail, a fait une étude approfondie des kystes hydatiques gazeux du foie.

Étudions l'évolution du kyste en voie de suppuration. Que la suppuration ait été préparée par un traumatisme, par une maladie intercurrente (amygdalite, fièvre typhoïde), ou par d'autres causes, que va devenir ce kyste suppuré? Souvent il va se frayer une voie au dehors dans l'une des directions que nous allons maintenant étudier.

A. — *Ouverture du kyste dans les voies aériennes.* — Ce sont surtout les kystes de la face convexe du foie qui ont une tendance à s'ouvrir dans les voies aériennes. Les parois du kyste s'enflamment, les hydatides meurent, le liquide devient purulent, et des adhérences s'établissent entre le kyste et le diaphragme, entre le diaphragme et la plèvre. Ce travail phlegmasique est généralement révélé par de nouveaux symptômes, tels que frissons, fièvre, douleurs à la région du foie, et parfois, à l'auscultation, on entend des *frottements* de pleurésie sèche. La rupture du kyste peut se faire dans des conditions différentes[4]; si les feuillets de la

1. A. Gilbert et E. Weil. *Soc. de biol.*, 18 juin 1898.
2. A. Lippmann. Kyste hydatique suppuré gazeux du foie; pus strictement anaérobie. *Soc. de biol.*, 22 février 1902.
3. M. Dévé. *Les kystes hydatiques du foie.* Paris, p. 110. *Revue de Chirurgie*, 10 avril 1907.
4. D'après les statistiques de Frerichs et de Davaine, on voit que, sur un total de 81 kystes ouverts spontanément dans divers organes, 41 se sont fait jour dans la cavité abdominale, 59 dans la cavité thoracique et à travers les parois de l'abdomen. Sur les 41 kystes ouverts dans l'abdomen, 25 se sont épanchés dans l'intestin et dans l'estomac et 10 dans le péritoine. Sur les 59 kystes ouverts dans la cavité thoracique, 25 communiquaient avec les bronches et le poumon et 9 s'étaient déversés dans la plèvre. (Rendu, *loco citato*, p. 222.)

plèvre sont adhérents, et c'est le cas le plus fréquent, le kyste purulent s'ouvre dans les bronches, d'où il est rejeté sous forme de *vomique*. La vomique est précédée et accompagnée de douleurs vives, de quintes de toux, d'efforts de vomissements, et d'accès de suffocation parfois terribles. Le malade rend à flots un liquide séro-purulent, fétide, parfois mélangé de sang, et dans lequel on retrouve des lambeaux de membranes d'hydatides. La présence de la bile dans la vomique est d'un fâcheux pronostic. Les jours suivants, le liquide continue à se faire jour par la fistule broncho-hépatique, et à la longue la guérison peut survenir, bien qu'il soit plus fréquent de voir ces malades emportés par une complication (gangrène pulmonaire, hémoptysies) ou succomber aux suites de suppurations interminables. L'auscultation pratiquée à la région thoracique donne habituellement les signes du *pneumothorax partiel*. Dans le cas où des adhérences n'avaient pas réuni les deux feuillets de la plèvre, le kyste se déverse dans la cavité pleurale et détermine des accidents extrêmement graves.

Dans quelques cas le kyste hydatique ne se vide pas dans les bronches à travers une perforation largement ouverte, la perforation est au contraire tortueuse, sinueuse, fistuleuse; la vomique est alors fractionnée, elle se fait à petites doses, sous forme d'expectoration fétide, purulente, sanguinolente; l'étroitesse du pertuis ne laisse passer ni hydatides ni membranes d'hydatides: le diagnostic est d'autant plus difficile et le pronostic est d'autant plus grave[1].

B. — *Ouverture du kyste dans les voies digestives.* — Ici, comme précédemment, l'ouverture du kyste est précédée d'un travail phlegmasique qui détermine, d'une part, la purulence du kyste, et d'autre part les adhérences entre le kyste et les organes voisins[2]. Ce travail phlegmasique passe parfois inaperçu, plus souvent il est accompagné de fièvre, de douleurs et parfois de symptômes de péritonite. L'ouver-

---

1. Rendu. *La Semaine médicale*, 1892, p. 496.
2. Letourneur. Th. de Paris, 1875.

ture du kyste dans l'*intestin* se fait généralement au niveau du côlon, et la douleur est extrêmement vive au moment de la perforation. Si l'orifice de communication est assez large, le liquide et les membranes s'écoulent dans l'intestin et se font jour par l'anus sous forme d'une véritable débâcle, la tumeur hépatique s'affaisse, l'écoulement continue quelque temps, et la guérison est souvent obtenue (27 fois sur 52 cas ; Letourneur). Si l'orifice de communication est insuffisant, il en résulte une sorte de diarrhée chronique et une suppuration indéfinie qui épuise le malade. L'ouverture des kystes dans l'*estomac* est extrêmement rare, elle est généralement suivie de mort. L'ouverture dans le *duodénum* est une circonstance défavorable ; le kyste est rendu en partie par l'estomac, en partie par l'intestin.

C. — *Ouverture du kyste dans le péritoine.* — L'ouverture des kystes dans le péritoine n'est pas toujours spontanée, elle est parfois le résultat d'un traumatisme ; elle provoque une péritonite aiguë mortelle si le kyste est infecté, mais, si le liquide du kyste est aseptique, la péritonite peut manquer et la guérison a été notée 11 fois sur 15 cas (Finsen [1]). Le mélange de bile au liquide hydatique épanché n'a point de gravité pourvu que la bile ne soit pas infectée [2]. On observe souvent, après la rupture du kyste, une éruption d'*urticaire*, symptôme curieux sur lequel je reviendrai plus loin. Dans quelques cas, les vésicules épanchées dans le péritoine ont continué à vivre et à proliférer (échinococcose secondaire [3]).

D. — *Rapport du kyste et des voies biliaires.* — L'ulcération d'un des conduits biliaires qui avoisinent le kyste hépatique, et le passage de la bile à l'intérieur du kyste, sont parfois une circonstance favorable, car la présence de la bile peut avoir pour conséquence la mort des hydatides et la guérison du kyste. Le kyste peut s'ouvrir dans

1. Les échinocoques en Irlande. *Arch. de méd.*, 1869. — Féréol. *Acad. de méd.*, séance du 25 mai 1880.
2. Mauny. *Ruptures intra-péritonéales des kystes hydatiques du foie.* Th. de Paris, 1891.
3. Dévé. *Échinococcose secondaire.* Th. de Paris. 1901.

la vésicule, dans le canal cholédoque, dans le canal hépatique, dans le canal cystique, dans les canaux intra-hépatiques[5]. L'ouverture du kyste dans le canal cholédoque constitue un accident grave. Si l'hydatide est peu volumineuse, elle peut passer tout entière à travers le cholédoque au prix de coliques hépatiques, et la guérison est possible; mais, si les membranes déterminent l'occlusion complète du conduit biliaire, il en résulte un ictère chronique par rétention, une dilatation de toutes les voies biliaires situées en deçà de l'oblitération, et une angiocholite souvent aiguë et purulente avec toutes ses conséquences.

E. — Je citerai à titre d'exception l'ouverture du kyste dans le péricarde, dans la veine cave[1], l'ulcération de la paroi abdominale et l'ouverture du kyste au voisinage de l'ombilic ou dans un espace intercostal.

F. — *Guérison spontanée.* — Un certain nombre de kystes hydatiques, un tiers environ, guérissent sur place, spontanément, et sans atteindre un grand développement: témoin ceux qu'on retrouve par hasard aux autopsies. La guérison est amenée par la mort des échinocoques. Quand l'hydatide meurt, quelle que soit la cause de sa mort, le liquide perd sa transparence, il devient albumineux et se résorbe. Les parties solides contenues dans la poche, crochets d'échinocoques, sels de chaux, cellules épithéliales, cristaux d'hématoïdine, d'origine biliaire[2], tout cela forme une petite masse caséeuse, dégénérée. La poche du kyste se sclérose, se rétracte, s'infiltre de sels calcaires, et le kyste ainsi transformé devient inoffensif.

Diagnostic. — Une voussure lisse, indolente, rénitente, qui se développe lentement au foie, sans fièvre, sans ictère, sans ascite, ne peut être qu'un kyste hydatique; il n'y a pas d'erreur possible. Mais il s'en faut que le diagnostic soit toujours aussi simple. Certains kystes hydatiques pédiculisés vont faire saillie dans l'hypochondre gauche et simu-

---

1. Berthaud. Th. de Paris, 1883.

2. Habran. *De la bile et de l'hématoïdine dans les kystes du foie.* Paris, 1860.

lent un kyste de la *rate*; d'autres descendent dans la fosse iliaque, envahissent une partie de l'abdomen et simulent un kyste de l'*ovaire*; d'autres font saillie vers le diaphragme, le refoulent, proéminent vers la cavité thoracique et simulent au premier abord un épanchement de la *plèvre*. Il faut reconnaître toutes ces causes possibles d'erreur, afin de les éviter.

Le *gros foie* de la leucocythémie et de l'impaludisme est caractérisé par une tuméfaction générale et uniforme de l'organe qui ne ressemble pas à la saillie plus ou moins limitée du kyste; de plus, les conditions étiologiques et les symptômes concomitants suffiraient pour lever tous les doutes. La *cirrhose hypertrophique biliaire*, avec son foie uniformément hypertrophié et son ictère chronique, ne peut pas être prise pour un kyste hydatique, mais l'erreur contraire a été commise, car certains kystes du foie, accompagnés d'ictère, ont la plus grande analogie avec la cirrhose hypertrophique; il y a néanmoins cette différence que dans la cirrhose hypertrophique la rate est également hypertrophiée et l'ictère est contemporain du début de la maladie. Le *cancer secondaire du foie* se distingue par son évolution rapide et par les bosselures indurées que présente la tumeur. Le cancer primitif, massif, évolue sans bosselures, mais il offre au toucher une dureté ligneuse, et le mauvais état général du malade n'est pas comparable à l'aspect excellent de l'individu qui a un kyste hydatique. Les kystes du *rein* font parfois une telle saillie vers l'hypochondre, qu'ils peuvent simuler le kyste du foie. Dans quelques cas très rares, le kyste hydatique ouvert dans le péritoine a été pris pour une ascite[1].

Le diagnostic entre un épanchement pleural et un kyste de la face convexe du foie est souvent fort difficile, et plusieurs fois on a ponctionné un kyste hépatique alors qu'on croyait pénétrer dans la cavité pleurale. La percussion, l'auscultation, la forme et la limite de la matité ne donnent

1. Murchison, p. 121.

que des renseignements insuffisants. Il faut s'enquérir de la marche et de l'évolution de la maladie, il faut surtout étudier avec attention la *déformation du thorax*. En effet, les kystes du foie ne simulent pas d'habitude les grands épanchements de la plèvre, ceux de 5000 grammes, dont la matité remonte jusqu'en haut du thorax; ils simulent plutôt les épanchements moyens de 1200 à 1500 grammes, ceux qui provoquent une matité dont la limite atteint à peine l'épine de l'omoplate. Eh bien, ces épanchements moyens de la plèvre ne déterminent ni l'ampliation, ni la déformation de l'hypochondre, ni la voussure, ni l'élargissement des espaces intercostaux que l'on constate généralement dans les kystes hydatiques de la face convexe du foie.

En pareil cas, qu'il s'agisse de kyste hydatique du foie, ou de kyste hydatique de la rate à type remontant, ou de toute autre tumeur siégeant à l'hypochondre, il est un mode d'exploration que je recommande particulièrement. Après avoir examiné le malade couché dans son lit, il faut le placer debout, tout nu, les bras étendus; on l'examine alors de face et de dos, on compare le côté malade et le côté sain, on saisit la différence qui existe entre les deux côtés et l'on perçoit facilement la voussure et la déformation du côté malade.

Éosinophilie. — Dans le cas où le diagnostic du kyste hydatique est incertain, trouve-t-on à l'examen du sang des signes d'irritation provoquée par le poison échinococcique? Un de mes chefs de clinique, M. Lœper, a publié à ce sujet une intéressante étude[1]. La leucocytose est généralement faible; le taux des polynucléaires est à peu près normal, tandis que le nombre des éosinophiles est habituellement assez élevé. Il est une constatation qui démontre l'affinité de l'échinocoque pour l'éosinophile. Lorsqu'on examine un foie porteur de kyste hydatique, on trouve dans le tissu conjonctif, dans les espaces intercellulaires, un nombre considérable de ces éléments leucocytaires. La proportion

1. Lœper. Diagnostic des kystes hydatiques par les procédés de laboratoire. *Clinique médicale de l'Hôtel-Dieu. Conférences du mercredi*, 1906.

augmente au voisinage du kyste, et les éosinophiles abondent dans la coque fibreuse, traversent cette coque, s'insi-
nuent dans les interstices de la membrane feuilletée et
viennent tomber dans la cavité (Sabrazès, Lœper, Devé).

L'éosinophilie est la réaction sanguine la plus marquante.
Dans bien des cas elle paraît nettement fonction de l'activité
du kyste, car elle disparaît parfois après l'opération. Toutefois, l'éosinophilie n'est pas constante et l'on ne peut la
considérer comme ayant une valeur absolue. D'autre part,
même abondante, l'éosinophilie n'impose pas toujours le
diagnostic de kyste hydatique. Certaines tumeurs spléni-
ques, certaines lésions de la plèvre ou du poumon, peuvent
s'accompagner d'augmentation des éosinophiles. L'examen
du sang apporte donc au diagnostic de l'hydatide une *présomption* et non une *certitude*.

Réaction de fixation. — Récemment (1909), Weinberg et
Faure ont eu l'idée d'appliquer au diagnostic des kystes hydatiques la réaction de fixation du complément de Bordet
et Gengou. En se servant comme antigène du liquide hydatique de mouton desséché et dilué dans l'alcool, ces auteurs
ont obtenu des résultats qui sont fort importants pour le
diagnostic. La technique de la réaction se fait selon la méthode que j'indique au chapitre de la fièvre typhoïde. Cette
réaction disparaît rapidement après l'extirpation chirurgicale du kyste : sa persistance indique qu'il reste un ou plusieurs kystes dans l'organisme. Ajoutons néanmoins que la
réaction de fixation pas plus que l'éosinophilie n'est absolument constante.

Au cas de suppuration du kyste, on constate dans le sang
une leucocytose polynucléaire plus ou moins considérable
et banale.

Le *pronostic* des kystes hydatiques du foie est fort sérieux,
car il faut compter avec les mauvaises chances de la rupture du kyste, de son infection, de son ouverture dans le
thorax, dans le péritoine, dans les voies biliaires. Nous allons voir néanmoins que le traitement peut conjurer ces
graves dangers et rendre le pronostic favorable.

Traitement. — Il n'y a pas de traitement *médical*. En présence d'un kyste hydatique du foie, l'intervention chirurgicale est le seul traitement applicable. L'ancien traitement chirurgical comprenait de nombreux procédés : l'électropuncture, la *ponction* simple sans injection et avec *injections* d'iode, d'alcool, etc., l'*incision* du kyste après adhérences préalables. Tous ces procédés, je les avais vu mettre en usage dans le cours de mes études médicales et pendant mon internat; j'avais constaté quelques succès opératoires, mais en revanche combien d'insuccès, combien d'accidents mortels! On ne connaissait pas encore les fameuses méthodes aseptiques. Je cherchai donc à cette époque un mode opératoire qui éloignerait dans la mesure du possible les terribles accidents de l'infection purulente; ce fut une des origines de mes travaux sur *l'aspiration*. Je me rappelle encore le premier kyste hydatique que j'opérai avec *l'aspirateur*. J'étais l'interne d'Axenfeld, et la malade était dans le service de Gubler, à l'hôpital Beaujon. Je ne pratiquai qu'une seule aspiration avec l'aiguille n° 2 et la malade guérit.

Depuis mes premières publications, qui datent de 1870, le traitement des kystes du foie par *aspiration* a été employé en France et à l'étranger, et bien que ce procédé soit de plus en plus délaissé, l'expérience m'a prouvé que dans quelques kystes uniloculaires, non suppurés, la *ponction aspiratrice* constitue un traitement *inoffensif*, et qui est parfois suivi de guérison. Voici comment je le mets en usage.

Manuel opératoire. — Le choix de l'aspirateur est indifférent; *ce qui importe, c'est le choix de l'aiguille.* Ici comme pour la thoracentèse, je me sers de l'aiguille n° 2. Toutes les précautions aseptiques étant prises, le vide préalable étant fait dans l'aspirateur, le malade étant couché sur le dos, l'opérateur introduit l'aiguille sur le point le plus saillant

---

1. Dieulafoy. *Gaz des hôp.*, 1870, et *Traité de l'aspiration*, 1875, p. 31

de la tumeur. On ouvre alors le robinet correspondant de l'aspirateur, le liquide du kyste jaillit dans l'appareil, et à mesure que le kyste se vide, on a soin de pousser l'aiguille un peu plus profondément, parce que le niveau du liquide s'abaisse dans la tumeur. Si, au cours de l'opération, l'écoulement de liquide s'arrête brusquement, si l'on suppose qu'une membrane d'hydatide oblitère l'aiguille, *ce qui est rare*, on laisse l'aiguille en place et on fait à côté une nouvelle ponction. Mais il faut bien se garder de peser sur la tumeur ou de la malaxer sous prétexte de favoriser l'issue du liquide; il faut se garder également de percuter la tumeur ou de faire asseoir le malade sous prétexte de constater la diminution ou la disparition du liquide; toutes ces manœuvres sont mauvaises, elles peuvent favoriser l'issue de quelques gouttes de liquide et devenir la cause d'accidents. Ce sont là des détails, je le veux bien, mais ils ont leur importance.

Le kyste une fois vidé, on retire l'aiguille en ayant soin de la laisser, pendant ce mouvement de retrait, en communication avec l'aspirateur, et, grâce à ce moyen, l'aiguille ne peut laisser la moindre goutte de liquide sur le péritoine. Après l'opération, on applique un bandage de corps qu'on avait eu soin de placer à l'avance et qu'on serre modérément. Le malade doit rester couché sur le dos, sans bouger, pendant quelques heures; il peut se lever le lendemain de l'opération.

Ainsi pratiquée, l'opération du kyste du foie n'est qu'une simple *piqûre d'aiguille* dont *l'innocuité est absolue*. Dans un certain nombre de cas, en *une seule aspiration* on obtient la guérison du kyste hydatique uniloculaire non suppuré. On se demande ce que devient la poche du kyste; il est probable qu'elle subit en partie la dégénérescence graisseuse, elle se réduit et s'infiltre de sels calcaires, comme dans les cas de guérison spontanée. Cette heureuse terminaison est d'autant plus fréquente, qu'on attaque le kyste encore jeune, car plus tard, en vieillissant, la poche kystique se vascularise, s'épaissit, et les chances diminuent.

Suites de l'opération. — Urticaire. — Les suites de la
ponction aspiratrice sont si bénignes que le malade passe
sans transition de la maladie à l'état de santé. Néanmoins,
il peut se présenter certains symptômes, aux allures
bruyantes, sur lesquels il est essentiel d'être édifié : on
voit des malades qui, quelques minutes ou quelques heures
après l'opération, éprouvent un grand malaise, sont pris
de dyspnée, de nausées, parfois même de hoquet, de vomissement, de fièvre, et l'on se demande avec anxiété si
ces symptômes n'annoncent pas les débuts d'une péritonite
aiguë; mais bientôt des démangeaisons surviennent en différents points du corps et une poussée d'*urticaire* apparaît.

Quand je publiai mes premières observations sur la production de l'urticaire consécutive à la ponction des kystes
du foie, le fait était passé inaperçu chez nous, mais les
observations se multiplièrent bientôt[1]; j'en ai réuni une
cinquantaine de cas, tant est grande la fréquence de l'urticaire après la ponction des kystes hydatiques du foie. Il est
juste de dire qu'en Danemark ce fait n'était pas passé
inaperçu, et Finsen, en rapportant plusieurs exemples
d'urticaires consécutives à la *rupture* des hydatides dans le
péritoine[2], fait observer que la ponction du kyste peut conduire au même résultat.

Cette urticaire se montre dans des conditions un peu
différentes : tantôt elle n'est accompagnée d'aucun autre
symptôme, et le malade en est quitte pour quelques démangeaisons qui durent un jour ou deux; tantôt l'urticaire est
précédée et accompagnée des symptômes généraux que je
décrivais il y a un instant; dans quelques cas l'urticaire
envahit les muqueuses, la bouche, le pharynx; les symptômes généraux, la fièvre, les nausées, les vomissements,

1. Dieulafoy. *Gaz. des hôp.*, 1870; *Traité de l'aspiration des liquides
morbides*, 1873. — Hayem et Ferrand. *Soc. méd. des hôp.*, 1874. — Bussard,
Gaz. des hôp., 1875. — Feytaud. *Th. de Paris*, 1875. — Raynaud, Verneuil,
Legroux. *Soc. anat.*, 1875. — Archambault. *Union méd.*, 1876. — Lere-
boullet. *Gaz. hebd.*, 1876. — Bradbury. *British med. Journ.*, 1874. —
Neisser. *Die Echinococcenkrankheit.* Berlin, 1877.

2. Finsen. *Arch. gén. de méd.*, 1866.

prennent une vive intensité et durent deux ou trois jours. Parfois l'urticaire affecte certaines localisations ; j'en ai vu un cas qui était limité au côté droit du corps.

Les symptômes que je viens d'énumérer ressemblent beaucoup aux symptômes qui accompagnent l'empoisonnement par les moules. Dans les deux cas, il s'agit d'une intoxication[1]. Le liquide de l'hydatide est toxique ; on a trouvé dans ce liquide des substances qui appartiennent à la classe des ptomaïnes[2], analogues à la mytilotoxine des moules vénéneuses. D'après Viron, le liquide hydatique contient une substance albuminoïde se rapprochant des toxalbumines[3]. Le liquide hydatique aseptique, filtré, injecté sous la peau avec une seringue de Pravaz, a pu déterminer de l'urticaire. La toxicité du liquide hydatique est donc nettement établie, elle explique les éruptions ortiées qui peuvent survenir pendant l'évolution du kyste et que j'ai signalées au nombre des signes révélateurs ; elle explique peut-être la cachexie hydatique précoce de certains malades chez lesquels les symptômes *généraux* sont plus accusés que les troubles locaux.

Dans quelques cas la ponction du kyste hydatique du foie a déterminé des accidents graves et mortels. En voici des exemples :

(Moissenet[4]). Chez un homme, atteint de kyste hydatique du foie, on pratique une ponction avec le trois-quarts capillaire, et on arrête l'écoulement du liquide à 350 grammes. Cinq minutes après, dit Moissenet, le malade est pris d'une syncope. Deux heures après, se déclare un frisson intense, avec profonde altération des traits, pâleur de la face, nez effilé, yeux caves et hoquet, nausées, vomissements porracés, abondants ; cependant, aucune douleur à la pression du ventre. Les symptômes vont en s'aggravant :

1. Debove. *Soc. des hôp.*, 9 mars 1888. — Achard. De l'intoxication hydatique. *Arch. de méd.*, 1888.
2. Mourson et Schlagdenhauffen. *Acad. des sc.*, 30 octobre 1882.
3. Viron. *Arch. de méd. expérim.*, janvier 1892.
4. Moissenet. *Archives générales de médecine*, 1859, t. I, p. 145.

le pouls est à 125, les extrémités se refroidissent, l'altération des traits est plus marquée et le malade succombe dans
la nuit. A l'autopsie, kyste hydatique du foie, ayant le volume d'une tête d'adulte, et renfermant du liquide clair et
des vésicules filles.

(Martineau[1]). On pratique à un malade la ponction aspiratrice d'un kyste hydatique du foie. Un liquide incolore
sort par la canule ; mais, après quelques grammes, l'écoulement cesse et ne peut reprendre, malgré le changement
de place de la canule. Celle-ci étant retirée, Martineau
constate qu'elle est obstruée par un débris membraneux
d'hydatide. Quelques minutes après, le malade est pris d'un
malaise subit, de dyspnée intense, de vomissements. La
respiration se suspend; le pouls devient imperceptible ; le
malade tombe en syncope. Malgré tous les moyens employés, le malade meurt en vingt-quatre heures. A l'autopsie, des mucosités obstruent les bronches. Adhérences
pleurales anciennes, péricardite et endocardite mitrale anciennes. Deux kystes hydatiques du foie, dont l'un présente
la trace de la piqûre. Rien dans le péritoine.

(Bryant[2]). Chez un homme, atteint de kyste hydatique du
foie, un trocart, pas plus gros qu'un stylet d'argent, est
enfoncé à trois pouces et demi environ à droite de la ligne
médiane. On retire neuf onces (280 grammes) d'un fluide
clair, non albumineux, assez pour diminuer la tension. Quelques secondes après, le malade devient livide, perd connaissance, et, après avoir vomi deux ou trois fois, il a une attaque
épileptiforme. Au même instant, le pouls s'arrête. La respiration artificielle, la batterie galvanique et le nitrite
d'amyle furent essayés, mais le malade mourut en cinq
minutes. Autopsie par Kilton Fagge. Le péritoine contenait
une demi-pinte (280 centimètres cubes) de liquide teinté de
sang. Un kyste hydatique, du volume d'un crâne d'adulte,
occupait toute la partie postérieure du lobe droit du foie.
Pas d'autres altérations viscérales.

1. M. Martineau. *Bull. de la Soc. médic. des hôpitaux*, 1875, p. 104.
2. Bryant. *Trans. of the clinical Soc. of London*, 1877-78, vol. XI, p. 250.

(Chauffard[1]). Pour confirmer le diagnostic d'un kyste hydatique, on pratique une ponction aspiratrice : on venait de retirer quelques grammes de liquide, lorsque le malade fut pris brusquement de démangeaisons, de perte de connaissance et d'une attaque épileptiforme avec écume à la bouche, émission des urines et des matières fécales. Quelques instants après, une nouvelle attaque épileptiforme se déclare, avec grattage, agitation, angoisse, expectoration d'une écume mousseuse et blanchâtre. Au bout de quelques minutes, le malade retombe épuisé sur son lit, la peau présente une teinte cyanique, le pouls s'efface de plus en plus, le collapsus est imminent, le visage est inondé de sueur, enfin surviennent l'asphyxie terminale et la mort. A l'autopsie, on ne trouva ni péritonite, ni liquide péritonéal. Il s'agit là évidemment d'une intoxication hydatique suraiguë, bien difficile toutefois à expliquer.

Tels sont les accidents terribles et mortels qui ont été observés à la suite de la ponction des kystes hydatiques du foie. Essayons de les interpréter. Il y a un fait certain, c'est que le passage de quelques gouttes de liquide hydatique dans la cavité péritonéale peut provoquer des accidents d'intoxication, les uns bénins, les autres graves et mortels. Le plus bénin de ces accidents c'est l'*urticaire* dont j'ai parlé plus haut. Les accidents graves et mortels viennent d'être décrits, je n'y reviens pas. Tous ces accidents sont dus au passage du liquide toxique dans le péritoine. Ce qui est redoutable, ce n'est pas de traiter un kyste hydatique par la ponction, mais ce qui est redoutable, ce sont les petites ponctions, qui ne retirent qu'une quantité minime de liquide, car alors le liquide kystique, sous pression, se fraye un chemin à travers la petite ouverture laissée par l'aiguille, il est absorbé par le péritoine et les accidents d'intoxication peuvent éclater. Règle générale : il faut éviter les petites ponctions, les ponctions incomplètes et les ponctions exploratrices; on ne doit jamais, sous pré-

1. Chauffard. *La Semaine médicale*, 8 juillet 1896.

texte d'éclairer le diagnostic des kystes du foie, se livrer à
ce mode d'investigation. Pour si fine que soit l'aiguille
aspiratrice, il ne faut pas oublier qu'elle peut laisser la
porte ouverte à un liquide sous pression, prêt à passer
dans le péritoine s'il trouve une issue.

Somme toute, j'ai peu à peu délaissé le traitement du
kyste par ponction aspiratrice et je conseille de recourir à
la laparotomie. Aux kystes de la face antérieure du foie on
appliquera la laparotomie médiane ou latérale. Les kystes
postéro-inférieurs seront attaqués par l'incision lombaire.
Pour les kystes sous-phréniques, on appliquera la résection du bord inférieur du thorax (Lannelongue). Enfin, si
le kyste remonte dans la cavité thoracique, on ira le chercher à travers la plèvre avec ou sans résection costale
(Segond).

§ 16. KYSTE HYDATIQUE ALVÉOLAIRE DU FOIE

Anatomie pathologique. — Le *kyste hydatique alvéolaire*,
encore nommé *échinocoque multiloculaire*, est une variété
extrêmement rare, si rare que Carrière n'en a pu réunir
que 18 observations dans son intéressante thèse inaugu-
rale[1] ; tous les cas ultérieurs ont été recherchés par Vie-
rordt en 1886, et par Posselt en 1899. Dans cette variété les
hydatides ne sont pas réunies dans une vésicule mère, elles
se disséminent çà et là dans le parenchyme du foie, et y
forment des groupes plus ou moins volumineux.

A l'autopsie, on trouve le foie inégal et bosselé ; on aperçoit des nodosités, tumeurs hydatiques, au niveau desquelles
se développe souvent la péritonite adhésive. Le groupe
kystique le plus volumineux siège généralement à la partie
postérieure du lobe droit. A la coupe, on voit que cette

1. *Tumeur hydatique alvéolaire.* Th. de Paris, 1868.

masse kystique est composée d'une coque épaisse et d'une cavité analogue à une caverne anfractueuse, contenant un liquide purulent et des débris caséeux qui représentent les parties du kyste arrivées à la période de régression.

La coque, ou enveloppe de la tumeur, est composée d'un stroma fibreux formant par ses mailles une foule de loges et d'alvéoles de dimensions variables. Dans ces alvéoles sont contenus de petits corps gélatineux et colloïdes qui ne sont autre chose que des hydatides. Les vésicules d'hydatide multiloculaire ont la même structure que l'hydatide uniloculaire décrite au chapitre précédent ; beaucoup sont stériles, certaines contiennent des échinocoques. Ces vésicules, en quantité considérable, ont des dimensions extrêmement variables ; les unes ne sont même pas visibles à l'œil nu, d'autres acquièrent le volume d'une lentille, d'une noisette ; quand les hydatides sont confluentes, les alvéoles communiquent entre eux, et la tumeur prend l'aspect de certains cancers. L'hydatide bourgeonne à l'intérieur des vaisseaux et finit par amener leur oblitération : ainsi sont oblitérés les rameaux de la veine porte, les branches de l'artère hépatique (Ranvier), les canaux biliaires (Frerichs), les lymphatiques (Virchow).

Bien des hypothèses ont été faites pour expliquer la disposition spéciale de l'échinocoque multiloculaire : les uns supposent qu'il s'agit d'une prolifération *exogène* de l'hydatide mère, qui donnerait naissance aux hydatides filles et aux échinocoques par sa paroi externe au lieu de les créer par sa paroi interne, d'autres admettent que ces hydatides ont pour origine un tænia différent du tænia echinococcus vulgaire.

Étiologie. — L'échinocoque alvéolaire du foie se développe rarement avant la vingtième année. La fréquentation des animaux domestiques et surtout du bœuf (Posselt) est la plus grande cause de l'affection. Celle-ci a une distribution géographique spéciale ; elle se localise au sud de l'Allemagne (Bavière, Wurtenberg), au nord de la Suisse, et elle vient d'envahir le Tyrol (Posselt). La France, indemne jusqu'à présent (le cas de Carrière concernait un bavarois), est atteinte à son tour; Railliet et Morot[1] ont signalé des cas chez les animaux en 1898; on ne connaît encore que deux observations chez l'homme, celle de Bruyant (kyste alvéolaire du foie[2]), et celle de Rénon (kyste alvéolaire du poumon et de la plèvre[3]).

Symptômes. — Le kyste hydatique alvéolaire se développe lentement, et ses débuts passent quelque temps inaperçus, mais un moment arrive où il se traduit par des symptômes qui ont ceci de particulier, qu'aucun de ces symptômes ne lui est spécial. Ainsi le foie présente à sa surface des nodosités et des bosselures *comme le cancer*; il est fréquemment accompagné d'ascite (7 fois sur 15, Frerichs), *comme la cirrhose atrophique*; plus souvent encore il est accompagné d'ictère chronique (15 fois sur 18, Carrière), *comme la cirrhose hypertrophique*. L'état général est conservé, l'appétit excellent; les matières fécales sont toujours décolorées dès le début de l'ictère; la rate est hypertrophiée parallèlement à l'hypertrophie du foie (Posselt). Cette diversité des symptômes fait pressentir la difficulté du *diagnostic*.

Le kyste hydatique alvéolaire a une marche extrêmement lente; les hémorrhagies et les œdèmes sont fréquents à une période avancée, et après une période qui varie de huit à onze ans la maladie se termine fatalement par la mort.

1. Railliet et Morot. *Académie de médecine*, 19 avril 1898.
2. Bruyant. Sur un cas rare de kyste hydatique de l'homme observé à Clermont. *Bull. hist. et scientif. de l'Auvergne*, nᵒˢ 4 et 5, 1899.
3. L. Rénon. Échinocoques multiloculaires (alvéolaires) observés chez un Français. *Soc. de biologie*, 17 février 1900, et *Soc. méd. des hôp.*, 28 avril 1900. — Dans ce cas de kystes hydatiques alvéolaires de la plèvre et du poumon droits, la maladie avait évolué sous forme d'un pyopneumothorax et n'avait point été reconnue pendant la vie. Le poumon droit, rétracté et atélectasié, renfermait une tumeur dure, cartilagineuse, bosselée, composée de masses agglomérées; il existait une seconde tumeur dans la plèvre diaphragmatique et une troisième dans la plèvre médiastine. Chaque tumeur avait la composition classique de l'échinocoque alvéolaire. Ce sont des faits d'une exceptionnelle rareté.

§ 17. DÉGÉNÉRESCENCE GRAISSEUSE ET AMYLOÏDE DU FOIE

A. **Dégénérescence graisseuse.** — A l'état normal, à l'état physiologique, notamment après les repas, le foie contient une notable quantité de graisse. La cellule hépatique peut même fabriquer la graisse aux dépens de la matière azotée, témoin la graisse trouvée chez les chiens nourris exclusivement de viande dégraissée. La graisse qui provient de la digestion s'emmagasine en partie dans les cellules hépatiques, surtout dans les cellules de la *périphérie* du lobule, où elle attend son élaboration ultérieure. Cette accumulation de graisse dans le foie est encore plus abondante pendant la grossesse et la lactation[1], en vue de la nutrition du fœtus et de la fabrication du lait; mais, dans ce cas, ce n'est plus, comme précédemment, la périphérie du lobule qui s'engraisse, ce sont les cellules centrales, celles qui sont voisines de la veine sus-hépatique. Dans ces différents cas, la graisse contenue dans le foie naît en dehors de lui, elle infiltre momentanément la cellule hépatique en refoulant son protoplasma, mais la cellule ne perd ni ses fonctions ni son autonomie, en un mot, il y a surcharge graisseuse de la cellule et nullement dégénérescence. Non seulement le foie peut fabriquer de la graisse, mais il est pour les matières grasses un organe d'*excrétion*. Dans es cas pathologiques, il y a *dégénérescence graisseuse*, c'est-à-dire que la graisse se forme aux dépens du protoplasma de la cellule. A la suite de dédoublements chimiques mal connus, la cellule hépatique perd sa constitution et ses propriétés, elle se transforme en tissu graisseux[2]. Ajoutons que ces deux variétés, la surcharge et la dégénérescence graisseuse, sont souvent réunies.

La *stéatose* du foie est produite par les intoxications aiguës

1. De Sinéty. Th. de Paris, 1875.
2. Parrot. Stéatose du foie. *Soc. anat.*, 1875.

et chroniques; l'intoxication *phosphorée* en est le type. L'alcool est encore un poison stéatosant par excellence. L'arsenic, la morphine (morphinisme), arrivent au même résultat. La stéatose est souvent provoquée par les agents des maladies infectieuses et par leurs *toxines* : infection puerpérale (Widal), infection typhique (Legry[1]), infection cholérique (Hanot et Gilbert[2]), pneumonies infectieuses (Pilliet[3]), éclampsie puerpérale (Pilliet). Les *toxines* jouent sans doute le rôle le plus important dans la stéatose du foie associée aux maladies infectieuses; cette hypothèse est réalisée dans les expériences où les toxines seules sont en jeu : injections de cultures du bacille diphthérique (Roux et Yersin).

Je viens de passer en revue les différentes intoxications qui peuvent provoquer la stéatose du foie, mais il y a des circonstances où la stéatose vient s'associer à d'autres lésions préexistantes (alcoolisme, tuberculose, syphilis), il y a enfin des circonstances où la dégénérescence graisseuse des cellules hépatiques est l'aboutissant d'un processus hépatique antérieur, cirrhoses, foie cardiaque, ictère chronique par rétention.

A *l'autopsie*, on trouve les caractères suivants : le foie gras est volumineux, il a une coloration feuille morte, son tissu est mou, et à la coupe il laisse suinter des gouttelettes graisseuses qui enduisent le scalpel.

La proportion des éléments graisseux est notablement modifiée, le foie en contient 20 à 25 pour 100, au lieu de 4 à 5 pour 100, chiffre normal. La bile est peu colorée, à cause des altérations du protoplasma qui sert probablement à la fabrication du pigment biliaire. L'examen histologique montre que la cellule hépatique a perdu sa forme polyédrique pour prendre une forme sphéroïdale; le noyau de la cellule est refoulé à la périphérie, le protoplasma a plus ou

---

1. Legry. *Foie dans la fièvre typhoïde.* Th. de Paris, 1890.

2. Hanot et Gilbert. Altérations du foie dans le choléra. *Arch. de physiologie*, 1885, t. I, p. 501.

3. *Bulletin de la Soc. anatom.*, 1890, p. 79

moins disparu et la cellule semble convertie en un bloc graisseux.

Les *symptômes* de la stéatose hépatique sont si peu marqués, que le diagnostic ne peut se faire qu'en ayant recours à l'étiologie. Le foie est volumineux, il n'est pas douloureux; on ne constate ni ascite, ni ictère, ni réseau veineux abdominal. Dans les cas où la stéatose hépatique revêt une marche rapide, les symptômes de l'insuffisance hépatique aiguë (ictère grave) peuvent en être la conséquence.

B. Dégénérescence amyloïde. — Le foie *amyloïde* est encore nommé foie *lardacé*, foie *cireux*. Cette dénomination d'amyloïde est mauvaise; elle a été donnée par Virchow, qui, se basant sur la réaction que donne le parenchyme malade avec la teinture d'iode, avait cru voir là une substance amyloïde; c'est une erreur; la substance qui infiltre la cellule est de nature albuminoïde, bien qu'elle diffère en plusieurs points des substances franchement albumineuses.

Les *causes* de la dégénérescence amyloïde sont celles de la dégénérescence graisseuse; c'est toujours un *processus secondaire*; il faut signaler, comme ayant une action plus spéciale sur le développement de la dégénérescence amyloïde, la tuberculose chronique, les tuberculoses osseuses, les scrofuloses, les suppurations prolongées, la *syphilis*, l'impaludisme, la leucocythémie.

Le foie amyloïde est volumineux, quelquefois énorme; la capsule de Glisson est lisse, vitreuse, rarement épaissie. A la coupe, le foie est assez résistant, *lardacé*, et comme infiltré d'une matière colloïde très réfringente. Il est facile de déceler l'infiltration amyloïde au moyen de la teinture d'iode. En touchant la surface de section avec la teinture d'iode, la partie touchée prend une teinte rouge acajou qui vire au bleu et au violet. Si l'on fait l'expérience avec le violet de méthylaniline, les parties atteintes de dégénérescence amyloïde se colorent en rouge violet et les parties saines en bleu violet (Cornil).

En étudiant au microscope les parties malades, on voit que la dégénérescence frappe la cellule et les vaisseaux, surtout l'artère hépatique; les voies biliaires restent intactes. L'amyloïde du foie est souvent associé à des lésions d'une autre nature (stéatose, foie syphilitique).

Les symptômes du foie amyloïde sont aussi obscurs que les symptômes du foie gras[1], et la maladie pourrait évoluer à l'état latent, n'était l'énorme dimension que prend parfois la glande hépatique. De plus, la dégénérescence amyloïde du foie est souvent associée à l'amyloïde de la rate, des reins, de l'intestin, auquel cas d'autres symptômes (diarrhée, albuminurie) apparaissent.

Le *traitement* doit être basé sur les causes qui ont déterminé la dégénérescence amyloïde; les toniques, les reconstituants, le séjour prolongé au bord de la mer, sont conseillés aux scrofuleux et aux gens épuisés par de longues suppurations; l'iodure de potassium et les préparations mercurielles sont donnés aux syphilitiques.

§ 18. SUPPURATIONS HÉPATIQUES — ABCÈS DU FOIE
HÉPATITE PURULENTE

L'*hépatite aiguë*, qui se termine si souvent par suppuration et qui donne naissance aux grands abcès du foie, est une maladie rare dans nos climats, et très fréquente dans les pays chauds. Cette forme d'hépatite suppurée sera le principal objet de ce chapitre. Mais, outre les suppurations qui proviennent des hépatites des pays chauds, on retrouve dans le foie d'autres suppurations, qui sont collectées ou non en abcès, et dont les origines sont diverses. L'étude de ces suppurations ne doit figurer dans ce chapitre qu'à titre d'indication, et je me contente d'en esquisser les variétés principales avant d'entreprendre l'histoire de l'hépatite aiguë.

1° *Abcès métastatiques du foie.* — Ces abcès ont pour origine toutes les causes de l'infection purulente, trauma-

---

1. Cazalis. *Dégénéresc. amygl. et stéatose du foie.* Th. de Paris, 1875.

tisme, plaies de tête, opérations chirurgicales, variole, infection puerpérale, septicémies médicales (endocardites, aortites infectieuses, pneumonies suppurées). Ces abcès -sont lobulaires (abcès miliaires), ils débutent par une teinte ecchymotique du lobule hépatique; les vaisseaux du lobule sont gorgés de globules rouges et blancs; les globules blancs sortis des vaisseaux infiltrent le lobule, les cellules hépatiques deviennent granuleuses, s'atrophient, et le petit abcès est constitué. Ces petits îlots de suppuration s'agrandissent en s'unissant à des îlots voisins, et atteignent le volume d'un pois ou d'une noisette. Les branches de la veine porte qui les entourent sont le siège de périphlébite, de phlébite et de thromboses *secondaires*. Ces phlébites deviennent à leur tour une cause de l'extension des abcès aux parties voisines.

Comment expliquer la formation des abcès? Aux anciennes notions de l'embolie capillaire (Virchow) on a substitué la notion des infections microbiennes. Les microbes pyogènes ayant pénétré dans le système veineux général sont charriés et transportés au foie par l'artère hépatique. Ces agents pyogènes, qui sont presque toujours le streptocoque et les staphylocoques, s'arrêtent dans les capillaires radiés des lobules hépatiques, où la circulation est ralentie. Leur présence et leur toxine provoquent les lésions de l'endothélium vasculaire, l'oblitération des capillaires, l'appel des leucocytes, la formation d'un caillot, la suppuration et l'abcès miliaire.

La pyémie hépatique s'annonce par des frissons avec forte élévation de la température et sueurs abondantes. Le foie devient gros et douloureux, les téguments prennent une teinte jaunâtre et terreuse, les urines contiennent du pigment biliaire et de l'urobiline.

2° *Pyléphlébite*. — Les abcès du foie, au lieu d'avoir leur origine, comme les précédents, dans le système veineux général, peuvent prendre naissance dans le système de la veine porte. L'inflammation purulente de la veine porte (*pyléphlébite*) peut être consécutive aux ulcérations de l'intestin (dysenterie), à un abcès de la rate, et la phlébite s'étend jusqu'aux vaisseaux du foie. Ici encore différents micro-organismes, surtout le coli-bacille, doivent être incriminés. En plusieurs points du foie on trouve de petits abcès situés sur le trajet des veines enflammées; la veine est atteinte de phlébite et de périphlébite, elle est entourée comme d'un manchon de tissu conjonctif embryonnaire, et en certains endroits les parois de la veine sont détruites. Telle est la marche des abcès par pyléphlébite, mais dans bien des cas la pyléphlébite n'est pas nécessaire et l'arrivée dans le foie des microbes pathogènes suffit à déterminer la purulence, l'inflammation suppurative de la veine qui détermine dans la région circonvoisine l'inflammation du tissu du foie et la purulence.

Je renvoie à l'un des chapitres suivants pour l'étude des abcès du foie consécutifs à l'*appendicite* (foie appendiculaire),

3° Les embolies de la veine porte, nées d'une thrombose de la veine mésaraïque ou des autres branches portes, peuvent-elles engendrer des abcès du foie? Elles donnent naissance à un *infarctus* de la région embolisée avec anémie consécutive et dégénérescence granulo-graisseuse, mais cet infarctus n'est pas suivi de suppuration, il n'y a là ni hépatite ni abcès. Il faut faire une exception pour les embolies portales chargées de micro-organismes, coli-bacille (embolies septiques).

Widal a montré que les abcès pyohémiques hépatiques de l'infection puerpérale naissent autour des veines sus-hépatiques[1]. Le processus débute par l'endophlébite, il continue par la périphlébite et il forme un abcès péri-sus-hépatique. Habituellement le tissu périportal est respecté. Ces faits prouveraient que les microbes peuvent remonter vers le foie et le courant sanguin.

4° *Abcès biliaires.* — Les canaux biliaires du foie, sous l'influence de causes multiples (calculs biliaires, obstruction du canal cholédoque, etc.), sont quelquefois le siège

---

1. *Étude sur l'infection puerpérale.* Th. de Paris, 1890, p. 40.

d'une inflammation (angiocholite) qui aboutit à l'ectasie de
ces canaux. Les canaux biliaires dilatés peuvent atteindre
le volume du doigt, ils sont remplis de muco-pus, et on les
prendrait au premier abord pour des abcès du foie; mais
en y regardant de près on voit qu'ils sont formés par les
dilatations des conduits biliaires souvent entourées de tissu
conjonctif de nouvelle formation. Dans certains cas, néanmoins, les parois des conduits se détruisent et l'angiocholite est suivie d'abcès du foie. Cette question a été étudiée
aux chapitres de l'angiocholite et de la lithiase biliaire.
Nous avons vu par quel mécanisme se font les infections
secondaires qui sont la cause de ces abcès biliaires.

HÉPATITE AIGUË SUPPUREE — GRANDS ABCÈS DU FOIE

Après avoir énuméré les différentes variétés de suppuration du foie, étudions l'hépatite aiguë et les abcès qu'
l'accompagnent.

Étiologie. — L'hépatite aiguë suppurée est rare dans
nos climats et très fréquente dans les pays chauds (Indes,
Algérie, Sénégal, Bengale, Cochinchine, Martinique) : c'est
donc l'*hépatite des pays chauds* que j'aurai en vue dans ce
chapitre. L'infection dysentérique en réclame la plus large
part. Plusieurs cas peuvent se présenter : dans une première série de faits, la dysenterie précède l'abcès hépatique; dans une seconde série, dysenterie et hépatite
marchent parallèlement; enfin, dans une troisième série,
l'hépatite suppurée, l'*abcès tropical*, ainsi que le nomme
Murchison[1], paraît indépendant de la dysenterie. Mais cette
indépendance n'est le plus souvent qu'apparente. Que l'infection dysentérique frappe parallèlement, alternativement
ou secondairement l'intestin ou le foie, on peut dire que
c'est la même cause infectieuse, dysentérique microbienne
(dysenterie amibienne), qui produit isolément ou simultanément l'hépatite, l'abcès du foie et la dysenterie[2].

1. Murchison. *Loc. cit.*, p. 185.
2. Kiener et Kelsch. *Maladie des pays chauds*, 1899.

L'abcès du foie règne dans les contrées où règne la dysenterie, et ces deux maladies ont les mêmes vicissitudes endémiques et épidémiques; elles sont étroitement liées, elles ont une origine commune. Il y a néanmoins dans les pays chauds des hépatites suppurées et des abcès du foie qui ont une origine en apparence indépendante de la dysenterie; la nature intime de ces différents abcès nous est inconnue; ce qu'on peut dire, c'est qu'ils n'ont rien de commun avec le paludisme.

La dysenterie des pays chauds et tropicaux n'est pas la seule qui puisse provoquer l'abcès du foie; Boinet a décrit des grands abcès du foie *nostras* d'origine dysentérique[1].

Que nous apprend la *bactériologie*[2]? Pour ce qui est des abcès hépatiques non dysentériques, les recherches bactériologiques ont démontré tantôt la présence des staphylocoques, tantôt l'absence complète de microbes. Pour ce qui est des abcès hépatiques dysentériques, ils sont surtout dus à la dysenterie *amibienne*. Le pus des abcès tropicaux du foie est souvent bactériologiquement aseptique, il est peu virulent, alors même que le pus serait extrêmement fétide; cette faible virulence est d'autant plus remarquable, « qu'il est loin d'en être de même pour le pus angiocholitique, qui est essentiellement septique et infectant » (Chauffard).

La suppuration du foie consécutive à l'*appendicite* sera étudiée au chapitre suivant sous le nom de *foie appendiculaire* que je lui ai donné.

Description. — L'hépatite aiguë ne débute pas toujours de la même manière. Parfois elle est précédée de congestions hépatiques[3] qui n'aboutissent pas d'emblée à l'inflammation suppurée. La congestion se traduit par un *point de côté hépatique* avec ou sans fièvre, le foie est augmenté de volume, il y a des symptômes d'embarras gastrique bilieux,

---

1. Boinet. *Revue de médecine*, 10 janvier 1897.
2. Voir le chapitre consacré à la DYSENTERIE.
3. Dutrouleu. *Maladies des Européens dans les pays chauds*, p. 580.

des vomissements et de la diarrhée. Peu de jours après, la guérison survient, mais le malade atteint du *point de côté hépatique* est voué aux récidives et à l'hépatite purulente, s'il ne quitte pas le pays.

Souvent l'hépatite aiguë débute par un accès de fièvre complet avec frisson intense, douleurs vives à l'hypochondre et à l'épaule droite; le foie est augmenté de volume, la fièvre est rémittente, la teinte ictérique apparaît dans un tiers des cas, la langue se sèche et le malade présente un aspect typhoïde. Dans d'autres cas, la période initiale de l'hépatite passe presque inaperçue, les symptômes locaux sont nuls et les symptômes généraux se traduisent seulement par un état de fatigue et de lassitude ou par quelques accès de fièvre, intermittente ou rémittente, qu'on prendrait volontiers pour des accès de fièvre palustre.

Quand l'hépatite doit suppurer, le pus se forme du huitième au douzième jour, et les différents modes de début que je viens de décrire indiquent assez que l'*abcès tropical* est tantôt annoncé par les symptômes aigus de l'hépatite, tantôt à peine accompagné de quelques troubles gastro-intestinaux. Il y a même des cas où il s'établit sourdement, sans fièvre, *à l'état latent*; dans d'autres circonstances il révèle sa présence par des symptômes d'une excessive gravité. Localement, l'abcès du foie ne peut être reconnu que s'il a un certain volume; l'étendue de la matité, la déformation du foie, la saillie de l'organe vers la région thoracique ou vers la région iliaque, dépendent du *siège* de l'abcès.

Une fois formé, l'abcès peut rester stationnaire pendant des semaines et des mois, mais le plus habituellement, dans l'espace de trois semaines environ, il cherche à se frayer une voie au dehors. L'ouverture de l'abcès dans le *péritoine* n'est pas toujours suivie, comme on pourrait le croire, d'une péritonite rapidement mortelle; on a constaté dans plusieurs cas une tolérance étonnante du péritoine, et les malades n'ont succombé qu'après quelques jours à des symptômes de dépression et de prostration. L'ouverture de l'abcès dans l'*intestin* est parfois un mode de guérison : j'en dirai autant de l'ouverture de l'abcès à travers la paroi abdominale, de l'irruption du pus dans les bronches et de la terminaison de l'abcès par *vomique*[1].

Je mentionne à titre de faits exceptionnels l'ouverture de l'abcès dans l'estomac, dans le bassinet, dans la veine cave, dans le péricarde. Il ne paraît pas impossible que le pus puisse se résorber, et l'abcès laisse à sa place une cicatrice.

Ce que j'ai dit sur les débuts de l'hépatite et de l'abcès tropical du foie laisse supposer que le *diagnostic* est souvent difficile. Le *pronostic* est grave, d'autant plus grave que l'hépatite endémique est sujette aux récidives et aboutit parfois à la forme chronique après de longues intermittences. Un abcès ouvert et guéri ne suffit pas pour vous mettre à l'abri d'abcès nouveaux; on ne peut fixer aucun terme à la période de formation des abcès : on quitte les pays intertropicaux, on part pour l'Europe, et de nouveaux abcès peuvent encore se former. C'est ce qui est arrivé à Delord, à qui l'on doit une bonne monographie sur les maladies du Sénégal, et qui, après avoir rendu un abcès hépatique sous forme de *vomique*, succomba plus tard à de nouveaux abcès.

Anatomie pathologique. — Le foie atteint d'hépatite aiguë est volumineux, rougeâtre et très friable. Rarement il se forme plusieurs abcès; l'hépatite suppurée dans les trois quarts des cas ne donne lieu qu'*à un seul abcès*, différence notable avec les abcès pyohémiques et biliaires, qui sont multiples et parfois très nombreux.

Le plus souvent, l'abcès tropical siège dans le lobe droit du foie et à sa face convexe (Dutrouleau). La quantité du pus contenu dans l'abcès s'élève à plusieurs centaines de grammes et peut dépasser un litre; ce pus est jaunâtre, rougeâtre, épais, crémeux, et parfois coloré en vert par la bile. Il peut devenir fétide par simple voisinage de l'intestin, ou par suite de communication avec d'autres organes.

1. Rendu. *Loco citato*, p. 68.

Les parois de l'abcès sont souvent anfractueuses; formées de tissu embryonnaire, et de ces parois se détachent souvent des lambeaux mortifiés. A une époque plus avancée, la membrane pyogénique s'entoure d'une membrane fibreuse. L'abcès débute par les parties profondes de l'organe, et se rapproche de plus en plus de la surface du foie. La collection purulente arrivée au contact de la capsule de Glisson se comporte différemment suivant les cas; des adérences s'établissent entre le foie et les organes voisins; des ulcérations se forment et le pus se fraye une voie à travers le diaphragme et les bronches (vomique); dans le péritoine, dans le péricarde, dans la plèvre, dans l'intestin; parfois l'ouverture de l'abcès se fait vers la paroi abdominale.

Traitement. — On a conseillé les émissions sanguines (Dutrouleau), l'ipéca en lavage (1 gramme d'ipéca en 24 heures) (Mac-Lean). On surveille avec attention la formation de l'abcès afin de l'ouvrir sans retard.

<h3 style="text-align:center">§ 19. LE FOIE APPENDICULAIRE
HÉPATITE TOXIQUE ET HÉPATITE PURULENTE APPENDICULAIRES
ICTÈRES APPENDICULAIRES</h3>

J'ai donné par abréviation le nom de *foie appendiculaire* à la toxi-infection du foie consécutive à l'appendicite. Par sa situation, le foie reçoit directement le contre-coup des toxines et des microbes dont la virulence a été exaltée dans le foyer de l'appendicite. Les veines appendiculaires et les branches de la veine porte se chargent de véhiculer ces toxines et ces microbes jusqu'au foie.

Néanmoins il est une distinction importante à établir, car il faut se garder de confondre l'hépatite toxique et l'hépatite purulente. Dès les premiers jours de l'appendicite, le foie peut être adultéré par les toxines appendiculaires, qui, elles, sont plus rapidement véhiculées que les microbes; il en résulte une altération des cellules hépatiques qui mérite le nom d'*hépatite toxique*. Cette hépatite toxique précoce ne suppure pas. C'est plus tard, dans le courant du second ou du troisième septénaire de l'appendicite, que les microbes de la flore appendiculaire peuvent être transportés au foie. Alors éclate l'infection purulente du foie ou *hépatite puru-lente*. Il est donc indispensable de scinder en deux variétés la description du foie appendiculaire : d'une part. l'hépa-tite toxique (qui est plus précoce) et, d'autre part, l'hépatite purulente (qui est plus tardive).

A. Hépatite toxique appendiculaire

Si l'on veut bien se reporter au chapitre de l'Appendicite, on verra que j'ai décrit une appendicite toxique, ou *appen-dicémie*, dont les témoins peuvent être l'ictère, la cholurie, l'urobilinurie, l'albuminurie, les hématémèses, etc. Je n'ai à m'occuper ici que de l'un de ces témoins, l'ictère toxique avec les lésions concomitantes du foie, étude qui, je le crois, n'avait pas encore été faite lors de ma communication à l'Académie en 1898. Les observations suivantes vont nous aider à écrire ce chapitre.

Faits cliniques. — Un matin de l'année 1897 arrive dans mon service un jeune garçon de vingt ans. En le voyant entrer, un des élèves fait la réflexion suivante : « En voilà un qui a la *jaunisse* ». Ce jeune homme avait, en effet, une teinte ictérique, peu accusée à la peau, mais très nette aux conjonctives. Il vient à l'hôpital, nous dit-il, parce qu'il souffre du ventre. Douleurs abdominales et jau-nisse, c'en était assez pour éveiller au premier abord l'idée de coliques hépatiques. On fait coucher le malade et je l'exa-mine. Les douleurs de ventre ont débuté quatre jours avant, dans la matinée du dimanche. Vers le soir, ce garçon a été pris de fièvre et de vomissements, les douleurs abdominales ont persisté toute la nuit. Le lendemain lundi, la situation ne s'est pas modifiée, le ventre est resté fort sensible, aussi

le malade vient-il à l'hôpital nous demander conseil. Après
ce récit, je prie ce garçon de m'indiquer le *point précis* où
les douleurs ont débuté et le point où elles ont atteint leur
plus grande intensité. Sans hésiter, il va droit à la fosse
iliaque et il met son doigt sur le point de Mac Burney. En
effet, au niveau de la région appendiculaire, la palpation et
la pression déterminent très nettement une douleur vive,
accompagnée de défense musculaire. Là aussi l'hyperesthésie
est plus marquée qu'ailleurs. Il n'y avait pas à hésiter, ce
garçon était atteint d'appendicite.

Restait à expliquer la *teinte subictérique* de la peau et des
conjonctives; le foie n'était ni gros ni douloureux; la jaunisse était-elle une simple coïncidence, ou bien y avait-il
une relation entre l'ictère et l'appendicite? Ma première impression fut qu'il ne s'agissait pas d'un ictère vrai; séance
tenante nous pratiquons l'examen des urines : l'acide
nitrique ne détermine aucun disque de biliverdine ou de
bilirubine, mais il fait apparaître un disque brunâtre:
l'examen spectroscopique révèle la présence d'urobiline et
de pigment brun. La teinte jaune de la peau et des conjonctives n'était donc pas le résultat d'un ictère vrai. L'analyse des urines dénote également la présence d'*albumine* en
assez notable quantité. En face de ces symptômes, teinte
ictérique, urobilinurie, albuminurie, j'émis l'opinion que ce
garçon était atteint d'appendicite avec symptômes *toxiques*,
la toxine appendiculaire fabriquée en cavité close ayant déterminé une adultération des cellules du foie et des reins,
d'où l'urobilinurie, la jaunisse et l'albuminurie.

Tel était le diagnostic. Restait à décider le traitement. Je
n'ai pas l'habitude de transiger avec les convictions que je
me suis faites sur le traitement de l'appendicite : aussi,
après avoir obtenu le consentement du malade, et malgré
l'apparente bénignité de cette appendicite, je priai mon
ancien élève Marion de pratiquer immédiatement l'opération.
Il n'était que temps d'intervenir. L'opérateur trouva dans
le péritoine une collection purulente d'odeur infecte. L'appendice, *en partie sphacélé*, plongeait dans le pus. Dans la

partie inférieure du canal appendiculaire largement dilatée et transformée en cavité close, était une grosse concrétion calculeuse. On pressent ce qui serait arrivé si cette appendicite à forme *gangréneuse* eût continué ses ravages!

Cet exemple montre, une fois de plus, que la gravité des lésions appendiculaires n'est pas toujours en rapport, il s'en faut, avec l'intensité des symptômes. L'ablation de l'appendice supprima le foyer appendiculaire, ce laboratoire de toxines, mais le foie et les reins restèrent encore adultérés. Le mercredi, la situation fut critique; le malade était abattu, son visage était grippé et subictérique, le hoquet était fréquent, les urines étaient rares et albumineuses, la température atteignait 38°,5, le pouls était à 106. On pratiqua deux injections de sérum, chacune de 500 grammes. La nuit fut meilleure. Le lendemain jeudi, le hoquet avait presque cédé, la température était à 37°,4, la teinte était encore subictérique. Dans les urines brunâtres, l'urobiline persistait; mais, chose importante, *l'albumine avait disparu*. Deux jours plus tard, la teinte ictérique disparaissait à son tour, l'urine *ne contenait plus d'urobiline*; quelques jours après, ce jeune garçon était guéri. Cette observation qui fait partie d'une de mes leçons sur la toxicité de l'appendicite est une démonstration de cette toxicité. La toxine appendiculaire ayant adultéré le foie et le rein, l'intoxication s'est traduite par l'urobilinurie avec teinte ictérique et par l'albuminurie. On enlève l'appendice, foyer d'intoxication, et en vingt-quatre heures l'albumine disparaît; l'urobilinurie cesse trois jours plus tard. Depuis que j'ai appelé l'attention *sur cette variété d'ictère et sur l'albuminurie* qui lui est souvent associée, les observations se sont multipliées et j'en ai vu un grand nombre.

Routier m'en a communiqué plusieurs cas. L'un d'eux concerne une fillette opérée et guérie de son appendicite; l'enfant avait dès le début de la maladie une *teinte subictérique* qui s'accentua les jours suivants. Un autre cas concerne un homme opéré d'urgence et guéri de son appendicite ; la *teinte subictérique* qui existait le jour de l'opération persista plusieurs jours avant de disparaître.

Valmont a vu un homme ayant eu plusieurs attaques d'appendicite qui fut pris d'*ictère* à sa dernière attaque et qui succomba en trois jours.

Une des malades dont j'ai rapporté l'observation au chapitre du « vomito negro appendiculaire » fut prise dès les premiers jours de son appendicite d'un *ictère* qui s'accentua et se généralisa à tout le corps à la façon d'une jaunisse intense.

Dans quelques cas l'ictère est tenace et peut persister des semaines et des mois jusqu'à ce que le foyer appendiculaire soit enlevé. Hartmann m'a communiqué le fait suivant : un jeune homme fut pris en septembre 1897 de douleurs nettement localisées à la fosse iliaque droite. Dreyfus-Brissac fit le diagnostic d'appendicite. La crise aiguë une fois passée, ce jeune homme conserva un teint un peu *jaune* et l'on trouva son foie augmenté de volume ; aussi Dreyfus-Brissac envoya-t-il le malade faire une cure à Bréda. Le 2 octobre 1898, survient une nouvelle attaque d'appendicite. Cette fois encore on constate une *teinte subictérique* et l'on trouve de l'albumine dans les urines. Hartmann pratique le 14 octobre l'ablation de l'appendice et le 25 octobre ictère et albumine avaient disparu.

J'ai vu en août 1903 avec Segond une femme qui avait une *teinte subictérique,* depuis le mois de février, époque où elle avait eu une attaque d'appendicite. Depuis cette attaque, la douleur de la fosse iliaque droite n'avait jamais complètement cédé. L'opération fut pratiquée et dix jours plus tard la teinte subictérique avait disparu.

Une femme de la Salpêtrière atteinte d'appendicite en février 1903 avait gardé depuis lors une légère teinte subictérique. Segond l'opère de son appendicite trois mois plus tard, et la teinte ictérique disparaît.

Description. — Cet ictère toxique peut apparaître dès le deuxième ou troisième jour de l'appendicite, mais il ne faut pas s'attendre à trouver une jaunisse accentuée.

Souvent la teinte jaune n'est qu'ébauchée, il faut la rechercher, elle est plus accusée aux conjonctives et au visage; c'est par exception qu'elle se généralise à la façon d'un véritable ictère. Les matières fécales restent colorées. Les urines sont assez foncées, on peut y trouver des pigments biliaires vrais, mais le plus souvent elles ne contiennent que de l'urobiline ou du pigment brun. Dans quelques cas le foie est augmenté de volume.

Cet ictère toxique n'est pas de longue durée; il disparaît vite après l'opération de l'appendicite. On a vu des sujets qui avaient une poussée ictérique à chaque attaque d'appendicite. Parfois, ainsi que nous l'avons vu dans des observations citées plus haut, la teinte subictérique s'installe pendant des semaines et des mois et ne disparaît qu'après l'ablation du foyer appendiculaire. En face de faits pareils, je me demande si l'intoxication du foie consécutive à l'appendicite ne peut pas entrer pour une part dans la genèse des *cirrhoses* du foie.

L'ictère toxique appendiculaire est parfois l'unique témoin de la toxicité appendiculaire, mais le plus souvent il est associé à l'albuminurie, cet autre témoin du poison. Aussi, chez les gens atteints d'appendicite, la recherche de la teinte ictérique et de l'albuminurie s'impose, il faut toujours pratiquer l'examen des urines et voir si elles contiennent pigments, albumine et cylindres, car tous ces signes qu'on négligeait autrefois et qu'on néglige trop encore aujourd'hui sont les témoins de l'imprégnation de l'économie par les toxines appendiculaires; ils sont un argument de plus en faveur de l'intervention rapide dont le rôle est de supprimer à temps le foyer qui est la source du poison.

La teinte subictérique chez un individu atteint d'appendicite n'est pas faite pour simplifier le diagnostic. En effet, il y a des cas où les douleurs de l'appendicite, tout en existant au point de Mac Burney, peuvent irradier jusqu'à la région sous-hépatique (appendice à type remontant). Supposons qu'en pareille circonstance le malade ait en même temps un léger ictère: l'idée de coliques hépatiques se présente naturellement. Comment arriver au diagnostic? Au cas de colique hépatique, ce sont surtout les pigments vrais de la bile qu'on retrouve dans l'urine, signe différentiel insuffisant puisqu'on peut en trouver aussi au cas d'ictère appendiculaire. Ce qui est plus important, c'est qu'au cas de colique hépatique, le foyer douloureux n'a ni son origine, ni son maximum d'intensité au point de Mac Burney, tandis qu'au cas d'appendicite, alors même que les douleurs irradient vers l'hypocondre, le maximum d'intensité de ces douleurs, souvent accompagnées de défense musculaire et d'hyperesthésie, réside à la région appendiculaire. On ne confondra donc pas la colique hépatique et son ictère avec la teinte ictérique de l'appendicite.

Au point de vue du *pronostic*, il faut toujours se méfier de cet ictère toxique appendiculaire, car il est parfois le prélude d'une intoxication généralisée des plus terribles; on commence par avoir un peu d'ictère et de l'albuminurie et puis survient toute la série des accidents toxiques, insuffisance urinaire, insuffisance hépatique, gastrique hémorrhagique, hématémèses, accidents nerveux et la mort.

Anatomie pathologique. — Les lésions de l'hépatite toxique appendiculaire ont été plusieurs fois constatées. Dans un cas dont il sera plus longuement question au chapitre du « rein appendiculaire », il m'a été possible, grâce à l'obligeance de Letulle, d'avoir l'examen histologique dont voici la description : les coupes du foie faites sur des fragments traités par l'acide osmique après fixation par le formol à 10 pour 100 montrent l'accumulation de très fines granulations graisseuses à l'intérieur des cellules hépatiques surtout dans la région avoisinant le centre du lobule. Mais le reste des trabécules n'est pas indemne de graisse. Un détail est intéressant à noter : il existe une accumulation notable de graisse dans les cellules endothéliales qui revêtent bon nombre de trabécules, et à l'intérieur des vaisseaux capillaires on rencontre un grand nombre de leucocytes chargés de granulations graisseuses. Sur les coupes colorées à l'hématoxyline-éosine, l'aspect lobulé du foie est assez remar-

quable. Cette disposition tient en partie à un certain degré
de condensation du tissu conjonctif périportal et à quelques
ilots d'atrophie trabéculaire avec *pigmentation* des cellules
groupées autour de certaines veines sushépatiques de moyen
volume. Il n'y a aucune altération nécrobiotique des cellules
hépatiques. En résumé, nous constatons au foie des lésions
de dégénérescence granulo-graisseuse des cellules hépatiques centrolobulaires, *lésions d'intoxication suraiguë.*

Dans un autre cas d'appendicite toxique publié par Lorrain[1], les lésions histologiques du foie se rapprochent beaucoup des lésions décrites par Letulle. Certaines cellules sont
remplies de grains jaunâtres, très fins, couleur de rouille.
« La présence du *pigment ocre* en quantité abondante dans
les cellules du foie indique un trouble profond résultant
très vraisemblablement d'une intoxication aiguë ».

Dans un autre cas dont il sera question au chapitre du
« rein appendiculaire », l'examen histologique du foie fait
par Nattan-Larrier a prouvé que les cellules de l'organe sont
en dégénérescence granulo-graisseuse.

B. — Hépatite infectieuse, purulente, appendiculaire

Après avoir étudié l'hépatite toxique, étudions *l'hépatite
infectieuse purulente.* L'hépatite toxique, avons-nous dit,
est précoce et n'est accompagnée ni de douleurs hépatiques,
ni de symptômes bruyants. Tout autre est l'hépatite purulente due à l'infection de l'organe par les microbes appendiculaires; elle apparaît assez tardivement, au décours de l'appendicite ou pendant la convalescence : elle est accompagnée
de symptômes bruyants : violents frissons, grands accès
de fièvre, douleurs à l'hypochondre, accroissement rapide
du volume du foie, ictère, etc. On en aura une idée en
lisant l'observation suivante qui a été l'occasion de la
leçon clinique que j'ai consacrée à ce sujet[2].

1. Lorrain. *Bull. Soc. anat.*, décembre 1902.
2. *Clinique médicale de l'Hôtel-Dieu*, 1898. Le foie appendiculaire.
Abcès du foie consécutifs à l'appendicite. Dixième leçon.

Faits cliniques. — Le 12 mars 1898 entrait dans mon service un homme atteint d'ictère fébrile. La température, qui était de 59 degrés à l'entrée du malade, atteignait 40 degrés le lendemain matin; le pouls était rapide, la langue était sèche et rôtie. Sans être bien intense, la coloration jaune s'étendait à tout le corps, les urines étaient abondantes, de couleur acajou, assez riches en pigment biliaire, la réaction de Gmelin y décelait un anneau très net de bilirubine; on y constatait également un nuage d'albumine. Les matières fécales étaient peu colorées; toutefois, elles n'avaient pas l'aspect blanchâtre et mastic qu'elles prennent au cas d'obstruction du canal cholédoque, alors que la bile ne peut plus arriver jusqu'à l'intestin. Il s'agissait donc ici d'un ictère vrai, très fébrile, et à voir le malade abattu, fébricitant, répondant péniblement aux questions qu'on lui adressait, on pensait tout d'abord aux formes infectieuses et graves de l'ictère, à l'ictère dit typhoïde.

L'examen du foie fournissait des renseignements précieux. La région hépatique formait une voussure qui s'étendait jusqu'à l'épigastre; cette voussure était si marquée qu'une ponction exploratrice avait été faite, sans résultat du reste, avant l'entrée du malade à l'hôpital, dans l'idée qu'on pourrait bien avoir affaire à une tumeur liquide. Le foie était *volumineux* et très sensible à la pression; il débordait de deux travers de doigt les fausses côtes. Les autres organes abdominaux et thoraciques étaient sains; la maladie tout entière semblait bien concentrée sur le foie. Interrogé sur le début de son mal, cet homme nous apprend que douze jours avant, le 27 février au matin, il avait été pris d'un *violent frisson* et d'un fort accès de fièvre qui n'était que le prélude d'une longue série d'accès semblables. Depuis cette époque, frissons et accès s'étaient répétés presque tous les jours, tantôt à une heure, tantôt à une autre, sans périodicité.

Au dire du malade, une vive *douleur* hépatique était survenue dès le début de la période fébrile; cette douleur, bien qu'atténuée, durait encore; la jaunisse avait été plus tardive, elle n'était apparue que quelques jours après les accès de fièvre.

Muni de ces renseignements, on pouvait faire plusieurs suppositions : les grands accès de fièvre, la douleur hépatique et le gros volume du foie, tout cela faisait penser à la suppuration de l'organe ; mais quelle pouvait être la cause de cette suppuration? L'hypothèse d'un kyste hydatique suppuré était peu admissible, et du reste une ponction exploratrice était restée sans résultat. S'agissait-il d'un gros abcès du foie analogue à l'abcès dit tropical, habituellement consécutif à l'infection dysentérique ; s'agissait-il, au contraire, de petits abcès miliaires associés à une angiocholite suppurée? La première de ces deux hypothèses était peu admissible, cet homme n'ayant dans son passé rien qui pût expliquer la formation d'un gros abcès du foie ; quant au gros abcès dysentérique *nostras*, sa symptomatologie est tellement effacée qu'il passe souvent inaperçu[1]. La seconde hypothèse était à débattre ; le tableau que nous avions sous les yeux rappelant assez bien les symptômes de l'angiocholite infectieuse, calculeuse ou non ; toutefois, l'angiocholite ne provoque pas en quelques jours une telle augmentation du volume du foie.

Il est une variété d'hépatite suppurée à laquelle il faut toujours penser dans des cas analogues à celui-ci, je veux parler des abcès hépatiques consécutifs à l'*appendicite*. Les grands accès de fièvre, la douleur hépatique, l'accroissement rapide du volume du foie et l'ictère forment un syndrome qui doit éveiller l'idée d'infection hépatique consécutive à l'infection appendiculaire. Il s'agissait donc de savoir si notre homme avait eu récemment une poussée d'appendicite aiguë : je dis appendicite *aiguë*, car c'est seulement pendant la phase active de l'exaltation de virulence en cavité close, que semblables accidents peuvent se préparer. Interrogé dans ce sens, notre malade répondit qu'une dizaine de jours avant le début de ses grands accès de fièvre il avait en effet éprouvé de vives douleurs abdo-

1. Boinet. Grand abcès du foie « nostras » d'origine dysentérique. *Revue de médecine*, 10 janvier 1897.

minales qui l'avaient obligé d'interrompre son travail, il localisait l'origine et le siège de ces douleurs à la fosse iliaque droite, et *il nous montrait du doigt* la région qui correspond exactement au point de Mac Burney. Cette phase de douleurs appendiculaires, qu'on arrivait à reconstituer par l'interrogatoire précis et rigoureux du malade, n'avait duré que quelques jours; mais elle était indéniable, elle avait été accompagnée d'une forte constipation, comme c'est l'usage.

Muni de ces renseignements, on pouvait affirmer que cet homme avait eu à cette époque une appendicite de moyenne intensité, appendicite bénigne en apparence. Mais ne savons-nous pas aujourd'hui que l'appendicite n'est jamais bénigne au vrai sens du mot; ne savons-nous pas que, sous des apparences trompeuses, l'exaltation de virulence en cavité close, *qui résume en elle toute l'histoire de l'appendicite*, peut favoriser l'émigration des microbes pathogènes dans toutes les directions, vers le péritoine et ailleurs, et propager ainsi par les voies lympathiques ou veineuses des infections *à distance* dont la plus terrible est sans contredit l'infection hépatique? En conséquence, on s'arrêta à l'idée d'infection purulente du foie consécutive à une appendicite, et on porta du même coup un diagnostic précis et un pronostic fatal.

Pendant les vingt-huit jours que cet homme a séjourné dans mon service, nous avons compté 14 grands accès, la fièvre atteignant 41 degrés et l'accès étant précédé de violents frissons. En peu de temps, le foie, uniformément développé, formait dans le ventre une énorme tumeur dure et sans bosselures; par moments, l'ictère s'amendait, et les matières fécales étaient plus ou moins colorées. La région hépatique était douloureuse, avec irradiations à l'abdomen et au thorax. La respiration devenait dyspnéique et on constatait à la base de la poitrine, surtout du côté droit, des râles de congestion et d'œdème pulmonaire.

Le 31 mars survint un érysipèle de la face qui disparut en quelques jours. Les derniers jours de la maladie, le foie était encore augmenté de volume, l'ictère avait pour ainsi dire disparu, le ventre était très ballonné, les selles étaient diarrhéiques, fétides et presque décolorées. Le malade, de plus en plus prostré, plongé dans un état adynamique, ne répondait plus aux questions qu'on lui adressait, il avait l'apparence d'un typhique arrivé à la période ultime. Il succomba, avec 40 degrés de température, quatre semaines après son entrée dans le service et moins de six semaines après le premier grand accès de fièvre qui fut le début de son infection hépatique. L'appendicite, cause et origine des accidents mortels, remontait à deux mois.

Comme traitement, je ne m'étais pas arrêté à l'idée de l'intervention chirurgicale, la chirurgie étant presque toujours impuissante devant les *abcès multiples* de l'infection appendiculaire du foie. L'abcès unique est absolument rare.

L'autopsie confirma de tous points le diagnostic; en voici les résultats : le foie a plus que doublé de volume; il pèse 3 200 grammes. Sa surface est soulevée en différents endroits par des voussures de teinte jaunâtre et brunâtre. Au premier aspect, on dirait presque un cancer secondaire avec ses bosselures aux nuances multiples. La consistance de l'organe est molle. Des coupes pratiquées dans toutes les régions du foie, lobe droit, lobe gauche, lobe carré, lobe de Spiegel, mettent partout des abcès à découvert; le foie en est comme criblé. On pourrait certainement compter 150 ou 200 abcès, du volume d'une tête d'épingle, d'un petit pois, d'une noisette, d'un œuf; il y a même un gros abcès de la dimension d'une orange dans le lobe droit. Les uns sont superficiels, presque sous-jacents à la capsule de Glisson, les autres sont profondément cachés dans l'épaisseur du parenchyme. Ils contiennent un pus assez épais sans odeur fétide, dont la coloration plus ou moins jaunâtre, verdâtre, rappelle toute la gamme du jaune et du vert. Ces abcès sont la plupart indépendants les uns des autres; ils sont séparés par des cloisons de tissu hépatique sain ou altéré, mais ils n'ont pas de parois qui leur soient propres. D'autres abcès

communiquent entre eux, tendent à se fusionner et forment
par leur réunion des anfractuosités purulentes considérables. A la section, bon nombre de ces abcès ont un aspect spongieux, aréolaire. D'où le nom d'*abcès aréolaires du
foie* (Chauffard).

Les voies biliaires extra-hépatiques sont saines et per-
méables; il en est de même du tronc de la veine porte qui
ne présente pas la moindre altération. Les organes abdominaux sont absolument normaux: à part quelques adhérences périhépatiques, pas de lésion péritonéale, pas
d'ascite. Rien à la rate, rien à l'intestin.

Mais l'appendice iléo-cæcal, *cause de tout le mal*, est
altéré. Il est enveloppé de fausses membranes qui en tri-
plent le volume en l'unissant de façon intime à la face
postérieure du cæcum et à la partie antérieure du muscle
psoas. En disséquant ces adhérences de façon à isoler
l'appendice, on met à jour un petit abcès périappendiculaire, contenant à peine une cuillerée à café de pus légèrement fétide. A la base de l'appendice, les veines appendiculaires sont tellement développées qu'elles forment un
véritable *réseau variqueux*, saillant, qui, après avoir enveloppé l'appendice, va s'épanouir sur le cæcum, où il se
confond avec les veines mésaraïques.

La figure ci-jointe représente la face postérieure du

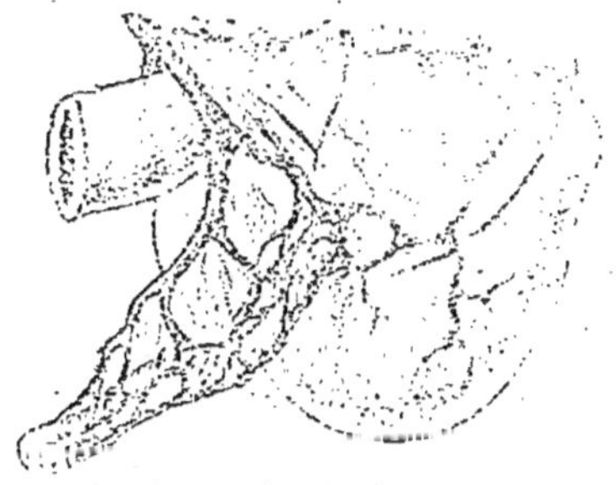

cæcum avec l'appendice; on y voit le réseau veineux appendiculaire et périappendiculaire, témoignage des lésions veineuses, phlébites et thromboses, que je vais décrire dans

un instant. Je n'ai jamais vu pareil réseau veineux dans l'appendicite; il est probable qu'il n'acquiert un tel développement qu'au cas d'infection veineuse appendiculo-portale. L'appendice n'est point perforé, mais la muqueuse est exulcérée en trois ou quatre points, et vers l'extrémité terminale est un tout petit abcès.

Telles sont les lésions macroscopiques du foie et de l'appendice; passons aux lésions histologiques et à l'examen bactériologique. Le pus du petit abcès périappendiculaire consécutif à l'appendicite a donné *une culture pure de coli-bacille*. Les veines de la tunique celluleuse de l'appendice sont atteintes en grand nombre d'endophlébite et de périphlébite.

Plusieurs de ces veines sont thrombosées, leur lumière a disparu et est comblée par un thrombus formé en partie de cellules endothéliales et de tissu fibreux. A côté de ces veines thrombosées, on trouve, surtout sous la séreuse, des veines très dilatées, veines variqueuses, qui contribuent à former le plexus variqueux appendiculaire constaté à l'œil nu. Dans les parois des veines thrombosées et dans le tissu de périphlébite, l'examen bactériologique décèle des formes microbiennes.

Les préparations histologiques figurées sur les planches ci-dessous ont pour but de montrer la formation et l'évolution des abcès appendiculaires du foie. Les microbes partis de la cavité close se sont engagés dans les veines appendiculaires, tout en semant sur leur chemin des infections veineuses, phlébites et thromboses, et ils ont gagné le foie à la faveur de la veine porte.

Les voici arrivés dans le foie; ils y suivent la disposition des veines portes, c'est dire qu'ils occupent la périphérie des lobules hépatiques. C'est donc autour des lobules du foie que débute l'infection du foie appendiculaire; les microbes y pullulent et des cellules embryonnaires engaînent la veine porte comme un manchon.

Le processus s'étend peu à peu, et en fin de compte le foie est transformé en une sorte de ruche purulente.

La planche ci-dessous montre le début du processus.

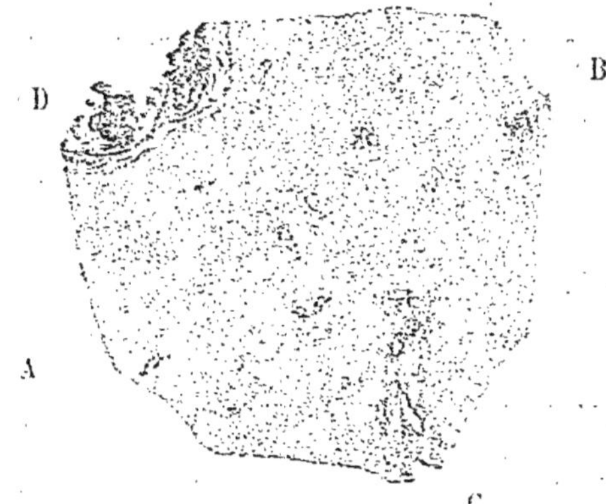

A. début portal de l'infiltration périlobulaire. En B, l'abcès commence à se développer ; des amas de cellules embryonnaires englobent et encombrent la veine porte périlobulaire, modifient et détruisent les lobules voisins. Les microbes pénètrent parfois dans le lobule hépatique (pyléphlébite intralobulaire) mais l'infection atteint rarement la veine centrale du lobule. En C, on suit l'abcès dans sa formation ; les canalicules biliaires et l'artère hépatique sont englobés dans l'abcès sans participer au processus. En D, l'abcès est formé, abcès cloisonné, aréolaire ; la réunion de plusieurs abcès aboutit à la formation d'abcès de plus en plus volumineux.

La planche ci-dessous montre d'une façon plus schématique comment se fait la marche de l'infection.

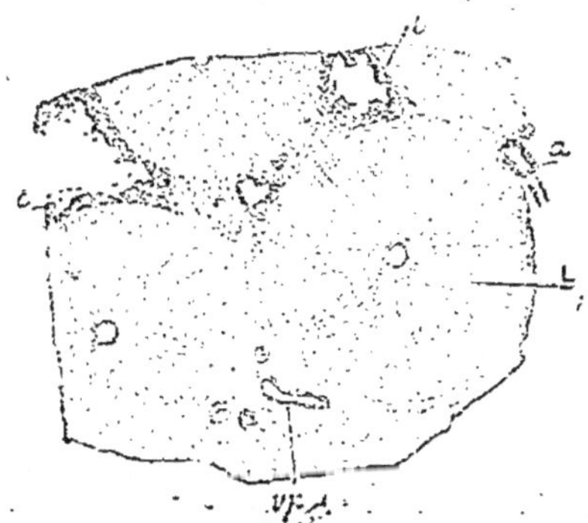

L, lobule hépatique normal ; — vp, veine porte normale ; — , b, e, étapes successives de l'abcès dans les espaces portes.

La planche ci-dessous représente l'envahissement du foie par les microbes.

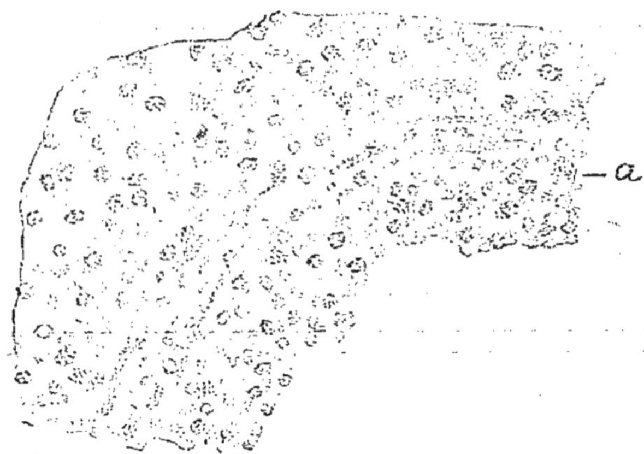

Au niveau des veines portes légèrement atteintes de périphlébite, on constate, au milieu des cellules embryonnaires, des amas de microbes; on en trouve aussi dans l'épaisseur des parois. A un degré plus avancé, les coli-bacilles sont répartis sans ordre; on en voit dans toute l'étendue des abcès ; *a*, amas de microbes.

En résumé, dans cette observation il a été possible de suivre la flore microbienne dans sa pérégrination depuis son point de départ, l'appendice, jusqu'à son point d'arrivée, le foie. Et quand on pense que des centaines d'abcès se sont produits dans le foie en quelques semaines, on comprend quelle a dû être la virulence des microbes. C'est grâce à cette exaltation de virulence puisée dans le foyer de l'appendicite, que les colonies microbiennes ont pu se frayer un chemin à travers les veines appendiculaires, suivre le courant jusqu'à la veine porte, *vena porta malorum*, et s'élancer en colonies infectantes à la conquête du foie, leur terre promise.

Telle est l'*infection hépatique*. Cette complication de l'appendicite, qui, on le voit, diffère de l'hépatite toxique décrite plus haut, est bien loin d'être rare (Achard[1], Feltz[2],

1. Achard. *Soc. de biol.*, 16 novembre 1894.
2. Feltz. Communication à la Soc. méd. des hôp., 11 avril 1895.

Jorand[1]). Bertholin[2] en a réuni vingt-huit cas dans sa thèse. Depuis lors, bien d'autres cas ont été publiés ; je citerai ceux de mes élèves Lœwy[3] et Lorrain[4]. Un tel nombre d'observations permet de reprendre dans son ensemble la question du foie appendiculaire.

Description. — Voici comment les choses se passent le plus souvent : Un individu, enfant ou adulte, est pris un jour d'une appendicite intense ou légère. On fait appeler un médecin. Si celui-ci connaît bien la question, il n'est pas long à faire son diagnostic. Il commence par rechercher *avec précision* la région abdominale où la douleur a débuté ; il procède à son examen *avec méthode* : la palpation, la pression, la défense musculaire, l'hyperesthésie, tout lui permet de constater que le foyer douloureux correspond au milieu d'une ligne qui va de l'ombilic à l'épine iliaque antérieure et supérieure (point de Mac Burney). C'est bien à ce niveau (région appendiculo-cæcale) que le ventre est tendu et douloureux, et, à supposer que le ventre soit sensible en d'autres régions, c'est bien là que la douleur a débuté, c'est bien là qu'elle a son maximum d'intensité. Il se renseigne alors avec soin sur les débuts de la maladie : il apprend que le sujet était en pleine santé quand il a éprouvé les premières atteintes du mal ; en même temps, ou peu après, sont survenus des nausées, peut-être même des vomissements. Il n'y a pas à hésiter, le diagnostic d'appendicite, est nettement établi, et le médecin en question ne cache pas ses appréhensions à l'entourage du malade, à sa famille ; il explique comment une appendicite, même assez légère en apparence, expose aux plus grands dangers ; il parle des cas, trop nombreux, hélas ! où une appendicite, jugée presque comme quantité négligeable, a été suivie plus tard de péritonite d'infection suppurée du foie ou de la plèvre, etc.

1. Jorand. *Bull. Soc. anat.*, 1894, p. 500.
2. Bertholin. *Complications hépatiques de l'appendicite.* Th. de Paris, 1895.
3. Lœwy, *Foie appendiculaire*, Soc. anat., nov. 1898.
4. Lorrain. *Foies appendiculaires*, Soc. anat., décembre 1902.

Et c'est pour mettre le malade à l'abri de ces terribles éventualités qu'il réclame l'opération avec insistance, il la réclame, essayant de convaincre l'entourage et le malade, qui finissent heureusement par accepter l'opération.

Si le médecin appelé auprès du malade est de ceux qui ne sont pas au courant de la question, *ou qui ne se donnent pas la peine de la connaître*, s'il en est encore aux descriptions erronées qui enseignent « qu'on a bien le temps de voir venir », l'état du malade lui paraît si peu alarmant, la fièvre est si peu intense, le ventre est si peu ballonné, qu'il se contente d'un diagnostic approximatif; il ne voit là qu'une typhlite, une typhlo-colite, qui va céder en quelques jours aux purgatifs, aux applications de glace, aux piqûres de morphine. Il trouve le cas fort bénin, et, pour rien au monde, il ne consentira à une intervention chirurgicale. Et, en effet, quelques jours plus tard, la convalescence se dessine et semble lui donner raison ; il triomphe, disant bien haut que c'est ainsi qu'on guérit l'appendicite, et qu'on a bien tort de livrer au chirurgien un tas de gens soi-disant atteints d'appendicite et qui ne sont justiciables que d'un traitement médical.

Mais le triomphe n'est pas de longue durée; pendant ces quelques jours où le malade a semblé marcher à la guérison, l'infection a parcouru silencieusement son chemin, les microbes pathogènes partis de l'appendicite, munis d'une virulence effrayante, sont déjà arrivés dans le foie et de terribles événements se préparent. Après une phase silencieuse comparable à l'incubation, éclatent les grands symptômes de l'infection du foie, les violents accès de fièvre, la douleur hépatique, l'accroissement rapide du volume de l'organe, l'ictère. Les accidents se précipitent et, en quelques jours, en quelques semaines, le malade succombe, et des deux médecins on voit alors celui dont il fallait suivre les conseils.

N'oublions jamais que les funestes conséquences de l'appendicite ne sont pas toujours en rapport, il s'en faut, avec l'intensité de ses symptômes. C'est un point sur lequel j'ai longuement insisté au chapitre consacré à l'appendicite. J'ai cité des exemples concernant des malades atteints d'appendicite, d'apparence légère, et néanmoins l'opération que j'avais fait pratiquer hâtivement, trente heures après le début de la maladie, mettait à découvert des appendices gangrenés, et des péritonites qui eussent été mortelles si l'opération avait été tant soit peu différée.

Pareilles considérations sont applicables à l'infection hépatique consécutive à l'appendicite. La *phase appendiculaire* est tantôt très aiguë, très douloureuse, tantôt elle peut être assez légère pour passer presque inaperçue aux yeux d'un observateur inattentif ou inexpérimenté. On a vu combien cette phase appendiculaire avait occupé peu de place dans l'histoire de notre malade ; il s'en était si peu inquiété qu'il n'avait cessé son travail que peu de jours, et cependant les conséquences devaient en être mortelles. L'infection hépatique peut donc survenir quelle que soit la variété de l'appendicite ; que l'appendice soit ou non perforé, qu'il y ait ou non lésions péritonéales et périappendiculaires. Ce ne sont pas les lésions extra-appendiculaires qui créent le danger ; tout le danger vient de la lésion intra-appendiculaire, de la cavité close où s'exalte la toxi-infection.

Nous trouvons ici une nouvelle application de cette exaltation de virulence en cavité close si nettement démontrée par l'expérimentation, et qui m'a servi à expliquer toute l'histoire de l'appendicite. C'est dans le canal appendiculaire transformé en cavité close, que les microbes acquièrent l'exaltation de virulence et la force d'expansion qui leur permettent de traverser les parois de l'appendice et d'aller ensemencer le péritoine alors même que les parois ne sont pas perforées ; c'est également l'exaltation de virulence et la force d'expansion acquises en cavité close qui facilitent aux microbes leur migration à travers les vaisseaux sanguins et qui leur permettent de porter au loin la désolation et la mort sous le nom d'*infection à distance*. Or, l'infection hépatique est une de ces infections à distance propres à l'appendicite. Les microbes, coli-bacilles et autres, à la faveur de leur virulence exaltée, pénètrent dans les veines appendiculaires, gagnent la grande veine mésaraïque, la veine porte et le foie.

Dans quelques cas, comme chez notre malade, les veines infectées forment un véritable réseau appendiculaire variqueux. Quelques veinules sont thrombosées, d'autres ne le sont pas. Parfois les phlébites occupent des troncs veineux plus volumineux, tels que la grande veine mésaraïque qui reçoit les veines appendiculaires et même le tronc de la veine porte aboutissant de la veine mésaraïque.

On voit, sur la figure ci-dessous, le trajet suivi par l'agent infectieux; en A, le point de départ des microbes au niveau des veines appendiculaires, leur migration dans la grande veine mésaraïque *gm*, puis dans la veine porte, et leur arrivée dans le foie F où ils vont coloniser avec une effrayante rapidité.

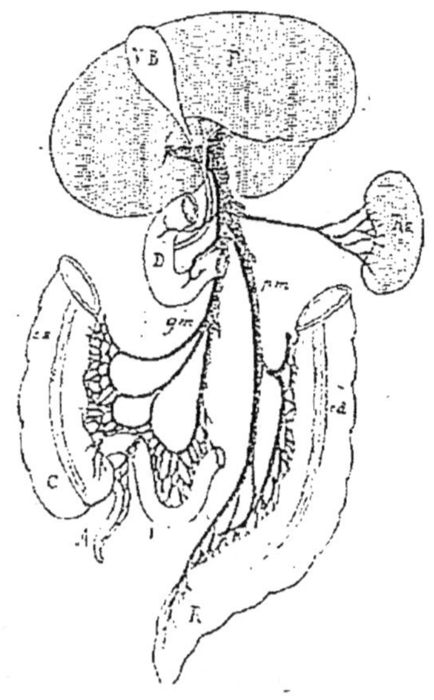

Cette infection hépatique, je rappelle comment elle s'annonce : Le malade a été atteint d'appendicite; cette appendicite a été violente ou légère, peu importe, parfois même l'opération a été faite (*trop tard*), et le malade opéré de son appendicite est en pleine convalescence. Mais voilà

que de grands accès de fièvre ouvrent la scène, accès violents, avec frissons, température à 40 degrés et transpirations abondantes. Ces accès reviennent tous les jours ou
plusieurs fois par jour. Entre les accès, il n'y a pas d'apyrexie, la fièvre est continue. Avec les accès de fièvre apparaissent d'autres symptômes : douleur hépatique, douleur à
l'épigastre, ictère, intolérance de l'estomac, vomissements.
Ces symptômes sont eux-mêmes accompagnés de la tuméfaction rapide du foie, qui peut devenir énorme. La rate
reste normale. La diarrhée est aussi fréquente que la constipation : dans un des cas que j'ai observés, la diarrhée
survenait sous forme de débâcles. L'ictère est précoce ou
tardif, léger ou assez intense. Les symptômes généraux
sont ceux d'un état typhoïde ; le pouls est très accéléré, la
langue est sèche et rôtie, les accès de fièvre persistent
pendant une ou deux semaines. Parfois la fièvre s'amende,
on constate comme une rémission passagère, et, en fin
de compte, le malade succombe dans l'adynamie, dans
le collapsus, dans un état syncopal, ou avec des symptômes
d'ictère grave : hémorrhagies multiples, albuminurie, anurie.

L'infection hépatique est toujours consécutive à la phase
aiguë de l'appendicite : le foie appendiculaire n'est plus à
redouter quand le processus actif de l'appendicite est éteint
depuis quelque temps. D'autre part, je ne connais pas un
seul exemple où l'infection hépatique soit survenue hâtivement dès les premiers jours de l'appendicite ; la migration
des microbes à la faveur des veines appendiculaires ne
commence jamais, du moins je le crois, avant le cinquième
ou le sixième jour de l'appendicite. La chirurgie a donc tout
le temps d'intervenir avant que la migration appendiculo-
portale soit commencée.

Voilà en quoi consiste le *foie purulent appendiculaire*, une
des plus terribles complications de l'appendicite, car je ne
connais que quelques cas de guérison (Kœrte, Loison[1], Rosales[2]),

1. Loison. *Revue de chirurgie*, 1900, p. 523.
2. Rosales. Abceso hepático, consecutivo á una appendicitis. *Archivos
del Hospital Rosales*, 51 de Enero de 1906.

l'opération fut suivie de succès, parce que, dans ces quelques cas, il s'agissait, par extraordinaire, d'un abcès hépatique *unique*. Dans le cas de Loison, la *radioscopie* fut pour le diagnostic un appoint considérable. En résumé, à part de rarissimes exceptions, la médecine et la chirurgie sont impuissantes à conjurer le mal, une fois qu'il est déclaré. En effet, autant le chirurgien peut faire œuvre utile quand il s'agit d'un abcès unique du foie, quel que soit son volume, autant son intervention est nulle en face de cette infection appendiculaire où, presque toujours, les abcès du foie se comptent par douzaines et même par centaines. Mais aussi quelle leçon, pour ceux qui préconisent que, pour opérer l'appendicite, il faut attendre qu'elle soit « refroidie » ! Une fois de plus, je m'élève de toutes mes forces contre de pareilles assertions. En fait d'appendicite, il ne faut jamais attendre, car on ne peut savoir ce que le lendemain ou ce que l'avenir nous réserve.

§ 20. DE LA LITHIASE BILIAIRE

Structure et formation des calculs biliaires. — La production des calculs biliaires est une des lésions les plus communes de l'espèce humaine (Cruveilhier[1]). Les calculs biliaires (*cholélithes*) peuvent se former partout où la bile séjourne, dans les canaux biliaires intra et extra-hépatiques, dans le foie[2], mais la *vésicule* est le siège le plus habituel de leur formation.

On trouve dans la vésicule des concrétions biliaires de toute dimension, depuis le *sable* et la gravelle jusqu'aux calculs plus volumineux qu'une noix ou qu'un œuf. Ils sont solitaires, multiples ou en nombre indéfini. Le calcul solitaire n'a pas de facettes, il est ovalaire ou piriforme ; les calculs multiples sont arrondis ou pyramidaux et taillés

1. *Traité d'anat. path.*, t. II, p. 168.
2. Cassaët. *Semaine médicale*, 1891, p. 414.

à facettes, ce qui est dû au frottement et à la pression des
calculs voisins; ils sont allongés[1] quand ils ont séjourné longtemps dans le cholédoque. Leur coloration est jaune verdâtre, noirâtre; elle est blanchâtre pour les calculs de cholestérine; leur densité est faible, supérieure néanmoins à
celle de l'eau; quand ils n'ont pas été desséchés, leur structure est différente suivant que le calcul est simple ou
composé. Les calculs *composés* ont un noyau et une écorce;
le noyau est formé de pigment biliaire, de chaux, de cellules
épithéliales, et rarement de corps étrangers; il est entouré
d'une couche moyenne radiée, dans laquelle dominent les
cristaux de cholestérine. L'écorce est stratifiée et composée
de cholestérine, de pigment biliaire, de chaux. On rencontre
des calculs qui manquent d'écorce; d'autres, les calculs
simples, sont homogènes dans toute leur épaisseur. Les calculs contenus dans une même vésicule sont identiques comme
structure, couleur et composition chimique.

Il y a des calculs *agglomérés* et des calculs *fragmentés*.
La consistance des concrétions biliaires est médiocre, les
plus résistantes sont formées de cholestérine pure. Les calculs sont libres dans la vésicule, parfois néanmoins ils
adhèrent à la vésicule : on en trouve qui sont incrustés,
enchatonnés dans les parois de la vésicule devenues alvéolaires, ainsi que Terrier l'a constaté en pratiquant la cholécystotomie[1].

Les substances qui dominent dans la composition des
calculs biliaires sont la cholestérine cristallisée, radiée ou
amorphe, puis les matières colorantes de la bile et les sels
calcaires. Il est curieux de voir que la cholestérine et la
chaux, qui se trouvent en quantité très minime dans la bile,
eu égard à ses autres éléments, sont précisément les matériaux qui servent de préférence à la constitution des calculs. Ainsi la cholestérine entre en moyenne pour 70
pour 100 dans la constitution des calculs, tandis que la
bile en contient à peine 2 pour 100. Les sels de potasse et

1. Pour plus de détails voir le paragraphe 7 des maladies du pancréas.

de soude, qui forment à eux seuls certains calculs, n'existent qu'en très petite quantité dans la bile. Dans toute
l'épaisseur des calculs existe une sorte de trame organique,
albuminoïde, qui indique la participation de la muqueuse à
la formation des calculs.

Le mécanisme de la formation des calculs biliaires est
encore mal connu[1]. Il faut que les substances contenues
dans la bile soient *précipitées, agglomérées,* et maintenues
agglomérées. On suppose que la chaux est un produit de
sécrétion de la vésicule biliaire (catarrhe de la vésicule). Le
catarrhe de la vésicule aurait la propriété d'acidifier la bile,
l'acidité de la bile aurait pour conséquence le dédoublement
des sels biliaires, et après la dissolution des sels, la cholestérine et la bilirubine mises en liberté se précipiteraient,
la première sous forme cristalline, l'autre sous forme cristalline ou associée à la chaux[2].

On admet que les infections *microbiennes* ont une part
importante dans le processus lithogène, en favorisant la
cholécystite, en modifiant la composition de la bile et en
contribuant à la formation des noyaux calculeux. Peut-être
la fièvre typhoïde et autres maladies infectieuses, qui portent leur action sur la vésicule, sont-elles, grâce aux microbes, l'origine éloignée de calculs biliaires (Dupré). Dufour[3] a pu recueillir quatorze observations de malades d'âges
divers ayant présenté des coliques hépatiques quelques mois
après leur fièvre typhoïde, alors qu'ils n'avaient eu aucun
symptôme de lithiase biliaire avant leur dothiénentérie.
Plusieurs auteurs acceptent cette pathogénie de la lithiase
biliaire (Chiari, Gilbert)[4]. Voici comment Hanot[5] résume la
question : « Si le catarrhe intestinal typhique, propagé aux
voies biliaires, devient catarrhe lithogène ; si, en d'autres

1. Pour plus de détails, voyez l'article de Barth et Besnier. *Diction-
naire encyclopéd.* VOIES BILIAIRES, t. IX, p. 596.
2. Bouchard. *Maladies par ralent. de la nutrition,* 1882, p. 69.
3. Dufour. *Lyon médical,* mars 1895.
4. Gilbert et Fournier. *Congrès de Paris,* 1900.
5. Hanot. *Congrès de médecine de Bordeaux,* 1893, p. 146.

termes, le micro-organisme de la fièvre typhoïde est, en fin de compte, capable de déterminer la lithiase biliaire la question de l'origine microbienne de la lithiase est jugée. Il restera à établir quels microbes interviennent en dehors de la fièvre typhoïde. Il est possible que tout microbe, par cela seul qu'il pullule dans le mucus des voies biliaires, y détermine des transformations chimiques qui conduisent au dépôt des principes minéraux. Ainsi Galippe a vu se produire artificiellement des cristaux de carbonate de chaux, dans la salive déposée dans un flacon, autour des amas de micro-organismes qui s'y développent. »

« La lithiase biliaire résulterait donc, en dernière analyse, du mode de pénétration des micro-organismes dans les voies biliaires, de leur plus ou moins grand nombre, et surtout peut-être de la constitution du *mucus déposant plus ou moins facilement*. Si cette dernière hypothèse exprimait la réalité, le *terrain l'emporterait encore sur la graine*; la lithiase biliaire ne serait plus un phénomène accidentel, contingent, mais resterait l'expression d'un état préalable de l'organisme, d'une modification héréditaire ou congénitale *totius substantiæ*, d'une *diathèse*. » Mon opinion est absolument conforme aux idées exprimées par Hanot ; l'état diathésique domine souvent la pathogénie de la lithiase [1].

Étiologie. — La lithiase biliaire est plus fréquente chez la femme ; elle se développe de préférence chez les gros mangeurs, chez les gens obèses qui font peu d'exercice, chez les individus qui ont passé l'âge adulte. Souvent, dit Trousseau, les causes réelles de la maladie nous échappent, et ce qui est incontestable, c'est que ces causes, quelles qu'elles soient, sont dominées par une prédisposition particulière de l'individu. En effet, la lithiase biliaire est souvent liée aux états *diathésiques* qui font partie du groupe des maladies arthritiques : migraine, goutte ou rhumatisme, lithiase urinaire, obésité, asthme, diabète, eczéma [2], si bien

1. Voyez : Chauffard. *Revue de médecine*, février, 1897.
2. Voyez la revue de Lasègue au sujet des publications de Sénac et Villemin. *Arch. de méd.*, 1870, novembre. p. 511.

étudiées par Bouchard dans son ouvrage sur « les maladies par ralentissement de la nutrition ». La lithiase urinaire entretient avec la lithiase hépatique des rapports étroits, et ces deux manifestations éclatent successivement chez un individu, ou bien existent simultanément dans une même famille où elles sont héréditaires. J'en dirai autant de la *lithiase appendiculaire*; il m'a été possible, par de nombreux exemples cités à l'article *appendicite*, de démontrer que les lithiases hépatique, intestinale, rénale et appendiculaire font partie de la même famille pathologique. Après les causes diathésiques, ou à côté d'elles, viennent les infections d'origine microbienne, ainsi que je l'ai dit plus haut. Étudions maintenant les rapports de la lithiase biliaire avec la grossesse et la puerpéralité.

Grossesse. — Puerpéralité. — La grossesse a une large part dans la genèse de la lithiase biliaire, j'ai consacré à cette question une de mes leçons cliniques[1]. Les coliques hépatiques sont fréquentes chez la femme enceinte. Dans un travail d'ensemble, le premier qui ait paru sur ce sujet, Huchard[2] en a publié plusieurs cas. Les observations de Depaul[3], Tarnier, Pinard[4] sont démonstratives. J'en ai rapporté de mon côté plusieurs faits. D'après la statistique de Leyden, sur 100 femmes atteintes de coliques hépatiques, la grossesse concomitante ou antérieure est notée 90 fois. Les auteurs ne sont pas absolument d'accord sur l'époque de l'état puerpéral qui est le plus favorable à l'éclosion des coliques hépatiques; les uns disent que c'est pendant la grossesse, les autres affirment que c'est pendant l'accouchement. Cyr a publié la statistique suivante[5] : Sur cinquante et une femmes atteintes de lithiase biliaire, la colique hépa-

1. *Clinique médicale de l'Hôtel-Dieu*, 1898. La grossesse et les lithiases. Quinzième leçon.
2. Huchard. Coliques hépatiques et coliques néphrétiques de la grossesse et des accouchements. *Union médicale*, 1882, p. 616.
3. Depaul. *Leçons de clinique obstétricale*, p. 707. Paris, 1872.
4. Pinard. *Clinique Baudelocque*, 1898, n° 288 des Archives.
5. Cyr. Rapport des coliques hépatiques avec la grossesse et l'accouchement. *Annales de gynécologie*, 1885.

tique a été observée 11 fois pendant la grossesse, 4 fois à
la suite de fausse couche et 56 fois à la suite de l'accouchement. Le délai qui s'est écoulé entre l'accouchement et
la crise hépatique a varié de un jour à un mois dans 22 cas,
et de un mois à 12 mois dans 14 cas. Dans la statistique
dont m'a fait part Bouloumié concernant les malades qu'il
a soignées à Vittel, la colique hépatique est répartie de
la façon suivante : 22 fois pendant la grossesse, 55 fois de
un jour à un an après l'accouchement. Dans la statistique
que m'a envoyée Déléage concernant les malades qu'il a
soignées à Vichy, la colique hépatique est répartie de la
façon suivante : 59 fois pendant la grossesse et 45 fois
après l'accouchement.

Quoi qu'il en soit, que la colique hépatique apparaisse
pendant la grossesse ou après l'accouchement, il n'en est
pas moins vrai que la puerpéralité fournit un appoint considérable à la pathogénie de la lithiase biliaire. La colique
hépatique fait son apparition suivant différentes modalités.
Première variété : une jeune fille n'ayant jamais eu de colique
hépatique, se marie ; dès la première grossesse apparaissent
des coliques hépatiques qui vont se répéter à d'autres
grossesses, et jamais en dehors de l'état puerpéral. Deuxième
variété : une femme n'ayant eu de coliques hépatiques, ni
quand elle était jeune fille, ni plus tard pendant sa grossesse, est prise de coliques hépatiques quelques jours ou
quelques semaines après son accouchement ; les coliques
hépatiques vont se répéter après d'autres accouchements et
jamais en dehors de l'état puerpéral. Troisième variété :
les coliques hépatiques apparaissent pour la première fois
soit pendant la grossesse, soit après l'accouchement, puis
elles reparaissent à époques indéterminées en dehors de
l'état puerpéral.

Qu'elle survienne pendant la grossesse ou après l'accouchement, la colique hépatique ne diffère en rien de ce
qu'elle est en dehors de la puerpéralité. Le diagnostic de
la colique hépatique est généralement facile ; néanmoins
quand elle éclate au cours d'une grossesse, elle peut, faute

d'une bonne sémiologie, induire en erreur et faire croire à une fausse couche. Quand elle éclate après l'accouchement, elle peut, faute d'attention, faire croire à un début de péritonite.

Il ne manque pas de théories pour expliquer la lithiase biliaire au cours de la grossesse. On a accusé la grossesse de favoriser la stagnation de la bile dans les voies biliaires et, comme conséquence, la formation de calculs. La grossesse, a-t-on dit, facilite la mobilisation du rein et du foie par flaccidité des parois abdominales; la vésicule biliaire, dont les moyens de fixité ont été ainsi relâchés, tend à basculer en arrière, pendant que le canal cholédoque, tiraillé par ce mouvement de bascule, laisse à la bile un passage de plus en plus étroit et favorise la stagnation biliaire dans la vésicule. La grossesse, d'après Heidenhain, provoquerait encore la stagnation biliaire en gênant le jeu du diaphragme, surtout lorsque le corset immobilise, pour sa part, les insertions costales du muscle phrénique[1]. Cette pathogénie pourrait être rangée sous la rubrique des causes mécaniques, mais il faut encore compter avec les causes chimiques (ralentissement de la nutrition)[2], avec les causes bactériologiques (rôle des microbes dans la formation des calculs), et avec la constitution du sujet (arthritisme, hérédité). Toutes ces théories sont acceptables, mais aucune ne me paraît suffisante; le fait clinique, le fait indéniable, c'est que l'état puerpéral exerce une influence considérable sur la pathogénie de la lithiase biliaire (Willemin[3], Durand-Fardel[4], Bax[5]).

Après avoir démontré l'influence de la grossesse sur la

1. Congrès de Wiesbaden. *La Semaine médicale*, 1891, p. 157.
2. Bouchard. *Maladies par ralentissement de la nutrition.*
3. Willemin. *Les coliques hépatiques et leur traitement* par les eaux de *Vichy*. Paris, 1886.
4. Max Durand-Fardel. *Traité pratique des maladies chroniques.* Paris, 1868.
5. Bax. Considérations sur les cas de coliques hépatiques. *Union médicale et scientifique du Nord-Est*, 1879.

pathogénie de la colique hépatique, retournons la question et recherchons quelle influence peuvent avoir les coliques hépatiques sur l'évolution de la grossesse et sur les suites de l'accouchement. Ici, tout le monde est d'accord; le pronostic de la grossesse n'est guère influencé par les coliques hépatiques; des coliques hépatiques même intenses et répétées n'interrompent pas la grossesse. L'ictère qui, dans bien des cas, fait suite à la colique hépatique, n'a rien de redoutable pour la femme enceinte; c'est purement un ictère par rétention, qui cesse habituellement quelques jours après la colique hépatique, et qui ne compromet en rien le bon fonctionnement des cellules du foie. Il ne faudrait pas cependant que cet ictère durât trop longtemps, ainsi qu'on le voit à la suite de l'oblitération permanente du canal cholédoque, car alors le bon fonctionnement de la cellule hépatique pourrait s'en repentir, et il en résulterait des accidents redoutables. Règle générale, les coliques hépatiques et l'ictère qui en est la conséquence n'assombrissent le pronostic ni chez la femme grosse ni chez la femme récemment accouchée.

Mais si l'ictère calculeux, ictère par rétention, n'est généralement pas à redouter chez la femme grosse, il n'en est plus de même des autres variétés d'ictère englobées sous la dénomination d'ictères infectieux. Quelle que soit la théorie invoquée pour expliquer l'adultération de la cellule hépatique, peu importe, du moment que la cellule hépatique est en cause, du moment qu'elle participe au processus toxi-infectieux, elle subit une adultération qui, dans d'autres circonstances, pourrait n'avoir pas des conséquences graves, mais qui, à l'état gravidique, est toujours à redouter. Voilà pourquoi l'ictère survenant chez la femme grosse (j'entends l'ictère survenant en dehors des coliques hépatiques), est toujours un symptôme dont il faut se méfier, parce qu'il est le témoin de la lésion hépatique qui peut conduire à l'insuffisance hépatique et à toutes ses conséquences. Cette question sera reprise au chapitre consacré à l'ictère grave; nous y étudierons les rapports de la grossesse et des ictères infectieux.

Symptômes et accidents de la lithiase biliaire. — Dans quelques cas (chez les vieillards surtout), les calculs biliaires ne révèlent leur présence par aucun symptôme. En faisant une autopsie, il n'est pas rare de trouver une vésicule biliaire hypertrophiée, calcifiée, et contenant de nombreux calculs, chez des gens qui n'avaient éprouvé aucun des accidents de la lithiase biliaire. Plus souvent, cependant, les calculs biliaires provoquent des troubles variés, et des accidents plus ou moins graves qui peuvent être divisés en plusieurs groupes, classification artificielle qui se prête à une description de pathologie.

A. Premier groupe. — Migration des calculs dans les gros canaux biliaires. C'est la *colique hépatique*.

B. Second groupe. — Migration et arrêt des calculs biliaires dans l'intestin. — Obstruction de l'orifice pylorique.

C. Troisième groupe. — Oblitération persistante des gros canaux biliaires, cirrhose biliaire.

D. Quatrième groupe. — Infection des voies biliaires. Angiocholite. Cholécystite. Hépatite. Endocardite.

E. Cinquième groupe. — Issue des calculs hors des voies naturelles : perforation de la vésicule et des canaux biliaires, péritonite calculeuse. Fistules biliaires.

Nous allons étudier ces accidents. Quant aux fréquentes complications qui concernent les *pancréatites*, le *syndrome pancréatico-biliaire* et le *drame pancréatique*, elles seront étudiées plus loin avec les maladies du pancréas.

A. PREMIER GROUPE. — COLIQUE HÉPATIQUE.

Anatomie. — La *colique hépatique* est l'accident le plus fréquent de la lithiase biliaire; pour bien en comprendre le mécanisme, il est utile de rappeler quelques particularités anatomiques concernant les canaux biliaires que doit traverser le calcul.

A l'état normal, la *vésicule biliaire* contient 50 grammes de bile, mais ses parois sont tellement extensibles qu'elle

peut contenir plus d'un litre de liquide sans se rompre. La
vésicule biliaire se termine par une portion étroite, ou col,
qui est très flexueuse et qui se continue avec le canal cysti-
-que. Le col de la vésicule présente un renflement, ou bassinet, une sorte d'ampoule; sur une vésicule ouverte, on
voit que cette ampoule est limitée en haut par une valvule
qui rétrécit beaucoup l'orifice, et en bas par une deuxième
valvule moins importante. La vésicule du fiel est contrac-
tile, elle possède des fibres musculaires, *muscularis mucosæ*,
qui s'hypertrophient au cas de lithiase biliaire. La muqueuse
présente des plis temporaires et des plis permanents; les
plis temporaires s'effacent dès que la vésicule est suffisamment distendue, les plis permanents s'anastomosent et circonscrivent des aréoles, de formes différentes.

Le *canal cystique* fait suite au col de la vésicule biliaire,
il a 3 ou 4 centimètres de longueur et 3 ou 4 millimètres de
diamètre; il s'ouvre dans le canal cholédoque. En ouvrant
le canal cystique, on voit que sa paroi interne présente des
saillies, des valvules semi-lunaires, valvules de Heister qui
sont autant d'obstacles à la migration des calculs.

Le *canal cholédoque* est formé de la fusion des canaux
cystique et hépatique. Il a 7 centimètres de longueur
environ et 6 millimètres de diamètre; il s'ouvre dans le
duodénum au niveau de l'ampoule de Vater, carrefour qui
lui est commun avec le canal pancréatique. Le canal
cholédoque est dépourvu de valvules, mais à son embouchure dans l'ampoule de Vater il possède quelques fibres
musculaires en forme de sphincter. En fait la véritable
ouverture est située à l'orifice duodénal de l'ampoule de
Vater, et à ce niveau il y a un rétrécissement très accentué, qui est un dernier obstacle aux calculs venant de la
vésicule. Les canaux cystique et cholédoque possèdent des
fibres musculaires longitudinales qui disparaissent à un âge
avancé. Ils sont tellement extensibles qu'ils peuvent permettre le passage de calculs du volume d'une petite noix.
Le canal cholédoque distendu peut atteindre la dimension
d'une anse intestinale.

Colique hépatique. — Ces quelques notions anatomiques étant posées, voyons actuellement comment se produit la *colique hépatique*. Sous l'influence des contractions de la vésicule biliaire, des canaux biliaires et des muscles abdominaux, un calcul s'engage dans le canal cystique. Si ce calcul est peu volumineux, s'il n'est pas anguleux, il traverse le canal cystique, le canal cholédoque, l'orifice duodénal, et il tombe dans l'intestin; tout cela sans douleur, sans coliques; mais si le calcul est plus volumineux que le calibre des canaux biliaires, il produit par sa présence et par sa migration une série de symptômes dont l'ensemble constitue la *colique hépatique*.

Une lutte s'établit, entre le calcul et les canaux biliaires; le calcul est propulsé, mais dans sa migration il provoque la révolte douloureuse des canaux; il suscite des spasmes, des contractures de ces canaux; il trouve sur son passage une foule d'obstacles; dans le canal cystique, dont le diamètre est étroit, il doit franchir une série de valvules qui lui barrent le chemin, et dans le canal cholédoque, qui est plus large, il rencontre au dernier moment l'étroit orifice de l'ampoule de Vater.

La colique hépatique éclate le plus souvent quelques heures après le repas, surtout après dîner, *post prandium*, probablement parce qu'à ce moment la vésicule se contracte pour déverser dans l'intestin la bile qu'elle tient en réserve. Le début en est *brusque* : tout à coup, le sujet se plaint de vives douleurs qui irradient en plusieurs points : au creux épigastrique (*point épigastrique*), autour de l'ombilic, à l'hypochondre droit, à l'épaule droite, et à l'extrémité inférieure de l'omoplate du même côté (*point scapulaire*).

Ces douleurs acquièrent rapidement une vive intensité, certains malades souffrent tellement, qu'ils poussent des cris aigus; se roulent dans leur lit et cherchent, par les positions les plus variées, à calmer leurs souffrances. Les douleurs sont continues ou intermittentes, elles se suivent a intervalles plus ou moins rapprochés et constituent *l'accès de colique hépatique*. L'accès dure en moyenne de six à douze heures, bien qu'il puisse persister plusieurs jours; il est le plus souvent apyrétique, parfois cependant, nous allons le voir plus loin, des accès de fièvre accompagnent la colique hépatique.

Habituellement, la colique hépatique est accompagnée de *vomissements* qui sont d'abord alimentaires, si la colique éclate peu de temps après le repas, et qui deviennent ensuite glaireux et bilieux. Tant que le calcul reste enclavé dans le canal cystique, les vomissements peuvent être bilieux parce que la bile continue à passer librement dans l'intestin d'où elle est refoulée dans l'estomac; mais si le calcul s'enclave dans le canal cholédoque, le passage de la bile dans l'intestin étant interrompu, les vomissements bilieux ne peuvent plus se produire. Même remarque au sujet de la décoloration des matières fécales; tant que le calcul reste enclavé dans le canal cystique, la bile s'écoulant librement dans l'intestin, les matières fécales continuent à être colorées, mais si l'enclavement du calcul se fait dans le canal cholédoque avec quelque persistance, les matières fécales sont décolorées, la teinte ictérique des téguments et la coloration ictérique des urines sont portées à leur maximum.

En général, l'accès de colique hépatique cesse brusquement et le malade éprouve à ce moment une délicieuse sensation de bien-être. C'est une preuve, ou bien que le calcul est rentré dans la vésicule après avoir inutilement essayé de franchir le canal cystique, ou bien qu'il est arrivé dans le duodénum après une pénible migration à travers les canaux. La fin de l'accès est souvent accompagnée de l'émission d'urines abondantes et claires comme de l'eau (urines nerveuses). Pendant l'accès, le foie est souvent augmenté de volume, et la région de la vésicule biliaire est extrêmement sensible à la pression.

Quand la colique hépatique a été longue et intense, le foie reste gros et douloureux pendant plusieurs jours, il déborde les fausses côtes, la pression en est sensible, les femmes ne peuvent pas garder le corset.

La planche ci-dessous rend compte de la migration calculeuse pendant la colique hépatique.

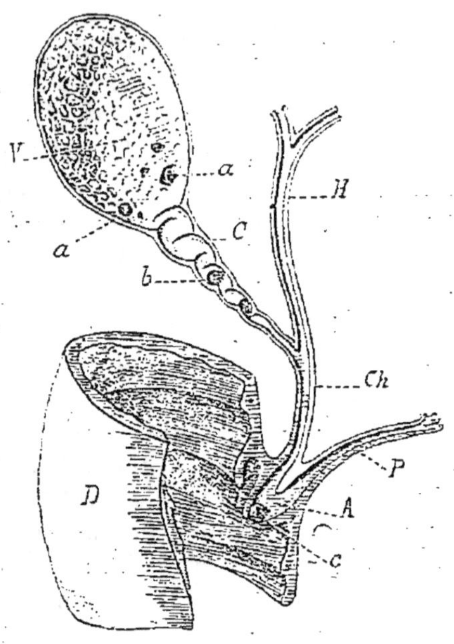

V. Vésicule biliaire. — D. Duodénum. — H. Canal hépatique. — C. Canal cystique. — Ch. Canal cholédoque. — P. Canal pancréatique. — A. Ampoule de Vater. — *a*. Calculs de la vésicule. — *b*. Calcul engagé dans le canal cystique. — *c*. Calcul engagé dans l'ampoule de Vater.

Le tableau que je viens d'esquisser est celui des accès violents, mais il s'en faut que la colique hépatique ait toujours la même intensité; il est même fréquent que les gens atteints de lithiase biliaire se plaignent simplement de *crampes d'estomac*, qu'on serait tenté de mettre sur le compte d'une gastralgie et qui sont en réalité des coliques hépatiques rudimentaires. La teinte subictérique qui suit souvent ces prétendues crampes d'estomac explique la nature et l'origine du mal.

L'*ictère* est un symptôme fréquent de la colique hépatique, mais pour que l'ictère se produise, il faut que le calcul oblitère complètement et pour un temps suffisant le canal cholédoque. Il en résulte un ictère par rétention qui apparaît quelques heures ou le lendemain après la colique hépatique. Si l'oblitération du canal cholédoque dure assez longtemps, les matières fécales se décolorent et prennent un aspect blanchâtre, argileux, qui est dû en partie à l'absence de la bile, en partie à la présence des graisses non émulsionnées par la bile. Les urines sont fortement chargées de pigment biliaire et ont une teinte acajou caractéristique. Toutefois, l'ictère n'est pas constant, il s'en faut, car sur quarante-cinq cas de coliques hépatiques analysées par Wolff, et où les calculs biliaires avaient été constatés dans les garde-robes, l'ictère a fait défaut vingt-cinq fois, ce qui prouve que le calcul peut cheminer péniblement à travers le cholédoque sans toutefois l'oblitérer complétement. La teinte ictérique peut être fort légère et doit être recherchée avec soin. N'oublions pas de plus, ainsi que je le disais il y a un instant, que toute la scène douloureuse peut n'avoir eu pour siège que le canal cystique, auquel cas il n'y a pas d'ictère. Rappelons enfin que des crises douloureuses prises pour des coliques hépatiques sans ictère peuvent être en réalité des crises de *cholécystite*.

Telle est la description de la *colique hépatique* d'origine calculeuse; si l'on a soin d'examiner les garde-robes en les passant au tamis, on y retrouve le calcul ou les calculs qui ont provoqué les accidents, à moins toutefois que le calcul engagé dans le canal cystique ne soit repassé dans la vésicule du fiel ou n'ait été refoulé du duodénum dans l'estomac et rejeté par *vomissements*, ce qui est extrêmement rare[1]. Les calculs n'apparaissent quelquefois dans les matières fécales que trois à cinq jours après l'attaque. Pour les retrouver, il faut tamiser avec soin les déjections, sans quoi les calculs peuvent passer inaperçus. Le syn-

1. Cornillon. *Progrès méd.*, 1879.

drome de la colique hépatique peut également être produit par des lombrics, par des hydatides engagés dans les canaux excréteurs, mais ce sont là de très rares exceptions.

Symptômes satellites. — Je donne le nom de symptômes *satellites* à quelques phénomènes qui accompagnent parfois la colique hépatique, ou qui peuvent même exister sans que la migration calculeuse dans les canaux soit accompagnée d'accès douloureux; il s'agit dans ce dernier cas de coliques hépatiques *frustes*.

Le *vertige* est un de ces symptômes satellites, je dirai même qu'il est fréquent quand on se donne la peine de le chercher; je ne sais pas bien quelle est sa pathogénie, mais il est certain que bon nombre de lithiasiques biliaires sont atteints de vertige, tandis que je n'ai pas constaté ce symptôme avec la lithiase rénale. J'ai vu, il y a quelques années, une dame chez laquelle les accès de colique hépatique étaient annoncés, accompagnés, et même remplacés par de véritables accès de vertige qui duraient plusieurs jours. Le vertige est léger ou intense, fugace ou durable; il a dû être souvent confondu avec le vertige stomacal, les soi-disant crampes d'estomac n'étant elles-mêmes, bien souvent, qu'une ébauche de colique hépatique. Parfois, le vertige lithiasique, comme du reste tous les vertiges, impressionne fort péniblement les personnes qui en sont atteintes et qui se croient sous le coup « d'une attaque ». C'était le cas d'une dame que je voyais il y a quelques années avec Jacquet : la malade, arthritique et lithiasique biliaire, n'osait aller de son lit à son canapé, tant elle avait la sensation de vertige et de défaillance; elle se croyait menacée « d'une attaque d'apoplexie ». A l'hôpital, en interrogeant nos malades atteints de coliques hépatiques, nous retrouvons à chaque instant le vertige dans leur bilan pathologique.

La *sensation de défaillance*, la lipothymie, la tendance à la syncope, se retrouvent également chez bon nombre de gens atteints de lithiase biliaire. Et je ne fais pas allusion, ici, à l'état lipothymique ou syncopal qui peut être mis sur

le compte d'un excès de douleur, je parle de cet état
d'anéantissement, d'obnubilation, d'angoisse, symptômes
satellites de la migration calculeuse et des coliques hépatiques, qui font dire aux personnes qui les éprouvent
« qu'elles vont se trouver mal ».

Occupons-nous maintenant d'un autre symptôme satellite
de la migration calculeuse, symptôme qui a une réelle
importance, je veux parler des frissons et des *grands accès
de fièvre*. Il n'est pas question pour le moment de la fièvre
due à l'angiocholite, à la cholécystite et aux abcès du foie;
en pareille circonstance la fièvre est le résultat et l'indice
d'infections biliaires que nous étudierons plus loin, elle a
une signification pronostique généralement grave, elle fournit des indications précieuses à l'intervention chirurgicale.
Cette fièvre-là ne doit pas nous occuper actuellement; les
accidents fébriles que je vais décrire ont une autre signification. Les exemples suivants en donnent une idée : Il
y a quelques années, j'étais appelé en consultation auprès de la femme d'un de mes amis, officier supérieur.
La malade, sujette à des coliques hépatiques, était depuis
quelques jours en pleine crise, douleurs, ictère, décoloration des matières fécales, vomissements. Jusque-là
tout paraissait normal, mais voilà que de grands frissons éclatent et avec eux des accès de fièvre terrible,
température à 40° et sueurs profuses; ces accès reviennent
tous les jours à heure indéterminée. On avait donné la
quinine, qui, bien entendu, était restée sans effet, et on ne
pouvait se défendre de la crainte d'accidents infectieux des
voies biliaires ou d'abcès du foie. Je crus devoir porter un
pronostic favorable, et je m'arrêtai au diagnostic d'accès de
fièvre satellites de migration calculeuse. En effet, quelques
jours plus tard, la malade guérissait de ses coliques hépatiques et de ses grands accès de fièvre, après avoir évacué une douzaine de gros calculs biliaires; elle guérissait
sans le moindre reliquat fébrile, sans la moindre lésion des
voies biliaires.

Autre exemple : j'arrive un matin dans mon service de

l'hôpital Necker au moment où mes élèves entouraient le lit d'un malade dont le diagnostic ne s'imposait pas. Le foie était un peu gros, un peu douloureux, et les conjonctives présentaient une teinte subictérique. Sous nos yeux, le malade est pris d'un frisson des plus violents et très prolongé, comparable au frisson d'un accès palustre ou d'une pneumonie lobaire, il grelotte pendant un quart d'heure; sa teinte subictérique ayant appelé mon attention, je l'interroge au point de vue de la lithiase biliaire, j'apprends de lui qu'il a eu des coliques hépatiques, et, bien que les douleurs hépatiques fussent actuellement très modérées, je porte le diagnostic d'accès de fièvre satellite d'une migration calculeuse biliaire. Au bout d'un quart d'heure la température montait à 40°, et au stade de chaleur faisaient suite des sueurs profuses qui terminaient l'accès. Le surlendemain on retrouvait, dans les matières fécales, deux calculs biliaires, cause et témoin de ce qui s'était passé.

Il y a quelque temps, Pozzi m'appelait en consultation auprès d'une de ses malades récemment opérée. Tout avait réussi, la malade était dans le meilleur état, n'ayant pas eu la moindre fièvre, quand elle fut prise de frissons et d'accès de fièvre terribles, la température atteignant 39° et 40°. Les accès se reproduisaient plus ou moins forts, depuis trois jours, à des heures indéterminées et plusieurs fois en vingt-quatre heures. L'hypochondre droit était douloureux, les conjonctives étaient légèrement ictériques. J'examine la malade, je constate une douleur au niveau des voies biliaires, j'apprends que la malade a été sujette aux coliques hépatiques, on me dit même qu'on a recueilli un jour dans les déjections un gros caillou biliaire; je m'arrête alors à l'idée de symptômes fébriles satellites de lithiase biliaire, et en effet, quelques jours plus tard, les accès de fièvre disparaissaient sans laisser la moindre trace, et les douleurs des voies biliaires disparaissaient également.

J'ai eu à l'Hôtel-Dieu une femme qui m'avait été adressée

de Biarritz par Lostalot, et qui avait rendu, en six semaines.
une trentaine de calculs biliaires. La migration des calculs
à travers les canaux biliaires était chaque fois accompagnée
de coliques hépatiques et d'accès de fièvre avec frisson et
élévation de température à 59 et 40°.

Tels sont les accès de fièvre, satellites des migrations
calculeuses biliaires; je les ai constatés un grand nombre
de fois, et souvent, à l'hôpital, en interrogeant nos malades
atteints de coliques hépatiques, je retrouve les grands accès
fébriles dans le présent ou dans le passé. Si j'ai insisté avec
quelque complaisance sur cette variété de fièvre, c'est que
malgré les travaux de Charcot et de Magnin on ne la connaît
pas assez; or il est bien important de savoir la dépister et
de ne pas la confondre avec d'autres accidents fébriles
tributaires d'infections biliaires redoutables.

La distinction entre la fièvre satellite et la fièvre d'infection a été signalée depuis longtemps; Pentray, Magnin,
Charcot, Besnier ont établi « que la fièvre intermittente qui
survient à l'occasion de la lithiase biliaire se montre dans
deux circonstances différentes et peut être l'indice de deux
états morbides différents ». C'est pour distinguer nettement
ces deux espèces de fièvre intermittente, que Charcot[1] les avait
nommées la première fièvre hépatalgique ou fièvre satellite
de la colique hépatique, et la seconde, fièvre hépatique ou
biliaire (d'origine toxi-infectieuse). Les accès fébriles satellites, même violents, peuvent exister avec les formes atténuées et incomplètes des coliques hépatiques; parfois même
ils dominent la situation au point que la colique hépatique,
presque *fruste*, est reléguée au second plan. Magnin[2] cite
un cas dans lequel les accès satellites des migrations calculeuses avaient précédé de plusieurs mois les coliques hépatiques. Il est rare qu'il n'y ait qu'un seul accès de fièvre
satellite; habituellement on en compte une série; ils reviennent plusieurs jours de suite sans périodicité bien marquée.

1. Charcot. *Maladies du foie et du rein*, p. 148 et 178.
2. Magnin. *De quelques accidents de la lithiase biliaire*, etc. Thèse de
Paris, 1869.

Je ne m'explique pas bien la cause de ces accès satellites ; Charcot supposait qu'ils sont le résultat d'une infection à petite dose, auquel cas ils pourraient être considérés comme une des modalités de la fièvre bilio-septique ; c'est possible mais je n'en suis pas bien certain, car on voit bien des gens atteints de lithiase biliaire, dont les accès fébriles satellites n'aboutissent jamais aux accès fébriles bilio-septiques et ne sont jamais suivis des lésions infectieuses de la vésicule biliaire ou du foie.

Le *pronostic* des accès satellites est généralement bénin ; ils causent de vives alertes, mais ils guérissent habituellement sans laisser de traces. Il ne faudrait pas cependant être trop optimiste, car tels accès fébriles qui ont présenté à leur début les caractères de la fièvre hépatalgique, peuvent aboutir à une issue fatale ; témoin l'observation, exceptionnelle il est vrai, rapportée par Besnier[1], concernant un malade qui rendit en quelques jours 148 calculs biliaires. Par contre, on voit d'autres malades, comme celui de Bobowicz[2], qui eut 53 accès satellites, par séries de 6 à 8 accès, franchement intermittents, avec colique hépatique et ictère, ce qui n'empêcha pas que la guérison survint sans autres accidents.

Le *diagnostic* entre la fièvre satellite et la fièvre bilioseptique est souvent difficile, néanmoins on peut dire que les accès satellites sont habituellement associés à la colique hépatique, douleurs, vomissements, tandis que les accès bilio-septiques en sont souvent indépendants ; les accès satellites sont presque toujours suivis de l'expulsion de calculs biliaires, il n'en est pas de même des accès bilioseptiques qui, eux, sont tributaires de lésions toxi-infectieuses (cholécystite, angiocholite). Enfin, les accès satellites coexistent souvent avec les autres symptômes satellites des migrations calculeuses, vertiges, angoisse, défaillance, état lipothymique, ce qui n'est pas le cas pour la fièvre bi-

---

1. Besnier. *Arch. génér. de méd.*, avril et mai 1880.
2. Bobowicz. *Fièvre intermittente symptomatique de la lithiase biliaire*. Th. de Paris, 1878.

lio-septique. En résumé, on ne peut pas dire de la colique hépatique, qu'elle est toujours apyrétique, tandis que je n'ai jamais observé d'accès satellites dans le cours de la colique néphrétique.

Outre les accès de fièvre que je viens de décrire, on observe encore des accès de fièvre par stagnation biliaire, au cas d'oblitération persistante du canal cholédoque, quelle que soit la cause de l'oblitération. Cette question sera étudiée au chapitre concernant l'*oblitération permanente du cholédoque*.

Complications. — La colique hépatique est quelquefois accompagnée de *complications*. On a signalé, au moment même de l'accès, la *rupture* des canaux cystique et cholédoque suivie de *péritonite* consécutive, terrible accident qui sera étudié plus loin. La mort subite[1] survenant au moment de l'accès est un fait absolument rare; on en peut expliquer le mécanisme par action réflexe, et à l'autopsie on retrouve un calcul volumineux engagé dans le canal cystique ou dans le canal cholédoque. La colique hépatique peut être accompagnée de troubles *vasculaires* qui se traduisent par la *congestion pulmonaire* du côté droit[2], par l'*œdème des extrémités inférieures*, par la dilatation du cœur droit avec *insuffisance tricuspide*. Le retentissement des lésions biliaires sur le cœur droit est un fait qui a été mis en lumière par Potain. Gangolphe avait indiqué l'existence d'un bruit de souffle dans l'ictère[3], et il le plaçait à l'orifice mitral; ce bruit de souffle paraît devoir être placé à l'orifice tricuspide. Potain[4] a démontré que les affections aiguës des voies biliaires, et l'ictère calculeux en particulier, peuvent déterminer une dilatation transitoire des cavités cardiaques droites, avec insuffisance

----

1. Mossé. *Accidents de la lithiase*, p. 58. — Brouardel. *La mort subite*, p. 221.

2. N. Guéneau de Mussy. *Clin. méd.*, t. II, p. 73.

3. Gangolphe. *Souffle mitral dans l'ictère*. Th. de Paris, 1875.

4. Potain. *Note sur un point de la pathologie des dilat. card. d'origine gastro-hépatique*. Paris, 1878.

tricuspide et hypertrophie ventriculaire. Cette dilatation
est probablement due à un excès de pression dans l'artère pulmonaire, excès de pression qui provient d'une
diminution de calibre des artérioles du poumon, et qui est
sans doute le résultat d'une action réflexe transmise au
bulbe et réfléchie au poumon par des filets du grand sympathique[1].

Nous verrons plus loin que la lithiase biliaire peut provoquer l'*endocardite toxi-infectieuse* au moyen de germes puisés
dans les conduits biliaires[2], micro-organismes qui ont leurs
représentants dans l'intestin[3].

Diagnostic. — Le *diagnostic* de la colique hépatique est
généralement facile. On ne la confondra pas avec la *colique
néphrétique*, car dans ce cas le foie n'est nullement douloureux, la douleur part du rein, suit le trajet de l'uretère, atteint le testicule, le col de la vessie, l'extrémité
de la verge, et l'ictère fait défaut. L'*hépatalgie* idiopathique, c'est-à-dire la simple névralgie hépatique, que Beau
croyait si fréquente, est extrêmement rare depuis qu'on
a recherché avec soin les cholélithes qu'on retrouve presque
toujours dans les garde-robes, le jour ou les jours qui
suivent l'accès de colique hépatique. Le diagnostic avec
la *gastralgie* est quelquefois difficile; certains malades
n'accusent que des *crampes d'estomac*; mais, en y regardant
de plus près, on voit que ces prétendues crampes sont des
ébauches de colique hépatique; les urines contiennent
du pigment biliaire, la conjonctive prend une teinte subictérique, le foie est tuméfié et douloureux, et la douleur
gagne l'épaule droite. Dans les cas où le diagnostic de
la lithiase biliaire présente des difficultés, l'urobilinurie
et la peptonurie (Bouchard) sont des signes en sa faveur.

1. Morel. *Recherches expérim. sur la pathologie des lésions du cœur
droit*, etc. Th. de Lyon, 1879.

2. Netter et Martha. Endocardite végétante ulcéreuse dans les affections
des voies biliaires. *Arch. de physiol.*, juillet 1886.

3. Riss. *Endocardites aiguës consécutives aux infections biliaires*.
Thèse de Paris, 1900.

Je signale en passant le diagnostic de la colique néphrétique avec la colique saturnine, et j'insiste sur le diagnostic
des coliques hépatiques *frustes*, celles qui ne sont pour
ainsi dire pas douloureuses, la présence et la migration du
calcul biliaire se révélant surtout par des frissons, par des
accès de fièvre, par des vertiges ou par des lipothymies. Le
diagnostic avec les douleurs de la *lithiase intestinale* peut
offrir quelque difficulté. Afin d'éviter les répétitions je renvoie au chapitre des entéro-typhlo-colites.

J'en dirai autant du diagnostic de la colique hépatique
avec l'*appendicite*. Qu'on veuille bien se reporter au chapitre de l'appendicite où j'ai discuté ce diagnostic.

Il ne faut pas confondre la colique hépatique avec les
pseudo-coliques hépatiques[1] qui n'ont rien à voir avec la
lithiase biliaire et qui sont dues à des *adhérences* de péricholécystite; il en sera question à l'un des chapitres suivants au sujet des cholécystites.

Le *pronostic* des coliques hépatiques doit toujours être
réservé; d'abord parce que les plus graves accidents, perforation des canaux biliaires, lipothymie, syncope, mort
subite, sont possibles au moment de l'accès, et ensuite
parce que les calculs biliaires peuvent être l'origine d'une
série d'accidents que nous allons étudier dans les chapitres
suivants.

Traitement. — Le *traitement* de la colique hépatique a
pour but : 1° de calmer la douleur; 2° de faciliter l'expulsion du calcul; 3° de s'opposer à la formation de nouveaux
calculs. Pour calmer la douleur, on a recours à l'antipyrine à la dose de deux ou trois grammes par cachets de
50 centigrammes ou mieux encore à l'aspirine à la dose
de 1 à 2 grammes espacés par cachets de 50 centigrammes.
Les injections sous-cutanées de morphine rendent également de grands services, chaque injection contenant un
demi-centigramme, un centigramme, deux centigrammes de

<hr>

1. Longuet. *Intervention chirurgicale dans les angiocholécystites non
calculeuses.* Th. de Paris, 1896.

chlorhydrate de morphine. A ces moyens on peut joindre des lavements de chloral et l'application de vessies de glace sur l'hypochondre. Les bains prolongés donnent aussi de bons résultats. Pour faciliter l'expulsion du calcul, on a conseillé l'ingestion de grandes quantités d'huile, le massage de la région hépatique (Pujol). La médication alcaline facilite l'expulsion des calculs et s'oppose à leur formation. C'est dans ce but qu'on prescrit les cures de Vichy, de Carlsbad, de Contrexéville, de Vittel. Le remède de Durande, qu'on donne sous forme de perles, contenant trois parties d'éther pour deux parties d'essence de térébenthine, était fréquemment employé par Trousseau. Le malade doit surveiller son alimentation et laisser de côté les aliments gras, les aliments et les boissons acides.

B. DEUXIÈME GROUPE. — MIGRATION ET ARRÊT DES CALCULS BILIAIRES DANS L'INTESTIN. STÉNOSE ET OBLITÉRATION DU PYLORE.

Obstruction intestinale. — *L'obstruction* de l'intestin par les calculs biliaires n'est pas extrêmement rare, puisque Dragon a pu en réunir 140 cas[1]. Il faut, pour expliquer cette obstruction, que le calcul ait un volume considérable : le volume d'une noix, d'un œuf. Reste à expliquer la migration de ces calculs volumineux. De gros calculs peuvent, il est vrai, traverser les canaux biliaires, qui sont très dilatables, néanmoins la plupart des calculs volumineux qui sont passés dans l'intestin y sont arrivés *à travers une fistule biliaire intestinale* (Murchison[2]) : c'est le plus souvent une fistule cystico-duodénale. la vésicule biliaire communiquant avec le duodénum.

Ce qui fait supposer que ces calculs volumineux n'ont pas

1. Dragon. *De l'occlusion intestinale par calcul biliaire*. Th. de Paris, 1891.
2. Murchison. *Maladies du foie*, p. 499, trad. Cyr.

traversé la voie naturelle des canaux biliaires, c'est que les sujets peuvent n'avoir éprouvé antérieurement aucun accident de lithiase, ni colique hépatique, ni ictère. Certains cependant avaient eu des symptômes de cholécystite calculeuse. La vésicule biliaire subit des adhérences avec une anse intestinale (péricholécystite), une *large fistule* s'établit, et le calcul, grâce à cette fistule, passe de la vésicule dans l'intestin. Tantôt le calcul opère sa migration à travers l'intestin sans encombre, tantôt il provoque de graves accidents. En pareil cas, les symptômes de *l'occlusion intestinale* sont brusques, mais, dans un tiers des cas, la guérison survient spontanément, et le calcul ou les calculs sont rendus dans les selles[1]. Quand l'occlusion intestinale persiste, il s'y joint souvent des symptômes de péritonite. C'est habituellement dans le jéjunum, dans l'iléon ou à la partie inférieure du rectum que les calculs sont arrêtés. Dans quelques cas, on a constaté que le volume considérable des calculs biliaires est dû à l'adjonction de dépôts calcaires, pigmentaires et stercoraux. Le *spasme intestinal* entre également comme un facteur important dans la pathogénie de l'obstruction intestinale calculeuse. Voici le résumé de quelques observations qui donneront une idée de ces accidents :

(Merklen)[2] : Une femme, n'ayant aucun antécédent appréciable de lithiase biliaire, est prise subitement de symptômes d'étranglement interne : coliques, vomissements, suppression des garde-robes et des gaz, puis vomissements verdâtres, fécaloïdes, état cholériforme et abaissement de la température. Après une détente passagère, les symptômes reprennent avec intensité : hoquet, tympanisme abdominal, refroidissement, et la malade succombe. L'occlusion siégeait dans l'intestin grêle et était due à un énorme calcul biliaire mesurant plus de 9 centimètres de circonférence. Ce calcul s'était introduit dans l'intestin à travers une

1. Galliard. Iléus par calcul biliaire. *Presse médicale*, 18 mai 1895. — Leroy, Th. de Lille, 1902.
2. *Société clinique de Paris*, décembre 1884.

fistule cystico-duodénale. La vésicule biliaire contenait encore un gros calcul.

(Audry)[1]. Il s'agit d'un malade pris brusquement des symptômes d'une occlusion intestinale, vives douleurs abdominales, vomissements, constipation absolue, météorisme ; puis survient une détente bientôt suivie d'aggravation rapide, et le malade succombe en pleine algidité avec tous les symptômes du choléra herniaire. A l'autopsie, on trouve une poussée de péritonite récente et une obstruction de l'intestin grêle due à un énorme calcul biliaire, du poids de 44 grammes et mesurant 11 centimètres 1/2 de circonférence. Ce calcul avait pénétré dans l'intestin par une fistule cystico-duodénale.

Observations anglaises[2]. — A la Société clinique de Londres, Maclagan a rapporté le cas d'un malade atteint à quatre reprises de vives douleurs abdominales avec constipation. Ces attaques douloureuses duraient de trois à six jours ; après chaque attaque, le malade évacuait par les selles un calcul biliaire de la dimension d'une noix. Le patient finit par succomber et à l'autopsie on trouva une fistule cystico-duodénale ; la vésicule contenait encore un gros calcul. Broadbent a observé un cas d'occlusion intestinale chez un vieillard qui succomba en quatre jours ; à l'autopsie, on trouva un énorme calcul biliaire dans l'intestin grêle. Ord a vu trois cas analogues : des calculs biliaires énormes s'étaient arrêtés, chez un premier malade à la fin de l'iléon, chez un second malade dans l'intestin grêle, et chez un troisième malade au niveau du sphincter anal. Harrington a publié le cas d'une femme âgée prise de symptômes d'occlusion intestinale, on l'opère et l'on trouve dans l'iléon un volumineux calcul biliaire.

Observations allemandes. — Lobstein[3] rapporte les deux

---

1. *Lyon médical*, 1887.

2. *La Semaine médicale*, 25 janvier 1888. — Garin. *Occlusion intestinale par calculs biliaires*. Th. de Paris, 1897. — Brochard. *Occlusion intestinale par calculs biliaires*. Th. de Paris, 1899.

3. *La Semaine médicale*, 1895, p. 596.

cas suivants : Un vieillard est pris brusquement de symptômes d'occlusion intestinale, on l'opère et l'on trouve dans
l'iléon un gros calcul biliaire de 6 centimètres de longueur.
Le second cas concerne une femme âgée, prise, elle aussi,
des symptômes brusques d'une occlusion intestinale; on
l'opère et l'on trouve dans l'intestin grêle un calcul biliaire
du volume d'un œuf de poule.

En résumé, nous voyons que l'occlusion intestinale par
calcul biliaire survient surtout chez des gens âgés, qui le
plus souvent n'ont éprouvé antérieurement ni colique hépatique, ni aucun des symptômes qui trahissent la migration
ou l'arrêt des calculs dans les voies biliaires; ces gros calculs se forment lentement dans la vésicule biliaire qui
s'infecte et ils pénètrent dans l'intestin par une fistule
habituellement cystico-duodénale. Sur les 92 observations
rassemblées par Lobstein, 17 fois seulement les symptômes
d'occlusion intestinale avaient été précédés de symptômes
de cholélithiase.

Le traitement de ces accidents est avant tout chirurgical. D'après la statistique de Lobstein, sur 61 cas non
opérés 29 se sont terminés par la mort, et sur 51 cas opérés 19 ont succombé. Ajoutons que la plupart des opérations suivies de mort ont été faites tardivement, chez des
malades épuisés et en pleine péritonite. Pour avoir les
meilleures chances de succès, l'opération doit donc être
faite en temps voulu.

Sténose et obstruction du pylore. — Le voisinage de
la vésicule biliaire et du pylore explique les connexions
pathologiques de ces deux organes au cas de cholécystite
calculeuse. La cholécystite calculeuse peut retentir de différentes manières sur le pylore et sur son orifice. Quelquefois un gros calcul sorti de la vésicule perforée s'incruste
dans la paroi pylorique, s'y forme une loge et oblitère plus
ou moins l'orifice pylorique[1]. Dans d'autres cas le calcul
biliaire est adossé au pylore, il est juxta-pylorique et il aide

1. Cailliard. *Presse médicale*, 5 octobre 1895.

à la transformation fibroïde et rétractile du pylore dont l'orifice est rétréci ; M. Marchant en cite trois cas dans son travail[1]. Le rétrécissement du pylore peut n'être pas dû à l'action directe du calcul biliaire, il peut tenir à des adhérences, à des lésions de périgastrite, consécutive elle-même à la péricholécystite calculeuse[2].

En somme, la cholécystite calculeuse peut déterminer par différents mécanismes la sténose et l'obstruction de l'orifice pylorique, soit directement par la présence de gros calculs, soit indirectement par adhérences, par tissu fibroïde rétractile, par périgastrite consécutive à la péricholécystite. Le rétrécissement plus ou moins accentué de l'orifice pylorique se traduit par les symptômes suivants : Douleurs épigastriques ; vomissements survenant plusieurs heures après l'ingestion des aliments ; dilatation considérable de l'estomac avec tympanisme et clapotement ; constipation ; amaigrissement par insuffisance de l'alimentation ; cachexie ; induration ou tumeur à la région épigastrique.

Voilà donc un malade qui vomit, qui maigrit et se cachectise. Ce malade se plaint de vives douleurs à la région épigastrique ; on l'examine, on constate une dilatation stomacale et une tumeur pylorique ; on ne peut tout d'abord se défendre de l'idée d'un cancer. C'est surtout l'induration, c'est la tumeur qui fausse le diagnostic. En somme, les vomissements, l'amaigrissement progressif, la cachexie, les douleurs, l'induration, la tumeur, la dilatation stomacale, tout cela peut se voir, quelle que soit la cause de la sténose pylorique ; qu'il s'agisse d'ulcère, de cancer, de périgastrite, d'adhérences, de calculs biliaires, etc. Et si le malade a, dans son passé, des coliques hépatiques, de l'ictère, des signes de cholécystite, il faut penser à la sténose pylorique consécutive à la cholécystite calculeuse, et recourir sans tarder à l'intervention chirurgicale.

<hr>

1. G. Marchant et Dumoulin. *Revue de gynécologie*, septembre 1899.
2. Mangourd. *Obstruction du pylore par calculs biliaires*. Th. de Paris, 1897. — Marchais. *Rétrécissement du pylore d'origine biliaire*. Th. de Paris, 1898.

G. TROISIÈME GROUPE

OBLITÉRATION PERSISTANTE DES CANAUX BILIAIRES
CIRRHOSE BILIAIRE

La *colique hépatique*, étudiée à l'un des chapitres précédents, n'est accompagnée que d'une oblitération *temporaire* et parfois *incomplète* des canaux cystique et cholédoque. Nous allons actuellement nous occuper de l'oblitération *persistante* de ces canaux et des accidents multiples qui peuvent en résulter.

Quand le *canal cystique* est obstrué d'une façon persistante par un calcul, la bile n'arrive plns dans la vésicule du fiel ; la bile qui s'y trouvait déjà se résorbe ; les parois de la vésicule, sous l'influence d'une inflammation chronique, s'épaississent, se transforment en tissu fibreux, et la vésicule s'atrophie. Il y a même des cas où les parois de la vésicule s'infiltrent de sels calcaires. Dans d'autres circonstances, la bile résorbée fait place à une sécrétion séro-muqueuse et la vésicule (*hydropisie de la vésicule*) peut prendre des dimensions considérables. Le liquide de l'hydro-cholécystite est muqueux, filant, blanchâtre, et quelquefois riche en muco-pus. Toutefois, comme l'obstruction du canal cystique laisse libre l'écoulement de la bile dans l'intestin, cet accident n'a pas, s'il s'en faut, la même gravité que l'obstruction du canal cholédoque.

Quand le *canal cholédoque* est oblitéré d'une façon persistante par un ou plusieurs calculs, que ce soit en un point quelconque de son trajet, ou au niveau de l'ampoule de Vater, peu importe, la bile ne passe plus dans l'intestin, et un *ictère chronique* en est la conséquence. Il y a néanmoins quelques exemples où, malgré la présence de plusieurs calculs (Cruveilhier)[1], le canal cholédoque était resté

---

1. Cruveilhier. *Atlas d'anat.*, liv. XII, pl. 5.

assez perméable pour laisser passer la bile jusqu'au duodénum. Les calculs qui séjournent depuis longtemps dans le cholédoque peuvent prendre une forme allongée, en bout de cigare [1].

L'oblitération du cholédoque n'est pas toujours précédée, il s'en faut, de colique hépatique ; l'oblitération peut se faire silencieusement, sans douleurs [2]. L'oblitération persistante du cholédoque peut persister des mois sans autres symptômes qu'un ictère chronique avec décoloration des matières fécales et augmentation du volume du foie. Mais parfois aussi, à la longue, l'oblitération persistante du canal cholédoque peut déterminer des lésions dans tout le domaine biliaire : foie, vésicule, canaux biliaires ; il en résulte les accidents suivants : *dilatation* et suppuration des canaux biliaires et de la vésicule biliaire ; *dilatation* et suppuration des canaux intra-hépatiques ; sclérose du foie (*cirrhose biliaire*) ; suppuration du tissu hépatique (*angiocholite suppurée et abcès du foie*) ; altération des cellules hépatiques (*hépatite parenchymateuse, pancréatite*). Étudions séparément ces lésions.

Dilatation des canaux et de la vésicule. — A la suite d'une obstruction complète et permanente du canal cholédoque, les canaux cystique et hépatique peuvent subir des dilatations énormes, le cholédoque peut se distendre au point d'égaler et dépasser le volume d'une anse intestinale [3] : la bile s'accumule dans la vésicule du fiel, et la vésicule acquiert de telles proportions qu'on l'a vue descendre jusqu'à l'ombilic et jusque dans la fosse iliaque droite [4]. La vésicule ainsi distendue peut contenir plusieurs litres de liquide (*tumeur biliaire*) ; Cruveilhier a figuré dans son atlas une vésicule descendant jusque dans la fosse iliaque, et,

---

1. Chauffard. La lithiase du cholédoque. *La Semaine médicale*, 10 janvier 1906. — Voir le paragraphe 7 des maladies du pancréas.

2. Griffon. *Soc. anat.*, 4 juillet 1896.

3. Frerichs, p. 775. — Voyez au musée Dupuytren. *Appar. de la digest.*, p. 557-542. Catalogue Houel.

4. Cruveilhier. *Anat. path.*, livraison 59, pl. 4, fig. 1, 2, 3.

dans un fait de Benson, on pratiqua la ponction de la vésicule croyant avoir affaire à une ascite et l'on retira deux litres de bile. Le liquide de la vésicule ectasiée, par suite de l'oblitération du canal cholédoque, ne ressemble donc pas au liquide muqueux, filant, de l'hydro-cholécyste, suite de l'oblitération du canal cystique.

L'obstruction du cholédoque détermine également l'ectasie des canaux biliaires *intra-hépatiques*, superficiels ou profonds, et ceux-ci affectent une forme cylindrique ou ampullaire, analogue, dit Monneret, aux dilatations bronchiques. La dilatation est parfois tellement généralisée que le parenchyme du foie ressemble à un tissu caverneux[1]. Sous l'influence de la rétention biliaire, le foie devient très volumineux (*congestion biliaire du foie*; sa surface est lisse, sa coloration est olivâtre. A la coupe, on voit des conduits biliaires dilatés, d'où s'écoule une bile, souvent mélangée de muco-pus, de sable et de concrétions biliaires, dont la formation a été favorisée par la stagnation de la bile. Les canaux biliaires sont atteints de phlegmasie chronique (*angiocholite*) qui débute par la muqueuse et qui s'étend à toute la paroi du conduit.

L'ictère chronique, la décoloration des matières fécales, la tuméfaction du foie, qui peut descendre jusqu'à l'ombilic, sont les premiers résultats de l'obstruction permanente du canal cholédoque. Toutefois, les matières fécales peuvent par moments se recolorer, si le calcul ou les calculs engagés dans le cholédoque n'en obstruent pas complètement la lumière et permettent par intervalles l'écoulement de la bile dans l'intestin. Quand ces accidents surviennent chez un individu qui a eu des coliques hépatiques, il est facile de remonter à la cause de la lésion, mais quand les symptômes de lithiase ne sont pas nettement accusés, le diagnostic doit être fait avec toutes les lésions capables d'obstruer le canal cholédoque : ictère catarrhal prolongé, cancer primitif des voies biliaires, cancer de la tête du pan-

1. Raynaud et Sabourin. *Arch. de physiol.*, **1879.**

créas, cancer de l'ampoule de Vater. Ce côté clinique de la question sera étudié au chapitre suivant consacré à l'oblitération permanente du canal cholédoque et au diagnostic de la cause oblitérante.

Cirrhose biliaire. — L'obstruction du canal cholédoque produit, avons-nous dit, l'augmentation du volume du foie ; mais cette hypertrophie est souvent remplacée par une atrophie, avec lésion cirrhotique du foie. Dans aucun cas cette cirrhose ne ressemble à la cirrhose atrophique de Laënnec ; la surface du foie est lisse, et son parenchyme n'est que médiocrement induré ; il s'agit par conséquent d'un processus cirrhotique spécial. L'oblitération expérimentale du canal cholédoque chez les animaux [1], qu'on produit au moyen de sa ligature, et l'obstruction pathologique de ce canal chez l'homme, par cancer primitif des voies biliaires ou par cancer de la tête du pancréas [2], déterminent des altérations cirrhotiques tout à fait analogues. Sous l'influence de la rétention biliaire, une angiocholite se déclare ; l'angiocholite devient de la périangiocholite et le processus aboutit à une hépatite interstitielle diffuse. Cette hyperplasie conjonctive avoisine d'abord les gros canaux biliaires, puis les canalicules de moindre dimension ; elle s'accuse dans les *espaces,* puis dans les *fissures,* et circonscrit le lobule hépatique, sans jamais aboutir, comme la cirrhose atrophique de Laënnec, à la formation de granulations hépatiques. On constate en outre la formation de canalicules biliaires qui envahissent le lobule hépatique, la pigmentation des cellules et l'envahissement du lobule par l'hyperplasie conjonctive.

Les *différences sont grandes* entre la cirrhose hypertrophique biliaire (maladie de Hanot) et le foie biliaire. Le foie biliaire n'est pas hypertrophié, il est plutôt petit et rétracté ; on y trouve souvent des dilatations des canaux biliaires avec ou sans abcès biliaires, et l'angiocholite débute par les

---

1. Charcot et Gombault. *Arch. de physiol.,* juin 1878, p. 272.
2. Ramos et Cochez. *Revue de méd.,* septembre 1887.

grosses voies biliaires, qui sont indemnes dans le cas de cirrhose hypertrophique biliaire.

Ces lésions du foie peuvent, comme les diverses maladies de cet organe, se compliquer à un moment donné des symptômes de l'*ictère grave* ou ictère aggravé, qui entraînent fréquemment la mort. Du reste, quelles que soient les lésions du foie, quelles que soient les causes de sa déchéance anatomique et physiologique, du moment qu'il n'est plus en état de lutter, il est envahi par les infections secondaires (microbes et toxines) et les symptômes complexes de l'insuffisance hépatique apparaissent.

Pancréatites. — L'importante étude des pancréatites (syndrome pancréatico-biliaire et drame pancréatique) sera faite plus loin au paragraphe 7 des maladies du pancréas. On y verra quelle place tient cette complication chez les gens atteints de lithiase biliaire.

D. QUATRIÈME GROUPE. — INFECTION DES VOIES BILIAIRES.
ANGIOCHOLITE. CHOLÉCYSTITE. HÉPATITE. ENDOCARDITE.

A l'état normal, les canaux biliaires, la vésicule biliaire et la bile sont aseptiques, ils ne contiennent aucun microbe. Gilbert, Girode, Thiroloix ont ensemencé la bile de la vésicule biliaire de gens n'ayant pas succombé à une maladie infectieuse ou biliaire, et ils ont toujours trouvé la bile stérile. Chez les animaux, la bile de la vésicule est aseptique. L'épanchement de bile pure dans le péritoine ne détermine pas de péritonite. Donc la bile normale est aseptique, elle est stérile[1]. La bile n'est pas antiseptique, elle n'est pas microbicide, elle ne détruit pas les germes comme on l'avait supposé; la bile est même pour les microbes un milieu de culture aussi favorable que le bouillon ordinaire, elle n'atténue en rien leur virulence; coli-bacille, strepto-

____

1. Dominici. *Des angiocholites et cholécystites suppurées.* Th. Paris 1894.

coque, staphylocoque, etc., se développent admirablement dans la bile (Gilbert et Dominici).

Alors comment se fait l'infection des voies biliaires? J'ai dit que les canaux biliaires sont aseptiques, mais la dernière portion du canal cholédoque fait exception; on y a constaté de nombreux microbes, notamment le coli-bacille; ces microbes viennent du duodénum, si riche lui-même en microbes (Gessner). Donc le cholédoque est en imminence d'infection; le duodénum constitue un danger incessant pour les canaux biliaires. A l'état normal, le courant de la bile entretient *mécaniquement* l'asepsie des voies biliaires, mais tout obstacle au courant de la bile, tout arrêt dans l'écoulement de la bile, favorise l'envahissement des voies biliaires par les microbes qui normalement habitent le duodénum et la dernière portion du canal cholédoque. L'infection se fait par voie *ascendante*, des canaux à la vésicule et au foie, c'est la règle. (Tout autre est le processus infectieux du foie par voie sanguine, processus qui a été étudié au chapitre concernant le *foie appendiculaire*).

En liant la canal cholédoque, on a pu reproduire expérimentalement l'infection biliaire (Gilbert, Netter, Girode). La ligature produit à la fois l'arrêt de la circulation biliaire et un traumatisme des parois, deux conditions qui favorisent la pénétration des microbes. Ces conditions expérimentales sont remplies pathologiquement par l'obstruction calculeuse du cholédoque; en effet, les calculs, en oblitérant le canal, s'opposent à l'écoulement de la bile et provoquent le traumatisme, l'érosion de la muqueuse; dès lors la porte est ouverte à l'infection et le terrain est préparé. C'est ainsi que prennent naissance les lésions suppuratives des canaux (angiocholite), de la vésicule (cholécystite), et du foie (hépatite et abcès).

L'infection calculeuse des voies biliaires (angiocholite, cholécystite, abcès du foie) ne survient généralement que chez les gens qui ont été atteints des autres accidents de la lithiase biliaire, coliques hépatiques, ictère, tuméfaction du foie, douleurs à l'hypochondre, etc. Parfois cependant ces

accidents peuvent manquer ou ils ont disparu depuis longtemps lorsque éclatent les symptômes d'infection. La fièvre
en est quelquefois le symptôme le plus saillant, c'est la fièvre
bilio-septique (Chauffard). Il ne s'agit plus ici de la fièvre satellite des migrations calculeuses que j'étudiais un peu plus haut,
il s'agit d'une véritable fièvre d'infection, intermittente, elle
aussi, et caractérisée du reste, comme la fièvre satellite,
par des frissons plus ou moins violents avec élévation de
température atteignant 39° et 40° et avec sueurs profuses
après l'accès. Ces accès reparaissent le soir, la nuit, tous les
jours, tous les deux jours, à peu près avec la périodicité
d'accès palustres. La période d'apyrexie qui sépare les accès
est tantôt complète (forme intermittente), tantôt incomplète (forme rémittente), la fièvre peut même persister, ne
subissant que de légères rémissions (forme continue); ce
qui est d'un pronostic beaucoup plus grave. La fièvre intermittente bilio-septique peut accompagner toutes les localisations de l'infection biliaire; c'est surtout avec l'infection
hépatique qu'elle atteint la plus vive intensité; elle est
moindre et assez souvent nulle au cas de cholécystite.

Angiocholite. — Hépatite. — L'angiocholite peut attein
dre les vaisseaux biliaires extra et intra-hépatiques. Dans
ce dernier cas, les lésions du foie sont dominantes. Chez
les gens qui succombent à ces complications, on trouve à
l'autopsie le foie mou et volumineux; il est entouré d'adhérences dues à une péri-hépatite simple ou suppurée. A la
coupe du foie, le tissu paraît transformé en un tissu spongieux, bilieux, et purulent; à travers les conduits biliaires
dilatés, la bile s'écoule de tous côtés en abondance; le
parenchyme hépatique est parsemé d'abcès de formes et de
dimensions diverses. Les uns sont *miliaires*, d'autres ont le
volume d'une noix, d'une orange et au delà. Certains ont
bien été décrits par Chauffard sous le nom d'abcès *aréolaires*. Ces abcès biliaires ont plusieurs origines : les uns
sont dus aux dilatations cylindriques moniliformes ou ampullaires des canalicules biliaires; ce ne sont pas de vrais
abcès; les autres, les vrais abcès, beaucoup plus fréquents,

prennent naissance dans le tissu conjonctif qui entoure les canaux (*péri-angiocholite suppurée*), soit que les parois du canal aient été détruites par l'inflammation suppurative, soit que l'abcès communique par ulcération avec le canal biliaire. La rupture d'un conduit biliaire dilaté dans le parenchyme du foie peut également devenir l'origine d'un abcès volumineux. Le liquide purulent des abcès biliaires est blanchâtre, jaune verdâtre, brunâtre; il contient du sable biliaire, des débris hépatiques; la collection purulente n'a pas de membrane limitante, ou, s'il se forme une membrane, elle n'est jamais tapissée d'épithélium cylindrique: la constatation, dans le liquide, de l'épithélium cylindrique, indique la communication du foyer purulent avec un canalicule biliaire. Les micro-organismes, surtout le *coli-bacille*, abondent dans le liquide des abcès biliaires.

Cholécystite calculeuse. — Par exception, les calculs biliaires peuvent se former dans le foie[1], mais c'est presque toujours dans la vésicule biliaire qu'ils prennent naissance, quelle que soit la théorie qu'on adopte (diathésique ou microbienne) pour expliquer leur formation. Le nombre des calculs biliaires peut être considérable; quelquefois il n'y en a qu'un qui atteint la dimension d'une noisette, d'un œuf et au delà. Les calculs peuvent séjourner longtemps dans la vésicule sans qu'il y ait de cholécystite au vrai sens du mot; cette calculose de la vésicule devient cholécystite calculeuse quand la vésicule est infectée.

La cholécystite calculeuse se présente sous différents aspects[2]. Dans un premier type, qui est le plus fréquent, la vésicule est *diminuée de volume*, elle est comme atrophiée, elle peut même être réduite « à un moignon calculeux ». Cet état est dû à la sclérose atrophiante des parois. Les parois fibreuses sont sclérosées, rétractées, comme ratatinées sur les calculs. Vue intérieurement, la vésicule est sillonnée de replis, de brides qui la cloisonnent et lui donnent l'as-

1. Roux et Mattan-Larrier. Lithiase totale des voies biliaires. *Soc. anat.*, avril 1897.
2. Schwartz. *Chirurgie du foie et des voies biliaires.* Paris, 1902.

pect d'une ruche; dans les alvéoles de cette ruche se cachent des calculs plus ou moins volumineux, enchatonnés, incrustés dans leur loge purulente et parfois très difficiles à énucléer. Une infiltration de cellules embryonnaires existe dans toutes les couches de la vésicule, on y constate également un grand nombre de micro-organismes. Cette cholécystite calculeuse atrophique est loin de former tumeur, c'est tout le contraire : la vésicule est cachée et rétractée sous le foie, aussi ne déborde-t-elle pas le bord inférieur de l'organe, on ne l'y trouve pas quand on explore la région et c'est un élément de diagnostic qui fait défaut.

Dans un second type qui est plus rare, la cholécystite calculeuse forme une tumeur parfois volumineuse; ses parois sont sclérosées, « fermes comme une coque de carton », très *hypertrophiées*, très épaissies, et sa cavité est agrandie; c'est la forme scléro-hypertrophique[1] (Guéniot). Le volume de la tumeur cystique n'est pas dû au liquide, qui est habituellement en petite quantité; il vient surtout de l'énorme épaisseur des parois. Pareilles cholécystites calculeuses font une forte saillie sous le foie; on les trouve en explorant le bord inférieur de l'organe où elles forment tumeur. La tumeur sous-costale était volumineuse dans les cas de Routier et de Richelot.

Outre les deux types précédents représentés par la cholécystite scléro-atrophique qui est très commune et par la cholécystite scléro-hypertrophique qui est très rare, on trouve un troisième type représenté par une grande dilatation de la vésicule avec *amincissement* de ses parois et accumulation d'une grande quantité de liquide dans sa cavité. Cette hydropisie de la vésicule est habituellement associée à une oblitération du canal cystique. Le liquide est incolore, filant ou teinté par la bile. La muqueuse de la vésicule n'est pas alvéolaire comme dans les formes précédentes, elle est lisse comme une vraie paroi kystique (Schwartz). La tumeur peut être pédiculisée, le canal cystique oblitéré contribue au

---

1. Guéniot, *Société anatomique*, avril 1900, p. 585.

pédicule, la tumeur descend dans l'abdomen et simule toutes les tumeurs abdominales.

L'infection des vésicules calculeuses se fait par le mécanisme invoqué plus haut, que l'oblitération calculeuse siège dans le canal cholédoque ou dans le canal cystique; il y a même des cas où la vésicule calculeuse s'infecte alors qu'il n'y a pas d'oblitération canaliculaire. Suivant ces différentes modalités, les lésions de la cholécystite calculeuse ne sont pas toujours identiques. Le liquide des vésicules calculeuses infectées est généralement peu abondant. Ce liquide est à peine troublé par des nuages de mucopus, ou bien il est purulent, sanieux, fétide, coloré ou non par la bile (empyème de la vésicule). La vésicule se laisse d'autant plus distendre que ses parois sont plus amincies et moins sclérosées. Dans ces parois existent souvent des abcès miliaires.

Les différentes formes de cholécystite que je viens de décrire sont souvent suivies de péricholécystite. Des *adhérences* s'établissent entre la vésicule et les organes du voisinage (intestin, pylore, canal cystique, etc.), des ulcérations, des perforations, des fistules se forment et alors surviennent les complications que j'ai étudiées dans le courant de ce chapitre : passage de gros calculs dans l'intestin et occlusion intestinale; péritonite calculeuse; sténose du pylore, etc.

Symptômes et diagnostic. — Prenons d'abord le cas le plus simple. Un malade a eu depuis plusieurs années des coliques hépatiques vérifiées par la présence de calculs biliaires dans les selles. Plus tard les douleurs ont perdu les caractères classiques de la colique hépatique. La région du foie est endolorie. Des mouvements brusques, des cahots, des vêtements trop ajustés, tout rappelle la douleur de l'hypocondre. Les fonctions digestives sont troublées. Parfois il y a des débâcles bilieuses avec vomissements de bile et diarrhée bilieuse. On ne constate ni ictère, ni urines ictériques. La fièvre n'est pas rare, avec ou sans frissons; la langue est sèche, l'appétit est perdu. A certain moments surviennent des épisodes douloureux rappelant un peu la colique hépatique; pendant ces crises, il semble à quelques malades « qu'une grosseur apparaît sous le foie ».

On examine le sujet en ayant soin de le placer alternativement debout et couché. Je recommande tout spécialement la *station debout* qui est si favorable aux explorations abdominales; les tumeurs, l'asymétrie, les déformations, sont bien plus facilement appréciables. On constate parfois sous le rebord costal, en dehors du muscle droit, au niveau du dixième cartilage costal, une saillie, une tumeur appréciable à la vue et au toucher et douloureuse à la pression.

Il est rationnel dans un cas pareil de porter le diagnostic de cholécystite calculeuse, diagnostic qui est quelquefois confirmé par la radiographie. Ces dernières années, j'ai vu trois cas semblables, l'un avec Pinard chez une femme récemment accouchée qui fut opérée avec succès par Hartmann, l'autre chez une femme qui fut opérée avec succès par Delbet, et un troisième chez une femme qui fut opérée avec succès par Hartmann. Dans les trois cas, la cholécystite formait tumeur sous le foie, les calculs étaient volumineux et avaient la dimension d'une noix à un œuf.

Toutefois, malgré les perfectionnements récents, le *radiodiagnostic* de la lithiase biliaire[1] ne donne que bien rarement des résultats positifs, ce qui est le contraire pour le radiodiagnostic de la lithiase urinaire. La raison principale de cette différence est d'ordre chimique. Tout calcul qui contient en quantité suffisante des phosphates ou des sels de calcium peut être décelé par la radiographie; c'est le cas de la plus grande partie des calculs urinaires. « Tout au contraire, parmi les calculs biliaires, la plupart sont formés soit de cholestérine, soit de pigments biliaires précipités à l'état de composés calciques, d'ailleurs pauvres en calcium. C'est par exception que certains calculs de la vésicule, consécutivement à l'inflammation de la muqueuse,

1. Maingot. Radiodiagnostic de la vésicule biliaire. Th. de Paris, 1909.

sont entourés d'une véritable coque, plus ou moins épaisse, formée de phosphate ou de carbonate de calcium. Ces calculs exceptionnels sont à peu près les seuls que décèle la radiographie. En résumé, toutes les recherches expérimentales sur la radiographie des calculs extraits des voies biliaires, toutes les tentatives faites pour les déceler sur le vivant permettent d'aboutir à cette conclusion : Contenir du calcium en quantité notable, telle est la condition essentielle à laquelle doivent satisfaire les calculs biliaires pour pouvoir être décelés sur le vivant par la radiographie[1]. »

Le diagnostic de la cholécystite calculeuse est parfois très difficile. Voici par exemple un malade qui se plaint de douleurs vives à l'hypochondre, avec vomissements, anorexie, fièvre, amaigrissement; le foie n'est pas augmenté de volume, le bord inférieur de l'organe est douloureux à la pression, mais on ne constate ni voussure ni tumeur à la région de la vésicule pour la bonne raison que la vésicule biliaire est rétractée, cachée sous le foie, par conséquent inaccessible à l'exploration. On hésite sur la nature du mal. Cependant, on peut arriver au diagnostic si dans le passé du malade on trouve des coliques hépatiques; il est probable alors qu'on a affaire à une cholécystite calculeuse. C'est ainsi que nous sommes arrivés au diagnostic chez une femme que nous avons vue avec Pellereau et qui fut opérée plus tard avec succès par Tuffier. Le calcul biliaire avait la dimension d'une noix, et la vésicule était cachée sous le foie.

Enfin il est d'autres cas où le diagnostic de la cholécystite calculeuse offre des difficultés d'un autre genre, c'est quand la vésicule biliaire par son volume ou par son déplacement simule des tumeurs abdominales telles que kyste hydatique du foie, cancer du foie, tumeur du péritoine, tumeur du rein, lobe aberrant du foie. Toutes ces erreurs de diagnostic ont été commises[2]. Qu'on veuille bien se reporter au cha-

---

1. Béclère. *Bulletin de l'Ac. de Médecine.* Séance du 28 juin 1910.

2. Lionnais. *Tumeurs de l'hypochondre droit formées par la vésicule biliaire.* Thèse de Paris, 1896.

pitre concernant « le lobe aberrant du foie » et l'on comprendra la difficulté du diagnostic.

Je rappelle que la cholécystite calculeuse peut devenir l'origine d'une série de complications : passage de gros calculs dans l'intestin et occlusion intestinale; sténose et oblitération de l'orifice pylorique, perforation de l'estomac et rejet de calculs biliaires par vomissement; perforation du diaphragme et rejet par les bronches d'une vomique biliaire; abcès sous-phrénique, péritonite suraiguë, pyélite, endocardite[1], etc.

Enfin il est un côté tout nouveau de la question, c'est *l'association de la cholécystite et de l'appendicite*; j'ai donné à cette association le nom d'appendiculo-cholécystite. Un chapitre spécial lui sera consacré plus loin.

Péricholécystite et adhérences. — Je renvoie pour de plus amples détails au chapitre concernant les cholécystites en général.

On y trouvera bon nombre d'observations qui prouvent que dans le plus grand nombre des cas, 25 fois au moins sur 30, ce sont les symptômes dus aux lésions biliaires qui ouvrent la scène, et les symptômes de l'appendicite n'apparaissent que secondairement, quelques jours, quelques semaines, quelques mois plus tard. Il est essentiel de savoir faire le diagnostic de cette association morbide afin d'intervenir en connaissance de cause.

Traitement. — Quand on a fait le diagnostic de cholécystite calculeuse il faut recourir à *l'intervention chirurgicale*. Les complications multiples et terribles que je viens de passer en revue disent assez combien il serait imprudent d'attendre trop longtemps avant d'agir.

N'oubliant pas que j'écris ici un chapitre de pathologie médicale, je n'ai pas à entrer dans les discussions qui ont pour but de fixer le genre d'opération auquel on doit avoir recours : les progrès réalisés dans cette voie, depuis quelques années, sont considérables. Tantôt on fait la *cholécystotomie*, opération qui consiste à pratiquer la taille de la

1. Carnot. Abcès sous-phrénique. *Semaine méd.*, 21 février 1906.

vésicule biliaire, à extraire les calculs, et à créer une fistule biliaire externe dont on obtient plus tard la guérison. Tantôt on fait la *cholécystectomie*, opération qui consiste à pratiquer la résection de la vésicule biliaire. Tantôt, enfin, on fait la *cholécystentérostomie* (surtout au cas d'oblitération du cholédoque), opération qui consiste à aboucher directement la vésicule biliaire dans l'intestin grêle, duodénum ou côlon. Bien des malades autrefois condamnés à périr ont bénéficié de cette admirable chirurgie qu'ont rendue possible les méthodes aseptiques[1].

Pyléphlébite. — Anévrysmes. — L'obstruction calculeuse des voies biliaires et les lésions d'angiocholite qu'elle détermine sont quelquefois accompagnées de pyléphlébite (infection des vaisseaux portes). La *pyléphlébite* peut atteindre le tronc de la veine porte ou les branches secondaires. L'accolement des branches de la veine porte aux canaux biliaires explique la possibilité de la phlébite porte consécutive à la péri-angiocholite. On peut expliquer de même l'inflammation du tronc porte consécutive aux lésions du canal cholédoque[2].

La pyléphlébite est oblitérante ou suppurative. La phlébite *oblitérante* est beaucoup plus rare; quand elle siège sur le tronc porte, on voit se développer l'*ascite*, la *tuméfaction de la rate*, la *circulation collatérale* de l'abdomen. Quand la pyléphlébite est *suppurative*[3], elle est accompagnée d'accès de fièvre à forme intermittente, et à l'autopsie on trouve dans le foie des abcès multiples.

Dans quelques cas, sous l'influence de processus calculeux et infectieux, les artères du voisinage peuvent être atteintes d'ectasie, d'ulcération, et provoquer des hémorrhagies mortelles, presque foudroyantes (hématémèses et

---

1. Terrier. *Congrès de chirurgie*, 22 avril 1892. — *Société de chirurgie*, décembre 1892. — Longuet. *Traitement chirurgical de l'angiocholécystite non calculeuse*. Th. de Paris, 1896. — Terrier et Auvray. *Chirurgie du foie et des voies biliaires*, Paris, 1901.

2. Charcot, *loc. cit.*, p. 72.

3. Ledieu. *Pyléphléb. suppurative*. Th. de Paris, 1879.

mélæna). Mon interne Marion[1] en a rapporté une observation concernant une malade de mon service de Necker; d'autres cas ont été publiés[2].

Endocardite biliaire. — La lithiase biliaire, avons-nous dit, est une porte ouverte à l'infection des voies biliaires avec ou sans suppuration. Ainsi s'expliquent l'angiocholite, la pyléphlébite, la cholécystite, l'hépatite. Les agents pathogènes étant facilement transportés au cœur, il en résulte de fréquentes *endocardites*[3]. C'est le cœur gauche qui est presque toujours lésé, surtout dans sa valvule mitrale et dans ses valvules aortiques. Assez souvent l'endocardite revêt la forme ulcéreuse et végétante. Les symptômes de ces endocardites biliaires sont généralement peu accusés, la fièvre et l'ictère qui les accompagnent marquent l'entrée en scène de la lésion qui faute d'attention peut passer inaperçue.

E. CINQUIÈME GROUPE
PÉRITONITES CALCULEUSES — FISTULES BILIAIRES

Occupons-nous actuellement des péritonites partielles et généralisées qui sont dues à la perforation des voies biliaires (vésicule et gros canaux) et au passage des agents infectieux dans le péritoine.

Péritonites calculeuses. — Les péritonites que j'appelle par abréviation *péritonites calculeuses* présentent plusieurs modalités : Il y a des péritonites *partielles*, qui sont limitées par des adhérences qui relient la vésicule biliaire aux régions voisines, estomac, duodénum, épiploons, côlon, parois abdominales. Il se forme ainsi des clapiers purulents, des

---

1. Marion. *Mercredi médical*, 19 décembre 1894.
2. Schmidt. *La Semaine médicale*, 15 août 1894. — Houdry. *Th. de Paris*, 1898.
3. Riss. *Thèse de Paris*, 1900.

cloaques, qui peuvent fuser au loin et qui sont d'un diagnostic fort difficile. Les adhérences sont parfois si épaisses, qu'elles forment une tumeur au milieu de laquelle la vésicule est enclavée. Cliniquement, ces péritonites partielles sont beaucoup moins redoutables que les *péritonites aiguës, généralisées*, qui vont maintenant nous occuper. Trousseau en a rapporté trois cas[1] ; les voici :

C'était à Tours. Un riche débitant de cette ville, que traitait Bretonneau, fut pris tout à coup, au milieu d'une attaque de coliques hépatiques qui s'était prolongée pendant cinq à six jours, de vomissements incoercibles et de tous les signes d'une péritonite formidable, qui l'enlevait en moins de vingt-quatre heures. A l'ouverture de son cadavre, nous trouvâmes dans la cavité péritonéale un calcul biliaire du volume d'une noisette, et nous découvrîmes, sur le trajet du canal cholédoque la perforation par laquelle ce calcul et une certaine quantité de bile s'étaient fait jour.

Il y a une huitaine d'années, dit Trousseau, je donnais des soins à un ancien notaire qui, depuis quelque temps, était sujet à des attaques de coliques hépatiques. Un jour, je suis mandé près de lui pour des accidents qui avaient pris une intensité plus grande que n'en présentaient ses crises habituelles. Je le trouvai avec des vomissements incessants, le ventre ballonné, ses urines tout à fait supprimées, le pouls d'une excessive faiblesse et à peine perceptible, la température considérablement abaissée. C'étaient, en moins de mots, tous les symptômes d'une péritonite suraiguë. Je jugeai le cas désespéré, et le lendemain, en effet, le malade succombait. Quoique l'autopsie n'ait pu être faite, ce n'est pas trop m'avancer que de dire qu'il s'agissait bien ici d'une péritonite déterminée par un épanchement dans le péritoine consécutivement à la rupture de la vésicule ou d'un des canaux biliaires.

Observation de Werner : Je fus appelé, dit-il, chez un ma-

---

1. Trousseau. *Clinique médicale de l'Hôtel-Dieu*, t. III, p. 224.

lade qui avait des coliques hépatiques extrêmement vio·
lentes. Je diagnostiquai des calculs biliaires et j'instituai
un traitement. Le lendemain, les douleurs ayant augmenté
et une péritonite s'étant déclarée, je soupçonnai une rupture de la vésicule biliaire. Le malade mourut deux jours
après, et à l'autopsie je trouvai vingt-cinq calculs, gros
comme des noisettes dans la vésicule ; celle-ci était perforée et la bile était passée dans le péritoine. Un calcul plus
gros que les autres oblitérait le canal cholédoque.

Voici d'autres observations : Un homme de soixante-
huit ans est pris, après dîner, de symptômes de péritonite : vives douleurs à l'épigastre et vomissements ; le
ventre se ballonne, la constipation devient absolue, le pouls
s'accélère, les vomissements continuent et le malade succombe en trois jours. A l'autopsie, on trouve une péritonite
due à la perforation de la vésicule atteinte de cholécystite
calculeuse[1]. Une autre observation concerne un jeune soldat[2], ayant eu, depuis trois ans, quelques coliques hépatiques ; il est pris un jour, brusquement, des symptômes d'une
péritonite aiguë des plus terribles et il succombe en cinquante-six heures. A l'autopsie, on trouve une péritonite
généralisée ; la cavité péritonéale contient une trentaine de
calculs venus de la vésicule biliaire perforée. La vésicule est
atteinte de cholécystite, elle ressemble à un petit sac bourré
de cailloux.

Dans le cas de Bastianelli[3], la perforation de la vésicule
biliaire survint dans le cours d'une colique hépatique avec
ictère. Les douleurs de la péritonite se confondaient avec
les douleurs de la colique hépatique. A l'autopsie, on trouva
des calculs dans les canaux cystique et cholédoque.

L'observation de Zuber et Lereboullet[4] concerne un malade
atteint de coliques hépatiques et de cholécystite. Une péri-

1. Bouchaud. Ulcérations calculeuses de la vésicule biliaire. *Archives
générales de médecine*, août 1880.
2. Rullier. *Archives de médecine et pharmacie militaires*, 1895, p. 519.
3. Thèse de Dominici, 1894, *Sur les cholécystites suppurées.*
4. *Gazette hebdomadaire*, 18 décembre 1898.

tonite éclate le malade meurt et l'on trouve à l'autopsie une perforation du canal cholédoque. Deux calculs biliaires baignaient dans le pus péritonéal.

En résumé, la *péritonite calculeuse* est un des accidents les plus traîtres qu'on puisse imaginer. Elle est due à la perforation des gros canaux biliaires et surtout de la vésicule. Parfois elle survient au moment d'une colique hépatique, établissant ainsi par la similitude des symptômes (douleurs violentes, vomissements) une regrettable confusion ; plus souvent elle éclate dans le cours d'une cholécystite connue, soupçonnée ou ignorée. Le pronostic est fatal, à moins que la laparotomie puisse être pratiquée sans retard.

Reste à étudier la pathogénie de ces accidents. La péritonite est due à l'infection péritonéale par des produits infectés, bile, liquide, ou calculs ; le coli-bacille est le plus actif et le plus habituel des agents de cette infection. Mais par quel processus, par quel mécanisme le péritoine est-il infecté ? Y a-t-il toujours rupture des voies biliaires et alors pourquoi et comment se fait la rupture ? On pourrait supposer que si la vésicule atteinte de cholécystite calculeuse vient à se rompre, c'est sans doute que sa cavité est très distendue et que ses parois sont très amincies ; or, il n'en est rien : l'examen des faits prouve, au contraire, que la vésicule biliaire est habituellement rétrécie, et que ses parois sont épaissies, hypertrophiées et comme charnues. Mais la muqueuse de la vésicule présente une multitude de loges, d'alvéoles, formées par des tractus fibro-musculaires hypertrophiés ; dans ces loges, dans ces alvéoles, de forme et de dimension différentes, des calculs, petits ou gros, sont souvent enchatonnés, difficiles à énucléer et comme incrustés dans la paroi. Ces loges, ces alvéoles, contiennent aussi de la bile septique, du liquide purulent ; elles constituent des cavités ampullaires, dans lesquelles les agents infectieux trouvent comme autant de ballons de culture[1] ; il

1. Dupré. *Les infections biliaires*. Th. de Paris, 1891, p. 1J5.

en résulte un travail ulcéreux qui peut aller jusqu'à la perforation et à la péritonite. Seuvre[1] et Bouchaud[2] avaient très bien décrit ce *processus ulcératif des alvéoles* de la muqueuse, mais, aujourd'hui, nous en connaissons mieux le mécanisme depuis les découvertes bactériologiques. C'est le coli-bacille qui est l'agent essentiel de ce travail ulcéro-perforant, et il y a même des cas, ici comme dans l'appendicite, où les agents infectieux emprisonnés dans ces alvéoles, transformés *en cavité close*, traversent les parois de la vésicule et vont répandre au loin l'infection péritonéale, sans que la perforation préalable des parois soit absolument nécessaire[3].

Fistules biliaires. — Le processus qui a favorisé les *adhérences* entre la vésicule et les organes voisins se termine fréquemment par ulcération, par perforation, et il en résulte des *fistules* qui donnent passage au contenu de la vésicule et aux calculs. Ces *fistules* sont externes ou internes; spontanées ou consécutives à une intervention chirurgicale. Dans la statistique de Murchison, on trouve 89 fistules cutanées, 56 fistules duodénales, 9 fistules coliques, 12 fistules gastriques; il y a encore d'autres variétés[4] : fistules rénales, vaginales, pleuro-pulmonaires, hépato-bronchiques[5].

Les fistules hépato-bronchiques et cystico-bronchiques expliquent les *vomiques biliaires* et le rejet à travers les bronches de bile, de pus et de calcul[6]. Le voisinage de la plèvre explique la *pleurésie biliaire* (Gilbert et Lereboullet).

Les fistules biliaires *cutanées* ont un trajet assez long, anfractueux et irrégulier; elles siègent principalement à

<hr>

1. Seuvres. Calculs biliaires, cholécystite ulcéreuse, perforation de la vésicule, péritonite généralisée. *Société anatomique*, 1875.

2. Bouchaud, *loc. cit.*

3 Observations consignées dans la thèse de Dominici. *Angiocholites et cholécystites suppurées*, Paris, 1895.

4. Barth et Besnier, *loc. cit*

3. Fouché. *Fistules hépato-bronchiques*. Th. de Paris, 1885. — Nermord, Th. de Paris, 1891.

la région ombilicale et à l'hypochondre droit. La formation
de l'ouverture cutanée est habituellement précédée d'un
phlegmon de la paroi, et l'orifice, plus ou moins fongueux,
donne passage à la bile, au pus et souvent à des calculs.
Ces fistules finissent presque toujours par guérir.

Les fistules *cystico-duodénales*[1] sont plus fréquentes que
les *cystico-coliques*, et l'on peut dire qu'un bon nombre de
gros calculs biliaires rendus par les garde-robes sont passés
par des fistules intestinales. Ces calculs sont même parfois
si volumineux qu'ils provoquent des symptômes d'*occlusion
intestinale*, accident décrit dans le cours de ce chapitre. Les
fistules *cystico-gastriques* expliquent comment des calculs
biliaires peuvent être rejetés par *vomissement*[2] : toutefois, il
n'est pas impossible qu'un calcul, au moment d'une colique
hépatique, remonte jusque dans l'estomac et soit ensuite
rendu dans un effort de vomissement. Dans un cas resté
célèbre, et qui provoqua la mort d'Ignace de Loyola, il y
avait communication entre le canal cholédoque et la veine
porte.

§ 21. OBLITÉRATION PERMANENTE DU CANAL CHOLÉDOQUE
DIAGNOSTIC DE LA CAUSE OBLITÉRANTE
TRAITEMENT CHIRURGICAL

Au précédent chapitre, j'ai étudié les lésions du foie et
des canaux biliaires qui peuvent succéder à l'oblitération
calculeuse persistante du cholédoque. Dans le présent chapitre, mon but est tout autre. Étant donnée une *oblitération
permanente* du canal cholédoque, oblitération datant de
plusieurs mois, nous allons rechercher comment on peut
faire le diagnostic de la cause oblitérante. Pronostic et

1. Denucé. *Tumeurs et calculs de la vésicule biliaire.* Th. de Paris, 1886.
2. Gailliard. Vomissements de calculs biliaires. *La médecine moderne,*
6 juillet 1895.

traitement y sont également engagés. Le canal cholédoque est-il oblitéré par un calcul, l'opération en aura raison, c'est la guérison en perspective. Est-il oblitéré par un cancer, c'est la mort, malgré l'amélioration passagère que peut donner l'opération. Quels sont les signes, quels sont les symptômes qui nous permettent d'arriver à ce diagnostic pathogénique; comment reconnaître la nature de la cause oblitérante? C'est ce que je vais étudier dans ce chapitre, en utilisant les deux leçons cliniques que j'ai consacrées à ce sujet[1].

Posons d'abord en principe que toute oblitération *permanente* du canal cholédoque se traduit par un *syndrome ictérique* qui est invariable, quelle que soit la cause de l'oblitération, qu'il s'agisse de calculs, de cancer des voies biliaires, de cancer de l'ampoule de Vater, de cancer de la tête du pancréas, de pancréatite sténosante, ou de compression par tumeur du voisinage. Ce syndrome comprend la coloration ictérique de la peau et des muqueuses, la présence considérable de pigment biliaire dans les urines et la décoloration des matières fécales. Des démangeaisons parfois intolérables accompagnent cet ictère par rétention.

Les lésions qui provoquent l'oblitération permanente du cholédoque sont, les unes rares, les autres fréquentes. Au nombre des causes rares citons le kyste hydatique du foie, l'hypertrophie des ganglions du hile, la cicatrice d'un ulcère du duodénum, les brides et adhérences du voisinage, autant de causes de rétention biliaire, fort bien étudiées par Straus dans sa thèse d'agrégation sur les ictères chroniques. Les causes plus fréquentes sont l'ictère catarrhal prolongé; le cancer de l'ampoule de Vater; le cancer primitif des voies biliaires. De toutes les causes, les plus habituelles sont le cancer de la tête du pancréas, les calculs biliaires et les pancréatites sténosantes. Essayons de les différencier.

Dans le diagnostic pathogénique que nous allons entreprendre, éliminons d'emblée la cirrhose hypertrophique

---

1. *Clinique médicale de l'Hôtel-Dieu.* Oblitération permanente du canal cholédoque, 1898. Onzième et Douzième leçons.

biliaire (maladie de Hanot), ictère chronique avec gros foie et grosse rate, qui se distingue du syndrome ictérique que nous étudions dans ce chapitre, par la coloration des matières fécales et par l'afflux non interrompu de la bile dans l'intestin.

Oblitération permanente du cholédoque par ictère catarrhal prolongé. — L'ictère auquel j'ai donné le nom d'*ictère catarrhal prolongé* est une variété d'ictère infectieux (avec ou sans rémissions) qui peut durer deux et trois mois. Il faut connaître cet ictère catarrhal prolongé, il faut savoir qu'outre le syndrome ictérique, propre à toute oblitération permanente des gros canaux biliaires (hépatique et cholédoque), il peut être accompagné d'anorexie, d'amaigrissement, de tuméfaction du foie, et que, malgré des apparences menaçantes, il aboutit en somme à la guérison. Le diagnostic en est parfois fort difficile. Quand on est en face d'un malade qui, depuis deux mois et plus encore, présente, au complet, le *syndrome ictérique* (jaunisse, urines ictériques, décoloration des matières fécales) avec augmentation du volume du foie et amaigrissement rapide, on se demande, avec anxiété, si l'on n'assiste pas au début d'une obstruction cancéreuse du canal cholédoque; cancer de l'ampoule de Vater ou de la tête du pancréas. Je me suis plusieurs fois trouvé aux prises avec des cas de ce genre, et je déclare que je n'étais pas sans quelque appréhension sur l'issue de la maladie.

Oblitération permanente du cholédoque par cancer de l'ampoule de Vater. — Le petit *cancer de l'ampoule de Vater* que j'ai décrit à l'un des chapitres précédents est une des causes de l'oblitération permanente du cholédoque. Ce cancer qui reste cantonné à l'ampoule, sans tendance envahissante, trahit vite sa présence par le *syndrome ictérique*. On peut même dire que l'ictère en est le premier symptôme apparent; il est dû à l'obstruction de l'orifice du canal cholédoque par la tumeur épithéliomateuse. Cet ictère a tous les attributs des ictères par oblitération permanente; teinte jaune jusqu'à la teinte olivâtre; urines fortement ictériques, matières fécales décolorées. Par moments, les matières fécales peuvent se recolorer et l'ictère pâlit : preuve que l'orifice du cholédoque recouvre momentanément sa perméabilité. Le foie est gros, même très volumineux ; la vésicule biliaire, quoique fort distendue, n'est pas toujours appréciable à travers la paroi abdominable. La douleur est un symptôme rare ; néanmoins, elle est signalée dans quelques observations ; ainsi un malade de Rendu avait des crises très douloureuses à l'hypochondre droit et à l'épigastre ; la palpation était pénible au creux épigastrique et au lobe gauche du foie, si bien qu'on supposa qu'un calcul était engagé dans le canal cholédoque. L'autopsie démontra l'absence de calculs et l'existence d'un cancer de l'ampoule de Vater.

En pareil cas, le syndrome ictérique (jaunisse permanente, urines bilieuses, décoloration des selles, avec foie volumineux) peut persister pendant des mois ; comment diagnostiquer la cause de l'oblitération du cholédoque ? C'est fort difficile. On dira, qu'au cas de cancer de l'ampoule de Vater, l'ictère et la décoloration des selles subissent parfois des rémissions, mais ces rémissions momentanées n'ont aucune valeur pour le diagnostic, car on les trouve dans maintes circonstances, quelle que soit la cause de l'oblitération du cholédoque. On dira d'autre part que l'élément douleur est surtout le fait de la lithiase biliaire ; d'accord ; mais le cancer de l'ampoule de Vater provoque parfois, lui aussi, des symptômes douloureux comparables aux douleurs de la lithiase biliaire, témoin l'observation de Rendu que je viens de citer. La diarrhée, a-t-on dit, est en faveur du cancer, mais en réalité ce symptôme n'a pas plus d'importance que les précédents ; il ne permet ni d'affirmer ni de rejeter l'hypothèse du cancer de l'ampoule de Vater. L'hémorrhagie intestinale a plus de valeur. Quand le cancer oblitère le canal de Wirsung[1], on peut constater la stéarrhée,

---

1. Souques et Ayraud. Cancer cholédocien de l'ampoule de Vater. *Soc. méd. des hôp.*, séance du 25 janvier 1907. — Chambras. *Les cancers de l'ampoule de Vater*. Th. de Paris, 1906.

et l'analyse des fèces d'après le procédé de Gaultier donnera des renseignements fort utiles (voir le paragraphe 7 des maladies du pancréas.

Oblitération permanente du cholédoque par cancer primitif des voies biliaires. — Le *cancer primitif des voies biliaires* peut, lui aussi, donner naissance à l'oblitération permanente du cholédoque. Il suffit d'un petit cancer développé sur le canal hépatique ou sur le canal cholédoque pour obstruer le canal et provoquer le *syndrome ictérique* : ictère intense et prolongé, urines bilieuses, décoloration totale des matières fécales, amaigrissement rapide et parfois symptômes douloureux. Le cancer primitif de la vésicule biliaire ne détermine ce syndrome que si sa propagation aux canaux biliaires ou aux ganglions devient un obstacle à l'écoulement de la bile, et comme le cancer primitif de la vésicule biliaire est associé à la formation de calculs biliaires, dans les trois quarts des cas, il en résulte qu'au syndrome préalablement décrit peuvent s'adjoindre de véritables coliques hépatiques, ce qui complique singulièrement le diagnostic.

L'épithélioma primitif du canal cholédoque et du canal hépatique n'est pas rare [1]. Que l'oblitération cancéreuse atteigne le canal hépatique ou le cholédoque, le syndrome ictérique est le même ; néanmoins l'état de la vésicule biliaire diffère dans les deux cas : si le cancer est au cholédoque, l'accumulation de la bile dans la vésicule biliaire peut déterminer une distension considérable de la vésicule tandis que si le cancer est au canal hépatique (Claisse), la vésicule biliaire n'est nullement dilatée. Dans le cancer primitif des canaux biliaires, l'ictère est quelquefois précédé d'amaigrissement. L'apparition de l'ictère est tantôt brusque, tantôt progressive : une fois installé, l'ictère ne rétrocède pas, ou du moins les rémissions sont momentanées. La peau, comme dans tous les ictères par rétention de longue durée, prend une teinte jaune foncé, verdâtre. Il n'y a généralement pas de douleurs ; j'ai vu cependant un cancer primitif des voies biliaires dont les douleurs me firent croire à une

1. Claisse. *Société médicale des hôpitaux*, séance du 5 novembre 1897.

oblitération calculeuse; l'erreur me fut révélée à l'autopsie.
Le foie conserve son volume normal, ou peu s'en faut, le
cancer secondaire ne l'atteint guère. L'anorexie est constante,
les troubles digestifs sont fréquents, le malade maigrit rapidement et meurt cachectique en six, huit, dix mois. Ici
encore le diagnostic pathogénique de la cause oblitérante
est, pendant plusieurs mois, livré à des hypothèses.

*Oblitération permanente du cholédoque par cancer de la tête
du pancréas.* — Le *cancer de la tête du pancréas* est une des
causes les plus fréquentes de l'oblitération permanente du
canal cholédoque. Aussi me parait-il nécessaire d'y insister
longuement. Les observations suivantes donneront une idée
de son évolution.

Il y a deux ans, j'étais appelé chez une dame d'une cinquantaine d'années atteinte de jaunisse. La jaunisse, qui
avait débuté quelques jours avant, était encore peu
accentuée; cependant les urines étaient ictériques et les
matières fécales totalement décolorées. Le diagnostic d'oblitération du cholédoque par un calcul me parut peu vraisemblable, car cette dame n'avait jamais eu la moindre
ébauche de colique hépatique, l'ictère s'était installée
sans douleur, et la région de la vésicule biliaire était absolument indolore. Bien que la malade ne signalât aucun
trouble gastro-intestinal, ni vomissements, ni diarrhée, ni
coliques, je pensai néanmoins à une infection duodéno-
biliaire, à un ictère infectieux bénin, avec oblitération momentanée du canal cholédoque, en un mot, l'ancien ictère
dit catarrhal. Je fis ma prescription en conséquence : purgatifs légers, grands lavements d'eau froide, ingestion
d'huile; la malade fut mise au régime lacté. Quinze jours,
trois semaines se passèrent sans la moindre atténuation
des symptômes ictériques, auxquels s'adjoignirent des démangeaisons insupportables. Toutefois, cette dame, qui
n'avait ni fièvre ni douleurs, ne se considérait pas comme
malade; elle sortait et ne changeait rien à ses habitudes;
l'appétit seul faiblissait. Devant cette ténacité de l'ictère, je
commençai à avoir quelques inquiétudes et comme pour me

faire illusion, je cherchai à me rabattre sur l'hypothèse consolante de l'ictère catarrhal prolongé. L'examen du ventre et du foie ne m'apprenait rien ; de ce côté, tout paraissait normal. D'autres médications furent essayées sans meilleur résultat, et après une quarantaine de jours, la malade, amaigrie et ayant le dégoût des aliments, y compris le lait, prit la résolution de partir pour une station méditerranéenne.

Pendant les cinq mois de son séjour dans le midi, les mêmes symptômes persistèrent avec une imperturbable uniformité. On m'écrivait que la teinte ictérique était maintenant d'un jaune brunâtre ; l'amaigrissement faisait des progrès rapides, les forces déclinaient, et par moments, sans cause apparente, plusieurs fois par semaine, éclataient de grands accès de fièvre à 39 et 40 degrés. L'accès débutait par un frisson et parcourait ses trois stades, froid, chaleur et sueur, à la façon d'un accès palustre. La quinine avait été prescrite sans résultat. En dehors de ces grands accès qui revenaient fort irrégulièrement, la fièvre était nulle et la température était normale.

Après cinq mois d'absence, la malade revient à Paris et je suis mandé aussitôt. Elle est absolument méconnaissable tant elle a vieilli, maigri et jauni. Depuis le début des accidents, c'est-à-dire depuis six mois, elle a perdu vingt-quatre kilos de son poids ; elle est littéralement réduite à l'état de squelette. Je l'interroge et je l'examine. L'anorexie est complète ; c'est à peine si elle tolère quelques tasses de lait ou de bouillon ; les matières fécales sont toujours décolorées, bien que par moments elles soient légèrement teintées, ce qui indique qu'une petite quantité de bile arrive jusqu'à l'intestin. La maigreur extrême de la malade rend très facile l'exploration de l'abdomen ; on n'y sent rien d'anormal, ni induration ni tumeur ; le foie a son volume habituel et la vésicule biliaire est introuvable. Étant donné cette situation, il fallait se rendre à l'évidence, il s'agissait certainement d'un cancer siégeant aux voies biliaires, à l'ampoule de Vater ou à la tête du pancréas, à moins que, par une exception heureuse et inespérée, un gros calcul biliaire ne se fût enclave sans douleur dans le cholédoque; mais c'était bien peu probable. En tout état de cause, devant les progrès menaçants du mal, une laparotomie exploratrice était absolument indiquée, et Routier, appelé auprès de la malade, exprima la même opinion.

L'opération fut donc pratiquée. On ne trouva pas de calcul. La vésicule biliaire, profondément située et peu apparente au premier abord, bien que fort distendue, contenait environ 500 grammes de bile qui furent retirés par aspiration; il n'y avait pas de cholécystite, le liquide biliaire n'était pas purulent. Le volume du foie était presque normal. On put se convaincre, après quelques recherches, que l'obstruction du canal cholédoque était due à un cancer de la tête du pancréas et l'opération fut terminée par l'abouchement de la vésicule biliaire avec une anse de l'intestin grêle. Peu de jours après l'opération, l'ictère diminuait d'intensité, les matières fécales se recoloraient, les urines devenaient claires et limpides, et la malade pouvait prendre quelques aliments légers. Mais l'accalmie ne fut pas de longue durée : trois mois plus tard la malade succombait à sa cachexie.

Cette observation donne une idée de l'oblitération du canal cholédoque par cancer de la tête du pancréas; elle répond à la description classique qui en a été donnée. Dans leur étude sur le cancer de la tête du pancréas, Bard et Picq résument la question dans les termes suivants[1] : « Les symptômes dominants et caractéristiques du cancer primitif de la tête du pancréas sont avant tout l'existence d'un ictère toujours progressif, avec dilatation énorme de la vésicule biliaire, avec amaigrissement et cachexie rapide, mais sans augmentation notable du volume du foie. Le dernier de ces quatre signes quoique purement négatif est dans l'espèce tout aussi important que les trois autres; leur réunion constitue la caractéristique spéciale de la maladie. » Ces conclusions concordent effectivement avec la majorité des cas; mais il faut compter avec les *exceptions*, qui sont

[1]. *Revue de médecine*, 10 mai 1888.

loin d'être rares. Ces exceptions nous montrent que, contrairement aux conclusions précédentes, l'ictère peut n'être pas progressif; la vésicule biliaire peut n'être pas dilatée, et le foie peut être considérablement augmenté de volume.

Je dis d'abord que l'ictère peut n'être pas toujours progressif; témoin l'observation suivante publiée par mon ancien interne Legrand. Un homme, entré dans mon service pour un ictère chronique, avait un cancer à la tête du pancréas, ainsi que le démontra l'autopsie. Dès son arrivée à l'hôpital, on avait constaté le syndrome ictérique : ictère très foncé, urines bilieuses, matières fécales décolorées; de plus, la vésicule biliaire était énorme et parfaitement appréciable. Un jour, survint une débâcle biliaire, les matières fécales prirent une teinte vert foncé et la tumeur formée par la vésicule s'affaissa. Dutil a publié un fait analogue[1] : un malade entre à l'hôpital avec le syndrome ictérique très prononcé, urines bilieuses et matières fécales absolument décolorées; toutefois, on put observer à plusieurs reprises des selles bilieuses alternant avec les selles décolorées; à l'autopsie, on constata un cancer de la tête du pancréas. Chez la dame dont je viens de citer l'observation, l'ictère s'amenda à plusieurs reprises et la bile repassa momentanément dans l'intestin, assez pour teinter les déjections. Tout ceci prouve qu'au cas de compression du cholédoque par cancer de la tête du pancréas, il peut y avoir des débâcles biliaires et des rémissions momentanées.

L'observation suivante montre mieux encore combien les symptômes du cancer de la tête du pancréas peuvent s'éloigner du type réputé classique. Il s'agit d'un homme de trente-six ans, venu de Lisbonne et auprès duquel je fus mandé plusieurs fois en consultation avec Reclus et Œttinger. L'observation en question a fait l'objet d'une très intéressante communication de Reclus, à la Société de chirurgie[2]. J'en donne ici le résumé. La maladie de ce jeune

<hr>

1. *Gazette médicale de Paris*, septembre 1888.
2. *Bulletins et mémoires de la Société de chirurgie*, 1893.

homme avait débuté en septembre 1891 par des troubles digestifs et par des douleurs surtout vives après les repas. Ces douleurs avaient leur maximum d'intensité à l'épigastre et à l'hypochondre gauche, sans rappeler toutefois au complet les caractères de la colique hépatique. Elles persistèrent pendant plusieurs mois. En février 1892, survient un ictère qui fonce de plus en plus. A partir de ce moment, l'amaigrissement est progressif, la faiblesse est grande et les démangeaisons sont insupportables. Ces phénomènes s'accentuent en mars, en avri et en mai. A cette époque, le Dr Ferras de Macedo envoie le malade à Paris, et nous constatons l'état suivant : ictère très intense, démangeaisons continuelles, matières fécales décolorées et d'odeur infecte, urines extrêmement bilieuses avec 32 centigrammes d'albumine. *Le foie est énorme*; il mesure 23 centimètres sur la ligne médiane, 28 sur la ligne mamelonnaire; sa surface, régulière, de résistance normale, sans fluctuation, forme une voussure accentuée à l'épigastre; le rebord en est mousse et nulle part la palpation ne révèle la présence de la vésicule biliaire. La rate est normale, les principaux viscères sont sains. L'appétit est conservé, mais la digestion est pénible ; elle s'accompagne de pesanteur, d'irradiations douloureuses à l'hypochondre gauche.

Il s'agissait donc d'un ictère par oblitération du cholédoque, mais l'oblitération était-elle cancéreuse ou calculeuse? Ce diagnostic pathogénique était des plus difficiles; Bouchard et Terrier penchaient vers l'hypothèse de cancer du pancréas, opinion partagée par Ferras de Macedo. Hanot et moi étions plus portés vers l'hypothèse d'un calcul. Reclus, Périer et Œttinger arrivent à conclure, et tel est également notre avis, qu'il est nécessaire de pratiquer une laparotomie exploratrice qui ne sera que le premier temps d'une opération plus complexe : cholédocotomie ou entérostomie biliaire. Notre Portugais désirant un supplément d'informations se met en route et va consulter des médecins étrangers. Après pérégrinations et consultations en Allemagne, où l'on porte des diagnostics peu vraisemblables, le malade revient à Paris. Reclus, avec l'aide de Chaput, pratique l'opération ; on arrive sur le foie qui est *énorme* et d'une couleur brune très foncée. Sous son rebord mousse, apparaît la vésicule biliaire dont le volume dépasse les deux poings. La vésicule et le canal cystique, explorés du doigt sont libres, mais le cholédoque vers la tête du pancréas est nettement oblitéré par un corps dur, gros comme une noix, si enclavé et si profondément situé que son extraction paraît impossible. C'est alors qu'on se met en mesure de pratiquer l'entérostomie et la vésicule biliaire est abouchée avec une anse intestinale (entérostomie biliaire).

Après l'opération, l'amélioration se dessine franchement : le quinzième jour, le malade se lève. L'appétit revient et, dès le septième jour, le foie, qui avant l'intervention mesurait 28 centimètres sur la ligne mamelonnaire, n'en avait plus que 17. Trois mois et demi plus tard, le malade, qui était revenu à Lisbonne, est en pleine santé. Mais quelque temps après, les douleurs et autres symptômes reparaissent, le malade revient à Paris, on l'opère de nouveau et Reclus constate que le corps dur perçu à la première opération est un cancer de la tête du pancréas. Le fait a été vérifié à l'autopsie. Cette observation prouve qu'à l'encontre des conclusions émises par quelques auteurs, le foie peut devenir très volumineux au cours de l'obstruction du cholédoque par cancer de la tête du pancréas. Elle montre également que le syndrome ictérique dû à l'obstruction du cholédoque par cancer de la tête du pancréas peut être accompagné de *douleurs* qui ne sont pas toujours faciles à distinguer des douleurs dues à l'oblitération calculeuse du cholédoque, malgré les quelques signes distinctifs donnés par Lucron et par Miraillé.

Oblitération permanente du cholédoque par oblitération calculeuse[1]. — Reste à faire le diagnostic pathogénique entre les oblitérations du cholédoque par cancer de la tête du pancréas ou par *calculs biliaires*. Sur quels signes, sur quels

1. Français. *Étude clinique et traitement de la lithiase du cholédoque.* Th. de Paris, 1906.

symptômes se baser pour admettre l'une de ces hypothèses et pour rejeter l'autre ? Ce diagnostic est singulièrement simplifié si l'oblitération du cholédoque a été précédée de coliques hépatiques classiques. En pareil cas le diagnostic de la cause oblitérante s'impose. Mais il n'en est pas toujours ainsi ; les douleurs de l'enclavement calculeux sont bien difficiles à distinguer des douleurs du pancréas cancéreux. De plus, l'oblitération permanente calculeuse peut provoquer un amaigrissement considérable qui rappelle l'amaigrissement et la cachexie cancéreuse, et le diagnostic reste hésitant. L'observation suivante montre les difficultés de ce diagnostic.

Le 25 août 1897, entrait dans nos salles une femme de soixante-trois ans, atteinte d'ictère chronique. L'ictère était d'un beau jaune verdâtre, généralisé à tout le corps ; peau et muqueuses, tout était pris. Les urines d'apparence huileuse avaient une teinte vieil acajou et contenaient du pigment biliaire en quantité ; on y trouvait également quelques traces d'albumine. Par contre, les matières fécales étaient blanchâtres, totalement décolorées. Ce contraste entre l'ictère foncé de la peau et des urines et la décoloration des garde-robes indiquait déjà sans plus ample informé que nous avions affaire à un ictère par rétention, la bile arrêtée dans son parcours ne pouvant plus se déverser dans l'intestin.

Cette femme nous raconta qu'elle était jaune *depuis un an* ; sa jaunisse avait été précédée de crises douloureuses qui survenaient trois heures environ après le déjeuner. Les douleurs partaient de la région épigastrique et irradiaient dans le ventre, dans le dos, entre les omoplates ; elles étaient parfois suivies de défaillance voisine de la syncope. Des vomissements bilieux accompagnaient fréquemment ces crises douloureuses. Avec l'apparition de la jaunisse, les déjections avaient perdu leur coloration normale, elles étaient devenues blanchâtres et analogues à du mastic. Malgré cet état fort pénible, notre malade continua à travailler.

Depuis septembre 1896 jusqu'en août 1897, c'est-à-dire pendant un an, cette femme a toujours été malade, elle n'a plus eu les crises douloureuses qui avaient signalé le début de sa maladie, mais les douleurs sont devenues presque continues, avec exacerbations et vomissements bilieux ; la jaunisse s'est installée définitivement, augmentant ou diminuant par intervalles, mais ne cessant jamais. A plusieurs reprises, elle a eu, nous dit-elle, de grands accès de fièvre précédés de frissons et suivis de transpirations abondantes. Un symptôme qui n'a rien de grave, mais qui est des plus fatigants et des plus énervants, le prurit, la tourmente jour et nuit. Elle n'a plus d'appétit, l'estomac est devenu tellement intolérant que le lait seul, à petite dose, est à peu près conservé. Aussi les forces ont-elles graduellement diminué, la malade *a perdu* 15 *kilogrammes* de son poids, et à voir cette vieille femme, affaiblie, amaigrie, d'aspect cachectique, avec son ictère chronique et ses jambes œdématiées, on ne peut se défendre d'abord de l'idée de cancer.

L'examen de la malade donne les renseignements suivants : le ventre est légèrement ballonné sans trace de circulation collatérale, il n'y a ni ascite, ni tumeur. Le foie est gros, il déborde de trois travers de doigt le rebord costal ; la palpation en est fort douloureuse. Toutefois, la vésicule biliaire n'est pas volumineuse, et à supposer qu'elle le soit, elle est profondément cachée, elle n'est pas appréciable. Les autres organes, rate, cœur, poumon, sont à l'état normal ; on ne constate pas de souffle tricuspidien, le pouls est à 75. Les urines sont légèrement albumineuses, mais il n'y a pas trace de sucre, renseignement qui n'est pas à dédaigner.

Tel était l'état de la malade à son entrée. Il s'agissait maintenant de faire un diagnostic ; il fallait savoir quelle était, chez cette vieille femme cachectique, la lésion qui s'opposait au passage de la bile dans l'intestin ; était-ce un calcul, était-ce un cancer ? Bien que cette femme fût âgée, et, je le répète, très amaigrie, conditions favorables à l'hypothèse du cancer, je crus devoir tenir compte, pour orienter notre diagnostic, de la *nature des douleurs* qui avaient marqué le début de la maladie. Ces douleurs me paraissaient plus applicables à la colique hépatique qu'au cancer pancréatique. En conséquence, je m'arrêtai au diagnostic d'oblitération *calculeuse* du cholédoque.

Restait la question du traitement. L'oblitération calculeuse du cholédoque étant admise, et cette oblitération datant d'un an environ, je pensai aussitôt à l'intervention chirurgicale. Néanmoins, je voulus étudier un peu l'état de la malade et je prescrivis, en attendant mieux, la série des médicaments usités en pareil cas : cure lactée additionnée de bicarbonate de soude, perles d'éther et de térébenthine (remède de Durande), purgatifs salins; j'essayai de calmer les démangeaisons par des bains d'amidon et de gélatine, par des frictions alcoolisées, par des onctions avec une pommade bromurée. Voici quelle fut, à dater de ce moment, l'évolution de la maladie. Le syndrome ictérique (ictère, urines bilieuses, matières fécales décolorées) ne conserva pas toujours son uniforme régularité. A certains moments, pendant un ou deux jours, une petite quantité de bile se frayait un chemin jusqu'à l'intestin, les matières fécales étaient moins décolorées, la teinte des urines était moins foncée et la coloration des téguments perdait un peu de son intensité; par moments aussi, les démangeaisons étaient moins vives. Plusieurs fois, en face de ces légères rémissions, je me demandai si l'oblitération ne céderait pas spontanément un jour ou l'autre; on examinait avec soin les matières fécales, on les passait au tamis, on recherchait le calcul ou les calculs cause de l'oblitération, mais on ne parvenait pas à les trouver; évidemment la bile sous pression pouvait bien arriver par moments à forcer la barrière qui n'était pas tout à fait infranchissable, mais le corps oblitérant n'était pas délogé.

Le *foie était gros* et débordait fortement les côtes. L'appétit était nul et la malade ne prenait que quelques cuillerées de soupe ou de lait. Par moments, elle se plaignait de vives douleurs épigastriques et hépatiques; souvent l'état nauséeux était suivi de vomissements fort pénibles contenant une petite quantité de bile, preuve nouvelle que la bile arri-

vait à passer quand même à travers les canaux obstrués.
Parfois éclatait soudainement un *grand accès de fièvre* avec
frisson violent, élévation de température à 39 et 40 degrés
et sueurs profuses. Abstraction faite de ces grands accès
qui depuis plusieurs mois reparaissaient sans régularité une
ou plusieurs fois par semaine, la fièvre était nulle et la
température était normale, ou presque normale, ainsi que
le témoigne la courbe ci-dessous.

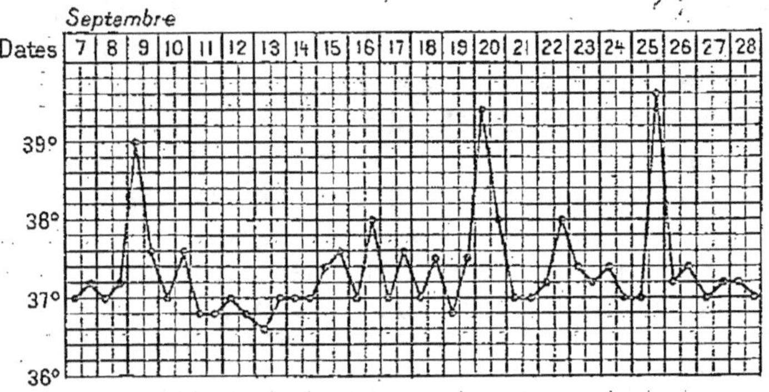

Je reviendrai plus tard sur ces grands accès de fièvre, et
nous en rechercherons la cause. Au premier abord, quand
des accès de fièvre surviennent chez un sujet atteint d'oblitération des voies biliaires, ils éveillent l'idée d'une infection,
cholécystite, abcès hépatiques; j'éloignai néanmoins l'idée
de fièvre infectieuse, et je dirai pourquoi dans un instant.
Cette femme continuait à maigrir, les douleurs ne cé-
daient pas, les démangeaisons étaient insupportables, l'état
nauséeux était permanent, il était temps d'agir. L'intervention chirurgicale, fut acceptée sans difficulté par la
malade.

Après examen, Duplay s'arrêta également au diagnostic
d'oblitération calculeuse du canal cholédoque et il pratiqua
l'opération. Le ventre ouvert, on repousse fortement de bas
en haut le bord antérieur du foie, de façon à faire basculer
l'organe en arrière et à découvrir la portion accessible de

sa face inférieure. La vésicule biliaire n'est point distendue, elle n'est même pas appréciable au niveau de la fossette cystique. Le foie basculé en arrière et maintenu dans cette position, Duplay arrive à sentir très profondément au voisinage du hile une tumeur du volume d'une grosse noisette, de consistance pierreuse et recouverte par une paroi molle assez épaisse. Il est impossible de préciser si la tumeur appartient au canal cholédoque ou au canal cystique, elle paraît plutôt correspondre au carrefour des canaux cystique et hépatique, à la jonction du canal cholédoque. Par

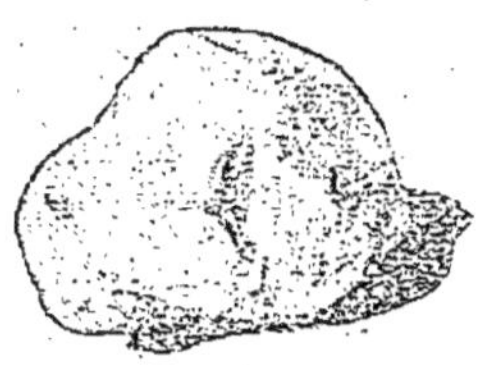

l'exploration digitale du cholédoque, le long du bord libre de l'épiploon gastro-hépatique et dans sa portion rétro-duodénale, on constate que, dans cette partie de son trajet, le cholédoque ne contient pas de calculs. Les parties molles qui recouvrent la partie pierreuse sont alors incisées et la curette ramène d'abord quelques petits fragments, puis le gros calcul biliaire dont voici les dimensions; il pèse 14 grammes.

Le diagnostic était donc vérifié. Les suites de l'opération furent excellentes; plus de syndrome ictérique; les matières fécales se colorent, les urines reprennent peu à peu leur teinte normale, en quinze jours la jaunisse a totalement disparu et en vingt jours la plaie est cicatrisée. Les terribles démangeaisons, qui, depuis plus d'un an, exaspéraient la malade, ont brusquement cessé aussitôt que la bile s'est écoulée dans l'intestin; depuis lors, il n'a plus été question ni de douleurs ni de vomissements. Les grands accès de fièvre qui depuis plusieurs mois étaient si fréquents et si intenses; ces accès ont disparu aussitôt que la bile eut repris son cours normal, preuve qu'ils n'étaient pas dus à une infection hépatique. En moins de trois mois, cette femme a regagné les 15 ou 17 kilogrammes qu'elle avait perdus, elle a retrouvé l'appétit et le sommeil. Je l'ai revue un an plus tard en parfaite santé.

Analyse des symptômes. — Revenons sur quelques-uns des symptômes signalés au cours de cette observation. Notre malade, cachectisée et œdématiée, avait considérablement maigri; elle avait perdu rapidement plus de 15 kilogrammes de son poids. Pareil amaigrissement cachectique, au cas d'oblitération permanente du cholédoque, pourrait induire en erreur et faire admettre un cancer; on vient d'avoir la preuve du contraire, l'amaigrissement, même considérable, est un symptôme qui n'a qu'une valeur insuffisante, relativement au diagnostic de la cause oblitérante du cholédoque; c'est un fait que j'ai plusieurs fois constaté.

Il est un autre point sur lequel je crois utile d'insister. Pendant son séjour dans nos salles, et bien avant d'y entrer, cette malade a été prise d'une série d'*accès de fièvre* débutant par un violent frisson et atteignant 39 et 40 degrés.

Afin de discuter la cause et la valeur des accès fébriles chez les gens atteints de rétention biliaire, envisageons la question dans son ensemble.

La migration des calculs biliaires au cours des coliques hépatiques est parfois accompagnée d'accès de fièvre (fièvre hépatalgique de Charcot. J'y ai longuement insisté au chapitre précédent en décrivant les symptômes *satellites* de la colique hépatique. Je n'y reviens pas. Mais, chez notre malade, les accès de fièvre ne pouvaient pas être mis sur le compte d'une *migration de calculs*, puisqu'il y avait au cholédoque un énorme calcul oblitérant qui s'opposait à toute migration. D'autre part, on ne pouvait les attribuer à une infection des voies biliaires (angiocholite, hépatite, cholécystite), et il avait suffi de rendre à la bile son cours normal pour enrayer aussitôt les accès de fièvre. Alors comment expliquer les trente ou quarante accès de fièvre qu'elle avait eus en quelques mois?

Loin de moi l'idée de faire une théorie, mais, puisque chez cette femme les accès ont persisté tant qu'a duré la rétention biliaire, et ont cédé dès que la rétention biliaire a cessé, il ne me paraît pas illogique de les mettre sur le compte de la résorption de la bile septique. La bile, à la suite d'une longue rétention, est-elle adultérée, c'est probable, et le fait clinique, important à connaître pour le

médecin autant que pour le chirurgien, c'est que, chez les
gens atteints d'oblitération permanente du canal cholédoque,
on peut observer des accès de fièvre intenses et répétés
sans qu'il y ait infection appréciable des voies biliaires.

Ces mêmes accès de fièvre existaient chez une malade que
j'ai vue avec Charrier le 7 juillet 1895 et qui était atteinte,
elle aussi, de rétention biliaire consécutive à une oblitération calculeuse du canal cholédoque qui durait *depuis sept
mois*. Nous conseillons l'opération. La malade est conduite
à l'hôpital Necker, où elle est opérée par Routier. La vésicule biliaire, de petite dimension *et non infectée*, contenait
sept calculs ; deux autres calculs étaient engagés dans le
canal cholédoque et l'obstruaient complétement. Il n'y avait
nulle part de liquide purulent. L'opération fut suivie d'un
succès complet.

Ici encore, comme chez notre précédente malade, les
accès de fièvre violents et répétés ne pouvaient pas être mis
sur le compte d'une infection des voies biliaires, puisque
l'opérateur n'en a pas trouvé trace et puisque les accès ont
cédé dès que l'opération eut rétabli le cours normal de la
bile. C'est donc la rétention et la résorption d'une bile septique qui provoquaient des accidents fébriles. Du reste, j'ai
constaté également ces accès fébriles au cas d'oblitération
du cholédoque par cancer de la tête du pancréas. J'ai parlé
il y a un instant d'une malade atteinte d'ictère datant de
huit mois, consécutif à un cancer de la tête du pancréas ;
cette malade avait eu, elle aussi, pendant plusieurs mois,
des accès de fièvre violents avec température à 39 et
40 degrés. Ici encore l'opération ne permit de découvrir
aucune trace de suppuration, la vésicule n'était pas infectée, et les accès de fièvre cédèrent pour ne plus revenir
aussitôt que l'obstacle à l'écoulement de la bile adultérée
eut été levé.

Cette digression a pour but de mettre en relief quelques-
unes des modalités de la fièvre chez les ictériques. Première
variété : fièvre dite hépatalgique (fièvre satellite), associée à
la migration des calculs et aux coliques hépatiques. Deuxième

variété : fièvre dite bilio-septique, résultat de l'infection des voies biliaires (angiocholite, cholécystite, abcès du foie). Troisième variété : fièvre dépendant de la rétention permanente de la bile adultérée. Dans ces trois variétés, la fièvre procède par accès, avec cette différence, toutefois, que les accès sont distincts et séparés par des périodes apyrétiques plus ou moins longues, dans la première et dans la troisième variété, tandis qu'ils font partie d'un état fébrile plus continu quand il s'agit d'infection ou de suppuration des voies biliaires.

Diagnostic. — Reprenons maintenant le diagnostic de la cause oblitérante du canal cholédoque : calcul ou cancer. D'une façon générale (Courvoisier et Terrier), l'obstruction cancéreuse du cholédoque provoque la dilatation de la vésicule biliaire, tandis que l'obstruction calculeuse en provoque l'atrophie. Cela est vrai dans bien des cas, mais à cette règle on peut opposer les faits de Cruveilhier, Sabourrin, Billroth, Jalaguier, Hanot, Griffon, etc., où la vésicule biliaire avait subi une énorme dilatation consécutive à l'oblitération calculeuse de la partie terminale du cholédoque, en l'absence de tout cancer. J'admets donc avec Reclus que « la dilatation de la vésicule constitue une présomption en faveur du cancer, car, dans la lithiase, l'atrophie de la vésicule est beaucoup plus fréquente que son augmentation de volume ». Mais ce signe n'est pas absolu, il ne peut à lui seul trancher la difficulté; sans compter qu'il n'est pas toujours aisé, il s'en faut, de percevoir la dilatation de la vésicule, car il est des cas où, toute dilatée qu'elle est, elle est profondément située et se dérobe à notre investigation.

L'augmentation du volume du foie qu'on regardait comme incompatible avec l'oblitération cancéreuse du cholédoque et qui paraissait être réservée à l'oblitération calculeuse, cette augmentation du volume du foie peut exister au cas d'oblitération cancéreuse, témoin l'énorme volume du foie chez le malade que nous avons vu avec Reclus.

L'amaigrissement rapide et l'apparence cachectique plaident en faveur du cancer; cela est vrai, mais il est également vrai que l'oblitération calculeuse du canal cholédoque (avec ou sans pancréatite concomitante) peut être suivie d'amaigrissement considérable et de cachexie, témoin notre malade qui avait perdu 15 kilos en quelques mois.

L'étude comparative concernant l'analyse des déjections (Gaultier) sera faite au chapitre des pancréatites.

La glycosurie[1] a été donnée comme signe de cancer du pancréas; mais on ne peut accorder à ce signe qu'une médiocre valeur. En principe, on trouve la glycosurie dans un tiers des cas environ, et encore même cette glycosurie, d'après Bard et Pic, est-elle un symptôme secondaire dû, non pas au cancer, mais à la sclérose concomitante du pancréas[2].

En somme, *c'est la douleur* qui fournit l'appoint le plus important au diagnostic de la cause oblitérante du canal cholédoque, et encore est-il nécessaire de préciser nettement les caractères de cette douleur. Le cancer de l'ampoule de Vater peut être douloureux et simuler la colique hépatique, témoin l'observation de Rendu; le cancer de la tête du pancréas est encore plus douloureux et ce sont ces douleurs qui induisent en erreur et font croire que l'oblitération est calculeuse alors qu'elle ne l'est pas. Il n'y a qu'un cas où l'élément douleur est un signe précieux, c'est quand elle éclate sous forme de *coliques hépatiques classiques* qui, à des époques plus ou moins éloignées, ont précédé ou accompagné l'oblitération définitive du canal cholédoque.

C'est avec intention que j'ai laissé de côté dans le courant de ce chapitre *l'oblitération du canal cholédoque consécutive aux pancréatites*. C'est là un côté nouveau de la question. Cette étude a une telle importance, que je lui consacrerai un chapitre spécial au moment où je m'occuperai des maladies du pancréas.

Traitement. — En face d'une oblitération permanente du canal cholédoque, un moment vient, même si le diagnostic

---

1. Jaccoud. *Clinique de la Pitié*, 1884-1885.
2. Bard et Pic. *Revue de médecine*, 10 décembre 1897. — Lereboullet. *Gazette hebdomadaire*, 4 septembre 1898.

de la cause n'est pas absolument confirmé, où il faut recourir à l'opération. Supposons qu'il s'agisse d'une oblitération cancéreuse, l'opération est un bienfait, car elle rétablit le cours de la bile, elle supprime les démangeaisons, elle donne au malade quelques mois d'espoir.

Supposons qu'il s'agisse d'une oblitération calculeuse[1], l'opération est souveraine, elle conduit à la guérison. Plus je vais et plus j'ai la conviction que le traitement chirurgical doit être le traitement de choix de l'oblitération calculeuse des canaux biliaires, oblitération qui est si souvent accompagnée de cholécystite. L'opération fait coup double : elle rétablit le cours de la bile et elle débarrasse le patient d'une vésicule biliaire qui n'est pour lui qu'une source de maux. L'opération a encore l'avantage de s'opposer à l'évolution des terribles *pancréatites* dont l'étude sera faite aux maladies du pancréas. On nous dira, il est vrai, que, sous l'influence d'un traitement médical bien dirigé, tel que les cures de Vittel, de Vichy, de Contrexéville, de Carlsbad, etc., on voit parfois céder une oblitération calculeuse du cholédoque qui durait depuis plusieurs mois, je veux bien, mais il est juste d'ajouter que bon nombre de ces patients restent exposés aux récidives, aux coliques hépatiques, à la cholécystite, à la pancréatite et à toutes les complications que nous connaissons.

Il est donc utile de savoir prendre une décision, et l'intervention chirurgicale doit être plutôt précoce que tardive. La malade dont il a été question plus haut a été opérée tardivement ce qui ne l'a pas empêchée de guérir ; il est vrai qu'elle avait, des petites débâcles biliaires qui sauvaient momentanément la situation. Je reconnais néanmoins qu'il faut prendre une décision plus hâtive. En fait d'oblitération calculeuse permanente du cholédoque, l'opération, pour être faite dans les meilleures conditions, ne doit pas être différée au delà du deuxième mois, quelquefois plus tôt si les circonstances l'exigent. (Voir par. 7 des maladies du pancréas.)

1. Français. Thèse de Paris, 1908.

Des faits récents publiés par Lejars[1] et Morestin plaident dans ce sens et je viens d'avoir à l'Hôtel-Dieu un cas qui résume bien la situation. Il s'agit d'une femme entrée dans notre service le 7 mai 1907. Elle a depuis quatre ans des coliques hépatiques, et actuellement, la dernière crise dure depuis sept semaines avec tout le syndrome ictérique. Je porte le diagnostic d'oblitération calculeuse du cholédoque, je prescris un traitement médical qui ne réussit pas et je prie MM. Terrier et Gosset de se charger de l'opération qui est faite au soixante-dixième jour de l'ictère (opération, de Kehr). La vésicule biliaire atrophiée est excisée, on pratique le cathétérisme du cholédoque et l'on trouve près de l'ampoule de Vater un calcul arrondi, muriforme, de la dimension d'une petite noisette. On fait le drainage du canal hépatique. Les suites de l'opération furent très simples et la malade nous revint un mois plus tard, complètement guérie.

§ 22. ANGIOCHOLITES — CHOLÉCYSTITES

Pathogénie. — Les angiocholites (Jaccoud) et les cholécystites sont toujours consécutives à des toxi-infections microbiennes[2]. Tantôt le processus infectieux est favorisé par une stagnation de la bile, par une compression, par une obstruction des canaux biliaires (cancer du pancréas, lithiase biliaire), tantôt l'envahissement des voies biliaires par les microbes se fait sans obstruction préalable des canaux (infection typhique, cholérique, pneumonique[3]). Les calculs biliaires réalisent le type du processus infectieux avec obstruction canaliculaire, l'infection typhique réalise le type de l'infec-

---

1. Angiocholécystite calculeuse. *Société de chirurgie*, séance du 12 juin 1907.

2. Dupré. *Les infections biliaires*. Th. de Paris, 1891. — Claude. *Lésions du foie et des reins déterminées par certaines toxines*. Th. de Paris, 1900.

3. Dominici. *Angiocholites et cholécystites suppurées*. Th. de Paris, 1894.

tion sans obstruction préalable. Je renvoie donc au chapitre de la *lithiase biliaire* et au chapitre de la *fièvre typhoïde* pour l'étude respective de ces angiocholites et de ces cholécystites, et je me contente de donner dans ce chapitre un rapide aperçu général,

À l'état normal, la bile est aseptique, la vésicule biliaire et les canaux biliaires sont également aseptiques; la dernière portion du cholédoque fait seule exception, à cause de son voisinage avec le duodénum, dans lequel vivent à l'état normal, coli-bacille, streptocoques et staphylocoques. Mais à l'état pathologique, ces différents microbes émigrent dans les voies biliaires. Bien d'autres agents, le pneumocoque, le bacille typhique, le bacille du choléra, des diplocoques, des bacilles saprogènes liquéfiants, peuvent également aller infecter les voies biliaires. Peut-être même, dans quelques cas, les organismes peuvent-ils vivre à l'état de latence dans la bile[1], qui n'a pas, il s'en faut, les propriétés bactéricides qu'on lui avait d'abord octroyées.

Le plus souvent, les micro-organismes viennent de l'intestin infecté, mais pourquoi les voies biliaires se laissent-elles envahir; quelle est la cause qui préside à l'émigration des microbes d'un intestin infecté vers des voies biliaires aseptiques? La virulence des microbes intestinaux peut être une cause suffisante d'émigration, mais le plus souvent cette émigration vers les voies biliaires est préparée par l'état pathologique de ces voies biliaires, par leur obstruction calculeuse, par le traumatisme dû aux calculs, par la rétention biliaire dans les canaux intra ou extra-hépatiques, par une altération préalable de la cellule hépatique (alcoolisme, goutte, syphilis). En d'autres termes, ici comme ailleurs, c'est surtout quand la brèche est ouverte, que les microbes se précipitent : c'est quand l'organe est en état de *réceptivité morbide* que les infections secondaires, microbes et toxines, font leur œuvre.

Une fois l'infection biliaire accomplie, que l'émigration

---

1. Létienne. *De la bile à l'état pathologique.* Th de Paris, 1891.

microbienne d'origine intestinale se soit faite avec ou sans
l'aide préalable de traumatisme, d'obstruction, de rétention
biliaire, comment va se traduire l'infection biliaire? C'est le
moment d'étudier les angiocholites et les cholécystites.

Angiocholites. — L'angiocholite ou inflammation des canaux biliaires occupe les grands et les petits canaux biliaires
(extra- ou intra-hépatiques), comme la bronchite occupe les
grosses et les petites bronches.

L'angiocholite des gros canaux biliaires, notamment du
cholédoque, est le plus souvent calculeuse; néanmoins l'inflammation du cholédoque (cholédocite) peut n'être pas calculeuse; Longuet, dans son excellente thèse, en rapporte
trois observations dues à Terrier, à Helferich et à Ahlfeld[1];
dans ces différents cas, le cholédoque, non calculeux, avait
atteint des dimensions énormes, il simulait une anse intestinale ou un kyste volumineux, il contenait un liquide verdâtre, visqueux ou suppuré.

L'angiocholite des petits canaux biliaires (*canaux intra-
hépatiques*) a de telles analogies avec la variété calculeuse,
que je renvoie au chapitre de la lithiase biliaire pour cette
description; elle peut donner naissance aux abcès aréolaires
du foie, si bien étudiés par Chauffard, elle peut être l'origine d'énormes ectasies intra-hépatiques, simulant de grands
abcès du foie tandis que, en réalité, il s'agit de canaux biliaires extrêmement distendus et remplis de pus; Longuet
en cite une observation absolument caractéristique. Ces angiocholites intra-hépatiques peuvent être accompagnées
d'ictère sans décoloration des matières fécales; la tuméfaction et la douleur du foie sont des symptômes fréquents
mais inconstants. La *fièvre* manque rarement, on l'a nommée
fièvre intermittente hépatique (Charcot), ou fièvre intermittente bilio-septique (Chauffard). Cette fièvre, sur laquelle j'ai
insisté en décrivant les accidents de la lithiase biliaire, rappelle absolument l'accès de fièvre palustre, avec cette diffé-

1. Longuet. *Intervention chirurgicale dans les angiocholécystites non
calculeuses*. Thèse de Paris, 1896.

rence que l'accès est surtout vespéral et peu régulier dans son type.

Dans quelques cas, le processus morbide dépasse ces limites, l'infection biliaire devient infection hépatique et infection sanguine ; du domaine des canaux biliaires elle passe dans le domaine des veines portes et des veines sus-hépatiques, elle se généralise et elle provoque alors une endocardite infectieuse du cœur droit, des infarctus suppurés pleuro-pulmonaires, une endocardite infectieuse du cœur gauche[1], une méningite suppurée, etc.

Cholécystite. — Pour éviter les répétitions, je prie le lecteur de lire le chapitre de la Cholécystite calculeuse où certains côtés de cette question sont traités en détail.

La pathogénie de l'infection des voies biliaires est applicable à l'infection non calculeuse ou calculeuse de la vésicule du fiel (*cholécystite*). Mais, au point de vue de son évolution, la cholécystite peut être divisée en plusieurs variétés (Longuet). Étudions successivement ces variétés : la cholécystite, la paracholécystite et la péricholécystite.

a. La *cholécystite*, non calculeuse ou calculeuse, succède à une infection biliaire ; de part et d'autre il peut y avoir obstruction des canaux excréteurs, soit par des calculs, soit « parce que la muqueuse biliaire turgide et enflammée a formé valvule ou bouchon muqueux dans les fins couloirs cysto-cholédocciens ». La vésicule infectée contient ou ne contient pas de liquide ; l'épanchement peut être séreux (hydrocholécyste), séro-purulent (pyocholécystite) ou hématique (hémocholécystite).

Les cholécystites à épanchement provoquent des ectasies plus ou moins volumineuses, ayant tantôt l'apparence d'un kyste à parois minces et distendues, tantôt l'apparence d'une tumeur à parois épaisses, résistantes et hypertrophiées. Dans la cholécystite non calculeuse, la vésicule est habituellement dilatée, tandis que dans la cholécystite cal-

---

1. Aubert. *De l'endocardite ulcéreuse végét. dans les infections biliaires.* Th. de Paris, 1891.

culeuse, la vésicule est presque toujours rétractée, diminuée de volume, recroquevillée (Terrier).

b. La *péricholécystite* est l'inflammation qui se localise au
pourtour de la vésicule biliaire, sans s'étendre aux organes
éloignés; elle peut être non calculeuse ou calculeuse, suppurée ou fibrineuse. La péricholécystite est plus souven
suppurée au cas de cholécystite calculeuse, elle est souvent fibreuse et *riche en adhérences,* qu'elle soit ou non
calculeuse.

c. La *paracholécystite* est un terme qui doit être réservé
aux suppurations *à distance,* suppurations plus ou moins
éloignées de leur origine, plus ou moins distantes de la
vésicule biliaire infectée. Suivant leur siège et leur orientation, Longuet classe les abcès paracholécystiques en quatre
types. « Les uns, *antérieurs* et *inférieurs,* envahissent la
paroi abdominale (flanc et hypochondre droit) à laquelle ils
adhèrent, formant avec elle de véritables plastrons dont le
terme ultime est la création spontanée d'une fistule pyo-
biliaire. D'autres remontent sur la face supérieure du foie,
se développent entre le diaphragme et les fausses côtes
d'une part, le foie d'autre part; ce sont les *antéro-supé-*
rieurs (abcès sous-phrénique). Si dans cette évolution sus-
hépatique ils continuent leur marche jusqu'à la paroi postérieure de l'abdomen, cheminant toujours entre le foie et le
diaphragme, ils deviennent *postéro-supérieurs.* Enfin les
postéro-inférieurs sont ceux qui quittent le plafond de la
cavité abdominale pour gagner la paroi postérieure de l'abdomen, les régions rénales et lombaires. » Ces différents
abcès à distance s'observent plus souvent dans les cholécystites non calculeuses que dans la cholécystite calculeuse; ils
sont comparables aux abcès à distance de l'appendicite.

Les *symptômes* des cholécystites ont été décrits ailleurs,
je n'y reviens pas. La cholécystite *non calculeuse,* aussi souvent que la calculeuse, est compliquée de *péricholécystite*
fibreuse avec adhérences. Ces *adhérences* peuvent déterminer
de très *vives douleurs,* ce qui est le cas, du reste, chaque
fois que des adhérences se forment dans la cavité abdomi-

nale. Souvent même les autres symptômes passent inaperçus ou sont relégués au second plan, et le malade, atteint de cholécystite avec adhérences, est pris de crises douloureuses simulant absolument la colique hépatique avec ses terribles douleurs et ses vomissements. Les crises douloureuses se répètent, on fait le diagnostic de coliques hépatiques ou de cholécystite calculeuse, on se décide à opérer et l'on ne trouve parfois aucun calcul, mais, par contre, on trouve des adhérences de péricholécystite, on fait disparaître ces adhérences et le malade guérit de ses soi-disant coliques hépatiques; il avait des pseudo-coliques hépatiques. Fraenkel, Terrier, ont rapporté des observations de ce genre consignées dans le travail de Longuet. Kummel[1] cite le cas d'une femme depuis longtemps sujette à des coliques hépatiques avec ictère et rejet des calculs biliaires dans les selles. Les douleurs devenant de plus en plus violentes, on pratiqua l'opération. La vésicule ne contenait plus de calculs, mais elle avait contracté avec l'épiploon et avec les canaux cystiques et le cholédoque des adhérences qui étaient la cause des douleurs.

J'ai vu deux exemples du même genre, l'un à l'hôpital chez un malade que j'ai fait opérer de ses adhérences péricholécystiques par Routier, et l'autre chez une malade de Pellereau qui fut opérée de ses adhérences péricholécystiques par Tuffier. Les douleurs, qui, dans ces deux cas, étaient vraiment terribles, cessèrent complètement.

§ 25. ASSOCIATION DE L'APPENDICITE ET DE LA CHOLÉCYSTITE
APPENDICULO-CHOLÉCYSTITE

Quand j'ai fait à l'Académie de médecine[2] ma communication sur l'*association de l'appendicite et de la cholécystite*, aucun travail d'ensemble n'avait été, je crois, publié en France sur ce sujet. Je lui ai consacré plus tard une leçon clinique[3].

1. *Revue internationale de thérapeutique*, 1897, p. 423.
2. Académie de médecine, séance du 17 juin 1903.
3. Dieulafoy. *Clinique médicale de l'Hôtel-Dieu*, 1906. 7ᵉ leçon

Cette association, qui est assez fréquente, n'est pas le résultat d'une coexistence fortuite livrée au hasard, ce sont deux infections associées, l'une entraînant l'autre. L'appendicite et la cholécystite s'appellent, se combinent, s'accouplent, et de cet accouplement, dont l'apparition est tantôt brusque et aiguë, tantôt lente et progressive, naît un état complexe que nous allons essayer d'esquisser. Cette étude est basée sur une trentaine de cas; elle n'est pas sans importance puisqu'elle a pour corollaire immédiat de préciser autant que possible le diagnostic qui conduit à l'intervention chirurgicale. Voici les faits :

Faits cliniques. — Le 25 septembre 1902, je fus appelé par Achard auprès d'une vieille dame de soixante-dix-huit ans qui, deux jours avant, avait été prise de douleurs abdominales avec état nauséeux et fièvre légère. A l'examen de sa malade, Achard avait constaté un point douloureux sous le bord inférieur du foie dans la région qui correspond à la vésicule. Il n'y avait pas de défense musculaire, le ventre n'était pas ballonné. Bien qu'on ne retrouvât dans le passé de cette dame, ni symptômes de lithiase biliaire, ni coliques hépatiques, la localisation de la douleur évoqua dans l'esprit de notre collègue l'idée de cholécystite. Le lendemain, la douleur avait augmenté d'intensité, la fièvre était plus forte. Quand nous examinâmes la malade, le surlendemain, le tableau clinique avait évolué; le ventre était tendu, la localisation initiale de la douleur semblait s'être déplacée et l'on constatait actuellement une douleur très vive avec défense musculaire à la région de l'appendice. Nous portons alors le diagnostic d'appendicite aiguë et, l'état de la malade empirant d'heure en heure, nous conseillons l'opération et nous demandons qu'elle soit pratiquée le jour même. Notre décision trouve d'abord peu d'écho dans la famille, on redoute l'âge avancé de la patiente, on redoute aussi « l'opération à chaud », car on est imbu dans cette famille de certaines idées diamétralement opposées à celles que je ne cesse de préconiser. Néanmoins, on finit par se rendre à nos bonnes raisons et l'on fait appeler Segond. Lui aussi porte le diagnostic d'appendicite aiguë; comme nous il considère que l'opération est urgente et il la pratique à onze heures du soir.

Avant l'anesthésie, l'intensité de la douleur et l'étendue de la défense musculaire n'avaient pas permis de préciser certains détails; mais aussitôt la malade endormie et la paroi abdominale relâchée, Segond perçoit d'une part un empâtement au niveau de l'appendice et d'autre part une tumeur dans la région de la vésicule biliaire. En conséquence, il fait remonter un peu haut son incision iliaque, et il constate qu'il existe en réalité deux lésions : appendicite et cholécystite. Une traînée d'exsudats agglutinaient entre eux la vésicule, le côlon, le cæcum et l'appendice. La vésicule était abaissée et formait une tumeur violacée et distendue; elle contenait un liquide louche et bilieux ainsi que bon nombre de calculs. La cholécystostomie fut pratiquée. L'appendice, à type remontant, était adhérent, volumineux et turgescent. On en fit l'ablation. L'opération fut suivie d'une détente complète. Les jours suivants, la fistule biliaire donna issue à de la bile et à deux calculs. Deux mois plus tard, cette dame partait pour Nice en excellent état de santé, ne vomissant plus, n'ayant qu'une petite fistule biliaire qui est actuellement cicatrisée.

Ce fait prouve que nous fûmes bien inspirés d'insister pour que l'opération fût pratiquée sans retard, puisque la détente immédiate succéda à l'intervention chirurgicale « faite à chaud », tandis qu'abandonnée à elle-même et livrée à la temporisation, la double infection de l'appendice et de la vésicule, avec sa marche rapide et menaçante, eût très probablement abouti à une catastrophe.

Voici une seconde observation : En décembre 1902, nous étions mandés avec Segond dans le quartier de la Muette, auprès d'un homme d'une trentaine d'années. Arrivés auprès du malade, le médecin nous mit au courant de la situation. L'avant-veille, ce jeune homme s'était senti indisposé. Les symptômes avaient été tout d'abord assez mal caractérisés : état gastrique, inappétence, malaise, fièvre légère; mais, le lendemain, les symptômes abdominaux s'étaient dessinés franchement, la douleur s'était accentuée et notre confrère avait constaté une localisation douloureuse sous le bord du foie dans la région de la vésicule biliaire; il avait même senti à ce niveau une saillie douloureuse, et il avait porté le diagnostic de cholécystite. La fièvre était vive et par deux fois étaient survenus des accès violents et des paroxysmes pendant lesquels la température avait atteint le chiffre très élevé de 40°,2 et de 40°,4.

Le surlendemain, quand j'examinai le malade, le tableau clinique s'était modifié. La fièvre persistait, et ce qui dominait en ce moment, à la palpation et à la pression, ce n'était plus la douleur dans la région de la vésicule biliaire, mais c'était une douleur vive et caractéristique avec défense musculaire dans la fosse iliaque à la région de l'appendice. Le point maximum de cette douleur était même un peu plus haut que le point de Mac Burney, comme cela se voit dans les appendicites à type remontant. Par un examen méthodique, on constatait que la douleur provoquée par la pression décroissait à mesure qu'on remontait vers le foie. On ne percevait aucune saillie dans la région de la vésicule. A ce moment, on n'avait donc plus sous la main les signes de la cholécystite constatés antérieurement par notre confrère, mais on percevait des signes qui ne laissaient aucun doute sur l'existence de l'appendicite. L'examen que pratiqua Segond le conduisit au même diagnostic. Ajoutons que les urines du malade étaient albumineuses.

Nous étions donc en face d'une appendicite dont les symptômes, pour le moment, primaient ceux de la cholécystite. Étant données la marche rapide du mal, la violence de la fièvre, les poussées fébriles à 40°,2 et à 40°,4, la présence de l'albumine, la situation nous parut fort redoutable. Tout était possible; n'étions-nous pas à la veille d'accidents appendiculaires toxiques au moins aussi terribles que les accidents infectieux? N'allait-on pas voir éclater d'un moment à l'autre une perforation avec toutes ses conséquences?

C'est en pareille circonstance qu'il faut savoir prendre une décision. Nous fûmes d'avis, Segond et moi, que le seul moyen de parer à de telles éventualités était d'intervenir sans retard afin de couper court à une toxi-infection menaçante. Mais telle n'était pas l'opinion de notre confrère qui défendait sa cause avec conviction; il n'était pas partisan de l'intervention chirurgicale, il redoutait l'opération « à chaud »; toutes nos bonnes raisons ne parvenaient pas à le convaincre; et, devant notre décision, il prévint qu'il dégageait sa responsabilité. Or, ainsi qu'on va le voir, l'opération était d'autant plus indiquée qu'elle mit à découvert une triple infection : péritonite, appendicite et cholécystite.

L'opération fut faite à 10 heures du soir. Segond s'occupa d'abord de l'appendicite. A l'ouverture du péritoine, il trouva une certaine quantité de sérosité trouble librement répandue dans la séreuse de la région, ce qui était déjà un indice d'appendicite; une plus grande quantité de liquide trouble avait fusé dans le petit bassin, d'où elle fut retirée plus tard. L'appendice, recouvert d'arborisations inflammatoires, remontait derrière le cæcum. On l'excise. A l'ouverture de l'appendice examiné plus tard avec un de mes chefs de laboratoire, Nattan-Larrier, nous avons constaté des lésions grossières d'*appendicite ulcéreuse*. Au-dessous d'un bouchon de matières fécaloïdes étaient deux grandes ulcérations, l'une allongée, l'autre ovalaire. Au niveau de ces ulcérations, les tissus étaient tellement détruits qu'on voyait le jour par transparence; la paroi semblait réduite à un mince feuillet. En d'autres points, la muqueuse était tomenteuse; ailleurs existait une piqueté hémorrhagique.

Après l'opération de l'appendicite, M. Segond s'occupe de la vésicule biliaire. Il prolonge en haut l'incision de la paroi abdominale et par l'exploration digitale il atteint la vésicule profondément située; il constate qu'elle est distendue, ses parois sont rouges et épaisses. Il pratique la cholécystostomie. L'incision donne issue à un liquide jaunâtre, puis à du pus crémeux et enfin à du pus teinté; il n'y a pas de calculs biliaires. Le col vésiculaire paraît oblitéré.

Les résultats de l'opération furent remarquables. N'oublions pas que nous avions affaire à une triple infection, péritonite avec liquide louche dans la fosse iliaque et dans le petit bassin, appendicite à forme ulcéreuse peut-être voisine de la perforation et cholécystite suppurée, le tout accompagné d'albuminurie, de fièvre et de violents paroxysmes à 40°,2 et à 40°,4. Eh bien, tous ces accidents furent arrêtés net; deux heures après l'opération, la température était tombée à 37°, la nuit était bonne, le lendemain matin la température était à 30°,6 : la partie était gagnée, et l'intervention « à chaud » était triomphante. La guérison a suivi son cours sans incidents.

Voici un autre cas, au contraire, où l'appendicite et la cholécystite *coexistantes* ont abouti l'une et l'autre à la perforation et à la mort. Ce cas, publié par Grant [1], concerne un homme de cinquante-trois ans qui aurait eu antérieurement des coliques hépatiques. Une nuit, éclatent soudain des douleurs violentes localisées dans la région de la vésicule biliaire. Grant diagnostique une cholécystite. Deux heures plus tard survient une nouvelle et terrible crise avec vomissements. On diagnostique une rupture de la vésicule. A ces symptômes s'ajoute le lendemain matin une douleur intense dans la région de l'appendice. Freeman, appelé en consultation, admet la cholécystite et l'appendicite. L'opération est faite et l'on constate une appendicite et une cholécystite ayant abouti l'une et l'autre à la perforation. Le malade succomba quatre jours plus tard à sa péritonite généralisée.

Je ne peux pas donner ici en détail toutes les observations concernant la double infection de l'appendicite et de la cholécystite ; il est néanmoins nécessaire que j'en fasse connaître un certain nombre afin d'étayer l'étude pathogénique et clinique que nous poursuivons.

1. Grant. *The Journal of the American medical Association*, 1905, 18 avril.

(Cas de Quénu)[1]. — Je cite textuellement : Une malade soignée pour des coliques hépatiques avait fait des saisons à Vichy. Appelé près d'elle au mois de décembre, au moment d'une crise d'appendicite, nous constatons nettement l'existence d'un empâtement iliaque. Nous nous demandons même à ce moment si la désignation antérieure de coliques hépatiques était bien exacte. La laparotomie faite au commencement de février nous démontre la réalité de la double lésion appendiculaire et biliaire. L'appendice fut réséqué, puis, l'incision ayant été prolongée par en haut, la vésicule biliaire rouge, vasculaire, fut dégagée de ses adhérences; nous en retirâmes cinq gros calculs. Les suites opératoires furent des plus simples. La malade sortait de la maison de santé vingt-cinq jours après l'opération complètement guérie.

Dans une publication récente, Adolf Becker[2] a réuni une trentaine de cas de Muller, Kehr, Riedel, Czerny, Retter, Sonnemburg, Beck, Lindner, etc., concernant la coexistence de l'appendicite et de la cholécystite. Je vais donner le résumé de quelques-uns de ces cas et je les diviserai en deux groupes : dans le premier groupe, je placerai les quelques cas où l'appendicite paraît avoir précédé la cholécystite; dans le second groupe, je placerai les cas beaucoup plus nombreux où la cholécystite a précécé l'appendicite.

Premier groupe. — (Cas de Kehr). — Une malade de quarante-six ans paraissant avoir eu antérieurement trois crises d'appendicite est prise un jour de violentes coliques hépatiques. On pratique la laparotomie. L'appendice entouré d'adhérences était accolé à la partie postérieure du cæcum et du côlon. La vésicule biliaire, recouverte de membranes, contenait un liquide trouble et huit calculs.

(Cas de Kehr). — Chez un homme de trente-sept ans atteint d'appendicite, on soupçonne en même temps la cho-

---

1. Quénu. *Journal des praticiens*, 1898, p. 227.
2. Adolf Becker. *Deutsche Zeitschrift für Chirurgie*, 1903, janvier. Traduction de M. Max, stagiaire à la clinique de l'Hôtel-Dieu.

lécystite. On pratique l'opération. On trouve un appendice
épaissi, déformé en zigzag, remontant derrière le cæcum et
le côlon, et entouré d'adhérences qui l'unissent à ces
organes. La vésicule biliaire est complètement recouverte
d'adhérences. On enlève la vésicule et l'appendice.

Deuxième groupe. — (Cas de Muller). — Une jeune fille
de vingt et un ans avait eu des crises très douloureuses à
l'hypocondre droit avec irradiations aux épaules, au dos et
à la poitrine, sans qu'on eût constaté ni ictère ni calculs
biliaires dans les selles. On avait fait le diagnostic de cholélithiase. Plus tard survinrent pendant plusieurs jours des
douleurs très violentes à la région iléo-cæcale droite ; la
pression de la région appendiculaire était très douloureuse.
Muller fit le diagnostic de cholélithiase et d'appendicite.
L'opération démontra, d'une part, l'existence de la cholécystite avec vésicule adhérente, rétractée, et calculs biliaires,
et d'autre part l'existence de l'appendicite avec sténose du
canal à l'embouchure du cæcum, épaississement de la paroi
et exsudat purulent.

(Cas de Muller). — Un homme de quarante-six ans avait
eu depuis plusieurs années des coliques hépatiques avec
ictère, mais on n'avait pas trouvé de calculs dans les selles.
Plus tard, on constata une tumeur très douloureuse à la
région cæcale. Muller fit le diagnostic d'appendicite chronique et pratiqua l'opération, ne visant que l'appendicite. Il
trouva en effet l'appendice entouré d'adhérences et dilaté
en forme d'ampoule à son tiers inférieur. Mais, malgré l'ablation de l'appendice, le malade continuait à se plaindre de
douleurs violentes qui occupaient, comme autrefois, l'hypocondre droit. On constata sous le foie, à la région qui correspond à la vésicule biliaire, une tumeur piriforme et fort
douloureuse. On pratiqua alors une deuxième opération, et
l'on trouva une vésicule biliaire entourée d'adhérences et contenant plusieurs calculs.

(Cas de Muller). — Une femme de trente ans avait eu autrefois plusieurs crises de coliques hépatiques suivies
d'ictère ; elle avait constaté pendant ses crises une tumé-

faction douloureuse sous le foie. Plus tard, on put déterminer deux centres douloureux, l'un au niveau de la vésicule, l'autre à l'appendice. L'opération fut pratiquée. La
vésicule biliaire était entourée d'adhérences, et dans le canal
cystique était un gros calcul. L'appendice présentait, au-
dessous de son embouchure dans le cæcum, un rétrécissement qui ne put être franchi avec la sonde la plus fine,
et, au-dessous de cette sténose, le canal appendiculaire
dilaté était rempli de liquide muco-purulent.

(Cas de Muller). — Une jeune fille avait éprouvé des douleurs dans la région de la vésicule biliaire. Plus tard, on
constata au niveau de la vésicule une résistance douloureuse et au niveau de l'appendice une induration douloureuse. On diagnostiqua une cholélithiase et une appendicite.

Les douleurs ayant augmenté d'intensité, l'opération fut
pratiquée. L'appendice et le cæcum étaient entourés de
fausses membranes, l'appendice était épaissi et contenait
un liquide muco-hémorrhagique. La vésicule biliaire était
dilatée, très abaissée et entourée de membranes qui la faisaient adhérer au cæcum.

(Cas de Muller). — Un garçon avait eu des crises douloureuses de lithiase biliaire. Plus tard, on constata deux centres
douloureux, l'un à la vésicule biliaire qui formait tumeur,
l'autre à la région de l'appendice. On émit l'hypothèse de
cholélithiase et d'appendicite et l'opération fut pratiquée.
On trouva une appendicite avec adhérences, épaississements
des parois et dilatation de l'appendice à sa pointe. Autour
de la vésicule biliaire était une collection purulente et près
du canal cholédoque était un calcul.

Dans presque toutes les observations, on voit que l'épisode biliaire (coliques hépatique, cholécystite) précède l'épisode appendiculaire. En tout cas, à l'opération, on trouve
les deux lésions. Ainsi dans un cas de Czerny il y avait cholécystite calculeuse et appendicite avec perforation de l'appendice. Dans un cas de Laplace il y avait empyème de la vésicule biliaire et abcès péri-cæcal avec gangrène de l'appendice.

(Cas de Michel et Bichat[1]). — Cholécystite suppurée et appendicite; double opération, guérison.

En résumé, les lésions aiguës ou chroniques de ces appendicites associées à la cholécystite se présentent sous les formes multiples de toutes les appendicites : liquide muco-purulent ou hémorrhagique, ulcérations des parois de l'appendice, sténose, dilatation, perforation, gangrène, adhérences, suppuration péri-cæcale, péritonite, etc. Les cholécystites sont calculeuses ou non calculeuses, la vésicule biliaire est, suivant le cas, distendue, épaissie, rétractée, adhérente, et contient un liquide variable comme quantité et comme qualité.

Discussion. — Nous avons maintenant à nous demander quelle est la cause de cette double infection intéressant l'appendicite et la vésicule biliaire. Cette double infection est-elle simultanée, se fait-elle en même temps sous l'influence d'une cause dominante, ou bien y a-t-il superposition des deux infections, l'une préparant l'autre, et dans ce cas quelle est celle qui commence, est-ce l'appendicite ou la cholécystite?

On pourrait s'arrêter un instant à l'idée que les deux infections sont dues à un processus lithiasique, provoquant à la fois la cholécystite calculeuse et l'appendicite calculeuse. Mais cette hypothèse ne tient pas devant ce fait que chez les malades atteints de la double infection qui nous occupe, les concrétions calculeuses sont très rares dans l'appendice et font parfois défaut dans le vésicule. Il faut donc chercher ailleurs la pathogénie de la double infection.

La cholécystite serait-elle la conséquence de l'appendicite? On sait, en effet, avec quelle facilité se font les infections *ascendantes* d'origine appendiculaire. Ainsi, nous avons vu, au chapitre du Foie appendiculaire, que l'infection qui aboutit à la purulence de l'organe part du foyer appendiculaire et est transportée au foie par la voie ascendante des réseaux veineux qui aboutissent à la veine porte et au foie. Mais ce genre de migration veineuse de l'infection n'a rien à voir avec l'infection de la vésicule biliaire ; c'est le foie

1. *Revue médicale de l'Est*, 15 juin 1905.

qui est atteint et non la vésicule, et la preuve, c'est que dans les cas fort nombreux de foie appendiculaire la vésicule est restée indemne.

On peut encore se demander si l'infection partie du foyer appendiculaire ne pourrait pas atteindre la vésicule biliaire par voie ascendante péritonéale à la faveur des adhérences qui relient si souvent l'appendice, l'intestin et la vésicule ? Ce mode d'infection ascendante est celui qui aboutit à l'empyème sous-phrénique appendiculaire et à la pleurésie appendiculaire. Nous l'avons longuement étudié dans le chapitre concernant la Pleurésie appendiculaire. En pareil cas, l'infection partie du foyer appendiculaire, *primum movens*, remonte le long du cæcum et du côlon, gagne l'hypocondre, détermine souvent un empyème sous-phrénique, traverse le diaphragme perforé ou non perforé et envahit la cavité pleurale : les traînées membraneuses et purulentes jalonnent la route, si bien qu'on peut suivre l'épopée infectieuse depuis sa modeste origine appendiculaire jusqu'à son épanouissement intra-thoracique où la pleurésie est souvent purulente et putride. Mais, en consultant les nombreuses observations où l'infection appendiculaire remontante a abouti à l'empyème sous-phrénique et à la pleurésie on voit que la cholécystite n'est pas signalée ; l'infection a pu lécher les parois de la vésicule biliaire, mais, je le répète, elle n'a pas provoqué de cholécystite.

Or, si la vésicule biliaire échappe à la grande traînée infectieuse d'origine appendiculaire qui remonte en s'épanouissant le long de l'intestin, autour et au-dessus du foie, et jusque dans la cavité thoracique, est-il rationnel d'admettre qu'elle se laisse infecter par la petite traînée qui dans les cas qui nous occupent la relie à l'appendice ? Je ne le crois pas ; je pense que dans la grande majorité des cas ce n'est pas l'appendicite qui provoque la cholécystique, mais c'est la cholécystite qui provoque l'appendicite ; l'infection n'est pas ascendante, elle est descendante.

Du reste, dans le plus grand nombre des observations, 25 fois au moins sur 30, on voit que ce sont les symptômes dus aux lésions biliaires qui ouvrent la scène, les symptômes de l'appendicite n'apparaissent que secondairement, quelques jours, quelques semaines, quelques mois plus tard.

Tel malade, par exemple, a dans son passé des signes non douteux de colique hépatique ou de cholécystite ; il a éprouvé, il y a un an, il y a six mois, il y a quelques semaines, ou quelques jours, des douleurs localisées à l'hypocondre droit ou à la région de la vésicule ; on a fait à cette époque le diagnostic de lithiase biliaire, de colique hépatique, de cholécystite calculeuse ou non calculeuse. A un moment donné surviennent des douleurs localisées à la fosse iliaque droite ; ces douleurs sont accompagnées d'autres symptômes qui permettent de diagnostiquer une appendicite aiguë, subaiguë ou chronique. Habituellement, surtout dans les formes aiguës, ce sont les symptômes de l'appendicite avec ou sans péritonite qui prennent le dessus, et les symptômes de cholécystite s'effacent ou disparaissent. Dans d'autres cas, surtout dans les formes subaiguës, les deux foyers appendiculaire et vésiculaire restent assez distincts pour qu'on puisse formuler le diagnostic de cholécystite et d'appendicite.

Bien des erreurs ont dû être commises tant que l'attention n'a pas été appelée sur l'association de l'appendicite aux cholécystites calculeuses ou non calculeuses. Tel médecin qui avait assisté plusieurs fois à des coliques hépatiques franchement caractérisées a pu croire à une nouvelle colique hépatique, le jour où d'une façon subintrante a éclaté l'appendicite. Tel autre médecin qui assiste à l'éclosion d'une appendicite aiguë peut méconnaître l'existence antérieure d'une cholécystite si les symptômes de cholécystite sont effacés ou si les renseignements qu'on lui fournit ne sont pas suffisants[1].

C'est donc un chapitre nouveau à ajouter à l'histoire des cholécystites et de l'appendicite ; l'association possible de la double infection doit sans cesse nous tenir en éveil.

Aussi, faudra-t-il, à l'avenir, porter un soin tout parti-

1. Adenot. Thèse de Lyon, 1901

culier au diagnostic de l'accouplement de ces deux infections. Certes l'infection de la vésicule ne manque pas de gravité, mais la toxi-infection de l'appendicite est bien plus redoutable. Méconnaître l'appendicite et se cantonner sur le terrain seul de la cholécystite est une erreur à tous les points de vue préjudiciable, car elle peut fausser l'indication thérapeutique. On croit alors avoir tout le temps de combattre l'infection de la vésicule biliaire, on temporise et, pendant ce temps-là, l'appendicite qu'on a méconnue peut marcher rapidement avec son cortège d'accidents toxi-infectieux, avec ou sans péritonite, avec ou sans gangrène, avec ou sans perforation, et la vie du malade est compromise par la double infection, faute d'avoir agi à temps.

C'est ici que l'intervention chirurgicale hâtive est plus indiquée que jamais. N'opérer que la cholécystite lorsqu'il y a appendicite concomitante, c'est laisser à la toxi-infection appendiculaire toute sa gravité ; mais n'opérer ni l'une ni l'autre et prêcher la temporisation, c'est aller au-devant d'accidents les plus redoutables.

§ 24. LOBE ABERRANT DU FOIE

Chez certains individus, le foie, outre ses lobes normaux, présente un lobe surnuméraire qu'on a nommé lobe aberrant, lobe erratique, languette hépatique et lobe flottant, si ce lobe a une certaine mobilité.

Ce lobe aberrant prend naissance à la face inférieure du foie, au niveau du lobe carré ou dans son voisinage. Il est comme appendu au foie, qui, lui, n'est pas abaissé. Tantôt le lobe aberrant se continue directement avec la substance hépatique, tantôt il lui est relié par un pédicule ébauché ou complet[1]. Le volume du lobe aberrant, sa forme

1. Mouchotte et Kuss. *Soc. anatomique*, mars 1900

et sa longueur sont variables; il peut atteindre 16 à 20 centimètres. Plus le pédicule est accentué, plus le lobe est mobile et abaissé; il simulait un rein flottant dans les cas de
Pichevin et Faure[1].

Symptômes. — Le lobe flottant du foie peut passer inaperçu; souvent il détermine des douleurs vives à l'hypochondre droit avec irradiation au flanc, à la région lombaire, à l'épaule. Les crises douloureuses simulent les crises
de la cholécystite calculeuse ou les crises du rein flottant.
A l'examen du ventre, on trouve la tumeur. Le foie n'est
pas abaissé. Le lobe aberrant descend plus ou moins bas,
il est lisse, assez mobile et parfois douloureux à la pression; il suit les mouvements du foie, à moins qu'il ne soit
fortement pédiculisé. L'erreur de diagnostic la plus fréquente
consiste à prendre le lobe aberrant pour un rein déplacé.
Parfois lobe mobile et rein mobile existent simultanément
ce qui complique le diagnostic.

Mais ce qui double l'intérêt de la question, c'est que le
lobe aberrant hépatique est assez souvent associé à la
lithiase biliaire et à la cholécystite calculeuse. On peut
même trouver côte à côte la tumeur formée par le lobe
aberrant et la tumeur de la cholécystite. Cette question a
été étudiée par Riedel (Berlin 1888), qui a trouvé six fois
un lobe aberrant chez des femmes atteintes de cholécystite
avec ou sans lithiase biliaire. Mais la première observation
en date est, à ma connaissance, le cas de mon illustre
maître Trousseau[2]. Il s'agit d'une femme atteinte depuis
quelque temps de coliques hépatiques avec ictère et accès
fébriles; on sentait sur le rebord du foie une tumeur qui
fut prise pour une cholécystite calculeuse. La malade ayant
succombé, on constata à l'autopsie qu'il y avait en effet une
cholécystite calculeuse, mais la tumeur qu'on avait sentie
était due à un lobe supplémentaire du foie qui masquait la
vésicule. G. Marchant en a observé plusieurs cas intéres-

1. Duvernoy. *Le foie mobile.* Th. de Paris, 1898, p. 19.
2. Trousseau. *Clinique de l'Hôtel-Dieu*, t. III, p. 229.

sants[1], et Le Lionnais[2] en a réuni un assez grand nombre d'observations.

Cette étude sur le lobe aberrant du foie prouve toutes les difficultés que présente le diagnostic, surtout quand les deux choses, lobe aberrant et cholécystite calculeuse existent chez le même sujet.

§ 25. ICTÈRE — JAUNISSE

ICTÈRE BILIPHÉIQUE — ICTÈRE UROBILINURIQUE

CHOLÉMIE

Description. — Dans quelques circonstances, dont nous étudierons plus loin les causes et le mécanisme, la matière colorante de la bile fabriquée par le foie est résorbée ; elle passe dans le sang, elle circule avec le plasma sanguin ; aussi les organes, les tissus, les téguments, les humeurs, sont-ils plus ou moins colorés par la bile.

L'*ictère* ou *jaunisse* est la coloration jaune de la peau et des muqueuses par les pigments biliaires. L'ictère apparaît d'abord aux conjonctives, il se généralise ensuite à la face, à la muqueuse de la bouche, au tronc et aux membres. La peau de l'ictérique prend des colorations diverses, depuis le jaune le plus pâle (*teinte subictérique*) jusqu'au jaune foncé qui est habituellement le signe de l'ictère par rétention. Le jaune d'or, le jaune safran appartiennent surtout aux ictères aigus ; la teinte jaune verdâtre, olivâtre et presque noirâtre, se voit principalement dans les ictères chroniques. L'ictère est toujours généralisé, il n'y a pas d'ictère partiel ; mais il est plus ou moins accusé suivant les régions. La matière colorante de la bile se dépose dans les couches profondes du réseau de Malpighi, et la jaunisse ne disparaît

---

1. G. Marchant. De la cholédoectomie. *La Presse médicale*, 6 juin 1896.
2. Le Lionnais. *Tumeurs de l'hypocondre droit formées par la vésicule biliaire.* Thèse de Paris, 1896.

complètement qu'après la desquamation des cellules colorées.

Le pigment biliaire s'élimine principalement par les reins,
d'où la teinte caractéristique des urines ; mais il s'élimine
aussi par les glandes sudoripares et sébacées, ce qui explique la teinte jaune que prend le linge en contact avec les
sueurs. Le lait peut contenir des pigments biliaires ; d'où le
précepte de ne pas laisser à un enfant une nourrice atteinte
d'ictère. Chez une femme grosse, atteinte d'ictère chronique, la coloration jaune peut se communiquer au
fœtus.

Étudions les *urines ictériques*. Il n'y a pas d'ictère cutané
sans urines ictériques. L'ictère des urines *précède* même de
quelques heures, d'une journée, la coloration des muqueuses
et de la peau. C'est par l'épithélium des tubuli que s'élimine le pigment biliaire ; les reins des ictériques sont verdâtres, surtout à la région corticale, et l'on découvre au
microscope l'imprégnation biliaire de l'épithélium des tubuli.
Les urines ictériques ont une densité élevée ; elles sont habituellement moins abondantes qu'à l'état normal, leur coloration varie suivant la quantité du pigment biliaire ; elles
ont une teinte jaune orangé, verdâtre, brunâtre, presque
noirâtre ; la teinte verte est due à la transformation, par
oxydation de la bilirubine en biliverdine. Les urines tachent
fortement le linge, elles sont d'autant plus verdâtres qu'elles
sont plus acides.

Voici comment on procède à l'analyse des urines ictériques : on verse de l'acide nitrique légèrement nitreux dans
un verre à pied (réactif de Gmelin), puis on fait arriver
lentement, au moyen d'un tube effilé, l'urine préalablement filtrée. On observe alors à la réunion de l'acide et
de l'urine une zone verdâtre, et, au-dessus de cette zone
verte apparaissent de bas en haut, et superposés, des
anneaux de coloration bleue, violette, rouge, jaune. La
teinte verte est dominante, mais au bout de quelque
temps toutes ces nuances se confondent en une teinte
orangée.

Effets de l'ictère. — Je n'ai à m'occuper ici que des symptômes qui appartiennent en propre à l'imprégnation de l'économie par la bile.

a. *Troubles gastro-intestinaux.* — Les matières fécales sont souvent décolorées dans l'ictère par rétention (obstruction du canal cholédoque); elles prennent la teinte du mastic, de l'argile, elles sont fétides, et leur richesse en matières grasses (stéarrhée) prouve le rôle que joue la bile à l'état normal dans l'absorption de ces matières. La coloration argileuse des fèces tient autant à l'excès des matières grasses qu'à l'absence de la bile. Dans l'ictère par rétention, il faut guetter avec soin le moment où les matières commencent à se colorer de nouveau, car c'est un indice que l'obstacle au cours de la bile tend à disparaître. Habituellement, l'ictérique a le dégoût des aliments, ses digestions se font mal, il a la langue pâteuse et la bouche amère; cette amertume viendrait, d'après Murchison, du passage du taurocholate de soude dans le sang.

Chez d'autres ictériques, les matières fécales ne sont pas décolorées, il y a même un excès de bile, les fèces sont verdâtres, liquides, on dit qu'il y a *polycholie* ou *pléiochromie*, le foie fabrique de la bile en excès, une partie de cette bile est évacuée, l'autre est résorbée.

b. *Troubles d'intoxication.* — Quand la digestion intestinale est privée de bile, les matières grasses sont moins bien absorbées, l'ictérique en subit le contre-coup; dans quelques circonstances, il maigrit; il peut s'intoxiquer par les produits de fermentation résorbés dans l'intestin et par les sels biliaires résorbés dans le foie[1]. Cette double cause d'auto-intoxication est peu appréciable dans la grande majorité des cas, grâce à l'intégrité des cellules du foie qui détruisent une partie du poison et grâce à l'intégrité des épithéliums du rein qui l'éliminent. Mais que ces deux facteurs viennent à faiblir, que la cellule du foie et que l'épithélium du rein soient compromis, il en peut résulter des symptômes d'intoxi-

1. Bouchard. *Auto-intoxications dans les maladies*, 1887, p. 259.

cation. Sous l'influence de l'ictère chronique, les reins prennent une coloration verdâtre, l'épithélium des canalicules se pigmente, parfois même il subit la dégénérescence graisseuse.

c. *Troubles de circulation*. — Le pouls est habituellement ralenti chez les ictériques (Bouillaud); il peut tomber à 50 pulsations et au-dessous; on constate un abaissement de la tension artérielle; le ralentissement des contractions cardiaques et du pouls est dû à l'action des sels biliaires passés dans le sang. Les sels biliaires et surtout la substance colorante de la bile sont des poisons du cœur. J'ai étudié ailleurs les souffles de l'orifice mitral (Gangolphe) et de l'orifice tricuspide (Potain) qui accompagnent parfois l'ictère aigu et l'ictère chronique, je n'y reviens pas. L'ictère engendre souvent l'épistaxis, surtout par la narine droite (Galien).

d. *Altérations du sang*[1]. — Après des expériences nombreuses et contradictoires, on est arrivé aux conclusions suivantes : l'ictère aigu, je ne parle pas de l'ictère grave, ne détermine aucune modification du sang, si ce n'est que le sérum est teinté par la matière colorante de la bile; l'ictère chronique provoque une diminution des globules rouges et une augmentation des matières grasses et de la cholestérine. Le globule rouge, pour résister, modifie les conditions normales de sa perméabilité[2].

e. *Troubles cutanés*. — L'ictère est souvent accompagné de prurit. Les démangeaisons sont surtout vives aux pieds et aux mains, elles sont parfois insupportables et privent le malade de sommeil. L'urticaire, le lichen, peuvent également se développer sous l'influence de l'ictère.

Dans le courant d'un ictère chronique, on voit quelquefois survenir une éruption qu'on a nommée *xanthélasma* (de ξανθός, jaune, et μελασμα, tache noire), désignation qui est préférable à celles de *plaques jaunes des paupières*, parce que l'éruption dans bon nombre de cas se généralise. Le xan-

1. Hayem. *Du sang*, 1889, p. 516.
2. Ribière. L'hémolyse et la mesure de la résistance globulaire. *Th. de Paris*, 1903.

thélasma limité aux paupières existe souvent en dehors de toute trace d'ictère, mais le xanthélasma généralisé, celui dont je vais m'occuper, est presque toujours associé à un ictère chronique[1]. L'éruption du xanthélasma se présente sous forme de plaques, couleur peau de chamois (Rayer), légèrement saillantes, non indurées et à bords nets ou irréguliers; il y a aussi une autre forme, le xanthélasma *tuberosa*, caractérisé par des nodule s d'un jaune rougeâtre et de consistance assez ferme. Le xanthélasma débute par le grand angle de l'œil, il s'étend aux deux paupières, il se généralise à la paume des mains, à la plante des pieds, aux coudes, aux genoux, avec tendance bien marquée à la symétrie. Le xanthélasma est caractérisé, au point de vue anatomique, par une hyperplasie chronique du derme avec infiltration graisseuse des éléments nouvellement formés; il n'a aucune tendance à l'ulcération.

Pathogénie. Étiologie. — Sous l'impulsion de Gubler, on avait divisé les ictères en deux grandes classes : ictères *hémaphéiques* ou sanguins, et ictères *biliphéiques* ou biliaires; nous allons voir comment il faut interpréter ces deux variétés qui se combinent souvent, car il n'est pas rare de voir des urines franchement ictériques devenir ensuite hémaphéiques.

L'ictère *biliphéique*, celui qui vient d'être étudié dans ce chapitre, est un ictère par *rétention biliaire*; le mécanisme en est facile à comprendre : quand un obstacle s'oppose au libre écoulement de la bile, il se fait une stase biliaire dans le foie et une résorption consécutive. Les glandes, dit Cl. Bernard, sont ou peuvent être des organes aussi actifs pour la résorption que pour la sécrétion. La résorption intra-hépatique de la bile se fait par les lymphatiques plus que par les veines. L'obstacle à la circulation de la bile peut siéger dans le foie sur les canaux intra-hépatiques (catarrhe des voies biliaires, cancer du foie, cirrhoses, abcès, foie appendiculaire, etc.); ou sur les gros canaux

1. Strauss. *Des ictères chroniques.* Paris, 1878, p. 90.

excréteurs, et jusqu'à l'orifice duodénal. A cette dernière catégorie appartient l'obstruction par calculs biliaires, par catarrhe du canal cholédoque, par lombrics, hydatides, par rétrécissements cicatriciels ou inflammatoires du canal cholédoque (ulcère du duodénum), par cancer primitif des voies biliaires, par cancer de la tête du pancréas, par anévrysmes, par toutes tumeurs qui siègent au hile du foie.

Dans l'ictère par rétention, la coloration de la peau est très accentuée, et les matières fécales sont décolorées si l'obstacle au cours de la bile obture complètement les gros canaux excréteurs. De plus, les urines sont très ictériques, elles contiennent du pigment biliaire, qui est décelé sous forme de biliverdine par l'acide azotique, et le sérum sanguin prend une teinte jaune verdâtre.

Tels sont les caractères de l'ictère biliphéique. Mais il est des maladies dont les téguments et les muqueuses présentent une teinte subictérique plus ou moins foncée quoique leurs urines ne contiennent pas de pigments biliaires; on a beau traiter ces urines par l'acide azotique nitreux, on obtient une teinte vieil acajou, mais on n'obtient pas la réaction verte de Gmelin. C'est là l'ictère *hémaphéique* de Gubler, et voici comment Gubler le comprenait :

A l'état normal, les globules rouges du sang, incessamment détruits dans l'économie, donnent naissance à une substance, l'*hémaphéine* [1], qui est transformée dans le foie en pigment biliaire. Mais si le foie, par suite de lésions ou de troubles fonctionnels, n'est plus apte à opérer cette transformation, ou bien si les globules détruits sont en telle quantité (pyrexies, toxhémies) que le foie ne peut suffire à la transformation de leurs déchets, il en résulte un excès d'hémaphéine, qui est éliminée par les reins et qui donne à l'urine des caractères spéciaux. Jusque-là, il n'y a pas de coloration ictérique de la peau, mais, si les reins ne suffisent pas à éliminer cette quantité de substance colo-

1. A. Robin. *Essai d'urologie clinique. La fièvre typhoïde.* Th. de Paris. 1877.

rante, les tissus prennent une teinte jaune, et l'ictère hémaphéique est constitué[1].

L'ingénieuse théorie de Gubler n'est plus acceptable aujourd'hui et cependant nous décrirons, au chapitre xxviii, des *ictères hémolytiques* qui rentrent dans la conception de Gubler. Il est vrai que l'hémaphéine n'existe pas, on ne l'a jamais isolée, ni de l'urine, ni du sérum ; en second lieu, le pigment sanguin ne mérite nullement la prédominance que lui assignait la théorie de l'hémaphéisme, le rôle prépondérant *reste à la cellule hépatique* : c'est d'elle que dépendent l'évolution de l'hémoglobine et la formation des pigments. La réaction colorée que donnent les urines dites hémaphéiques tient à la présence de pigments modifiés, qui sont l'urobiline et un pigment rouge brun son chromogène (P. Tissier[2]).

L'urobiline (Jaffé) appartient à la série des pigments non ferrugineux dérivés de l'hémoglobine ; l'urine normale n'en contient pas, mais on trouve l'urobiline dans les fèces qui lui doivent leur coloration habituelle. Hayem, qui a si bien étudié toute cette question, a vu que l'urobiline en solution dans l'eau et dans l'urine donne au spectroscope une bande sombre d'absorption située entre le vert et le bleu. L'urobiline, d'après Hayem, est le pigment du foie malade ; quand la cellule hépatique est atteinte de déchéance organique et physiologique, elle fabrique de l'urobiline et autres pigments modifiés, au lieu de fabriquer du pigment biliaire normal.

L'urobiline est bien le résultat d'une transformation de l'hémoglobine, mais cette transformation ne se fait pas dans le sérum sanguin, elle se fait dans le foie ; l'urobiline résorbée dans l'urobilinhémie et l'excrétion par le rein crée l'urobilinurie.

Mais l'urobiline n'est pas le seul pigment modifié, il en est un, le pigment *rouge brun* isolé par Winther, qui a une importance capitale. Ce sont ces pigments biliaires modifiés, parfois associés à des pigments biliaires normaux mais larvés, qui donnent naissance aux ictères improprement

1. Dreyfus-Brissac. *De l'ictère hémaphéique.* Th. de Paris, 1878.
2. *Pathologie de la sécrétion biliaire.* Th. de Paris, 1889.

nommés hémaphéiques. Toutefois, ces différents ictères ne sont pas séparés les uns des autres par des barrières infranchissables; ils se succèdent parfois, ils se combinent et peuvent être classés de la façon suivante (Hayem) :

1° Ictère biliphéique avec pigments biliaires normaux dans l'urine et dans le sérum sanguin. A l'examen des urines, réactions de Gmelin. Matières fécales décolorées quand la rétention de la bile est suffisante. A cet ictère peut s'associer, ou pas, l'urobilinurie.

2° L'ancien ictère hemaphéique de Gubler. Dans l'urine, présence d'urobiline et de pigments biliaires modifiés; absence de pigments vrais. Dans le sérum, pigments biliaires et trace d'urobiline. Matières fécales sans caractères. En réalité, il n'y a pas d'ictère urobilique, car l'urobiline a un pouvoir tinctorial extrêmement faible; il est donc plus vrai de dire qu'il y a des ictères avec urobiline et autres pigments modifiés.

3° Ictères assez légers, l'urine ne contient que de l'urobiline, le sérum contenant de l'urobiline et des pigments biliaires.

4° Ictères dans lesquels l'urine et le sérum ne contiennent que de l'urobiline.

Quoi qu'il en soit, l'usage a prévalu, la dénomination d'ictère hémaphéique a été abandonnée et l'on décrit actuellement trois grandes variétés d'ictère : l'ictère vrai, ou biliphéique, l'ictère urobilinurique et l'ictère hémolytique.

Ces notions ont une importance fort grande comme pronostic, car dans l'ictère biliphéique la cellule hépatique est saine, dans l'ictère urobilinurique elle est altérée (Hanot, Hayem). L'urobilinurie et l'ictère urobilinurique sont les témoins de l'adultération et de la déchéance de la cellule hépatique. Après cette discussion sur la pathogénie de l'ictère urobilinurique, étudions ses principaux caractères :

Dans l'ictère urobilinurique, les urines font sur le linge des taches de couleur saumon; vues dans un verre, elles ont une coloration qui varie du jaune ambré au brun rouge, mais elles n'ont pas les reflets verdâtres des urines franchement ictériques, et traitées par l'acide nitrique elles prennent une nuance de vieil acajou, et jamais la teinte verte des urines qui contiennent du pigment biliaire.

L'usage du *spectroscope* est indispensable pour l'examen des urines ictériques ; cet instrument permet de reconnaître si la coloration brune des urines est due à des pigments biliaires vrais ou à l'urobiline ; l'emploi du petit spectroscope à main rend cet examen facile, même au lit du malade. Voici comment on procède.

On commence par regarder dans le spectroscope en dirigeant son extrémité vers la pleine lumière ; on aperçoit alors le spectre solaire normal, avec ses couleurs qui se succèdent de gauche à droite dans l'ordre suivant : rouge, orange, jaune, vert, bleu, indigo, violet. Pour bien voir tous les détails du spectre, l'instrument doit être mis au point comme une lunette de spectacle, jusqu'à ce que les bords du spectre deviennent bien nets, puis on resserre suffisamment la fente du spectroscope, pour que les raies normales du spectre apparaissent nettement tracées. On aperçoit deux raies B et C dans le rouge, la raie D dans l'orange, la raie E à la limite du jaune et du vert, la raie F dans le vert.

On interpose alors entre la lumière et l'extrémité du spectroscope une petite cuvette en verre contenant l'urine à examiner. L'urine normale ne modifie pas le spectre solaire d'une façon appréciable ; il n'en est pas de même des urines chargées de pigments biliaires ou d'urobiline. L'urine chargée de pigments biliaires éteint toute la partie droite du spectre ; la large bande obscure commence à peu de distance, à droite de la raie E, ne laissant entre cette raie et l'extrémité gauche de la zone obscure qu'une mince bande lumineuse jaune vert.

L'urine chargée d'urobiline donne deux zones obscures dans le spectre ; la première éteint complétement le violet et l'indigo et obscurcit la partie droite du bleu ; la seconde est une bande noire qui siège dans le vert en masquant complétement la raie F. Si, à l'urine chargée d'urobiline, on ajoute quelques gouttes de chlorure de zinc ammoniacal, l'urine devient dichroïque, rose par transparence et verte

par réflexion; en outre, le spectre se modifie. La bande
obscure qui masquait la raie F se déplace vers la gauche
et la raie F devient visible à droite de cette bande. Ce
déplacement de la bande d'absorption, et la réappari-
tion de la raie F sous l'influence de l'addition de quelques
gouttes de chlorure de zinc ammoniacal, sont une réaction
caractéristique de la présence de l'urobiline dans l'urine.

Les distinctions que je viens d'établir sur la *pathogénie*
des ictères se retrouvent souvent en clinique, mais il y a des
cas, dans les fièvres bilieuses, par exemple, dans les fièvres
palustres, dans certaines intoxications du foie, où les causes
et les variétés de l'ictère sont associées.

L'*appendicite* peut créer toutes les variétés d'ictère. Au
chapitre consacré au Foie appendiculaire, j'ai décrit un ictère
précoce, surtout urobilinurique, d'origine *toxique*, et un ictère associé à l'infection purulente du foie. Ces ictères appendiculaires doivent prendre une place importante en clinique.

Le *pronostic* d'un ictère doit toujours être réservé, car l'*ictère grave* débute parfois sous les apparences bénignes d'un
simple ictère catarrhal. Tout ictère qui est accompagné de
fièvre ou qui se déclare au milieu de symptômes adynamiques doit être tenu pour suspect. Nous verrons au chapitre suivant que la grossesse est un facteur de gravité. L'ictère chronique est souvent l'indice de lésions redoutables. Il
n'y a pas de *traitement* de l'ictère : le traitement s'adresse
aux lésions qui l'ont créé; il faut surveiller les reins, prescrire le régime lacté, et les diurétiques légers.

Cholémie. — A côté de l'ictère qui est l'expression clinique complète de l'imprégnation de l'organisme par la bile,
il existe des états bilieux atténués. Tantôt on constate une
teinte subictérique des téguments, mais on ne trouve pas
de pigments dans les urines : c'est l'ictère *acholurique*;
tantôt les téguments sont incolores ou à peine teintés, les
urines sont acholuriques et il ne reste de l'imprégnation biliaire qu'un seul témoin, qui est la présence de pigments biliaires dans le sang, c'est la *cholémie*. Ce syndrome morbide
(la cholémie) a été récemment isolé par Gilbert et Lere-

boullet, qui en ont fait l'objet d'importantes publications [1].

Le symptôme capital de la cholémie est fourni par l'examen du sérum : recueilli dans un vase, ce sérum prend en général une teinte jaune olivâtre. Au spectroscope, il montre les bandes d'extinction caractéristique dans la partie verte du spectre ; avec l'acide nitrique, il donne la réaction de Gmelin. L'urine n'est pas ictérique, mais elle contient de l'urobiline.

D'après les auteurs que je viens de citer, bon nombre de troubles secondaires pourraient accompagner cette cholémie : troubles dyspeptiques, douleurs stomacales et diarrhée ; troubles rénaux, albuminurie et hémoglobinurie ; pseudo-rhumatisme biliaire, subaigu ou chronique ; déterminations cutanées, érythèmes, urticaire, prurit, éruptions bulleuses, lentigo, xanthélasma, pigmentation, mélanodermie ; hémorrhagies viscérales et cutanées ; phénomènes cardio-artériels, bradycardie, intermittences, hypotension ; troubles psychiques, mélancolie, hypocondrie, neurasthénie. La prédominance de ces troubles dans tel ou tel cas permettrait de classer des formes dyspeptique, hémorrhagique, nerveuse.

La cholémie peut survenir à titre de manifestation symptomatique dans nombre d'affections hépatiques primitives et secondaires ; elle peut enfin exister à titre de maladie en quelque sorte idiopathique : cholémie simple et *cholémie familiale*.

Le substratum anatomique variable dans le premier cas, paraît être dans le second cas une angiocholite discrète et peut-être infectieuse. Le diagnostic, probable quand on constate l'urobiline en abondance dans l'urine, est certain lorsqu'on trouve des pigments biliaires dans le sérum. Le traitement est sensiblement identique à celui des autres affections hépatiques.

1. Gilbert et Lereboullet. *Semaine médicale*, juillet 1901. — *Gazette hebdomadaire*, juillet 1902, *Société médicale des hôpitaux* et *Société de Biologie*, mai, juin, juillet, 1901, 1902 et avril, mai, juin 1903.

§ 26. ICTÈRE GRAVE PRIMITIF
ICTÈRES GRAVES SECONDAIRES — ICTÈRES AGGRAVÉS
ICTÈRE ET PUERPÉRALITÉ

Nature de la maladie. — Pathogénie. — L'ictère,
j'entends l'ictère passager, est par lui-même un symptôme
bénin. A quelques exceptions près, les tissus peuvent être
imprégnés de bile, sans qu'il en résulte le moindre danger.
On voit des gens qui ont des coliques hépatiques, ou un
catarrhe des voies biliaires avec oblitération passagère du
canal cholédoque, et qui n'éprouvent aucun inconvénient
sérieux d'une jaunisse qui a persisté plusieurs semaines.
On voit même des gens atteints de cirrhose hypertrophique
biliaire qui, pendant une longue période de leur maladie,
ont un ictère persistant, tout en conservant leur appétit,
leur vigueur et les apparences de la santé. Dans ces différents cas, la bénignité relative de l'ictère vient, d'une part,
de l'état satisfaisant des reins qui éliminent le pigment et
les acides biliaires (substances toxiques); elle vient, d'autre
part, et *avant tout*, de l'état des cellules hépatiques, dont
le bon fonctionnement est suffisamment conservé. Le danger
de certains ictères ne vient donc pas de l'ictère lui-même;
ici comme ailleurs, l'ictère s'élève peu au-dessus du rôle
de témoin; le danger, nous le verrons plus loin, vient de la
déchéance, de l'anéantissement des cellules hépatiques, et
la dénomination *d'ictères graves* répond à un groupe morbide assez mal délimité, dont les caractères principaux sont
esquissés dans les exemples suivants :

Un individu est en pleine santé. Après quelques jours de
fièvre, de courbature, de céphalée, de douleurs musculaires, de prostration, symptômes qui simulent l'invasion
d'une grippe, d'une fièvre typhoïde, ou après quelques
troubles gastro-intestinaux, qu'on prendrait volontiers pour
un simple catarrhe des voies digestives, survient un ictère
qui est tantôt insignifiant, tantôt assez accusé. La fièvre est

plus ou moins vive. Bientôt des hémorrhagies apparaissent; ces hémorrhagies, *épistaxis*, hémorrhagies *gingivales*, hématémèse, melæna, hématurie, purpura, ecchymoses, sont accompagnées ou suivies de troubles nerveux, tels que vomissements, hoquet, dyspnée, délire, convulsions, coma, et dans la majorité des cas le malade est enlevé en quelques jours, en deux, trois semaines, au milieu de symptômes ataxo-adynamiques avec hyperthermie ou hypothermie.

Dans l'exemple que je viens d'esquisser, l'*ictère grave* frappe l'individu en pleine santé, il apparaît comme une maladie *primitive*, il prend les allures du typhus ou de la fièvre jaune, il revêt le type des maladies infectieuses et, comme elles, il peut éclater à l'état *épidémique*.

Mais, à côté de cet ictère grave primitif, vient se placer une série de faits, dans lesquels l'ictère grave n'apparaît plus comme une entité morbide, mais bien comme un *état secondaire*, survenant dans le cours d'une autre maladie (syphilis maligne, fièvre typhoïde, pneumonie), dans le cours d'une grossesse ou dans le cours d'une maladie du foie. Ainsi, chez un individu atteint de cancer du foie, de cirrhose veineuse ou biliaire, de lithiase biliaire, de tuberculose ou de syphilis hépatique, on voit à un moment donné se déclarer les symptômes de l'ictère grave, lequel n'est, en pareil cas, qu'un *épisode* survenant dans le cours d'une maladie hépatique en voie d'évolution.

Il n'y a donc pas « un ictère grave », il y a « des ictères graves » (Jaccoud), il y a même des cas où le syndrome de l'ictère grave est le résultat d'une intoxication aiguë (phosphore), et nous aurons dans ce chapitre à dégager chacune de ces modalités.

Les anciens observateurs, frappés de la marche et des symptômes de la maladie qui fait le sujet de cet article, lui donnèrent le nom d'*ictère grave*[1] (Ozanam), en opposition aux ictères bénins, et pour eux cette dénomination impli-

---

1. Ozanam. *Forme grave de l'ictère essentiel*. Th. de Paris, 1849.

quait seulement un caractère de malignité, sans spécifier aucunement une entité morbide distincte. D'autre part, la prédominance de tel ou tel symptôme valut à cette maladie des dénominations multiples, et elle fut alternativement appelée : *ictère typhoïde* (Lebert), *ictère fatal*, *ictère hémorrhagique* (Monneret).

Plus tard, les idées se modifiant sur la nature de la maladie, l'ictère grave ne fut plus considéré comme un syndrome, et l'on voulut en faire une entité morbide distincte ayant sa signature anatomique. Déjà Rokitansky avait annoncé que l'ictère grave est le résultat d'une atrophie aiguë du foie, Frerichs confirma ses recherches, et, pour plusieurs auteurs, la maladie prit le nom d'*atrophie jaune aiguë du foie*. Mais des travaux ultérieurs ayant démontré que le foie n'est pas toujours atrophié, que la lésion des cellules ne consiste pas uniquement en une atrophie (Robin[1]) et que les lésions irritatives y prennent une certaine part, la maladie prit, un moment, le nom d'*hépatite parenchymateuse diffuse*.

Après de nouvelles vicissitudes, on peut dire que la nature de l'ictère grave est actuellement établie. L'ictère grave, ainsi que l'avaient si bien vu Bright, Budd et Trousseau[2], est un complexus morbide infectieux qui n'est pas sans analogie avec la fièvre jaune; il a son origine dans la *destruction rapide*, dans la *déchéance* anatomique et physiologique des cellules du foie avec ou sans atrophie de l'organe. Le foie est atteint non seulement dans ses éléments histologiques, mais encore dans la constitution chimique de son parenchyme (Quinquaud); la cellule hépatique peut être physiologiquement anéantie alors que les altérations morphologiques paraissent peu avancées. En somme, les *fonctions multiples et si importantes* du foie sont supprimées, la glycogénie est anéantie, et, comme conséquence, déchéance rapide du système nerveux, vasculaire et muscu-

1. Robin. *Soc. de biol.*, 1857, p. 9.
2. *Clin. méd.*, t. III, p. 271.

laire; la cellule hépatique n'est plus capable d'arrêter au passage les poisons et les pepto-toxines charriés par la veine porte, les produits de la digestion ne subissent plus qu'une élaboration incomplète, les substances extractives n'atteignent plus sous forme d'urée leur oxydation ultime, les acides biliaires sont incomplètement élaborés, en un mot la fonction hépatique tend à se supprimer, le foie « n'est plus la citadelle avancée contre l'infection », il devient au contraire l'appel d'infections secondaires. A ces causes d'infection et d'intoxication hépatique se joignent souvent des causes d'intoxication urémique, le rein pouvant être atteint dans son épithélium.

Mais ici se pose une autre question : les ictères graves, disons-nous, sont le résultat de la destruction, de la déchéance des cellules hépatiques. Fort bien, mais quel est donc l'agent qui produit cette altération hépatique; est-ce un micro-organisme ou une substance toxique? Les études bactériologiques nous apprennent quels sont les différents microbes qui peuvent être associés aux lésions et au syndrome de l'ictère grave. Le staphylocoque doré a été constaté dans deux cas d'ictère grave primitif par Legall et dans un cas d'ictère grave survenu pendant la grossesse par Girode[1].

Il existait différents microbes dans les observations rapportées par Hanot[2] : Une jeune femme succombe à l'ictère grave; on constate le streptocoque dans les capillaires biliaires et veineux hépatiques, dans la sérosité du poumon et de la rate. Un garçon déjà alcoolique est enlevé par l'ictère grave; on constate le coli-bacille dans les cellules et dans les capillaires hépatiques. Un homme atteint de cancer des voies biliaires meurt d'ictère grave; on trouve le coli-bacille dans la bile et dans le sang des cavités cardiaques.

Boix[3] rapporte les observations suivantes : Chez un ma-

1. *Arch. de méd.*, janvier et février 1891.
2. Hanot. Considérations générales sur l'ictère grave. *Semaine médicale* 5 août 1895.
3. Boix. Nature et pathogénie de l'ictère grave. *Archives de médecine* juillet et août 1896.

lade atteint d'ictère grave à forme hypothermique, Hanot et Boix ont constaté, quatre heures avant la mort, le colibacille pur dans le sang et dans le foie. Chez un malade atteint d'ictère grave à forme hyperthermique, les mêmes auteurs ont reconnu, vingt-quatre heures avant la mort, le staphylocoque blanc dans le sang et ce même staphylocoque dans le foie une demi-heure après la mort. Babes a publié quatre cas d'ictère grave terminés rapidement par la mort et associés au streptocoque. Hanot a communiqué deux cas d'ictère grave, étant survenus, l'un dans le cours d'une pneumonie, l'autre dans le cours d'un cancer secondaire du foie; dans le premier cas[1] le pneumocoque existait dans le foie, dans le second cas le pneumocoque avait été constaté dans le sang de la veine céphalique cinq heures avant le décès. Achard[2] a publié deux observations de cancer primitif du foie terminé par un ictère grave, le staphylocoque blanc ayant été constaté dans le foie pendant la vie. Bar et Rénon[3] ont rapporté l'observation d'un enfant nouveau-né ayant succombé à un ictère grave compliquant une syphilis hépatique; le microbe trouvé à l'état de pureté dans le sang de la veine ombilicale, dans le foie, la rate et le cœur, était le *proteus vulgaris*.

Cette énumération prouve que le complexus de l'ictère grave peut être associé aux microbes les plus divers : colibacille, streptocoque, staphylocoque, pneumocoque, proteus vulgaris; il ne peut donc être question ici de maladie spécifique, mais ceci prouve que la cellule hépatique, placée dans certaines conditions de réceptivité morbide, peut subir de la part de différents agents pathogènes une adultération dont la résultante est le syndrome de l'ictère grave.

Toutefois les lésions hépatiques de l'ictère grave sont surtout dues aux toxines microbiennes[4]; peut-être, en quel-

1. Hanot. *La Semaine médicale*. 1894, p. 415, et *Société méd. des hôp.*, 27 mars 1895.
2. Achard. *Soc. méd. des hôp.*, 10 avril 1896.
3. Bar et Rénon. *Soc. de biol.*, 18 mai 1895
4. Claude. *Lésions du foie et des reins déterminées par certaines toxines*. Thèse de Paris, 1897.

ques cas, le poison vient-il de toxines intestinales, de ptomaïnes absorbées par la cellule hépatique. Cette hypothèse
d'un poison attaquant et détruisant la cellule hépatique
est réalisée dans l'intoxication par le *phosphore*, qui reproduit *au complet* le syndrome de l'ictère grave avec stéatose,
destruction, émiettement des cellules hépatiques, ictère,
hémorrhagies, symptômes nerveux et hypothermie.

En résumé, que l'agent pathogène agisse à titre d'agent
infectieux ou toxique, on peut dire que la pathogénie des
ictères graves commence maintenant à être élucidée. La
seule différence entre l'ictère grave primitif et les ictères
graves secondaires, c'est que le premier frappe un individu
dont le foie était sain *en apparence*, tandis que les ictères
graves secondaires atteignent des gens dont le foie était
antérieurement plus ou moins altéré. Peut-être même la
différence n'est-elle pas tellement accentuée entre la forme
primitive et les formes secondaires, car il n'est nullement
prouvé que, dans les formes dites primitives, le foie n'ait
pas été surpris en état d'*imminence morbide* comme un lieu
de *minoris resistentiæ*. Ainsi envisagés, les ictères graves
seraient tous réunis dans une même classe, distincts les
uns des autres, suivant une échelle de gravité, de même
que les ictères bénins peuvent être groupés dans une autre
classe, n'ayant d'autres signes distinctifs que leur échelle
de bénignité.

Toutefois l'ictère grave, dit primitif, si analogue à une
fièvre jaune nostras, ne doit pas être complètement abandonné; il est beaucoup plus rare, il est vrai, que les ictères
graves secondaires, mais ses symptômes sont plus nettement accusés, et c'est lui qui servira surtout de type à notre
description.

Anatomie pathologique. — A l'autopsie d'un individu
mort d'ictère grave, on trouve habituellement le foie diminué
de volume; l'*atrophie* peut être telle, que le foie a perdu un
tiers, une moitié de son poids; il ne pesait plus que
500 grammes dans un cas de Quinquaud. La capsule de
Glisson, devenue trop large pour le parenchyme atrophié, se

ride et se plisse. Dans quelques cas, si l'évolution de la maladie a été très rapide, le foie a conservé son volume normal et les lésions ne sont appréciables qu'au microscope; l'organe est même hypertrophié quand l'ictère grave survient à titre secondaire, chez un sujet dont le foie était déjà volumineux (impaludisme, alcoolisme, cirrhose hypertrophique). Le plus souvent la coloration jaune du foie n'est pas uniforme, elle présente des marbrures, des îlots rougeâtres (*atrophie rouge*). Le parenchyme est ramolli, friable, parfois diffluent, et sur une section de l'organe on ne retrouve plus l'aspect lobulé du foie normal. Le foie contient peu de sang et peu de bile, il y a également peu de bile dans la vésicule et dans les gros canaux biliaires.

Au microscope, on constate les lésions suivantes : dans les points les plus atteints, les cellules hépatiques ont disparu et sont remplacées par une sorte de gangue amorphe, infiltrée d'éléments embryonnaires, d'hématoïdine, de pigment biliaire et de granulations graisseuses; ailleurs les cellules persistent encore, mais elles ont subi un état complet de désintégration; le protoplasma a disparu et la cellule est infiltrée de granulations graisseuses et de pigment biliaire. « L'état trouble des cellules et l'infiltration biliaire seraient la première phase de la dégénérescence qui aboutirait en dernière analyse à la fragmentation et au ramollissement destructif des éléments[1]. » Le processus qui aboutit à la destruction de la cellule hépatique a été diversement interprété; pour les uns, il s'agit d'un processus purement dégénératif, pour d'autres il s'agit d'un processus irritatif. Tantôt le processus irritatif paraît se localiser aux cellules sans attaquer le tissu conjonctif, c'est l'*hépatite parenchymateuse*, parfois le tissu conjonctif prend part à l'inflammation (Frerichs), l'hépatite est à la fois *parenchymateuse* et *interstitielle* et les vaisseaux participent au processus.

Dans certains cas, soit que le sujet ait succombé trop

---

1. Cornil et Ranvier. *Manuel d'histol.*, p. 581

rapidement pour permettre aux lésions d'évoluer, ou pour d'autres raisons, les altérations du foie sont moins accusées, les cellules hépatiques présentent l'état de tuméfaction trouble, et le parenchyme renferme une quantité de substances extractives. Les analyses chimiques ont montré que, dans quelques cas, ces matières extractives du parenchyme ont presque doublé[1].

Les vaisseaux sanguins, surtout les veines hépatiques, sont altérés; ils sont presque exsangues et contiennent une quantité notable de leucine et de tyrosine. Les canaux biliaires sont presque toujours atteints; il existe une angiocholite des petits canaux qui sont oblitérés par des détritus cellulaires (Bamberger). C'est probablement cette lésion qui est la cause de l'ictère, à moins qu'on n'admette avec Frerichs que l'ictère est également dû à la compression des canalicules biliaires par l'exsudat qui se fait à la périphérie des lobules. M. Cornil a trouvé dans un cas les canalicules interlobulaires dilatés, remplis de cellules, et le réseau biliaire intralobulaire anormalement développé[2]. Ce réseau biliaire intra-acineux, signalé par d'autres auteurs, apparaîtrait à la dernière période, quand le détritus graisseux du parenchyme est résorbé[3]. Il est probable que les canaux biliaires sont intacts, dans les cas, très rares du reste, où l'ictère fait à peu près défaut.

Les *reins* sont toujours altérés[4], ils présentent un premier degré de néphrite parenchymateuse; un grand nombre de tubes contournés sont encombrés de cellules volumineuses, troubles, granuleuses, graisseuses, déformées. Entre les lésions du rein et du foie on a trouvé avec raison une certaine analogie[5]; pour les uns, la lésion du rein consécutive à celle du foie serait provoquée par l'ictère et par

1. Quinquaud. *Les affections du foie*, 1879, p. 101.
2. *Man. d'histol.*, t. II, p. 585.
3. Kiener et Kelsch. *Arch. de physiol.*, décembre 1876, p. 771.
4. Decaudin. *Des reins dans l'ictère et dans l'ictère grave*. Th. de Paris, 1878.
5. Genouville. Th. de Paris, 1859.

l'élimination de la bile ; pour d'autres les lésions rénales et hépatiques seraient connexes et tributaires d'une même cause. Ces deux hypothèses sont acceptables.

Le *sang* offre les caractères du *sang dissous*, qu'on retrouve dans les pyrexies et dans les maladies infectieuses (Vulpian) ; il a peu de tendance à se coaguler, il est diffluent, noirâtre, poisseux, il est moins riche en globules rouges, il est chargé de leucine, de tyrosine, de xanthine, produits d'oxydation incomplète des matières albuminoïdes. D'après quelques auteurs, il contiendrait moins d'urée[1]. L'hémoglobine, altérée par des modifications survenues dans les matières extractives, absorberait moins d'oxygène qu'à l'état normal (Quinquaud). Les poumons, les plèvres, les capsules du foie, de la rate, du rein, peuvent être le siège d'*hémorrhagies*. La *rate* est habituellement tuméfiée et ramollie. Le *cœur* est mou, graisseux, l'endo-péricardite n'est pas rare (Jaccoud[2]).

Symptômes. — Je ne m'occupe d'abord que de l'ictère grave, dit *primitif*; je consacrerai plus loin quelques lignes aux ictères graves *secondaires*. Le début est habituellement insidieux. Certains malades sont pris d'un ictère qui paraît d'abord aussi bénin qu'un simple ictère catarrhal, et quelques jours après éclatent les symptômes de l'ictère grave. Parfois la maladie s'annonce par un frisson violent[3] accompagné d'une vive courbature, d'une extrême prostration, de rachialgie, de vomissements ; mais ce début brusque et tumultueux, qui rappelle l'explosion de certaines pyrexies, est plus rare qu'un début aux allures tranquilles. Pendant quelques jours les malades se plaignent de courbature, de douleurs dans les membres, de prostration et d'anéantissement, symptômes qui rappellent l'invasion d'une grippe ou d'une fièvre typhoïde ; d'autres fois ce sont des troubles gastro-intestinaux qui ouvrent la scène et qui prédominent :

1. Arnould et Coyne. Épidémie d'ictère grave. *Gaz. médicale de Paris*, 1878.

2. Jaccoud. *Leçons cliniques de Lariboisière*, p. 490.

3. Worms. *Soc. de biol.*, 1874, p. 18.

aussi le diagnostic d'embarras gastrique se présente-t-il tout d'abord. Cependant le malaise augmente, la fièvre apparaît, et vers le troisième, sixième, huitième jour, un ictère se déclare. A dater de ce moment, trois ordres de symptômes vont dominer la situation, ce sont : l'*ictère*, les *hémorrhagies* et les *troubles nerveux*.

L'*ictère* présente toutes les variétés, depuis la légère coloration jaunâtre des conjonctives et de la peau jusqu'à la teinte verte ou jaune vif des téguments, ce qui est l'exception. Il n'y a, du reste, aucune relation entre la gravité des accidents et l'intensité de l'ictère; la dénomination d'ictère grave n'implique nullement l'idée d'ictère intense, et, si j'insiste sur ce point, c'est qu'une ancienne théorie faisait jouer à la résorption biliaire un rôle capital dans l'explosion des accidents. L'ictère tient à des causes diverses : quand il est le résultat d'une résorption de la bile, l'acide nitrique développe dans l'urine la réaction verte bien connue; mais il est des cas où l'urine traitée par l'acide nitrique ne présente nullement le pigment d'origine hépatique et se colore en brun sale; c'est là ce que Gubler appelait l'*ictère hémaphéique*. Ces deux formes peuvent alterner ou se trouver réunies.

Avec les progrès de la maladie l'ictère peut disparaître, mauvais signe qui prouve la déchéance de la cellule hépatique (Jaccoud). Les matières fécales sont moins colorées qu'à l'état normal.

Les *hémorrhagies* sont pour ainsi dire constantes; elles apparaissent dans le cours de la maladie, ou à sa dernière période; les plus fréquentes sont l'épistaxis, qu'on peut voir dès le début, le purpura, l'hémorrhagie des gencives, l'hématémèse, le melæna; les autres hémorrhagies, l'hématurie, l'hémoptysie, la métrorrhagie, sont beaucoup plus rares. Ces hémorrhagies sont favorisées par l'état de dissolution du sang; on avait voulu les expliquer par le passage de la bile dans le sang; cette théorie exclusive doit être abandonnée : les expériences en ont fait justice, et, du reste, la même diathèse hémorrhagique se retrouve dans d'autres maladies, dans les varioles noires, dans le purpura, dans les affections typhiques, sans qu'il soit nécessaire, pour l'expliquer, d'invoquer la présence de la bile dans le sang. Les hémorrhagies ici, comme dans l'intoxication phosphorée, sont tributaires de la destruction de la cellule hépatique et Galien avait vu juste quand il disait : *Hepar sanguificum.*

Les *troubles nerveux* consistent en phénomènes d'*excitation* : délire léger, troubles dyspnéiques, hoquet, insomnie, tremblement des lèvres, soubresaut des tendons, mouvements convulsifs, et en phénomènes de *dépression* : somnolence, torpeur, stupeur, *coma*. Ces troubles d'excitation et de dépression se combinent ou se suivent sans règle fixe. Souvent ce sont les symptômes de dépression qui ouvrent la scène, et plus tard apparaissent les symptômes d'excitation, suivis eux-mêmes du coma terminal.

Le *pouls* et la *température* présentent les caractères les plus variables ; le pouls est tantôt accéléré, tantôt ralenti ; la température monte à 38, 39, 40 degrés ou bien elle s'abaisse dès le début de la maladie et reste abaissée jusqu'à la période ultime (Wunderlich). Il n'y a donc aucune relation fixe à établir, au point de vue du pronostic, entre l'état fébrile et la gravité des symptômes généraux, mais il y a quelque relation à établir entre l'état de la température et la nature des agents infectieux. Des recherches récentes ont établi l'action hypothermisante du coli-bacille et de sa toxine (Dupré, Netter, Boix) ; il est certain, l'expérimentation et la clinique le prouvent, il est certain, dis-je, que d'une façon générale les infections et les intoxications par coli-bacille font tomber la température au-dessous de la normale, tandis que les infections et intoxications par autres microbes, streptocoque, staphylocoque, pneumocoque, élèvent la température et provoquent souvent des hyperthermies considérables. Ces mêmes distinctions ont été formulées par Hanot en ce qui concerne les maladies du foie et notamment l'ictère grave. Boix[1] a réuni

1. Boix. *Arch génér. de méd.*, août 1896, p. 213.

54 observations d'ictère grave, dans lesquelles la courbe de la température et la nature du microbe pathogène sont indiquées; on y voit que, dans les infections hépatiques par streptocoque, staphylocoque, pneumocoque, etc., la température atteint et dépasse 40 et 41 degrés (hyperthermie); au contraire, dans les infections hépatiques par coli-bacille la température s'abaisse à 56, 35 et 54 degrés (hypothermie). Il existe bien entendu des cas mixtes et intermédiaires.

Les deux types morbides de l'ictère grave, hyperthermique et hypothermique, sont réalisés, ainsi que Boix le fait observer, dans deux espèces morbides qui sont dissemblables comme pathogénie mais qui aboutissent l'une et l'autre au syndrome de l'ictère grave : la fièvre jaune avec ses températures élevées (hyperthermie) et l'intoxication phosphorée avec ses basses températures (hypothermie).

L'examen des *urines* donne des indications d'une grande valeur. La sécrétion urinaire est habituellement diminuée, on a même cité des cas où l'*anurie* a été complète pendant plusieurs jours. La teinte ictérique des urines est plus ou moins accusée; il s'agit en général d'ictère biliphéique, parfois cependant on a constaté la réaction de l'ictère dit hémaphéique. L'urine est souvent albumineuse; elle ne contient presque plus d'urée à une période avancée de la maladie, tandis qu'on y trouve en quantité, et dans presque tous les cas, de la leucine et de la tyrosine. L'urée a diminué parce que, suivant certains auteurs, le foie étant le principal producteur de l'urée, l'urée est moindre quand le foie est détruit ou quand ses fonctions sont suspendues. Les urines contiennent de la leucine et de la tyrosine parce que, le foie ne remplissant plus ses fonctions normales, la combustion des matières albuminoïdes est incomplète, et, au lieu de produire de l'acide urique et de l'urée, dernier terme de l'oxydation des matières albuminoïdes, il ne produit plus que des résidus moins oxydés, la leucine, la tyrosine, la xanthine.

L'exploration du foie n'est pas toujours douloureuse et permet de constater l'*atrophie* de l'organe; la rate est augmentée de volume. La peau présente des *éruptions* diverses, affectant la forme d'érythème, de roséole, de miliaire, d'urticaire.

Marche. Durée. Pronostic. — J'ai déjà insisté sur le *début insidieux* et *variable* de l'ictère grave. Suivant la prédominance des hémorrhagies ou des troubles adynamiques, on a décrit une forme hémorrhagique et une forme typhoïde, mais cette division ne me paraît pas unie, la forme mixte étant du reste la plus fréquente. Le *pronostic* est extrêmement sérieux; dans quelques cas exceptionnels le malade est emporté en deux ou trois jours; la marche est vraiment *foudroyante*, ainsi que j'en ai observé un cas il y a quelques années à Bellevue; habituellement les accidents ultimes surviennent du sixième au dixième jour. Toutefois l'ictère grave n'est pas fatalement mortel, et la dénomination d'*ictère fatal* donnée par quelques auteurs anglais n'est heureusement pas justifiée. Il y a des cas non douteux de *guérison*, ils sont même plus fréquents qu'on ne le supposerait d'abord[1], étant donnée l'habitude qu'on avait prise de considérer l'ictère grave comme un arrêt de mort. Et l'on se demande en vérité pourquoi l'ictère grave dit essentiel, cette *fièvre jaune nostras*, ne pourrait pas guérir à l'égal des autres maladies infectieuses; je ne vois donc pas que ce soit une raison pour créer une variété spéciale, et pour réunir sous le nom d'*ictère pseudo-grave*[2] les cas qui ont guéri.

La *guérison* est quelquefois annoncée par une brusque amélioration, il se fait une véritable *crise* : polyurie et augmentation de l'urée, diaphorèse abondante, diarrhée profuse. La toxicité urinaire, très abaissée pendant la maladie, dépasse au moment de la crise son coefficient normal[3]. L'état des reins a une grande importance pour le pronostic; le danger est moindre tant que la sécrétion

---

1. Raymond. *Revue mensuelle de médecine*, septembre 1881. — Mathieu. *Revue de méd.*, juillet 1886.

2. Grellety. *Ictère pseudo-grave.* Thèse de Paris, 1873.

3. Surmont. *Soc. de biol.*, 16 janvier 1892.

urinaire se fait bien. Les parotidites (inflammation suppurée) ont coïncidé plusieurs fois avec la guérison[1].

Diagnostic. — Il est bien difficile de formuler un diagnostic au début de la maladie ; plus tard, quand les principaux symptômes ont apparu, le tableau de l'ictère grave présente quelque analogie avec des maladies qui, elles aussi, peuvent être, à titres divers, accompagnées d'ictère ; telles sont l'endocardite ulcéreuse, l'infection purulente, l'empoisonnement par le phosphore et la fièvre jaune. Dans l'endocardite infectieuse, l'ictère est fort rare, les hémorrhagies font défaut, et l'auscultation du cœur révèle les bruits morbides de l'endocardite. L'infection purulente a pour origine une plaie ou un traumatisme ; elle est caractérisée par des frissons répétés, par de violents accès de fièvre, par une douleur à la région hépatique, due aux abcès pyohémiques du foie. L'empoisonnement par le phosphore a une telle analogie avec l'ictère grave, que, si l'on ne connaissait les commémoratifs, ou si les vomissements ne présentaient quelques reliquats du corps du délit, il serait souvent fort difficile de faire le diagnostic. Nous verrons plus loin, à propos de la fièvre jaune, toute l'analogie qui existe entre le *vomito negro* et l'ictère grave qu'on a quelquefois nommé *fièvre jaune nostras.*

Une autre difficulté se présente : Un malade a depuis quelques jours un ictère qu'on suppose être un simple ictère catarrhal, un ictère infectieux bénin ; il a de la fièvre, des épistaxis surviennent et se répètent, du purpura apparaît ; comment savoir si ces symptômes font partie d'un ictère bénin, d'un ictère *aggravé* ou s'ils sont vraiment le prélude d'un ictère grave ? L'analyse des urines, la recherche de l'albumine, le dosage de l'urée, donnent des renseignements insuffisants ; souvent diagnostic et pronostic restent en suspens, et c'est le cas de dire avec Trousseau : « il en est de l'ictère comme de la pleurésie, on ne sait jamais comment il se termine ».

1. Mossé. *Étude sur l'ictère grave.* Th. de Paris, 1879.

Étiologie. — L'ictère grave dit primitif, celui que je viens de décrire, est une maladie rare, beaucoup plus rare que les ictères graves secondaires. Tantôt il apparaît d'emblée chez un sujet en apparence bien portant; tantôt il se développe avec le secours de causes prédisposantes, telles que la grossesse, l'alcoolisme, les excès de table, l'auto-intoxication gastro-intestinale. Tel individu, quoique fort bien portant actuellement, avait eu autrefois des coliques hépatiques, des symptômes de lithiase biliaire une jaunisse sans conséquence, et le foie adultéré n'en avait pas complètement perdu le souvenir. Tel autre individu, quoique fort bien portant actuellement, est *héréditairement* vulnérable et par un concours de circonstances qui font de l'hérédité pathologique une question si complexe, c'est tel ou tel organe, c'est le cerveau, c'est le rein, c'est le cœur, c'est le foie qui résistera le moins *aux attaques réitérées de la vie*. Sous l'influence de conditions encore mal connues, l'ictère grave a été observé à l'état *épidémique*[1], et il est à remarquer que l'épidémie reste limitée sans tendance à la diffusion; le foyer ne s'étend pas au delà d'une caserne, d'une prison, d'un navire. Il n'est pas rare, dans une même épidémie, d'observer, à côté de cas fort graves, des cas relativement bénins, ayant les allures de l'ictère catarrhal. M. Kelsch pense que le germe infectieux qui engendre ces différents états est d'*origine tellurique*[2].

Ictères graves secondaires. — Les ictères graves *secondaires* sont ceux qui surviennent dans le cours d'une maladie (fièvre typhoïde, choléra, pneumonie) qui a mis le foie en état de réceptivité. La *grossesse* est dans le même cas, car elle met le foie en imminence morbide par la stéatose de la cellule hépatique. Toutes les maladies du foie peuvent à un moment donné se compliquer des accidents hémorrhagiques et nerveux de l'ictère grave; je citerai : les cirrhoses alcoo-

---

1. Arnould et Coyne. Mémoire sur une épidémie d'ictère grave observée à Lille. *Gaz. méd. de Paris*, 1878. — Carville. Épidémie d'ictère grave. *Arch. de méd.*, 1864.

2. Kelsch. *Revue de méd.*, août 1886.

lique, biliaire, cardiaque, tuberculeuse ; la lithiase biliaire, le cancer, l'obstruction permanente des canaux biliaires, les kystes hydatiques, la syphilis hépatique. Dans ces différentes lésions, la porte est ouverte aux infections secondaires et aux toxines, la cellule hépatique altérée n'est plus en état de défense. Quelques-uns de ces cas concernent des malades étant déjà atteints d'ictère, aussi l'ictère grave secondaire prend chez eux la dénomination d'ictère aggravé, qui n'est souvent « que le dernier acte de l'évolution morbide ».

Le tableau symptomatique des ictères graves secondaires est à peu près celui de l'ictère grave primitif ; toutefois il est *moins* accentué, *moins* complet, l'évolution en est *moins* rapide, parce que la destruction des cellules hépatiques est d'emblée moins généralisée que dans l'ictère grave essentiel.

La marche et la gravité des accidents dépendent beaucoup de l'état où se trouvait préalablement le malade : tantôt les accidents d'ictère *aggravé* précipitent assez rapidement le dénouement, tantôt ils se succèdent lentement, ils forment un état *subaigu*, ils peuvent guérir.

Ictère et puerpéralité. — Ainsi que je l'ai dit dans un autre chapitre, ictère calculeux, ictère par rétention, n'est généralement pas à redouter chez la femme grosse ; il n'en est plus de même des autres variétés d'ictères englobés sous la dénomination d'ictères infectieux. Quelle que soit la théorie invoquée pour expliquer l'adultération de la cellule hépatique, peu importe, du moment que la cellule hépatique est en cause, du moment qu'elle participe au processus toxi-infectieux, elle subit une adultération qui, dans d'autres circonstances, pourrait n'avoir pas de conséquences redoutables, mais qui, à l'état gravidique, est toujours à craindre. Voilà pourquoi l'ictère survenant chez la femme grosse (j'entends l'ictère survenant en dehors des coliques hépatiques) est toujours un symptôme dont il faut se méfier, parce qu'il est le témoin de la lésion hépatique qui peut conduire à l'insuffisance hépatique et à toutes ses conséquences. L'insuffisance hépatique est parfois accompagnée d'albuminurie et d'insuffisance rénale, les épithéliums du rein étant directement adultérés par l'agent toxi-infectieux, ou subissant le contre-coup dû à l'élimination d'une bile nocive[1].

Le Masson[2], dans sa thèse, a réuni 52 observations d'ictères survenus pendant la puerpéralité, 39 fois au moment de la grossesse et 13 fois après les couches. Les 39 cas d'ictère appartenant à la grossesse ont été suivis 13 fois de guérison et 26 fois de mort; les 13 cas d'ictère survenus à la suite de couches ont été suivis 3 fois de guérison et 10 fois de mort. Cette statistique vous indique déjà quelle est la gravité de l'ictère puerpéral.

L'ictère de la grossesse se voit surtout à partir du troisième mois, sans qu'on puisse habituellement invoquer d'autres facteurs que l'état gravidique. Souvent l'ictère est précédé de troubles gastro-intestinaux, nausées, vomissements, gastralgie, coliques; dans d'autres cas, il apparaît sans autre manifestation antérieure. La jaunisse est légère ou intense, depuis la teinte subictérique jusqu'à l'ictère foncé et généralisé. Les urines sont bilieuses et contiennent en proportions inégales du pigment biliaire et de l'urobiline; souvent aussi on y trouve de l'albumine. Les matières fécales sont moins colorées qu'à l'état normal, parfois même elles sont grisâtres et prennent la teinte du mastic. La fièvre est légère ou intense. Le foie tend à augmenter de volume, il est parfois douloureux. Les autres symptômes, anorexie, céphalalgie, diarrhée ou constipation sont extrêmement variables. Après une durée qui varie de quinze jours à un mois, les symptômes s'amendent, l'ictère disparaît, la grossesse suit son cours et la malade guérit sans autre accident. C'est la forme bénigne.

Mais, dans d'autres cas, si la lésion hépatique est plus intense ou plus prolongée, la situation s'aggrave et la maladie se termine par avortement ou par l'accouchement

---

1. Charrin. Influence des maladies du foie sur la pathologie du rein. *Semaine médicale*, 11 février 1894.

2. Le Masson. *Les ictères et la colique hépatique chez les femmes en état de puerpéralité.* Thèse de Paris, 1898.

prématuré et même par la mort de la mère. Enfin, dans quelques circonstances, l'ictère puerpéral revêt les allures de l'ictère grave avec hémorrhagies, épistaxis, purpura, taches ecchymotiques, avec symptômes nerveux, céphalée violente, délire, agitation, troubles dyspnéiques, tendance au coma. Dans ces formes graves, « l'avortement, l'accouchement prématuré, ou même l'accouchement à terme se font d'ordinaire en pleine phase du syndrome ; du deuxième au cinquième jour après le début de l'ictère, très souvent le deuxième jour ; mais il y a lieu d'insister sur leur soudaineté ; les médecins sont parfois en train de discuter l'opportunité d'intervention quand la femme accouche. Si encore, après semblable terminaison, il était permis d'escompter la guérison ! Le calme relatif, la sensation de bien-être, une certaine amélioration pourraient faire porter un pronostic favorable. Mais ce calme est trompeur et l'amélioration de courte durée ; les accidents ne sont qu'endormis ; ils reparaissent au bout d'un temps qui varie de quelques heures à vingt-quatre heures, et alors ils conduisent à la mort avec une effrayante rapidité. » (Le Masson.)

Les ictères qui surviennent pendant les suites de couches sont beaucoup plus souvent graves que bénins, puisque, sur 13 cas, ils ont été suivis 10 fois de mort. Ils sont, du reste, presque toujours associés à l'infection puerpérale. L'ictère puerpéral a quelquefois éclaté sous forme *épidémique*. J'emprunte à la thèse de Le Masson la relation résumée de sept épidémies d'ictère puerpéral : Épidémie de Lüdenscheid en 1794. — Épidémie de Roubaix, décrite par Carpentier. — Épidémie de Saint-Pierre de la Martinique en 1858, décrite par Rouillé et par Saint-Vel ; « sur trente femmes atteintes d'ictère, vingt succombèrent dans le coma après l'avortement ou l'accouchement prématuré ». — Épidémie de Limoges, relatée par Bardinet en 1860. — Épidémie de la Maternité et de l'hôpital des Cliniques en 1871-1872, relatée par Hervieux, Depaul et Meunier. — Épidémie de Saint-Paul en 1873, relatée par Smith. —

Épidémie de Neusenstamm en 1876, dont la relation a été faite chez nous par Vinay[1]. Dès l'année 1867, Hervieux cherchait à expliquer ces accidents « par la présence d'un ferment morbide spécial ou d'un principe toxique », ce que nous appelons aujourd'hui la toxi-infection, dont il nous est souvent possible de retrouver les agents. En résumé, quelle que soit la pathogénie invoquée pour expliquer les ictères de la grossesse (abstraction faite de l'ictère dû à l'obstruction calculeuse), il n'en est pas moins vrai que chez la femme grosse la cellule hépatique se défend mal, elle n'a plus les mêmes propriétés antitoxiques, les toxi-infections en provoquent facilement la déchéance ; aussi la gravité de cet état, dont l'ictère est l'un des témoins, doit-il nous engager à réserver notre pronostic.

De cette étude, il ressort qu'il est absolument nécessaire de diviser *en deux grandes classes les ictères qui peuvent survenir chez la femme grosse*. Si l'ictère est associé à la lithiase biliaire, s'il fait partie du syndrome de la colique hépatique, le pronostic est presque toujours bénin, car en pareil cas la cellule hépatique n'est pas adultérée. Mais si la femme grosse n'a ni lithiase biliaire, ni colique hépatique, si l'ictère survient chez elle à titre de toxi-infection du foie, avec ou sans participation du rein, méfions-nous, car la situation peut devenir périlleuse.

Traitement. — Les purgatifs salins, les diurétiques légers doivent être administrés au début de l'ictère grave. La diète *lactée* est absolument indiquée. J'ai constaté plusieurs fois dans mon service l'utilité des grandes injections de sérum artificiel fréquemment répétées ; deux de mes malades ont guéri. L'antisepsie intestinale a été conseillée. Les hémorrhagies, les vomissements, les troubles nerveux seront combattus par le traitement du symptôme. Malheureusement la plupart de ces accidents résistent trop souvent au traitement le mieux dirigé.

1. Vinay. *Traité des maladies de la grossesse et des suites de couches,* 1894.

§ 27. ICTÈRES BÉNINS SIMPLES ET INFECTIEUX
ICTÈRE CATARRHAL — ICTÈRE CATARRHAL PROLONGÉ

Pathogénie. — En étudiant les ictères graves, nous avons vu qu'il y a pour leurs différents cas une échelle de gravité; eh bien, il y a également pour les ictères bénins une échelle de bénignité. Les uns sont infectieux, les autres ne le sont pas, et ceux qui sont infectieux ne le sont pas au même titre[1].

L'ictère *émotif*, par exemple, n'est pas d'origine infectieuse; cet ictère existe réellement, témoin le cas cité par Potain concernant un homme qu'on allait fusiller, le cas de Rendu qui a trait à une jeune fille émue par un cathétérisme, le cas de Chauffard qui concerne un homme pris d'une violente colère. Cet ictère émotif qui peut apparaître en moins d'une heure est probablement dû à un excès de sécrétion biliaire et à sa résorption.

En étudiant l'*angiocholite*, j'ai cité plusieurs variétés d'ictère bénin, tels sont : l'ictère *syphilitique* de la période secondaire, l'ictère des nouveau-nés par hypercholie pigmentaire, l'ictère lié à l'engiocholite d'origine billiaire. Ces différents ictères, habituellement bénins, ont été décrits ailleurs, je n'y reviens pas. J'ai surtout à m'occuper actuellement de cette classe d'ictères qu'on peut ranger dans la classe des ictères infectieux bénins et qui sont encore décrits sous la rubrique d'*ictère catarrhal*.

Le *catarrhe primitif* des voies biliaires, qu'on appelle encore ictère simple, ictère catarrhal, parce que l'ictère en est le symptôme le plus apparent et habituellement anodin, peut envahir les canaux biliaires intra-hépatiques et extra-hépatiques. Si le catarrhe n'atteint que des petits canaux intra-hépatiques, si les gros canaux extra-hépatiques sont respectés, l'ictère apparaît, parce que la bile est résorbée sur place au niveau des canaux intra-hépatiques oblitérés, mais cet ictère *n'est pas* accompagné de décoloration des matières fécales, parce que la bile conti-

1. Audibert. *Revue de médecine*, juin 1907.

nue à s'écouler en assez grande quantité dans l'intestin. Au contraire, si le catarrhe atteint le canal cholédoque, si ce canal est *obstrué* par les produits de sa propre inflammation ou par les produits de l'inflammation des autres canaux biliaires, l'obstruction du canal cholédoque provoque l'ictère par rétention, et cet ictère est associé à la décoloration plus ou moins complète des matières fécales. Cette dernière forme réalise le type le plus habituel de l'ictère dit catarrhal.

Dans les cas fort rares où le malade atteint d'ictère catarrhal a succombé à une maladie intercurrente, on a constaté à l'autopsie l'inflammation du *canal cholédoque*, et encore même l'inflammation peut-elle se limiter à la *partie intestinale* et à l'*orifice duodénal* de ce conduit (Virchow). Les parois de cette partie du canal cholédoque, le tissu conjonctif qui l'entoure, et l'ampoule de Vater, sont le siège d'un gonflement œdémateux qui rétrécit ou obture l'orifice. « On comprend facilement que ce gonflement œdémateux puisse être un obstacle au cours de la bile et capable de produire un ictère, lorsqu'on voit le coryza empêcher la respiration par les fosses nasales par suite du gonflement de la muqueuse[1]. » De plus, le canal cholédoque à ce niveau est encombré par des amas de cellules épithéliales; il en résulte une sorte de bouchon, non coloré par la bile, qui complète l'obstruction du canal cholédoque et qui s'oppose au passage de la bile dans l'intestin (Vulpian[2]).

Dans une autopsie pratiquée par Muller, le cholédoque était obstrué, sa muqueuse était boursouflée, couverte de pétéchies, et on constatait également l'obstruction catarrhale du canal de Wirsung.

Les parties du canal cholédoque intéressées conservent leur dimension normale (6 millimètres de diamètre environ), elles ne sont pas imprégnées de bile, tandis que les voies

1. Cornil et Ranvier. *Manuel d'histol. pathol.*
2. Vulpian. Journal *l'École de médecine*, 1874.

biliaires qui siègent au-dessus de l'obstacle sont dilatées. Cet obstacle au cours de la bile provoque un *ictère par rétention* qui est le symptôme constant et saillant du catarrhe des voies biliaires.

Telle est, en résumé, la lésion dominante de l'ictère catarrhal; mais cette lésion, sous quelle influence se produit-elle? C'est ici que commencent les hypothèses. D'après une ancienne théorie, l'angiocholite cholédoque serait associée à un catarrhe *gastro-intestinal* et liée par conséquent à toutes les causes de ce catarrhe (excès de régime, refroidissement). Certains individus, en effet, sont pris de troubles gastro-intestinaux et d'ictère consécutif, à la suite d'orgies, d'alcoolisme aigu (et l'on sait l'influence de l'alcool sur le foie), d'ivresse, d'où l'ancienne dénomination d'ictère *a crapula*. Cette théorie ne vise qu'un processus *local*; elle est basée sur la propagation du catarrhe duodénal au canal cholédoque avec oblitération du canal.

A cette manière de voir, on oppose ou l'on associe d'autres théories; l'ictère catarrhal est considéré comme une maladie infectieuse, l'individu puisant en lui-même (Chauffard) ou au dehors (Kelsch) les germes de l'infection. Que l'ictère catarrhal soit fréquemment une maladie générale, une variété de *fièvre bilieuse* avec localisation dominante sur les canaux biliaires, c'est en effet ce qui ressort de l'examen attentif des observations. On voit, ainsi que le fait judicieusement observer Chauffard[1], que la maladie débute par une phase *præictérique*, avec fièvre, courbature, anorexie, vomissements, épistaxis, insomnie, albuminurie, herpès labial, et parfois aussi diarrhée bilieuse, fétide, qui témoigne d'une hypersécrétion du foie. C'est trois, quatre jours après cette période d'invasion qu'apparaît l'ictère, bientôt suivi de la décoloration des matières fécales. « La sécrétion de l'urine et l'excrétion de l'urée présentent une évolution cyclique et parallèle » : à la première phase, urine rare, bilieuse, pauvre en urée; à la seconde phase, au moment de

_____

[1]. A. Chauffard. *Revue de méd.*, janvier 1885.

la *crise*, urine abondante et riche en urée. Sous cette forme, l'ictère catarrhal a bien les allures d'une maladie générale. Ces allures, il les tire encore de son mode d'apparition. Souvent, en effet, l'ictère catarrhal est, comme certaines fièvres, une maladie *saisonnière*, d'où la vieille dénomination d'ictère vernal ou automnal; il est *épidémique*, il atteint deux, trois personnes ou un plus grand nombre d'individus, faisant partie de la même famille, habitant une même maison, une même localité, une même caserne[1]. Ces faits ont été fréquemment observés dans l'armée[2].

Telles sont les considérations qui engagent à faire rentrer certaines formes d'ictère catarrhal dans la classe des maladies générales, infectieuses, à côté de l'ictère grave, dont elles ne sont parfois qu'une manifestation *atténuée*. Mais le désaccord commence quand il s'agit de savoir quelle est la cause de l'infection.

Pour Chauffard, l'ictère catarrhal aurait pour origine les poisons putrides formés dans l'intestin. Ces poisons putrides ou *ptomaïnes*[3], qui à l'état normal sont résorbés sur place pour être éliminés par le foie[4], peuvent, sous certaines influences, accroître leurs propriétés nocives et créer une auto-infection, suivant l'expression de Jaccoud. Pour Kelsch les ptomaïnes ne seraient pas la cause du mal. « La chimie nous ramènerait-elle à des idées humorales dont le temps et l'expérience semblaient avoir fait justice et qui d'ailleurs sont si peu encourageantes pour la prophylaxie? » L'agent infectieux serait extérieur. « Le sol nous apparaît comme le foyer générateur par excellence de cet agent. Le fond vaseux des fossés, des mares, semble être le milieu le plus favorable à la conservation et à la multiplication de ce dernier. » Toutes ces opinions sont acceptables; ceci prouve que les ictères infectieux peuvent résulter de

---

1. Kelsch. *Revue de méd.*, août 1886.
2. Eudes. *Arch. de méd. et pharmacie militaires*, 1883, t. I.
3. Dupré. *Les infections biliaires*. Th. de Paris, 1891.
4. Netter. *Arch. génér. de méd.*, 1884.

causes multiples et se présenter sous des aspects quelque peu différents.

Symptômes. — Nous venons d'exposer les différentes théories émises sur la pathogénie de l'ictère catarrhal, étudions maintenant son évolution clinique. Dans quelques cas, la maladie *débute* vraiment par un catarrhe gastro-duodénal, le malade éprouve pendant deux, trois, quatre jours, des symptômes d'embarras gastrique : inappétence, nausées, vomissements, constipation, langue épaisse et saburrale, douleur épigastrique, prostration, céphalalgie, état fébrile. A ce moment l'ictère apparaît. C'est d'abord une teinte jaunâtre des conjonctives, du front et du cou; puis, les deux jours suivants, les matières fécales se décolorent, deviennent blanchâtres, argileuses, la teinte ictérique s'accuse et se répand à tout le corps. Les urines, riches en pigment biliaire, prennent une teinte safran, vieil acajou, et en les traitant par l'acide nitrique on fait apparaître la teinte verdâtre caractéristique.

Dans d'autres cas, le catarrhe gastro-intestinal attire moins l'attention, et la maladie présente d'emblée des symptômes qui sont plus en rapport avec l'évolution d'une maladie générale. Lassitude, endolorissement des masses musculaires, prostration, épistaxis, état fébrile, diarrhée bilieuse, urines rares et albumineuses, tels sont les symptômes de la période d'invasion, symptômes qui rappellent assez bien un début de fièvre typhoïde. Aussi, quand l'ictère apparaît, on est loin d'être rassuré sur le pronostic, on se demande si l'on n'est pas en face d'un *ictère grave* et l'on se rappelle la phrase de Trousseau : « Il en est de l'ictère comme de la pleurésie, on ne sait jamais comment il se termine ».

Enfin, chez quelques individus, l'ictère est d'emblée le symptôme dominant de la maladie; les urines sont ictériques, les matières sont décolorées, mais le malade n'a ni fièvre, ni dégoût des aliments, à peine éprouve-t-il quelques troubles dyspeptiques. L'ictère catarrhal peut donc se présenter sous des aspects variés.

La *décoloration* des matières fécales, leur apparence gri-

sâtre, blanchâtre, argileuse, tient d'une part à l'absence
des pigments biliaires, et d'autre part à l'accumulation de
graisse dans l'intestin (stéarrhée). La bile faisant défaut, la
graisse n'est plus émulsionnée, elle ne passe pas dans les
chylifères et c'est elle qui donne aux matières leur apparence argileuse. L'oblitération du canal pancréatique accompagnant parfois l'oblitération du canal cholédoque, on a
prétendu que la stéarrhée qu'on observe au cours de l'ictère
catarrhal doit tenir, non pas à l'absence de la bile, mais à
l'absence du suc pancréatique. Muller n'est pas de cet avis :
il admet que le suc pancréatique modifie la qualité des
graisses fécales, mais non leur quantité, et faire la part de
la bile ou du suc pancréatique ne paraît pas chose possible.

Le *foie* ne conserve pas toujours son volume normal, il
est souvent augmenté de volume (pléthore biliaire); il peut
même subir une notable hypertrophie, si la maladie dure
longtemps.

Ictère catarrhal prolongé. — Habituellement, au cas
d'ictère catarrhal vulgaire, le canal cholédoque redevient
perméable du huitième au vingtième jour. L'apparition de
la bile dans l'intestin est le signal de la guérison; les matières fécales se colorent, les urines augmentent de quantité et perdent graduellement leur pigment biliaire; il se
produit souvent une véritable crise polyurique et azoturique
(Chauffard), la toxicité des urines jusque-là normale s'élève
brusquement (Roger), mais la coloration de la peau persiste
deux ou trois semaines jusqu'au renouvellement de l'épiderme. Durant toute la maladie, le pouls conserve une certaine lenteur (pouls de l'ictère).

Telle est la marche habituelle de l'ictère catarrhal, mais
il faut compter avec les exceptions et elles sont nombreuses.
Dans plusieurs cas j'ai vu l'ictère catarrhal persister pendant deux mois et au delà; j'ai décrit cette variété sous la
dénomination d'*ictère catarrhal prolongé*[1]; il faut la con-

---

1. Dieulafoy. De l'ictère catarrhal prolongé. Cours de la Faculté de
médecine. *Semaine méd.*, 11 juillet 1888.

naître, sans quoi l'on est exposé à commettre des erreurs de diagnostic. Quand on voit chez un homme d'un certain âge, un ictère catarrhal prolongé avec un foie volumineux, on est toujours tenté de penser au cancer. On trouve éparses dans les auteurs des observations analogues. D'après Niemeyer, « la maladie peut traîner en longueur pendant des semaines et des mois, l'ictère devient intense, les malades maigrissent considérablement et le foie éprouve un gonflement manifeste[1]. » D'après Frerichs, l'ictère catarrhal peut durer deux et trois mois[2]. Parmi les cas que j'ai observés, il en est surtout deux qui sont survenus simultanément chez deux personnes d'une même famille et que j'attribue à une infection par ingestion de gibier avancé ; la maladie évolua par poussées successives : l'ictère, la décoloration des matières fécales, la teinte ictérique des urines s'amendèrent et reparurent à plusieurs reprises, et le foie devint très volumineux. Chez l'une de ces personnes la maladie dura deux mois, chez l'autre elle dura trois mois, avec épistaxis, et pendant longtemps encore le foie conserva un *très fort volume* qui ne disparut qu'après une saison à Vichy. Je viens d'observer à l'hôpital Necker un nouveau cas d'ictère catarrhal prolongé qui a duré cinquante jours[5]. Ce sont ces cas d'ictère *catarrhal prolongé à rechutes,* qu'on a inutilement décorés avec emphase du nom de maladie de Weil.

Diagnostic. — Le *diagnostic* de l'ictère catarrhal est facile si la maladie s'annonce avec les allures d'un simple catarrhe gastro-intestinal, auquel fait suite l'ictère et la décoloration des matières fécales. Mais si dès le début les symptômes généraux revêtent une notable intensité, si la prostration, la perte des forces, les épistaxis, l'albuminurie, la fièvre, sont les symptômes d'invasion au milieu desquels l'ictère apparaît, on pense, et l'on n'a pas tort, à la possibilité d'une fièvre typhoïde, d'un ictère grave ; le diagnostic

1. Niemeyer. *Pathologie interne*, t. I, p. 809.
2. Frerichs. *Maladies du foie*, p. 757.
5. Mlle H. Herzenstein. *De l'ictère catarrhal prolongé.* Th. de Paris, 1890. Audibert. *Revue de médecine,* 10 juin 1907.

et le pronostic, à cette période du moins, doivent être réservés.

La lithiase biliaire provoque, elle aussi, l'obstruction du cholédoque; elle détermine des symptômes, ictère, urines bilieuses, décoloration des matières fécales, qui ressemblent beaucoup aux symptômes de l'ictère catarrhal. Mais le malade atteint de lithiase biliaire éprouve généralement et brusquement des douleurs plus ou moins vives de colique hépatique, avec vomissements bilieux, vertiges, frissons, qui si souvent accompagnent la migration des calculs biliaires, par contre, il n'a généralement pas les symptômes, qui, dans l'ictère catarrhal, forment souvent la phase *préictérique*.

La *syphilis*, à sa période secondaire, détermine parfois un ictère catarrhal dont le diagnostic pathogénique est fait au chapitre concernant la syphilis du foie.

C'est surtout dans les cas où l'ictère catarrhal est *prolongé* et le foie volumineux, que le diagnostic est difficile; il faut le différencier de la cirrhose hypertrophique biliaire, du cancer du foie et du cancer de la tête du pancréas comprimant le canal cholédoque.

La cirrhose hypertrophique biliaire et l'ictère catarrhal prolongé ont comme symptômes communs un ictère persistant et un foie volumineux, mais la décoloration des matières fécales, qui est la règle dans l'ictère catarrhal, ne s'observe pas dans la cirrhose hypertrophique biliaire, ou du moins, si elle s'observe, elle n'est ni aussi complète, ni aussi persistante que dans le cas d'ictère catarrhal; de plus, la rate n'est pas hypertrophiée au cas d'ictère catarrhal.

Le *cancer* secondaire du foie et l'ictère catarrhal prolongé peuvent présenter, comme symptômes communs, l'ictère et l'augmentation de volume du foie; ils peuvent même avoir comme symptôme commun la décoloration des matières fécales si le canal cholédoque est comprimé par le cancer (ganglions du hile), mais la tuméfaction du foie est *uniforme* au cas d'ictère catarrhal, tandis qu'elle est accompagnée de bosselures, de déformation et souvent d'ascite, au cas de cancer secondaire. Je ne parle pas du diagnostic avec le cancer primitif du foie à forme massive, l'ictère faisant défaut dans cette variété de cancer hépatique.

Le diagnostic entre l'ictère catarrhal prolongé et le *cancer de la tête du pancréas*[1] comprimant le canal cholédoque, voilà, à mon sens, un problème fort difficile à résoudre. De part et d'autre nous trouvons, comme symptômes, un ictère persistant, un gros foie (pléthore biliaire) et une décoloration des matières fécales avec stéarrhée. Théoriquement, on croirait que l'obstruction du cholédoque par le pancréas cancéreux doive être graduelle et beaucoup plus lente que l'obstruction du cholédoque au cas d'ictère catarrhal ; mais pratiquement il n'en est pas toujours ainsi, et pour citer des exemples, chez trois malades de mon service, l'obstruction cancéreuse du cholédoque a été presque immédiate, et à une période avancée de la maladie, une véritable débâcle biliaire a fait suite à une rétention biliaire de longue durée[2]. On pourrait également supposer que l'examen des matières grasses contenues dans l'intestin pourrait donner quelques indications utiles relativement à la suppression du suc pancréatique, mais nous venons de voir il y a un instant que, d'après Muller, on ne peut baser sur l'étude de la stéarrhée aucun signe certain du diagnostic, et du reste, le canal pancréatique peut être oblitéré dans les deux cas.

L'amaigrissement rapide, la présence du sucre dans l'urine, qui ont été signalés comme appartenant au cancer pancréatique, sont des signes inconstants : la diarrhée[3] et la pigmentation cutanée[4] sont des signes en faveur du cancer. D'après M. Salhi, le salol, qui est une combinaison d'acide salicylique et d'acide phénique, est décomposé dans

1. *Revue de méd.*, mai 1888.
2. Legrand. Sclérose et épithéliome de la tête du pancréas. *Revue de méd.*, février 1889.
3. Ramos et Cochez. Cirrhose biliaire par obstruction à la suite d'un cancer du pancréas. *Revue de méd.*, septembre 1887.
4. Voyez les intéressantes cliniques de M. Jaccoud sur ce sujet, 1886, p. 149.

l'intestin en ses deux éléments, par le suc pancréatique [1];
si donc on donne deux grammes de salol à un malade qui
n'a pas de lésions du pancréas, l'acide salicylique et l'acide
phénique résultant de la décomposition du salol vont apparaître dans l'urine; si on ne les y retrouve pas, c'est que le
salol n'a pas été décomposé parce qu'il n'y a pas de sucre
pancréatique dans l'intestin. Ce procédé, à supposer qu'il
soit exact, serait insuffisant dans le cas actuel pour permettre d'affirmer le diagnostic, puisque le canal de Wirsung
est parfois oblitéré en même temps que le canal cholédoque, au cas d'ictère catarrhal. La marche seule de
la maladie lèvera donc les doutes et permettra d'affirmer
l'existence de l'ictère catarrhal prolongé.

Le diagnostic entre l'ictère catarrhal prolongé et le *cancer
de l'ampoule de Vater* présente pendant plusieurs semaines
les plus grandes difficultés.

Le *pronostic* de l'ictère catarrhal est généralement bénin;
toutefois, en présence d'un ictère, même le plus simple, il
faut toujours faire des réserves, car l'*ictère grave* peut, lui
aussi, débuter avec les apparences d'un ictère infectieux
bénin. Ainsi, on voit, dans une même épidémie, des cas
très bénins d'ictère catarrhal, des cas terribles d'ictère
grave et des cas mixtes qui leur servent d'intermédiaire.

Traitement. — Quand l'angiocholite est liée à un état
catarrhal gastro-intestinal, on commence par prescrire un
purgatif salin; on met le malade à la diète, on lui donne
des amers, de la macération de quinquina édulcorée avec
du sirop d'écorces d'oranges (Jaccoud), des boissons alcalines, l'eau de Vichy.

Il y a quelques années, Krüll a mis en usage une nouvelle
méthode de traitement de l'ictère catarrhal. Il fait prendre
tous les jours un lavement froid de un à deux litres d'eau à
la température de 15 à 18 degrés centigrades. Habituellement, après quelques lavements, la bile reparaît dans l'intestin, le canal cholédoque redevient perméable et la gué-

1. Salhi. *Semaine médicale*, 1886, p. 155.

rison s'effectue en quelques jours. Je n'ai pas obtenu d'aussi beaux résultats. On a également préconisé l'ingestion d'huile à haute dose, mais peu de malades consentent à se soumettre à ce moyen dont les résultats sont, du reste, discutables.

§ 28. ICTÈRES HÉMOLYTIQUES

Historique. — A côté des ictères d'origine hépatique, dus à une lésion cellulaire ou à un obstacle à l'excrétion biliaire, il existe une variété spéciale d'ictère due à la formation exagérée de pigments biliaires, par destruction des globules rouges. C'est à cette forme d'ictère, d'origine sanguine, que Gubler avait donné le nom d'ictère hémaphéique ; des travaux récents en ont précisé la signification et on le décrit actuellement sous le nom d'*ictère hémolytique*. Normalement, le sérum sanguin renferme une certaine quantité de pigments biliaires qui dérivent de l'hémoglobine mise en liberté par l'usure et la destruction des globules rouges. Que cette hémoglobine soit libérée en quantité plus abondante qu'à l'état normal, et l'imprégnation des téguments par les pigments ainsi formés sera assez intense pour provoquer un véritable ictère. Cet ictère aura, comme caractère capital, de ne pas s'accompagner de chlorurie et de présenter une formule sanguine qui, tout en lui donnant sa physionomie spéciale, permet seule d'en faire le diagnostic.

Cette notion de l'ictère hémolytique avait déjà été mise en évidence en 1900 par Mirskowski, dans un cas d'ictère chronique, acholurique, héréditaire : mais la démonstration en fut faite par Chauffard[1] qui vit qu'il existe dans certains cas d'ictères congénitaux une fragilité globulaire rendant compte ainsi de l'hémolyse. Widal et ses élèves, par une technique nouvelle, mirent en évidence cette fragilité globulaire dans

---

1. Chauffard. *Semaine médicale*, 16 janvier 1907.

Chauffard et Fiessinger. Ictère congénital hémolytique avec lésions globulaires. *Soc. méd. des Hôp.*, 8 novembre 1907.

Chauffard. Les ictères hémolytiques. *Semaine médicale*, 29 janvier 1908.

certains cas d'ictères, non plus congénitaux, mais acquis[1], et complétèrent cette histoire des ictères hémolytiques[2].

Cette variété d'ictère a donc maintenant son autonomie et ses caractères cliniques, mais l'examen du sang est indispensable pour en poser le diagnostic. Ce n'est qu'après avoir constaté l'hémolyse qu'on pourra affirmer la nature de cet ictère. Il est donc légitime, avant d'étudier les divers aspects cliniques sous lesquels il peut se présenter, de rappeler les procédés d'investigation qui permettent de poser l'existence de l'hémolyse.

Recherche de l'hémolyse : les globules rouges du sang sont doués vis-à-vis des milieux liquides d'une certaine force de résistance dont l'optimum se trouve réalisé par la concentration moléculaire du sérum sanguin. Qu'on vienne à les introduire dans un liquide dont la concentration est inférieure à celle de ce plasma, et l'on verra les globules se gonfler et finalement se dissoudre en abandonnant leur hémoglobine. Il y aura hémolyse; mais normalement les globules rouges présentent une résistance qui varie dans des limites connues, et l'on pourra, en mesurant jusqu'où peut aller cette « résistance » des globules, apprécier leur degré de « fragilité ». C'est donc cette fragilité, dont les causes sont encore mal élucidées, qui préside à l'ictère hémolytique. Démontrer la fragilité globulaire, c'est démontrer la nature hémolytique d'un ictère.

On peut mesurer le degré de la résistance globulaire en mettant une goutte de sang dans une série de petits tubes contenant une solution de chlorure de sodium de concentration progressivement décroissante en partant de la concentration normale de sérum sanguin. On compare entre eux ces tubes et, au moment où la résistance globulaire est vaincue, au moment où se produit l'hémolyse, le liquide

1. Widal, Abrami et Brulé. Différenciations des divers types d'ictères hémolytiques par le procédé des hématies déplasmatisées. *Presse médicale*, 19 octobre 1907.

Widal et Abrami. Types divers d'ictères hémolytiques non congénitaux avec anémie. *Soc. méd. des Hôp.*, 8 novembre 1907.

2. Brulé. Th. de Paris, 1909. — Chalier. Th. de Lyon, 1909.

qui surmonte le culot prend une teinte jaune. On peut ainsi savoir à quel degré de concentration moléculaire correspond la limite de résistance du globule, et, si elle est inférieure à la normale, on est en droit d'affirmer la fragilité globulaire (Vaquez et Ribierre).

Dans quelques cas d'ictères acquis, cette technique est insuffisante pour la démonstration de l'hémolyse; aussi Widal, Abrami et Brulé ont-ils rendu la méthode plus sensible en opérant, non sur le liquide sanguin, mais sur des hématies qu'on a séparées de leur sérum qui semblait masquer leur fragilité en leur donnant une résistance normale. Ce procédé des hématies déplasmatisées a donc mis en relief la nature hémolytique de certains ictères où la fragilité globulaire aurait risqué de passer inaperçue. La mesure de la résistance globulaire est donc à la base du diagnostic de l'ictère hémolytique et il était nécessaire de mettre cette notion en évidence avant de passer en revue les caractères cliniques de cet ictère.

Description. — Il y a deux types principaux d'ictère hémolytique : l'ictère congénital (Chauffard) et l'ictère acquis (Widal). Chacune de ces variétés a son individualité, mais elles ont un ensemble de caractères communs que nous allons décrire. Trois symptômes dominent le tableau clinique : l'ictère, la splénomégalie et les modifications du sang.

L'ictère est généralement acholurique. La réaction de Gemelin ne décèle pas trace de pigments biliaires, mais, par contre, on rencontre le plus souvent de l'urobiline. D'autre part, il n'existe jamais de rétention biliaire et les fèces peuvent même être hypercolorées. La teinte jaune des téguments peut subir des variations d'intensité en rapport avec la fatigue, le travail, les troubles gastro-intestinaux. Enfin, détail clinique qui a son importance, on ne constate pas de signes d'intoxication biliaire, ni prurit, ni bradycardie, ni amaigrissement, ni symptômes nerveux. Tel est l'aspect clinique de cet ictère dont l'absence de cholurie et de rétention biliaire constitue la note dominante.

Le second élément de ce syndrome est constitué par

l'augmentation de la rate, généralement accessible à la palpation, mais non douloureuse. Cette splénomégalie n'est pas accompagnée d'augmentation de volume du foie, contrairement à ce qui existe dans l'ictère d'origine hépatique.

Ce sont les modifications du sang qui jouent le rôle prépondérant dans ce syndrome et lui donnent sa physionomie spéciale. Le nombre des globules rouges est très diminué et tombe souvent aux environs de trois millions. L'hémoglobine peut descendre à 55 ou 65 pour 100 du taux normal. Mais ce qui donne à cet ictère sa spécificité, c'est la diminution de la résistance globulaire que l'on met en évidence par l'une des méthodes déjà indiquées. Chez un sujet dont la résistance globulaire est normale, l'hémolyse n'apparaît guère que dans le tube à expérience qui contient une solution de chlorure de sodium à 0,44 pour 100; tandis que dans l'ictère hémolytique on peut voir la fragilité se manifester dès que le tube contient une solution à 0,68 et l'on se rend ainsi compte de la diminution de la résistance globulaire qui est propre à cette variété d'ictère. Un autre caractère, c'est la présence dans le sang d'hématies granuleuses dans la proportion d'au moins 10 pour 100. Elles n'existent jamais chez les sujets normaux. On peut, il est vrai, les rencontrer dans un grand nombre d'anémies, mais c'est dans l'ictère hémolytique qu'elles présentent leur maximum de fréquence (Chauffard et Fiessinger).

Ainsi, diminution de la résistance globulaire avec ses conséquences, hémolyse et coloration jaune du sérum; présence d'hématies granuleuses, tels sont les caractères hématologiques qui sont communs à tout ictère hémolytique et qui lui donnent sa note originale.

Dans ce cadre dont nous venons de tracer les grandes lignes, on a pu dissocier des variétés qui, tout en conservant les symptômes cardinaux précédemment décrits, présentent cependant, relativement à leur origine et à leur évolution, quelques particularités qui en font de véritables formes cliniques. Opposons tout d'abord, l'un à l'autre, l'ictère congénital et l'ictère acquis.

1° *L'ictère hémolytique congénital* (Neinkowski, Chauffard) constitue un type remarquablement fixe dans sa symptomatologie. Souvent familial, il débute le plus souvent dans l'enfance. Ici, l'ictère est essentiellement chronique et suffisamment accentué pour n'avoir pas besoin d'être recherché. Il est influencé, non par les écarts alimentaires, mais par la fatigue et par tout ce qui peut activer la destruction de l'hémoglobine musculaire. Il est remarquablement constant, et ne procède pas par poussées comme peut le faire l'ictère acquis. Il ne s'accompagne ni de signes d'intoxication biliaire, ni de décoloration des matières. La rate, toujours très grosse, déborde les fausses côtes et peut parfois remplir tout le flanc gauche, tandis que le foie reste normal.

Les signes hématologiques sont constitués par une fragilité globulaire très accusée et par la présence, en très grande quantité, d'hématies granuleuses. Mais l'anémie est peu accentuée, ne s'accompagne d'aucuns troubles fonctionnels; l'hypoglobulie est très modérée. Ce qui domine donc le tableau clinique : c'est l'ictère, et, suivant l'expression de Chauffard : « Ces malades sont plus ictériques que pâles ». L'évolution est essentiellement chronique et ne comporte aucunement un pronostic sévère.

2° *L'ictère hémolytique acquis* présente une unité moins parfaite que l'ictère congénital. Ses causes sont multiples; l'évolution en est variable et ses symptômes sont suffisamment constants pour n'offrir que des variations minimes d'un type étiologique à l'autre.

L'ictère est ici bien moins accusé que dans la forme congénitale : « Ces malades sont plus pâles qu'ictériques ». L'anémie est le symptôme dominant, la pâleur des téguments et des muqueuses apparaît sous l'ictère. On constate quelques troubles fonctionnels, essoufflement et palpitations de cœur. Par opposition à la forme congénitale, le nombre des globules rouges est considérablement diminué et peut tomber à deux millions et au-dessous. La spléno-mégalie est moins considérable que dans la forme précédente, par contre le foie est généralement augmenté de volume.

La réaction sanguine est intéressante à étudier. Ici encore
on constate une diminution manifeste de la résistance globulaire, mais l'hémolyse n'est appréciable que par le procédé
des hématies déplasmatisées, ce qui explique que cette
forme n'ait pas été individualisée en même temps que la
forme congénitale. En outre, il existe un caractère propre
à cette variété : c'est l'auto-agglutination des hématies[1]
que l'on réalise *in vitro* en mettant les globules rouges du
malade en contact avec son propre sérum dans la proportion
de 1/10 ce qui n'existe pas dans l'ictère hémolytique congénital. Les hématies granuleuses sont très abondantes ; on
constate également de la leucocytose et des signes de réno-
vation sanguine caractérisée par des éléments d'origine mé-
dullaire : hématies nucléés, mégaloblastes, myéclocytes.

Tels sont les divers signes de l'ictère hémolytique congénital, et l'on voit que si l'ictère passe un peu au second
plan, les caractères hématologiques sont par contre prépondérants. Cet ictère offre en outre la particularité d'évoluer
par poussées successives de déglobulisation entrecoupées
de phases de réparation. Il est le plus souvent curable. On
a pu, en se basant sur la nature de son évolution, envisager
une forme aiguë survenant comme épiphénomène au cours
d'une maladie infectieuse, et pouvant aboutir à l'ictère
grave ; une forme subaiguë affectant les allures d'un ictère
infectieux banal ; enfin une forme chronique qui est celle
que nous avons prise pour type, et qui est la plus intéressante, car sa pathologie prête beaucoup à discussion.

Étiologie. — Pathogénie. — Dans quelles conditions étiologiques et pathogéniques peuvent survenir ces ictères hémolytiques ? Si l'ictère congénital est toujours identique à lui-
même avec son étiologie d'ailleurs obscure, par contre l'ictère
acquis peut se présenter de façon assez diverse. C'est dans
cette variété qu'il faut, semble-t-il, ranger l'ictère dit idiopathique des nouveau-nés, dont la nature hémolytique est maintenant démontrée ; l'ictère des maladies infectieuses, pneumo-

---

1. Widal. *Soc. de biologie*, 11 avril 1908.

nie, fièvre typhoïde, paludisme, syphilis; l'ictère des intoxications, l'ictère de certaines cirrhoses et de quelques anémies, et certains cas de l'ictère que Gubler nommait hémaphéique.

Le mécanisme suivant lequel se produit cet ictère, semble relever de deux processus : dans certains cas il s'agit d'une fragilité globulaire spéciale où les hématies présentent la réaction d'auto-agglutination et sont hémolysées par l'eau salée sans que leur sérum ait par lui-même une action hémolysante; dans d'autres cas, le sérum contiendrait des substances spéciales, les hémolysines, qui détruiraient les globules rouges et mettraient en liberté leur hémoglobine. On ne sait pas exactement où se fait la destruction des globules rouges. Faut-il incriminer le foie (Hayem) ou la rate (Chauffard), ou bien les globules rouges sont-ils détruits dans le sang circulant? (Widal.)

Anatomie pathologique. — Nous avons, chemin faisant, suffisamment indiqué les caractères histologiques de l'affection, pour qu'il soit inutile d'insister sur son anatomie pathologique. L'hypertrophie et la congestion splénique, la suractivité de la moelle osseuse, l'absence de lésions de l'appareil hépato-biliaire en sont les caractères positifs et négatifs qu'il était facile de prévoir. L'infiltration par le pigment ocre au niveau de la rate, du foie et des reins (Castaigne)[1] constitue un stigmate propre à l'hémolyse.

Diagnostic. — Il résulte de cette description que le diagnostic des ictères hémolytiques est parfois assez délicat. Si le type congénital est assez spécial pour attirer l'attention, par contre, l'ictère acquis, empruntant souvent le masque d'un ictère infectieux banal, risque de n'être pas rapporté à sa véritable cause. L'absence de cholurie et de signes hépatiques, l'intensité de l'anémie, l'hypertrophie de la rate, peuvent déjà entraîner la conviction : mais l'examen du sang reste à la base du diagnostic et peut seul apporter une certitude. En constatant la diminution de la résistance globulaire et la présence d'hématies granuleuses avec abais-

1. Castaigne. Les ictères hémolytiques avec sidérose pigmentaire du foie. *Soc. méd. des Hôp.*, 15 nov. 1907.

sement du taux des globules rouges, on pourra, affirmer le
diagnostic et différencier la forme acquise de la forme congénitale. Ce premier point établi, on pourra savoir par des
méthodes plus complètes, s'il s'agit d'un ictère par fragilité
globulaire ou d'un ictère hémolysinique. Le *traitement* des
ictères hémolytiques est purement symptomatique. On lut-
tera contre la destruction globulaire et l'anémie par la médication ferrugineuse, sous forme de protoxalate de fer à la
dose de 0,20 à 0,40 centigrammes par jour. Seule, elle a pu
donner des résultats appréciables et provoquer dans certains
cas la guérison.

CHAPITRE VIII

MALADIES DU PANCRÉAS

§ 1. GÉNÉRALITÉS SUR LES MALADIES DU PANCRÉAS

Le pancréas peut être le siège d'altérations irritatives,
destructives ou néoplasiques qui entravent le fonctionnement normal de la glande. Les symptômes qui en résultent
permettent dans quelques cas de faire le diagnostic de la
lésion pancréatique. Les signes physiques ont ici peu d'importance; le pancréas est trop profondément caché pour que la
palpation soit possible; seules, les grosses tumeurs d'origine
pancréatique peuvent être perçues. Néanmoins, dans certaines affections du pancréas, l'épigastre est très sensible à
la pression, et on constate des douleurs aiguës à forme
névralgique. Mirallié attribue ces douleurs à des névralgies
du plexus cœliaque, qui est en contact avec le bord supérieur du pancréas.

Les physiologistes ayant démontré l'importance de la sécrétion pancréatique dans la digestion intestinale, on pourrait croire logiquement que les altérations du pancréas entraînent des troubles digestifs caractéristiques. Il n'en est
rien; le dégoût pour les substances grasses et albuminoïdes,
la difficulté à digérer les graisses, le météorisme intestinal
sont autant de symptômes d'ordre banal.

Les *vomissements pancréatiques* auraient pour caractères de survenir plusieurs heures après le repas, et de contenir un liquide visqueux et filant. La *diarrhée pancréatique* serait caractérisée par la présence de graisse non émulsionnée ; gouttelettes huileuses et petites boulettes onctueuses, blanchâtres, solubles dans l'éther (*stéarrhée*).

Le diabète est un symptôme important des altérations étendues du pancréas. L'ablation ou la destruction expérimentale totale du pancréas entraîne une glycosurie intense (Mering et Minkowski [1]). Le pancréas déverse en effet dans le sang une sécrétion interne, diastase spéciale, qui empêche la glycémie (ferment glycolytique, Lépine [2]). La conservation d'un petit fragment du pancréas suffit à empêcher la glycosurie. Le *diabète pancréatique* (Lancereaux [3]) a quelques caractères spéciaux : début brusque, marche aiguë, amaigrissement et cachexie rapide ; je les décrirai quand je m'occuperai du diabète en général. La terminaison par phthisie galopante est fréquente dans le diabète pancréatique ; même en l'absence de cette complication, la durée de la maladie est courte ; en 5, 6 mois le malade meurt par cachexie ou par coma diabétique. Le diabète peut être dû à la *syphilis* du pancréas [4].

§ 2. CANCER DU PANCRÉAS

Le pancréas peut être envahi secondairement par le cancer d'un organe voisin. Plus souvent, il s'agit d'un cancer primitif, de la tête, du corps ou de la queue du pancréas. Le cancer de la tête du pancréas est de beaucoup le plus fréquent ; c'est aussi celui dont le diagnostic est le plus facile.

Les rapports du canal cholédoque avec la tête du pan-

1. Mering et Minkowski. *Société de médecine de Strasbourg*, 1889.
2. Lépine. Académie des sciences, 1891.
3. Lancereaux. *Le diabète maigre et le pancréas*. Paris, 1879.
4. Steinhaus. *Journal de médecine de Bruxelles*, 28 mars 1907.

créas expliquent l'oblitération de ce canal par le cancer pancréatique ; c'est une question que j'ai traitée longuement au chapitre consacré à l'oblitération permanente du cholédoque, je n'y reviens pas ici. Je me contente de con-sacrer quelques lignes au cancer du pancréas qui ne s'accompagne pas d'ictère, ce qui s'explique quand le néoplasme siège sur le corps ou sur la queue de l'organe.

En pareil cas, la symptomatologie est des plus obscures : amaigrissement rapide, inappétence, dégoût pour les matières grasses, troubles dyspeptiques. L'obstruction ou l'infection ascendante des canaux excréteurs du pancréas peut entraîner la sclérose et consécutivement le diabète[1]. Quand le cancer englobe le plexus solaire, il détermine la coloration bronzée de la peau. Le cancer du pancréas peut envahir secondairement les ganglions prévertébraux, englober la veine cave, la veine porte, l'artère mésentérique supérieure. En obstruant la veine cave, il cause l'œdème cyanotique de la moitié sous-diaphragmatique du corps ; en comprimant la veine porte, il fait apparaître l'ascite et la circulation collatérale. La thrombose de l'artère mésentérique supérieure entraîne l'infarctus intestinal, suivi de diarrhée sanglante et de péritonite mortelle.

La propagation au foie est la règle. Les nodules cancéreux hépatiques sont multiples, lenticulaires, transparents, semblables à des taches de bougie. Parfois ce sont de gros noyaux blancs, ramollis au centre, que Gilbert nomme cancer en noix de coco. La durée du cancer du pancréas est courte, la mort survient généralement en 5 à 6 mois ; j'ai cependant observé un malade chez lequel l'affection a duré 21 mois[2]. On verra au paragraphe 7 que certaines *pancréatites hypertrophiques* peuvent simuler le cancer du pancréas.

---

1. Lancereaux. *Maladies du foie et du pancréas.* Paris, 1899, p. 848.
2. *Clinique médicale de l'Hôtel-Dieu de Paris*, 1897-1898, p. 212.

§ 3. KYSTES DU PANCRÉAS

Je n'ai pas en vue ici la dilatation des canalicules pancréatiques qu'on rencontre dans les pancréatites chroniques et dans la lithiase du pancréas; non plus que les kystes consécutifs à l'enkystement d'une hémorrhagie intraglandulaire; je ne m'occupe que des grands kystes du pancréas, ceux qui peuvent se révéler cliniquement. Tantôt ces kystes sont multiples, il s'agit d'une maladie kystique du pancréas [1]; tantôt, et c'est le cas le plus fréquent, il se développe un seul gros kyste uniloculaire pouvant dépasser le volume d'une tête d'adulte [2]. Il est formé d'une paroi fibreuse, lisse en dehors, anfractueuse à sa surface interne, avec liquide limpide et incolore.

Parti de la région pancréatique, en arrière de l'estomac, le kyste ne peut évoluer qu'en s'insinuant entre les organes situés en avant de lui. Parfois, il se développe entre l'estomac et le foie, refoule l'estomac en bas, et vient au contact de la paroi abdominale antérieure en se coiffant de l'épiploon gastro-hépatique distendu (type interhépatogastrique). Plus ordinairement, il repousse en haut l'estomac, en bas le côlon transverse, et se loge dans le grand épiploon qu'il dédouble à mesure qu'il progresse (type intergastrocolique). Dans quelques cas rares, des adhérences du grand épiploon empêchent son dédoublement, et le kyste ne peut progresser qu'en s'insinuant sous le côlon (type sous-colique).

Le kyste du pancréas, à cause de sa situation, produit de bonne heure des troubles de compression : vomissements incoercibles, douleurs épigastriques vives et paroxystiques, obstruction intestinale intermittente; ces troubles n'ont rien de caractéristique et c'est seulement à la

1. Lancereaux. *Maladies du foie et du pancréas*, p. 858.
2. Bérard. *Presse médicale*, 1900, n° 57. — Mauclaire. Tumeurs de la tête du pancréas. *Arch. de chirurgie*, juillet 1907.

période de tumeur qu'on peut arriver au diagnostic.
Quand le kyste se développe vers le bas (type sous-colique),
il est difficile de ne pas le confondre avec un kyste du
mésentère ou de l'ovaire. Mais dans les types à progression
supérieure, la saillie spéciale formée par le kyste au-dessus
de l'ombilic permet parfois le diagnostic; cette saillie est
pulsatile par propagation des battements aortiques, mais
elle n'est pas expansive. Elle est ordinairement séparée du
foie par une zone de sonorité.

Le seul traitement est le traitement chirurgical. La ponction du kyste donne des résultats déplorables. La laparotomie permet de guérir le malade dans la grande majorité
des cas. L'ablation totale du kyste n'est pas toujours possible; dans la plupart des cas, des adhérences obligent à
recourir à l'incision et à la marsupialisation[1].

§ 4. HÉMORRHAGIES DU PANCRÉAS

La rareté de l'hémorrhagie du pancréas fait qu'on n'y
pense pas. Elle présente néanmoins une symptomatologie
assez constante. Il s'agit souvent d'un alcoolique ou d'un
individu atteint de lithiase biliaire (voir le paragraphe 7).
Un jour, sans cause appréciable, il est pris de vives douleurs
épigastriques, il frissonne, ses traits expriment l'anxiété;
si on l'examine à ce moment, on ne trouve rien pour expliquer cet état, qu'une sensibilité de l'épigastre à la pression
profonde. Le lendemain, l'état s'est aggravé, le facies est
devenu péritonéal, le pouls est petit et fréquent; le ventre
est sensible dans l'étage supérieur; il y a des nausées, parfois des vomissements; les extrémités se refroidissent, la
température s'abaisse, la voix s'éteint, le malade meurt dans
le collapsus 24 à 48 heures après le début des accidents.

A l'autopsie, on trouve du sang noirâtre dans l'arrière-

1. Congrès de Paris, 1900. Rapports sur « la chirurgie du pancréas » et
discussion, MM. Ceccherelli, Robson, Beckel, Michaux et Villar.

cavité des épiploons et à la périphérie du pancréas ; le pancréas lui-même est transformé, partiellement ou en entier, en une masse noirâtre diffluente, ayant l'aspect d'un caillot sanguin ; on a peine à reconnaître les lobules dissociés par le sang. Par places, le sang est brunâtre, comme digéré ; cette transformation semble résulter de l'auto-digestion du pancréas qui peut aller assez loin pour que l'organe semble être en fonte gangreneuse. L'auto-digestion a été également constatée quand l'hémorrhagie est le résultat d'un traumatisme épigastrique. Les hémorrhagies du pancréas sont souvent associées à la *cyto-stéato-nécrose* dont il sera question au paragraphe 7.

§ 5. PANCRÉATITES

La plupart des maladies infectieuses et des intoxications sont capables de causer des lésions de pancréatite ; la structure acineuse du pancréas est alors détruite, les cellules épithéliales sont bouleversées, désorientées, atteintes de tuméfaction trouble, de nécrose, de dégénérescence granuleuse ou granulo-graisseuse ; le réticulum interacineux est épaissi, et des bandes de sclérose interlobulaire ou intralobulaire fragmentent le parenchyme[1]. Ces lésions existent dans la fièvre typhoïde, la pneumonie, la dysenterie, la diphtérie [2], le paludisme[3], et avec quelques variantes dans les intoxications par le phosphore, le mercure, l'alcool. On peut trouver également des altérations du pancréas dans les maladies des reins [4], du foie, du cœur, de l'estomac[5]. Les pancréatites infectieuses et toxiques ont pu être reproduites expérimentalement [6].

1. Klippel. *Le pancréas infectieux.*
2. Guillain. *Société de biologie*, 1900.
3. Lancereaux. *Maladies du foie et du pancréas*, p. 826.
4. Lefas. Le pancréas dans les néphrites. *Presse médicale*, 1899, p. 307.
5. Klippel et Lefas. Maladies du pancréas. *Arch. de méd.*, 1899, p. 79.
6. Garnot. *Les pancréatites.* Th. de Paris, 1898.

Les lésions de pancréatite n'acquièrent un intérêt clinique que lorsqu'elles sont assez aiguës pour aboutir à la suppuration (pancréatite suppurée), ou assez profondes pour entraîner la dégénérescence totale du pancréas et la sclérose de la glande (pancréatite scléreuse).

Pancréatite suppurée. Abcès du pancréas. — Les abcès du pancréas peuvent être le résultat d'une infection par voie sanguine. Témoin l'observation de Macaigne, où plusieurs abcès pancréatiques à pneumocoques se développèrent à la suite d'une bronchopneumonie[1]. Plus souvent, il s'agit d'une affection locale, par infection canaliculaire ascendante d'origine intestinale. Cette infection est favorisée par les lésions des canaux excréteurs du pancréas; aussi la pancréatite suppurée se voit-elle souvent comme complication du néoplasme de la tête du pancréas et de la lithiase pancréatique. La pancréatite est quelquefois cause de phlegmon périnéphrétique.

Pancréatite scléreuse. Cirrhose du pancréas. — Dans certains cas de diabète pancréatique, on trouve à l'autopsie le pancréas atrophié et induré. La *lithiase biliaire* est parfois accompagnée de pancréatite scléreuse dont il sera question au paragraphe 7.

<h3 style="text-align:center">§ 6. LITHIASE PANCRÉATIQUE</h3>

On peut observer dans les canaux excréteurs du pancréas des concrétions de carbonate de chaux, arrondies comme un pois, ou allongées comme un grain de blé. Elles sont souvent multiples. Elles entraînent la dilatation secondaire des canaux pancréatiques, et la formation de petits kystes par rétention. Elles sont une des principales causes de suppuration du pancréas et de sclérose pancréatique. Elles provoquent des crises douloureuses épigastriques (coliques pancréatiques), qu'il est bien difficile de diagnostiquer et de rapporter à leur véritable cause.

1. Macaigne. Abcès du pancréas. *Société anatomique*, 1891, p. 366.

La colique pancréatique existe dans les trois quarts des cas qui ont été publiés sur la lithiase pancréatique (Lazarus). Elle est accompagnée de vomissements et parfois de tendance à la syncope. Les douleurs irradient de tous côtés, vers la première vertèbre lombaire, entre les épaules, aux aines et dans la profondeur du ventre.

Le diabète est très fréquent; on l'a signalé dans 45 pour 100 des cas publiés, soit 36 fois sur 80 observations de lithiase pancréatique (Lazarus). La glycosurie oscille entre quelques grammes et 500 grammes de sucre en 24 heures. Habituellement elle est durable, quelquefois elle est intermittente et ne se produit qu'au moment des coliques pancréatiques (Polyakoff). Dans deux cas de Lazarus, la glycosurie spontanée faisait défaut, mais la glycosurie alimentaire fut positive.

Au nombre des signes urinaires, Eickhorst a constaté fréquemment l'indicanurie, et il lui attribue une grande importance dans le diagnostic de l'origine pancréatico-lithiasique du diabète.

L'examen des fèces dénote parfois l'existence de la stéarrhée, la présence de fibres musculaires intactes et la fréquence de cristaux d'acides gras, autant de preuves de l'insuffisance pancréatique.

On a pu constater dans les selles la présence de calculs pancréatiques. Ce sont des concrétions à formes arrondies, coralliformes, dentées, épineuses. Ils ont la dimension d'une tête d'épingle à un pois. Ils sont friables et se dissolvent lentement dans l'eau. Leur poids varie de 5 décigrammes à 2 grammes. Ils sont à peu près composés comme suit : carbonate et phosphate de chaux 72, magnésie 4, matière organique 3. Au centre de ces calculs, Dieckhoff a trouvé des colibacilles et des streptocoques.

Les calculs du pancréas ont été radiographiés sur le malade par Lazarus. Ils ne se laissent pas traverser par les rayons et donnent une ombre nette, tandis que les calculs biliaires se laissent traverser et ne donnent aucune image.

§ 7. RAPPORT DES PANCRÉATITES AVEC LA LITHIASE BILIAIRE SYNDROME PANCRÉATICO-BILIAIRE. — LE DRAME PANCRÉATIQUE CYTOSTÉATONÉCROSE ET HÉMORRHAGIES PANCRÉATICO-PÉRITONÉALES

Ceci est un chapitre nouveau. L'étude que je vais entreprendre n'avait pas encore pris place dans les *Traités de pathologie*. Le moment est venu de combler cette lacune. Il s'agit des rapports qui peuvent exister entre les pancréatites et la lithiase biliaire. C'est là une question médicochirurgicale des plus importantes, dans laquelle, on va le voir, les pancréatites sont en train d'acquérir une situation de premier ordre. L'an dernier, à la clinique de l'Hôtel-Dieu, j'ai consacré à cette question une dizaine de leçons qui vont me servir à édifier ce chapitre de pathologie.

Pancréatites aiguës et chroniques; pancréatite scléreuse sténosante comprimant le canal cholédoque et le canal de Wirsung; cirrhose pancréatique à forme exubérante simulant le cancer du pancréas; pancréatites suppurées et gangréneuses; drame pancréatique simulant la péritonite aiguë et la perforation d'organes abdominaux; brusque apparition de cytostéatonécrose et d'hémorrhagies pancréatico-péritonéales, telles sont les complications souvent graves et parfois terribles qui peuvent atteindre les gens atteints de *lithiase biliaire*.

Si je n'ai pas abordé cette question au chapitre de la lithiase biliaire, c'est que j'ai pensé qu'elle serait mieux placée à l'un des chapitres qui concernent les maladies du pancréas, et comme entrée en matière je ne peux mieux faire que de présenter ici l'observation d'un de nos malades de l'Hôtel-Dieu. Voici cette observation :

Faits cliniques. — Le 3 avril 1906, nous recevons, salle Saint-Christophe, un homme atteint d'un ictère intense qui date de quarante-cinq jours. Les urines ont une coloration jaune orangé à reflets verdâtres et l'acide nitrique y fait apparaître la réaction caractéristique des pigments biliaires Par contre, les fèces sont totalement décolorées et très riches en matières grasses.

La fièvre est nulle, le prurit est intense. Le foie est un peu gros, mais non douloureux. On ne constate ni saillie ni douleur dans les parages de la vésicule biliaire. En explorant la région sus-ombilicale, à quelques centimètres au-dessus et en dehors de l'ombilic, territoire qui correspond à la tête du pancréas et à la traversée du canal cholédoque, on ne perçoit pas de tuméfaction, pas d'induration, et l'on ne provoque aucune douleur. En somme notre homme était atteint depuis quarante-cinq jours d'un ictère par rétention sans rémission. Restait à savoir quel était l'obstacle qui empêchait la bile d'arriver à l'intestin. Tout permettait de croire à l'oblitération du canal cholédoque par un calcul.

En effet notre homme souffrait depuis dix-huit mois de coliques hépatiques classiques, et le 15 février 1906, à la suite d'une nouvelle crise, était apparu un ictère qui durait encore quand nous avons vu le malade quarante-cinq jours plus tard. Entre temps, le 15 mars, à la suite d'une crise terrible, le docteur Silvy avait trouvé dans les fèces un 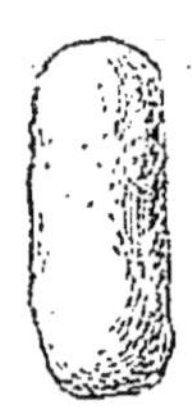 calcul biliaire de forme parfaitement cylindrique (représenté dans la figure ci-contre),qui nous permettait d'affirmer que pareil calcul avait pris naissance, ou tout au moins s'était accru sur place dans le canal cholédoque, sur lequel il s'était pour ainsi dire moulé. Du reste, ces calculs cylindriques du canal cholédoque ne sont pas rares, puisque M. Jordan, dans sa statistique, en a réuni une cinquantaine de cas, M. Mill rd en a recueilli plusieurs échantillons et M. Chauffard, sous le nom de « lithiase du cholédoque »[1], leur a consacré un intéressant travail. La section longitudinale médiane d'un de ces calculs lui a permis de consta-

1. Chauffard. La lithiase du canal cholédeque. *La Semaine médicale,* 10 janvier 1906.

ter une série de stratifications concentriques et ascendantes de cholestérine qui aident à reconstituer l'évolution et l'accroissement du calcul par en haut.

Bref, notre malade avait été atteint d'ictère par oblitération calculeuse du cholédoque. C'était indéniable. Mais alors comment expliquer la persistance absolue de l'ictère, alors que le calcul qui oblitérait le cholédoque avait été rendu quinze jours avant. Il fallait admettre, ou bien que le cholédoque contenait d'autres calculs, ou bien que ce canal était comprimé par une pancréatite scléreuse associée à la lithiase biliaire, comme c'est fréquent.

Quoi qu'il en soit, pendant les semaines qui suivirent l'entrée du malade dans notre service, l'ictère persista sans aucun changement et sans rémission ; les fèces étaient tout aussi décolorées, les urines étaient tout aussi chargées de pigment biliaire, cet homme s'affaiblissait, il avait perdu une douzaine de kilos et je commençais à redouter des complications de pancréatite sténosante. Je dirai même que si je n'avais eu en mains le calcul du cholédoque, qui permettait de fixer le diagnostic, j'aurais eu quelque crainte de cancer de la tête du pancréas. Sans plus tarder, je décidai l'intervention chirurgicale et j'envoyai le patient dans le service de M. Terrier.

L'opération fut pratiquée le 23 avril par M. Gosset[1]. A ce moment, l'ictère durait depuis 67 jours sans interruption, (le calcul ayant été expulsé au 30e jour de cet ictère.) Le patient, chloroformé, est couché sur le dos en position horizontale avec un billot sous les reins. Le billot a l'avantage de placer le tronc en hyperextension, et il en résulte qu'à l'ouverture du ventre le foie se présente de telle sorte qu'on peut aisément le saisir par son bord antérieur et le récliner en arrière de façon à bien placer la région sous-hépatique sous les yeux de l'opérateur. Cette position du tronc a encore le précieux avantage de refouler par en bas la masse intestinale.

1. M. Gosset a eu l'obligeance de me donner les détails de l'opération.

Le patient étant ainsi préparé, M. Gosset pratique l'incision de Kehr, qui est certainement l'incision de choix. Cette incision, dite en *baïonnette*, est successivement médiane, oblique et latérale, ainsi qu'on peut le voir sur la planche ci-dessous. Elle permet un large écartement des bords de la plaie abdominale et elle facilite l'exploration de la région sur laquelle va se concentrer l'intérêt de l'opération.

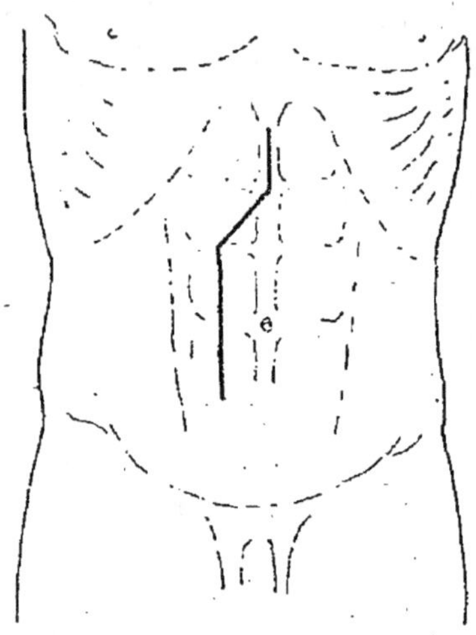

Incision de Kehr, dite incision en baïonnette.

Le foie étant saisi par son bord antérieur et fortement récliné en haut et en arrière, le chirurgien va d'abord à la recherche de la vésicule biliaire, qui, suivant la comparaison de M. Hartmann, est comme le fil d'Ariane qui conduit au canal cystique et au cholédoque.

A ce moment de l'opération, M. Gosset trouve la vésicule biliaire petite, rétractée sous le foie et en partie masquée par des adhérences épiploïques. Il la libère et il constate qu'elle ne contient pas de calculs. Le canal cystique est mis à découvert, puis isolé jusqu'à sa terminaison et finalement sectionné au ras du canal cholédoque. Cette ablation de la vésicule biliaire et du cystique (cholécystectomie) est le premier temps de l'opération.

L'incision du canal cholédoque provenant de la section du canal cystique est prolongée de manière à obtenir une brèche de un centimètre et demi. On se dispose alors à pratiquer trois explorations indispensables, celles du canal cholédoque, du canal hépatique et du pancréas.

Pour explorer le cholédoque, on introduit de haut en bas dans ce canal une bougie à boule olivaire n° 10 ; elle pénètre d'autant plus facilement que le cholédoque est dilaté. On remplace alors la bougie par une curette et l'on a nettement la sensation de traverser le canal dans une longueur de 3 à 4 centimètres, puis on éprouve un ressaut dû à l'ampoule de Vater et l'on a enfin la perception que la curette se meut dans un espace libre. Cet espace libre, c'est la cavité du duodénum, et la preuve c'est qu'il est facile de sentir l'extrémité de la curette à travers la paroi intestinale. Le cholédoque et l'ampoule de Vater ne contiennent aucun calcul.

Pour explorer le canal hépatique, l'opérateur prolonge l'incision latérale du cholédoque jusque sur le canal hépatique, et, comme celui-ci est très court, on aperçoit nettement l'éperon qui sépare les deux canaux primitifs droit et gauche. Ces canaux étant fort dilatés, on peut en faire très aisément le cathétérisme. On n'y rencontre pas de calcul.

Reste l'exploration du pancréas. Dès le début de l'opération, au cours de l'exploration du cholédoque, M. Gosset avait trouvé la tête du pancréas dure et résistante. Il en pratique alors l'exploration plus complète et il constate que la tête de la glande est *très indurée* dans une étendue qui correspond au triangle d'infection de Desjardins. L'induration de la tête du pancréas est telle, qu'on se demande s'il n'y a pas dans le tissu pancréatique un véritable calcul. Pour lever tous les doutes, on ponctionne avec une aiguille le territoire induré et l'on acquiert la conviction qu'il s'agit, non pas d'un calcul, mais d'une *pancréatite scléreuse et indurée de la tête du pancréas.*

On termine alors l'opération par *le drainage du canal*

hépatique (hepaticus drainage de Kehr). Le tube à drainer est fixé par un crin à la paroi abdominale et on lui adapte un autre tube qui fait siphon et qui conduit la bile dans un vase situé au pied du lit.

La planche ci-dessous représente l'ablation de la vésicule biliaire et le drainage du canal hépatique. On y voit le canal cholédoque qui va traverser le pancréas.

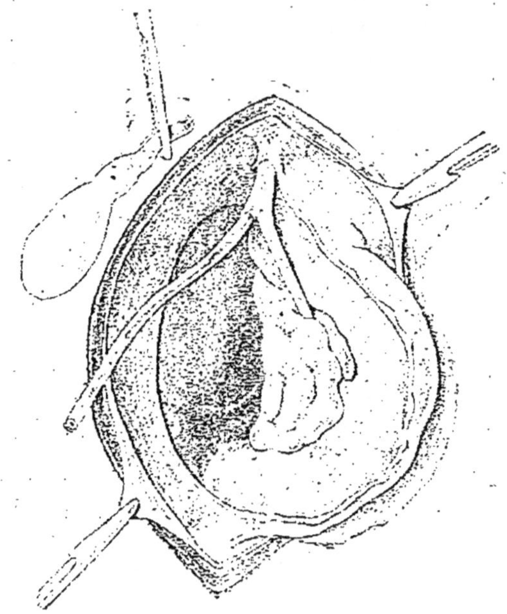

Les suites opératoires furent des plus simples. En une quinzaine de jours la bile avait retrouvé ses voies naturelles, elle traversait le cholédoque et s'écoulait dans l'intestin ; en même temps l'ictère disparaissait, les urines reprenaient leur coloration normale et les fèces se recoloraient. Le 15 juin, quarante jours après l'opération, le malade avait engraissé de 12 kilos et quittait l'hôpital complètement guéri.

Il est facile de reconstituer l'histoire de notre malade. Cet homme a été atteint d'un calcul solitaire du cholédoque ; je dis solitaire, car l'opération a démontré qu'il n'y avait d'autres calculs ni dans les canaux biliaires, ni dans la vésicule.

L'expulsion du calcul a mis fin aux douleurs de la colique hépatique, mais le syndrome ictérique a persisté au complet. Cette dernière étape de la maladie était due tout entière à la pancréatite scléreuse sténosante qui s'opposait au passage de la bile. Il a suffi de drainer le canal hépatique et de dériver la bile au dehors pour avoir raison de la pancréatite scléreuse et pour rendre au cholédoque sa perméabilité.

Autres observations. — Avant d'étudier dans leur ensemble les rapports des pancréatites avec la lithiase biliaire, il me paraît utile de résumer plusieurs autres cas qui permettront d'envisager la question sous ses différents aspects :

Observation de Riedel. — Il s'agit d'une femme depuis longtemps sujette aux coliques hépatiques. Il y a six mois, à la suite d'une crise fort douloureuse, un ictère intense s'est déclaré. Le foie est gros. Sous le foie, on sent une tumeur « dure comme du fer et grosse comme le poing ». On croit à la vésicule pleine de calculs et l'on pratique l'opération. Après avoir séparé les adhérences qui relient le foie, le pylore et le duodénum, on trouve la vésicule biliaire rétractée et remplie de calculs. Puis on constate que la tumeur, qu'on avait prise à tort pour une cholécystite calculeuse, n'est autre que la tête du pancréas (*pancréatite scléreuse hypertrophique*). Le canal cholédoque a la dimension du pouce ; on l'incise et l'on retire trois calculs du volume d'une noisette et trois autres du volume d'un pois. On pratique ensuite la cholécystectomie et on draine. Les suites de l'opération ont été remarquables. En vingt jours, la malade était guérie ; en six mois, la tumeur pancréatique avait diminué, et un an et demi plus tard on ne la sentait plus. Cette femme, désormais bien portante, avait engraissé de 15 kilos.

Observation de Mayo-Robson. — Une dame de cinquante ans souffre depuis plusieurs années de coliques hépatiques suivies d'ictère. Les derniers mois, les crises ont été plus intenses et la jaunisse s'est installée en permanence. Les vomisse-

---

1. Cette observation et les suivantes sont consignées dans la thèse de M. Desjardin : *Étude sur les pancréatites.* Paris, 1905.

ments sont fréquents. La malade a beaucoup maigri et s'est affaiblie. On pratique l'opération. On retire 15 calculs du cholédoque et du cystique. La tête du pancréas était envahie par une *grosse masse nodulaire*. On établit une communication entre la vésicule biliaire et le duodénum. L'opinion de Mayo-Robson, partagée par ses collègues qui assistaient à l'opération, était en faveur « d'une tumeur maligne du pancréas ». Erreur : ce qu'on avait pris à tort pour un cancer du pancréas n'était autre chose qu'une *pancréatite chronique hypertrophique* associée à la lithiase biliaire. En effet la guérison se fit sans incidents, la malade se mit à engraisser et, quand on la revit dix mois après l'opération, sa santé était excellente.

Observation de Quénu[1]. — Une jeune femme est sujette depuis cinq ans à des coliques hépatiques suivies d'ictère. Depuis trois mois l'ictère est presque permanent et la malade a maigri de 5 kilos. La palpation abdominale est négative. M. Quénu pratique la cholécystostomie. La vésicule biliaire contient deux gros calculs, mais le cholédoque et le cystique n'en contiennent pas. L'obstacle à l'écoulement de la bile vient de la tête du pancréas, qui est grosse et dure (*pancréatite scléreuse hypertrophique*). Les suites de l'opération sont normales, la bile s'écoule par le drain vésiculaire, un mois plus tard elle passe dans l'intestin, la fistule biliaire se ferme et la guérison est complète au 72e jour.

Observation de Kehr. — Il s'agit d'une femme qui depuis une quinzaine d'années a des crises violentes dans la région de la vésicule biliaire avec vomissements et ictère. Depuis deux ans ces crises sont de plus en plus fréquentes et la malade a maigri de 12 kilos en trois mois. On pratique l'opération, dont voici les différents temps : incision en baïonnette ; ablation de la vésicule, qui est petite, pleine de calculs et adhérente à l'épiploon. La tête du pancréas, atteinte de pancréatite interstitielle, est « dure comme une pierre ». Le cystique et le cholédoque sont libres. Kehr

1. Quénu. *Bulletin de la Société de chirurgie*, 1905, p. 220.

pratique le drainage de l'hépatique. Les suites de l'opération ont été des plus simples : les douleurs ont cessé, la
malade a guéri et a repris son poids normal. L'examen d'un
fragment de la tête du pancréas enlevé pendant l'opération
a confirmé l'existence de la *pancréatite chronique scléreuse*
qui s'opposait à l'écoulement de la bile.

Autre observation de Kehr. — Une malade se plaint depuis
quelques années de coliques hépatiques. Les dernières crises, très douloureuses, ont été suivies d'ictère intense qui
dure depuis deux mois. On fait le diagnostic d'oblitération
calculeuse du canal cholédoque et Kehr pratique l'opération,
dont voici les temps principaux : Incision en baïonnette ;
libération d'adhérences entre la vésicule et l'épiploon. Le
pancréas est augmenté de volume et dur comme une pierre
(*pancréatite scléreuse hypertrophique*). On sent un calcul dans
le cholédoque et on le fait rétrograder à travers le cystique
jusque dans la vésicule. Ablation de la vésicule. Drainage
du canal hépatique. Six semaines plus tard, la malade était
complètement guérie.

Autre observation de Kehr. — Il s'agit d'une femme sujette
aux coliques hépatiques avec ictère et décoloration des fèces.
L'examen sous chloroforme fait sentir au voisinage de
l'ombilic une tumeur indurée qui paraît être la tête du pancréas. Kehr pratique l'opération dont voici les temps principaux : Incision en baïonnette. Dans la vésicule biliaire très
distendue et adhérente au pylore, on sent de nombreux calculs, on sent également un calcul dans le canal cystique. On
enlève la vésicule. Pas de calculs dans le cholédoque. L'exploration du pancréas montre que la tumeur qu'on avait perçue
sous chloroforme était bien la tête du pancréas, dure et
épaissie. C'est cette *pancréatite scléreuse hypertrophique* qui
s'opposait à l'écoulement de la bile à travers le cholédoque.
On draine le canal hépatique. La guérison se fait sans encombre et trois mois plus tard la malade écrit qu'elle est
en bonne santé.

Les pancréatites que je viens de citer ont toujours été
associées à la présence de calculs biliaires qu'on a trouvés à

l'opération, soit dans la vésicule, soit dans les canaux. Mais il est d'autres cas où la pancréatite poursuit son évolution et s'oppose à l'écoulement de la bile à travers le cholédoque, bien qu'à ce moment il n'y ait plus de calculs dans les voies biliaires. Il y a même des cas où l'on peut saisir sur le fait l'évolution de la pancréatite à l'étape calculeuse et à l'étape non calculeuse. Cette démonstration était des plus nettes chez notre homme de la salle Saint-Christophe dont le canal cholédoque avait été oblitéré par un calcul. Le calcul fut expulsé, et néanmoins la pancréatite scléreuse sténosante persista tant que le malade ne fut pas opéré.

Un fait analogue est reproduit dans une observation de Korte : ce chirurgien pratique la cholécystectomie chez une femme atteinte de cholélithiase. Tout va bien, mais plus tard apparaissent de nouveau des douleurs suivies d'ictère. Korte, craignant d'avoir oublié un calcul dans les canaux biliaires, pratique une deuxième opération ; il ne trouve aucun calcul, mais il constate une *pancréatite scléreuse hypertrophique*, qui s'opposait au passage de la bile à travers le cholédoque. Il pratique le drainage du canal hépatique, la bile est ainsi déviée pendant une douzaine de jours et la guérison ne se fait pas attendre ; cette femme, revue cinq ans plus tard, était en parfaite santé.

Observation de Mayo-Robson. — Il s'agit d'une malade atteinte de coliques hépatiques suivies d'ictère. Elle entre dans une maison de santé pour être opérée. Sous le chloroforme on sent une tumeur dure, à contours irréguliers, située entre l'ombilic et le bord costal. A l'ouverture du ventre on trouve des adhérences entre l'estomac et le foie. Le pancréas est le siège d'une tumeur qui a manifestement l'apparence cancéreuse et l'on porte un pronostic des plus graves. Erreur : c'était une *pancréatite scléreuse hypertrophique*. Le troisième jour après l'opération, la malade mange une côtelette ; en quinze jours la teinte ictérique a disparu, et quelques semaines plus tard la malade rentre chez elle en bon état, quoique les quatre médecins qui avaient assisté à l'opération eussent déclaré que cette femme serait morte dans six semaines. Elle a été revue quatre mois plus tard en parfaite santé ; la tumeur pancréatique avait disparu.

Grâce aux observations que je viens de citer, il nous sera facile d'envisager dans son ensemble la question des pancréatites dans leurs rapports avec les infections calculeuses biliaires.

SYNDROME PANCRÉATICO-BILIAIRE
PANCRÉATITE STÉNOSANTE ET PANCRÉATITE EXUBÉRANTE

Jadis, presque toutes les observations que je viens de citer, et bien d'autres encore, eussent été simplement étiquetées « ictère par oblitération calculeuse des canaux biliaires ». Quant aux pancréatites, elles passaient le plus souvent inaperçues et parfois on les prenait pour des cancers. Grâce aux progrès de la chirurgie des voies biliaires, on a pu étudier de près ces pancréatites et les voilà qui prennent dans le groupe des affections calculeuses biliaires la place importante qu'elles occuperont à l'avenir.

En 1905, Quénu et Duval, dans un intéressant travail[1], avaient réuni 118 cas de pancréatites associées à la lithiase biliaire. A ce chiffre, j'ai pu ajouter une quinzaine de cas. D'après Kehr, qui a systématiquement exploré le pancréas au cours de toutes les opérations qu'il a pratiquées sur les voies biliaires, la pancréatite existe dans la proportion de 33 pour 100. Ces statistiques prouvent combien est fréquente l'association morbide que je nommerai, par abréviation, *syndrome pancréatico-biliaire.*

Dans cette association quelle est la part qui revient au *pancréas?* Ainsi qu'on l'a vu dans les observations précédentes, la lésion se cantonne principalement à la tête du pancréas, laissant indemne, ou peu s'en faut, le reste de l'organe. La tête du pancréas se cirrhose, se sclérose, et parfois s'indure « comme une pierre ». Chose remarquable, cette cirrhose a presque toujours une tendance à l'hypertrophie. Parfois cette hypertrophie est telle, qu'elle forme

1. Quénu et Duval. *Revue de chirurgie*, 10 octobre 1905.

à la tête du pancréas une tumeur indurée, mal limitée, bosselée, nodulaire, qui, même à l'opération, à l'apparence d'une tumeur maligne, et se prête à des erreurs de diagnostic. Il y a là un processus un peu spécial qui mérite de fixer notre attention. Aussi, lors de mes leçons, j'ai proposé d'assigner à ces pancréatites les dénominations de « pancréatite *sténosante* et pancréatite *exubérante* ». La pancréatite sténosante enserre, aplatit ou dévie le canal cholédoque et parfois aussi le canal de Wirsung ; elle s'oppose à l'écoulement de la bile et du suc pancréatique dans l'intestin (syndrome pancréatico-biliaire). La pancréatite exubérante est en même temps sténosante ; de plus elle forme une tumeur qui peut comprimer le duodénum.

Est-il utile de rappeler des exemples de ces variétés de pancréatites? Nous n'avons qu'à nous reporter aux observations signalées en tête de ce chapitre : chez notre malade atteint de pancréatite sténosante, la tête du pancréas était tellement indurée que M. Gosset dut la ponctionner à l'aide d'une aiguille pour bien s'assurer que cette induration n'était pas due à un calcul. — Dans un des cas de Riedel, on avait constaté à l'examen du malade une tumeur abdominale « dure comme du fer et grosse comme le poing ». Cette tumeur avait été prise à tort pour la vésicule biliaire pleine de calculs, mais on vit à l'opération qu'elle n'était autre chose qu'une pancréatite exubérante de la tête du pancréas. — Dans une observation de Moorhof, la tumeur de la tête du pancréas était tellement exubérante, qu'elle avait le volume d'une petite pomme. — Dans une observation de Kehr, la tête du pancréas était volumineuse et dure comme la pierre. — Dans une autre observation de Kehr, la tête du pancréas donna, au moment de l'opération, une sensation pierreuse. — Dans un cas de Mayo-Robson, une grosse tumeur de la tête du pancréas, que l'opérateur et les assistants prirent pour un cancer (maladie mortelle), n'était en réalité qu'une pancréatite exubérante (maladie curable). Et ainsi de suite des autres observations.

A l'examen *histologique* de ces pancréatites chroniques,

on trouve des lésions interstitielles et parenchymateuses en proportions variables (Riedel, Terrier et Legros[1], Desjardins[2] Quénu et Duval[5]). Opie a signalé les variétés suivantes : pancréatite interstitielle, cirrhose inter-lobulaire et cirrhose intra-lobulaire périacineuse. Mais ce qui est remarquable, je le répète, c'est la tendance du processus de ces pancréatites aux formes sténosante et exubérante. La tête du pancréas peut atteindre deux et trois fois son volume normal. Toutefois l'hypertrophie de la glande ne persiste pas indéfiniment ; à un stade plus avancé, le stade hypertrophique peut aboutir à un stade atrophique.

Comment expliquer la formation de ces pancréatites dans le cours de la lithiase biliaire ? Les hypothèses ne manquent pas. On sait que le pancréas entoure le canal cholédoque ou du moins le reçoit dans une gouttière creusée à sa face postérieure ; on sait d'autre part que les canaux cholédoque et pancréatique s'ouvrent côte à côte, ou peu s'en faut, au fond de l'ampoule de Vater. Alors on a émis plusieurs théories : l'une admet que le tissu pancréatique s'infecte par contiguïté au contact du canal cholédoque, l'autre admet que l'infection d'origine biliaire ou duodénale remonte par le canal de Wirsung jusqu'au pancréas à la façon des infections ascendantes.

Il ne faut pas croire, toutefois, qu'il n'y ait que les calculs du canal cholédoque ou de l'ampoule de Vater qui puissent favoriser la formation de la pancréatite chronique. Dans la statistique de Quénu et Duval, on voit, il est vrai, que la pancréatite coexiste le plus souvent avec des calculs du cholédoque, mais dans bon nombre de cas le cholédoque est libre, l'orifice de l'ampoule de Vater est libre, il n'y a de calculs que dans la vésicule biliaire ou dans le canal cystique, parfois même les calculs ont déjà été expulsés, et cependant la pancréatite a continué à se développer avec

<hr>

1. Terrier. *Bulletin de la Société de chirurgie*, séance du 7 février 1906.
2. Voir la thèse de Desjardins, page 45.
5. Quénu et Duval, *loco citato.* — Chabrol. *Gazette des hôpitaux*, n° 46 et 47, 1907.

toutes ses conséquences. En somme, la lithiase biliaire, *quel que soit son siège*, est capable à la longue d'engendrer la pancréatite, et les calculs du cholédoque sont le plus favorables à cette complication. Du reste les calculs ne sont pas ici seuls en cause et il faut compter avec l'état plus ou moins septique ou infectieux de la bile (*infection lithiasique biliaire*). On peut même se demander si une infection partie de l'intestin ne serait pas l'origine d'une hépato-pancréatite canaliculaire ascendante, créant, d'une part la lithiase et d'autre part la pancréatite (Desjardins). Bref, la pathogénie de ces pancréatites n'est pas encore élucidée.

Symptômes et diagnostic. — Quoi qu'il en soit des théories, quels sont les symptômes de la pancréatite et comment peut-on la reconnaître? Il n'est pas toujours aisé de répondre. D'abord il faut savoir que la pancréatite en question ne survient, pour ainsi dire, que chez des gens qui ont subi depuis longtemps les atteintes de la lithiase biliaire [1]. Depuis des années ces gens-là ont des coliques hépatiques et des ictères que les plus fortunés ont été soigner à Vichy, à Carlsbad, à Vittel, à Contrexéville ou ailleurs; d'autres sont atteints depuis longtemps de cholécystite calculeuse avec ou sans ictère. Notre homme de la salle Saint-Christophe souffrait depuis dix-huit mois de coliques hépatiques violentes et répétées. Une malade que j'ai vue avec le Dr Pellereau avait depuis une dizaine d'années des coliques hépatiques suivies d'ictère, et plusieurs fois on avait constaté des calculs biliaires dans les fèces; cet état avait abouti à une pancréatite exubérante qui, au moment de l'opération faite par Tuffier, avait l'apparence d'un cancer de la tête du pancréas. Chez certains malades atteints de pancréatite, les symptômes de la lithiase biliaire, douleurs, crises hépatiques, ictère plus ou moins prolongé, duraient depuis sept ans, depuis douze ans, dix-huit ans (Riedel), dix-neuf ans (Kehr). A part quelques exceptions, la pancréatite ne survient donc que lorsque la lithiase est ancienne.

1. Je répète que je n'ai en vue dans ce chapitre que les pancréatites qui sont associées à l'infection lithiasique biliaire.

Il est assez rare qu'un épisode aigu douloureux annonce l'entrée en scène de cette pancréatite ; assez souvent elle se développe insidieusement. A supposer qu'elle soit douloureuse, comme le malade a déjà souffert antérieurement de douleurs dues à sa lithiase, il est assez difficile de savoir quelles sont les douleurs qu'il faut rapporter à la pancréatite. A supposer même que l'on constate le maximum de la douleur *au point pancréatique*, c'est-à-dire à quatre ou cinq centimètres au-dessus et en dehors de l'ombilic (région pancréatico-cholédocienne), il n'est pas toujours aisé de savoir s'il faut attribuer cette douleur à la pancréatite, ou à des calculs du cholédoque.

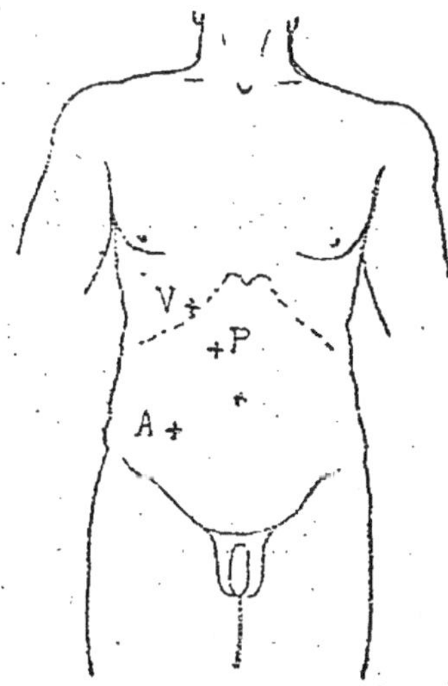

A, région qui correspond à l'appendicite. — P, région qui correspond à la pancréatite. — V, région qui correspond à la cholécystite.

Quant à l'ictère par rétention, il ne fournit vraiment aucun appoint au diagnostic pathogénique, car cet ictère peut être dû à un calcul oblitérant du cholédoque ou de l'ampoule de Vater, sans qu'il y ait la moindre pancréatite. Par contre, ce même ictère par rétention, avec tous ses caractères, peut provenir d'une pancréatite sténosante, alors qu'il n'y a pas ou qu'il n'y a plus de calcul dans le cholédoque ou dans l'ampoule de Vater. L'ictère par rétention n'est donc d'aucun secours au diagnostic que nous poursuivons.

L'amaigrissement rapide de certains ictériques a été donné comme signe de pancréatite sténosante. Cet amaigrissement serait dû en partie à l'oblitération du canal de Wirsung, le suc pancréatique n'arrivant plus dans l'intestin. Cela est vrai; mais pareil amaigrissement n'est pas l'apanage des pancréatites; il se voit avec le cancer de la tête du pancréas, il se voit également avec l'oblitération calculeuse permanente du cholédoque; j'en ai observé deux cas que j'ai consignés aux chapitres de la lithiase biliaire.

Reste la tumeur qui est due à la pancréatite exubérante de la tête du pancréas. Cette tumeur est plus ou moins volumineuse, douloureuse et indurée. Son siège est à quatre ou cinq centimètres au-dessus et à droite de l'ombilic. Il semble au premier abord que cette tumeur soit un précieux appoint au diagnostic, mais elle est, nous l'avons vu plus haut, une fréquente cause d'erreur, on l'a prise souvent pour une cholécystite calculeuse ou pour un cancer de la tête du pancréas.

On voit donc que le diagnostic est difficile. Comment savoir alors si un malade atteint de lithiase biliaire est en même temps atteint de pancréatite? Pronostic et traitement y sont intéressés. Pour arriver à ce diagnostic, on avait fondé quelque espoir sur l'analyse des urines par les procédés de Sahli et de Cammidge; mais les résultats annoncés par ces auteurs sont insuffisants (Chauffard). La glycosurie est extrêmement rare.

C'est l'analyse chimique et l'examen microscopique des fèces qui donnent les renseignements les plus précis. Déjà, à première vue, on constate une *stéarrhée* très abondante, stéarrhée qui est due au déficit pancréatique. Les selles graisseuses ont un aspect variable : « tantôt ce sont de petites masses onctueuses, grosses comme des pois ou des noisettes, tantôt la graisse nage à la surface, formant des bulles huileuses, ou se fixe sur les parois du vase. Enfin, des matières fécales durcies sont enduites de graisse à leur surface » (Français).

Un de mes chefs de laboratoire, René Gaultier, dans une serie d'intéressants travaux, a démontré que cette stéarrhée a une importance de premier ordre. Par l'analyse quantitative des graisses contenues dans les fèces, il a démontré qu'au cas de déficit pancréatique, l'utilisation des graisses (sauf pour les graisses émulsionnées) est abaissée environ au chiffre de 15 pour 100, et il a surtout mis en évidence, par l'analyse qualitative, que la saponification des graisses est considérablement diminuée. L'utilisation globale est encore moindre si le déficit biliaire accompagne le déficit pancréatique.

Sous le nom de coprologie clinique[1], M. Gaultier a résumé la technique de ses recherches, et en plusieurs circonstances (cas de Terrier, Quénu et Duval) ainsi qu'à la clinique de l'Hôtel-Dieu, on a vérifié la valeur de cette méthode. Pour les détails, je renvoie aux publications de l'auteur, et je donne ci-dessous le schéma d'un examen microscopique des fèces au cas de déficit biliaire et de déficit pancréatique (Gaultier).

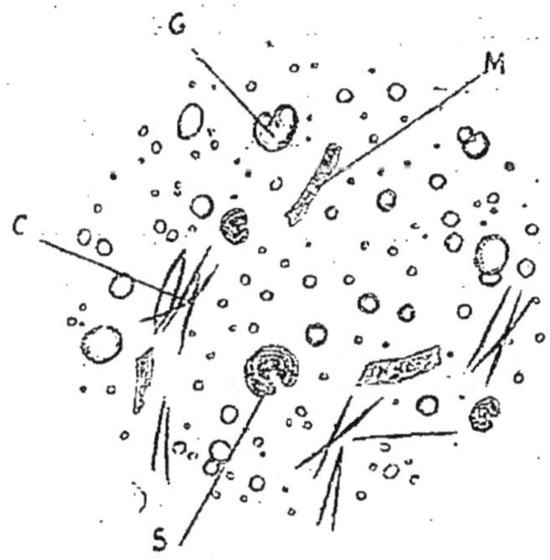

Déficit biliaire ; schéma d'un examen microscopique des fèces. L, gouttelettes de graisses neutres. — M, fibres musculaires striées — S, savons de magnésie. — C, cristaux d'acides gras en aiguilles.

1. René Gaultier. *Précis de coprologie clinique.* Paris, 1907.

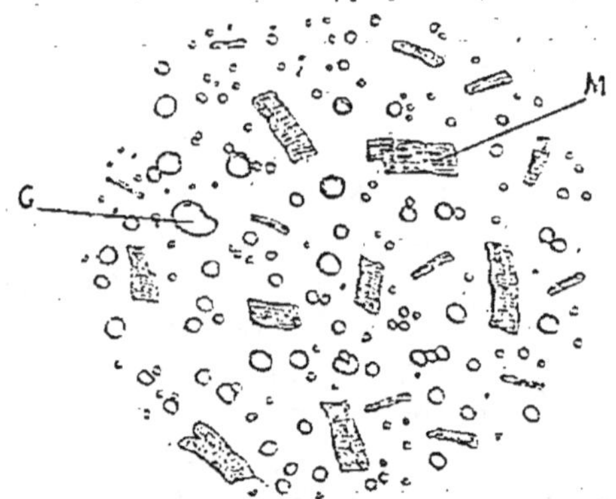

Déficit pancréatique; schéma d'un examen microscopique des fèces.

On ne voit plus ici, comme dans la planche précédente, ni cristaux d'acides gras, ni savons, parce qu'il n'y a pas de suc pancréatique pour saponifier les graisses; on ne trouve plus que des gouttelettes de graisse neutre G. — Il y a beaucoup plus de fibres musculaires — M — que dans la planche précédente, parce que le suc pancréatique fait défaut.

Une autre méthode, peut-être aussi précise, a été préconisée par Carnot. Elle consiste à enrober du salol ou du bleu de méthylène dans de la cire ou de la kératine, substances uniquement attaquables par le ferment protéolytique du pancréas. L'absorption d'une pilule ainsi composée et la recherche ultérieure du salol dans les urines au moyen du perchlorure de fer fournissent un mode d'investigation des plus simples et des plus exacts.

Abordons maintenant la question du *pronostic*. L'association de la pancréatite à la lithiase biliaire est une complication parfois redoutable. Je ne fais pas allusion, pour le moment, aux épisodes suraigus auxquels j'ai donné le nom de « *drame pancréatique* »; je ne m'occupe actuellement que de la gravité qui est inhérente à l'évolution progressive des pancréatites.

Dans le cours de cette évolution à forme scléreuse, la pancréatite chronique atteint l'excrétion et la sécrétion du suc pancréatique; elle en supprime l'excrétion en oblitérant le canal de Wirsung et elle en réduit la sécrétion, par extension de la sclérose aux éléments glandulaires, non seulement dans la tête du pancréas, mais encore dans le reste de l'organe. Ce déficit pancréatique s'ajoute au déficit biliaire, avec ou sans angiocholite, et le *syndrome pancréatico-biliaire* se produit dans toute son intensité. L'ictère permanent et la stéarrhée en sont les symptômes cardinaux; on constate en outre des troubles gastriques et intestinaux avec anorexie, vomissements, coliques, diarrhée fétide; la glycosurie est fort rare; la fièvre n'est pas constante; parfois des hémorrhagies apparaissent (épistaxis, purpura); l'amaigrissement est extrême; le malade est en pleine cachexie et ressemble d'autant plus à un cancéreux qu'on se méprend souvent sur la nature de la tumeur qui peut exister à la région pancréatique. Cet état se termine par la mort.

Quant à la tumeur formée par la pancréatite exubérante, elle peut provoquer elle-même des complications qui égarent encore le diagnostic : ainsi, quand elle comprime le duodénum, elle provoque des symptômes qui rappellent absolument les symptômes de la sténose du *pylore*.

Traitement. — Un seul traitement est applicable à la pancréatite scléreuse satellite de l'infection lithiasique biliaire, c'est l'intervention chirurgicale. Un malade est en butte depuis un temps plus ou moins long aux atteintes de la lithiase (cholécystite, coliques hépatiques, ictère); les traitements médicaux ne lui ont pas fait défaut; on l'a envoyé en différentes stations faire des cures appropriées, et, malgré tout, les symptômes persistent avec intensité et avec ténacité. L'ictère est souvent permanent, l'amaigrissement s'accentue, la stéarrhée est facile à constater dans les selles, l'analyse des fèces (Gaultier) confirme le déficit pancréatique. En pareille circonstance, il vaut mieux opérer sans tarder. On a tout à gagner à ne pas temporiser. Attendre trop longtemps, c'est exposer le malade, soit aux terribles accidents du drame pancréatique dont nous parlerons plus loin, soit à la cachexie pancréatico-biliaire que nous venons de décrire.

Je ne reviens pas sur l'opération que j'ai décrite en détail au début de ce chapitre, à propos de notre malade de l'Hôtel-Dieu. Je rappelle seulement que, dans cet admirable opération, le chirurgien *n'a pas à s'occuper de la lésion pancréatique*; il supprime la vésicule, ce laboratoire de calculs et d'injection biliaire, il explore les grandes voies biliaires afin de chasser les calculs qui pourraient s'y trouver, il installe un drainage, surtout le drainage du canal hépatique (*hepaticus drainage*) et il dérive ainsi la bile. Après un temps plus ou moins long, en moyenne après quelques semaines, cette dérivation d'une bile nocive suffit pour donner un résultat vraiment merveilleux.

Peu à peu la bile reprend ses voies naturelles, elle traverse le canal cholédoque qui est devenu perméable et elle se déverse dans l'intestin. Entre temps, les signes de rétention biliaire et de rétention pancréatique s'amendent et disparaissent. Il n'y a plus d'ictère, les urines ne sont plus chargées de pigments biliaires; les fèces sont normales sans stéarrhée, l'état général s'améliore rapidement; en quelques semaines, en quelques mois, le malade revenu à la santé regagne les kilos qu'il avait perdus. Enfin, chose absolument remarquable, *la lésion scléreuse du pancréas rétrocède,* la tumeur pancréatique diminue et finit par disparaître ; en un mot, la pancréatite hypertrophiante et sténosante guérit, *grâce au drainage momentané qui a dérivé à l'extérieur une bile nocive, capable, d'une façon ou d'une autre, d'entretenir et d'activer la cirrhose du pancréas.*

Tel est l'ensemble qui constitue une des plus belles questions médico-chirurgicales que je connaisse !

LE DRAME PANCRÉATIQUE. — CYTOSTÉATONÉCROSE.
HÉMORRHAGIES PANCRÉATICO-PÉRITONÉALES.

Le drame pancréatique. — L'étude précédente n'a visé que les pancréatites scléreuses, chroniques, dont l'évolution, associée à l'infection lithiasique biliaire, aboutit lentement au syndrome pancréatico-biliaire. Mais voilà que dans le cours de ces pancréatites, parfois même à une période qui semble donner peu d'inquiétude, et chez des gens qui pour le moment n'ont pas d'ictère, des accidents terribles et le

plus souvent mortels éclatent soudainement. Le malade est
pris de *douleurs atroces* à la région ombilicale, à l'épigastre,
aux hypochondres. Ces douleurs angoissantes et excruciantes [1]
sont accompagnées de vomissements, de prostration, de tendance à la syncope; l'hyperesthésie abdominale est généralisée, la constipation est absolue, il n'y a pas la moindre
émission de gaz. En face d'une pareille situation on pense à
une péritonite aiguë, à un empoisonnement, à la perforation
de l'estomac, du duodénum ou de la vésicule biliaire, on
pense à une appendicite, à une occlusion intestinale aiguë,
mais ce n'est rien de tout cela, c'est autre chose, et j'ai donné
à cet épisode le nom de « *drame pancréatique* », afin de bien
le distinguer de tout ce qui peut lui ressembler. Et en effet,
soit à l'opération, soit à l'autopsie, on trouve, non pas une
péritonite, non pas une perforation d'organe, non pas une
appendicite, non pas une occlusion intestinale, mais on trouve
les grands témoins anatomiques du drame, c'est-à-dire des îlots
blancs (taches de bougie) de nécrose graisseuse auxquels sont
souvent associées des hémorrhagies pancréatico-péritonéales,
lésions consécutives à une poussée de pancréatite aiguë
presque toujours greffée sur une pancréatite chronique. La
lithiase biliaire n'est pas indispensable à l'évolution de ces
accidents, mais, pour rester fidèle au plan de ce chapitre, je
ne retiens ici que les cas dans lesquels infection lithiasique
biliaire et pancréatite sont associées. Et avant de présenter le
tableau clinique du drame pancréatique, il est utile de faire
connaissance avec ses deux principaux témoins, la cytostéatonécrose et les hémorrhagies pancréatico-péritonéales.

Cytostéatonécrose. — A l'opération, ou à l'autopsie d'un sujet
qui a succombé au drame pancréatique, on trouve toujours
dans la cavité péritonéale des îlots d'un blanc éclatant
qu'on a comparés à du lait caillé ou à des *taches de bougie.*
Ces îlots sont à peine saillants; ils ont la dimension de têtes
d'épingle, de lentilles; ils sont tantôt discrets et disséminés,
tantôt plus ou moins confluents. La figure ci-après est la
reproduction fidèle de la pièce anatomique qui m'a été don-

1. Dévé. *La Normandie médicale*, 1907, n°ˢ 7 et 8.

née par M. Marion; elle représente les blancs îlots de cytostéatonécrose sur un morceau d'épiploon qui a été recueilli au moment de l'opération d'une femme en proie au drame pancréatique

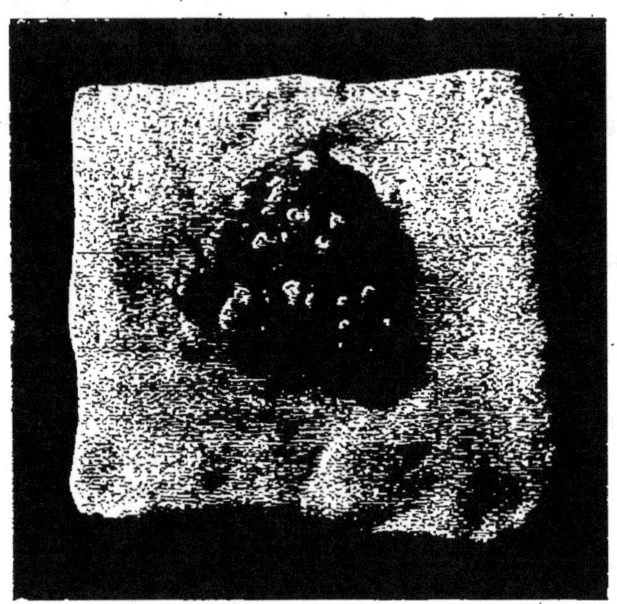

Quand on fait l'autopsie, on constate que ces blancs îlots de cytostéatonécrose peuvent être disséminés un peu partout, en surface et en profondeur, au pancréas, à l'épiploon, au mésentère, aux franges épiploïques, dans toute la graisse sous-péritonéale et même au médiastin (plèvre et péricarde). Ces blancs îlots ont un aspect si caractéristique qu'on ne les oublie plus quand on les a vus une fois.

Il s'agit là (non pas de dégénérescence graisseuse), mais de *nécrose* du tissu adipeux à laquelle Hallion, dans un important travail, a donné le nom de stéatonécrose[1] et que j'ai nommée (je dirai pourquoi), *cytostéatonécrose*. Comment se produisent ces blancs îlots? La question a été bien étudiée par Hallion. Il y a deux stades dans ce processus, un stade

1. Hallion. Congrès de Liége, septembre 1903.

de stéatolyse et un stade de stéatonécrose. La stéatolyse
correspond au stade de dédoublement « ou de transformation
de la grosse goutte de graisse qui normalement est contenue
dans la cellule adipeuse, soit en cristaux d'acides gras, soit
en savons insolubles »[1]. Les acides gras forment, dans la
cellule, des cristaux en forme de houppes à pointes fines, ou
bien, par leur union avec des sels de chaux, ils forment un
savon insoluble qui remplit la cellule en masse homogène.
Pour cela, m'a dit Hallion, le protoplasma de la cellule a été
décalcifié. Ce processus est indiqué sur la planche ci-dessous.
On y voit les houppes de cristaux et les masses de savon
insoluble.

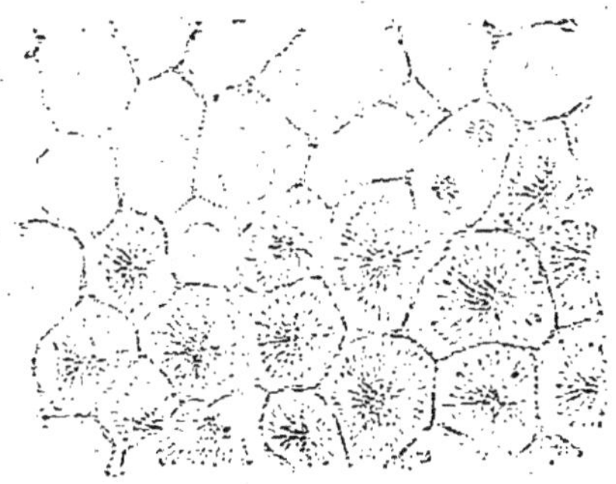

Ainsi, la graisse de la cellule est transformée soit en cristaux d'acides gras soit en savon insoluble; mais ce qui me
paraît au moins aussi important c'est la disparition du
noyau de la cellule adipeuse, le noyau ne se colore plus, *il
est mort* : voilà pourquoi je propose, à ce processus la dénomination de *cytostéatonécrose*.

Il est facile, du reste, de se rendre compte de ce processus sur des coupes histologiques. J'ai placé à la page suivante une planche que je dois à l'obligeance de M. Letulle, et
tous les détails concernant le cytostéatonécrose y sont représentés. On y voit la mortification par ilots des cellules

1. Normand et Lecène. *Pancréatite aiguë hémorrhagique avec stéato-
ténose disséminée.* 1903.

adipeuses avec nécrose périadipeuse des aciniglandulaires
et des tissus adjacents.

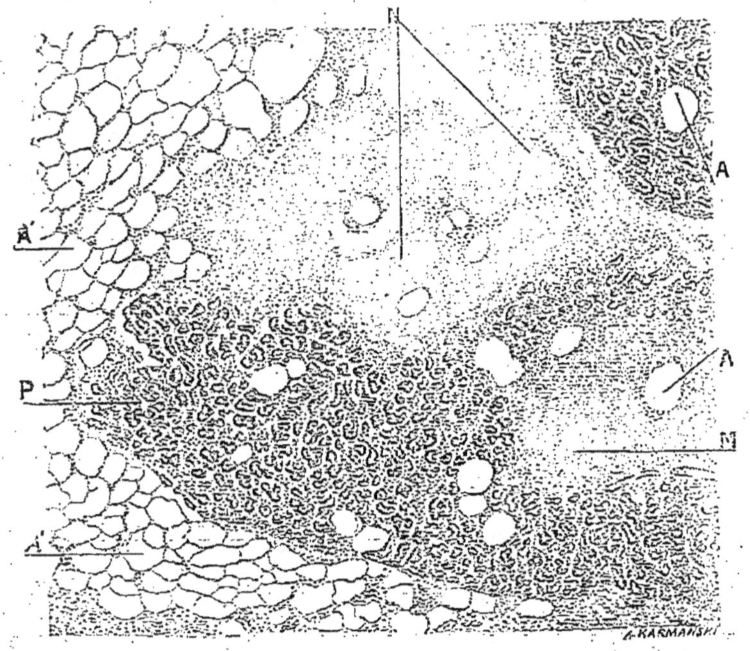

Cytostéatonécrose. — *a*, cellules adipeuses intralobulaires normales.
— *a'*, cellules adipeuses péripancréatiques normales. — *n*, cellules
adipeuses nécrosées. — *m*, zone de nécrose périadipeuse du tissu
pancréatique. — *p*, acini pancréatiques sains. (Letulle.)

On admet que la stéatolyse et la cystostéatonécrose sont
dues à la diffusion du suc pancréatique hors du pancréas, la
stéapsine, ferment du suc pancréatique, ayant la propriété
de dédoubler les graisses en acides gras et en glycérine. Du
reste, des expériences, nombreuses et variées (Opie, Lan-
gerhans), ont permis de reproduire chez les animaux la
stéatolyse et la cytostéatonécrose.

Mais chez l'homme atteint de pancréatite, quelle est la
cause de la diffusion du suc pancréatique dans la cavité
péritonéale et comment ce suc pancréatique diffusé provo-

que-t-il la cytostéatonécrose jusque dans la profondeur des tissus ; pourquoi enfin la cytostéatonécrose peut-elle atteindre les graisses de la cavité thoracique? Autant de questions auxquelles il est difficile de répondre.

A quoi tient l'extrême gravité de la cytostéatonécrose? Ce n'est pas parce qu'il y a des douzaines d'îlots disséminés dans le pancréas et dans les graisses péritonéales que la mort va survenir. D'autre part, la mort n'est pas due à une péritonite, car *il n'y a pas de péritonite*, il n'y a même pas de témoins d'une infection péritonéale et on ne trouve pas de polynucléaires associés aux foyers de cytostéatonécrose[1]. Pour expliquer les causes de la mort, que la cytostéatonécrose soit accompagnée, ou non, des hémorrhagies que nous allons étudier plus loin, on a invoqué, sans le démontrer, l'action du suc pancréatique sur le plexus solaire. On a encore invoqué, sans le démontrer davantage, la résorption de la trypsine diffusée. Quoi qu'il en soit des théories, on peut dire, au point de vue clinique, que la constatation de « taches de bougies » au cours de l'opération doit faire porter un pronostic extrêmement grave.

Hémorrhagies pancréatico-péritonéales. — Le drame pancréatique n'a pas seulement pour témoin anatomique les

1. Cela ne veut pas dire que des infections ne puissent exister au cours des lésions que nous décrivons. Ainsi, dans quelques observations, on trouve des pancréatites suppurées et des abcès occupant surtout la tête du pancréas. Dans le travail de Quénu et Duval, j'ai compté 12 cas de suppuration sur 111 observations de pancréatites associées à la lithiase biliaire ; c'est-à-dire 1 pour 10. Les calculs biliaires y sont signalés un peu partout, à l'ampoule de Vater, dans la vésicule biliaire et dans la tête même du pancréas. Sur ces 12 pancréatites suppurées, la suppuration a coïncidé trois fois avec la cytostéatonécrose seule, et trois fois avec les hémorrhagies associées à la cytostéatonécrose. Les six malades, qui étaient atteints à la fois de suppuration, d'hémorrhagies et de cytostéatonécrose, ont tous succombé, qu'ils aient été ou non opérés, tandis que sur les six malades qui n'étaient atteints que de cytostéatonécrose avec suppuration et qui ont été opérés, quatre ont guéri.

La *gangrène* du pancréas est fort redoutable ; la mortification de la glande peut être rapide et très étendue : elle est probablement due à l'action de microbes anaérobies. La gangrène s'ajoute habituellement au processus suppuratif.

blancs îlots de cytostéatonécrose, il a aussi pour témoin anatomique la présence d'hémorrhagies au pancréas ou en différentes régions de la cavité péritonéale. Remarquons en passant que, dans bon nombre de cas, on ne constate que des îlots de cytostéatonécrose sans hémorrhagies, tandis que les hémorrhagies pancréatico-péritonéales ont toujours pour satellite la cytostéatonécrose.

A l'ouverture de la cavité péritonéale s'écoule souvent un liquide sanguinolent. Des foyers hémorrhagiques circonscrits ou diffus, superficiels ou profonds, peuvent occuper le pancréas, le voisinage du pancréas, le tissu cellulaire sous-péritonéal, l'épiploon, le mésentère, la capsule adipeuse des reins, etc. Il ne s'agit pas d'hémorrhagies du pancréas déversées ailleurs; il y a hématome du pancréas et hématomes de l'épiploon, du mésentère, du tissu sous-périto-néal, etc.

Ces hémorrhagies, je les ai nommées avec intention, « pancréatico-péritonéales », afin de les distinguer de certaines hémorrhagies du pancréas, qui sont associées à la suppuration, à la gangrène, à la lithiase de l'organe, et qu'on décrit parfois en bloc, avec l'autre variété, sous la dénomination commune de pancréatite hémorrhagique.

Comment expliquer les hémorrhagies pancréatico-péritonéales du drame pancréatique? Il ne s'agit pas là d'un processus infectieux; on ne trouve aucun stigmate d'infection. Tout le mal vient d'un acte chimique toxique, la trypsine, autre ferment du pancréas digérant les albuminoïdes et la paroi des vaisseaux.

Par conséquent, dans la circonstance, les ferments du suc pancréatique, notamment la stéapsine et la trypsine, déviés de leur voie natuturelle et déversés dans la cavité péritonéale, sont mis au service, non pas d'une bonne cause qui est la digestion intestinale normale, mais au service d'une mauvaise cause, qui est la digestion anomale et aty-pique des tissus graisseux et vasculaires du pancréas, du péritoine et de ses annexes. De l'action nocive et combinée des ferments pancréatiques résultent des nécroses de cellules

adipeuses et des nécroses vasculaires, d'où la cytostéatonécrose et les hémorrhagies. Quant à la cause réelle de la
gravité du pronostic et de la mort, elle nous échappe en
partie et, suivant mon habitude, je m'abstiens d'hypothèses.

Observations. — Après avoir étudié la cytostéatonécrose
et les hémorrhagies, ces deux témoins anatomiques du
drame pancréatique, je vais en résumer quelques observations, les unes concernant les cas où la cytostéatonécrose
existe seule, les autres concernant les cas où cytostéatonécrose et hémorrhagies sont associées. En ce qui concerne les
observations où la cytostéatonécrose existe seule, les observations ne manquent pas et Wiener[1] en a réuni 26 cas dus
à différents auteurs.

Cas de Thayer. — Un homme souffrait depuis seize mois
de coliques hépatiques avec ictère, quand survient un
épisode soudain ayant toutes les apparences d'une *péritonite aiguë.* Des douleurs violentes éclatent à l'épigastre et à
l'hypochondre gauche, le malade tombe dans le collapsus et
meurt en 54 heures. A l'autopsie on trouve, non pas une
péritonite, mais des îlots blanchâtres de nécrose graisseuse
semblables à des taches de bougie. Le pancréas est volumineux. La vésicule biliaire contient plus de cent calculs et le
cholédoque est oblitéré à sa partie terminale par un calcul.

Cas de Fraenkel. — Une femme de 48 ans, qui avait eu
des coliques hépatiques suivies d'ictère, est prise soudainement d'un épisode très aigu : douleurs violentes, vomissements, tympanisme abdominal simulant une *péritonite par
perforation.* La malade meurt en cinq jours. A l'autopsie on
trouve, non pas une péritonite, mais des îlots blanchâtres
de nécrose graisseuse autour du pancréas et dans les épiploons. Il y avait des calculs dans la vésicule biliaire et un
calcul à l'ampoule de Vater.

Le drame pancréatique qui a pour témoin anatomique
les îlots de cytostéatonécrose est presque toujours mortel,

---

1. Wiener. Rapports de la cholélithiase avec la pancréatite. *New-York
medical Journal*, 16 mai 1905. Traduction Nattan-Larrier.

puisque, sur les 26 cas du mémoire de Wiener, un seul, grâce à l'opération, s'est terminé par la guérison. Voici le résumé de ce cas. Il s'agit d'une femme qui est prise soudainement d'une douleur violente et angoissante à l'épigastre avec irradiation aux hypochondres et dans le dos. Nausées sans vomissements ; constipation. Deux jours plus tard, les douleurs sont encore plus vives, tout le ventre est hyperesthésié, le visage est pâle et anxieux, le pouls est à 125, la température à 38°,5. On pense à une *péritonite*, à une *cholécystite*, à une *appendicite* et l'on fait l'opération. Il n'y avait ni cholécystite, ni appendicite, ni péritonite, mais on trouve sur l'épiploon des îlots blanchâtres de cytostéatonécrose. Le pancréas est induré (pancréatite). La vésicule biliaire est atteinte de cholécystite et un gros calcul obture le canal cystique. On enlève la vésicule, on explore les canaux biliaires et l'on draine le canal hépatique. Tous les accidents s'amendent presque subitement, et 18 jours après l'opération la malade était guérie.

Je vais donner maintenant le résumé de quelques observations où les hémorrhagies pancréatico-péritonéales sont associées à la cytostéatonécrose. La plupart de ces cas sont étiquetés pancréatite hémorrhagique aiguë. Mais en y regardant de près, on voit qu'il s'agit d'une poussée aiguë survenant dans le cours d'une pancréatite chronique en évolution.

Cas de Dobreauer[1]. — Un homme ayant une légère teinte ictérique est pris brusquement pendant la nuit de douleurs péri-ombilicales très vives suivies de vomissements bilieux avec arrêt complet des matières et des gaz. Le pouls est petit et arythmique, la température est normale. On diagnostique une *occlusion intestinale*. On pratique l'opération. On ne trouve pas d'occlusion intestinale, mais on constate des hémorrhagies dans la région pancréatique. Le malade succombe. A l'autopsie, on constate des îlots blanchâtres de cytostéatonécrose dans tout le tissu cellulaire sous-périto-

---

1. Cette observation et les suivantes sont tirées du mémoire de Lenormant et Lecène : Pancréatite aiguë hémorrhagique avec stéatonécrose disséminée, 1906.

néal. Des foyers hémorrhagiques existent dans le pancréas
et à la face antérieure du pancréas. Des calculs biliaires
occupent la vésicule et le canal cholédoque.

Autre cas de Dobreauer. — Un homme éprouve depuis six
jours des douleurs très vives à l'abdomen, surtout autour
de l'ombilic. Il a des vomissements et tous les signes d'une
occlusion intestinale. On pratique l'opération. On trouve,
non pas une occlusion intestinale, mais de nombreux îlots
de cytostéatonécrose dans le grand épiploon. Le pancréas
est augmenté de volume. Le patient succombe le lendemain.
A l'autopsie, on constate des hémorrhagies multiples sous-
péritonéales et des îlots de cytostéatonécrose. Le pancréas
est volumineux, dur et infiltré de foyers de nécrose graisseuse. Autour du pancréas sont de nombreux foyers hémorrhagiques. Des calculs biliaires existent dans la vésicule
biliaire et dans le canal cholédoque.

Autre cas de Dobreauer. — Un homme est pris de douleurs
abdominales violentes avec nausées très pénibles et répétées.
L'épigastre est tendu et douloureux. Le pouls est accéléré, la
température est à 39°,5. On fait le diagnostic de pancréatite
aiguë hémorrhagique. On pratique l'opération. L'épiploon est
farci de foyers de cytostéatonécrose. Le pancréas est augmenté
de volume. Le malade succombe avec des signes de broncho-
pneumonie. A l'autopsie, on trouve de nombreux foyers de
cytostéatonécrose, surtout dans l'épiploon et dans le mésocolon transverse. Le pancréas est entouré d'hémorrhagies.
La vésicule biliaire contient une centaine de petits calculs.

Cas de Halsted. — Un homme est pris d'une vive douleur
abdominale avec nausées. Les jours suivants l'épigastre est
très sensible. On pense à des calculs biliaires et l'on pratique
l'opération. A l'ouverture de l'abdomen, il s'écoule du liquide
sanguinolent et l'on trouve dans l'épiploon une quantité
d'îlots de cytostéatonécrose. Autour du pancréas les tissus
sont infiltrés de sang. Le patient succombe. L'autopsie faite
par Opie montre que le pancréas est le siège d'hémorrhagies
et augmenté de volume. Des îlots de cytostéatonécrose sont
disséminés dans le tissu adipeux de toute la cavité péritonéale.

L'ampoule de Vater contenait un petit calcul biliaire.

Cas de Borg et Ehrenpreis[1]. — Une jeune femme est envoyée à l'hôpital avec le diagnostic d'*appendicite*. Elle avait été prise brusquement, l'avant-veille, d'une vive douleur abdominale avec vomissements. Le pouls se sent à peine. M. Marion fait l'opération dans la soirée. A l'ouverture du péritoine, s'échappe un liquide séro-sanguinolent. Il n'y a pas d'appendicite, mais un morceau d'épiploon couvert de petits îlots blanchâtres fait saillie par la plaie opératoire et M. Marion porte aussitôt le diagnostic de pancréatite. La malade succombe. A l'autopsie, on trouve des îlots de cytostéatonécrose d'un blanc éclatant et disséminés de tous côtés (épiploon, mésentère, etc.), jusque dans les tissus sous-pleuraux. La tête du pancréas, fort adhérente aux organes voisins, est dure et très hypertrophiée ; la queue de l'organe est remplacée par une bouillie noirâtre sanguinolente. La vésicule biliaire contient six gros calculs. En résumé « processus hémorrhagique aigu et cytostéatonécrose au cours d'une pancréatite chronique ».

Cas de Bunting[2]. — Un homme est pris brusquement de douleurs épigastriques très intenses avec ballonnement. Il tombe bientôt dans le collapsus. On pratique l'opération et l'on ne trouve pas l'occlusion intestinale à laquelle on avait pensé. Le patient succombe. A l'autopsie, on constate des îlots de cytostéatonécrose à la base du mésentère. Le pancréas est volumineux, semé d'hémorrhagies et atteint de sclérose interstitielle. Des calculs existent dans la vésicule biliaire, dans le canal cystique et à l'ampoule de Vater.

Cas de Legueu et cas de Launay. — Ces deux cas sont deux observations absolument remarquables du *drame pancréatique*. Je les dois à l'obligeance de leurs auteurs et je les ai publiés dans mes leçons cliniques de l'Hôtel-Dieu[3].

Les observations dont je viens de donner le résumé concernent toutes des gens qui étaient atteints de lithiase

1. *Bulletin de la Société anatomique*, février 1907, p. 168.
2. Bunting. *Bulletin of the John Hopkins Hospital*, août 1906.
3. Dieulafoy. *Clinique médicale de l'Hôtel-Dieu*, 1909. 6ᵉ volume, 6ᵉ et 7ᵉ leçons. Rapports des pancréatites avec la lithiase biliaire.

biliaire; elles disent assez quelle est la gravité des pancréa
tites avec stéatonécrose et hémorrhagies (drame pancréatique). Sur les 50 observations du mémoire de Lenormant
et Lecène[1], on ne compte que 6 cas de guérison dus à l'opération précoce. Voici le résumé d'une de ces observations
(Hahn). Un homme, ayant eu quelques années auparavant
une colique hépatique, est pris soudainement de douleurs
abdominales violentes avec vomissements incessants et
constipation absolue. Le ventre est météorisé, la région qui
s'étend de l'ombilic à l'appendice xyphoïde est très tendue
et extrêmement douloureuse. On porte le diagnostic de
nécrose du pancréas avec réserves pour la péritonite par
perforation ou pour l'occlusion intestinale aiguë. On fait une
incision sus-ombilicale qui laisse écouler un liquide hémorrhagique abondant. On trouve de nombreux îlots de cytostéatonécrose sur les franges épiploïques, sur le mésentère
et sur le péritoine pariétal. On avait ainsi sous les yeux les
témoins anatomiques de la pancréatite. On draine les deux
incisions et l'on referme le ventre. Le surlendemain de
l'opération, le patient a une selle, les douleurs disparaissent
et le malade guérit.

Symptômes. — Diagnostic. — Traitement. — Je n'ai
pas à m'étendre longuement sur les symptômes et sur le diagnostic du drame pancréatique, car nous les avons indiqués
chemin faisant. Il est certain qu'au premier abord tout fait
pencher le diagnostic vers l'hypothèse de péritonite aiguë
avec ou sans perforation d'organes (estomac, duodénum,
vésicule biliaire), ou vers l'hypothèse d'une occlusion intestinale aiguë. La brusquerie et l'intensité des douleurs abdominales, les vomissements, l'angoisse, la tendance au collapsus, sont bien faits pour dépister le diagnostic. Toutefois,
il faut penser à la pancréatite et au drame pancréatique; il
faut faire une enquête sérieuse pour savoir si le malade n'est
pas entaché de lithiase biliaire, cause fréquente de pancréa-

---

1. Les observations de ce mémoire envisagent toutes les pancréatites
hémorrhagiques sans distinction et ne limitent pas la question aux pancréatites associées à la lithiase biliaire.

tite ; le malade est-il ictérique, a-t-il été ictérique, a-t-il eu des coliques hépatiques ? De plus, il faut rechercher avec soin le siège principal de la douleur et de la défense musculaire qui, au cas de pancréatite, existent surtout dans les parages de la région ombilicale un peu au-dessus et à droite de l'ombilic.

En fin de compte, en face de la situation qui vient d'être exposée, et alors même que le diagnostic serait indécis, notre devoir est de recourir sans tarder à l'intervention chirurgicale. On risque, il est vrai, de commettre une erreur de diagnostic, mais qu'importe l'erreur si le malade a la vie sauve. Supposons qu'on ait cru à tort à une péritonite, à la perforation d'un organe (estomac, duodénum ou vésicule), à une appendicite, à une occlusion intestinale aiguë, l'erreur elle-même aura été profitable au malade, car dans tous ces cas, l'opération était indiquée. Et s'il s'agit réellement du drame pancréatique, l'opération aura été pour le patient la seule chance de salut.

Du reste, dès le début de l'opération, le diagnostic se précise : le liquide sanguinolent qui sort par la plaie et les taches de bougie qui apparaissent à l'épiploon ou ailleurs permettent d'affirmer que le pancréas est en jeu. Il faut alors drainer le pancréas et drainer la cavité péritonéale. Si l'on a la chance d'arriver à temps, on peut compter sur un beau succès opératoire.

RÉFLEXIONS CONCERNANT LE CANCER DU PANCRÉAS, LE CANCER DE L'AMPOULE DE VATER ET LA LITHIASE PANCRÉATIQUE.

Quelles que soient la part qui revient à la lithiase biliaire et la part qui revient à la pancréatite, il est certain que l'association de ces deux facteurs favorise l'explosion du drame pancréatique. En dépit de toute théorie, tel est le fait brutal dont nous venons de retracer l'histoire.

Je me suis demandé si des lésions d'un autre ordre, aboutissant, elles aussi, à la rétention de la bile et du suc pan-

créatique, ne seraient pas capables de favoriser le drame
pancréatique, sinon au complet, au moins à l'état d'é-
bauche. Voici, par exemple, le cancer de la tête du pancréas ; étant données l'oblitération presque constante du
canal cholédoque, l'oblitération assez fréquente du canal de
Wirsung et le syndrome pancréatico-biliaire qui en est la
conséquence, il était permis de supposer que pareilles conditions étiologiques pourraient être propices à l'éclosion
du drame pancréatique. Il n'en est rien. Nous avons pu
réunir 45 observations de cancer de la tête du pancréas
vérifiées à l'autopsie et jamais les malades n'ont succombé
aux atteintes du drame pancréatique ; jamais on n'a constaté
à l'autopsie ni îlots de cytostéatonécrose, ni hémorrhagies
pancréatico-péritonéales. Ceci prouve qu'on peut avoir le
canal cholédoque et le canal de Wirsung oblitérés par la tête
du pancréas cancéreux, on peut être en butte pendant des
mois au syndrome pancréatico-biliaire, sans que jamais
éclate la terrible complication du drame pancréatique.

Même remarque pour le cancer de l'ampoule de Vater.
Cette lésion provoque souvent l'oblitération du cholédoque
et du Wirsung un peu à la façon d'un calcul biliaire
arrêté dans l'ampoule ; de part et d'autre, même rétention
de la bile et du suc pancréatique, de part et d'autre
même syndrome pancréatico-biliaire. Eh bien, dans les onze
observations que j'ai réunies, pas une fois les autopsies ne
signalent, ni pancréatite sténosante ou exubérante, ni îlots de
cytostéatonécrose, ni hémorrhagies pancréatico-péritonéales.
Les malades succombent à leur cancer et ils ne sont
jamais emportés soudainement par le drame pancréatique.
Il y a là une situation assez paradoxale que je ne m'explique pas.

Une réflexion analogue m'est suggérée par la lithiase du
pancréas. Je suis un peu surpris que des calculs pancréatiques puissent oblitérer l'ampoule de Vater et provoquer la
rétention de la bile et du suc pancréatique sans provoquer
ni pancréatite sténosante ou exubérante, ni îlots de cytostéatonécrose ni hémorrhagies pancréatico-péritonéales.

Dans trois observations de lithiase du pancréas, l'*ictère* est mentionné. Dans le cas de Lazarus, on trouve un calcul pancréatique dans l'ampoule de Vater (compression du cholédoque et du Wirsung). Dans le cas de Gould, l'opération montra que des calculs pancréatiques étaient enchâssés dans la tête de l'organe et dans l'ampoule de Vater (compression du cholédoque et du Wirsung).

Dans quelques observations de lithiase pancréatique on a constaté dans les fèces la stéarrhée, la présence de fibres musculaires intactes (Clark, Gould) et la fréquence de cristaux d'acides gras. Tout cela semble indiquer une certaine insuffisance pancréatique, mais rien au delà. Une seule fois, dans un cas de lithiase pancréatique rapporté par Von Simpson, je trouve signalés les symptômes et les lésions du drame pancréatique. Le malade fut pris de douleurs violentes au ventre et à l'hypochondre avec constipation absolue; il mourut en trois jours dans le collapsus. A l'autopsie on constata de la lithiase pancréatique et des foyers de cytostéatonécrose au mésentère et aux franges épiploïques. Mais, chose bien intéressante, *la vésicule biliaire était remplie de calculs*.

En sorte que sur tous les cas que j'ai pu réunir concernant le cancer de la tête du pancréas, le cancer de l'ampoule de Vater et la lithiase pancréatique, je n'ai trouvé *qu'un seul cas* où ait éclaté le drame pancréatique, et justement dans ce cas-là, *l'infection lithiasique biliaire était présente*. Tels sont les faits; je me garde bien de faire aucune théorie : je constate.

TABLE DES MATIÈRES

DU TOME II

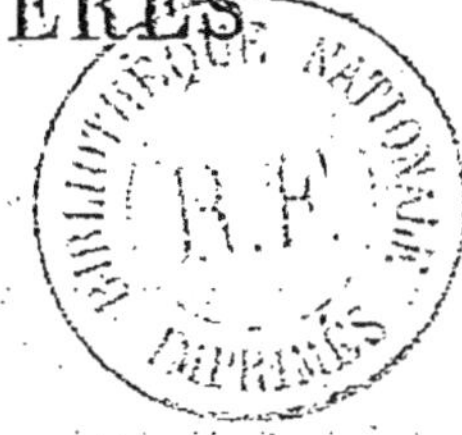

MALADIES DE L'APPAREIL DIGESTIF

67298. — Imprimerie LAHURE, 9, rue de Fleurus, à Paris.